Operative Otolaryngology
Head and Neck Surgery

Volume 2

Second Edition

U0359192

耳鼻咽喉头颈外科手术学

下 卷

第 2 版

主　　编　〔美〕尤金·N.迈尔斯

主　　译　倪道凤　陶泽璋　张秋航　杨大章

副 主 译　尹金淑　刘剑锋

学术秘书　刘剑锋

天津出版传媒集团

 天津科技翻译出版有限公司

著作权合同登记号：图字：02－2013－226

图书在版编目（CIP）数据

耳鼻咽喉头颈外科手术学/（美）尤金·N.迈尔斯（Eugene N. Myers）主编；倪道凤等译.—天津：天津科技翻译出版有限公司,2017.2
　书名原文：Operative Otolaryngology：Head and Neck Surgery
　ISBN 978－7－5433－3657－5

　Ⅰ.①耳…　Ⅱ.①尤…　②倪…　Ⅲ.①耳鼻喉外科手术　②头部－外科手术　③颈－外科手术　Ⅳ.①R762②R65

中国版本图书馆 CIP 数据核字（2016）第 298879 号

Elsevier；3 Killiney Road,#08－01 Winsland House I,Singapore 239519,Tel：(65) 6349－0200,Fax：(65) 6733－1817

Operative Otolaryngology：Head and Neck Surgery, 2/E
Copyright ©2008,1997 by Saunders, an imprint of Elsevier Inc.
ISBN－13：9781416024453

This translation of Operative Otolaryngology：Head and Neck Surgery,2/E by Eugene N. Myers,Ricardo L. Carrau,David E. Eibling,Berrylin J. Ferguson,Robert L. Ferris,Grant S. Gillman,Suman Golla,Jennifer R. Grandis,Barry E. Hirsch,Jonas T. Johnson,Yael Raz,Clark A. Rosen,Barry M. Schaitkin,Carl H. Snyderman and Elizabeth H. Toh undertaken by Tianjin Science & Technology Translation & Publishing Co.,Ltd. and is published by arrangement with Elsevier (Singapore) Pte Ltd.
Operative Otolaryngology：Head and Neck Surgery,2/E by Eugene N. Myers,etc 由天津科技翻译出版有限公司进行翻译,并根据天津科技翻译出版有限公司与爱思唯尔（新加坡）私人有限公司的协议约定出版。
Copyright 2017 by Elsevier (Singapore) Pte Ltd.
《耳鼻咽喉头颈外科手术学》由倪道凤,陶泽璋,张秋航,杨大章主译,ISBN 978－7－5433－3657－5

All rights reserved. No part of this publication may be reproduced or transmitted in any form or by any means, electronic or mechanical, including photocopying, recording, or any information storage and retrieval system, without permission in writing from Elsevier (Singapore) Pte Ltd. Details on how to seek permission, further information about Elsevier's permissions policies and arrangements with organizations such as the Copyright Clearance Center and the Copyright Licensing Agency, can be found at the website：www.elsevier.com/permissions.

This book and the individual contributions contained in it are protected under copyright by Elsevier (Singapore) Pte Ltd. (other than as may be noted herein)

Notice
This publication has been carefully reviewed and checked to ensure that the content is as accurate and current as possible at time of publication. We would recommend, however, that the reader verify any procedures, treatments, drug dosages or legal content described in this book. Neither the author, the contributors, the copyright holder nor publisher assume any liability for injury and/or damage to persons or property arising from any error in or omission from this publication.

Printed in China by Tianjin Science & Technology Translation & Publishing Co. ,Ltd. under special arrangement with Elsevier (Singapore) Pte Ltd. This edition is authorized for sale in the People's Republic of China only, excluding Hong Kong SAR, Macau SAR and Taiwan. Unauthorized export of this edition is a violation of the contract.

授权单位：Elsevier (Singapore) Pte Ltd.
出　　　版：天津科技翻译出版有限公司
出 版 人：刘 庆
地　　　址：天津市南开区白堤路 244 号
邮政编码：300192
电　　　话：(022)87894896
传　　　真：(022)87895650
网　　　址：www.tsttpc.com
印　　　刷：山东鸿君杰文化发展有限公司
发　　　行：全国新华书店
版本记录：889×1194　16 开本　82 印张　1800 千字
　　　　　　2017 年 2 月第 1 版　2017 年 2 月第 1 次印刷
　　　　　定价：880.00 元（上下卷）

翻译委员会名单(按姓氏汉语拼音排序)

柴 亮	副主任医师	浙江大学医学院附属第一医院耳鼻咽喉科
陈 敏	副主任医师	首都医科大学附属北京儿童医院耳鼻咽喉头颈外科
陈建军	副主任医师,副教授	华中科技大学同济医学院附属协和医院耳鼻咽喉科
陈始明	副主任医师,副教授	武汉大学人民医院耳鼻咽喉科
陈晓巍	主任医师	中国医学科学院北京协和医院耳鼻咽喉科
陈志宏	副主任医师	福建医科大学附属第一医院耳鼻咽喉头颈外科
程 庆	副主任医师	华中科技大学同济医学院附属协和医院耳鼻咽喉科
程靖宁	副主任医师	中日友好医院耳鼻咽喉科
冯 云	副主任医师	中日友好医院耳鼻咽喉科
冯国栋	副主任医师	中国医学科学院北京协和医院耳鼻咽喉科
高占巍	副主任医师	中日友好医院整形外科
顾凤明	副主任医师	复旦大学附属眼耳鼻喉科医院耳鼻咽喉科
韩 军	副主任医师	中日友好医院耳鼻咽喉科
韩红蕾	副主任医师	中日友好医院耳鼻咽喉科
胡晓根	副主任医师	中日友好医院整形外科
华清泉	教授	武汉大学人民医院耳鼻咽喉头颈外科
李 明	主任医师,教授	上海中医药大学附属岳阳医院耳鼻咽喉科
李 原	主任医师	中日友好医院耳鼻咽喉科
李予鲁	主任医师	北京隆福医院耳鼻咽喉科
林 昶	主任医师	福建医科大学附属第一医院耳鼻咽喉头颈外科
刘丹丹	主任医师	中日友好医院耳鼻咽喉科
刘剑锋	副主任医师	中日友好医院耳鼻咽喉科
刘希云	主任医师	首都医科大学附属北京世纪坛医院口腔科
刘业海	教授,主任医师	安徽医科大学第一附属医院耳鼻咽喉头颈外科
罗克强	主任医师	中日友好医院耳鼻咽喉科
吕秋萍	主任医师	中日友好医院耳鼻咽喉科
倪道凤	主任医师,教授	中国医学科学院北京协和医院耳鼻咽喉科
潘宏光	主任医师	深圳市儿童医院耳鼻咽喉科

商莹莹	副主任医师	中国医学科学院北京协和医院耳鼻咽喉科
尚政军	主任医师,教授	武汉大学口腔医院口腔颌面外科
孙 彦	教授	青岛大学附属医院耳鼻咽喉头颈外科
孙敬武	教授	安徽省立医院耳鼻咽喉头颈外科
陶泽璋	主任医师,教授	武汉大学人民医院耳鼻咽喉科
王 剑	副主任医师	中国医学科学院北京协和医院耳鼻咽喉科
王成元	副主任医师	中日友好医院耳鼻咽喉科
王志军	主任医师	中日友好医院眼科
夏 寅	主任医师	首都医科大学附属北京天坛医院耳鼻咽喉科
谢 洪	副主任医师	首都医科大学附属北京世纪坛医院耳鼻咽喉头颈外科
许 昱	主任医师,教授	武汉大学人民医院耳鼻咽喉科
杨 华	主任医师,教授	中国医学科学院北京协和医院耳鼻咽喉科
杨大章	主任医师	中日友好医院耳鼻咽喉科
尹金淑	主任医师,教授	首都医科大学附属北京世纪坛医院耳鼻咽喉头颈外科
于炎冰	主任医师	中日友好医院神经外科
余日月	主任医师	首都医科大学附属北京世纪坛医院口腔科
喻 妮	主任医师	中日友好医院耳鼻咽喉科
张 韬	教授	中国医学科学院北京协和医院口腔颌面外科
张剑宁	副主任医师	上海中医药大学附属岳阳医院耳鼻咽喉科
张立红	主任医师	北京大学人民医院耳鼻咽喉科
张秋航	主任医师,教授	首都医科大学附属宣武医院耳鼻咽喉头颈外科
张亚梅	主任医师	首都医科大学附属北京儿童医院耳鼻咽喉头颈外科
周新文	副主任医师	首都医科大学附属北京世纪坛医院口腔科

参加翻译人员名单(按姓氏汉语拼音排序)

白　娟	主治医师	首都医科大学附属北京世纪坛医院耳鼻咽喉头颈外科
陈　波	医师	中日友好医院整形外科
陈　晨	主治医师	武汉大学人民医院耳鼻咽喉头颈外科
陈　剑	主治医师	中日友好医院耳鼻咽喉科
陈　柳	硕士研究生	武汉大学人民医院耳鼻咽喉头颈外科
邓玉琴	主治医师	武汉大学人民医院耳鼻咽喉头颈外科
樊　悦	住院医师	中国医学科学院北京协和医院耳鼻咽喉科
付　涛	副教授	青岛大学附属医院耳鼻咽喉头颈外科
高　彦	住院医师	首都医科大学宣武医院耳鼻咽喉头颈外科
葛瑞锋	副教授	青岛大学附属医院耳鼻咽喉头颈外科
关　静	医师	中国人民解放军总医院耳鼻咽喉头颈外科,解放军耳鼻咽喉研究所
管红霞	硕士研究生	武汉大学人民医院耳鼻咽喉头颈外科
韩继波	主治医师	武汉大学人民医院耳鼻咽喉头颈外科
何双八	副教授	安徽省立医院耳鼻咽喉头颈外科
胡志华	硕士研究生	武汉大学人民医院耳鼻咽喉头颈外科
华　辉	副教授	青岛大学附属医院耳鼻咽喉头颈外科
黄沂传	副主任医师	青岛大学附属医院耳鼻咽喉头颈外科
姬　巍	主治医师	首都医科大学附属北京世纪坛医院耳鼻咽喉头颈外科
李全成	医师	浙江大学医学院附属第一医院耳鼻咽喉科
林功标	副主任医师	福建医科大学附属第一医院耳鼻咽喉头颈外科
刘　江	主治医师	中日友好医院神经外科
刘艾竹	住院医师	首都医科大学附属北京世纪坛医院耳鼻咽喉头颈外科
罗　静	医师	安徽省立医院耳鼻咽喉头颈外科
吕　勇	住院医师	中日友好医院耳鼻咽喉科
倪耀峰	主治医师	首都医科大学附属北京世纪坛医院口腔科
彭振兴	主治医师	北京民航总医院耳鼻咽喉头颈外科

邱 杰	副教授	青岛大学附属医院耳鼻咽喉头颈外科
邵晓琳	住院医师	中国医学科学院北京协和医院口腔颌面外科
盛建飞	主治医师	武汉大学人民医院耳鼻咽喉头颈外科
唐 琦	硕士研究生	中国医学科学院北京协和医院耳鼻咽喉科
王 蓓	主治医师	中日友好医院病理科
王 佳	主治医师	首都医科大学附属北京世纪坛医院耳鼻咽喉头颈外科
王 萌	医师	武汉大学口腔医院口腔颌面外科
王 珍	主治医师	中国医学科学院北京协和医院耳鼻咽喉科
王晓琳	住院医师	首都医科大学附属北京世纪坛医院口腔科
王晓巍	主治医师	中国医学科学院北京协和医院耳鼻咽喉科
王艺贝	硕士研究生	中国医学科学院北京协和医院耳鼻咽喉科
王宇光	研究生	北京大学人民医院耳鼻咽喉科
许 珍	住院医师	武汉大学人民医院耳鼻咽喉头颈外科
许 智	医师	武汉大学口腔医院口腔颌面外科
严钰洁	医师	中日友好医院眼科
晏挺林	医师	武汉大学口腔医院口腔颌面外科
伊海金	副主任医师	首都医科大学附属北京天坛医院耳鼻咽喉科
张志利	医师	浙江大学医学院附属第一医院耳鼻咽喉科
张志敏	硕士研究生	武汉大学人民医院耳鼻咽喉头颈外科
赵 宇	住院医师	中日友好医院耳鼻咽喉科
赵建辉	住院医师	中日友好医院耳鼻咽喉科
赵小平	医师	武汉大学口腔医院口腔颌面外科
赵一馨	研究生	北京大学人民医院耳鼻咽喉科
祝园平	主治医师	武汉大学人民医院耳鼻咽喉头颈外科
邹琦娟	主治医师	首都医科大学附属北京同仁医院耳鼻咽喉头颈外科

Stephanie Moody Antonio, MD
Assistant Professor, Department of Otolaryngology, Eastern Virginia Medical School, Norfolk, Virginia
Chapter 123

Jeffrey Balzer, PhD
Associate Professor, Department of Neurological Surgery, University of Pittsburgh School of Medicine; University of Pittsburgh Medical Center, Pittsburgh, Pennsylvania
Chapter 130

Thomas W. Braun, DMD, PhD
Professor and Dean, Department of Oral and Maxillofacial Surgery, University of Pittsburgh School of Dental Medicine; Chair, Department of Dental Medicine, UPMC Presbyterian-Shadyside, Pittsburgh, Pennsylvania
Chapter 21

John F. Caccamese, Jr., DMD, MD, FACS
Assistant Professor and Residency Program Director, Department of Oral and Maxillofacial Surgery, University of Maryland Medical Center, R. Adams Cowley Shock Trauma Center, Baltimore, Maryland
Chapter 91

Ricardo L. Carrau, MD, FACS
Professor, Department of Otolaryngology, University of Pittsburgh School of Medicine; University of Pittsburgh Medical Center, Pittsburgh, Pennsylvania
Chapters 2, 6, 15, 18, 20, 30, 42, 45, 52, 53, 54, 70, 96, 100, 101, 103, 104, 105, 106

C. Y. Joseph Chang, MD
Clinical Professor, Department of Otolaryngology–Head and Neck Surgery, University of Texas-Houston Medical School; University of Texas-Houston Medical Center, Houston, Texas
Chapter 123

Bernard J. Costello, DMD, MD, FACS
Assistant Professor and Program Director, Department of Oral and Maxillofacial Surgery, University of Pittsburgh School of Dental Medicine; Chief, Pediatric Oral and Maxillofacial Surgery, Children's Hospital of Pittsburgh, Pittsburgh, Pennsylvania
Chapters 83, 91

Frederic W.-B. Deleyiannis, MD, MPhil, MPH
Associate Professor of Plastic and Reconstructive Surgery, Departments of Surgery and Otolaryngology, University of Pittsburgh School of Medicine, Pittsburgh, Pennsylvania
Chapters 81, 87

David E. Eibling, MD, FACS
Professor, Department of Otolaryngology, University of Pittsburgh School of Medicine, Pittsburgh, Pennsylvania
Chapters 8, 33, 35, 48, 49, 50, 57, 67, 78

Johnathan A. Engh, MD
Assistant Professor, Department of Neurological Surgery, University of Pittsburgh School of Medicine, Pittsburgh, Pennsylvania
Chapter 130

Berrylin J. Ferguson, MD, FACS
Associate Professor, Department of Otolaryngology, University of Pittsburgh School of Medicine; Director, Division of Sino-Nasal Disorders and Allergy, University of Pittsburgh Medical Center, Pittsburgh, Pennsylvania
Chapters 1, 3, 12, 19

Robert L. Ferris, MD, PhD, FACS
Associate Professor, Vice Chair for Clinical Operations, and Chief, Division of Head and Neck Surgery, Departments of Otolaryngology and Immunology; Co-Leader, Cancer Immunology Program, University of Pittsburgh Cancer Institute, Pittsburgh, Pennsylvania
Chapters 24, 28, 46, 66, 73

Peter F. Ferson, MD
Professor, Department of Surgery, Heart, Lung, and Esophageal Surgery Institute, University of Pittsburgh School of Medicine; Chief, Thoracic Surgery, Pittsburgh Health Care System
Chapter 67

Andrew S. Florea, MD
Assistant Professor, Department of Otolaryngology–Head and Neck Surgery, Loma Linda University School of Medicine; Chief, Division of Laryngology, Loma Linda University Medical Center, Loma Linda, California
Chapters 39, 40

Rebecca E. Fraioli, MD
Resident, Department of Otolaryngology, University of Pittsburgh Medical Center, Pittsburgh, Pennsylvania
Chapters 58, 61

Paul A. Gardner, MD
Assistant Professor, Department of Neurosurgery, University of Pittsburgh School of Medicine; University of Pittsburgh Medical Center, Pittsburgh, Pennsylvania
Chapter 106

Brian R. Gastman, MD
Assistant Professor, Department of Otolaryngology and Surgery, Divisions of Otolaryngology and Plastic Surgery, University of Maryland School of Medicine, Baltimore, Maryland
Chapter 81

Grant S. Gillman, MD, FRCS(C)
Assistant Professor, Department of Otolaryngology, University of Pittsburgh School of Medicine; Director, Division of Facial Plastic Surgery, UPMC Shadyside, Pittsburgh, Pennsylvania
Chapters 24, 84, 86, 89, 90

Suman Golla, MD, FACS
Associate Professor, Department of Otolaryngology, University of Pittsburgh School of Medicine, Pittsburgh, Pennsylvania
Chapters 5, 23

Jennifer R. Grandis, MD, FACS
Professor, Department of Otolaryngology and Pharmacology, University of Pittsburgh School of Medicine; Vice Chair for Research, UPMC Endowed Chair in Head and Neck Cancer Surgical Research, Program Leader, Head and Neck Cancer Program, University of Pittsburgh Cancer Institute, Pittsburgh, Pennsylvania
Chapters 58, 61

Anil Gungor, MD
Director, Department of Otolaryngology–Head and Neck Surgery, Anadolu Foundation Healthcare/Johns Hopkins, Istanbul, Turkey
Chapter 83

Alyssa Hackett, MD
Visiting Research Instructor, Department of Otolaryngology, University of Pittsburgh School of Medicine; University of Pittsburgh Medical Center, Pittsburgh, Pennsylvania
Chapter 107

Trevor Hackman, MD
Resident, Department of Otolaryngology, University of Pittsburgh Medical Center, Pittsburgh, Pennsylvania
Chapter 102

Bridget Hathaway, MD
Assistant Professor, Department of Otolaryngology, University of Pittsburgh School of Medicine, Pittsburgh, Pennsylvania
Chapter 54

Barry E. Hirsch, MD, FACS
Professor, Departments of Otolaryngology, Neurological Surgery, and Communication Science and Disorders, University of Pittsburgh School of Medicine; Director, Division of Otology/Neurotology, University of Pittsburgh Medical Center, Pittsburgh, Pennsylvania
Chapters 108, 109, 111, 112, 113, 114, 117, 119, 121, 123, 124, 125, 126

Michael Horowitz, MD
Professor, Department of Neurological Surgery and Radiology, University of Pittsburgh School of Medicine; Chief, Department of Neurosurgery, UPMC Presbyterian, Pittsburgh, Pennsylvania
Chapter 130

Jonas T. Johnson, MD
Professor and Eugene N. Myers, MD Chair, Department of Otolaryngology, University of Pittsburgh School of Medicine, Pittsburgh, Pennsylvania
Chapters 9, 11, 13, 21, 26, 34, 44, 47, 55, 62, 63, 76, 77

Amin B. Kassam, MD
Professor and Chair, Department of Neurological Surgery, University of Pittsburgh School of Medicine; Director, Minimally Invasive endoNeurosurgery Center, University of Pittsburgh Medical Center, Pittsburgh, Pennsylvania
Chapters 6, 18, 79, 96, 100, 101, 103, 104, 105, 106, 124, 130

Karen M. Kost, MD, FRCSC
Associate Professor, Department of Otolaryngology, and Director of the Voice Laboratory, McGill University; Site Director, Department of Otolaryngology, Montreal General Hospital, Montreal, Quebec, Canada
Chapter 68

Priya Krishna, MD
Assistant Professor, Department of Otolaryngology, University of Pittsburgh School of Medicine; Laryngologist, University of Pittsburgh Voice Center, University of Pittsburgh Medical Center, Pittsburgh, Pennsylvania
Chapter 36

Stephen Y. Lai, MD, PhD, FACS
Assistant Professor, Department of Otolaryngology and Pharmacology, University of Pittsburgh School of Medicine, Pittsburgh, Pennsylvania
Chapter 55

John Y. K. Lee, MD
Assistant Professor, Department of Neurological Surgery, University of Pennsylvania School of Medicine; Pennsylvania Hospital, Philadelphia, Pennsylvania
Chapter 130

Li-Xing Man, MD
Resident, Department of Otolaryngology, University of Pittsburgh School of Medicine, Pittsburgh, Pennsylvania
Chapter 1

Ernest K. Manders, MD
Professor, Department of Surgery, Division of Plastic and Reconstructive Surgery, University of Pittsburgh School of Medicine, Pittsburgh, Pennsylvania
Chapter 82

Arpita I. Mehta, MD
Resident, Department of Otolaryngology, University of Pittsburgh Medical Center, Pittsburgh, Pennsylvania
Chapter 116

Eugene N. Myers, MD, FACS, FRCS Edin (Hon)
Distinguished Professor and Emeritus Chair, Department of Otolaryngology, University of Pittsburgh School of Medicine; University of Pittsburgh Medical Center, Pittsburgh, Pennsylvania
Chapters 4, 8, 10, 22, 25, 27, 29, 31, 32, 35, 43, 51, 56, 60, 64, 65, 68, 69, 71, 72, 74, 75, 76

Jayakar V. Nayak, MD, PhD
Chief Resident, Department of Otolaryngology, University of Pittsburgh Medical Center, Pittsburgh, Pennsylvania
Chapter 87

Mark W. Ochs, DMD, MD
Professor and Chair, Department of Oral and Maxillofacial Surgery, University of Pittsburgh School of Dental Medicine; Head, Hospital Dentistry, University of Pittsburgh Medical Center, Pittsburgh, Pennsylvania
Chapters 92, 93

Yael Raz, MD
Assistant Professor, Department of Otolaryngology, University of Pittsburgh School of Medicine; University of Pittsburgh Medical Center, Pittsburgh, Pennsylvania
Chapters 107, 110, 115, 116, 118, 120

Clark A. Rosen, MD, FACS
Associate Professor, Department of Otolaryngology, University of Pittsburgh School of Medicine; Director, University of Pittsburgh Voice Center, University of Pittsburgh Medical Center, Pittsburgh, Pennsylvania
Chapters 36, 37, 38, 39, 40, 41, 59

Ramon Ruiz, DMD, MD
Clinical Assistant Professor, Department of Oral and Maxillofacial Surgery, University of North Carolina at Chapel Hill, Chapel Hill, North Carolina; Director, Pediatric Craniomaxillofacial Surgery, Arnold Palmer Hospital for Children and Winnie Palmer Hospital for Women and Babies, Orlando, Florida
Chapter 83

James M. Russavage, MD, DMD
Assistant Professor, Department of Surgery, Division of Plastic and Reconstructive Surgery, University of Pittsburgh School of Medicine, Pittsburgh, Pennsylvania
Chapter 81

Barry M. Schaitkin, MD, FACS
Professor, Department of Otolaryngology, University of Pittsburgh School of Medicine; UPMC Shadyside, Pittsburgh, Pennsylvania
Chapters 7, 14, 15, 16, 17, 88, 99

Jacob Sedgh, MD
Resident, Department of Otolaryngology, University of Pittsburgh Medical Center, Pittsburgh, Pennsylvania
Chapter 1

Libby J. Smith, DO
Assistant Professor, Department of Otolaryngology,
University of Pittsburgh School of Medicine;
Laryngologist, University of Pittsburgh Voice Center,
University of Pittsburgh Medical Center, Pittsburgh,
Pennsylvania
Chapters 37, 38

Carl H. Snyderman, MD, FACS
Professor, Department of Otolaryngology, University
of Pittsburgh School of Medicine; Co-Director, Center
for Cranial Base Surgery, University of Pittsburgh
Medical Center, Pittsburgh, Pennsylvania
*Chapters 2, 6, 18, 20, 79, 95, 96, 98, 100, 101, 103,
104, 105, 106*

John C. Sok, MD, PhD
Resident, Department of Otolaryngology, University
of Pittsburgh Medical Center, Pittsburgh,
Pennsylvania
Chapter 59

Ryan J. Soose, MD
Assistant Professor, Department of Otolaryngology,
University of Pittsburgh School of Medicine;
University of Pittsburgh Medical Center, Pittsburgh,
Pennsylvania
Chapters 30, 42, 45, 52, 53, 70

S. Tonya Stefko, MD
Assistant Professor, Departments of Ophthalmology,
Otolaryngology, and Neurosurgery, University of
Pittsburgh School of Medicine; Director, Orbital,
Oculoplastics and Aesthetic Surgery, University of
Pittsburgh Medical Center, Pittsburgh, Pennsylvania
Chapters 94, 95, 97, 98

Michele St. Martin, MD, MBA
Assistant Professor, Department of Otolaryngology,
University of Florida College of Medicine, Gainesville,
Florida
Chapters 115, 121, 124

Elizabeth H. Toh, MD, FACS
Assistant Professor, Department of Otolaryngology,
University of Pittsburgh School of Medicine;
Attending/Faculty, University of Pittsburgh Medical
Center, Pittsburgh, Pennsylvania
Chapters 102, 111, 122, 127, 128, 129, 131

Alec Vaezi, MD, PhD
Resident, Department of Otolaryngology, University
of Pittsburgh Medical Center, Pittsburgh,
Pennsylvania
Chapter 126

Allan D. Vescan, MD, FRCS(C)
Lecturer in the Department of Otolaryngology–Head
and Neck Surgery, University of Toronto Faculty of
Medicine; Staff Surgeon, Otolaryngology–Head and
Neck Surgery, Mount Sinai Hospital/University
Health Network, Toronto, Ontario, Canada
Chapters 96, 100, 101, 104, 105

William A. Wood, MD
Resident, Department of Otolaryngology, University
of Pittsburgh Medical Center, Pittsburgh,
Pennsylvania
Chapters 120, 131

Robert F. Yellon, MD
Associate Professor, Department of Otolaryngology,
University of Pittsburgh School of Medicine; Director
of Clinical Services and Co-Director, Department of
Pediatric Otolaryngology, Children's Hospital of
Pittsburgh, Pittsburgh, Pennsylvania
Chapter 85

Yu-Lan Mary Ying, MD
Resident, Department of Otolaryngology, University
of Pittsburgh Medical Center, Pittsburgh,
Pennsylvania
Chapters 122, 129

John A. Zitelli, MD
Clinical Associate Professor, Departments of
Dermatology and Otolaryngology, University of
Pittsburgh School of Medicine, Pittsburgh,
Pennsylvania
Chapter 80

　　《耳鼻咽喉头颈外科手术学》第2版被翻译成中文令我荣幸之至。我也很荣幸能为中文版撰写序言。该书的翻译是因曾经以访问学者身份在匹兹堡大学医学中心耳鼻喉科学习的刘剑锋医生的推动而完成的。刘剑锋医生在 Carl H. Snyderman 教授指导下花费一年多的时间学习内镜颅底肿瘤外科技术及患者的临床结果研究。他还曾在 Snyderman 的实验室工作。当他回到中国，就产生了要把这本书翻译成中文，介绍给住院医生和其他年轻医生的想法。

　　1997年出版的本书第1版与其说是类似《头颈肿瘤学》那样的索引文献，不如说是一本教科书的混合体。因为那本书不仅提供了许多如外科手术图谱一样详尽的外科手术技术，同时还包含了很多背景信息，如手术适应证和术后护理及并发症的防治。目前出版的第2版在世界范围内越来越受欢迎。

　　令我惊讶的是，在第1版和第2版发行间隔的这些年里，我们这个领域取得了巨大的进步，很大程度上由于技术的进步。第1版所描述的有些手术已经过时，因此没有在第2版中出现。我们估计在未来的第3版中还将介绍很多新的技术，比如令人瞩目的机器人手术、睡眠外科，以及涎腺内镜技术。

　　在世界各地参加学术会议，很多年轻的医生在会议期间会让我在书上签字。他们经常告诉我，这本书在他们的诊疗实践中非常有价值。然而我知道，在许多国家缺乏开展这些新的外科技术所需的专著，这些书甚至是无法获得的。因此，在未来的第3版我们仍将保留标准化外科技术的内容，使得发展中国家那些对最新技术获取渠道有限的医疗工作者能获得更多的帮助。

　　我很高兴天津科技翻译出版有限公司深谋远虑地出版发行了这套具有普及性的专著。从某种角度说，这本书可以看作中美友谊的见证。感谢倪道凤、陶泽璋、张秋航、杨大章主译和尹金淑、刘剑锋副主译。尹金淑医生和刘剑锋医生一样是匹兹堡大学医学中心的访问学者。谨向过去一年里参加翻译工作的100多名医生表示由衷的感谢，感谢他们为这本译著的出版发行所做出的努力。

匹兹堡大学耳鼻咽喉-头颈外科

Eugene Myers

2016年9月

中文版前言

美国耳鼻咽喉-头颈外科学界泰斗之一、匹兹堡大学医学中心耳鼻咽喉-头颈外科的尤金·N.迈尔斯(Eugene N. Myers)教授主编的《耳鼻咽喉头颈外科手术学》是最受美国耳鼻喉科医生欢迎的手术学专著之一。1997年首次出版,十余年后推出了第2版。全书共计15篇,131个章节,分上下两卷。本书图文并茂,涵盖了耳鼻咽喉-头颈外科领域各种经典手术和新近开展的新技术。该书已被翻译为多种语言出版,我们经过努力争取到将其译成中文在中国出版的机会。这是国内首次翻译出版的最系统、最全面的耳鼻咽喉-头颈外科手术学专著。该书集应用基础和临床于一体,特别强调病例的选择、术前的评估和术后处理,手术技术的叙述尤其详尽,并简要介绍相关手术历史沿革。 每一章的最后还归纳了精要和隐患,提供了参考文献。我们在译、审过程中深感作者恰似一位谆谆善诱的长者,不放过每一个细节,认真指导下级医师完成临床培训。翻译委员们虽然在各自的领域从事了数十年临床工作,积累了一定经验,依然感觉受益匪浅。我们坚信这本书对耳鼻咽喉-头颈外科以及相关学科的住院医师、主治医师将是一部极好的教科书,对更高年资的医生是重要的参考书,对规范耳鼻咽喉-头颈外科的临床诊治工作也具有借鉴意义。

翻译这部著作是一项巨大的工程。全书邀请了国内22家医院相关领域的专家进行翻译,共计102名医师参与,涉及耳鼻咽喉-头颈外科、眼科、神经外科、整形外科、口腔颌面外科和病理科等多个学科。翻译工作历时一年之久。

为了确保翻译质量,翻译任务交由相关领域的专家完成后,主译和副主译负责最终审定。倪道凤教授负责耳科学、陶泽璋教授负责鼻科学、张秋航教授负责颅底科学、杨大章教授负责头颈肿瘤、尹金淑教授负责咽喉科学、刘剑锋副教授负责外伤整形部分。但由于语言翻译自身的困难、文化和部分理解层面的偏差,以及有限的学识水平,一定会有疏漏错误之处,欢迎同道不吝赐教。

感谢天津科技翻译出版有限公司出版本书,感谢所有参与翻译工作的同行和本书编辑们所给予的辛勤付出,特别要感谢天津科技翻译出版有限公司刘子媛副经理的慧眼、热情和耐心。

倪道凤　陶泽璋　张秋航　杨大章　尹金淑　刘剑锋

2016 年 9 月

前 言

我们非常高兴和自豪地介绍第 2 版《耳鼻咽喉头颈外科手术学》。这本书由匹兹堡大学医学中心的耳鼻咽喉科、皮肤科、神经外科、眼科、口腔颌面外科和整形外科的同仁共同编写完成。我们和这些科室的同事们有着长期的、良好的合作关系。没有他们的合作,我们不可能成为亚专科领域的领导者,这需要多学科紧密合作,如头颈外科、颅底外科、神经耳科等。

回顾第 1 版的目录,我惊讶地发现第 1 版描述的很多手术技术现在已经过时或很少应用。自第 1 版出版至今已有十年,耳鼻咽喉科学专业取得了突飞猛进的发展。我们现在已经进入一个令人兴奋的崭新阶段,科技的发展不仅为外科技术的进步和革新创造条件,同时为维护患者良好的生活质量奠定了基础。

相对于第 1 版 125 章,第 2 版有 131 章。但是原来的许多章节已经被删除或合并,我们实际新增了 30 章的内容,最后呈现为新增 6 章。新增 46 位作者对本书的编撰做出了重要贡献。他们都是匹兹堡大学医学中心的医生,从各自擅长的领域为本书增添了巨大的活力和才情。令人振奋的耳科学新领域包括 BAHA 手术新技术的应用和快速发展的耳蜗植入领域的新进展。功能性内镜鼻窦外科技术由于太新没能纳入第 1 版。这些技术在第 2 版中做了详尽的描述,比如对这类手术术中可能出现的令人棘手的并发症的处理。这些患者生活质量得到明显改善。

本书重点阐述了内镜经鼻处理颅底肿瘤以及遇到的特殊并发症处理。在我们中心,我们率先开展两个团队入路,由耳鼻咽喉-头颈外科医生和神经外科医生同时同台操作以实现四手操作。在这个解剖区域的几乎所有良恶性肿瘤,都可以在鼻内镜下切除。经鼻内镜外科还可以完成因 Graves 病、外伤、眼眶及颅底肿瘤所致视神经损伤的视神经减压术。这项技术能很快完成并且没有副作用,视力迅速恢复,令人激动。内镜经鼻泪囊吻合术是处理溢泪时的有用的技术。内镜经鼻入路可以成功处理不同程度的脑脊液鼻漏。

内镜在甲状腺和甲状旁腺肿瘤切除的手术中扮演着越来越重要的作用。对于选定的患者,这项技术既可以获得无血的手术视野,充分的暴露,又能够完整切除中等大小以下的肿瘤。

内镜联合 CO_2 激光技术的创新应用可以切除喉部的良恶性肿瘤。这项技术在上一版中没有提及,在第 2 版中有详细的阐述。选择性颈清扫技术在第 1 版时还没有广泛开展,本书也有阐述。

在过去的十年,我们已经发展成为最主要的嗓音医学中心之一。匹兹堡大学嗓音医学中心有三位经过专科培训的喉科医师和受过良好培训的言语病理医生骨干,他们为再版书中的喉科学增添了崭新的内容。由于很多患者需要行喉部肉毒素注射治疗各种喉痉挛,我们的喉科医师已经非常擅长处理味觉性出汗综合征(Frey's syndrome)患者的肉毒素注射技术,这是另一新增内容。

本书不仅详细描述了外科技术,同时增加了详尽的术前评估和术后护理的内容。因为我们认为术前评估和术后护理对取得良好疗效具有重要意义。

谨以此书献给我们的科室、我们的同事,以及我们的患者,他们是该领域外科技术进步的受益者。希望我们的读者也能从本书所描述的新技术中获益。

尤金·N.迈尔斯

致 谢

衷心感谢为本书的编撰做出巨大贡献的编辑协调员 Mary Jo Tutchko。 Mary Jo 也是本书第 1 版的编辑协调员,她为本书的再版贡献了同样的智慧,其成熟、惊人的职业道德和毅力让我们敬佩。没有她的亲自努力,就不可能有这本书的出版。

同样衷心感谢来自爱思唯尔(Elsevier)出版公司的 Rebecca S. Gaertner、Helen Sofio 和 Maria Lorusso,她们高效和友善的帮助,使得本书的再版成为可能。

目　录

下 卷

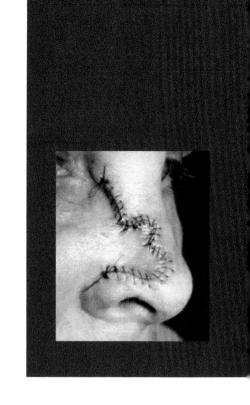

第9篇

整形和重建外科

第80章

头颈部皮肤癌的处理

John A. Zitelli

　　皮肤癌是人类恶性肿瘤中最常见的形式。皮肤癌的发病率较其他所有肿瘤的总和都多，并且比任何其他肿瘤的增长率都快，主要因为在过去的半个世纪里人口的老龄化以及日光浴的流行。皮肤癌在60~80岁年龄组最常见，并且随着我们预期寿命的提高以及该年龄段人数的增加，皮肤癌的发病率急剧上升。另外，随着20世纪早期维生素对健康的益处被发现，尤其是日照和维生素D的作用被明确以后，日照由于其对健康的益处被广泛推荐。随着空闲时间的增多以及交通运输的便捷，那些居住在寒冷地区的人们也得以享受阳光的假期，当然这也增加了他们暴露在紫外线中的时间，因此也增加了患病的年龄跨度和各年龄组的发病率。皮肤癌为大多数医学专家提供了部分实践机会，由于大多数皮肤癌出现在日光暴露的头颈部，所以成为耳鼻喉科手术学的重要组成部分。并且由于以上和其他的流行病学因素，已经导致了皮肤癌的广泛流行，这需要多学科专家的专业技能。

　　恶性肿瘤可能起源于皮肤的任何细胞类型，因此有若干类型的皮肤癌需要考虑。癌可能来源于表皮，如表皮前体细胞[基底细胞癌(basal cell carcinoma)]，分化的上皮细胞(鳞状细胞癌)，以及黑色素细胞 [黑色素瘤 (melanoma)]；神经内分泌细胞(Merkel 细胞癌)；皮肤附属器细胞，如皮脂腺[皮脂腺腺癌(sebaceous carcinoma)]，汗腺[小汗腺癌(eccrine carcinoma)，微囊性附件癌(microcystic adnexal carcinoma)]，以及大汗腺[乳房外 Paget 病]；纤维母细胞，如隆突性皮肤纤维肉瘤(dermatofibrosarcoma protuberans，DFSP)，非典型性纤维黄色瘤(atypical fibroxanthoma)，以及恶性纤维组织细胞瘤；内皮细胞(血管肉瘤)，以及平滑肌(平滑肌肉瘤)。每一种类型的皮肤癌都有独特的临床表现、生物学行为、不同的预后，以及对治疗的不同反应，所以在开始治疗前了解每一种类型的特点是非常重要的。本章主要讨论头颈部最常见癌的生物学行为及手术处理。

635

病例选择

选择皮肤癌患者进行手术治疗并不困难。多数患者都是手术候选者。大多数的皮肤癌都很小(<2cm)，可以在诊室局麻下处理，或是在急诊手术中心，或是医院门诊，有无镇静都可以。许多常见的手术禁忌证并不适用于这类小的手术操作。例如，对于大多数皮肤癌手术来说，使用抗凝药物如阿司匹林或华法林的患者能继续安全地使用他们的药物。不使用抗凝药物造成的血栓的风险（如中风或心脏病发作）要比那些不常见的出血或血肿的风险(<1%)严重得多。年龄对于手术来说也较少成为禁忌证。大多数的皮肤癌用简单的手术就能治疗，并且术后并发症较少，且没有破坏性的并发症，即使是对于那些年龄较大的患者也是如此。一个简单的手术治疗造成的干扰常常比处理未治疗的皮肤癌引起的慢性皮肤不愈合的皮肤溃疡还小。

手术禁忌证

虽然皮肤癌的手术禁忌证很少，但是有一些情况还是应该考虑。首先要考虑的问题是预期寿命而不是年龄。术者必须全面考虑皮肤癌的类型,其生物学行为,以及患者的健康状况和其预期寿命。例如,基底细胞癌是一种缓慢生长的肿瘤,可以数年没有症状。因此,并不需要着急处理。对于一个预期寿命不超过 1 年并且伴有其他部位转移的非溃疡型基底细胞癌患者,也许并没有必要去治疗。另一方面,对于一个能自理的 95 岁结节性黑色素瘤患者,则是可以治愈的,并且有可能与家人共同庆祝其 100 岁生日。当考虑治疗皮肤癌的时候,每一个患者和每一种类型的肿瘤必须被个体化地考虑,但是健康状况和预期寿命则是比年龄更重要的考虑因素。

在选择患者和做手术决定时,另外一个重要考虑因素是病变的范围和手术对患者的影响。虽然皮肤癌的手术并不重大且很少危及生命,但是当肿瘤范围广泛且有侵袭性时,术后就有较高的死亡率并且影响生活质量,或者是不可能痊愈。对于这种少见的情况,患者必须仔细权衡利弊。对于一个年龄较大的肿瘤生长缓慢的基底细胞癌患者,另一只眼视力很差或已失明时,是否值得摘除这一只眼球？在鳞状细胞癌切除以后,因为"接近阳性切缘",是否值得冒着患者生命危险再去做颞骨切除呢？在难治性病例

中，讨论和知情同意中必须包含治疗和不治疗切实可能的结果,以及其他治疗或是姑息治疗的可能性。

当选择患者进行手术时，讨论其他非手术治疗方案也是非常重要的。虽然手术通常提供了一种简单而痛苦小的治疗方法，但是标本需要进行病理检查以评估切除是否成功,并且常常联合美容重建,因此,有充足的理由去考虑其他治疗手段。目前治疗皮肤癌唯一最常用的方法是应用破坏性技术，如刮除术和电干燥法、激光破坏术、冷冻手术、放射治疗,或是用化疗和免疫调节霜剂局部治疗。总之,这些方法与手术切除的治愈率类似。这些接受手术的患者是经过恰当的选择,充分考虑了多个因素,诸如肿瘤的类型、大小、位置,以及对术后美观的预期的患者。

刮除术和电干燥法,常用于直径小于 2cm 的非侵袭性基底细胞癌,以及非常小的鳞状细胞癌患者。在局部麻醉下,使用直径 2~6mm 的环形刀以刮削的方式切除肿瘤,肿瘤比周围正常真皮要软。刮除法切除肿瘤的大部分,随后用电干燥法处理伤口,这样会再破坏周围额外的 3~4mm 皮肤和软组织。当肿瘤侵犯脂肪、软骨或是组织时,这种方法并不适用,因为术者用刮匙并不能区分肿瘤和正常的皮肤。同样的,这种方法并不适用于瘢痕组织、瘢痕组织中复发的肿瘤,或是不能与正常真皮分离的浸润性生长的肿瘤。切除肿瘤并且用电干燥法烧灼肿瘤边缘以后,通过第二阶段愈合以后,在设计的伤口位置上往往只留下一个淡淡的可以接受的瘢痕。

激光破坏术常用来治疗表浅的皮肤癌,局限于真皮层和表皮层,如表浅的基底细胞癌和 Bowen 病或微浸润鳞状细胞癌。电干燥法和刮除术的伤口需二期愈合,并经常会遗留淡淡的白色瘢痕。激光破坏术具两个优点,一是能破坏皮肤最表层的结构,而损伤却要比刮除术和电干燥法更小;二是在气化过程中能检测肿瘤的局灶浸润,通过独特的"鼓泡"反应,与下面正常真皮的简单收缩形成对照。

皮肤癌的冷冻治疗是利用液氮作为冷却剂来冷冻肿瘤和邻近的皮肤,通过使细胞脱水杀死细胞或是在细胞内形成冰晶使细胞爆裂。这种方法经常宣称能杀死肿瘤细胞并能保护有活性的胶原骨架,因而较其他方法愈后瘢痕更小。然而,在实际操作中,这种方法的美容效果与其他破坏性方法的效果是类似的,并且术后效果与术者操作密切相关,因为如果没有足够的经验的话,就无法准确地判断肿瘤破坏的深度。

对皮肤癌的放射治疗一度是可替代手术的流行的治疗方法，被皮肤科医生和放射肿瘤学家所应用。放射治疗方法也是非常依赖于操作者经验的一种方法，因为需要操作者不仅判断手术边缘的宽度，更需要评估肿瘤侵犯的深度。在实际中对大多数患者来说也是很麻烦的，只有 10%~30% 的患者需要这种治疗，并且这是最贵的治疗选择。放疗的优点就是治愈率与手术类似，却避免了大多数的手术风险以及术后并发症。如今放疗更常见的是作为手术的一种辅助治疗方法，尤其是对于那些手术边缘是阳性但又不能再次手术的患者，或者是边缘可疑但复发风险很高的情况，同时也作为一种控制肿瘤周围局部复发的辅助治疗，如果该肿瘤局部卫星灶复发的风险很高的话。放疗被广泛地应用，如高危鳞状细胞癌和 Merkel 细胞癌手术切除后。放疗也被用来作为一种非手术治疗的辅助方法来选择性处理高危淋巴结转移。

另一种针对头颈部皮肤癌的非手术治疗方法是局部治疗。局部化疗，特别是 5-Fu 的应用，以及局部免疫调节治疗，如咪喹莫特（imiquimod）的使用，已经在一些患者身上取得了成功。然而，必须强调的是，5-Fu 和咪喹莫特被 FDA 批准只能用于表浅的皮肤肿瘤，并且咪喹莫特没有被批准用于头颈部。最近的研究表明，短期的成功率可达 80%，而远期的治愈率很可能会显著降低。费用很昂贵，效果却是暂时的，应用是受限制的。一些广泛的浅表的皮肤癌不宜手术的患者，或是表浅的肿瘤如果手术切除将会导致明显的美容缺陷的情况，可能会考虑局部治疗。

除了非手术治疗之外，还有一种叫作 Mohs 手术的手术方式可以选择。Mohs 手术是一种对于手术切缘进行彻底的组织学控制的方法[1]。就像常规手术切除一样，Mohs 手术是一种在局部麻醉下进行的切除方法，但是与常规切除方法在评估手术切缘方面有所不同。相较于常规切除和病理学评估（包括或不包括冰冻切片）时少于 0.1% 的切缘抽样化验，Mohs 手术要逐个检查所有的切缘。通过检查整个手术切缘的情况，以及精确地绘制整个伤口内的阳性区域，手术可以做到逐步切除直至确认边缘是阴性的。最终的结果就是降低复发率，伴有精确安全缘的切除肿瘤的能力，以及保留有价值的正常皮肤来做术后重建。Mohs 手术作为一种替代传统手术切除的方法，对于那些具有高复发风险的皮肤癌是非常有用的，例如位于面中部和耳部的肿瘤，因为这些肿瘤的深度和侧边缘很难确定，之前的治疗方法易复发，或是切除后留有阳性切缘，或是肿瘤所在的区域伤口需要尽量小，以满足术后美观或是功能需要。这种手术并不需要很长的时间，但是与传统的手术切除类似的是，也需要患者抽出半天或是一天的时间进行手术。手术花费与其他的门诊操作差不多，但这种手术需要专业的操作训练。

在有限的花费预算下，选择患者时必须将后期治疗的费用考虑在内。表 80.1 是常见的大部分治疗项目费用对比情况，这些费用为从最初的评估到 5 年随访筛查的全部费用[2]。

综合征和发病诱因

识别一些常见的综合征和发病诱因是非常重要的，它们会影响皮肤癌的手术决定和治疗。

基底细胞痣综合征有多发的皮肤基底细胞癌侵犯，包括：在手和脚底（手指、脚趾，以及手掌和脚掌）表面角质层有微小的凹陷；额部肿物及眼距增宽的特点；深部发现下颌囊肿，骨骼异常及大脑镰钙化。治疗患有基底细胞痣综合征患者的难点在于肿瘤在患者很小的时候就出现了（经常在青春期之前）并且在其一生中会有数百个肿瘤出现。由于需要经常治疗，患者常常会气馁并且失去随访，而当出现多发难治性损害时才会再次出现。有效的临终关怀应当包括建议患者不要气馁，以及不能缺少规律的日常护理，对工作或学习及生活质量影响最小的治疗计划，并选择性使用那些具有高治愈率的治疗方法来阻止重复的治疗且使副反应最小。然而，预防性化疗，无论是局部治疗，还是使用维甲酸系统治疗，在远期观察中并没有被证实有效。有效的治疗应包括多种形

表 80.1	不同方法治疗皮肤癌的平均费用
方法	**费用（美元）**
破坏性	652
诊室切除/永久切片	1167
Mohs 手术	1243
诊室切除/冰冻切片	1400
急诊手术/冰冻切片	1973
放疗	4558

* 以上费用以一个 1.5cm 的面部皮肤癌为例。

From Cook J, Zitelli JA: Mohs micrographic surgery: A cost analysis. J Am Acad Dermatol 39:698–703, 1998.

式的治疗方法以及各种专家对患者一生的治疗。这些患者通常是非常难于处理的。

Muir-Torres 综合征是一种以家族性息肉病为特点的多发性皮肤皮脂腺肿瘤，特别是皮脂腺癌和腺瘤，以及结肠和小肠的腺癌。皮脂腺癌在转移的风险方面类似于鳞状细胞癌，治疗也类似。任何患者即使只有一个皮肤单发的皮脂腺癌也应当考虑 Muir-Torres 综合征的可能性，而且应当行结肠镜检查并行基因咨询。大多数的患者仅有很少的皮肤癌，如果治疗及时，大多能治愈。对于这些患者，术后远期处理需注意以下几方面：患者结肠癌风险的教育，被影响的家庭成员，注意自身皮肤的情况；常规的胃肠道随诊；以及终身的皮肤肿瘤常规筛查。

当选择患者治疗时，识别多发性毛发上皮瘤综合征是非常重要的。毛发上皮瘤是毛囊的良性肿瘤，并且常常在临床上和组织学上像基底细胞癌。此类患者常常在脸颊中部有数量逐渐增多的丘疹，分布于面颊、鼻子和上唇的内侧面，以及耳部和面部其他部位。处理困难是因为：①肿瘤在临床和组织学上都类似基底细胞癌，如果病理学家没有得到准确的临床描述或是没有病理学专家对病变进行诊断，病变有可能被误诊为基底细胞癌；②这些患者往往确实患有基底细胞癌并发于良性毛发上皮瘤，并且需要恰当的治疗；③在这些患者中切除基底细胞癌是比较复杂的，因为很难评估良性毛发上皮瘤和恶性基底细胞癌的病理学切缘是否干净。总之，一个单一的病变在外观上与其他多种病变不同，或出现逐渐扩大，或是有溃疡形成，都应该行活组织检查并且由有经验的皮肤病理学家阅片。

发育不良性痣综合征或不典型痣综合征，是在治疗皮肤癌尤其是黑色素瘤时需要辨别的另一种综合征。发育不良性痣综合征是一种不完全外显的常染色体显性遗传疾病，常有自发性突变，在过去20年间才被认知，对于其诊断和治疗仍然有疑惑和争议。发育不良性痣在临床上表现为深色的痣，并且较正常的痣大，或是直径大于6mm。色素沉着常不均匀，有轻微的棕色变化。边缘部的色素扩散到周围的皮肤，而不是像正常的痣那样与周围皮肤有明显的区别。发育不良性痣综合征的重要性在于其增加了患黑色素瘤的风险。患有发育不良性痣综合征的患者常常有多发的发育不良性痣分布于躯干，以及头部、颈部和头皮。正常人群只有1%的可能患黑色素瘤，但发育不良性痣综合征患者此概率高达5%。即使只有一个单发的发育不良性痣的患者也可能有很高的患黑色素瘤的风险，而对于那些多发的且有黑色素瘤家族史的患者，此风险极高，将近100%。对于发育不良性痣综合征患者的处理问题的争论集中在诊断和治疗方面。发育不良性痣在某些方面，包括临床上和组织学上，类似黑色素瘤。由于类似于黑色素瘤的不规则的临床表现，活检通常是需要的，而且病理学家区分不典型的细胞类型与黑色素瘤有难度，或是描述出常见的且良性的细胞异型性和发育不良，并做出切缘是阳性的评价。模棱两可的病理报告常常为临床医师制定治疗方案带来困惑。一个重要的事实是发育不良的痣是良性的，不需要手术切除。在这些患者中黑素瘤，可能是发自以前的痣，但通常起于正常的皮肤。并不推荐选择性切除所有或是大部分发育不良的痣来降低黑素瘤的风险。因为发育不良的痣是良性的并且常常表现为不典型和发育不良，所以它们并不需要被切除，或是当活检组织显示边缘阳性时再行切除。一些病理学家写这类建议目的是免除他们自己没有完全看到整个病变的责任（如果切缘是阳性的话，一些发育不良的痣仍然存在于患者体内，这部分是没有经过组织学检查的）。他们也指出了之后的困难，从一个复发性痣的病理学切片中做病理学诊断时，更容易误诊为黑色素瘤。

总之，对此病的鉴别和诊断非常重要，需指导患者终身减少紫外线暴露，进行常规皮肤自我检查，每年进行皮肤科体检，以及理解此病对子女和其近亲的遗传基因。

相关疾病

在这些综合征中，一些皮肤的情况与皮肤癌的发生有重要关联。口腔扁平苔藓是一个累及皮肤和黏膜的慢性炎症病变。嘴唇变白，溃疡，表皮增厚，以及由于炎症引起的硬结，这些不论是临床上还是组织学上的都像鳞状细胞癌。扁平苔藓像鳞状细胞癌，而且这种病变还易于使患者发展成真正的侵袭性鳞状细胞癌。与许多其他情况一样，活检报告要与临床相吻合是非常关键的。

在实体器官移植患者中，或是其他免疫抑制的患者中，皮肤癌也是一个严重的并且几乎普遍长期存在的并发症，因此强调免疫监控在预防皮肤癌中的作用。发生在移植患者中的皮肤癌情况类似于基底细胞痣综合征，这些患者由于大量皮肤癌频繁地治疗,并需要时间和努力来维持这种治疗,常常变得比较气馁。更糟糕的是,大多数的皮肤癌患者是鳞状细胞癌或原位鳞癌。被忽视或复发可能是致命的,并且通常是导致移植患者死亡的原因。所以早期有效的治疗和定期复查、随访以及患者教育是非常必要的。与移植小组协调,争取使用最低剂量的免疫抑制药物。

其他形式的免疫抑制也与皮肤癌风险的增加相关。伴有 CD4+淋巴细胞减少的 HIV 阳性患者,患有皮肤鳞状细胞癌的风险较高,患有其他形式的皮肤癌的风险也增高。免疫抑制患者中 HPV 的慢性感染在鳞状细胞癌的发病中起到重要作用。免疫抑制不仅使患者容易罹患皮肤癌,而且也会使患者的预后变得复杂化和易受不良影响,特别是转移风险高或是已经确诊有转移的患者。总之,综合考虑以权衡免疫抑制剂的利弊,是选择手术患者的重要部分。

术前评估

患者的病史在术前评估中占据了一小部分但非常重要。一般来说,经过好多年都没有什么变化的病变倾向于良性病变,如果病变增大或是生长,提示该病变是恶性,因此需要活检。如果先前有皮肤癌的治疗史,那么这也是一个信号,提示之前由于治疗不充分导致治疗失败,通常继发于未识别的阳性切缘。一定要记住,常规的病理学检查只能抽样检查部分手术切缘并且切缘干净也只是估计的。面对复发,二次手术较初次治疗有着更高的复发率,因此应该考虑 Mohs 手术。

体格检查在术前评估中扮演着非常重要的角色。应综合考虑肿瘤位置、大小以及肿瘤侵犯的深度来做决定。为了评估肿瘤的大小和边缘,在非常明亮的灯光下,如检查室或手术室的灯光下,将皮肤绷紧进行检查是非常重要的。基底细胞癌和鳞状细胞癌浸润的线索包括:由于炎症介导的血管反应引起的皮肤轻微发红,由于纤维变性和肿瘤浸润引起的瘢痕样白或黄,由于潜在的肿瘤团巢引起的皮肤具有珍珠样光泽,以及缺少正常的皮肤皱褶。在浸润性病变表面的表浅性基底细胞癌或原位鳞状细胞癌,可能会引起皮炎,并且具有与原发肿瘤完全不一样的外观。通过简单的触诊和肿瘤下方的组织(如相连的骨头)的活动度来评估肿瘤的深度是非常困难的。

在头颈部评估黑色素瘤的边缘较躯干和四肢更困难。正常的皮肤病变如小痣、雀斑、脂溢性角化病和日光性角化病可能使边界不清。更有甚者,头颈部皮肤黑色素瘤的边缘原位扩展经常是无黑色素的,刺激局部产生皮炎,或者完全不可见。

触诊发现是否有局部、区域或转移病变,包括卫星灶、跳跃转移灶和转移淋巴结是必要的。对于那些具有高转移风险的皮肤癌,特别是鳞状细胞癌,黑色素瘤,Merkel 细胞癌,恶性纤维组织细胞瘤和皮脂腺癌尤为重要。

通过辅助检查来评估是否有淋巴结转移的价值有限。CT、MRI 和超声检查对于肥胖的患者可能有用,这些患者在疾病的早期触诊是困难的。前哨淋巴结活检还没有被证实能提高术后生存率,但是研究结果证实其在改善肿瘤分期方面有意义。同样的,术前行 CT 或 MRI 检查来确定肿瘤的边界也意义不大,除非是巨大肿瘤,这些检查仅仅对于明确是否有骨侵犯、眼眶侵犯,以及颈部重要结构侵犯有帮助。这些检查的分辨率能明确大的肿瘤的边界,但不能明确显微镜下能检测到的皮肤肿瘤在软组织中的侵犯范围,这种病变往往离肿瘤主体只有几毫米。

组织病理学实验室检查结果是术前评估的一个基本组成部分,并且组织学诊断对于制订手术方案非常重要。肿瘤的类型决定了评估转移的必要性,以及手术边界的宽度。由于许多类型的皮肤癌以及其他一些良性的疾病都有着相似的表现,在计划手术切除之前明确诊断是非常重要的。而且,医生应当确保病理结果与临床一致。活检常常只选取病变中一部分组织,可能并不能代表整个肿瘤。有时候一种皮肤癌显微镜下表现会与其他肿瘤相似。恶性黑色素瘤可能会与表浅性基底细胞癌混淆,而 Merkel 细胞癌可能会与皮肤淋巴瘤相混淆。临床医师必须确保患者的病史、外观和组织病理学结果相吻合;否则,就需要再次活检。

手术入路

肿瘤类型

手术的目的是完整切除皮肤肿瘤,并且确保组织病理学的切缘干净。通过仔细选择患者,认真制订手术计划,和病理专家对切缘广泛检查才能达到以上目的。手术入路因肿瘤类型不同而有所不同。

基底细胞癌

仔细选择患者并做好规划可使基底细胞癌（图80.1）的5年治愈率达到90%~95%。对于原发的直径2cm或者更小的基底细胞癌,边界清楚时,4mm宽的手术切缘应当足够了[3]。手术基底切缘较难判断,依赖于肿瘤的位置和临床判断。有些病理组织学亚型,如硬化型、微结节型,甚至是表浅型基底细胞癌需要比4mm更宽的切缘边界,也需要术中冰冻病理评估来保证切缘干净。同样的,直径大于2cm的肿瘤和复发肿瘤需要更宽的切缘边界来保证术后治愈率。治愈最好的机会是初次手术,虽然1~2mm的切缘通常能治愈一些基底细胞癌,但是其5年治愈率只有50%~60%,因此认为这样的切缘切除是不充分的。

鳞状细胞癌

虽然鳞状细胞癌转移的风险很高,但手术的目的仍然是完整地切除并且保证切缘阴性（图80.2）。过宽的安全切缘,以期切除显微镜下的卫星灶,却不能改善生存率或局部控制率。但鳞状细胞癌较基底细胞癌需要更宽的手术切缘来保证原发肿瘤的切缘干净。对于发生在头颈部没有侵犯到脂肪的直径为2cm或更小的低风险鳞状细胞癌,4mm的手术切缘是可以接受的。中等风险直径达到2cm的鳞状细胞癌,6mm的手术切缘是必要的,这样才能保证95%以上的切缘阴性。对于高风险的直径超过2cm的鳞状细胞癌,尤其是原发于颞部、头皮、嘴唇,或是侵犯到脂肪的,9mm的手术切缘是必要的,这样才能达到一个可以接受的切缘阴性率[4]。如果组织病理学取样确定这些宽度的临床切缘都是阴性,肿瘤局部残留的风险才能降到可接受的水平。

角化棘皮瘤是一种鳞状细胞癌的变体,圆顶状结节,生长速度极快。虽然有报道认为角化棘皮瘤不需治疗会自发消失,但是这些肿瘤可以是侵袭性的、破坏性的,甚至难以与真正的鳞状细胞癌相区分,也包括其转移的能力。完整的手术切除是治疗的首选。

原位鳞状细胞癌表现为一种表浅的或大或小的鳞状的病变。虽然恶性不典型细胞局限在表皮,但是当这些不典型细胞侵犯到毛囊真皮层时治疗会变得非常困难。在这种情况下,要达到有效的治愈率,要么行深层组织破坏,要么行全厚皮肤切除。当仅有很少或没有毛囊受侵时,使用刮除术、冷冻术或是激光手术行浅层破坏非常有效。如果放任肿瘤发展不治疗或是不恰当地治疗,那么原位鳞状细胞癌常常会进展成真性侵袭性鳞状细胞癌,并且具有转移倾向。

黑色素瘤

成功地切除头颈部黑色素瘤（图80.3）要比切除躯干和四肢部困难得多,因为黑色素瘤的切缘确定非常困难,无黑色素的黑色素瘤更常见,并且出于美容学及功能上的考虑,手术切缘常常缩减。因此,由于不充分的切除使得黑色素瘤在切缘附近的复发率

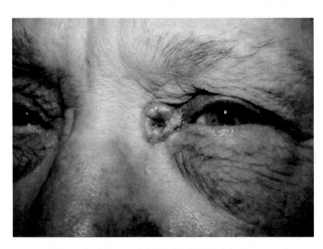

图80.1　内眦部结节状基底细胞癌。

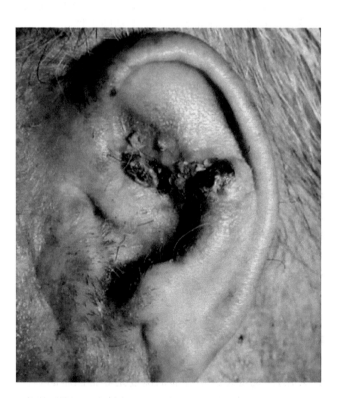

图80.2　耳部鳞状细胞癌。

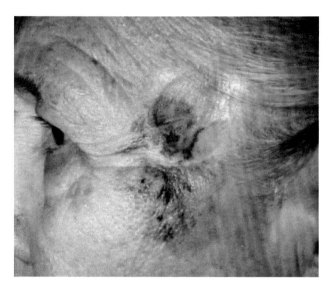

图 80.3　颞部局部复发的黑色素瘤。

达 9%~18%。之前发表的文献建议原位黑色素瘤切除时保留 5mm 的切缘，并没有科学依据，并且经常导致切除不充分，以致原位黑色素瘤和侵袭性黑色素瘤的复发。如有可能，保留 1.2cm 的切缘能保证 97% 的头颈部黑色素瘤切除干净[5]。当这些切缘不能被完全切除时，对于切缘行非常细致的组织病理学检查是必要的，可确保切缘干净。当黑色素瘤在先前的手术切缘附近复发时，可能是由于先前不充分的切除而不是转移。对于前者，组织病理学的活检标本通常表现为表皮内的病变。转移常常局限于真皮或皮下组织。由于之前不恰当的切除导致的复发较转移性复发预后更好，并且预后与肿瘤的厚度精确相关。

对于头颈部黑色素瘤，选择性淋巴结清扫术的意义并没有被证实。多中心选择性淋巴结切除术实验 I (multicenter selective lymphadenectomy trial I,MSLT I) 的初步结果表明，对于那些显微镜下已经确诊阳性的病例来说，前哨淋巴结活检和全部淋巴结切除并没有明显提高患者的术后生存率[6]。前哨淋巴结活检可能的好处在于，与 Breslow 厚度相比，在评估患者的预后方面稍有优势。虽然这可能只针对 2~4mm 厚的黑色素瘤。对于其他厚度的黑色素瘤来说，在评估患者的预后时前哨淋巴结活检的准确性并不优于 Breslow 厚度。对于早期发现只有显微镜下可见的病变，并行全部淋巴结切除术，可能也能帮助提高局部控制率，这对于头颈部肿瘤来说也是一个重要的提高术后生存率的方式，尤其是对于那些可能忽视术后定期随访或自行触诊淋巴结，而被发现时已

有明显的区域淋巴结转移的患者。MSLT II 实验的最终结果非常有希望提供更进一步的证据来指导前哨淋巴结活检。

在治疗高风险但是淋巴结阴性的患者时，放疗的优越性并没有被证实，并且正在研究中。到目前为止，黑色素瘤的治疗仍然是一个外科议题。没有辅助治疗能显著提高术后生存率。早期治疗及对于原发病灶完全的切除依然是最重要的影响因素。手术切除局部、转移和区域病变能挽救相当数量的伴有转移的患者。教会患者自行触诊淋巴结和软组织是手术治疗的重要组成部分。

皮肤附属器肿瘤

癌可以发生于皮肤的任何结构，如皮脂腺和外泌汗腺，或是类似的结构。皮脂腺癌是一种发生于皮脂腺的恶性肿瘤，常见于眼睑或是头颈部皮肤。恶性程度类似于鳞状细胞癌，治疗时应当同等对待。微囊附件癌和外分泌腺癌临床表现类似于基底细胞癌，但是常常表现出更广泛的亚临床侵袭性。为了尽可能降低局部复发率，安全缘必须较基底细胞癌更宽。另外，切缘充分活检或 Mohs 手术能尽量降低该类疾病的高复发率。

毛发上皮瘤是毛囊的一种良性肿瘤。在临床表现和组织学上它们很像基底细胞癌。因此，单发的或是孤立的毛发上皮瘤常常被当作基底细胞癌来对待，尤其是当肿瘤较大、伴溃疡形成或是逐步增大时。多发的毛发上皮瘤的患者不需要治疗；然而，这些患者常常伴有由这些良性病变发展来的基底细胞癌，并需要接受治疗。治疗需要完全切除基底细胞癌部分，而不是毛发上皮瘤部分，通常在肿瘤切缘部可见到毛发上皮瘤。

Merkel 细胞癌

Merkel 细胞癌来源于皮肤的神经内分泌细胞，特点是呈粉红色或红色丘疹或结节。临床明确诊断的病例较少见，但是如果有红色丘疹存在或变大时需要行活检。这种肿瘤的生物学行为类似于黑色素瘤，具有很高的转移风险。在显微镜检下 Merkel 细胞癌扩散的宽度和深度较临床估计更大，因此推荐行更宽和更深的切缘（即 2cm）从而完全切除肿瘤并使术后局部复发率降到最低。对手术切缘进行细致的组织学检查对于证实全切是非常重要的。Mohs 手术对于确保全部切除是有帮助的。如果阴性切缘不可行或有疑问，

那么行术后放疗可提高局部控制率,因为这类肿瘤对放疗非常敏感。前哨淋巴结活检和选择性淋巴结清扫的作用与黑色素瘤类似,但没有证实有益。

隆突性皮肤纤维肉瘤

DFSP 是一种纤维母细胞起源的肿瘤,表现为皮下肿块,常为直径大于 2cm 的结节性肿瘤。虽然这类肿瘤转移较少,但是局部复发率却很高,因为难以对肿瘤显微镜下扩展范围进行临床评估。DFSP 侵犯真皮和脂肪颗粒之间的纤维性隔膜,所以其显微镜下的范围要比肉眼所见或触诊时更宽和更深。影像学评估价值有限,因为影像学不能准确地反映显微镜下对脂肪小叶的侵犯。距离外观正常的皮肤留较宽的侧切缘(2~2.5cm)是合适的,并且能保证切缘干净,但是深部切缘常常难以确定。小心地控制组织学切缘对于保证手术切缘阴性是非常重要的。Mohs 手术是非常有效的,并且能保证术后最低的复发率和最窄的切缘。

血管肉瘤

血管肉瘤是血管的一种恶性肿瘤。在早期阶段是一个紫色的突起或结节,但是最常见的是一片大的平面区域,类似于挫伤或瘀斑,覆盖于头皮或前额的大片区域。在毛发覆盖区域,剃掉毛发才能看清病变的全貌。手术治疗困难。小的病变很有可能手术切除成功,但是局部复发率和区域转移率非常高。由于恶性的血管生长很精细,对手术切缘进行组织学评估困难,大的病变由于其体积较大可能并不适合手术。血管肉瘤是一种放疗敏感型肿瘤,所以放射治疗在小肿瘤的辅助治疗中扮演重要角色,并能使局部得到控制;放疗同样在因体积较大而不适合手术的肿瘤的初次治疗中扮演重要角色。辅助化疗并未证实对于局部控制有价值。

非典型纤维黄色瘤/恶性纤维组织细胞瘤

非典型纤维黄色瘤是一种常见于皮肤暴露区域的肿瘤。该肿瘤由于存在粉红色丘疹或溃烂,其表现类似于鳞状细胞癌或基底细胞癌。只能在病理活检后才能做出诊断。肿瘤仅仅侵犯真皮或浅表脂肪层,故被命名为非典型纤维黄色瘤,并且极少转移。深部肿瘤侵及皮下组织或肌肉,则被命名为恶性纤维组织细胞瘤,并有较高的转移风险。非典型纤维黄色瘤的手术治疗为手术切除,切缘处理情况与鳞状细胞癌类

似。而恶性纤维组织细胞瘤的治疗需要更深和更宽的切除,类似于 Merkel 细胞癌或黑色素瘤。选择性区域淋巴结清扫对于非典型纤维黄色瘤并非必须,而对于恶性纤维组织细胞瘤的治疗也没有明确的价值。

不确定生物学行为的肿瘤

手术医生经常会面对头颈部一些没有明确生物学行为的肿瘤。Spitz 痣(Spitz nevi)是一种良性痣,并且被证实只是增大的红色丘疹,常见于儿童或年轻人。这类病变处理的难点在于,其临床表现和组织学表现均类似于无黑色素的黑色素瘤结节。对于有皮肤病理学家做出明确病理诊断的、良性 Spitz 痣的年轻患者,其典型的病变可能并不需要切除;然而,出现于成年人的病变或者那些表现有细胞异型性或不典型组织学特征的病变,可能较难与黑色素瘤准确区分。这些不确定的病变都应当被切除并且被当作黑色素瘤来治疗,也就是说,手术切缘必须有严格的组织学检查来保证其为阴性。

发育不良痣(dysplastic nevi)也是一种头颈部常见的良性病变,并且由于其较大的直径、不规则的边缘以及颜色不均匀,其临床表现类似于黑色素瘤。如果病变的病理报告认为其细胞异型性或发育不良是良性病变的常见表现,那么这种病变不需要切除。然而,如果病理描述为严重的细胞异型性,则意味着病理医生不能明确将其与黑色素瘤区分。对于这类病变,与病理科医生讨论可能有助于确定病变是良性、恶性或生物学行为不确定。对于诊断不明确且颜色较深的病变应当予以切除,而且切缘需参照黑色素瘤的处理方式,并行组织学检查确保切缘阴性。良性的发育不良性痣不需要手术切除,即使活检切缘为阳性。

许多其他的皮肤病变有良性和恶性的重叠特性。促结缔组织增生毛发上皮瘤 (desmoplastic trichoepithelioma)与局限性硬斑病(morphea)或硬化型基底细胞癌(sclerosing basal cell carcinoma)在临床表现和组织学表现方面都类似。其他毛囊来源的肿瘤可能与伴有毛囊分化的基底细胞癌难以区分。最终,临床医师必须综合病理科医生的病理报告和临床情况来决定病变是否需要处理,以及是按良性还是恶性处理。

评估手术切缘

治疗皮肤癌的目标是完全切除或破坏肿瘤,没

有可见肿瘤。手术切除的优势在于手术时能够评估切除组织的边缘,并评价切除的完全性。相比而言,破坏性的技术和放射治疗一定程度上依靠猜测,它们无法如同组织标本那样准确评估切除是否完整。

由病理医生完成的组织标本的常规处理只涉及有限的切缘取材。大部分病理医生像切面包片一样切开标本,选取同时具有肿瘤、侧切缘和基底切缘的组织块。但是,重要的应该意识到这样的取材方法只检查了不到 0.1% 的切缘,因此提供给外科医生的最多也只是估计切缘的状态[7]。记住这一点对于外科医生理解病理报告很重要。例如,一个未经标准式切除的恶性肿瘤活检标本,即便肉眼仍然可以观察到肿瘤残余,但可能在病理报告中却显示切缘没有肿瘤。因此,切除皮肤癌需要带足够正常皮肤切缘,而且只有这样才能采用病理医生报告去证实切除的结果。

如果手术的目标是完全切除肿瘤,而且如果外科医生依靠病理医生去评估切除是否成功,那么外科医生必须理解切缘检查的流程。术中冰冻切片用于快速评估切缘。皮肤及皮下组织用于制作冰冻切片是有一定技术难度的,而且术中检查通常只切取了非常小的部分,远不到常规病理切片的 0.1%。随后的常规病理切片更为准确,但是需要滞后几天。常规病理切片的质量更好,但仍仅能提供切缘的一小部分检查结果。

一些病理科医生愿意检查更多的切缘,通过平行切开的方法获得包含侧切缘和基底切缘条状组织来观察。这种更为全面的检查可能有助于评估高危浸润性皮肤癌或那些临床上难以用肉眼判断的切缘。这种切片方式亦被称为连续组织检查或多面组织切片检查。

Mohs 手术提供了最全面的切缘检查,而且从理论上讲,检查了 100% 的手术切缘。利用这种技术,切除组织,能把整个切缘平放成一个二维的、平面组织"馅饼"。将这个组织块像拼图一样切成小块,然后将边缘染色并标号以识别。每个标本都如此处理,这样整个外表面都用显微镜检查,而且检查结果标记在拼图样的标本图上。通过记录伤口和切除组织块的示意图这种方式,可以将任何有肿瘤残留的切缘定位到伤口上。在阳性区,再切除残余的肿瘤,同法处理,如果需要则再重复,直到没有肿瘤为止。Mohs 手术需要特别的专科培训,因为在这个过程中外科医生同时也兼具了病理科医生的角色,从而可以更好

地理解病理结果和临床肿瘤切缘的关系。利用这项切除和全面的切缘检查技术,完全切除和皮肤癌治愈率是所有的方法中最高的。除此之外,最初的切缘将比传统的切缘更窄,可以依靠全面的检查检测任何阳性残留区域。当需要保留头颈部对美观和功能都很重要的组织结构时,Mohs 手术也有用。此外,对于浸润型肿瘤或肿瘤边界不清时,尤其是复发性肿瘤切除时更有意义。Mohs 手术医生是皮肤癌治疗团队中重要的组成部分。他们往往能完整切除肿瘤并与同事一起参与术后的重建。他们能有助于彻底清除头颈部重要结构周围可能残余的肿瘤,例如:骨质的侵犯,眶上、眶下的神经侵犯,以及紧邻面神经的腮腺侵犯。

切缘阳性的病理报告应慎重对待。头颈部肿瘤切缘阳性率大概 10%~12%。如未行进一步治疗,至少 1/3 的病例可能复发且复发后治疗困难。因此,建议肿瘤的首次治疗彻底切除至关重要。对于高危肿瘤或者需复杂术后重建的病例,需行全面的切缘检查或 Mohs 手术以确保手术切缘干净。否则,常规手术之后应行延迟重建,直到常规病理切片证实切缘阴性。当切缘阳性时,应尝试再切除。Mohs 手术也有助于识别任何阳性切缘并去除残余肿瘤。当阳性切缘的患者不适合行手术治疗时,应考虑放射治疗,但治愈率低于手术或病理报告阴性切缘的情况。

肿瘤部位

对于皮肤癌手术方案的选择不仅取决于肿瘤类型,同时也取决于肿瘤部位。不同部位的皮肤癌的肿瘤类型不同。例如,皮脂腺癌好发于眼睑,鳞癌好发于下唇,而基底细胞癌好发于上唇。不同的部位皮肤癌的生物学行为也各有不同,而手术方式亦应考虑不同部位的解剖特点。

眼睑

基底细胞癌、鳞状细胞癌、黑色素瘤和皮脂腺癌是眼周最常见的恶性肿瘤。在这个部位,肿瘤的临床切缘不易确定,特别是位于眼睑皮肤的表浅的基底细胞癌和那些浸润到睑缘和睑板的肿瘤,因此获得阴性病理切缘非常困难。在内眦区,基底细胞癌倾向于深层侵犯,且当肿瘤几乎与骨质固定时,常侵及泪道系统或已侵入眶内。小肿瘤深部侵犯的原因并不是经常提到的"胚胎融合板"理论。而是由于基底细胞癌的持续生长依赖于基质组织。基底细胞癌在脂

肪组织中生长迟缓，但在肌肉和筋膜组织中生长迅速。由于眼周稀薄的脂肪层，基底细胞癌很快侵透真皮进入到内眦和外眦的深层组织和眶隔。这种侵犯不可见且难以预测，同时 MRI 和 CT 也难以发现小到仅显微镜下可观察到的侵犯。Mohs 手术或细致全面的切缘检查对于成功处理该区皮肤癌尤为重要。

耳部

基底细胞癌、鳞状细胞癌、非典型纤维黄色瘤和黑色素瘤是耳部最常见的肿瘤。耳轮结节性软骨皮炎或局灶压力性皮炎与皮肤癌表现类似，因此应重视术前的活检。耳部的肿瘤切缘不易确定，同时复发率高。肿瘤倾向于侵透薄的皮肤，直接侵犯软骨膜并向外侧播散，但仅有轻微的外观的改变，特别是耳轮、耳甲腔以及外耳道。肿瘤很少侵及软骨，但术中常需切除软骨以获取阴性的切缘。由于耳前沟和耳后沟缺乏脂肪，使得肿瘤迅速扩散。深部的阴性切缘难以获得。

唇

上唇好发基底细胞癌，下唇好发鳞状细胞癌。下唇鳞状细胞癌常伴发大量炎性细胞浸润，导致难以评估真实的侵犯深度。肿瘤的触感通常比显微镜下观察的要深。但是，从广度上，唇部的原位鳞癌常较临床观察的范围更广。故治疗上，通常外科切除其侵袭性的部分，对于原位癌的部分常用更保守的治疗，如唇红的激光照射治疗。

鼻

基底细胞癌、鳞状细胞癌、黑色素瘤及 Merkel 细胞瘤常见于鼻部。这个部位，肿瘤的浸润的深度常难以估计，特别是鼻部的下 1/3。由于缺乏脂肪，侵袭性肿瘤早期即可侵犯肌肉和纤维组织。深部的软骨使得难以触诊肿瘤的深度。来源于鼻中隔的鳞癌常向深部侵犯鼻棘的骨质。由于这个原因，此处的肿瘤常有较高的复发率。故常需细致的切缘检查或行 Mohs 手术以有助于保持切缘干净。

面颊部

各种类型的皮肤癌均可见于此处，包括 DFSP 和血管肉瘤。肿瘤长大之前，脂肪是肿瘤向深层结构侵犯的天然屏障。面颊中部近鼻部及面颊外侧耳前部常由于肿瘤侵犯浅层肌肉及筋膜层而难以切除。

前额、鬓角、头皮

各种类型的皮肤癌均可见于这些部位。这些部位的鳞癌常进展迅速，且大的肿瘤常有卫星转移灶。多发灶及转移灶的治疗包括：如有可能，行外科切除；当有多处广泛转移时，进行辅助性宽野放疗以控制局部和区域。颅骨是抵御癌肿浸润的天然屏障。若术中切除骨膜后见骨质凹陷，则可确认有颅骨受侵。此时可用骨凿将外层骨皮质去除，并覆以裂厚皮片。影像学资料尚不能显示颅骨的早期侵犯，这需要术中评估。

颈部

颈部的皮肤癌最易处理。对肿瘤深度以及安全界的评估并不复杂，同时局部较松弛的皮肤为术后拉拢缝合提供了便利。术中需要注意保护外侧耳下区的耳大神经和侧后颈的副神经。

重建

皮肤癌的手术切除应充分考虑外科重建。在切除肿瘤之后重建之前，重要的是要对切缘已干净有合理的确定性。阳性切缘的再次切除将非常困难，特别是在用局部瓣，复杂修复或大范围进行组织分离之后。阴性切缘的合理确定，包括：循证基础上的边界清楚的原发性病变的切缘宽度，切缘干净的令人信服的临床判断。但是对于大的、深在的、复发的或者边界不清的肿瘤，合理确定应该包括 Mohs 手术下的组织病理学的切缘干净。此外，合理确定可以出现在切缘已经被常规石蜡切片确认是阴性后，并会延迟重建。

对于绝大多数部位，重建选择是可预知的，而且结果是可再现的。虽然每个缺损都是独特的且均有其挑战性，但以下讨论的重建选择将涵盖皮肤癌切除后的多数缺损。修复方法的选择主要取决于以下几点：①阴性切缘的可能性；②周围皮肤的松弛度和能否用于直接关闭；③患者对术后美观的要求。

眶周修复

眶周修复的首要目的是保护眼球，特别是角膜。计划不好的修复将导致眼睑外翻，从而引起暴露性结膜干燥或干燥性角膜炎。眶周的缝合应确保不刺激眼球。眼睑边缘的修复最好由眼整形医生完成。在眼周眶缘皮肤处,如果特别注意水平移动组织,即使椭圆的方向有些倾斜,原位缝合也很容易完成。在缝合第一针后让患者睁开眼睛使术者能检查眼睑位置是否合适或是移位。下睑的较大缺损可由蒂在下方或外侧的旋转皮瓣修复。注意设计皮瓣,通过延长外侧切口向上以使旋转时皮瓣上部向内向下移动,而眼睑不被下拉。全厚皮片也提供了好的外观效果,特别是在内眦和外眦区。而在下睑部,全厚皮片的术后收缩将增大睑外翻的风险,故不作为首选方案。对于眉弓缺损的治疗,术者应该计划好移动带毛发的皮肤,并保持眉弓的连续性,即使眉弓的长度变短。垂直方向原位缝合修复小的缺损和用岛状带蒂皮瓣修复大的缺损效果都很好。少数情况下,带毛发的全厚复合移植物可以取自颞部,特别注意保持毛囊的正确方向,甚至可以用双重移植物,顶部的毛发移植物朝下和外,底部的移植物朝上和外。

耳部

耳部重建的最常见挑战是耳轮的缺损。如果缺损尚留有软骨及很好的血管蒂,可选用耳后全厚皮片修复,修复效果很好。如果缺损累及软骨或包括软骨但少于 1~1.5cm,可用耳轮缘推进皮瓣修复,效果很好(图 80.4)。设计时应注意从前部切开皮肤和软骨但不切透后部皮肤。将后部皮肤从软骨上潜行分离出来,为耳轮缘推进皮瓣留下一个大的血管蒂。如果同时切透了前部皮肤、软骨和后部皮肤,只有一个小的耳轮蒂为皮瓣提供血供,皮瓣尖部通常会坏死。对于耳轮缘的大块缺损,可由穿过耳后沟的耳后表面的推进皮瓣修复,可一期或二期手术。这提供了可复制的修复,如果耳轮缘软骨缺失可能需要从同侧耳甲腔取软骨替代物。耳后乳突区的中厚皮片可很好地修复耳舟的表浅缺损。耳舟缘内的缺损无需修复即可二期愈合。超过外耳道周长一半以上的缺损应行移植修复以防止耳道狭窄。非常大的缺损(包括超过半只耳)最好用假体修复而不是手术修复。当计划应用假体时,挽救耳屏非常重要,有助于隐藏假体的边缘。与其他的重建选择相比,耳的楔形切除通常会导致外观较差,如有可能应避免。

上唇

大部分 1~1.5cm 以下的缺损可行垂直方向的直接缝合[8]。试图避免切开唇红边缘和下部三角,并在唇红上方做外侧为蒂的切口,如 A-T 缝合并没有价值。唇红周围的垂直切口应该在唇周延伸并向上进入唇黏膜。需注意避免在唇红及唇缘留有 Burow 三角,因为这通常会导致唇下部移位。

小的人中的缺损可直接缝合。较大的表浅缺损深达肌层时可以用移植物,移植物可以取自耳前、耳后或耳甲腔皮肤或 Burow 三角,Burow 三角取自缺损上方并延伸到鼻小柱下部。大而深的唇内侧部缺损,深达肌层累及人中嵴时,因太大不能直接缝合,可以用水平移动推进瓣修复,用一个鼻翼周围的新月状瓣,或者必要时取另一个位于口联合外侧的 Burow 三角。唇外侧部缺损更容易修复。上外侧缺损对岛状带蒂皮瓣修复反应很好(图 80.5)。这些皮瓣常被设计于唇部美容单元或鼻唇沟内。必要时可被设计于内侧颊部皮肤内。三角形岛状皮瓣的尖部应垂直朝向最下部以防止口联合变形或唇向上牵拉。对于大的下外侧缺损,下部或外侧为蒂的转移皮瓣有帮助。极少情况下,需要用 Karapanzic 或 Abbé 瓣。

下唇

缺损小于 1/2 长度的下唇缺损可直接缝合。为保证最好的美容效果,原位缝合并不是简单的楔形切除。完成梭形或椭圆形皮肤切除,这样上三角,如果累及唇红,在唇周延长然后向下进入唇黏膜。对于大的缺损,可以切除部分肌肉以减容便于缝合,但是肌肉一般应该切除的比皮肤少。皮肤和黏膜都需要在肌肉上方行潜行分离,向外以掀起皮肤和黏膜瓣。首先缝合肌肉,然后黏膜和皮肤在肌肉上方推进并分层缝合。起源于下唇唇红的鳞状细胞癌通常会有处理大范围原位病变的问题。为了减小切除畸形,一种选择是切除鳞状细胞癌的侵袭性部分,进行基本缝合,然后再用二氧化碳激光破坏或行浅表的唇红切除术和黏膜推进来处理原位部分。非常大的缺损较少见,但可能需要全厚颊部推进瓣并行唇或颊黏膜翻转以重建黏膜和唇红。

鼻部

鼻部重建需要掌握局部皮瓣及皮片技术[9]。为了便于理解,鼻部可被分为上 2/3 重建和下 1/3 重建。上 2/3 鼻部缺损的情况,较下 1/3 鼻部缺损时皮肤皮脂腺少。鼻侧壁及鼻背部大的缺损可由全厚皮片修复,缺损的深度与耳后及锁骨上供区皮片的厚度相当时可以取得较好的外观。对于更深层的缺损,特别是鼻部厚的富含皮脂腺的皮肤,前额皮瓣可有较好

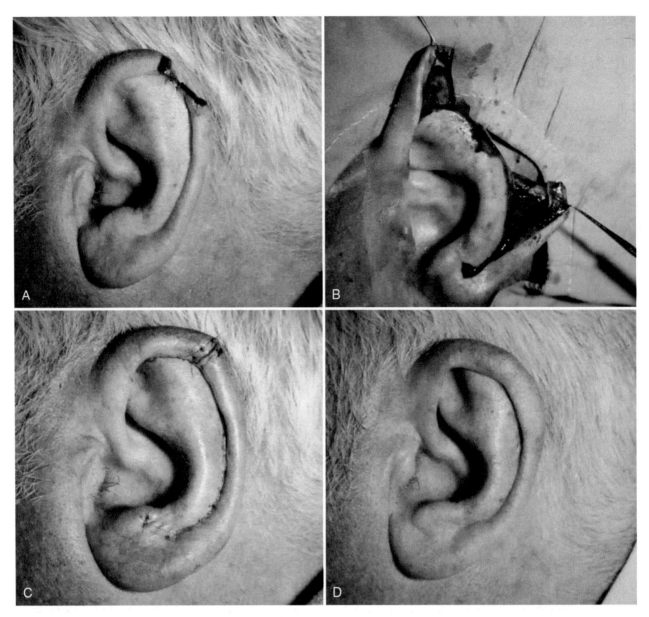

图 80.4　耳轮缘推进皮瓣。(A)基底细胞癌切除术后的缺损。(B)掀起宽的以后部为蒂的双向耳轮缘推进皮瓣。(C)术后即时效果。(D)术后 6 个月效果。

的效果。小于 1cm 的鼻部中线缺损,可行长的垂直切口,从鼻根到下部鼻尖,并在软骨膜和鼻骨层面行充分潜行分离,特别是要骨骼化鼻尖和鼻背,再缝合。该技术可能会轻度缩窄鼻部,但是通常外观效果很好。鼻侧壁小的缺损也可直接缝合或者是由小的蒂在下外侧的转移皮瓣修复。

鼻部下 1/3 的缺损由于有厚的富含皮脂腺的皮肤,且周围供区皮肤有限,同时要避免鼻尖、鼻翼缘的畸形,故更加难以修复。鼻尖部小于 1cm 的缺损可由上述的方式修复,效果较好。鼻尖侧面及鼻侧壁1.5cm 以下的缺损可由双叶皮瓣修复(图 80.6)[10]。对

于低位侧壁下部和鼻翼缺损,如果注意设计切除上方的 Burow 三角,并推进颊部皮肤,一期用颊部皮肤做鼻唇瓣能获得非常好的结果。这样可以保留鼻翼皱褶,避免鼻唇沟隆起,并减少活板门形成的风险。皮瓣在缝合到缺损部位前应去除多余的脂肪 (图80.7)。单纯鼻翼的缺损可由二期鼻唇插入瓣修复,特别是如果需要软骨支撑鼻翼缘[11]。大的鼻尖部及鼻翼缺损可用二期前额皮瓣修复(图 80.8)。当缺损较小且深度不超过皮片厚度时,可用皮片修复。耳甲腔是最好的供区,因为该部位的皮肤比其他任何部位的皮肤更匹配。此外,供区能二期愈合,通过简单去

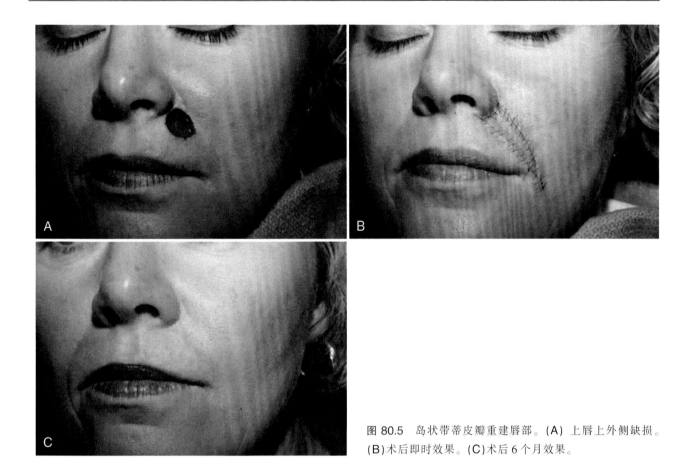

图 80.5　岛状带蒂皮瓣重建唇部。(A) 上唇上外侧缺损。(B)术后即时效果。(C)术后 6 个月效果。

除位于伤口中央的一小块软骨以允许肉芽组织覆盖剩余的软骨并促进伤口的再上皮化。

前额、颞部

前额部不超过 2cm 直径的缺损可直接缝合。垂直方向的闭合的效果比水平方向的闭合好。小的(小于 1cm)缺损可水平闭合。1cm 或更大的缺损可能造成眉毛的上提，形成面部不对称或额部水平皱纹不平整。同时水平闭合常造成局部永久性的麻木。皮片修复常影响外观，不作为首选。实际上，若没有好的修复方案，自行二期愈合常优于皮片修复。

颞部及前额侧面常一期缝合。由于局部皮纹放射状的方向，以致前额外侧是垂直缝合而在外眦外侧是水平缝合。转位皮瓣可用于颞部及前额外侧，特别是近发际处。在此区域应注意切除和分离，避免损伤面神经颞支。

头皮

多数直径小于 2cm 的头皮缺损在帽状腱膜下充分潜行分离后可直接缝合。较大的毛发区缺损，大的旋转皮瓣可以覆盖。头皮延伸性非常有限，因此大的伤口需要非常大的旋转皮瓣。二期愈合通常也是不错的选择，甚至在毛发区，因为缺损显著收缩并可能使伤口比在做大的旋转皮瓣时形成的继发缺损小。对于不能直接缝合的没有毛发的头皮区，可行皮片修复。当颅骨骨膜缺损暴露骨质时，需由大的皮瓣修复覆盖骨质。钻磨骨使之出血，随后可以选择再敷上裂厚皮片。但是钻磨外侧骨皮质会破坏它对肿瘤浸润的屏障功能。因此使得治疗后复发的风险高。钻磨骨质是处理骨质暴露不得已的方法。

面颊部

面颊部皮肤疏松，使得基本缝合成为可能，即使缺损非常大也可以缝合。面颊外侧及耳前部分闭合多为垂直方向，在颊部中央区域呈新月形，在内侧颊部呈斜行并平行于鼻唇沟。对于大的面颊上内侧缺损不能直接缝合时，全颊部旋转皮瓣能获得满意结果(图 80.9)。面颊中部较大缺损可由岛状带蒂皮瓣修复。大的外侧及下部缺损可以用由颈部疏松皮肤构成的转位皮瓣。

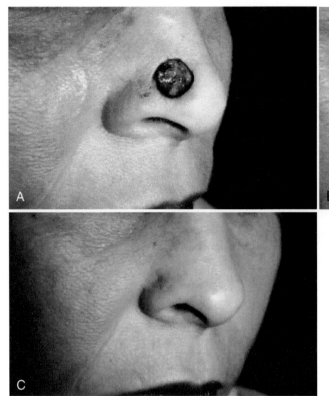
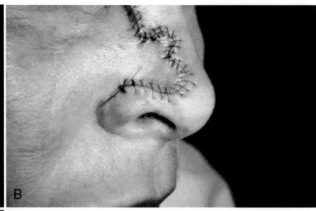

图 80.6   鼻部双叶瓣。(A)基底细胞癌切除术后缺损。(B)术后即时效果。(C)术后 6 个月效果。

颈部

颈部,类似于面颊部,拥有大量的疏松皮肤。因此几乎所有伤口都可以直接缝合或用转位皮瓣。

术后处理

术后首先需要注意的是疼痛和出血。多数皮肤癌患者术后的疼痛可以很好地处理,对于小手术用对乙酰氨基酚,对于大手术,特别是对于张力大或累及肌肉的伤口,用轻效的麻醉性镇痛药。出血是风险,特别是术后 6~8 小时。术中细致止血,伤口及潜行分离区域良好的敷料包扎,以及指导患者减少体力活动可以减少出血。同时应告知患者,如果出血,局部压迫 20 分钟应该能止住出血。

术后 4 周,局部伤口开始瘢痕化,患者可以按摩伤口以减轻水肿及降低瘢痕的硬度。3 个月内局部瘢痕无需修正性处理。术后 3 月鼻部伤口可行瘢痕磨削术。术后 6 个月可再行评估,决定是否需要行修正手术。

开放伤口的处理

一些伤口往往无需行修复重建。小的活检伤口,位于内眦、鼻翼皱褶处、耳部、前额以及头皮的小的肿瘤切除,甚至是大的皮片供区的缺损,二期愈合要比重建好。凹陷的缺损常较凸出的缺损自行愈合的效果较好。色素沉着区、面色红润区的缺损比皮肤苍白区的缺损更为明显。有色素沉着或角化等其他皮损的部位比没有瑕疵、光滑皮肤的瘢痕更为隐秘。创面的收缩及缝合时对周围组织的牵拉多可造成局部的畸形,例如唇外翻、睑外翻。充分考虑这些可预见的因素,通过确定哪些伤口可以愈合,哪些伤口应该修复,可以做出更好的手术决定。

并发症

除了疼痛和出血,大部分的并发症常出现于术后的数周内。虽然术区的感染在术后 48 小时就有可能发生,但常常出现在术后 5~7 天。感染常表现为局部红肿和疼痛,可没有脓性分泌物。红肿可能是伤口愈合期正常的表现,或者由于缝合线过于紧密,也或者是不正确的组织处理和缝合所致。伤口感染的诊断常常是术者的临床诊断,没有绝对的诊断标准。即便细菌培养结果也不能确定感染,细菌培养的作用只是指导选择抗生素。

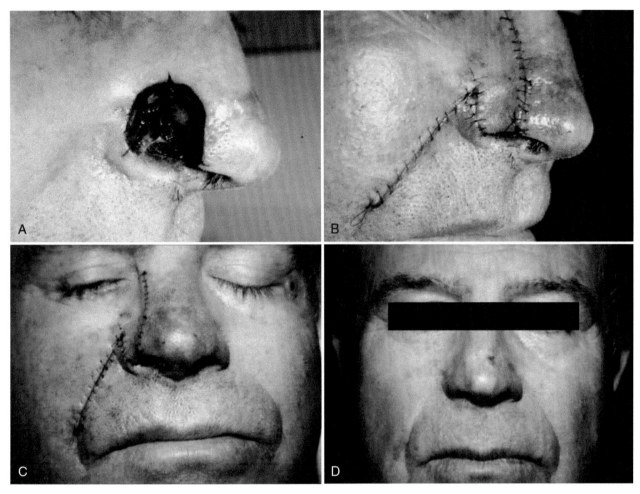

图 80.7 单期鼻唇瓣修复鼻部。(A)鼻翼缺损伴鼻翼缘缺失。(B)术后即时效果,皮瓣在鼻翼缘转折。(C)术后即时效果,保留所有的皱褶和沟。(D)术后 6 个月效果。

　　手术部位的血肿如果可能应该予以引流,打开切口约 1~2cm 完成引流。若有血凝块,需局麻下加压清除血块。组织间隙血肿由于血液渗入组织间隙而无法引流,但幸运的是此类血肿常自行迅速完全消退。

　　皮瓣及皮片坏死可以在术后一周发生,并在术后数周进展。由于在最开始的 1~2 周很难准确估计坏死组织的范围,故应在组织表面形成黑色焦痂或自溶等表现时再确定清创的组织范围。多数情况下黑色或者暗紫色的组织能自行愈合而无需清创。不鼓励早期行清创处理。

　　术后开放伤口未能成功愈合常常让人苦恼。术后伤口不愈合常有以下三个原因。最主要的原因是长期(特别是 3 周以上的)应用抗生素导致的白色念珠菌的感染。加用抗真菌的药物常可促进愈合。如果创面对抗真菌治疗效果不佳,常考虑侵袭性脓疱性皮肤病。此病常发生于头皮、前额,常表现为浅层溃疡伴黄色的厚的干痂。局部敷以糖皮质激素软膏可迅速起效。

　　创面肉芽生长旺盛超出伤口边缘时,用刮匙或刀片局部搔刮常可促进愈合。局麻下加肾上腺素和加压包扎有助于控制渗血和出血。若肉芽只是稍微隆起,常无需处理。以外敷硝酸银或者其他腐蚀性化学物质处理肉芽,将延迟伤口的愈合,不建议使用。

患者教育

　　术后对患者的宣教是治疗皮肤癌的重要组成部分。患者应被告知他们的诊断结束、局部复发、区域复发以及全身复发的风险。且这些风险取决于肿瘤的类型、大小、部位以及治疗方式。同时应告知其家族人员患病的风险。黑色素瘤及发育不良痣的患者其家属的患病风险应被充分告知。皮脂腺癌患者并

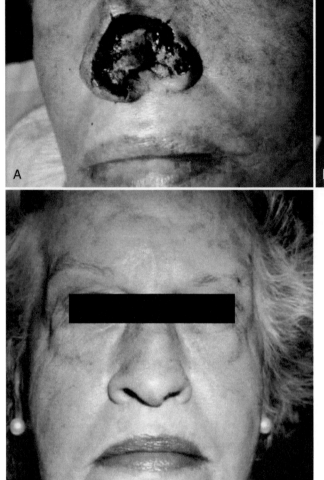
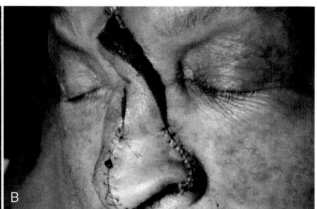

图 80.8　旁中额瓣修复鼻部大缺损。(A)鼻尖、鼻翼、鼻侧壁和鼻前庭穹窿的全层缺损。(B) 修复用黏膜推进瓣做鼻内衬里，软骨移植物做支撑，旁中额瓣做皮肤覆盖。(C)术后 6 个月效果。

发胃肠道恶性肿瘤概率高，并同时可能伴发有家族性息肉，故家庭成员应密切注意。

　　颈淋巴结转移高发的肿瘤患者，应掌握自行触诊淋巴结的技巧。应教会患者触诊的方法且告知患者转移的淋巴结多是无痛性的，因为多数的淋巴结转移均是由患者自行发现的。正确的指导将有助于早期发现肿瘤。

　　绝大部分的皮肤癌与紫外线的照射相关。应教导患者减少紫外线照射并积极应用防晒护具。防晒霜能同时吸收 UVA 和 UVB。多数患者并不能按照标签提示合理应用防晒霜，故 SPF30 或更高的防晒霜比 SPF15 更利于患者。人工晒身箱的人工光源照射与日光照射同样有害，也应避免。

随访

　　患皮肤癌的患者至少有 40% 的风险第二次患皮肤癌，尤其在术后的第一个 5 年内，而且如果是鳞状细胞癌或既往有多发性皮肤癌的病史，风险更高。因此，应该指导他们进行至少每月一次的皮肤自我检查。也应该建议他们去做由皮肤科医生完成的至少每年一次的全身皮肤检查，以检查发现新发的早期皮肤癌。根据肿瘤类型和分期制订观察局部、区域或远位病变的随访计划。例如，患高风险肿瘤，如 Merkel 细胞癌、厚的黑色素瘤或深部浸润的鳞状细胞癌，可以每两个月随访一次，而那些患不复杂的低风险基底细胞癌的患者可以每年随访一次。

　　用于评估重建后美容效果的随访因手术而异。修复后的收缩和变形可能受益于术后 1 个月在下眼睑或上唇注射大剂量糖皮质激素(氟烃氢化泼尼松，40mg/mL)。在术后 3 个月时，缝线部位的皮肤磨削术在厚的富含皮脂腺的鼻部皮肤有时会有价值。因为在伤口愈合的早期会有自发性改善，所以许多其他修正手术最好延期到 6 个月后。

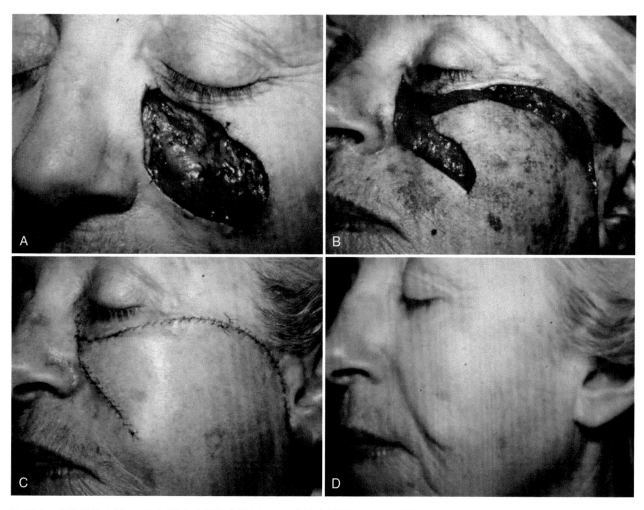

图 80.9　颊部旋转皮瓣。(A)颊部上内侧部大缺损。(B)旋转皮瓣的切口以及分离。(C)术后即时效果。(D)术后 6 个月效果。

精要

- 手术计划前应有病损活检的病理学报告并充分理解病理类型的意义。
- 知道皮肤癌的相关文献。治疗的标准化包括：手术切缘、实验室及影像学评估，以及包括手术、放疗、免疫治疗和化疗等治疗手段的价值。
- 学会在光线明亮、绷紧皮肤的情况下判别肿瘤的边缘。
- 重视切缘干净的必要性并了解病理医师对切缘干净的诠释。
- 高质量的临床实践是改善患者护理质量和手术效果的保证。

隐患

- 处理复发性肿瘤时，忽视了局部再复发的可能。
- 将手术切除作为治疗皮肤癌的唯一手段而忽视了其他重要的治疗方法，这些方法包括局部损毁、Mohs 手术、放疗和局部治疗。
- 在切缘干净报告之前就行复杂肿瘤切除后的即刻重建，可能会使肿瘤残留，导致再手术和修复更加困难。
- 对于困难肿瘤的治疗，未能寻求其他学科专业人士的协助可能对患者康复带来负面影响。
- 未能安排和确保连续的患者护理可能导致复发肿瘤的漏诊和延误治疗，以及延误新发肿瘤的发现。

（吕勇　陈剑　王蓓　译　刘剑锋　校）

参考文献

1. Zitelli JA: Mohs surgery—concepts and misconceptions. Int J Dermatol 24:541-548, 1985.
2. Cook J, Zitelli JA: Mohs micrographic surgery: A cost analysis. J Am Acad Dermatol 39:698-703, 1998.
3. Wolf DJ, Zitelli JA: Surgical margins for basal cell carcinoma. Arch Dermatol 123:213-215, 1987.
4. Brodland DG, Zitelli JA: Surgical margins for excision of primary cutaneous squamous cell carcinoma. J Am Acad Dermatol 27:241-248, 1992.
5. Bricca GM, Brodland DG, Ren D, et al: Cutaneous head and neck melanoma treated with Mohs micrographic surgery. J Am Acad Dermatol 52:92-100, 2005.
6. Morton DL, Cochran AJ, Thompson JF, et al: Sentinel node biopsy for early-stage melanoma: Accuracy and morbidity in MSLT-I, an international multicenter trial. Ann Surg 242:302-313, 2005.
7. Abide JM, Nahai F, Bennett RG: The meaning of surgical margins. Plast Reconstr Surg 73:492-497, 1984.
8. Zitelli JA, Brodland DG: A regional approach to reconstruction of the upper lip. J Dermatol Surg Oncol 17:143-148, 1991.
9. Burget GC, Menick FJ: Aesthetic Reconstruction of the Nose. Chicago, CV Mosby, 1994.
10. Zitelli JA: The bilobed flap in nasal reconstruction. Arch Dermatol 125:957-959, 1989.
11. Zitelli JA: The nasolabial flap as a single-stage procedure. Arch Dermatol 126:1445-1448, 1990.

第81章

头颈显微血管组织瓣重建

Frederic W.-B. Deleyiannis, Brian R. Gastman, James M. Russavage

重建的目标是恢复发病前功能和生活质量。成功的重建需要同时考虑手术缺损和患者个体化的变异,如一般身体情况、放疗状态和牙齿修复。心脏、血管、肺部疾病,以及酒精中毒等都是头颈癌患者常见的伴发因素,每一项都会影响头颈癌患者的生存率和重建方式的选择。例如,对下肢患有严重周围神经血管疾病的患者,腓骨就不是理想的供区。放疗会使组织纤维化,尤其是血管周围纤维化。有过放疗史的患者其组织血管网可能会变稀疏,重建方案应优先选择带蒂或游离组织瓣,而非采用皮片覆盖。

预计出现的缺损应按照组织的软硬程度和神经系统的构成进行分类。如有可能,用于重建的组织能够恢复原有组织外观和功能。上皮可修复黏膜或皮肤缺损,肌肉可修复容积缺失和运动功能,骨骼可修复腭和下颌骨缺损。重建外科医生为患者制订个体化修复方案时要全面考虑,包括皮片、局部或邻位组织瓣、赝附体或游离组织移植等一系列选择。

游离组织移植为一些大面积头颈组织缺损提供了一种容易接受和优势明显的、可重建外形和功能的治疗方案。显微外科在下颌骨缺损、大面积舌缺损、全或近全咽缺损、复杂中面部或颅底缺损治疗方面具有独特优势。

病例选择和术前评估

早期的游离皮瓣主要是游离皮肤组织瓣(即游离腹股沟皮瓣和游离足背动脉皮瓣)。当显微外科技术和血管解剖学知识成熟后,转移肌皮和骨皮瓣就成为了主流。理论上,任何组织只要是具有明确的血管循环回路就可以作为游离组织瓣。但对于头颈部重建而言,8种组织瓣最常用,分别是:桡侧前臂、肩胛和肩胛旁、上臂外侧、腹直肌、腓骨、髂嵴和股前外侧组织瓣。

桡侧前臂游离组织瓣

桡侧前臂游离组织瓣 (RFFF) 是一种筋膜皮肤组织瓣,其血运来源于桡动脉的分支,走行在肱桡肌和桡侧腕屈肌之间[1]。RFFF 主要优势是前臂皮肤薄且组织量大,可用于修复任何口内或外部皮肤缺损。RFFF 亦可以携带一段血管化桡骨,其血运来自桡动脉,穿支血管走行于外侧肌间隔,穿过拇长屈肌肌腹(图 81.1)。在旋前圆肌和肱桡肌附着点之间,大约可截取 10cm 骨组织。舟形截骨而不是直角截骨有助于避免骨折的发生[2]。桡骨的截骨面积不能大于 30%,以确保桡骨骨结构完整性。截取的桡骨段掌侧和桡侧的骨膜要仔细保留,在其髓腔面做一或两个截骨线,骨折后可以用于重建前联合或前联合旁缺损。带桡骨的 RFFF 虽可重建下颌前突度,但无法重建下颌骨的垂直高度。桡骨段太薄也不适合固定种植物。前臂皮神经可以被携带进入 RFFF 制作成感觉皮瓣。但也有文献报道,非感觉神经支配的 RFFF 在修复口腔缺损后,也可自发性感觉再生[3]。

术前应做艾伦试验评估手尺动脉侧支循环情况。如果艾伦实验阳性,应改用其他皮瓣或做静脉移植来恢复桡动脉血运。

肩胛和肩胛旁筋膜皮瓣和骨皮瓣

根据旋肩胛动静脉的走行结构,可以制作一系列筋膜皮瓣和骨皮瓣用于口腔缺损修复。肩胛瓣的血运来自旋肩胛动脉的水平皮支 (图 81.2)。肩胛旁

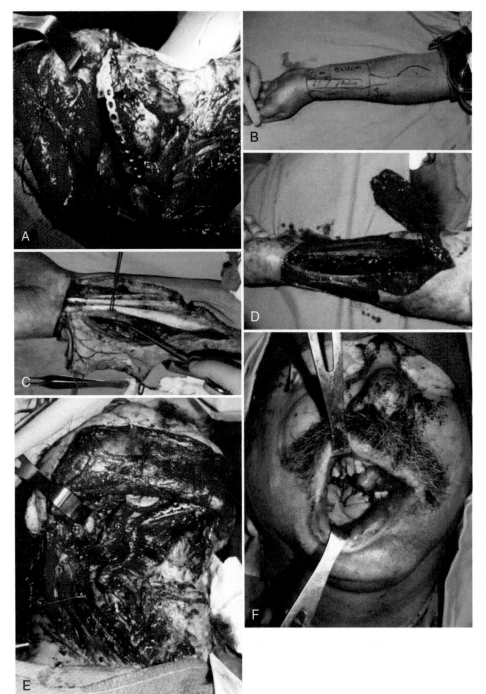

图 81.1　用于修复下颌缺损的前臂桡侧游离皮瓣。(A)切除 T4 期肿瘤后,下颌外侧及口底的缺损。(B)用桡骨、皮岛、头静脉及桡动脉设计的皮瓣。(C)穿支血管由桡动脉处经拇长屈肌和旋前方肌穿向桡骨。(D)从肱桡肌的止端到旋前圆肌的始端进行舟形截骨。(E)用带桡骨的皮瓣重建口底。(F)修复后外观。

皮瓣的血运来自旋肩胛动脉的降支。肩胛骨外侧缘被旋肩胛动静脉的骨膜支滋养,可以最大获取 14cm 长的骨组织。与其他骨皮瓣不同的是,肩胛骨瓣和肩胛、肩胛旁皮瓣的血管蒂可独立摆放,用于修复三维缺损[4]。背阔肌和前锯肌的血运由胸背动脉支配,要制备含有该肌的肩胛瓣,就要以二者共干的血管为蒂,即肩胛下动脉。

该组织瓣缺点包括:取材需侧向体位,肩胛骨的外侧缘较薄,不利于骨种植和固定,修复面前部缺损需多段截骨时候,血运会受到影响。后背的皮肤是人体最厚的,肥胖患者该处组织非常臃肿。

上臂外侧皮瓣

上臂外侧皮瓣是一种可靠的筋膜皮肤组织瓣。它的一个显著优势是其供应血管肱深动脉,不是上肢主要动脉,切取之后不会危及上肢血供,同时供区

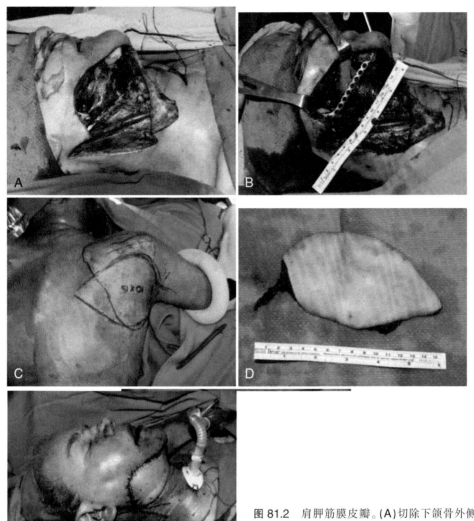

图 81.2 肩胛筋膜皮瓣。(A)切除下颌骨外侧、口底和颊部皮肤。(B)下颌骨的连续性用钛板重建恢复。(C)皮瓣设计。(D)获取肩胛瓣。(E)皮瓣嵌入去上皮化条状皮肤以允许有两个皮岛,一个用于颊部和颈部皮肤,另一个用于口底重建。

能直接关闭,仅留线性瘢痕[5]。皮瓣轴心为外侧肌间隔,位于肱三头肌后缘,肱肌和肱桡肌前缘之间(图81.3)。肱深动脉从肱动脉发出后与桡神经相伴走行于桡神经沟内。当肱深动脉穿入肌间隔后分为了前、后桡侧副动脉,后者即是上臂外侧皮瓣的血供来源。通常在桡神经沟内结扎血管蒂,也可以向更深处解剖出肱三头肌的外侧头和长头以获得更长的血管蒂。大臂的后皮神经与后桡侧副动脉距离很近,可以一同取下使皮瓣具有感觉功能。供区的并发症曾有报道但非常罕见,包括桡神经麻痹和近心端前臂皮肤的感觉过敏,后者是由于损伤了前臂后皮神经所致。

腹直肌游离肌皮瓣

腹直肌游离肌皮瓣是基于腹壁下动脉在脐周的穿支血管制作的[6]。应用脐周穿支血管可以使皮岛在中线附近的任何方向获得(图81.4)。穿支血管确定后,于白线和半月线之间切开腹直肌前鞘。为了不影响腹壁强度,应在弓状线上方操作。向下垂直切开腹直肌前鞘以完整暴露腹直肌。将腹直肌从腹直肌后鞘钝性分离,以暴露深方腹壁下动脉血管蒂。血管蒂最长可达 15cm,一直暴露到其自髂外动静脉的发出处。分布在腹直肌及其表面皮肤的肋间神经包含感觉和运动神经纤维,但目前尚无与头颈部神经吻合后感觉可恢复的报道。可将剩余的前鞘膜拉拢关闭腹壁。曾有少量报道研究了取一块腹直肌对于生活的影响,大多数外科医生认为除非患者从事高强度的体力活动,否则取单侧的腹直肌对生活几乎没有影响。

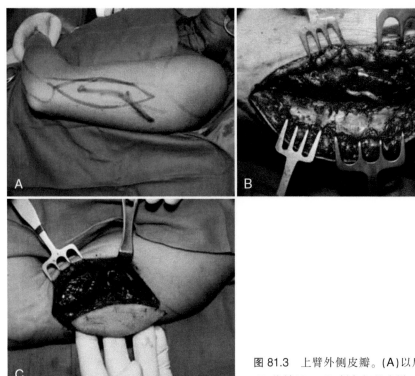

图 81.3　上臂外侧皮瓣。(A)以后桡侧副动脉(红色)为供血血管的皮瓣设计。(B)桡神经。(C)制备好的皮瓣。

游离腓骨瓣

我们首选腓骨用于重建下颌骨(图 81.5)。它可以提供游离骨瓣、游离骨皮瓣及游离肌骨瓣[7]。小腿外侧面皮肤由穿过小腿后骨筋膜鞘 (腓肠肌和比目鱼肌)和小腿外骨筋膜鞘(腓骨长、短肌)之间的小腿后肌间隔的肌间隔穿支血管负责供血。穿过踇屈肌和比目鱼肌的肌皮穿支血管也可为该皮瓣供血。因此,当取腓骨游离骨皮瓣时,应保留踇屈肌和比目鱼肌的部分肌袖以保护穿支血管。即便格外小心地保护这些穿支血管,仍有 5%~10% 的皮瓣不存活。如果允许肌肉黏膜化,则可以直接取不带皮岛的腓骨比目鱼肌瓣用于口腔内的修复。最长可以截取 26cm 的有血供的腓骨,由腓动脉及其两条伴行静脉供血。腓动脉为腓骨的骨膜及骨质供血,有多个节段性骨膜穿支,因此可将截取的腓骨分段截断后重塑复杂的外形。腓骨的横截面积与下颌骨中部横截面积相近,是理想的牙科重建植入体。

腓骨移植术前是否需要血管评估目前仍存在争议。大样本报道称,缺乏术前影像评估不会产生术后后遗症,然而也指出了头颈肿瘤患者发生外周血管疾病的危险因素。其他的研究则强调术前的血管评估。根据 Futran 等的研究结果,在评估远端肢体血管

方面,踝-臂指数[译者注:踝-臂指数(ankle-arm index),又称踝肱压力指数(ankle brachial pressure index),是踝动脉(胫后或足背动脉)与肱动脉收缩压的比值]和彩色超声多普勒图像较血管造影和核磁共振造影更为经济和有效[8]。

腓骨游离皮瓣存在两个缺点, 一是腓骨和下颌骨高度存在差异,二是对伴有大面积软组织缺损(大面积舌切除术后的缺损以及面部洞穿缺损)的伤口无能为力。最近的一些创新方法已经解决了上述问题。Jones 等描述了一种"双管"技术,其通过折叠腓骨使重建的下颌骨高度加倍[9]。大面积的软组织缺损可以用游离腓骨瓣加另外一种皮瓣共同修复, 比如桡侧前臂游离皮瓣和胸大肌皮瓣。截取游离腓骨瓣后,多数患者踝关节的屈伸幅度将受限,膝关节和踝关节的强度也将减弱。然而,如 Anthony 等所描述的,这些问题尚不足以给患者的日常活动带来严重影响[10]。

髂嵴

随着腓骨皮瓣应用日渐广泛,髂嵴游离皮瓣的适应证已有所减少。髂嵴可以提供大块的多孔皮质骨,最长可达 14cm,供血血管为旋髂深动脉和它的两条伴行静脉[11]。如果将旋髂深血管解剖至自髂外血管分出的部位, 则其提供的血管蒂长约 8~10cm。

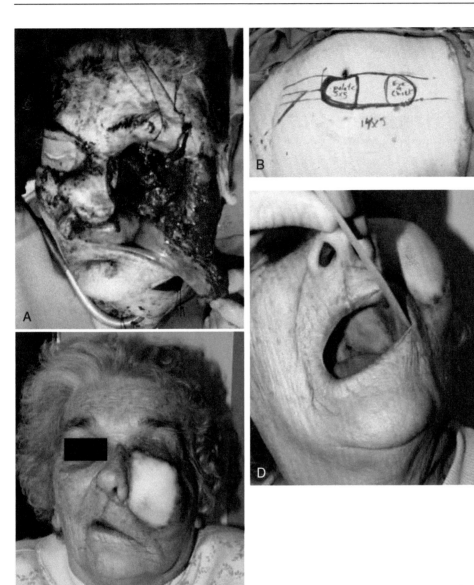

图 81.4 腹直肌游离肌皮瓣。(A)全眶上颌骨切除术后的缺损。(B)用两块皮岛设计皮瓣,一块用于眶及颊部的重建,另外一块用于颚部重建。(C)术后正面观。(D)术后颚部重建外观。

在髂嵴可以获得与下颌骨高度相近的骨质（图81.6）。根据下颌骨缺损的部位,术前设计下颌骨及髂嵴的模型可以帮助外科医生规划同侧或对侧髂嵴的取骨处,以便应用髂嵴上方自然的骨曲线。髂嵴内侧的皮肤穿支为表皮供血,可以与骨一同取下形成骨皮瓣。为了保护这些皮肤穿支血管,其穿过的腹外斜肌、腹内斜肌及腹横肌的肌袖应一并取下。带有皮下组织的髂嵴游离骨皮瓣的厚度用于口内修复过于庞大。为了减少移植物体积,可制作只携带一块腹内斜肌的肌骨瓣（由旋髂深旋动脉升支供血）,再进行植皮。

供区潜在的并发症包括股神经损伤、疝、步态异常和疼痛。取腹内斜肌可能引起腹直肌的运动神经支配障碍,这是由于干扰了走行于腹内斜肌与腹横肌之间的运动神经所致。Forrest 等曾报道了 82 例接受髂嵴游离皮瓣移植患者的供区并发症[12]。包括感觉障碍(27%),外观不规则(20%),严重的瘢痕(12%),疝(10%),步态异常(11%)和持续长于 1 年的疼痛(8%)。

游离空肠瓣

1959 年,首次出现了用空肠瓣做游离组织移植的报道。其后,应用于环咽缺损的修复证明了其在头颈重建方面的重要地位。空肠瓣可以用于制作黏膜

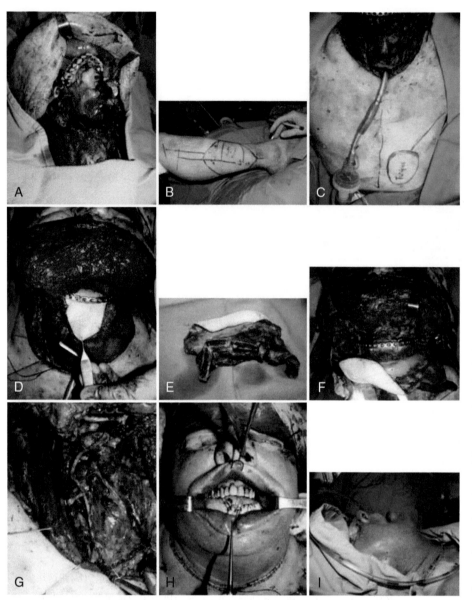

图81.5　游离腓骨皮瓣和胸大肌皮瓣用于修复下颌骨近全切及舌全切后术腔。(A)下颌骨近全切及舌全切后术腔缺损情况。(B)标记用于腓骨游离骨皮瓣的穿支血管,皮岛用于口底和舌前的重建。(C)胸大肌皮瓣用于舌后的重建。(D)插入的胸大肌皮瓣。(E)闭合楔形切除的腓骨。(F)插入腓骨皮瓣的皮岛,转到上方与胸大肌皮瓣缝合。(G)桥接大隐静脉与颈内静脉近心端的残端进行吻合,双侧颈内静脉均在手术过程中被结扎。(H)口腔修复结果。(I)修复后外侧面观。

管或补片。空肠瓣用于咽部重建的优势包括,其直径与颈段食管匹配、具有蠕动的可能性以及先天具有分泌能力。大样本报道其移植成功率高于90%,出现瘘管的概率在15%~20%[13]。现在空肠可以在腹腔镜下获取,从而大大缩短了术后恢复的时间[14]。

　　该组织瓣的缺点是腹部并发症发生率可达5.8%[15]。因为空肠内的潮湿环境导致其气管食管发音钮(TEP)发声的可识别程度不如其他类型的皮瓣。空肠瓣的浆膜层可能也会妨碍新生血管形成,当后续的头颈手术离断血管蒂时,这可能会威胁到移植瓣的存活。此外,空肠黏膜环状皱襞可能存留食物残渣,导致明显的口臭。

　　空肠瓣通常由有资质的普外科医生协助获取,头颈部的根治手术可同时进行。术前的肠道准备不是必需的。空肠动脉从肠系膜上动脉发出向上走行,同时形成一系列血管弓走行于肠系膜。通过取一根营养多个血管弓的空肠动脉,就可以获得大段的空肠。

　　为了减轻空肠缺血,只有在咽部缺损已切除、受区血管已经准备完毕后再断空肠血管蒂。植入过程中,如果与舌根的尺寸不匹配,可将空肠瓣背离肠系膜的一侧纵形切开。植入多余的空肠可导致其卷曲折叠,从而阻碍食物的吞咽。为了防止这种情况,先进行舌根部分的吻合,然后再于显微镜下吻合血管。用填充物让空肠扩张后,切除多余的空肠,再行与食管的黏膜层吻合。通常置入空肠营养管,因为即使可

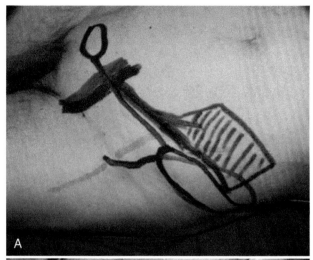

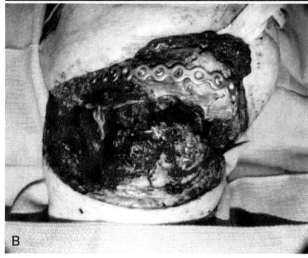

图 81.6　髂嵴-腹内斜肌游离瓣。(A)紫色区域为预计切取的腹内斜肌。(B)髂嵴用于修复前部下颌骨缺损。

以经口进食后可能仍然需要长期的营养支持。

股前外侧皮瓣

股前外侧游离皮瓣应用于头颈部软组织重建日益增多[16]。它的穿支血管来自于旋股外侧动脉的降支。它的优点包括：血管蒂较长、血管直径适中、皮瓣可能带有股部肌肉(股外侧肌、股直肌、阔筋膜张肌，或这些肌肉的组合)、皮瓣可能获得感觉(当皮瓣包含股外侧皮神经的前支时)。由于与头颈术区较远，故可以与肿瘤切除手术同时进行。

首先，用笔式多普勒探头确定皮肤穿支血管的位置。在髂前上棘和髌骨外上角连线的中点处做标记(图 81.7A 和 B)，以该中点为圆心画一个半径 3cm 的圆，主要的皮肤穿支血管就都集中在该圆的外下象限内。然后，以这些穿支血管为中心取皮瓣，皮

长轴与股骨平行。皮瓣可包含阔筋膜，也可以不包含阔筋膜(筋膜外解剖)。穿支血管辨析明确后才可掀起皮肤和皮下组织。一旦看到皮肤血管，就沿着它们进行解剖直至血管蒂(图 81.7C)。如果皮肤血管是肌皮穿支(大多数患者即是如此)，为了获取皮瓣就需要在股外侧肌内进行解剖。如果皮肤血管是肌间隔穿支，解剖就相对简单，只需要在股外侧肌及股直肌之间操作即可[16]。血管蒂长度约 8~16cm，血管直径可大于 2mm。

当皮肤缺损宽度小于 9cm 时，伤口可直接拉拢关闭，没有引起骨筋膜室综合征的相关报道。更大的缺损需要皮肤移植。该皮瓣的一个显著缺点是肥胖患者的皮瓣过厚。不过，皮瓣下的脂肪可以修剪至薄层皮瓣的厚度(4mm)。筋膜内解剖取皮瓣时，阔筋膜的缺失可能会引起股外侧的凸起。股外侧肌是股四头肌的重要组成部分，但是也有股外侧肌用于重建后，股四头肌功能基本正常的报道[17]。

手术入路

下颌骨缺损

下颌骨重建的适应证仍是一个正在争论的话题。大范围下颌骨切除所带来的功能及面容的影响是毋庸置疑的，但下颌骨切除对于功能的影响却有很大的变数。术后功能障碍的程度主要取决于：①术前口腔的状况(包括正常牙齿的数量)；②下颌骨切除的范围；③肿瘤位置(位于前面或外侧)；④要切除的软组织。当大块的软组织连同下颌骨一起切除时，下颌骨的缺损与其他创伤相比就不那么重要了。关闭软组织缺损并恢复功能，以及覆盖计划重建的下颌骨就成为了首要目标。

下颌骨切除的范围是预测术后功能丧失的关键。一些患者只切除了部分外侧下颌骨，即使没有恢复下颌骨的连续性，其功能也很好。然而未经重建的患者将出现下 1/3 面部的轮廓畸形，对侧的咀嚼肌牵拉将使残留的下颌骨向缺损侧移位。对于还有牙齿的患者，这可能会导致咬合不正。基于这些原因，多数外科医生都会对外侧下颌骨缺损进行一期重建。

有很多报道支持使用软组织覆盖钢板用以修复单纯下颌骨外侧缺损(见图 81.2)。软组织覆盖物通常使用的是胸大肌皮瓣或桡侧前臂游离皮瓣(RFFF)。在所有报道的病例中，由于外侧钢板暴露

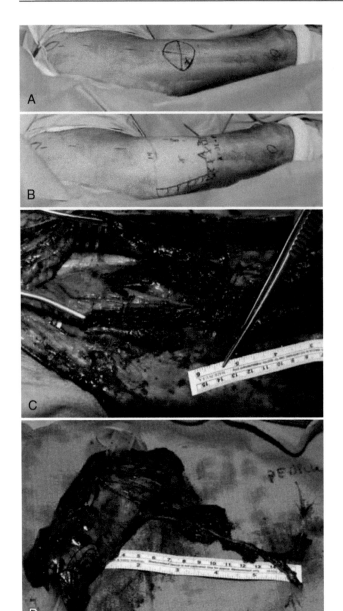

图 81.7 股前外侧皮瓣(ALTF)。(A)皮肤穿支血管的圆形定位标记。(B)皮瓣的设计根据穿支血管的位置而定。(C)一个单独的肌皮穿支血管为整个皮瓣供血。(D)用股前外侧皮瓣进行完全咽部重建。阔筋膜包绕重建部位,关闭术腔时提供额外的强度。

或钢板折断导致迟发性修复失败的发生率大概为5%~7%。对于下颌骨外侧缺损,Shpitzer 等提出了使用游离骨皮瓣修复的方法[18]。在报道中,他们比较了三种修复下颌骨外侧缺损的技术[分别是钢板+胸大肌皮瓣(PMMF),钢板+RFFF,以及骨皮瓣],在 PMMF 组的 27 例患者中有 7 例钢板必须被取出,在 RFFF 组的 16 例患者中有 2 例钢板被取出,而骨皮瓣的 14

例患者无一例失败。语言功能上也是骨皮瓣组的结果最好。

下颌骨前部切除会导致患者遗留口腔的残疾。当没有进行修复时,下颌骨的残留部分会逐渐向中线方向塌陷。该支撑的缺失会导致 Andy Gump 畸形(译者注:Andy Gump 畸形主要是由于下颌弓切除后残留的下颌舌骨肌造成下颌骨侧支向前内侧偏和由咬肌、翼内肌、颞肌造成的向上错位而引起的面部下 1/3 失去高、宽、前突的外形),同时伴随口腔失禁和美容缺陷。Schusterman 等在一项关于用 AO 钢板一期修复下颌骨的研究中发现,下颌骨前部缺损的失败率非常之高[19],6 例使用钢板和软组织皮瓣修复前部缺损的患者中,有 4 例出现了钢板突出(66%)。因此用复合骨皮瓣转移修复就被提出作为一种可供选择的修复方法。然而所有的中心并没有报告如此高的前部修复失败率。Irish 等在对 51 例用网状钛板对下颌骨进行一期修复的回顾性分析中报道前部缺损的失败率是 19%,外侧缺损的失败率是 13%[20]。另外对 102 例用不锈钢+钛桥接板修复的病例进行两年随访发现,外侧缺损的成功率是 83%,前部缺损的成功率是 65%[21]。

从长期疗效来看,鉴于钢板存在断裂和暴露等问题,我们更倾向于选择使用游离血管化骨瓣来修复外侧及前部缺损(见图 81.1 和图 81.5)。对于那些不愿意或不能够进行游离血管化骨瓣移植的患者出现严重并发症、不良预后或缺少受体血管的情况下,我们施行了钢板+软组织皮瓣修复。如果使用胸大肌皮瓣修复的目的仅仅是关闭伤口以及防止出现并发症,那么术者应该认识到使用胸大肌皮瓣只是完成了软组织的修复,而没有使用修复钢板恢复下颌骨的连续性[22]。

舌切除术后的缺损

舌切除术后舌功能的恢复对于整复外科医生来说仍然是一大挑战。终极目标是恢复形状和功能,但是仅通过带神经支配的肌皮瓣无法复制舌内肌和舌外肌复杂的协同运动。试图通过使用带神经支配的单向收缩的肌皮瓣(比如腹直肌)来模拟舌的复杂收缩形式是不现实的。舌修复可实现的目标是保护好残舌的运动功能,再造舌体积的恢复可使其能够碰触到硬腭,帮助咬合和吞咽以及感觉功能的恢复。

舌切除术的范围以及是否同时存在下颌骨切除

术后的缺损决定了舌修复的方法[23]。根据功能的不同,舌分为前端活动部和舌根两个区域。舌前部的灵活性对于咬合、咀嚼和口腔期的吞咽功能极其重要。舌活动部修复策略应包括使用薄的、有感觉的、易弯曲的组织来实现最大可能的灵活性和潜在的感觉功能恢复。舌根部分的缺损导致的是另外一个问题,即舌根的容积必须要恢复,以便其能接触到咽壁并能产生推动食团通过咽腔的动力。

对于合并节段性下颌骨切除术后缺损和舌部分切除术后缺损(包括舌活动部缺损或舌活动部及舌根的共同缺损),该类修复手术更是一种挑战。修复策略首先要选一个最佳的皮瓣进行舌修复,然后再考虑下颌骨修复的方式。前臂皮瓣联合腓骨瓣,对于复杂的复合缺损的修复尤为必要。对于小于 8cm 的节段缺损伴有明显的舌缺损,我们首选桡侧前臂游离骨皮瓣。外侧复合性下颌骨缺损可以用游离或带蒂筋膜皮瓣+下颌骨修复钢板修复。没有恢复下颌骨外侧的连续性,仅用软组织修复,这种方式也能得到满意的效果。

全舌重建包括再造新舌的体积和位置,以使其垂直高度能接触到硬腭。游离肌皮瓣尤其是游离腹直肌皮瓣是最佳选择,因为皮瓣中的肌肉能够用来作为平台以搭载覆盖于其上的脂肪和皮肤。下颌骨上打孔可以用来固定肌肉。在腹直肌间的肌腱上缝合比直接缝在肌肉上要更加牢固。游离筋膜皮瓣,比如前臂、肩胛部、肩胛周或者股前外侧,在去掉上皮组织后折叠以增加再造新舌的体积,并能帮助维持新舌的位置。全舌缺损也可以用胸大肌皮瓣来修复(见图 81.5C 和 D)。由于体积合适,髂嵴骨皮瓣应被考虑用来修复全舌切除后的缺损和下颌骨前部缺损。

咽切除术后缺损

咽部修复的主要目标是吞咽功能的恢复。由于误吸是不可避免的,在咽大部缺损时,保喉的挑战性很高。除了患者术前的喉功能,设计出一种能让误吸降到最低的修复方式是决定患者能否保喉的关键。皮瓣的选择特别重要,皮瓣放在下咽水平既要能防止狭窄,又不能因为过于臃肿而造成堵塞。尽管胸大肌皮瓣的应用很成功,但桡侧前臂皮瓣的优势更明显[24]。它的柔软性与下咽黏膜非常相似。除此之外,用桡侧前臂皮瓣后可以再用一个不带血管蒂的肋骨移植物来修复喉的基本结构[25]。前臂皮瓣的前臂皮

神经和喉上神经的吻合可能有助于新咽腔感觉功能的恢复。

在大多数的晚期喉咽癌或咽癌病例中,喉都被切除了。在全咽喉切除后仍有部分下咽黏膜残留的情况下,切除剩余黏膜使得缺损成为环周缺损是否有益,一直存在争论。保留剩余黏膜并用于修复有可能会降低术后狭窄的风险,但额外的缝线可能使得将来形成瘘的风险比用一个管状的皮瓣来修复要高了许多。

对于环形缺损,使用游离空肠瓣已成为"金标准"[26]。它不需要成管的过程,这意味着更少的缝线。大多数的研究报道说游离空肠瓣术后狭窄和瘘的概率要低于或等于管状的筋膜皮瓣[27]。空肠瓣最主要的替代者是管状 RFFF(图 81.8)。它较之于空肠瓣的优势在于不需要腹部切口,更好的 TEP 发音,以及能够为颈部皮肤修复分出一个皮岛[27]。使用 Montgomery 支架有可能降低术后狭窄和瘘的概率[28]。游离股前外侧皮瓣也可以用于咽部修复,其优势是其可能携带的阔筋膜层为关闭新咽腔提供了额外一层加固(见图 81.7D)。目前,针对该修复的有效性研究正在进行当中[29]。

如果颈段食管的切除已经延伸到胸廓入口以下,大多数整复外科医生不会在胸腔内缝线,因为这提高了唾液漏的发生率。胃上提术依旧是缺损低于胸廓入口时的修复金标准。

面中部和上颌骨切除后的缺损

面中部缺损见于起源于如下部位的肿瘤切除术后:鼻窦、硬腭、表面皮肤、鼻腔、颅底、眶内容物或口腔黏膜。相应的,广泛的面中部修复需要同时进行独立的硬腭、眼眶、脸颊、和骨性面中部(上颌骨和颧骨)部位的修复。

最近 Cordeiro 和 Santamaria 提出一种针对上颌骨切除术后及面中部结构修复的分类系统及准则[30]。颞肌瓣、游离软组织瓣(腹直肌和桡侧前臂)、不带血管蒂的骨瓣(肋骨或颅顶骨),以及带血管蒂的骨皮瓣(桡侧前臂游离骨皮瓣)被用来修复各种各样的上颌骨切除术后缺损。硬腭缺损仅用软组织关闭(见图81.4)。不带血管蒂的骨瓣和带血管蒂的骨瓣被用来作为颧骨、上颌骨和眶底修复的骨性部分。

其他的准则包括采用各种其他类型的游离皮瓣和策略[31]。有许多学者将关注点放在各种各样的骨皮瓣上面,如腓骨瓣和髂嵴瓣。后者可以允许在牙科

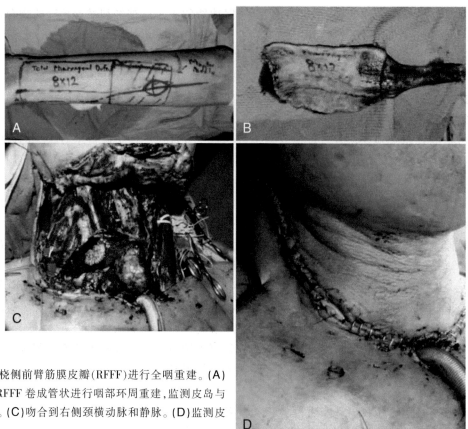

图81.8　用携带监测皮岛的游离桡侧前臂筋膜皮瓣(RFFF)进行全咽重建。(A)设计皮瓣,携带有监测皮岛。(B)RFFF卷成管状进行咽部环周重建,监测皮岛与管状皮岛之间通过皮下组织相连。(C)吻合到右侧颈横动脉和静脉。(D)监测皮岛嵌入缝合到颈部切口。

修复时与植入物进行骨性融合[32]。在同时有面中部和嘴唇切除的病例中,可以通过使用局部皮瓣如Abbé嘴唇反转皮瓣加上游离组织转移实现口腔功能的恢复。

颅底缺损

尽管小的缺损可以而且应该使用局部皮瓣,如颅骨膜或颞顶筋膜瓣修复,但是许多由于扩大切除后遗留的缺损需要使用游离组织转移修复[33]。颅底缺损最主要的修复需求包括:通过分离颅内外交通以避免颅内感染,通过用活性结构覆盖以消灭死腔,避免脑疝,减少脑脊液漏的风险,以及恢复外观。游离腹直肌皮瓣和游离背阔肌(或肌筋膜)皮瓣(图81.9)是最常选用的两种皮瓣[34]。皮瓣中的肌肉成分血供丰富,因而能够支持硬脑膜修复时的血管化以及支持游离的骨性移植物,而且丰富的皮下脂肪和皮岛能够用来消灭死腔和修复任何皮肤缺损。在一些大面积切除的情况下,可能需要更多样的皮瓣类型,在该类病例中肩胛下血管系统可以允许同一个血管蒂下的多个皮瓣组合,例如,取背阔肌皮瓣时可

同时包含肩胛骨皮瓣或筋膜皮瓣[35]。

术后处理:游离皮瓣的监测

评估游离组织转移后是否存活的金标准仍然是临床检查,我们倾向于在第一个72小时内每小时对所有皮瓣进行护理评估(通过用多普勒超声检查血管蒂部),每6个小时进行医师评估。色泽、肿胀、温度、水肿表现、针刺后血液溢出的数量和质量,以及多普勒回声的性质等都是基础的评价指标。在手术后几天,动脉信号强度逐渐增加,静脉信号也应该增强。

静脉堵塞的表现包括色泽变蓝、温度升高和肿胀程度加重,以及针刺后迅速的蓝色血液回流(图81.10)。动脉的多普勒回声可能是"锤击样",这意味着血流回流受阻,同时可能会有静脉信号的丢失。在有动脉危象时表现为皮瓣苍白,触之发凉,针刺皮瓣后没有鲜红血液的流出或者流出延迟。多普勒回声可能存在但比较微弱,多普勒回声在认为是皮肤穿支的部位可能完全消失,这意味着早期的血液流入

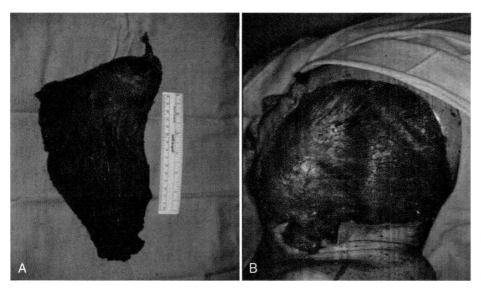

图 81.9 背阔肌游离皮瓣。(A)获取的肌肉。(B)重建切除的外侧颞骨。

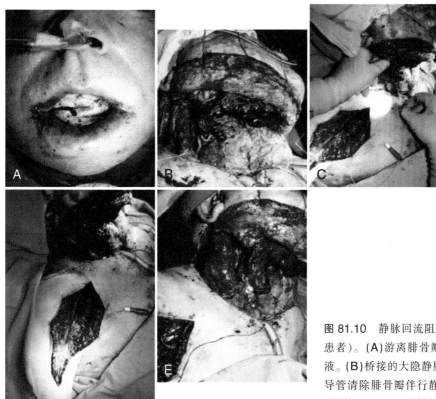

图 81.10 静脉回流阻塞并恢复(术后第一天,与图 81.5 为同一患者)。(A)游离腓骨瓣静脉阻塞:组织瓣的皮岛针刺出暗色血液。(B)桥接的大隐静脉和颈内静脉血凝块。(C)用 3 号 Fogarty 导管清除腓骨瓣伴行静脉的血凝块。(D)头静脉从右上肢旋转到颈部。(E)通过将头静脉吻合到腓骨瓣伴行静脉恢复静脉回流。

减少。如有任何关于血液流入或回流受阻的担心,患者应立即重返手术室进行手术探查。

大多数被包埋的筋膜皮瓣,如修复咽部缺损时,可以允许分离出一个皮岛用以参与颈部皮肤的关闭,这就可以用于进行临床评估和针刺检查。之后在门诊局麻下,这个皮岛可以被切除,颈部缝线可以重新拉拢。由于其弓形的血供系统,可以从空肠瓣上分离出一小段空肠置于皮外并用于监测(图 81.11)。之后(大约术后 3~5 天)可以通过根部结扎将这一小段去除。在评估没有外置部分的包埋型皮瓣时,医师可以用通过穿透颈部裙式皮瓣的多普勒信号来评估。然而这种评估可能是不准确的,因为可能将颈动脉

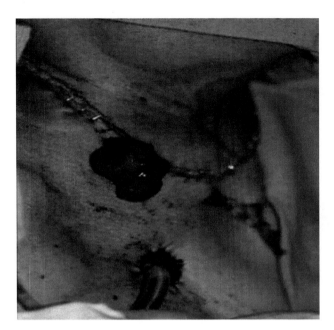

图 81.11　用于咽重建的游离空肠瓣的监测袢。

或颈内静脉错认为是皮瓣的血供。虽然我们不常规使用,植入式多普勒系统也可用于监测皮瓣情况[36]。

精要

- 空肠置入后的任何冗余都有可能导致空肠折叠在一起而阻碍食物的蠕动。为了防止这种冗余,应首先进行舌根部的置入,然后再进行血管的显微吻合。在血液再灌注之后,空肠就会舒展开,空肠舒展开之后在进行黏膜与食管吻合之前,任何多余的空肠都应该切除。
- 对于被包埋的皮瓣,比如用于修复咽部缺损的游离桡侧前臂筋膜皮瓣,可以分离出一个小的皮岛用以参与颈部皮肤的关闭,以便进行临床评估和针刺检查。
- 对于上颌骨切除术后和面中部缺损,对体积和表面积的需求决定了是该选用游离腹直肌皮瓣或是游离桡侧前臂皮瓣。相对大体积的缺损(比如全上颌骨切除术)通常用游离腹直肌皮瓣修复,并分离出皮岛修复硬腭及皮肤。
- 完全的下颌骨混合节段缺损经常单纯使用游离桡侧前臂骨皮瓣或游离腓骨瓣修复。在取皮瓣时应当同时取一大块皮肤,这样其中一块皮肤就可以通过去表皮后做出两个皮岛,一个用于修复口腔,另一个用于修复皮肤。

- 如果颈部没有合适的受体静脉可供显微吻合,可以将臂部的头静脉在远心端横断,然后翻转到头颈部用于显微吻合。

隐患

- 腹直肌皮瓣的血管蒂长度可能不足以到达颈部,尤其是下颌骨完整的情况下。仔细设计皮岛和将血管蒂部从腹直肌内解剖是保证足够长度的关键。
- 过分地获取桡骨(>40%)可能会导致桡骨病理性骨折。应考虑对桡骨进行预防性地金属板加固以防止骨折发生。
- 空肠不可逆转的缺血性改变可能发生在2个小时之内,只有在受体血管已经分离完毕并可用于显微吻合的前提下才可将空肠血管从腹部血管上离断。
- 如果没有发现静脉性堵塞会导致皮瓣手术全盘皆输,水蛭疗法只能用于治疗显微吻合后的静脉回流受阻,且手术探查已经除外了血管蒂问题的情况下。
- 存在周围血管病变(踝-臂指数小于1.0)的患者在获取有三支血管支配的游离腓骨瓣时,可能会导致供区伤口延迟愈合,以及在下肢皮肤缺损部位植皮失败。

（王成元　赵宇　赵建辉　译　程靖宁　校）

参考文献

1. Jacobson MC, Franssen E, Fliss DM, et al: Free forearm flap in oral reconstruction. Functional outcome. Arch Otolaryngol Head Neck Surg 121:959-964, 1995.
2. Bardsley AF, Soutar DS, Elliot D, Batchelor AG: Reducing morbidity in the radial forearm flap donor site. Plast Reconstr Surg 86:287-292, discussion 293-294, 1990.
3. Close LG, Truelson JM, Milledge RA, Schweitzer C: Sensory recovery in noninnervated flaps used for oral cavity and oropharyngeal reconstruction. Arch Otolaryngol Head Neck Surg 121:967-972, 1995.
4. Swartz WM, Banis JC, Newton ED, et al: The osteocutaneous scapular flap for mandibular and maxillary reconstruction. Plast Reconstr Surg 77:530-545, 1986.
5. Ninkovic M, Harpf C, Schwabegger AH, Rumer-Moser A: The lateral arm flap. Clin Plast Surg 28:367-374, 2001.
6. Urken ML, Turk JB, Weinberg H, et al: The rectus abdominis free flap in head and neck reconstruction. Arch Otolaryngol Head Neck Surg 117:857-866, 1991.
7. Hidalgo DA, Rekow A: A review of 60 consecutive fibula free flap mandible reconstructions. Plast Reconstr Surg 96:585-596, discussion 597-602, 1995.
8. Futran ND, Stack BC Jr, Zaccardi MJ: Preoperative color flow

Doppler imaging for fibula free tissue transfers. Ann Vasc Surg 12:445-450, 1998.

9. Jones NF, Swartz WM, Mears DC, et al: The "double barrel" free vascularized fibular bone graft. Plast Reconstr Surg 81:378-385, 1988.

10. Anthony JP, Rawnsley JD, Benhaim P, et al: Donor leg morbidity and function after fibula free flap mandible reconstruction. Plast Reconstr Surg 96:146-152, 1995.

11. Urken ML, Vickery C, Weinberg H, et al: The internal oblique–iliac crest osseomyocutaneous free flap in oromandibular reconstruction. Report of 20 cases. Arch Otolaryngol Head Neck Surg 115:339-349, 1989.

12. Forrest C, Boyd B, Manktelow R, et al: The free vascularized iliac crest tissue transfer: Donor site complications associated with eighty-two cases. Br J Plast Surg 45:89-93, 1992.

13. Theile DR, Robinson DW, Theile DE, Coman WB: Free jejunal interposition reconstruction after pharyngolaryngectomy: 201 consecutive cases. Head Neck 17:83-88, 1995.

14. Wadsworth JT, Futran N, Eubanks TR: Laparoscopic harvest of the jejunal free flap for reconstruction of hypopharyngeal and cervical esophageal defects. Arch Otolaryngol Head Neck Surg 128:1384-1387, 2002.

15. Shangold LM, Urken ML, Lawson W: Jejunal transplantation for pharyngoesophageal reconstruction. Otolaryngol Clin North Am 24:1321-1342, 1991.

16. Wei FC, Jain V, Celik N, et al: Have we found an ideal soft-tissue flap? An experience with 672 anterolateral thigh flaps. Plast Reconstr Surg 109:2219-2226, discussion 2227-2230, 2002.

17. Huang LY, Lin H, Liu YT, et al: Anterolateral thigh vastus lateralis myocutaneous flap for vulvar reconstruction after radical vulvectomy: A preliminary experience. Gynecol Oncol 78:391-393, 2000.

18. Shpitzer T, Neligan PC, Gullane PJ, et al: The free iliac crest and fibula flaps in vascularized oromandibular reconstruction: Comparison and long-term evaluation. Head Neck 21:639-647, 1999.

19. Schusterman MA, Reece GP, Kroll SS, Weldon ME: Use of the AO plate for immediate mandibular reconstruction in cancer patients. Plast Reconstr Surg 88:588-593, 1991.

20. Irish JC, Gullane PJ, Gilbert RW, et al: Primary mandibular reconstruction with the titanium hollow screw reconstruction plate: Evaluation of 51 cases. Plast Reconstr Surg 96:93-99, 1995.

21. Gullane P, Boyd B, Brown D: Primary mandibular reconstruction: Using plate and flap. Proceedings of the Third International Conference on Head and Neck Cancer. Head Neck Cancer 3:807-823, 1993.

22. Deleyiannis FWB, Carolyn C, Lee E, et al: Reconstruction of the lateral mandibulectony defect: Management based on prognosis and the location and volume of the soft tissue resection. Laryn-goscope 116:2071-2080, 2006.

23. Urken ML, Moscoso JF, Lawson W, Biller HF: A systematic approach to functional reconstruction of the oral cavity following partial and total glossectomy. Arch Otolaryngol Head Neck Surg 120:589-601, 1994.

24. Schuller DE, Mountain RE, Nicholson RE, et al: One-stage reconstruction of partial laryngopharyngeal defects. Laryngoscope 107:247-253, 1997.

25. Urken ML, Blackwell K, Biller HF: Reconstruction of the laryngopharynx after hemicricoid/hemithyroid cartilage resection. Preliminary functional results. Arch Otolaryngol Head Neck Surg 123:1213-1222, 1997.

26. Disa JJ, Pusic AL, Hidalgo DA, Cordeiro PG: Microvascular reconstruction of the hypopharynx: Defect classification, treatment algorithm, and functional outcome based on 165 consecutive cases. Plast Reconstr Surg 111:652-660, discussion 661-663, 2003.

27. Azizzadeh B, Yafai S, Rawnsley JD, et al: Radial forearm free flap pharyngoesophageal reconstruction. Laryngoscope 111:807-810, 2001.

28. Varvares MA, Cheney ML, Gliklich RE, et al: Use of the radial forearm fasciocutaneous free flap and Montgomery salivary bypass tube for pharyngoesophageal reconstruction. Head Neck 22:463-468, 2000.

29. Chana JS, Wei FC: A review of the advantages of the anterolateral thigh flap in head and neck reconstruction. Br J Plast Surg 57:603-609, 2004.

30. Cordeiro PG, Santamaria E: A classification system and algorithm for reconstruction of maxillectomy and midfacial defects. Plast Reconstr Surg 105:2331-2346, discussion 2347-2348, 2000.

31. Kelley P, Klebuc M, Hollier L: Complex midface reconstruction: Maximizing contour and bone graft survival utilizing periosteal free flaps. J Craniofac Surg 14:413-416, 2003.

32. Anthony JP, Foster RD, Sharma AB, et al: Reconstruction of a complex midfacial defect with the folded fibular free flap and osseointegrated implants. Ann Plast Surg 37:204-210, 1996.

33. Chang DW, Robb GL: Microvascular reconstruction of the skull base. Semin Surg Oncol 19:211-217, 2000.

34. Besteiro JM, Aki FE, Ferreira MC, et al: Free flap reconstruction of tumors involving the cranial base. Microsurgery 15:9-13, 1994.

35. Evans GR, Luethke RW: A latissimus/scapula combined myoosseous free flap based on the subscapular artery used for elbow reconstruction. Ann Plast Surg 30:175-179, 1993.

36. Swartz WM, Jones NF, Cherup L, Klein A: Direct monitoring of microvascular anastomoses with the 20-MHz ultrasonic Doppler probe: An experimental and clinical study. Plast Reconstr Surg 81:149-161, 1988.

第 82 章

局部带蒂组织瓣

Eranest K. Manders

带蒂组织瓣的应用显著提高了头颈外科手术的安全性和功能效果。带蒂组织瓣可靠、易获取的优点使它成为根治手术后缺损重建最常用的修复方法。由于目前化疗和放疗的治疗损伤，使用有血管供养的有氧组织瓣修复缺损的能力至关重要。此外，很多带蒂组织瓣无需术中重新调整患者体位即可完成制备和移植；并且无需显微血管外科专业技能及其伴随的显微镜下艰苦耗时的工作，也不会明显增加手术时间。本章将对头颈部带蒂组织瓣的相关解剖、操作步骤及其常见并发症做系统性回顾。

已有几本优秀的综合性参考书及图谱可帮助外科医生们设计局部组织瓣进行头颈部重建。在本章参考文献起始部列举了三本优秀的参考书[1-3]。

胸大肌瓣

胸大肌组织瓣是头颈外科领域最常用的肌肉瓣或肌皮瓣，也是最可靠的局部组织瓣之一[4-7]。它应用于口腔及口咽重建已有很长的历史。它可以与皮岛一起应用，亦可作为肌筋膜瓣单独应用(图 82.1)。胸大肌瓣具有保护颈部大血管的能力，这对于挽救生命确有帮助。

胸大肌可提供较大体积的组织瓣，它主要由胸肩峰动脉的胸肌支供血。由锁骨下动脉发出的胸肩峰动脉走行于锁骨深方，大约在锁骨中点处进入胸大肌深面。可以通过标记锁骨中点进而画出胸肩峰动脉在胸部皮肤上的走行。从剑突至肩峰做连线，并通过锁骨中点做其垂线，则胸肩峰动脉胸肌支的走行与该垂线及剑突与肩峰连线的内侧段相吻合。当掀起胸大肌时，可以看到胸肩峰动脉在该肌肉下方

的脂肪中走行。

除此之外，胸外侧动脉进入胸大肌胸骨头的外侧部分，但是在制取胸大肌组织瓣时，为了获得组织瓣的最大旋转度，通常需牺牲该支动脉。一般情况下，这不会影响组织瓣的存活，但是一个细致谨慎的外科医生则应该先检查胸肩峰动脉的行程。一些学者报道，约 1/7 的患者的胸大肌胸骨部分主要由胸外侧动脉的分支供血。

覆盖在胸大肌内侧部的皮肤是由胸内动脉的穿支动脉供应，尤其是起始于第 2、3、4 肋间隙的穿支动脉，其中第 3、4 肋间隙的穿支动脉扮演了主要角色。这些穿支动脉是经典的胸三角皮瓣的供血动脉。

胸大肌的起点分三段：锁骨部、胸肋部、腹外斜肌腱膜部。锁骨部起自锁骨内侧 1/3。胸肋部起自胸骨和上 6 肋。第三段起自胸大肌下缘与腹外斜肌筋膜的连接处。胸大肌止于三角肌深面的肱骨大结节。三角肌的内侧缘与胸大肌肌腱的止点部分很难区分。头静脉可作为区分它们的标志。正如之前所描述的，胸肩峰动脉全程在胸大肌的深面走行。

胸大肌大面积覆盖于胸壁的前上部，具有使肱骨外展、内旋的作用。使用胸大肌组织瓣做重建不会引起明显的功能障碍。由于胸大肌组织瓣具备较长的长度，它可以修复的缺损的范围包括：下颈部(如喉切除术后的空腔)，上颈部的舌、口底，以及外侧头部/耳部区域的缺损。

当应用胸大肌肌皮瓣修复黏膜部位缺损时，常使用皮岛来代替黏膜。皮岛由经胸大肌表面穿出的胸肩峰穿支血管系统供血。如果皮岛在任一方向上超出了肌肉的范围，则其超出部分将因为只有随意血液供应而变得不可靠。然而，皮岛可以放在胸大肌

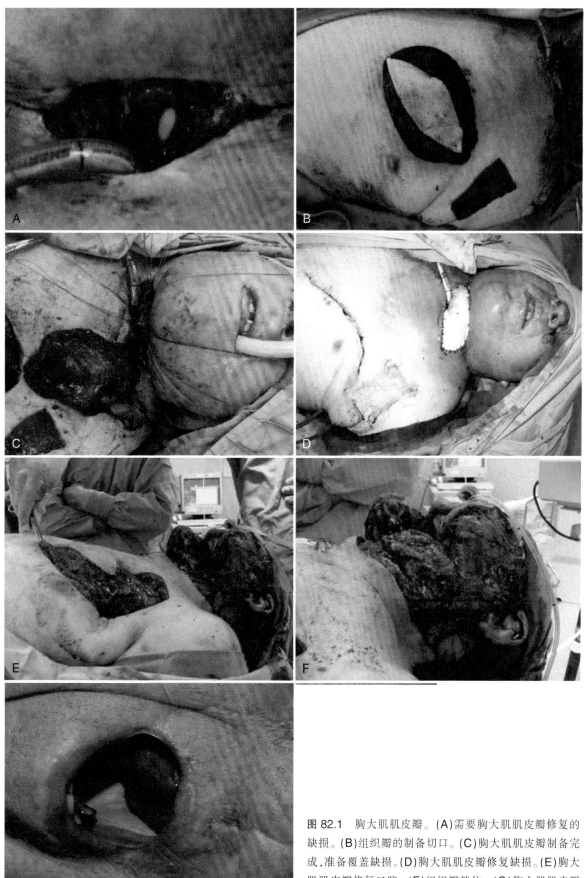

图 82.1 胸大肌肌皮瓣。(A)需要胸大肌肌皮瓣修复的缺损。(B)组织瓣的制备切口。(C)胸大肌肌皮瓣制备完成,准备覆盖缺损。(D)胸大肌肌皮瓣修复缺损。(E)胸大肌肌皮瓣修复口腔。(F)组织瓣就位。(G)胸大肌肌皮瓣修复口腔内(另一患者)。

表面的任意位置,这将有利于填充缺损。手术中通常要将一块布巾放在锁骨下胸肩峰动脉的起始处,并向下方伸展到皮岛的下缘。通过这种方法可以评估肌蒂的旋转度和长度以确保足够的上移。

将胸大肌从其上覆盖的皮肤及其下方附着的胸壁游离开的切口可以有多种,切口的选择主要取决于患者的要求及重建手术的需要。经典的做法是将皮岛置于接近组织瓣末端,邻近肌肉起始部的尾端。通常可从乳腺下皱襞做切口解剖出胸大肌。当需要皮岛时,则需切开皮肤和皮下组织来暴露出胸大肌,并通过皮岛周围的切口制取胸大肌。皮岛由穿过肌肉的胸肩峰动脉穿支血管供血,因此必须注意不能将皮岛与肌肉分离开。用固位缝线缝几针将皮岛固定于肌肉上能帮助达到这一目的,下方的缝线可以留得长一些以帮助将皮岛上移至最终的位置。当牵拉皮瓣从颈部皮肤下越过锁骨时,缠绕在外科医生手指周围的固定缝线能提供牵引和机动性。转移组织瓣时应注意的关键技术细节是使锁骨部的皮下通道足够大,以便能容纳大体积的肌肉。有时有必要切开这部分皮肤,并在肌肉上进行皮片移植。

直接覆盖在肌肉上的皮岛的任何部位都应有良好的血供。皮肤超过胸大肌部分的血供是随意的,其生存能力不可靠。组织瓣可以制备有一块皮岛,在双叶瓣的情况下可有两块皮岛,或者完全没有皮岛。当需要做骨重建时,组织瓣还可以包含肋骨,然而由于游离骨肌组织瓣的广泛应用,这种做法今天已较少使用。如果第五肋与肌皮瓣一起应用必须注意不能将肌肉从第五肋上分离,因为第五肋的血供是由穿过肌肉至肋骨表面的穿支血管提供的。

对于女性患者,在乳腺下的皱襞处做弧线形切口能避免看到当颈线低时走行于胸前壁切口的明显瘢痕。同时在乳下皱襞沟处做切口时,胸腺的纤维脂肪组织很容易被作为一个整体从肌肉上分离开。

当胸大肌从胸壁上分离时,必须将其从内侧起始端和外侧附着处游离开。胸大肌至肱骨近端的连接部也应最终被分离开,以确保组织瓣有足够的移动性来填充头颈缺损区。肌肉分离最好采用电凝法完成。必须注意勿损伤胸大肌皮下组织内的滋养血管。支配胸大肌的神经起自胸外侧(C5至C7)、胸内侧(C8,T1)神经。这些神经在组织瓣制备时常被切断,以提供足够的旋转度。这可能会导致一些后期的肌肉萎缩,这对于头颈部重建常常是有益的。

胸大肌的分离应该内侧从胸骨、外侧从腋前线附着处着手。它可以越过锁骨,通过锁骨上皮下至缺损区。另一种做法是,胸大肌可从胸肩峰血管束进入组织瓣远端处分为两部分,这部分组织瓣较大,甚至包含皮肤部分。该组织瓣形似棒棒糖,因而引起的颈部畸形较少。但是,它不像宽大的胸大肌组织瓣那样具有足够的组织来覆盖颈深部的结构(如大血管)。

组织瓣就位时,术者应注意不能过度扭转、扭曲或卷曲血管蒂。如果术者的手能通过颈部切口至胸部切口区舒适地放在颈下方及锁骨上区皮下,则并发血管危象的危险性较小。同样,尝试使组织瓣在最自然的状态下填补缺损,能避免过度扭转及阻碍血供。

幸运的是,胸大肌组织瓣并发症相对较少,因此它在头颈部重建中很常用。组织瓣完全坏死不常见,但部分坏死并不少见。局部伤口换药通常足以解决问题,达到愈合。有时,供区缺损需要进行裂层皮片移植。切口缝合过紧容易引起胸部伤口在后期裂开。当制取大面积的皮岛时,术者必须慎重处理供区缝合时的张力。若患者对皮片移植的外形不满意,可以通过以后的分期切除技术去除。

应用至少两个引流管能减少但不能完全避免术后血肿的发生。尤其是患者血压升高或患者发生一阵剧烈咳嗽时,若供区突然膨胀,这可能预示着有皮下血肿的发生。当然,制取组织瓣时必须仔细止血以避免发生这种并发症。

当组织瓣上移时,它可以包绕在骨或重建板(或二者)周围。皮岛可以置于口内、口外,若将两块皮岛之间的皮肤去表皮后埋置,可用于同时修复口内和口外缺损。外科医生应认识到肌皮瓣应用在头颈部重建时,应予足够的悬吊以获得最佳结果。尤其口外皮瓣一定会随着时间的推移发生内陷和下垂,应告知患者这种可能性。经常需后期修整手术来获得较大程度的提高。

背阔肌瓣

背阔肌组织瓣是重建外科技术中非常可靠且多功能的组织瓣[8-10]。它是一块平坦宽阔的肌肉且有较长的长度。约起自第六胸椎至髂后嵴的胸腰筋膜后层的腱膜。该肌肉附着于肱骨结节间沟。它可观的长度使其作为带蒂组织瓣能轻易地到达头颈部区域(图82.2)。为此,它可以通过皮下隧道越过胸大肌,在胸大肌止点纤维下方越过锁骨外侧部上方,或者走行于锁骨下方。在头颈部区域,背阔肌皮瓣可以用于表面外形重建,亦可用于口腔甚至食管重建。如果需要皮岛,则皮岛最好以肌肉中间区为基础,因为肌肉最远端区域的血供灌注不可靠。

在患者提升显露背部或卧位时可以触及该肌肉。平行于腋窝高度的横向切口沿腋后皱襞延伸,可暴露出背阔肌的外侧缘。除了需要制备皮岛时,应从肌肉后部区解剖分离开其上覆盖的背部皮肤及皮下组织。应用电凝法将肌肉从其附着区分离开。前部的分离应注意至前锯肌的胸长动脉,该动脉在此处位于背阔肌前缘下后方,距其仅有 1cm 左右。胸背动脉供养背阔肌皮瓣。胸背血管神经束较大且易于追踪到它自肩胛下动脉起始处。为了向头颈部转移,需要极其仔细地进行血管分离,使肌肉和血管蒂可以一起移动,并能上移达耳上、上颌骨,或者需要时跨越颈根部。

如果联合应用胸大肌重建,则必须将背阔肌用多个缝合固位,以防止它下垂或产生伤口裂开,或者产生相较于手术时植入的组织瓣功能或外形较差的下垂组织瓣。有一定晚期下垂是一个常见的问题,但是早期伤口裂开是必须避免的。

胸锁乳突肌瓣

胸锁乳突肌(SCM)瓣可以基于它的下端起始处的胸骨和锁骨,亦可基于其上方附着处的乳突[11,12],因为在该肌肉走行区有丰富的动脉血供。SCM 的主要供血动脉是其前上方的枕动脉。此外,该肌肉走行中还接受来自耳后动脉、甲状腺上动脉分支和甲状颈干分支的血供。皮岛可以与组织瓣联合使用,并通过穿过 SCM 的穿支动脉供血。支配 SCM 的运动神经来自脊副神经的分支。此外,C2 和 C3 亦有神经分布,但其支配本质上是运动神经还是感觉神经尚无定论。

对于上消化道恶性肿瘤发生颈部转移的患者是否应用 SCM 尚有争议。随着颈内静脉淋巴结链向下蔓延,可能会将颈部转移携至其与 SCM 的连接部,在这种情况下,应考虑另一种重建方案。如果 SCM 必须切除以完成颈部清扫,显然应该考虑应用另一种组织瓣。

评估使组织瓣最好填充缺损区的旋转度,将决定其带蒂转移方式。选择以上方为蒂还是下方为蒂时,应确保有足够的长度使皮岛置于口腔内。有时,锁骨骨膜或全厚、部分厚度的锁骨可以联合作为胸锁乳突肌瓣的一部分。这种情况需要以上方为蒂的组织瓣,它的优势是保留了最强的动脉供养血管,即枕动脉和甲状腺上动脉。而不利之处是在颈根部颈阔肌覆盖在 SCM 上。SCM 与皮岛间的这层额外的组织阻碍着该区域皮肤的穿支血供,笔者已发现有较高的部分或全部皮岛坏死率。这在放疗后的颈部更加普遍。以下方为蒂的 SCM 的优势是有较强的皮肤穿支动脉供应,因为在该颈部区域没有颈阔肌位于 SCM 和皮肤之间。不利之处是以下方为蒂的组织瓣依靠远端动脉为 SCM 供血,即甲状颈干分支,这使肌肉的整体血供处于较危险的状态。

联合骨膜瓣修复气管前壁或部分喉时必须注意尽量保持肌肉与骨膜间的连续性以保证血供。这一点也是部分或全厚锁骨瓣所应注意的。锁骨可以被

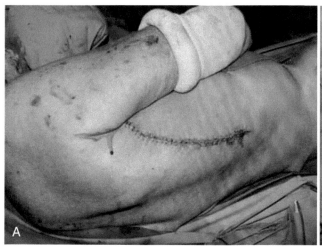
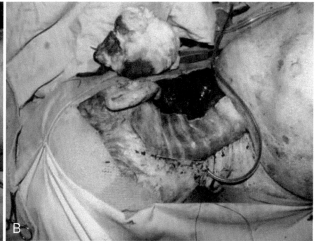

图 82.2　背阔肌瓣。(A)背阔肌供区部位切口。(B)背阔肌瓣就位,上方皮肤移植。

应用于修复气管前壁及喉部缺损。Meyer 普及了 Lindholm 的这项技术 [13]。当骨膜作为补丁用来修复气管前壁时,应在缺损区下方放置气管套管,推荐使用 T 形管(气管套管置于其中)或 Montgomery 喉支架 (从颈部的一侧皮肤到另一侧皮肤穿过支架做固定)放置在气道内。通过这种方式,松弛的骨膜可被固定住,以防止它塌陷至气道腔中。Montgomery 喉支架及 T 形管都将随后在手术室中去除。

制取 SCM 瓣一般不会对头颈外科医生造成特别的挑战。颈动脉鞘内所有的重要结构以及舌下神经都位于 SCM 肌肉的深面。此外,在颈下方,颈动脉鞘位于肩胛舌骨肌深面。舌下神经在更上方位于二腹肌深面。因此,若在胸锁乳突肌深面辨认出肩胛舌骨肌和二腹肌,则 SCM 肌肉可以较快地分离出来。在上方,术者必须分辨出走行在上段的 11 脑神经。在颈部 11 脑神经下行时,它穿过 SCM 肌肉。

当设计该组织瓣时,必须仔细考虑旋转轴。以上方为蒂的组织瓣,保留甲状腺上动脉能增加血供,但是经常会限制旋转度。一般情况下,为了获得足够的旋转度,2/3 的动脉会被牺牲。

当骨膜或锁骨被联合作为组织瓣的一部分时,胸骨头端的肌肉可以舍弃以便于锁骨头和骨膜或骨能顺利地进入缺损区。有时,将锁骨头环扎到深方的胸骨头可以达到相同的结果而不必牺牲胸骨头。

斜方肌瓣

应用斜方肌组织瓣可追溯到 1842 年,Mutter 应用它解除颈部的烧伤挛缩。斜方肌瓣的三种类型(上斜方肌瓣,外侧岛状瓣和下斜方肌岛状瓣)都已被许多外科医生很好地阐述过了。因为与特定组织瓣相关,所以在下文中会对这些概念进行定义 [14-17]。

斜方肌是一块三角形的肌肉,沿颅底脊柱中线延伸至第 10 胸椎。它附着于锁骨外 1/3 处,肩胛冈和肩峰。它是颈后三角的后界。斜方肌的功能是抬肩、缩肩和旋转肩胛骨。

斜方肌的运动神经支配源于脊柱副神经,11 脑神经。C2 至 C4 神经亦有支配,但是目前不清楚它们在支配该肌肉时起多大程度的作用。斜方肌的血供由枕动脉、棘突旁穿支动脉、颈横动脉和肩胛背动脉供给。

应用斜方肌皮瓣经行头颈重建有三种不同的方式,下面将一一进行描述。

上斜方肌瓣

该组织瓣是以枕动脉和棘旁动脉穿支为基础。它从枕部沿着斜方肌前缘延伸至肩部,然后向内折返至脊柱中线。在头颈部的应用中,它能再造一个包括肌肉和皮肤的较长的舌状组织。制取该组织瓣有赖于掀起斜方肌时,与覆盖在其上的皮肤保持连接。该组织瓣曾被划分为三个血供单位。第一区更近内侧,它从脊柱中线延伸至肩部,接受枕动脉和棘旁动脉穿支的血供。第二区从第一区向外侧延伸,在越过锁骨时,接受颈横动脉的血供。最后一个血供单位从第二区向外延伸,止于三角肌表面。它接受来自胸肩峰动脉分支的血供。颈清扫过程中当颈横动脉受到阻断时,走行于皮肤间的动脉被阻断,可以使棘旁穿支动脉为第三区皮瓣供血。该组织瓣可以转向颈部内侧修复颈部皮肤缺损。供区需要进行皮片移植来关闭缺损。颈部被组织瓣覆盖的皮肤可以去除,以便于组织瓣全长能植入, 或者将下方的颈部皮肤留在原位,在延迟的二期手术时将组织瓣蒂部组织切断,移回原位。

外侧岛状瓣

在该组织瓣中颈横动脉(TCA)和静脉(TCV)必须从颈后三角仔细地分离出来,并追踪到它们进入斜方肌处。皮岛沿着斜方肌前缘分布并沿患者的后背向下延伸。必须注意保留蒂部的动静脉,尤其是已做过颈清扫后。另外 TCA 和 TCV 可能跨越部分臂丛神经,这会导致组织瓣无法旋转就位而不能获取组织瓣。一旦 TCA 和 TCV 从颈根部分离出来并循至其进入斜方肌处,则皮岛可以做相应调整以使血管蒂位于皮岛正中。蒂部被安全保护后,可沿皮岛周围做皮肤切口并贯通斜方肌。然后将肌皮瓣从其下方肌肉上分离起来,并注意不能破坏血管蒂。然后将蒂部及其连接的皮肤/肌肉岛状瓣转位于颈部。沿着蒂部内侧解剖使其与周围组织分离后, 可获得很大的组织瓣旋转度。通过较广泛的潜行分离,供区缺损一般可以关闭而无需植皮。

下斜方肌岛状瓣

该组织瓣是三种组织瓣中可获得旋转度最大的组织瓣。但是因为它需要显露患者背部,所以需要将患者置于卧位(图 82.3),手臂内收且向内侧旋转。下斜方肌皮瓣的血供基础是 TCA, 也可能是肩胛背动

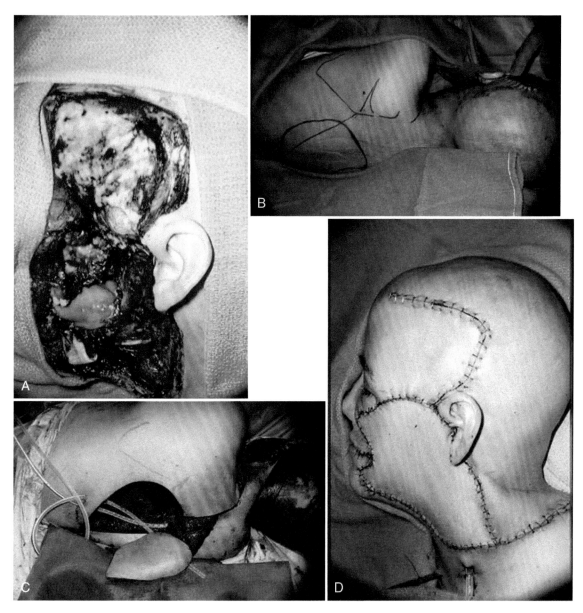

图 82.3　斜方肌皮瓣。(A)面部及头皮部缺损。(B)设计斜方肌皮瓣。(C)制备斜方肌皮瓣。(D)应用斜方肌皮瓣重建。(Courtesy of Dr. B. Chandrasekhar.)

脉(DSA)。皮岛位于脊柱和肩胛骨内侧缘之间。制取组织瓣时，可从皮岛远端向上切开至锁骨。然后完成内外侧皮下的广泛潜行分离。找出斜方肌外下缘，然后再在其下方的肌肉表面向上方分离。组织瓣掀起时应保持皮肤与斜方肌相连。当 DSA 和肩胛背静脉(DSV)从下方的菱形肌进入到斜方肌下部时，可以被见到。用手指压迫，动脉可以较容易被压缩，并可评估皮岛边缘处的出血。若确认血供充足后，则可结扎 DSA 和 DSV，然后再继续向上方分离。斜方肌必须从其附着的脊柱上游离开来。进行这一步时必须电凝或结扎棘旁穿支动脉。进而斜方肌在肩胛冈处

的附着亦需被切断。在肩胛提肌和小菱形肌的上缘处可以发现 TCA 和 TCV。DSA 从介于大小菱形肌之间的深部肌肉组织进入斜方肌，其进入点位于 TCA 进入点的下方。该组织瓣可以形成很长的蒂，足以到达耳部或面侧区。

颞顶筋膜瓣

颞顶筋膜瓣对耳、眶、前颅底、面部中上 1/3，甚至口腔的重建非常有用(图 82.4)[18-20]。该组织瓣是以顶支或颞浅动脉及静脉为基础，解剖相对简单。这些

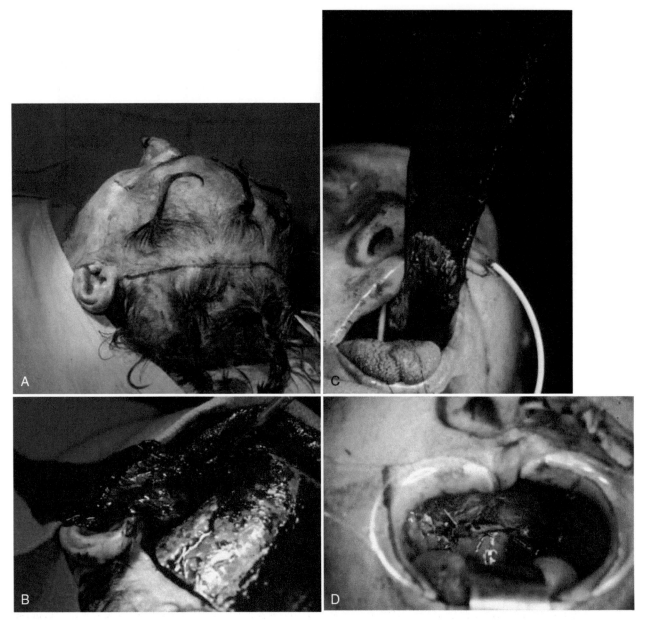

图 82.4 颞顶筋膜(TPF)瓣。(A)设计 TPF 瓣切口。(B)制备 TPF 瓣。(C)TPF 瓣转移至口腔内。(D)TPF 瓣就位关闭口内缺损。(Courtesy of Dr. Michael Carstens.)

血管在耳前向上走行并在颧弓上 2~4cm 处发出分支。制取组织瓣时必须保护这些血管,尤其是在接近组织瓣的基底部时。多普勒监测仪可能对指导分离有帮助。

该组织瓣制取采用从耳轮脚向上至颞窝的头皮切口。头皮从毛囊下的脂肪层面与其深方软组织游离开。必须注意,不能因为过于表浅的分离而导致任何区域产生秃头症。平行颞肌起始线弧形切开软组织,组织瓣可从颞肌深筋膜分离起来。在前方,必须注意避免伤及面神经颞支。该组织瓣可包括帽状腱膜,并可延伸至包括颞肌起始线上方的骨膜。

在颞浅动脉顶支进入组织瓣处,组织瓣的蒂部可能比较窄。

供区的创口可以直接关闭,应该没有明显的供区缺损。该组织瓣可以被埋置或在表面进行裂层皮片移植,均有较高成功率。它可以轻易地到达眶部及口腔。该组织瓣用来覆盖外耳软骨支架优势明显。

颞肌瓣

颞肌瓣尤其适用于耳区、眶部及颞下窝和硬腭甚至口腔内缺损的重建(图 82.5)[21-23]。它不和皮肤部

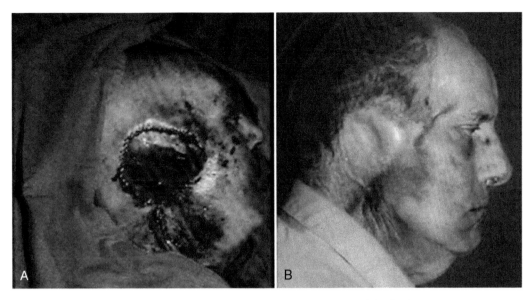

图 82.5　颞肌瓣。(A)颞肌瓣覆盖耳部缺损。(B)颞肌瓣后期随访观。

分一起应用，因为这可能会导致头皮的缺损或某一区域的脱发。

颞肌是扇形的，它从颞弓下方穿过，附着于下颌骨喙突上。它有两个主要的血管供应，即颞深前后动脉。其起始端游离后，该肌肉瓣即可向后旋转覆盖耳部缺损或向前移动覆盖眶部缺损。若移除部分颞弓，则该肌肉瓣可以向下移动到达下颌骨下缘。

该组织瓣制取相对简单，对外科医生的挑战经常是当起始端游离后将肌肉瓣转移至需要的地方。多数情况它被直接移到眶部、颞下窝或者硬腭。

胸三角皮瓣

胸三角皮瓣曾经是头颈外科最常用的组织瓣，但是它已大量被胸大肌瓣取代。胸大肌瓣血供强大，制取移植可靠，且无需延迟手术[24-26]。胸三角皮瓣可以用于重建面部中下 1/3、口腔、颈部和食管的缺损，具有较高的成功率(图 82.6)。

胸三角皮瓣跨过胸上部，以胸骨旁区为基础，向外侧和头向延伸至三角肌区域。若经延迟则可延伸至肩部后方。它主要由乳内动脉的第一至第三胸骨旁穿支供血。一块宽 10cm、长 20cm 的皮瓣可被可靠地制备且具有较高的成功率。更长的皮瓣应被延迟。胸大肌的筋膜可以与该皮瓣同时被掀起。

当皮瓣的末端置入预期目的地时，皮瓣近端未作为重建植入的部分可以卷成管状。2~3 周后，可以

将皮瓣的蒂部离断后放回供区或者可以简单地切除多余皮瓣。通常需要皮肤移植来关闭供区的创面，因此缺损较为明显。

颈胸皮瓣

颈胸皮瓣是面积较大的皮肤瓣，它可以覆盖颈侧和颊部的缺损[27]。该皮瓣血供本质上是胸三角皮瓣的血供。该皮瓣可由颈部或颊部缺损的下界游离起来，至斜方肌前缘后 2cm 并向下越过肩部肩锁关节点，尖端到达腋前线(图 82.7)。为了能充分旋转可能需要做回切，位于锁骨前方及腋窝处的猫耳应在缝合时予以切除。该皮瓣应在颈阔肌深面及胸肌筋膜的浅面分离，必须注意不能损伤皮瓣蒂部内侧的胸内动脉穿支。

尽管颈胸皮瓣的头向部分可能没有带有胡须的皮肤，但它具有与切除皮肤相似的肤色和皮纹。在皮瓣完全就位前可用荧光素灌注成像对其进行评估，以确保使用具有完全活力的皮瓣进行重建。颈胸皮瓣大范围移动可以关闭直径 10cm 的缺损并使重建区具有非常满意的外观，供区的缺损很小，疤痕可以接受，皮瓣活力强。为了获得皮瓣上移可能，外科医生必须经行广泛地皮下分离。分离平面容易到达和贯通，并发症很少。该皮瓣容易获取且组织匹配性好，但在头颈部重建中可能并未得到充分应用。

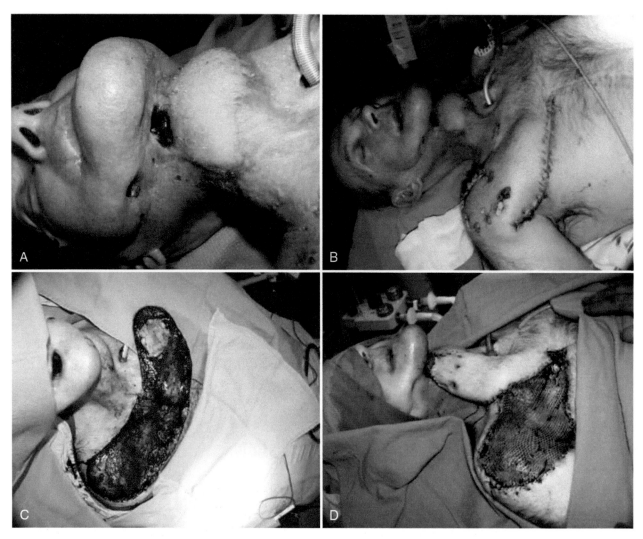

图 82.6　胸三角(DP)皮瓣。(A)下咽缺损。(B)DP 皮瓣延迟,下方裂层皮片移植。(C)制取带有皮肤移植作缺损部位衬里的 DP 皮瓣。(D)DP 皮瓣修复缺损,供区缺损游离植皮。(Courtesy of Dr. Frederic W.-B. Deleyiannis.)

总结

　　本章内容为头颈外科医生提供了多种选择来覆盖因修复和重建而产生缺损的区域。正如所指出的,这些组织瓣不会花费太多时间,且能使一个耗时较长的根治性手术得到一个相当快速的结果。熟练应用这些技术确定能挽救部分患者的生命。局部带蒂组织瓣已成为使头颈外科手术转向今天的更安全且可预测工作的一个因素。这些组织瓣是在关键时刻治疗罹患头颈部肿瘤患者备受欢迎的选择。

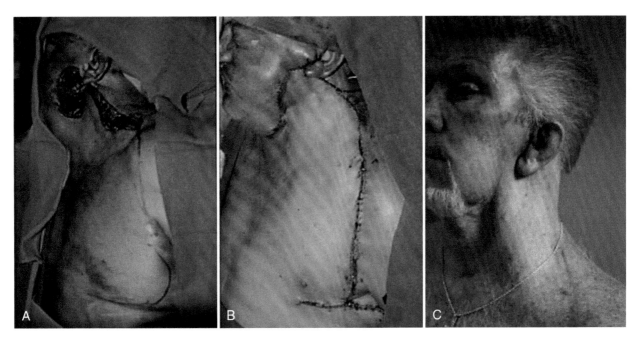

图 82.7 颈胸皮瓣。(A)需要修复的缺损。(B)制取并上移颈胸皮瓣消除缺损。(C)皮瓣完全愈合,患者已接受术后放疗。
(Courtesy of Dr. James Russavage.)

精要

- 良好的头颈部和上胸部肌肉的解剖实践知识是成功应用局部带蒂组织瓣的必要因素。
- 胸大肌皮瓣几乎总是头颈部缺损重建的良好选择。
- 背阔肌皮瓣和颈胸皮瓣经常是头颈部重建的优良选择。
- 当两者都需要重建时,可以设计组织瓣同时修复黏膜衬里和覆盖皮肤缺损。
- 当组织瓣在皮下经过时,通路必须足够大以避免压迫蒂部。

隐患

- 不重视带蒂组织瓣的血管解剖通常会导致组织瓣危象甚至坏死。
- 警惕作为主要动脉供应胸骨部分胸大肌的胸外侧动脉。
- 不要忘记皮瓣荧光素检测可以帮助确保重建成功。当有疑问时,检测失败可能会出现皮瓣坏死的结果。
- 用多个缝合固定组织瓣,以及组织瓣边界无张力,是重建取得美观上满意的必要因素。

- 不要忘记当最初关闭和修复的任务完成后,组织瓣还可做有益的修整,也不应忘记使患者确信这一点。

(邵晓琳 张韬 译)

参考文献

1. Baker SR, Swanson NA: Local Flaps in Facial Reconstruction. St Louis, CV Mosby, 1995.
2. Strauch B, Vasconez LO, Hall-Findlay EJ: Grabb's Encyclopedia of Flaps. Boston, Little, Brown, 1990.
3. Mathes SJ, Nahai F: Reconstructive Surgery: Principles, Anatomy, and Techniques. New York, Churchill Livingstone, 1997.
4. Ariyan S: The pectoralis major myocutaneous flap: A versatile flap for reconstruction in the head and neck. Plast Reconstr Surg 63:73-81, 1979.
5. Freeman JL, Walker EP, Wilson JSP, Shaw HJ: The vascular anatomy of the pectoralis major flap. Br J Plast Surg 34:3-10, 1981.
6. Tobin GR: Pectoralis major segmental anatomy and segmentally split pectoralis major flaps. Plast Reconstr Surg 75:814-824, 1985.
7. Baek SM, Lawson W, Biller HF: An analysis of 133 pectoralis major myocutaneous flaps. Plast Reconstr Surg 69:460-467, 1982.
8. Barton FE, Spicer TE, Byrd HS: Head and neck reconstruction with the latissimus dorsi myocutaneous flap: Anatomic observations and report of 60 cases. Plast Reconstr Surg 71:199-204, 1983.
9. Watson JS, Robertson GA, Lendrum J, et al: Pharyngeal reconstruction using the latissimus dorsi myocutaneous flap. Br J Plast Surg 35:401-407, 1982.
10. Yamamoto K, Takagi N, Miyashita Y, et al: Facial reconstruction with latissimus dorsi myocutaneous island flap following total

maxillectomy. J Craniomaxillofac Surg 15:288-294, 1987.

11. Zhao YF, Zhang WF, Zhao JH: Reconstruction of intraoral defects after cancer surgery using cervical pedicle flaps. J Oral Maxillofacial Surg 59:1142-1146, 2001.

12. Charles GA, Hamaker RC, Singer MI: Sternocleidomastoid myocutaneous flap. Laryngoscope 97:970-974, 1987.

13. Meyer R: Current treatment of stenoses. In Reconstructive Surgery of the Trachea. New York, Thieme, 1982, pp 80-82.

14. Mathes SJ, Vasconez LO: The cervicohumeral flap. Plast Reconstr Surg 61:7-12, 1978.

15. Baek SM, Biller HF, Krespi YP, Lawson W: The lower trapezius island myocutaneous flap. Ann Plast Surg 5:108-114, 1980.

16. Chandrasekhar B, Terez JJ, Kokal WA, et al: The inferior trapezius musculocutaneous flap in head and neck surgery. Ann Plast Surg 21:201-209, 1988.

17. Panje W: Myocutaneous trapezius flap. Head Neck Surg 2:206-212, 1980.

18. Abul-Hassan HS, Asher GVD, Acland RD: Surgical anatomy and blood supply of the fascial layers of the temporal region. Plast Reconstr Surg 77:17-24, 1986.

19. Antonyshyn O, Gruss JS, Bart BD: Versatility of temporal muscle and fascial flaps. Br J Plast Surg 41:118-131, 1988.

20. Carstens MH, Greco RJ, Hurwitz DJ, Tolhurst DE: Clinical applications of the subgaleal fascia. Plast Reconstr Surg 87:615-626, 1991.

21. Bakamjian VY, Souther SG: Use of temporal muscle flap for reconstruction after orbitomaxillary resections for cancer. Plast Reconstr Surg 56:171-177, 1975.

22. Koranda FC, McMahon MF, Jernstorm VR: The temporalis muscle flap for intraoral reconstruction. Arch Otorhinolaryngol 113:740-743, 1987.

23. Reese AB, Jones IS: Exenteration of the orbit and repair by transplantation of the temporalis muscle. Am J Ophthalmol 51:217-222, 1961.

24. Bakamjian VY: A two-stage method of pharyngoesophageal reconstruction with a primary pectoral skin flap. Plast Reconstr Surg 36:173-184, 1965.

25. Mendelson BC, Woods JE, Masson JK: Experience with the deltopectoral flap. Plast Reconstr Surg 59:360-365, 1977.

26. Krizek TJ, Robson MC: Potential pitfalls in the use of the deltopectoral flap. Plast Reconstr Surg 50:326-332, 1972.

27. Becker DW: A cervicopectoral rotation flap for cheek coverage. Plast Reconstr Surg 61:868-870, 1978.

第 **83** 章

唇腭裂:综合治疗与技术

Anil Gungor, Ramon Ruiz, Bernrd J. Costello

唇腭裂畸形的综合治疗需要细致地考虑畸形部位解剖上的复杂性,也要权衡好干预与生长之间的复杂关系。从婴儿期到青少年,综合及协同治疗对于一个理想结果的取得是非常必要的。在治疗的各阶段,受过正规训练、富有经验的医生们必须积极参与到计划和治疗当中去[1,2]。对于唇腭裂患儿,外科治疗具有以下特定的目标:

- 符合美学上正常外观的唇鼻外形
- 完整的原发和继发腭
- 正常的发音、语言和听力
- 鼻气道通畅
- Ⅰ类𬌗,咀嚼功能正常
- 健康的牙齿、牙周状况
- 社会心理发育正常

然而,对于一些大范围唇裂、腭裂和鼻畸形的儿童,实现这些目标极具挑战。对于不同的患儿,畸形的程度变化很大。例如,没有症状的悬雍垂裂是临床上无关紧要的畸形。相对简单的畸形可能包括黏膜下腭裂,会导致在腺样体切除术后出现言语异常。另一种较轻微的畸形是隐性唇裂,它表现为人中嵴完整,唇弓对称,面型正常,但牙槽嵴上有一个小切迹。令人失望的是一些范围较大的畸形,包括广泛的双侧唇腭裂或联合多种面部发育异常(图 83.1)。

唇腭裂医生在初步评估和计划时应重视解剖和功能上的缺陷,旨在对未来功能和美观的恢复。这取决于许多因素,包括骨和黏膜及其下的软组织破坏的严重程度。临床上选择适合于畸形性质和严重程度的手术技巧和外科技术是获得良好预后的基本要求。对于治疗中诸如解剖变异、瘢痕组织形成、对患者及其家长的教育和他们的配合情况等也是决定治

疗成功的重要因素。要实现这些目标,则必须有一个合作密切的团队。

本章将针对唇腭裂畸形修复提供一个基于外科技术上的概述。唇腭裂的外科重建要求从事这项重要工作的外科医生对复合体畸形本身、不断变化的手术技术、面部生长,以及患者及其家庭的社会心理健康保持一个理性的认识。本章的目标是向读者介绍从幼儿期到骨骼成熟期间唇腭裂修复的各阶段重建方法,并重点探讨唇腭裂初期修复中的具体手术步骤。

唇腭裂的分类

描述唇腭裂畸形的分类对研究致病因素、比较治疗结果是必要的。许多分类体系已经在文献中体现[2~5]。简易的分类体系对于日常使用来说很有价值,便于理解。然而,过于简单的分类体系不能详细有效地描述唇腭裂严重程度的不同。因此,现在的趋势是使用较全面的分类体系,能为研究和结果分析提供更好的帮助。

唇腭裂的外形千差万别,所以必须在简单和复杂的分类系统之间取一个折中的方法。无论有多复杂,所有的分类系统都使用鼻(包括鼻翼、鼻穹窿、鼻小柱、鼻孔基底部、鼻中隔、犁骨)、唇(包括唇红、人中、唇弓、李斯特结节、唇红线和唇白线、前唇)和腭(包括切牙孔、原发腭和继发腭、硬腭和软腭、牙槽突、腭中线附着)这些基本的标志来描述。

LAHSHAL 分类体系是常用的唇腭裂分类体系,从患者的右侧开始,裂开的情况分别标记为唇(L)、牙槽嵴(A)、硬腭(H)和软腭(S)的完全裂开(C)、不完全

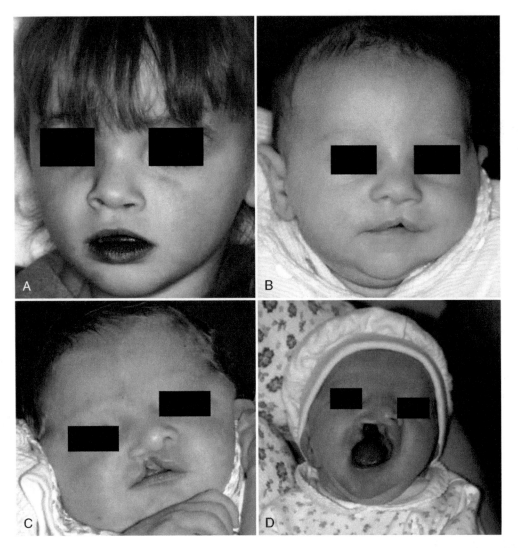

图 83.1　因为唇裂有多种类型,因此每例修复必须个体化以获得最好的正常外观。(A)仅有左侧微型唇裂,不需要修复。(B)仅有小的左侧不完全唇裂。(C)右侧不完全唇腭裂伴 Simonart 带。(D)宽的右侧完全性唇腭裂。

裂开(I)或者组织缺失(X)(表 83.1)。对于颅颌面部的裂开通常以 Tessier 规定的方式进行分类(图 83.2)。

多学科治疗

　　唇腭裂患儿的康复需要多学科的综合治疗,包括耳鼻喉、口腔颌面外科、整形外科、遗传学/畸形学、言语/语言病理学、正畸学、假牙修复学等学科的互相配合[1,2,6]。治疗的过程贯穿于患儿整个生长发育的过程,在对患儿治疗的过程中,长期的随访必不可少以确保治疗的全面性。

　　唇腭裂患儿的康复需要多学科的共同努力。多数唇腭裂患儿有多方面的相关问题,多个团队模式以学科间合作的方式才有可能解决这些问题。团队

表 83.1	唇腭裂的分类					
右侧						**左侧**
L	A	H	S	H	A	L
I	C	C	C	X	X	X

举例,一例单侧右侧不完全唇裂(L)伴完全牙槽突裂(A)和硬腭(H)、软腭(S)裂。犁骨附着于左侧硬腭。左侧牙槽突和唇完好。C,完全;I,不完全;X,无裂。

的关键成员包括外科医师或唇腭裂外科医师、正畸医师和言语治疗师。唇腭裂外科医师通常是接受过训练的整形外科医师、口腔颌面外科医师或者耳鼻喉科医师。其他重要成员还包括儿童牙科医师、遗传学医师/畸形学医师、儿科医师、心理学家和社会工作

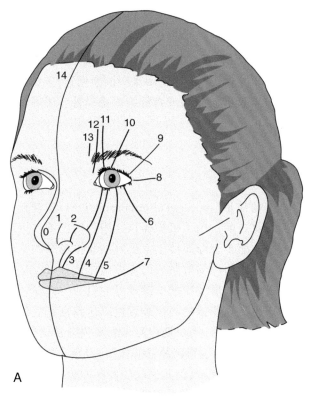

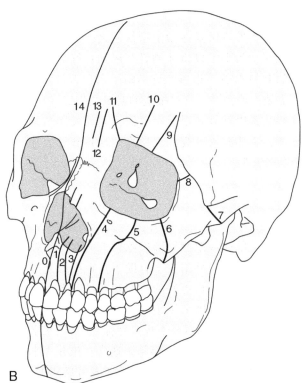

图83.2　(A,B)复杂的面部裂可以根据Tessier以眶为中心的数字标记系统。裂可以累及所有的平面，包括皮肤、黏膜、骨、牙齿、肌肉、脑、外周神经和其他特殊结构。

者。团队的领导者可以是也可以不是唇腭裂外科医师，但应该是一个没有偏见的治疗参与者。形成的多学科唇腭裂团队服务于两个关键目标：①由所有必要的学科参与的协作治疗；②治疗的连续性，在患者整个生长发育和重建后必须密切随访。

在一个治疗团队中，患者要在同一天见所有专家。全面的评估并没有实现，在做决定的时候，信息可能并不全面，而且某一个参与者的治疗决定可能并不能反映患者的全部状态，直到所有的信息能够被每位专家所回顾。在一个团队中，秘书负责组织门诊患者与各位专家进行多次会诊。这种方式通常花费大并需要团队所有参与者召开会议讨论决定全面的治疗方案。

多学科团队包含许多专家，但是他们可能并没有必要合作或互动。最好治疗的组织出现在多学科团队同时也是交叉学科团队。交叉学科团队一起能为特定患者制定最好的治疗方案。在这种治疗模式下，决策是基于协作过程，每位成员都认识到其他成员的治疗的优先性。

产前诊断

团队参与最好开始于产前期[1,2,7,8]。通过超声实现的产前诊断，为团队成员早期介入提供了机遇，他们能提供再保证、熟悉度和对于各种问题的系统的解决途径，包括咨询、治疗和喂养方式。产前超声检测唇腭裂通常依赖于裂开的类型和程度。当唇腭裂存在时，总体检出率大约是65%(孤立性腭裂，22%；孤立性唇裂，67%；唇腭裂，93%)[1]。

其他的检测可以进一步评估相关畸形、综合征和后遗症的可能性，这些有可能影响分娩过程。特殊情况下经验丰富的超声技师能够看到气道发育和其他异常，这些异常可能需要早期干预，如通过婴儿期手术、宫外分娩期手术、体外膜氧化或在出生时行手术气道处理(气管切开)。评估任何相关畸形都是通过三维超声、磁共振或其他遗传学评估来实现的。这些具体的评估对于理解各种畸形的性质、顺利生产的可能性、是否需要额外的检查和治疗都大有裨益。

治疗的顺序

由于各个唇腭裂治疗中心的治疗理念不同，唇腭裂的治疗介入的时机在各中心也不同。因此很难获得大家公认的治疗时机共识[1,2,9-11]。表83.2列出了一个唇腭裂的分期治疗时间表。这是一个总的时间表,需要根据美观和功能的优先性进行个体化实施。

唇腭裂修复时机有争议。虽然在唇腭裂的治疗方面已经取得了许多有意义的进展,但是在关于治疗时机和在每一个阶段具体技术的应用方面还缺乏共识。外科医师在决定如何以及何时进行干预时,必须不断地仔细平衡功能需要、美容要求,以及生长发育的问题。唇腭裂早期手术对于生长发育的影响比其他畸形早期手术更为明显。对生长发育中的儿童进行手术操作的决定不能轻易做出,而必须考虑早期手术可能出现生长发育迟滞。但是,由于功能和社会心理的原因,许多先天畸形的患者会从早期手术干预中获益。理解颌面部骨骼生长发育是制订治疗计划的关键[1,2]。

唇腭裂患者气道阻塞的处理

气道的特点取决于唇腭裂的类型及其严重性。完整的腭为舌提供支持并防止舌后坠。腭裂宽大的儿童由于缺乏这种支持将会有不同程度的上气道阻塞。这种阻塞在伴有相关综合征的儿童和下颌骨生长不良的 Robin 综合征儿童中明显。俯卧位、喂养适应和时间可能解决轻度的阻塞。在某些情况下,鼻气道能提供数周到数月的缓解。用纤维或硬管内镜能

评估气道以明确气道阻塞的程度和其他的气道异常(如后鼻孔闭锁、喉气管软化、声门下狭窄)。对于阻塞严重的病例,手术选择包括:舌固定、下颌骨牵引骨成形和气管切开。插管困难应该预见到,应该准备 Bullard 喉镜、喉面罩、或者纤维内镜插管装置等其他设备。

术前矫形

术前矫形(presurgical orthopedic/PSO)装置在唇和鼻修复之前被用于机械操作牙槽骨的位置。可以用来辅助缩小裂隙而使手术更容易获得可靠的关闭张力。常用的丙烯酸制成的支撑假体装置可以达到唇部组织的塑形及扩增上颌骨弓的目的。以鼻及牙槽嵴作为支撑部位的固位装置可以达到良好的缩窄裂隙的效果,并且为一期修复鼻部缺损提供便捷[12-17](图 83.3)。为了达到该装置的作用,需要儿童牙科医师、正畸科医师以及患儿家长的共同配合。当然,对于该种 PSO 装置也有报道表示可能会影响到患儿面中部的发育[17]。

有些外科医师在做定型修复之前大概 3 个月时完成唇粘附手术以将牙槽骨塑形到较好的位置。有效的 PSO 装置可以避免唇粘附手术和为实施该手术所需要的麻醉[18]。虽然报道的初步结果好,但是使用这些装置以及其效果仍存争议,因为长期结果研究显示并不能改善外观,保持高位牙列和好的牙弓外形[1,2,14-16,19]。

上唇粘附技术

对于单侧或双侧唇部裂隙较大或双侧裂隙极不对称的患儿,唇粘附技术有助于在定型修复手术之前缩小唇裂以获得更好的唇部和牙弓关系。在这项技术中,有些医师采用小的组织推进瓣跨越唇裂区域(图 83.4)。注意不要干扰自然标志,采用水平褥式缝合。当应用该技术时,唇粘附通常在患儿 3 个月时完成。唇定型修复在唇粘连术后 3~6 月后实施,切除瘢痕组织并对位残余唇组织。

单侧唇裂的首次手术修复

单侧唇鼻裂差异很大,因此每个修复设计都是独特的(图 38.1)。笔者习惯使用一种在患儿 10 周左

表 83.2	唇腭裂畸形分期重建的治疗时机
治疗项目	时机
气道评估和干预	如果需要,初次诊断以后便可实施
术前矫形,鼻牙槽突制模,唇粘附	合适的病例,在唇裂手术修复之前
唇裂/鼻修复	10 周后
腭裂修复	9~18 个月
鼓膜切开和置管	在唇裂或腭裂手术修复时,根据中耳渗出的情况和听力状况而定
咽瓣或咽成形	3~5 岁或之后,根据言语发育而定
上颌/牙槽突骨移植重建	6~9 岁,根据牙齿发育情况而定
正颌手术	女孩 14~16 岁,男孩 16~18 岁
中隔鼻成形术	5 岁后,但是如有可能倾向于在骨骼成熟后,正颌术后
唇裂的二期整复	初次重塑和瘢痕成熟后的任何时间,但是最好在 5 岁后

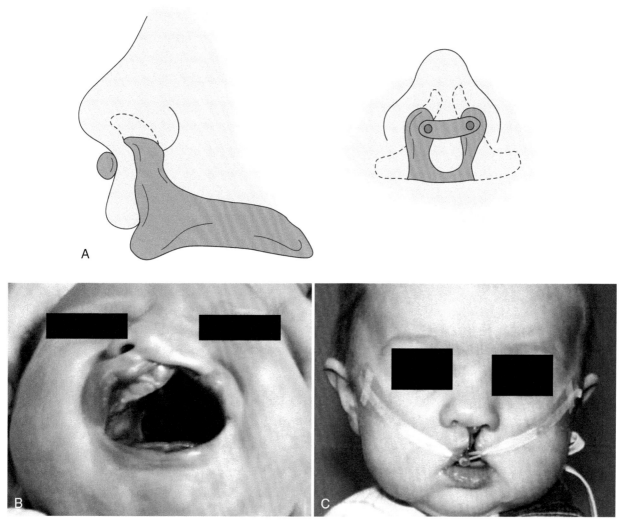

图 83.3 (A)Grayson 鼻牙槽突模具(nasoalveolar molding,NAM)应用的前外侧观,显示鼻的凸度有助于塑型鼻软骨和上颌节段,使其在修复前成为更适合的结构。(B)应用 NAM 之前的节段。(C)应用 NAM 之后但是在闭合之前的节段。

右实施的修复术(图 83.5 和图 83.6)。修复的目标是将皮肤、肌肉和黏膜分三层封闭,术中切除裂隙边缘的发育不良的组织并将正常组织对位缝合。手术的关键是要重建口轮匝肌的连续性和其括约肌功能。Millard 旋转推进技术的优点是能使每一个切口线都在唇和鼻的自然轮廓线内[1,2,20,21]。这是一个优点,因为对于单侧唇鼻裂,正常一侧恰与手术部位相邻,很难获得"镜像"对称。Z 成形术如 Randall-Tennison 修复技术,可能不能获得这样的对称性,因为 Z 形的瘢痕直接邻近没有裂隙的人中。当裂的旋转部分与推进部分相比非常短时,获得对称更加困难。不同术者的修复技术的差异很大。下面将选取几种单侧和双侧唇修复技术加以讨论。

用头戴式放大镜和手术卡尺细致标记所有的标志(图 83.5A)。首先标记非裂隙侧(noncleft side,NCS)的下点(中线)(1)和唇弓最高点(2)。位于这两点之间的距离用于确定裂隙侧(cleft side,CS)唇弓的最高点(3)。非裂隙侧(NCS)鼻翼基底(4)、鼻小柱基底(5)、和唇联合(6 和 7)加以标记。通过计算裂隙侧唇联合和唇红的宽度来标记唇弓外侧最高点(8)。在点 8 处的干唇红和湿红唇的垂直高度应该与点 3 处的唇红的垂直高度匹配。因此 8 位于距唇联合 1~2mm 的距离(与 2 和 6 之间的距离相匹配)以与唇红的高度相当。

标记推进瓣的尖部(9)使点 8 和 9 之间的距离与点 2 和 5 之间的距离一致(83.5A)。术者在设计皮瓣的时候必须通过增加血运方式来避免皮肤变色和发育不良。在与非裂隙侧唇和鼻小柱相比时皮肤最

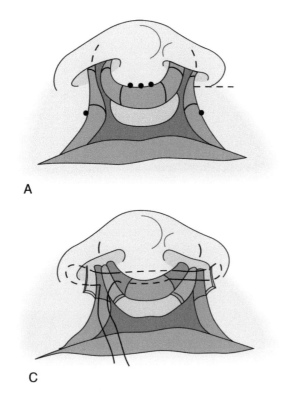

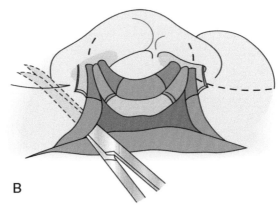

图83.4　某些术者使用的唇粘合技术作为闭合宽唇裂的一期手术示例。(A)设计瓣以桥接缺损。(B)潜行分离以对位。(C)在闭合之前应用预置缝线。(From Senders CW: Presurgical orthopedics. Facial Plast Surg Clinics North Am 4:333–342, 1996.)

轻微的差异都很容易被察觉。

在旋转切口随后在唇的高位以几乎垂直于旋转切口的角度做非常小(<1mm)的减张切口(y)(图83.5B)。这将使得非裂隙侧没有张力地下降并形成对称的前下唇(prelabium),最小程度地越过上部人中柱。

沿旋转和推进皮瓣将口轮匝肌从皮肤上解剖出来(图83.5C)。完成解剖有助于最后分层缝合。如果可能,肌肉应呈交指状。黏膜的闭合始于唇沟再向湿唇红,用4-0铬线或聚乙醇酸缝线(图83.5D)。

在唇重建时,应该考虑首次鼻重建,将移位的下外侧软骨和鼻翼复位。有几种重建方法被提出,但在实际的鼻重建时不同手术医师的方法存在相当大的差别[1,2,12,22]。首次鼻重建可以获得通过减张和重塑下外侧软骨和鼻翼基底并用自体皮下移植物或甚至正式的开放鼻成形术来抬高这些区域。由于唇修复是在生长和发育很早的时间点上完成的,因此笔者喜欢微创手术解剖,这样瘢痕对这些组织随后发育的影响最小。McComb介绍了一种技术,深受欢迎,这项技术通过在鼻翼皮肤皱褶处做切口,将下外侧软骨从鼻翼基底和周围组织分离开来[22]。

将下外侧软骨从皮肤上解剖游离出来(包括位于内侧脚和穹窿之间的部分)(图83.5E)并用环形缝合悬吊至同侧上外侧软骨。如果需要,穹窿间和悬吊

缝合可以用于复位和矫正鼻尖的方向。这种改良需要扩大解剖范围。错位的鼻中隔予以松解,复位并通过膜性鼻中隔做切口加以固定。复位鼻翼以解决三维对称问题。对于多数单侧完全性唇裂,鼻翼基底必须从唇的外侧面以及梨状孔分离出来,通过环形切口使得这些成分能独立移动。皮瓣推进至鼻翼之外。推进皮瓣的尖部可以固定在膜性鼻中隔。鼻孔放支撑数周或放置硅胶鼻孔保持器更长时间以防止鼻孔变形。

患儿父母亲可以用术前的喂养方法喂养患儿。常规限制手臂2周以避免损伤唇部。开始几天可以局部涂抹抗生素软膏,修复手术两周后可以每天数次轻揉按摩,以利于瘢痕重塑。

双侧唇裂一期修复

双侧唇裂修复应该是最具挑战性的手术技术之一。缺乏好的组织以及大的错位是面临的主要困难,但是优越的技术和能充分移动的组织瓣通常能获得很好的美容结果(图83.7至图83.9)。另外,鼻小柱可能很短,而且上颌前段可能明显旋转移位。充分移动这些节段并注意只应用已经发育的组织将获得良好的效果,即使对于有明显不对称的个体。

虽然通常比多数单侧修复更困难,但是双侧唇

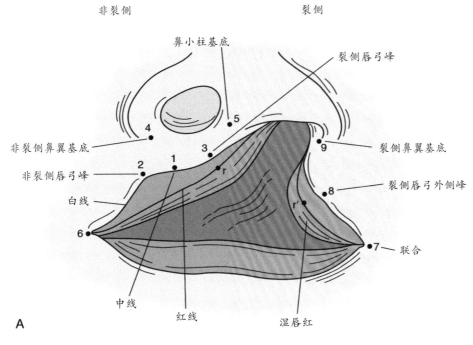

非裂侧　　　　　　　　　　　　　裂侧

鼻小柱基底

裂侧唇弓峰

非裂侧鼻翼基底

裂侧鼻翼基底

非裂侧唇弓峰

裂侧唇弓外侧峰

白线

6

联合

中线

红线

湿唇红

A

3–r=8–r′(对齐红线)

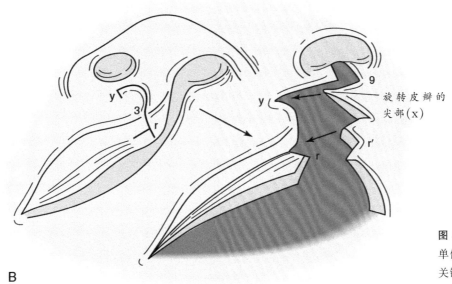

旋转皮瓣的
尖部(x)

B

图83.5　(A)用细的标记工具标记
单侧唇裂修复的关键标志。(B)沿
关键标志切除发育不良组织,各种
回切用于解决对称性。(待续)

裂和鼻重建的修复技术在概念上与单侧唇裂的修复
类似。用精细的标记工具在关键标志处做标记,确认
不要包括任何发育不良的组织(图83.7)。 点12和
点13应该做在好的白色皮丘和唇红的起始部,用小
的回切向外侧延伸使得能够在前唇组织下推进。点8
和点12的长度应与点7和点13的长度相等。点2
和点4之间的距离不应超过3mm。这块组织由于唇
的重塑以后会明显延伸。做鼻孔内的切口应细致,不

要切除过多组织以免导致鼻孔狭小。鼻翼基底的回
切应该足够长以允许鼻部解剖,将鼻翼组织从梨状
孔缘分离,和向内侧推进以重建鼻孔。
　　有些术者采用涉及堆积叉状瓣 (banked fork
flap)的手术技术,通过手术延长鼻小柱并保留发育
不良的组织。鼻孔和鼻小柱区域的早期大范围组织
瓣在明显生长出现后看起来并不自然,并会导致组
织轮廓异常。虽然手术试图延长的鼻小柱最初看起

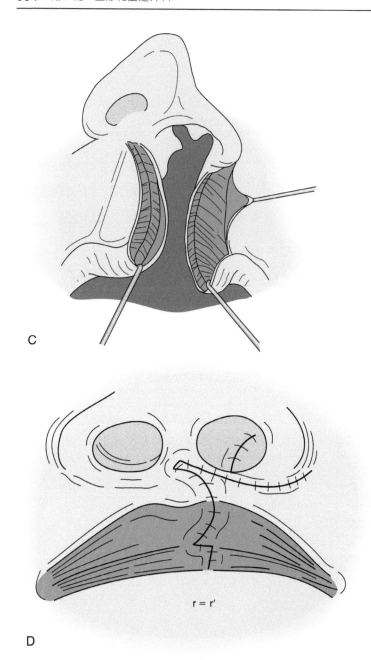

C

D

r = r'

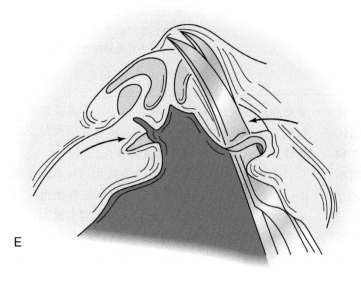

E

图 83.5(续) （C）获得三层闭合，先重建口腔黏膜和鼻底然后是口轮匝肌。皮瓣应该没有张力地被关闭。 （D）嵌入旋转和推进皮瓣，在三个维度上达到最好的对称性。(E)稍做鼻解剖以复位下外侧软骨和外侧鼻翼组织。这些组织必须从它们异常附着的部位游离并复位，以获得更好的对称。

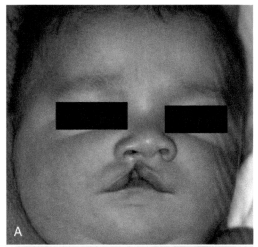

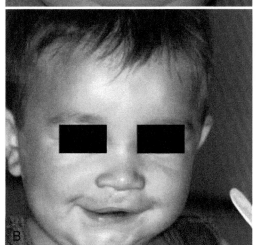

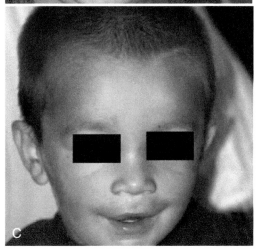

图 83.6 (A)一个右侧不完全性唇裂的 3 个月大婴儿,注意中线附近的人中缩短,必须向下转位以避免切迹和改善对称。(B)9 个月大的男孩接受旋转推进皮瓣修复唇裂和鼻畸形后。(C)B 中的同一男孩在唇裂和鼻修复术后两年半的照片。

来好,但是在以后它们经常显得异常长而且生硬。修正这些医源性畸形较困难,而且有些轮廓的异常不能充分修正。如果切除发育不良组织,而且避免在内侧鼻底和鼻小柱内做切口,长期的美容效果通常很好。

笔者喜欢一期鼻重建,重建方式与单侧唇裂的McComb 技术类似[1,2,22]。其他开放鼻成形技术涉及直接在鼻尖做切口或是前唇解剖旋瓣技术[12]。由于属于最早的操作,在这个时间过多的鼻成形术可能导致早期瘢痕,从而影响周围组织的生长而且使得修正手术更加困难,长期美容效果并不理想。

唇裂修正手术

即使在一期唇裂修复中采用了最先进的技术,许多患者仍然能从修正手术中获益,无论在哪个时间点,哪怕是一次的小的修正手术。虽然修正手术通常只是唇裂重建的选择性手术,术者必须告知家属这种可能性。颌面复合体的骨性和软组织会随着儿童的发育而生长变化,修复后的唇也会受到影响。双侧唇裂要比单侧唇裂更能从修正手术中获益。大多数儿童在 5 岁后完成唇的发育,因此这是考虑修正手术的最好时机,同时学龄前修正的社会心理获益将非常大。也可以将修正手术延迟到十几岁,此时多数颌面部发育已经完成。倾向于等到正颌手术(如果该手术必要)完成之后修正,因为这些手术将相当大地改变鼻和唇的轮廓和形状。

唇裂修正手术的目的包括切除残余瘢痕、再对合关键的解剖标志 (如唇红皮肤交界和唇红黏膜交界),并调整垂直唇的长度(人中小柱)。将口轮匝肌作为单独的一层进行修复对于获得好的外观非常重要。虽然小的瘢痕切除可能在有些患者需要考虑,但是多数患者将获益于修正手术,通过切除瘢痕、将组织解剖分离为三层(皮肤、肌肉和黏膜),能获得更好的对称和外形的重建。如同一期修复,也采用 6-0 或更细缝线以减少缝合痕迹。术后护理与一期修复一样,包括细致的早期伤口护理和避免过度日光暴露。

腭成形术

婴儿期的腭裂修复有两大目标:①闭合口鼻交通,这涉及胚胎期继发腭;②解剖修复软腭内的肌肉,这对于形成正常的言语非常重要。软腭是开闭口

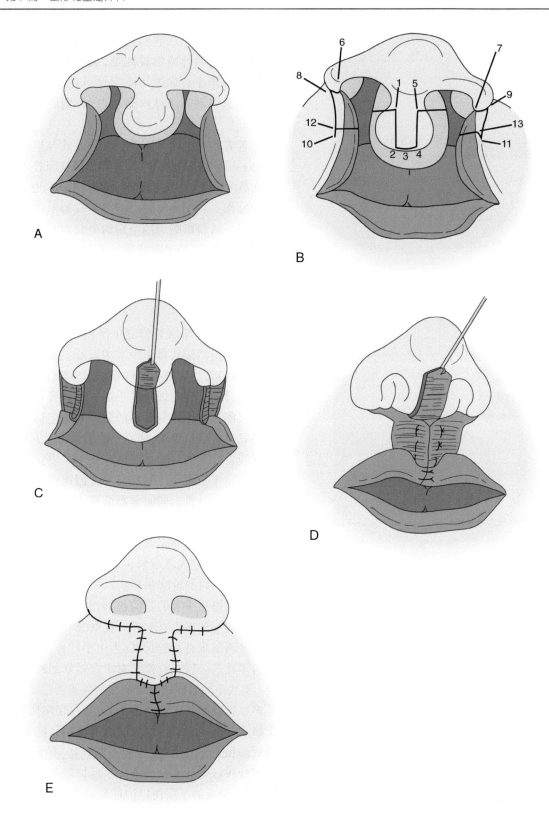

图 83.7 (A)显示的是双侧完全性唇上颌裂,突出显示裂开周围发育不良组织的性质。重要的鼻畸形明显见于鼻小柱缩短以及鼻复合体破裂。(B)笔者首选的修复标记显示如图,强调切除发育不良组织并用推进瓣对位健康组织。以下长度应大体相等:1 到 2=6 到 10;5 到 4=7 到 11;1 到 2=5 到 4;6 到 10=7 到 11。(C)通过切除外侧发育不良组织并将人中向上掀起形成一个新的人中。另外,外侧推进瓣被解剖成三层(皮肤、肌肉和黏膜)。用这些推进瓣也可以完成鼻底重建。(D)用多个间断或褥式缝合或兼用两种方式将口轮匝肌在中线对位。这是整个唇功能重建的关键步骤。鼻底的瓣也以在此时缝合。新的唇红边界在中线予以重建,用从外侧推进来的好的白卷组织。(E)完成皮肤和黏膜组织的最终的对位,将切口线留在唇和鼻的自然外形中。

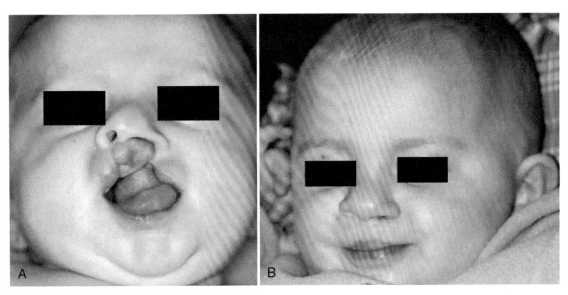

图 83.8　(A)双侧唇腭裂患者的术前外观,有明显的不对称性和上颌前段的旋转。注意明显的鼻不对称性和口轮匝肌的外侧隆起。(B)同一孩子 14 个月大时。术前没有使用矫形器具。

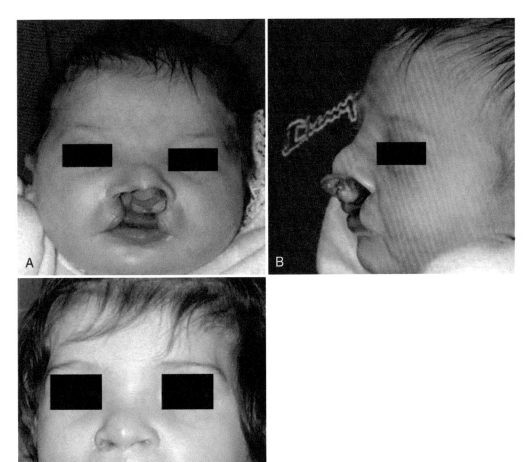

图 83.9　(A)宽的双侧唇腭裂伴明显不对称性和鼻小柱长度缺失的患儿术前前面观。(B) 宽的双侧唇腭裂伴上颌前节段突出的患儿术前左侧面观。注意鼻小柱长度缩短。(C)同一患儿双侧唇腭裂修复术后。术前没有使用矫形器具。

腔和鼻腔复合体的一部分,参与言语形成。当软腭有裂隙时,异常的肌肉附着在硬腭的后缘。手术绝非简单封闭腭部缺损,而是要游离异常的肌肉附着点,并形成方向性更好的肌肉连续性,这样软腭可以作为一个能动的结构。虽然成功修复了腭,有相当部分的患儿接受腭裂修复术后仍然需要言语治疗,而且由于各种原因难以闭合软腭。

有几种腭成形术,并且能在文献中发现大量的改良方法。下面讨论 3 种最受欢迎的技术,包括:

- 双瓣腭成形伴腭帆内腭帆成形术
- V-Y 瓣后推法伴腭帆内腭帆成形术
- Furlow 腭成形术

每例手术之前,必须考虑腭裂的类型和严重程度、节段的位置、鼻中隔偏曲程度、裂隙的宽度、软腭的长度和对称性,以及软腭和咽壁的活动性。最好用卡尺测量并记录腭宽度、长度和其他裂隙参数。

患者取仰卧位,颈稍后仰,垫肩。用腭裂开口器最大限度开口,同时将气管插管固定在中线位舌表面。可以在下咽气管插管周围做适当的喉填塞。用记号笔、龙胆紫或亚甲蓝标记切口。将加有肾上腺素的利多卡因注射到黏膜下、骨膜下以及腭孔周围。骨膜下注射有助于分离黏骨膜瓣和止血。术者应避免将药物注射到神经血管束。如果计划用犁骨瓣,同时在犁骨周围浸润。

各种手术刀,包括 nos. 11、15 和河狸 6300（Beaver 6300）,用于解剖皮瓣。当裂隙小时,小的半圆形切割刀会有帮助。PS5 是一种精细的多功能 3/8英寸的切割刀。如果需要,PS4 切割刀可以装稍大的钻头。细心的术者会使用比常规逐渐变细的切割针损伤小的针状电刀。但是,如果伤口有张力,渐细的针可以避免黏膜损伤。

双瓣腭成形伴腭帆内腭帆成形术

在笔者的临床实践中,该技术是最适合完全性单侧腭裂的修复（图 83.10）[1,2,23,24]。可以设计鼻瓣,使得一条黏骨膜瓣可以留在硬腭的内侧缘。裂隙越宽,黏骨膜瓣也应越宽。设计切口时,还需要考虑腭架（palate shelves）的宽度和角度。当这些瓣被掀起并移动以重建鼻黏膜层时,在缝合时应该没有张力。在软腭上,切口应该沿鼻腔和口腔黏膜之间的移行线。对于宽的裂隙（间隙超过 15mm）,可以设计犁瓣（vomer flap）用于中央区关闭。

外侧,设计的皮瓣只包括口腔黏骨膜（图

83.10B）。应该避开牙龈。切口线向外侧移动到牙槽结合部,一旦到达牙槽的外侧部并可能延长 0.5~1cm进入软腭,腭架很快能恢复其后部的方向性。

通过表浅的切口,将口腔黏膜朝向悬雍垂尖部方向从鼻黏膜分离下来。位于硬腭表面的黏骨膜切口应垂直于腭板并切透,做连续、清晰的切开一直到腭架。用低设置的针状电凝或双极电凝止血。

用 Woodson 或其他剥离子从前外侧开始掀黏骨膜。轻柔地分离皮瓣的尖部。掀起皮瓣尖部后,用Freer 剥离子继续向后行骨膜下分离,直到暴露并分离血管神经束周围组织。用钝性和锐性分离离断所有附着于硬腭架的肌肉和肌腱,使得皮瓣通过神经血管束和外侧蒂附着于硬腭。

通过用钝性器械（Metzenbaum 剪）进入 Ernst 间隙将软腭向内侧转换。为了获得更向内侧的移动,可将翼钩不全骨折,但是很少需要这样做。Veau 肌附着在硬腭后缘骨膜上,该肌与绕过翼钩后的腭帆张肌腱膜伴行（Veau 肌是一个裂隙状肌肉,包括提肌和腭咽肌）。有些术者离断肌腱以向内侧移动肌肉。

将神经血管束轻柔地牵拉暴露腭大孔（图83.10C）;腭大孔被锥形骨膜所包绕,可以在任一侧浅部切开骨膜,并向后分离以获得皮瓣的最大移动度。需要进一步解剖分离以获得皮瓣的最大移动。

将 Veau 肌从硬腭上完全解剖分离出来,接着分离鼻黏膜骨膜瓣。附着部位用锐性剪刀和刀片从鼻黏膜骨膜上剥离下来。精确的解剖能延长腭部和后内侧肌肉转位以形成一个功能性肌肉吊带。这种重建被命名为腭帆内腭帆成形术（intravelar veloplasty）。与传统的双瓣腭成形术相比,该技术将肌肉从鼻黏膜和口黏膜分离的范围更广。通过在靠后的位置复位和拉紧腭咽肌和提肌而完成的解剖,在理论上,更符合生理功能。

一旦皮瓣移位后,从前部开始闭合鼻侧层,并应该保持无张力（图 83.10C）。缝线在鼻侧面打结。应该考虑两个皮瓣的长度差异并在这个阶段调整缝线间距。在硬腭和软腭交界处应该没有张力。复位软腭肌肉（如果需要可以重叠）并用两到三针（3-0 或 4-0可吸收缝线）褥式缝合在一起。口腔侧用单根可吸收4-0 或 5-0 缝线间断或褥式缝合并在口腔侧打结（图 83.10D）。

用 4-0 可吸收缝线将联合瓣锚定到鼻黏膜骨膜瓣闭合处的中点处,用两到四针将尖部固定到牙槽。这些步骤防止了口腔和鼻腔层之间形成死腔并稳定

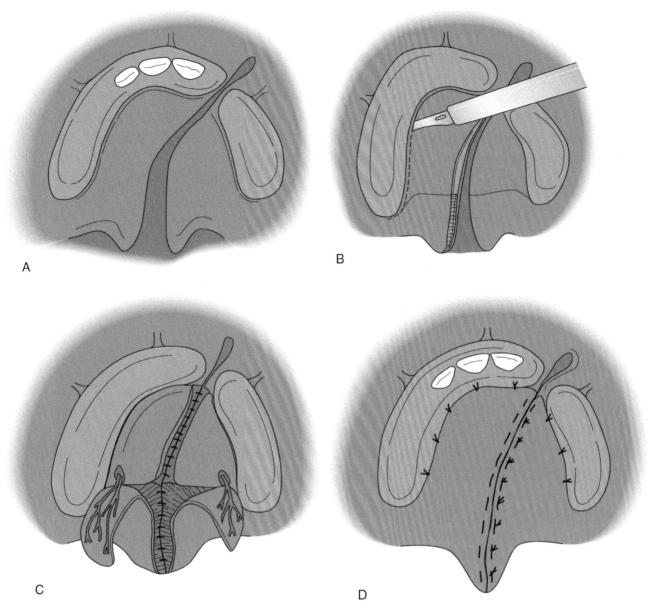

图 83.10　(A)显示单侧原发和继发腭裂,累及范围通常从前部前庭到悬雍垂。(B)Bardach 腭成形术需要从两侧腭架掀起两个大的全厚黏骨膜瓣。前部(切牙孔前)裂在混合牙列期之前没有重建。(C)在 Bardach 成形术中通过重新对合鼻黏膜完成分层闭合。将腭提肌肌腹从正常腭后部附着处掀起。然后为了言语的目的在中线再对位形成动态功能性吊带。(D)一旦鼻黏膜和软腭肌肉对位后,在中线闭合口腔黏膜。因为长度是从腭深部获得的,外侧减张切口很容易闭合。少数情况下,裂很宽,外侧切口的一部分可能仍保持开放并通过肉芽组织二期愈合。

了皮瓣。通过使用三到四个垂直褥式缝合贯穿口腔侧和鼻腔侧可以达到同样的目的。外侧暴露的骨质可以用微纤维蛋白胶原 (microfibrillar collagen) 填充。在极少数情况下,可以置舌缝线(3-0 丝/尼龙)以有助于向前牵拉舌体,避免术后出现气道阻塞。术者应缩短术中开口器使用的时间以避免更严重的肿胀。

V-Y 瓣后推法伴腭帆内腭帆成形术

对于许多外科医生,V-Y 后推手术是最适合修复后部腭裂(软腭)伴轻度硬腭裂(如 Robin 裂伴单侧或双侧不完全硬腭裂)的技术。设计的原则类似于双瓣腭成形,为了理论上复位软腭在硬腭上包含一个 V 到 Y 的切口设计。切孔前方的原发腭黏膜骨膜保持不动,设计的皮瓣要留下这个区域,呈 V 形。闭合时,皮瓣向后滑动以封闭裂隙,并将这种交界转换成 Y 形。(这种后部移位仅限于黏膜骨膜瓣的尖部,而且很轻微,不要与通常所说的推后腭成形相混淆,推后腭成形后移目的是复位腭帆肌。)腭帆内腭帆成形和剩余的修复与双瓣法相同。通常不需要犁瓣。用缝线将皮瓣固定到前部黏骨膜。该技术不适合于累及切牙孔区的宽大的双侧裂,因为残余瘘管将存留,通常难以封闭并可能影响言语。

Furlow 腭成形

　　Furlow 技术通过口腔和鼻腔侧的软腭镜像 Z 成形来封闭腭裂(图 83.11A~D)[1,2,25]。腭部肌肉包含在蒂在后部的皮瓣以形成一个重叠的后移的腭部肌肉吊带。有些研究显示,与其他技术相比这项技术腭咽闭合不全(Velopharyngeal Insufficiency,VPI)的发生率低,有时被推荐用于治疗其他修复手术后出现的 VPI[1,2,25,26]。

　　确定皮瓣角度和皮瓣设计的标志包括翼钩、硬腭后缘、悬雍垂基底、咽鼓管咽口(咽鼓管圆枕)(图83.11E)。翼钩是翼板的一个小的骨性凸起,位于上颌结节的内后方,可以触到。因此,在标记皮瓣时,术者应记住 Z 成形不是二维的而且每个角度不需要是60°,因为皮瓣设计是基于腭部解剖而不是 Z 成形的几何学。

　　口腔侧切口的外侧支位于翼钩水平并延长以允许皮瓣的推进(图 83.11B)。如果需要,该切口可以回切延长到上颌结节周围。对于局限的软腭裂,可以只做软腭切口和掀起皮瓣,没有必要做硬腭松解切口。

　　左侧的肌黏膜瓣(口腔侧)蒂在后。用剪刀将肌肉从鼻黏膜分离,并很好地保留腭帆提肌。将腭部肌肉从腱膜和咽上缩肌的内侧面分离以便于移动皮瓣用于旋转。一旦口腔侧瓣完成,做鼻侧 Z 瓣的切口。在左侧,掀起蒂在前部的黏膜瓣(鼻侧)。在右侧,掀起蒂在后部的(鼻侧)黏膜肌肉瓣。每一侧的外侧切口终止于咽鼓管咽口(圆枕)的内侧。

　　将左侧蒂在前部(鼻侧)的黏膜瓣切开,从悬雍垂沿着切断的肌肉的边缘一直到左侧圆枕。制作右侧蒂在后部(鼻侧)的黏膜肌肉瓣,从硬腭后部做切口到圆枕周围,注意将腭帆肌包括在瓣内。但是,为了便于后面的关闭,这个瓣的黏膜切口并非完全向上延伸至圆枕。

　　闭合鼻侧,首先将左侧鼻黏膜瓣(蒂在前)横向转位至右侧鼻侧切口的远端,逐渐由远而近到硬腭后部鼻侧黏骨膜,一直到瓣的末端到达右侧圆枕附近。如果有张力,先将皮瓣远端尖缝合到其最终的位置有助于保护皮瓣脆弱的尖部。接着,将右侧肌黏膜瓣转位直到皮瓣的尖部伸到对侧位于圆枕周围的上咽缩肌(图 83.11C)。这个瓣缝合到前部的鼻黏膜瓣上。左侧蒂在后部的口腔侧肌黏膜瓣的肌肉固定到右侧扁桃体弓。右侧蒂在前的黏膜瓣逐步缝合到对侧口腔黏膜上。

　　通过蒂在后部的右侧鼻侧瓣肌肉的保留缝线可以穿过对侧的口腔侧瓣的基底部得到减张。将黏膜骨膜瓣(如果有)内移到水平层面并缝合。通常,没有骨质暴露而且软腭上没有留下裸露的鼻黏膜区去牵拉和缩短腭部。

　　术后护理包括流质饮食和放置手臂制动器大约两周让黏膜充分愈合。认真随访并常规问诊言语病理师很重要。

腭裂、中耳和言语

　　与腭裂相关的言语特征包括:异常鼻共鸣音,异常鼻气流和嗓音异常,鼻或面部怪相(grimace)及不典型辅音发声(表 83.3)。对于腭裂患者,异常鼻共鸣音主要表现为继发于 VPI 的鼻音过度。如果堵塞,也可以出现鼻共鸣不足(鼻音不足)。鼻音过度和鼻音不足也可以一起出现(混合性鼻音)。嗓音异常通常包括声音嘶哑和音量减小。鼻和面部怪相是一种无

表 83.3	腭裂患者常见言语异常
过度鼻音:在发非鼻辅音时软腭未能分隔口腔和鼻腔。口腔音素被鼻音取代(m、n、ng)。	
鼻音不足:发鼻辅音/m/、/n/、/ng/时鼻气流降低。有腭咽闭合不全时通常不会出现,但当腺样体肥大或后部鼻气道堵塞伴腭咽瓣无力时可能出现。	
Cul-de-sac 共鸣:因为前部鼻腔堵塞,空气进入鼻腔但不能逸出。抑止的音质。	
鼻发射:鼻辅音时气流正常;爆破音、摩擦音、塞擦音时异常。用镜测试确定。可能能听见也可能听不见。	
喷鼻息,/s/音素和其他摩擦音:对初始闭合的腭咽瓣患者,当口内压力增加时,空气从鼻部逸出。	
喉塞音:由声带阀形成的爆破辅音。	
慢性声音嘶哑:继发于喉水平代偿的声带机能亢进。	

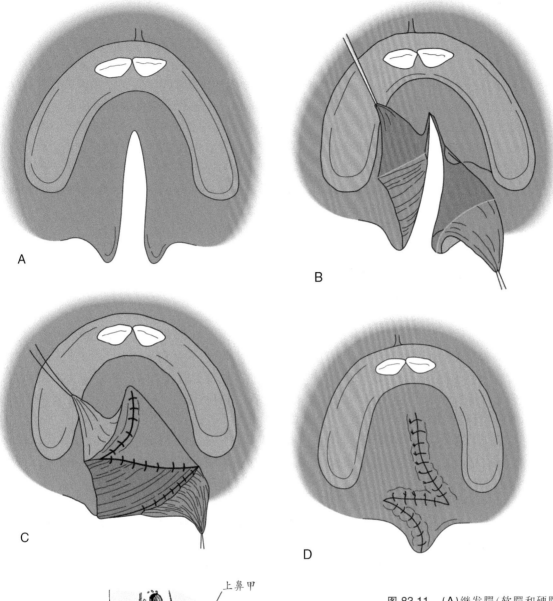

图 83.11　(A)继发腭(软腭和硬腭)完全性裂显示如图,从切牙孔到悬雍垂。(B)Furlow 双反 Z 成形技术需要在口腔和鼻腔侧形成两个分开的 Z 成形瓣。注意蓝线显示回切形成鼻侧瓣。(C)瓣转位以在理论上延长软腭。以标准方式在软硬腭交界处前完成鼻侧闭合。通常这个交界部位是张力最大的部位闭合困难。导致了这种类型的修复在此位置高发瘘管。(D)　口腔侧瓣转位后并闭合,以类似闭合腭的方式闭合。(E)鼻和腭解剖的外侧观。在 Furlow 腭成形术中切口的外侧延伸有时需要将切口延伸到咽鼓管圆枕区。注意与双反 Z 成形瓣一起复位腭部肌肉,这些肌肉异常附着于腭后部。

A

B

C

D

E

上鼻甲

蝶窦

腺样体组织

中鼻甲

下鼻甲

悬雍垂

硬腭　扁桃体

意识的代偿机制用以抑制通过鼻部的气流。作为这些问题和其他因素的结果,存在构音障碍和其他言语异常的风险。

慢性中耳炎

腭裂人群轻到中度听力下降的发病率高。对于未做修复的腭裂患儿,早期起病的渗出性中耳炎是一个普遍现象,病理与在咽鼓管开放机制上的遗传缺陷相关,这导致咽鼓管管腔持续塌陷[27,28]。治疗这种病变需要抽出渗出液和放置通气管。对于唇腭裂儿童,存在或持续存在的渗出性中耳炎诊断后应该在唇修复时解决,通常是在 3 个月大小时。对于只有腭裂的儿童,持续存在的渗出性中耳炎在诊断后应该作为一个单独的手术加以解决,而不应该等到腭裂修复。笔者的意见是,如有可能应长期置管(T管)。对于非常小的孩子这可能不可行。对于这两类患者,在腭修复前短期内耳部需要做再评估,而且在腭修复时普通管需要换成能长期使用的通气管。在腭修复成功后,多数唇腭裂儿童不需要再计划几年后做其他的手术。普通管保持时间短、排出率高,使得多数情况下并不理想。即使在腭裂修复术后,这类儿童中多数咽鼓管功能仍然有缺陷,而且耳部问题(感染、听力下降、或者两者兼有)在 4~6 岁的年龄段是最常见的。耳部问题会持续存在直到 12 岁,而且唇腭裂儿童有一个延长的恢复期和高的迟发性后遗症发生率[28]。T 管保留的长一些将会避免再次置管,这样可以避免给儿童带来没有必要的再次麻醉风险及在孩子的第一个 5 年内增加医疗费用。应该每 6 个月进行一次耳部和听力评估。

黏膜下腭裂

黏膜下腭裂是一种微型或是一种不完全型胚胎期继发腭完全性腭裂。其特征是悬雍垂两裂,透明中线也就是透明带区(软腭肌肉脱离导致的)和缺乏后鼻棘导致硬腭后部可触及的切迹。黏膜下腭裂可以终生没有症状或在腺样体切除后或腺样体组织自然消退后出现症状。在腺样体切除术前仔细检查悬雍垂和触诊硬腭后部非常重要。对于任何考虑拟行腺样体切除的患者,如果后部腭棘不能触及而且存在中线切迹,应该考虑部分(前部)腺样体切除。总之,黏膜下腭裂只有在导致言语异常的症状时才需要修复。

腭咽闭合不全

继发腭是由前部硬腭(骨)和后部软腭或"帆"组成。在软腭内,腭帆提肌形成一个动态的吊带,在发特定音时可以将腭帆朝向咽后壁提升。腭帆内的其他肌肉群,扁桃体弓区和咽壁的肌肉也影响言语形成时的共振。软腭和咽壁肌肉的共同作用形成了所谓的腭咽瓣机械装置(图 83.12)。它是作为一个括约肌瓣起作用,用于调节口腔和鼻腔之间的气流从而形成基于口腔和基于鼻腔的混合音。

出生时有腭裂的儿童肯定有畸形,会对腭咽瓣机械装置的解剖成分造成重要影响。特别是,继发腭的裂开会导致腭帆肌肉被分开同时异常附着于硬腭后部(见图 83.12)。VPI 对于腭裂患者而言是大的功能障碍。任何修复类型,在首次腭修复后 VPI 的发病

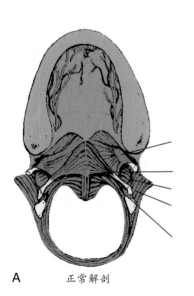
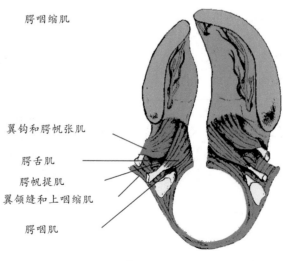

腭咽缩肌

翼钩和腭帆张肌
腭舌肌
腭帆提肌
翼颌缝和上咽缩肌
腭咽肌

A　正常解剖　　　　B　单侧腭裂

图 83.12　腭和腭咽瓣结构的解剖。(A)正常解剖。(B)单侧原发和继发腭裂伴相关解剖异常。

率是 5%~50%[1,2,29,30]。

VPI 定义为在言语产生期间不能充分闭合鼻咽部气道。腭裂成功修复后 VPI 确切的机制是一个复杂的问题仍不完全清楚。手术未完全修复肌肉是导致 VPI 的一个原因，但是即使肌肉已经恰当地对好并重组了也可能不能正常愈合或正常发挥功能。此外，必须考虑到修复腭裂只是影响腭咽瓣功能的一个因素，而且其他与口咽部形态、神经支配、咽外侧和后壁的运动，以及鼻气道运动能力相关的异常都有可能导致腭咽功能障碍。比如，短的瘢痕化的软腭不能很好地抬起，可能被吸纳的肥大的咽后壁的肌肉组织(Passavant 嵴)代偿。

大约 20% 的儿童在腭成形术后出现 VPI，最后需要其他腭部手术处理。与未治疗的鼻腔气流逸出相关的共鸣问题将导致其他言语异常，即异常代偿性构音。这些异常的代偿性构音进一步通过言语形成和言语可辨度下降使问题更加复杂。

在首次腭裂修复后，定期评估每个患儿的言语和语言发育很重要。通常，这包括由言语病理师完成的标准化的筛查，也是与腭裂团队医师每年会面的一部分。具体检查包括应用荧光透视检查和纤维鼻咽镜检查。荧光透视检查是用口服增强剂进行上气道的放射影像学检查。该技术通过观察肌肉的动态运动，检查腭咽瓣机械装置。另外，能看到上气道解剖的细节，包括残留腭部瘘管，而且也能同时评估它们对于言语功能产生障碍作用。具有诊断价值的荧光透视检查，如果必须，应包括对腭咽瓣机械装置的多次成像，而且言语病理师必须在放射检查室现场进行词语的测试。纤维鼻咽镜检查可以直接观察上气道，特别是鼻咽部的腭咽瓣机械装置。该检查避免了荧光透视检查的放射暴露，但是需要用局麻药物进行鼻腔准备，需要有经验医师进行内镜操作并需要患者的配合。当患者在接受言语病理师的口头测试时，内镜下观察腭部功能、气道形态和咽壁运动。对于已经证实或怀疑 VPI 的患者，在言语形成期间，直接观察腭咽瓣机械装置的运动所提供的信息对于决定是否行继发腭手术非常关键。

通过荧光透视检查和鼻咽内镜检查，腭的闭合模式应该予以记录并加以区分。腭闭合模式可能有助于决定用于改善解剖缺陷的各种继发腭手术是否能够成功。

● 最常见闭合模式(正常人群的 55%)是冠位闭合。包括软腭后部向咽后壁运动，伴有轻微侧壁运动。大约 45% 的 VPI 患者属于这种闭合模式。

● 矢位闭合模式见于 10%~15% 的人群。闭合是外侧壁运动，没有明显的前后闭合。这种模式见于 10% 的 VPI 患儿。

● 环形闭合包括外侧壁运动和软腭后部运动。发生于大约 10% 的人群和 20% 的 VPI 患儿。环形闭合有 Passavant 嵴，包括外侧壁、软腭运动和咽后壁向前运动。

当小儿 VPI 导致持续性过度鼻音言语而且与解剖问题相关时，是二期腭手术的适应证。VPI 的具体手术时机仍有争议，但是，建议年龄是 2.5~5 岁。如此年幼的患者，其语言和构音还在发育，以及对其进行言语评估时缺乏顺应性等变量，使得术前诊断的准确性大打折扣。决定进行其他手术治疗 VPI 并非一个单独的手术判断。笔者认为，缺乏软腭自前向后方向的运动通常采用咽瓣治疗，而缺乏侧壁运动最好采用括约肌咽成形术治疗。每种手术技术都有很多影响因素，而且每种技术可以根据不同患者的特定闭合模式量体定制。

腭裂患者扁桃体及腺样体切除

进行 VPI 评估的儿童的年龄也恰好是扁桃体和腺样体肥大的时期。这个问题在文献中并没有很好地解决，而且如果忽略，有可能影响腭裂修复的最后结果。

严重增大的扁桃体能干扰软腭的提升和闭合。在口咽检查和鼻内镜检查时，仔细观察扁桃体和软腭的关系将显示扁桃体增大的影响。在扁桃体切除后，应该每 6~8 周重复言语评估，而且对于 VPI 是否存在及严重性进行再评估。

增大的腺样体有助于腭咽闭合。腺样体切除术后，隐匿性 VPI 突然变得明显而且去代偿的言语模式会很明显。腺样体切除术后的 VPI 在普通人群的发生率不到 1%。其中，大约有 1/3 患者在术前就有 VPI。下列这些情况下腺样体切除术后 VPI 的风险增加:发育迟缓，全身张力减退，智力迟钝，黏膜下腭裂，有 VPI 家族史和在儿童早期有喂养问题。

如果没有计划使用咽瓣，对于有前面所述的危险因素的儿童，行腺样体切除术应该只切除前半部分腺样体(离后鼻孔和咽鼓管圆枕最近)，而保留后半部分腺样体不动以保持腭咽闭合。对于这类患者，腺样体切除通常适合于复发或慢性鼻窦感染以及复发性或慢性中耳炎。VPI的一个少见病因是软腭闭合时靠在不对称的腺样体上,这只能通过鼻内镜检查发现。

导致儿童睡眠呼吸暂停的主要病因是腺样体扁桃体肥大。对于一个睡眠呼吸障碍、打鼾或轻度暂停的儿童,未能认识扁桃体腺样体肥大的影响,在行咽瓣治疗VPI后,会导致严重的阻塞性睡眠呼吸暂停。在咽瓣放置到位后,再做腺样体切除很困难,而且可能带来出血的风险。中等程度增大的腺样体在数月后能变成严重的阻塞并且干扰咽瓣的功能。治疗VPI时,当需要行腺样体切除术时,恰当的手术计划应该包括在做咽瓣之前至少4~6周先去除阻塞的腺样体。

增大的扁桃体挡住了观察后弓的视野可能干扰咽成型时瓣的延长。如果需要,在做咽成形前先行保守的扁桃体切除术(保留扁桃体前后弓)。在一个成功的咽瓣手术后数月,外侧咽通道可能被增大的扁桃体堵塞并导致言语障碍、阻塞性睡眠呼吸暂停、或两者兼有。行鼻内镜检查将发现这个问题,将扁桃体切除能缓解症状。应注意,对于唇腭裂患者的腺样体切除和扁桃体切除是一个有争议的领域而且治疗计划必须个体化。

治疗腭咽闭合不全的手术技术

目前手术治疗VPI包括两种方法:咽瓣和括约肌咽成形术[1,2,29]。应用自体或异体移植物增强咽后壁的方法有报道但是不常用。最近有些外科医生倡导二期腭成形手术试图延长VPI患者的腭部。这种方法对于某些短的后部裂隙患者是一种选择。

蒂在上部的咽瓣是手术处理VPI的标准方法。用14F导管作为引导,作者倡导的这项技术将腭咽通道缩小到20mm²以下,这是临床正常言语时最大的腭咽通道。手术操作的目标是从咽后壁征用组织建立一个蒂在上的软组织瓣(图83.13)。将软腭沿中线矢状位分开,从软硬腭的交界处到悬雍垂,然后将咽瓣插入软腭的鼻侧。蒂在上的咽瓣在背侧和腹侧均可以覆盖黏膜瓣,这样可以增加瓣的活力,减少瓣的挛缩,而且有助于黏膜愈合。最后,一个不能被患者的腭咽瓣机械装置完全闭合的大的鼻咽通道,被转化为左右两个小的咽外侧通道。对于患者来说,只要有足够的外侧咽壁运动,关闭这两个通道是容易实现的。

该技术的优点是总体成功率高,皮瓣的维度和位置设计灵活。缺点是可能导致鼻堵,黏液潴留,最终导致阻塞性睡眠呼吸暂停加重。

蒂在下的咽瓣很少用于处理VPI,在皮瓣愈合和挛缩后容易导致对软腭的向下牵拉。最后的结果可能是在语音形成期间,受牵拉的软腭抬升的活动度下降。而且,术后出血可能出现,蒂在下的瓣挡住了对供区的出血点的暴露。为了控制出血,有时需要牺牲瓣。而蒂在上的咽瓣供区暴露充分。

动态括约肌咽成形术是手术处理VPI的另一种选择。手术过程包括建立两个蒂在上的肌黏膜瓣,肌黏膜瓣包括每侧的扁桃体后柱(图83.14)。每侧瓣掀起时应注意尽可能多地包含腭咽肌。对于腭心面综合征(velocardiofacial syndrome)的患者,获得皮瓣会有困难,因为颈内动脉可能走行在咽后壁的内侧。皮瓣附着或嵌入到位于高位咽后壁的水平切口内。将这两个瓣行端端(如果短)或侧侧(如果长,重叠)吻合(见图83.14)。

手术的目的是建立一个单一的鼻咽通道(而不是两个分开的),其后部边缘可收缩,以改善腭咽瓣功能。转位的瓣应位于鼻咽部较高的位置,在腭咽闭合的水平。如果瓣的位置不正确或不够狭窄,VPI可能持续存在。理想状态是,手术完成时在口咽部检查时应该看不到瓣。

与蒂在上咽瓣相比,括约肌咽成形术的主要优点是前面所述的鼻气道阻塞的相关并发症低。虽然有这种理论上的优势,但是目前并没有令人信服的证据说明咽成形在解决VPI方面能获得更好的结果。另外,应用括约肌咽成形技术可能会增加在扁桃体柱周围的瘢痕。

有些术者建议对于VPI患者,应行修正性咽成形术而不是咽瓣或咽成形术。特别是,无论是通过双瓣腭成形和腭帆内腭成形术大范围复位肌肉,或是Furlow双反转Z成形术都有助于关闭腭咽瓣。适合于行修正性Furlow手术的理想患者是年龄不到12岁,腭帆提肌重建差,软腭短伴裂隙不超过10mm,50%~75%外侧咽壁运动。年龄大的患者,如裂隙不到5mm,咽外侧壁运动好也适合该手术。目前尚无修正性Furlow手术的长期言语结果,但是有些外科医师强烈推荐该术式。因此,对于每例患者的具体选择仍有争议,应该根据术者的经验进行量体定制。

腭瘘修复

接受腭裂修复手术后的患者可能出现瘘管。推

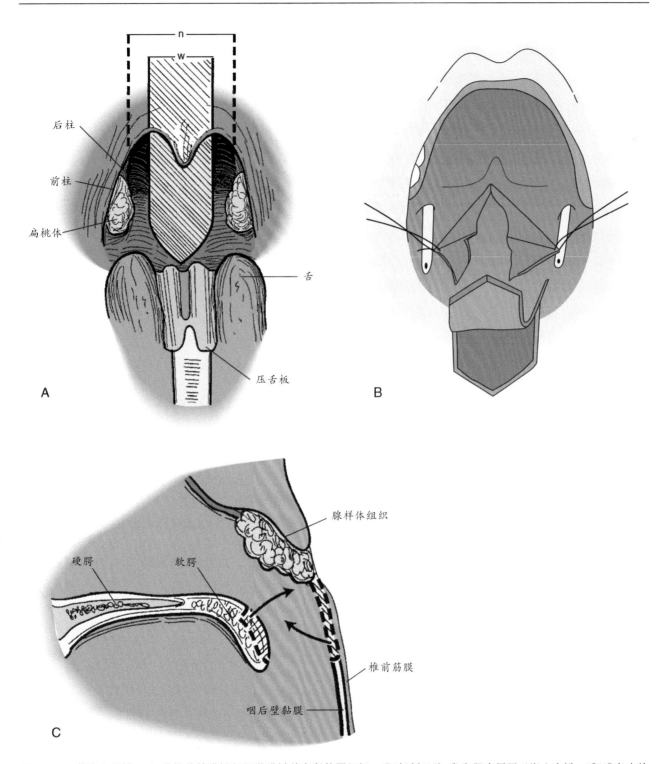

图 83.13　蒂在上咽瓣。(A)从椎前筋膜掀起肌黏膜瓣并离断软腭组织。(B)解剖口腔、鼻和肌肉层用于嵌入皮瓣。(C)准备在恰当的垂直高度嵌入咽瓣，矢状位显示软腭解剖。(待续)

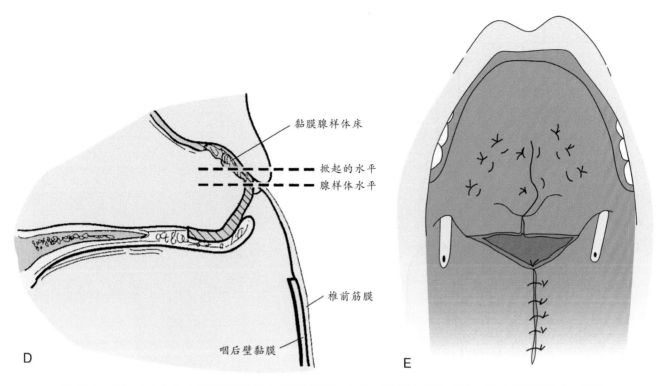

图 83.13(续)　(D) 矢状位近观显示腺样体组织和咽瓣的关系。(E)插入咽瓣,闭合口腔黏膜创面以减少瘢痕。

荐的关闭时机可能差异很大而且仍然是一个有争议的话题[1,2,30-33]。对于在首次腭修复术后的任何瘘管,部分外科医师或言语病理师可能建议充分处理争取早期闭合。笔者倾向于,如有可能,花更长时间观察并延迟手术数年。对言语造成不良影响的瘘管应该尽早闭合。

对于婴儿,关闭一个小的无功能性瘘管通常可以推迟到儿童期后期。对于这类病例,只要没有功能性言语或喂养相关的问题,瘘管的修复可以与任何将来要做的其他手术一起做,如治疗 VPI 的咽部手术或上颌裂牙槽裂的骨移植重建。当大瘘管(>5mm)存在时,出现功能性损害的可能性大,如鼻气流逸出影响言语,鼻食物或液体反流,以及卫生相关的困难。当临床上出现显著的功能问题时,应早期关闭持续性瘘管。作为决策过程的一部分,术者必须衡量修复的裨益和随后出现的对上颌骨发育产生负面影响的继发腭手术,包括剥离黏膜骨膜。

在确定闭合瘘管计划的具体时机时,另一个考虑是用于修复所采用的技术类型。采用局部瓣或重复腭成形来闭合瘘管可以在婴儿期或儿童期的早期实施。另一方面,对于那些考虑应用舌瓣的病例,儿童必须足够大能与围术期处理合作。

目前用于瘘管修复的手术包括局部腭瓣,改良的 Von Langenbeck 和双瓣腭成形术,腭成形伴咽瓣,以及舌瓣的应用。其他区域瓣包括舌、颊黏膜、颊肌肌黏膜、颞肌和不常用的血管化的组织瓣。

当瘘管直径小于 4mm,可以用基于边缘的翻转瓣作为鼻衬里,接着取大的口腔黏骨膜旋转瓣。这样,鼻腔和口腔缝线可以错开。对于有些硬腭瘘管或大的瘘管,解剖类似腭修复,掀起腭黏骨膜瓣并分别闭合鼻和口腔。根据位置,用颊沟瓣或咽瓣闭合大的瘘管。

当大瘘管位于硬腭前 2/3,另一个好的用于修复的选择是蒂在前的舌背瓣。首先用旋转瓣关闭鼻侧腭缺损,间断缝合。接着该技术需要蒂在前的舌瓣,大约 5cm 长,是舌宽的 1/3~2/3。沿着肌肉的表面掀起舌瓣并用褥式缝合闭合嵌入的口腔侧。先闭合舌内接受床。初次手术后,让舌瓣愈合大约两周。然后再次回到手术室,离断舌瓣,将残干修剪后嵌入舌。也可以用蒂在外侧和后部的舌瓣。我们认为,蒂在前的舌瓣更容易为多数患者所耐受,而且允许舌最大程度的运动,将瓣从腭部嵌入处撕脱下来的风险也最小。有些术者使用上下颌固定两周,这样舌瓣可以血管化。

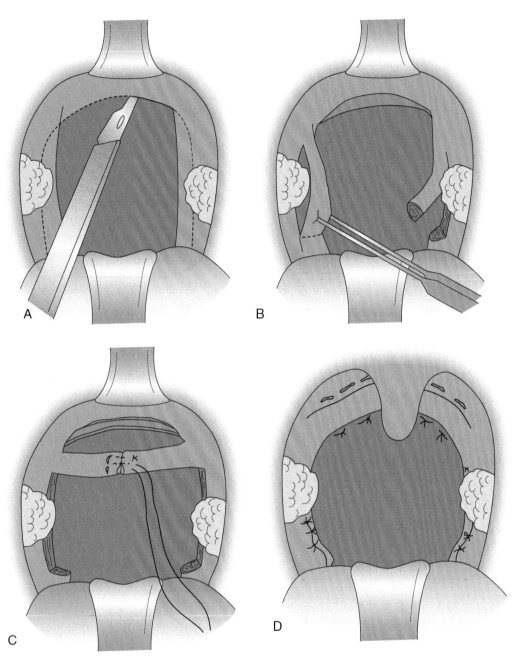

图 83.14 括约肌成形术。(A)咽后壁和扁桃体后柱的切口。(B)掀起扁桃体柱肌黏膜瓣。(C)在咽中央区对位肌黏膜瓣以修剪中央部分的大小。(D)在咽后壁和后外侧咽壁缝合皮瓣。

上颌和牙槽突裂骨移植

大约75%的唇腭裂患者有裂隙累及牙槽突、上颌骨、鼻底和梨状缘。绝大多数外科医师建议在犬齿或外侧切牙恒牙萌出前的混合牙列期重建这部分裂隙[1,2,34]。该入路允许上颌弓的连续性、支持牙的萌出、重建先天性缺损、支撑鼻底并闭合残余裂隙或瘘管。通常,在行移植手术之前需要先做正畸上颌扩张以匹配下颌弓。这种扩张是由经验丰富的正畸师在手术之前经过数月的时间以协作的方式完成的。

多数术者采用的技术包括分层闭合缺损,用多个瓣技术,将附着的牙龈移到裂隙缺损处,理想的情况下这些部位会有一颗或多颗牙萌出(图83.15)。前庭和腭瓣都需要,因为缺损走行是从梨状缘到牙槽突然后又回到切牙孔区。有些患者可能有残余硬腭瘘,可以同时予以修复。

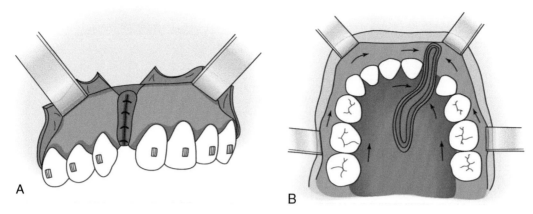

图 83.15 (A,B) 四瓣技术推进所需要的附着黏膜进入原发腭裂的残余裂开区,同时闭合口鼻瘘和放置髂嵴松质骨移植物。(From Fonseca RJ: Davis Reconstructive Preprosthetic OMS. Philadelphia, WB Saunders, 1995, p996.)

髂嵴是最常用的移植骨的取骨部位。其他部位也有用的，但是持续获得的最好的结果是从髂前嵴取松质骨，通过在髂前棘后外侧做一个 3~5cm 的小切口。用刀直接切除髂嵴软骨帽，做一个小的向内侧掀的活板门。用刮匙获取足够骨质填入缺损部位。虽然有人尝试用异体骨制品或合成材料，但是与自体髂嵴相比结果差[1,2,34]。

对于鼻侧闭合要做到严密缝合，用渐细的针和可吸收缝线贯穿缝合。可以通过用球形洗涤器在鼻腔灌洗来验证是否严密。缺损用水平褥式或间断缝合技术修复。取自髂嵴的骨移植物放置到缺损部位，切记要填充整个缺损至梨状缘而不是仅仅在牙槽突。然后旋转口腔黏膜以无张力方式封闭残余口腔侧瘘管。

对于双侧前部腭裂的患者，手术前制作的用于术后放置的丙烯酸夹板有助于稳定上颌前节段。夹板可以与正畸结构穿丝固定或用黏合剂黏合到牙齿数周，让黏膜组织愈合。

患者接受流质饮食两周并告知患者避免使用吸管。一旦初始的黏膜愈合完成后，接下去的几周可以逐渐过渡饮食。当黏膜组织愈合得更好一些后可以去除夹板。患者可以刷牙但是不能直接刷修复的部位。可以用盐水或氯己定轻柔地漱口以保持牙列和口腔的清洁。

唇腭裂的鼻成形

先天性缺裂可以累及唇、鼻和深部的骨骼结构，导致鼻复合体复杂的三维畸形，从而影响鼻结构和功能。对于单侧完全性裂，典型的鼻部畸形特点是鼻翼基底张开、鼻翼缘下移、鼻尖偏曲、鼻中隔尾部异常[1,2,30]。在裂隙侧下外侧软骨的外侧脚和外侧梨状缘之间存在异常纤维附着。在首次唇修复时，首次鼻重建的操作包括沿下外侧软骨解剖以分开皮肤和软骨，并沿着梨状缘锐性游离纤维附着，这样前鼻孔可以恰当回位。虽然婴儿期首次唇裂和鼻修复是有效的，但是多数患者仍显现出足够的残余鼻畸形，需要行二次鼻成形术矫正裂相关畸形或改善鼻气流，这将使患者相应受益。

鼻裂修正性手术的时机也有争议。有些术者在儿童期早期采用较激进的方式并实行大范围鼻成形术。我们的理念是延迟裂的鼻成形术直到鼻复合体接近成熟的尺寸。可能时，早期鼻手术应该实施在上颌骨移植重建之后，这样可以在梨状缘和鼻底先获得一个稳定的骨性基础。如果患者的重建治疗计划也需要上颌前迁，鼻手术应该延迟到正畸手术后 6 个月。这样在鼻功能和面部美观方面可以获得更加可预见的结果和长期改善。早期手术可用于那些伴有严重气道或鼻气流问题的患儿或承受心理社会后果(如在学校受到戏弄)的儿童。

继发性裂-鼻重建通常需要鼻背消减、下外侧软骨雕刻、软骨移植和鼻部骨切开。软骨移植是最终的鼻重建的关键步骤而且将用于提升畸形的下外侧软骨和改善鼻尖高度。有几个不同的供区可以使用,包括耳廓软骨、鼻中隔软骨和肋软骨。当裂侧下外侧软骨发育不良需要增强时,耳廓软骨是最有用的。中隔软骨最容易获得，为复位下外侧软骨和改善鼻尖的对称性和高度提供最好的支架。不幸的是,患者计划定形鼻重建时，可能因为以前接受过鼻中隔软骨取材,因而没有足够的软骨用于二期鼻中隔软骨移植。这种情况下,用肋软骨是个不错的选择。肋软骨提供足够量的移植物但是需要做远位的供区手术。我们发现这种软骨移植能提供很好的强度支撑鼻尖和鼻翼复合体。这些技术最好在开放入路下实施。经鼻小柱裂开切口结合边缘切口可以提供宽大的入路并可以直视鼻背、上下外侧软骨以及鼻中隔。

对于双侧唇裂,要解决的具体畸形不同,当考虑到二次鼻重建的时机时,遵循的原理类似。通常,鼻不对称是小问题,主要问题是鼻小柱长度有缺陷。许多术者致力于通过使用堆积的叉状瓣(banked forked flaps)或用鼻底软组织瓣和鼻翼瓣二次延长鼻小柱。不幸的是,这些类型的手术通常导致变形的鼻小柱−唇角度、过度的瘢痕延伸到鼻尖,以及宽鼻尖畸形。我们发现使用中隔软骨支柱移植物附着于鼻中隔尾部和下外侧软骨能获得最自然的外观结果。目的是通过拉升表面的软组织封套而不是直接手术操作小柱皮肤,来矫正下面的软骨解剖。

唇腭裂正颌治疗

用于正颌矫正的技术细节和整合牙正畸手术治疗计划超出了本章的讨论范围,但是超过35%接受裂修复手术的患者会受益于治疗咬合畸形的正颌手术[35,36]。最多见的面中发育不良导致反颌引起功能和美观问题。此外,面部不对称常见于婴儿期接受过裂修复手术的患者。这些手术在颅颌面骨骼发育结束时实施,少女通常在 14~16 岁,少男在 16~18 岁。在少数情况下,中面部前迁可以早点实施。与经验丰富的口腔正畸师协作非常重要,可以取得最好结果,取得一致性的计划以及在正颌术前或术后的分期正畸治疗。

通常,Le Fort Ⅰ型切骨适合于有上颌发育不良和咬合不正的患者。对于许多病例,双侧矢状裂开骨切开和颏成形术对于治疗咬合不正和改善面部平衡是有帮助的(图 83.16)。传统正颌手术基于准确进行位置固定以确保最好的咬合和面部平衡效果,避免复发。最近,牵引成骨的方法已经用于需要额外进行大范围前移面中部的患者[37]。虽然该技术与传统骨切开技术相比没有明显的优势,但是对于某些需要较大范围前移的患者是有益的。

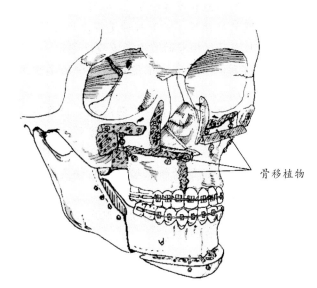

骨移植物

图 83.16　显示 Le Fort Ⅰ 骨切开,双侧矢状位裂开,以及颏成形骨切开用于上颌发育不良需要早期手术的单侧唇腭裂患者。外置骨移植物可能有助于改善面部轮廓。(From Ruiz RL, Costello BJ, Turvey T: Orthognathic surgery in the cleft patient. In Oral and Maxillofacial Surgery Clinics of North America: Secondary Cleft Surgery. Philadelphia, WB Saunders, 2002, pp 491–507.)

总结

综合治疗唇腭裂患者需要多学科协作,要求精确地执行各种手术操作来矫正裂畸形,并需长期经常性的随访。临床医师经历这种多学科协作治疗唇腭裂患者后,能很好地处理相关问题。治疗裂和颅面畸形应该摒弃偏见并应该形成团队治疗,这是患者、家庭和社区的治疗导向。只有以这种方式,总体治疗才可能是最佳的和成功的。这种治疗将患者成长为成年人的能力最大化,并在生活中取得成功,而并非过度关注他们的畸形。

精要

- 标记关键的解剖标志对于获得最好的结果非常重要,不鼓励试图保留发育不良的组织。
- 鼻牙槽矫形器具可能对于再对位节段使得手术修复容易一些有帮助,而且它们可以改善唇

和鼻的美容结果。

- 对于唇的功能和美容修复,三层闭合是关键。
- 有些宽的单侧裂,鼻不对称是可以预见的,但是这可以通过保守的首次鼻重建改善。
- 鼻支撑器或硅胶鼻支架可以用于帮助术后鼻塑形。
- 前臂制动可用于手术后头两周避免损伤唇修复,但是有时应该去除以允许前臂的运动范围。
- 腭修复需要足够的组织移动以允许最无张力的闭合可能。
- 松解鼻和腭骨膜,以及腭帆张肌或Veau肌,有助于获得额外的移动。

隐患

- 伴有综合征、畸形和腭宽的患者更容易形成瘘管。
- 常见隐患是不能完全重建唇和腭部肌肉。
- 另一个常见隐患是术者在修复的层次之间留下过大的死腔。贯穿缝合所有层次至少数针对于避免死腔很重要。
- 有必要细致护理伤口,因为有些用于鼻塑形的支撑器可能导致鼻小柱或鼻底的压迫性坏死,如果放置太紧或放置时间过长。
- 一个常见隐患是术者未能转移足够的肌肉以形成一个有活力的后置的提肌吊带。
- 未能保留血管蒂可能导致组织坏死。

(尚政军　许智　刘剑锋　译)

参考文献

1. Posnick JC: The staging of cleft lip and palate reconstruction: Infancy through adolescence. In Posnick JC (ed): Craniofacial and Maxillofacial Surgery in Children and Young Adults. Philadelphia, WB Saunders, 2000, pp 785-826.
2. Costello BJ, Ruiz RL: Cleft lip and palate: Comprehensive treatment and primary repair. In Milaro M, Larsen PE, Waite PD, Ghali G (eds): Peterson's Oral and Maxillofacial Surgery. Hamilton, Ontario, BC Decker, 2004, pp 839-858.
3. Tolarova MM, Cervenka J: Classification and birth prevalence of orofacial clefts. Am J Med Genet 75:126-137, 1998.
4. Cohen MM: Etiology and pathogenesis of orofacial clefting. Cleft lip and palate: A physiological approach. Oral Maxillofac Clin North Am 12:379-397, 2000.
5. Tessier P: Anatomical classification of facial, cranio-facial, and latero-facial clefts. J Maxillofac Surg 4:69-92, 1976.
6. Parameters for the evaluation and treatment of patients with cleft lip/palate or other craniofacial anomalies. American Cleft Palate–Craniofacial Association. March, 1993 Cleft Palate Craniofac J 30(Suppl):S1-S16, 1993.
7. Cash C, Set P, Coleman N: The accuracy of antenatal ultrasound in the detection of facial clefts in a low-risk screening population. Ultrasound Obstet Gynecol 18:432-436, 2001.
8. Pretorius DH, House M, Nelson TR, Hollenbach KA: Evaluation of normal and abnormal lips in fetuses: Comparison between three- and two-dimensional sonography. AJR Am J Roentgenol 165:1233-1237, 1995.
9. Dorf DS, Curtin JW: Early cleft palate repair and speech outcome. Plast Reconstr Surg 70:74-81, 1982.
10. Dorf DS, Curtin JW: Early cleft palate repair and speech outcome: A ten year experience. In Bardach J, Morris HL (eds): Multidisciplinary Management of Cleft Lip and Palate. Philadelphia, WB Saunders, 1990, pp 341-348.
11. Copeland M: The effect of very early palatal repair on speech. Br J Plast Surg 43:676-682, 1990.
12. Grayson BH, Cutting CB, Wood R: Preoperative columella lengthening in bilateral cleft lip and palate. Plast Reconstr Surg 92:1422-1423, 1993.
13. Grayson BH, Santiago PE, Brecht LE, et al: Presurgical nasoalveolar molding in infants with cleft lip and palate. Cleft Palate Craniofac J 36:486-498, 1999.
14. Ross RB, MacNamera MC: Effect of presurgical infant orthopedics on facial esthetics in complete bilateral cleft lip and palate. Cleft Palate Craniofac J 31:410-411, 1994.
15. Grayson BH, Cutting CB, Wood R: Preoperative columella lengthening in bilateral cleft lip and palate. Plast Reconstr Surg 92:1422-1423, 1993.
16. Grayson BH, Santiago PE, Brecht LE, et al: Presurgical nasoalveolar molding in infants with cleft lip and palate. Cleft Palate Craniofac J 36:486-498, 1999.
17. Berkowitz S: The comparison of treatment results in complete cleft lip/palate using conservative approach vs. Millard-Latham PSOT procedure. Semin Orthod 1996;2:169-184.
18. Randall P, Graham WP: Lip adhesion in the repair of bilateral cleft lip. In Grabb WC, Rosenstein SW, Bzoch KR (eds): Cleft Lip and Palate. Boston, Little, Brown, 1971.
19. Pruzansky S: Pre-surgical orthopedics and bone grafting for infants with cleft lip and palate: A dissent. Cleft Palate J 1:164-187, 1964.
20. Millard DR: Cleft Craft, vol 1. Boston, Little, Brown, 1976, pp 165-173.
21. Millard DR: A primary camouflage of the unilateral harelip. In Transactions of the International Congress of Plastic Surgeons. Baltimore, Williams & Wilkins, 1957, pp 160-166.
22. McComb H: Primary correction of unilateral cleft lip nasal deformity: A 10 year review. Plast Reconstr Surg 75:791-799, 1985.
23. Shaw WC, Asher-McDade C, Brattstrom V, et al: A six-center international study of treatment outcome in patients with clefts of the lip and palate. Part 5. General discussion and conclusions. Cleft Palate Craniofac J 29:413-418, 1992.
24. Bardach J, Nosal P: Geometry of the two-flap palatoplasty. In Bardach J, Salyer K (eds): Surgical Techniques in Cleft Lip and Palate, 2nd ed. St Louis, Mosby–Year Book, 1991.
25. Furlow LT Jr: Cleft palate repair by double opposing Z-plasty. Plast Reconstr Surg 78:724-738, 1986.
26. Randall P, LaRossa D, Solomon M, Cohen M: Experience with the Furlow double-reversing Z-plasty for cleft palate repair. Plast Reconstr Surg 77:569-576, 1986.
27. Doyle WJ, Cantekin EI, Bluestone CD: Eustachian tube function in cleft palate children. Ann Otol Rhinol Laryngol 89(Suppl 68):34-40, 1980.
28. Sheahan P, Miller I, Sheahan JN, et al: Incidence and outcome of middle ear disease in cleft lip and/or cleft palate. Int J Pediatr Otorhinolaryngol 67:785-793, 2003.
29. Costello BJ, Ruiz RL, Turvey T: Surgical management of velopharyngeal insufficiency in the cleft patient. In Oral and Maxillofacial Surgery Clinics of North America: Secondary Cleft Surgery. Philadelphia, WB Saunders, 2002, pp 539-51.
30. Ruiz RL, Costello BJ: Secondary cleft surgery. In Milaro M, Larsen PE, Waite PD, Ghali G (eds): Peterson's Oral and Maxillofacial Surgery. Hamilton, Ontario, BC Decker, 2004, pp 871-

886.

31. Reid DAC: Fistulae in the hard palate following cleft palate surgery. Br J Plast Surg 78:739-747, 1986.

32. Abyholm FE, Borchgrevink HH, Eskeland G: Palatal fistulae following cleft palate surgery. Scand J Plast Reconstr Surg 13:295-300, 1979.

33. Cohen SR, Kalinowski J, La Rossa D, et al: Cleft palate fistulas: A multivariate statistical analysis of prevalence, etiology, and surgical management. Plast Reconstr Surg 87:1041-1047, 1991.

34. Boyne PJ, Sands NR: Secondary bone grafting of residual alveolar and palatal clefts. J Oral Surg 30:87-92, 1972.

35. Posnick JC, Tompson B: Cleft-orthognathic surgery. Complications and long-term results. Plast Reconstr Surg 96:255-266, 1995.

36. Ruiz RL, Costello BJ, Turvey T: Orthognathic surgery in the cleft patient. In Oral and Maxillofacial Surgery Clinics of North America: Secondary Cleft Surgery. Philadelphia, WB Saunders, 2002, pp 491-507.

37. Costello BJ, Ruiz RL: The role of distraction osteogenesis in orthognathic surgery of the cleft patient. Selected Readings Oral Maxillofac Surg 10:1-27, 2002.

第 **84** 章

耳郭整形术

Grant S. Gillman

耳郭特征是受外显率不同的常染色体显性遗传影响的。多数先天性耳畸形患者在儿童时期曾受到嘲笑和歧视，使其成年后对耳朵外形更加敏感和重视。用相对简单手术的方法纠正持久而明显的耳部畸形(图 84.1)可得到非常良好的效果。尽管如此，术前畸形准确评估、精心设计手术方案、手术技术娴熟，仍是使患者满意并得到长期稳定外观的必备条件。成功修复畸形耳，对患者的外貌及心理均大有裨益。

耳郭整形术的目的是重建外耳正常轮廓 (图 84.2)，重构外耳与头部空间位置关系。

病例选择

患者通常为以下三种类型之一：
- 对耳轮缺失(延展耳郭上半部，增加颅耳角)。
- 耳甲腔深大(使耳郭更加向侧突出，增加耳甲乳突角)。
- 上述两项均有(图 84.3)。

上述任何患者都符合耳郭整形手术的适应证。如同所有整形手术一样，患者必须心理状态稳定、手术愿望强烈且有合理手术预期。同时，患者应认识到尽管手术的目标是追求外形完美，但患耳术后外形更加接近自然，无术后并发症，同样是可接受的预期效果。

手术时间由患者对其自身畸形认识程度决定。5岁儿童耳郭大小已达到成人耳郭的80%~85%，是可考虑行手术的最小年龄。若畸形对患者日常生活及情绪造成困扰，可在患儿学龄前行手术治疗。耳郭整形术没有年龄限制，然而随着年龄的增长，耳郭软骨的弹性及可塑性降低，将影响手术效果。

术前计划

第一步是对患者耳郭畸形程度的评估[1]。首先确定耳畸形类型，是对耳轮缺失、耳甲腔深大，还是两者兼有。通过简单观察即可发现耳轮的畸形或缺失。用手指按压耳郭边缘可使耳轮结构更清晰，同时可将耳郭推向后方。这时我们可以观察一下，这个动作是否纠正了耳郭的畸形。如果没有，那么可能还存在由耳甲腔过于深大造成的耳郭外展问题。术前评估左右耳是否对称也很重要。双耳的外观通常都不会完全对称，有必要向患者及其家属告知这一点。

手术目标[1-3]：
- 耳郭外形更自然，患者对其再造耳外形满意。
- 重建边缘平滑、曲线流畅，无明显棱角及瘢痕的对耳轮。
- 双耳相对对称。
- 术后再造耳形态长期稳定。
- 最大可能减少术后并发症，长期保持耳后沟形态。

术前拍照保存影像资料很重要，影像资料应包括面部正面观、头部背面观、左右耳侧面观和左右耳侧面特写。

术前同患者讨论合理的手术预期及可能出现的术后并发症。术后应将患者不再因畸形而引起他人

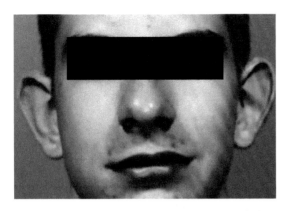

图 84.1　典型的招风耳。

关注作为手术成功的评判标准。

手术方法[3-5]

儿童纠正招风耳的耳郭整形术常在全麻下进行。较大的儿童及成年人用局部浸润麻醉或静脉麻醉。

用手指在耳轮边缘处轻轻翻转耳轮达到满意形态，以确定对耳轮的位置和大小。在耳郭正反面做标记，作为后期水平缝合的位置。

用手将患耳压向头皮，估测耳郭背面移除皮肤大小及范围。在耳郭背面标记椭圆形切口位置。椭圆形切口宽度因人而异，一般最宽在 15mm(±5mm)。可先做小切口，根据术中需要随时扩大切口。切口范围覆盖耳后沟但不以耳后沟为中心，位置偏向耳郭背面，术中切除耳后皮肤的面积少于头皮的面积。此外切口在耳垂附着处下方 5~7mm 或在上方耳轮脚根部应弯向耳郭，使瘢痕在耳后沟内侧，降低侧面看到瘢痕的可能性。

消毒面部、双耳及枕部。以混有 1:100 000 肾上腺素的 1% 利多卡因局部浸润麻醉耳郭背面皮肤。术前静脉使用广谱抗生素。若双耳畸形，则先行畸形较严重耳的手术。

向前牵拉耳郭，用 15 号圆刀沿耳郭背面标记做椭圆形切口(图 84.4)。用电刀切除乳突前软组织为耳郭后移提供空间。用宽二齿钩或牵开器牵拉切口边缘，切除多余的耳后皮肤，暴露耳后软骨膜。

此时，向后牵拉耳郭，对合切口，估测深大耳甲腔对耳郭角度的影响。这种调整方法可同时展示耳郭后移时，耳甲腔如何以外耳道为中心移位。为防止出现医源性外耳道闭锁，在外耳道口后部对耳甲腔软骨行垂直的放射性切口。切口深 1~1.5cm，最宽 1cm。如需清除更多组织则扩大切口。耳甲腔背面的软骨常与乳突表面的组织有一定的关系，会降低耳

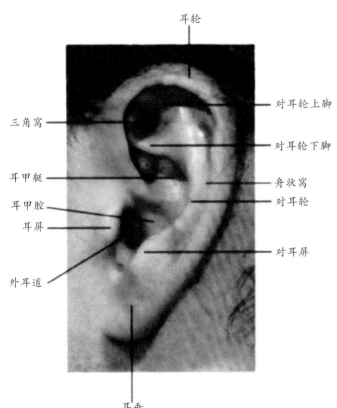

图84.2　正常耳郭解剖。

（图中标注）
耳轮
三角窝
耳甲艇
耳甲腔
耳屏
外耳道
耳垂
对耳轮上脚
对耳轮下脚
舟状窝
对耳轮
对耳屏

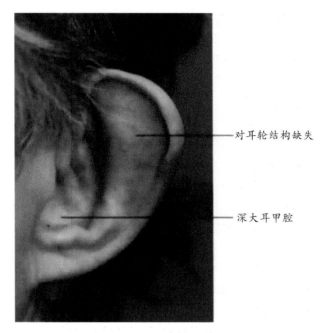

图84.3　耳郭整形术患者常见的耳郭畸形：对耳轮结构畸形及深大耳甲腔。

——对耳轮结构缺失

——深大耳甲腔

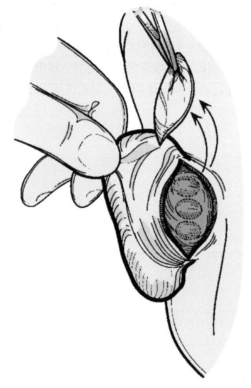

图84.4　做椭圆形切口，局部削薄耳甲腔软骨背面组织成碟形，有助于耳郭后移。

郭后移的满意度。可切除耳道后方耳甲腔后方的部分软骨，使耳郭更加向后方移位。同时，为了进一步降低外耳道闭锁发生率，应尽可能加深耳甲腔。

第二步为重塑耳郭对耳轮结构。前面已对对耳轮位做过标记。可以用 15 号圆刀自耳郭后方沿软骨对耳轮隆起线切开，以达到减张的目的。切开软骨的方式不恰当可以导致对耳轮边缘锐利不自然。软骨切开配合 Mustarde 褥式缝合可以更好地达到减张的效果。

为了降低以 Mustarde 褥式缝合软骨向后牵拉缝合时的难度，在耳郭正面做经皮临时缝合[6]有助于术中形成和保持对耳轮结构。通过缝合，外科医生可在术中随意前后移动耳郭，不必担心缝线松弛或滑脱。沿前方的临时缝线(4-0 聚合线或丝线，角针)水平缝合，缝针穿过耳甲腔到达背面切口，再穿回耳郭正面近耳轮边缘处(图 84.5)。经皮缝合后拉紧缝线，保持这两条临时缝线直到得到满意对耳轮形态。

然后开始进行后方的 Mustarde 褥式缝合[7]。在已形成对耳轮附近，用 2~4 根 4-0 慕丝不可吸收缝线(或类似缝线)将耳郭软骨全层水平缝合(图 84.6)。小心缝合，确保缝线未穿出耳郭正面皮肤(图 84.7)，缝线不宜过紧，以免新形成的对耳轮边缘锐利不自然。随时微调可避免形成大的突起。单纯耳软骨缝合完成后，除去临时缝线。

继续在耳郭背面进行缝合，以使耳郭形态更加稳定。4-0 慕丝缝线缝合耳甲腔背面软骨及乳突前筋膜。一般需要缝合 1~2 针。若缝合过程中，软骨缝合点过后或乳突缝合点过前，会导致耳甲腔过于前倾，最终形成外耳道闭锁。缝合中注意使软骨及乳突缝合点在同一平面或乳突缝合点稍后于软骨缝合点。

若正面耳郭仍有突起，可用同样方法将三角窝缝合至乳突前软组织处。

对耳郭形态满意后，用 5-0 缝线或可吸收线缝合创面。

最后，在耳郭侧面及耳后沟处放置赛络仿纱布或油纱。松软敷料轻微加压行常规乳突包扎。包扎不宜过紧，以免形成表皮松解。

术后护理

术后 5~7 天取下包扎物。取下包扎物后，患者应在夜晚佩戴支撑性头套 2~3 周。用蘸有双氧水的棉签擦拭伤口，耳郭背面切口涂抗生素药膏。术后数天内使用止痛药物。同患者及家长谈话中，务必告知可能发生的术后并发症及其表现，如渐进性加重疼痛、

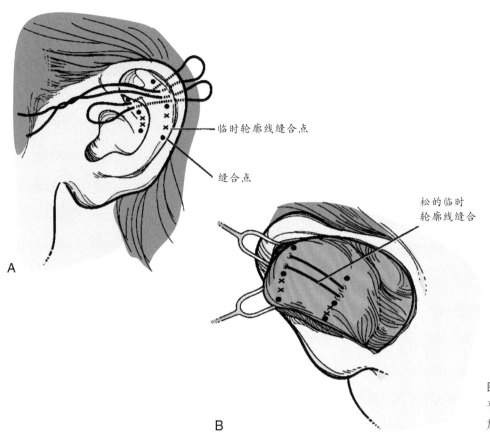

临时轮廓线缝合点

缝合点

松的临时
轮廓线缝合

A

B

图84.5　沿前方的临时缝线水平缝合，使再造对耳轮结构更加明显。

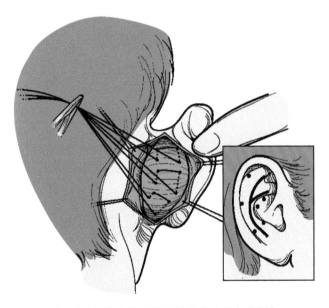

图84.6　用慕丝缝线将耳郭软骨全层水平缝合。

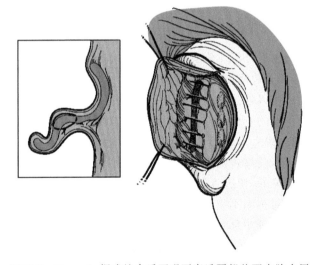

图84.7　Mustarde 褥式缝合后面观不穿透耳郭前面皮肤全层软骨缝合。

不适或皮肤红疹。有上述不适症状的患者,应尽快联系手术医生。

图 84.8 和图 84.9 所示为典型患者术前术后对比图。

术后并发症

术后早期并发症

术后局部疼痛特别是耳郭侧面剧痛，提示血肿形成。处理方法为探查伤口、彻底止血、抗生素溶液冲洗，关闭术腔。若不及时处理血肿可继发耳郭软骨坏死及畸形耳形成。

一般感染出现 3~4 天后才开始有症状。应警惕与查体不符的剧烈疼痛。术后出现蜂窝组织炎，应全身使用广谱抗生素（抗菌谱包括革兰阳性菌及铜绿假单胞菌），预防软骨膜及软骨感染。软骨膜及软骨感染会导致软骨缺失及耳郭畸形形成。后者发生率低，治疗方面主要行手术引流及清创。

外耳道收缩、狭窄常由耳甲腔前部软骨处理不当或缝线牵拉耳甲腔过度所致。治疗方法为切除狭窄处的软骨。

皮肤切除范围过大会导致耳后沟缺失。术前合理设计切口，术中根据需要适当扩大切口有助于避免此种情况发生。

过度加压包扎会导致耳郭耳后皮肤坏死。若出现此种情况，应保守治疗，局部换药。

术后晚期并发症

术后外形不满意包括矫正过度、矫正不足、不对称、耳郭边缘不平滑自然和双耳严重不对称。这些并发症可以通过术前合理设计及术中注意细节得到最大程度的避免。软骨切除术(与本文所述软骨切除术相反)患者术后外形满意度相对较低。

术前应告知患者术后出现双耳轻微不对称是十分常见的，使患者对手术效果有合理的预期。双耳严重不对称则不应发生。由于未处理过深的耳甲腔导致的耳郭中部 1/3 矫正不足导致耳郭正面观可见凹陷，需要切除耳甲腔前部的软骨并用缝线向后牵拉。

术后耳郭再次外展或缝线松脱并不罕见。以丝线(如慕丝缝线)进行 Mustard 褥式缝合较单丝线发生松脱的概率要低。术前应告知患者出现此种情形可能。若情况不严重，患者通常仍对术后效果感到满意，则不需要治疗。若畸形严重，则必须行二次手术。

术后可能出现瘢痕过度增生或形成瘢痕疙瘩，术前合理设计切口，采用无张力缝合有助于减慢瘢痕进一步形成。若早期发现瘢痕过度增生或形成瘢

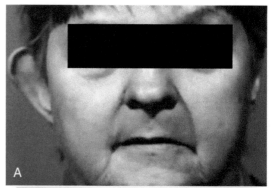
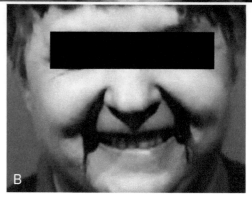

图 84.8 单侧招风耳患者术前术后效果图。

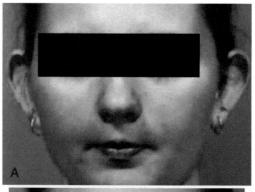
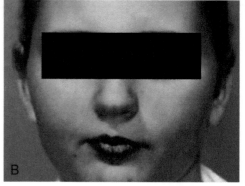

图 84.9 双侧招风耳患者术前术后效果图。

痕疙瘩，行局部病灶注射泼尼松龙有助于减缓病程进展。否则还需要行局部瘢痕切除及连续局部激素注射。

精要

- 术前评估患者需明确畸形原因(对耳轮折叠结构缺失、深大耳甲腔或两者兼有)，指导手术方案制订。
- 术前使患者拥有合理期望值是十分重要的，应了解及接受术后发生双耳轻度不对称的可能性。术前做文字及图片记录。
- 耳后皮肤的切除量应能满足耳郭后移的需要，但不至于使耳后沟消失。
- 应拉紧 Mustarde 褥式缝合缝线使对耳轮更平滑自然。
- 后拉缝线（耳甲腔乳突部及舟状窝乳突部）可在不进一步切除耳后皮肤和软骨的情况下帮助耳郭后移。

隐患

- 术前设计及手术预期不合理是出现术后并发症的主要原因。

- 过度切除耳郭背面皮肤可导致矫正过度(同时致使耳后沟缺失)，此种情况比矫正不足更难修正。
- 软骨缝合线牵拉过紧会导致再造部位边缘锐利且不自然,降低患者满意度。
- 关闭术腔时止血不彻底会导致血肿、感染并继发软骨坏死。
- 单侧严重或与查体不符的疼痛预示可能发生皮肤坏死、血肿或感染,需要对患者进一步观察。

(王艺贝 王珍 译 陈晓巍 审)

参考文献

1. Becker DG, Lai SS, Wise JB, Steiger JD: Analysis in otoplasty. Facial Plast Surg Clin N Am 14:63-71, 2006.
2. Nuara MJ, Mobley SR: Nuances of otoplasty: A comprehensive review of the past 20 years. Facial Plast Surg Clin N Am 14:89-102, 2006.
3. Adamson PA, Litner JA: Otoplasty technique. Facial Plast Surg Clin N Am 14:79-87, 2006.
4. Ducic Y, Hilger PA: Effective step-by-step technique for the surgical treatment of protruding ears. J Otolaryngol 28(2):59-64, 1999.
5. Cheney ML, Rounds M: Otoplasty. Facial Plast Surg Clin N Am 5:319-328, 1997.
6. Hilger P, Khosh MM, Nishioka G, Larrabee WF: Modification of the Mustardé otoplasty technique using temporary contouring sutures. Plast Reconstr Surg 100:1585-1586, 1997.
7. Mustardé JC: Correction of prominent ears using simple mattress sutures. Br J Plast Surg 16:170-178, 1963.

第 **85** 章

耳郭再造术

Robert F. Yellon

小耳畸形耳郭再造是一项极具挑战性但又意义重大的手术。外科医生若要成功地进行耳郭再造，不仅需要学习手术技巧，还需要认识到手术的局限性。例如，角度合适、细节清晰的再造耳郭和轻薄完整、血供良好的皮瓣，这两个目标在实际操作中有时不得不做出取舍。皮瓣不能过薄，影响血供和张力，致使出现术后并发症（如软骨暴露和局部感染），这就使设计厚一些皮瓣比获得理想的美学外形更为重要。对细节的一丝不苟及操作中尽量减少损伤对于获得完美的术后效果十分必要，同时也必须认识到，外科医生重造的耳郭难以与胚胎发育形成的正常耳郭媲美。

小耳畸形多单侧发病，单双比约为 8:1，男性比女性多发。小耳畸形多伴有外耳道闭锁，通常先做耳郭成形术再行外耳道再造术。

病例选择

肋软骨耳郭再造的最佳状态是移植处血供未受先前手术及瘢痕的破坏。尽管一些外科医生声称最早可以于两岁行耳郭再造，但更多医生选择等患儿年龄大些再行手术治疗。对于身材高大的双侧小耳畸形男孩，最早可于 4 岁行耳郭再造术。相反，对于身材娇弱单侧小耳畸形女孩，可等到 7 岁再行耳郭再造术。患儿进行手术时间越晚，术者可以获得的肋软骨越多，同时患儿对手术的理解度和配合度越高。但手术开展得越晚，患儿因其他孩子嘲笑而受到心理创伤就会越大，患儿进行外耳道成形术时间也会因此延迟，使患儿长期处于传导性听力损失状态。近来，骨导助听器的应用给外科医生提供了一个新的

选择，骨导助听器最早可应用于 3 岁儿童，能最大程度降低儿童等待耳郭软骨移植术时因听力损失所受到潜在伤害[1]。

大多数小耳畸形患者都可行耳郭再造术。耳郭及其周围区域曾行手术，或者烧伤、耳部肿瘤或局部曾行放疗的患者不宜行耳郭再造术。耳郭再造术相对禁忌证为患儿高度不配合及严重半面畸形。对于严重半面畸形小耳畸形患者，需要常规行血管造影确定来自颞浅动脉及枕后动脉血供充足。先天血管缺失的患者因可能导致血供不足则不应行手术。严重半面畸形且伴有轻微血供不足的患者，考虑到移植处容纳面积小，应尽量缩小移植物体积。

术前评估

对于先天性小耳畸形新生儿，应着重关注其听力功能。对于先天性耳畸形患儿正常耳行声场下测听和耳声发射是必要的。如果听力检查结果不理想，或对于双侧先天性耳畸形患儿，需要行听脑干反应测试。对于年龄较小不宜行耳郭再造的患儿可先行佩戴软带骨导助听器。1 岁末行颞骨薄层 CT 确定患儿是否有外耳道闭锁，评估患儿将来是否行外耳道重建术。CT 对于发现需要行手术治疗的先天性胆脂瘤同样重要。患儿行耳再造手术前每 6~12 个月复诊一次。

家长必须清楚地认识到，再造耳郭对小耳畸形患者外观有明显改善，但终究与正常耳不尽相同。对于手术合理预期十分重要。对手术不同阶段留取影像资料对教育患者家属十分重要。对于耳郭再造手术的年龄仍没有统一意见，大多数患儿在 4~7 岁行

耳郭再造术,是否能更早行手术治疗仍在讨论中。手术分期及手术步骤已基本统一,大多数患儿行四期手术,稍后详述。每期手术间相隔 2~3 个月,四期手术完成约需 1 年时间。行手术去除瘢痕及进一步美容微整十分必要。及时告知家长手术风险,如出血、感染、气胸、皮瓣缺失、软骨支架缺失、瘢痕及术后外观不满意。

应告知家长及患儿每期手术需耳部包扎约两个星期。需要用胶带将包扎物固定于患儿头发上,以免患儿不配合将包扎物扯下,导致术后并发症发生。家长必须认识到贴胶带可导致换药时扯掉头发引起患儿疼痛,但从长远来看,这种牺牲是值得的。建议患儿术前理短发。

术前用 X 线胶片做正常耳(如有)的模板,这个模板将决定再造耳的大小及形状。再造耳郭位置由距外眦、眉毛的距离,以及正常耳的位置决定。正常耳郭与矢状面角度大约为 30°,耳郭正面处于更靠后的位置。半面畸形患者,由于面部、头部不对称,需要综合考虑选择合适位置。

手术方法

大多外科医生选择移植肋软骨及 Brent 手术方法行耳郭再造术[2]。也可用义耳固定法替代耳郭移植。

一期

用肋软骨雕刻耳郭需要技术和不断练习。术前可用雕刻软木和肥皂练习。耳郭再造术各期围术期都应使用抗生素。图 85.1 向我们展示了 Ⅱ 级耳畸形,此耳郭下半部分完好,上 2/3 结构缺失。沿对侧肋骨边缘中下 1/3 做弧形切口取肋骨。建议取对侧肋软骨,因对侧肋软骨的弯度适合耳郭雕刻。切开、保留并牵开腹直肌上缘,暴露肋间肌及肋骨。保留腹直肌而非横断腹直肌,可以减少因取肋骨而导致的胸廓畸形[3]。从软骨结合处取第 6、7 肋软骨及最后两根浮肋(图 85.2)。沿肋骨与肋软骨连接处取肋骨及浮肋。在胸部切口处放置引流管。

少年儿童常存在肋软骨发育不全,因而常需要通过小块肋软骨拼接以保证再造耳郭体积及耳郭形态。少数情况下,患者肋软骨体积较大,此时则不需要小块肋软骨拼接,可用整块肋骨塑造再造耳郭形态。这种情况被称为完全或实心耳郭支架。对于年龄较小的患儿,经常用小片肋软骨堆叠填充不同部分

间空白部分。这被称作开放性耳郭支架。取肋软骨时同时取出软骨膜,注意避免损伤胸膜进入胸腔。肋软骨及软骨结合处是耳郭支架的主体及主要组成部分。将长的浮肋固定于支架周边形成耳轮。雕刻修整浮肋以达到满意的轮廓和形态。可沿制作耳轮的软骨外缘划开一刀减少张力,使耳轮的塑形更自然。肋软骨的缝合使用 4-0 可吸收线并在耳郭深部打结,浅表线节容易导致皮瓣外线头暴露。余下的肋软骨

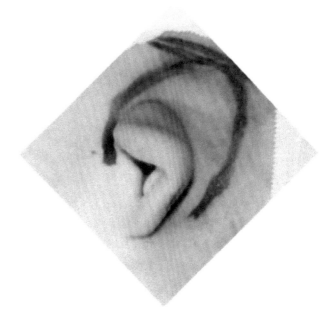

图 85.1 Ⅱ 级小耳畸形耳郭上 2/3 结构缺失,图中标记为耳郭软骨移植部位。

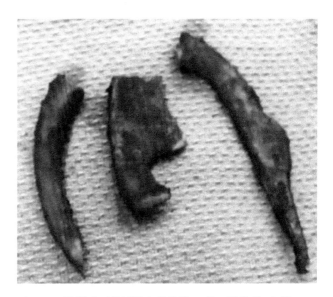

图 85.2 取最后两根浮肋和部分第 6、第 7 肋软骨(上端 4mm 肋软骨保留)。

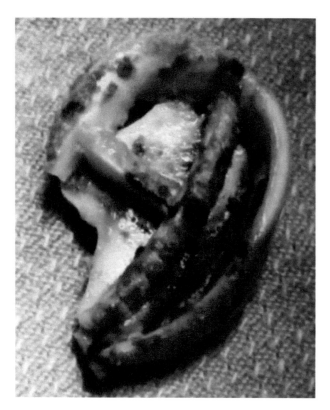

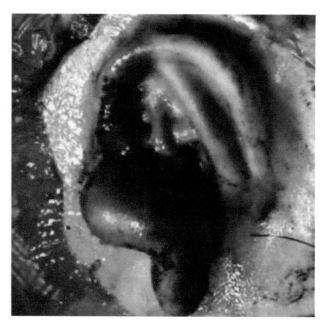

图 85.4　耳郭支架植入后,放置两条引流管,注意耳轮脚处引流放置方法。

图 85.3　开放型软骨支架。应注意观察软骨各部如何拼接再造耳郭形态及侧角。耳郭支架各结构间应留有足够空间,使皮瓣更好地贴入耳郭支架中凹陷部分,使再造耳细节更清晰。

用来做对耳轮及耳轮脚(图 85.3)。若肋软骨充足,耳屏可在耳郭再造一期缝合在耳郭软骨移植物处。耳郭软骨支架需比对侧耳郭模板小 2~3mm。这余下的 2~3mm 为移植皮瓣厚度。

　　在畸形耳残缘前面做切口,同时做一保留皮下血管丛的薄皮瓣,为移植的耳郭支架提供着床点。在距标记的耳郭位置后方 2~3cm 处掀起皮瓣,使包裹耳郭支架的囊袋无张力。这种做法保证了皮瓣面积,且松弛的皮瓣能够贴入耳郭支架中凹陷的部分,使再造耳的细节清晰。在切口处放置两个引流管。封闭切口,引流管负压引流。一个引流管放在耳轮处,另一引流管置于耳轮脚前方(图 85.4)。一期手术不切除残耳,因为一旦出现皮瓣部分坏死,可利用残耳的皮肤修复缺损。无菌纱布覆盖乳突部。当引流量减少后拔除引流管。

二期

　　8~12 周后,如果伤口完全愈合,可行二期耳郭再造术。在耳郭再造术任一期,如果出现皮瓣局部坏死或血供不足,最好延迟下一期手术直到完全愈合。

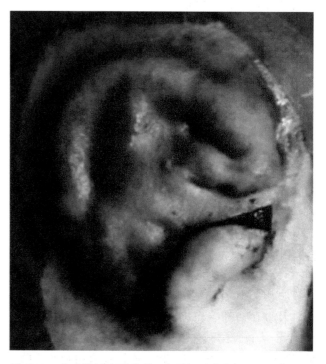

图 85.5　儿童Ⅲ级小耳畸形二期耳郭再造术。图示已掀开皮瓣欲行 Z 成形术。

　　图 85.5 展示的是一Ⅲ级小耳畸形儿童一期行耳郭软骨植入术后痊愈的照片。残留的耳垂部分过于前倾,需向后内调整。二期重建采用 Z 成形术(Z-plasty)。掀起移植处的皮瓣转位至耳垂部处。再造的

耳郭软骨周围已经形成一层纤维膜包裹软骨支架，在此软骨膜外掀起皮瓣。需充分掀起残耳垂和皮瓣以保证转位缝合处无张力。二期手术行残耳切除。仔细剪薄耳垂皮瓣并修剪出斜面，使其能与软骨支架的耳轮衔接自然（图 85.6）。若皮瓣不够薄或修剪角度不够，耳垂会像硬粘上一样不自然。此手术不需放置引流管。同前所述，术后需无菌纱布覆盖及制动。

三期

　　二期术后需休息 2~3 个月至伤口完全愈合。三期耳郭再造为头皮囊袋下完成的立耳手术。立起耳郭增加外展角度，使耳轮和耳后沟更加明显。图 85.7 所示的为一完成前两期再造的患儿耳郭，准备行三期手术立耳。在再造耳耳轮边缘后上 4mm 做切口。分离皮下组织至颞肌筋膜表面（图 85.8）。此处加高耳郭，切勿损伤颞肌筋膜皮瓣的蒂以保证血供充足。用 4-0 缝线将耳郭支架周围多余的皮肤固定于耳轮脚边缘。注意避免耳轮周围皮肤张力过高造成移植皮瓣坏死。通过耳郭后切口向前后方分离头皮至深部颞肌筋膜（图 85.9）。粗线缝合将掀起的头皮瓣紧

密固定于前下方。细线缝合进一步将皮肤边缘向前方固定。我们最终的目标是将头皮切口游离缘藏于移植耳郭后方，使外形更美观，同时尽可能减少头皮至耳郭处移植皮瓣的面积。从臀部或上臂内侧取中厚皮片。修剪移植皮片至合适形状及大小。在移植皮

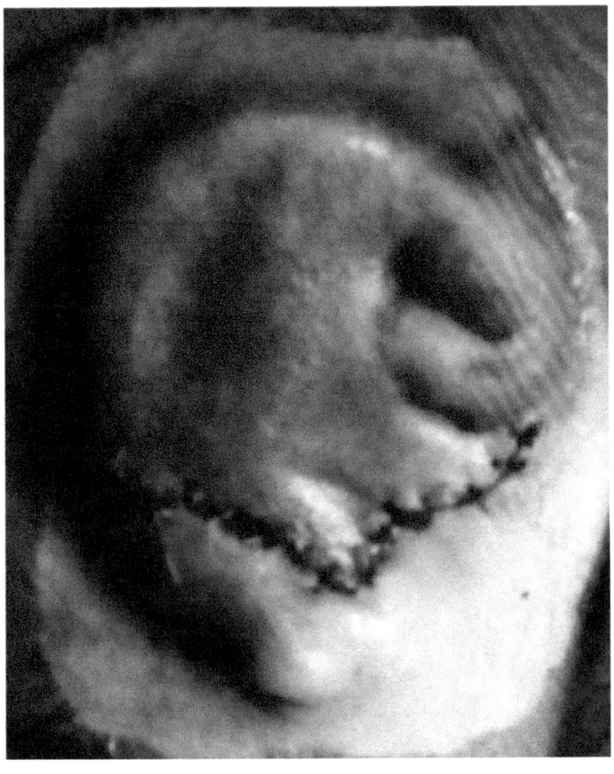

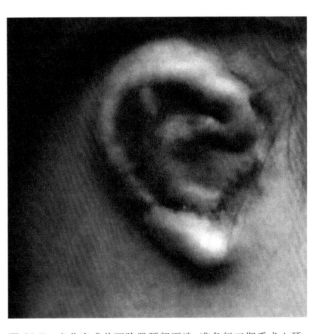

图 85.7　患儿完成前两阶段耳郭再造，准备行三期手术立耳。

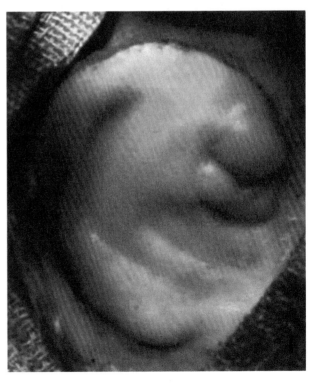

图 85.6　小耳畸形二期耳垂转位术后。注意观察如何旋转耳垂皮瓣使其同耳郭形成平滑自然外观。

图 85.8　于再造耳耳轮边缘后上 4mm 做三期立耳术切口。

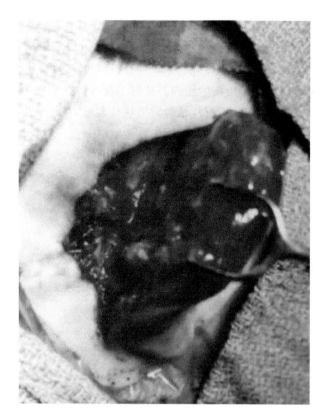

图 85.9　通过耳郭后切口向前后方分离头皮至深部颞肌筋膜,粗线缝合将掀起的头皮瓣紧密固定于前下方,可将头皮切口游离缘藏于移植耳郭后方使外形更美观,同时尽可能减少头皮至耳郭处移植皮瓣的面积。

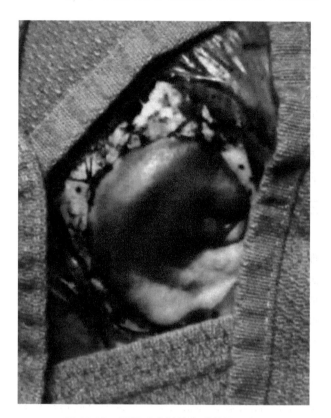

图 85.10　耳郭后皮瓣处楔形敷料固定。

片处剪几个小孔引流血液及组织液。用 4-0 缝线将皮瓣固定于耳郭后区域。这些缝线的较长的一端用于后期固定耳郭后移植皮片外层的敷料。浸润碘酒的楔形敷料置于耳后沟处固定移植皮片处（图 85.10）。缝线末端系于敷料处保证移植皮片安全。如前所述包扎。8~12 天后移除敷料。

四期

如前所述,若肋软骨数量充分,耳屏可在第一阶段固定于软骨支架主体部。若肋软骨不足,耳郭再造最后一期则是再造耳屏及耳甲腔。本期手术在三期伤口愈合后 2~3 个月进行。有两种方法可在最后阶段再造耳屏。一种方法由 Tanzer 最先提出[4],在耳郭前部耳屏处做一带蒂皮瓣(图 85.11)。这种做法适用于双侧耳畸形患者耳郭重建,或用于患者不希望在正常耳动手术的单侧耳畸形患者。在移植耳郭软骨支架的耳甲腔处取一正方形软骨片。仔细加深和重塑耳甲腔部位,同时注意避免损伤浅表面神经。方形软骨片置于前方带蒂皮瓣底部(图 85.12)。将带蒂皮瓣

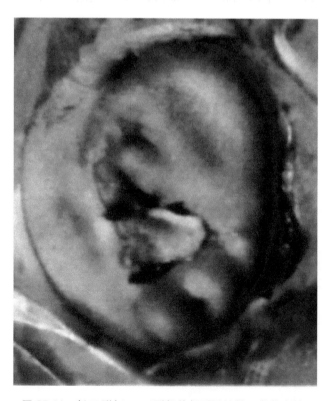

图 85.11　行 U 形切口,于耳郭前部耳屏处做一带蒂皮瓣。

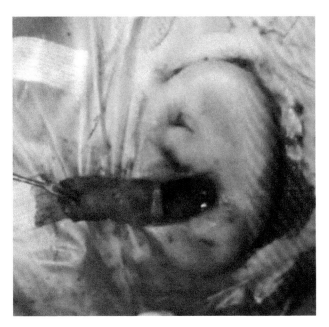

图 85.12 再造耳郭耳甲腔处取方形软骨片,置于前方带蒂皮瓣底部。

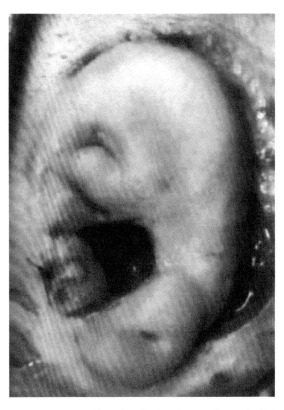

图 85.13 将带蒂皮瓣覆盖于软骨片表面,并用尼龙线全层缝合,再造新的耳屏。

覆盖于软骨片表面,并用 3-0 尼龙线全层缝合,再造新的耳屏(图 85.13)。将一足够厚的皮肤移植物置于耳甲腔表面。用缝线固定浸润碘酒敷料于此处。无菌敷料包扎,8~12 天后移除敷料。图 85.14 所示为最终效果图。

　　另一种耳屏再造方法由 Brent[2]提出,用于单侧小耳畸形再造患者。再造耳郭通常比正常耳郭立起的角度小。从正常耳的耳甲腔后方取软骨 (图 85.15)。这种方法可以降低正常耳角度,提高双侧耳郭对称程度(图 85.16)。在设计的耳屏处做 J 形切口 (图 85.17)。分离耳甲腔皮肤,小心切取部分软组织,加深耳甲腔。术前必须告知患者有损伤浅表面神经的可能(图 85.18)。于此处放置足够厚的移植皮片。将之前取的软骨组织置于 J 形切口中,并用 3-0 尼龙线固定。移植物的有序放置使再造耳屏角度更好。这有助于模仿正常外耳道在耳甲腔处形成一阴影(图 85.19)。固定 8~10 天,如前所述包扎敷料。8~12 天后移除敷料(图 85.20)。

双侧小耳畸形的分期手术

　　小耳畸形的手术复杂,对于双侧小耳畸形的患者一期手术仅进行一侧的肋软骨耳郭再造。耳后头皮组织一次只能向一个方向移位,因此三期的立耳手术也只做一侧。二期耳垂转位和四期利用蒂在前

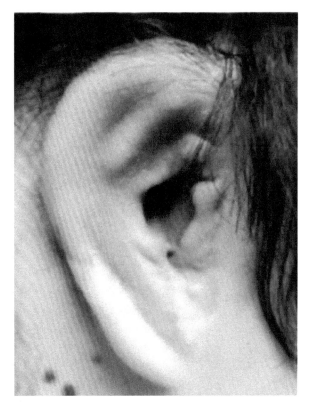

图 85.14 四期耳郭再造术后效果图。

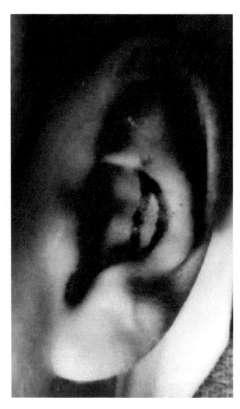

图 85.15   耳郭整形术切口设计，从正常耳的耳甲腔后方取软骨。

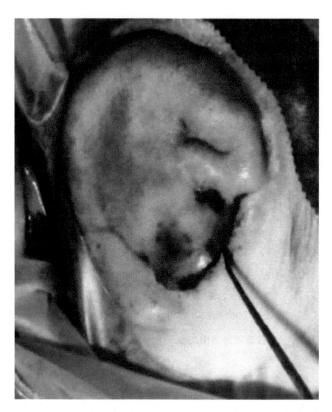

图 85.17   第二种耳屏再造方法，在所需做耳屏处做 J 形切口。

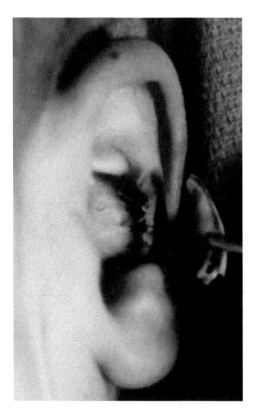

图 85.16   耳郭成形术及和从正常耳的耳甲腔后方取软骨，可以降低正常耳角度，提高双侧耳郭对称程度。取下软骨可用于患侧耳屏再造。

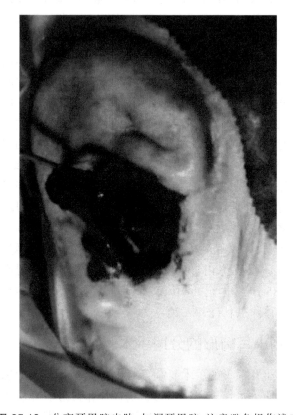

图 85.18   分离耳甲腔皮肤,加深耳甲腔,注意避免损伤浅表面神经。

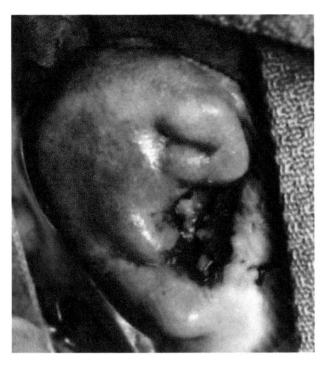

图 85.19　将之前取的软骨组织用于再造耳屏背面，于耳甲腔处放置足够厚的移植皮片。注意观察是否仿正常外耳道在耳甲腔处形成一阴影。

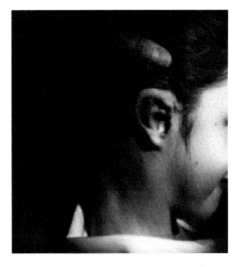

图 85.20　J 形切口再造耳屏最终术后效果图。

的皮瓣行耳屏再造，由于手术范围局限，可以在一次麻醉下双侧同时进行。

再造耳修整术

可以行耳后移植全厚皮片移植这一修整手术扩大耳后沟。耳后沟的上方 2/3 和下方 1/3 的交界处可能因为血供不足导致皮片坏死，导致此处形成瘢痕带使耳后沟变浅。另一处可能需要行修整术的是耳垂与再造耳郭间的位置关系。如果残耳与再造耳郭位置不协调，连接处形成凹槽，或者耳垂像硬粘上一样不自然，需要行手术修整。

术后护理

大多数外科医生倾向于持续预防性使用抗生素 10 天。用胶带将敷料固定于患儿头部以防患儿移动敷料也至关重要。若不使用胶带辅助固定，患儿会扯掉敷料导致出血、感染及皮瓣缺失等一系列并发症的发生。虽然换药过程中胶带粘住头发会带来患者局部不适，但从降低并发症发生和获得好的术后外观方面看还是很值得的。术后第 1、第 3 和第 7 天更换敷料，持续包扎 14 天。6 周内避免身体接触性运动。

精要

- 在美观和血供二者冲突时，术者一定要将维持血供以防止术后并发症这一考虑放在首位。
- 用双极电刀分离肋骨表面肋间肌肉以减少出血及手术时间。取肋骨时用二齿钩牵拉皮肤使肋骨更好的暴露。
- 小的皮瓣坏死可通过抗菌治疗及伤口局部的细心护理治愈。
- 减小耳郭软骨支架的高度可以减少因移植皮瓣小而导致的伤口张力。

隐患

- 除非肋软骨恰巧位于软骨联合前 4mm 处，否则因取肋软骨而导致胸廓畸形发生率低[2]。
- 若壁胸膜损伤而脏胸膜没被损伤，可在麻醉师鼓肺时于壁胸膜下放置一胶皮引流管。移除引流管，封闭创口。若脏胸膜没有损伤，不需要放置胸腔引流。
- 若残留胸腔肋骨切面不够平滑可导致胸膜和肋间肌疼痛。
- 若耳郭软骨支架各部分间所留空间不足，皮肤不会很好地贴附于各间隙间，耳郭形态细节则不会被更好地展现。

- 大面积皮瓣缺损需要用能提供充分血供的颞顶带蒂筋膜瓣和全厚皮片修复。
- 若术前不行超声多普勒或血管造影评估颞骨表浅血管以明确颞肌筋膜移植范围[5]，术后发生皮瓣缺失的可能性大。

（王艺贝 樊悦 译 陈晓巍 审）

参考文献

1. Priwin C, Stenfelt S, Granstrom G, et al: Bilateral bone-anchored hearing aids (BAHAs): An audiometric evaluation. Laryngoscope 114:77-84, 2004.
2. Brent B: Technical advances in ear reconstruction with autogenous rib cartilage grafts: Personal experience with 1200 cases. Plast Reconstr Surg 104:319-334, discussion 335-338, 1999.
3. Eavey RD, Ryan DP: Refinements in pediatric microtia reconstruction. Arch Otolaryngol Head Neck Surg 122:617-620, 1996.
4. Tanzer RC: Total reconstruction of the external ear. Plast Reconstr Surg Transplant Bull 23:1-15, 1959.
5. Park C, Lew DH, Yoo WM: An analysis of 123 temporoparietal fascial flaps: Anatomic and clinical considerations in total auricular reconstruction. Plast Reconstr Surg 104:1295-1306, 1999.

第 **86** 章

基本鼻整形术

Grant S. Gillman

没有哪项整形外科技术能像鼻美容整形那样从外形和功能两方面把艺术和技术完美地结合起来,鼻整形术是面部整形中最具挑战性、基础性和多样性的技术。单一的术式不能应用于所有的患者,医生也不能只掌握一种术式,针对每一位患者,其手术目的都各不相同。

针对每一位患者的手术方式都有变化,没有两个完全相同的手术方式。针对每一例手术的术式都是独特的,只有通过术前仔细分析[1~3],掌握技术要领,认真客观分析术后可能的效果,不断学习总结经验,才能达到理想的手术后效果。鼻整形术不仅要求医生有好的审美观,而且要清楚地认识到手术对鼻功能造成的潜在影响,包括鼻气流量不受影响或得到改善,而不是减少。

本章主要介绍鼻整形基本原则和最常见的鼻整形要求,包括鼻梁降低、鼻尖整形、改变鼻尖的高度(抬高或降低)等。在鼻整形中需要综合运用各种术式,鼻整形医生必须能够理解鼻整形术是动态变化的[4,5],知道怎样才能达到理想的手术后效果。

术前准备

术前评估从患者最关心的方面出发,明确鼻整形术后患者想要获得怎样的效果。详细询问病史,尤其是以前是否有鼻部手术及治疗史。术前 7~10 天必须停用各种抗凝药物(包括含有华法林、阿司匹林、布洛芬和其他中草药成分)以减少术中、术后出血。

鼻的全面评估[1~3]包括:鼻气道,皮肤厚度,鼻梁高度,鼻尖轮廓,鼻尖角度和高度,鼻校正(直或歪曲),以及术前任何不对称情况。

根据患者愿望和检查结果,制订手术方案。要根据患者自身条件和目标制订个性化的手术方案,也就是说针对每一个患者的手术方案都是独特的。

将制订的手术方案和患者讨论,确定实际可行的手术目标,介绍术后恢复过程,可能出现的并发症以及相关事项。

要考虑到患者自身条件限制,有些手术术后目标不能实现,并将这一情况向患者解释清楚。手术目的是形成自然的鼻外形,要能和面部其他器官都非常协调,不要有做过手术的痕迹。保守的鼻外形改变总会比过度矫正要好。

术前常规照相,包括全脸正面、左右侧面、左斜面和鼻基底照片。通常可以选择性近距离拍照,对有术前明显不对称或歪鼻患者更应该采用近距离拍照。

麻醉

根据患者和医生的选择,鼻整形可以在较深的静脉镇静或全身麻醉下完成。因为术中出血是不可避免的,全身麻醉可以最大程度地保护气道避免误吸,因此大多情况下可以选择全麻。有些病例鼻部可以注射 10~15mL(含 1:100 000 单位的肾上腺素)1%利多卡因,鼻黏膜用羟甲唑啉棉片收缩。最少量局部浸润注射麻醉液以利于止血,避免注射过量引起鼻变形。

手术入路

鼻整形手术入路广义地分为鼻内径路和鼻外径

路。鼻内径路视野小，不容易学习掌握，所以多数医生尤其是经验不多的医生更倾向于选择鼻外径路，这样能充分显露鼻解剖结构。因此，本章主要介绍鼻外手术径路。

鼻外经鼻小柱切口基本设计原则是尽量减少横跨鼻小柱的瘢痕[6]。因此切口设计不规则而不是直线，切口经过鼻小柱最狭窄的部位。尽管经鼻小柱切口变化大，包括飞鸟形、台阶形、倒 V 形切口等，但是切口的基本原则是一致的。我们倾向于五角的倒 V 形经鼻小柱切口，因为这些转角有利于缝合时切口准确对合，这样更有利于隐藏切口瘢痕。

五角的倒 V 形经鼻小柱切口(图 86.1)在鼻小柱最窄部位标记，标记线在鼻小柱侧缘呈直角，切口沿着外下方软骨(LLC,鼻翼软骨)下方延伸(图 86.2)。用尖头宽距双爪钩拉开鼻翼缘，充分显露鼻翼软骨外侧脚下部。用 15 号刀片从外侧脚下方切开鼻翼软骨(图 86.3)，经过穹隆部分，再切开至鼻小柱的外侧缘(图 86.4)，达鼻翼软骨内侧脚尾部外侧，和经鼻小柱切口外侧部分相连。用 15 号刀片切开经鼻小柱切口，注意不要切深，以免切到鼻翼软骨内侧脚 (图 86.5)。

用尖头小剪刀穿过两侧鼻小柱边缘切口，小心地掀起鼻小柱皮瓣(图 86.6)。然后完成跨鼻小柱切口，松解皮瓣，显露鼻翼软骨内侧脚(图 86.7)。用一把小双爪皮肤拉钩拉开鼻小柱皮瓣，另一把同样拉钩反向拉开下方鼻翼软骨(图 86.8)，在一相对缺血平面分离鼻翼软骨穹隆和外侧脚部位皮肤软组织，直到显露软骨。分离要小心仔细，避免损伤下方的软骨。

鼻尖软骨显露后，用一把尖头适宽双抓钩向下拉住鼻小柱，每侧单钩压住一侧穹隆(图 86.9)。用一把宽尖头双抓钩将掀起的皮肤软组织瓣向上方拉起，可见前中隔角位于中线位置。沿着鼻背平面在鼻中隔软骨膜浅面向上方分离，显露鼻中部上外侧软骨(ULC)(图 86.10)，最后显露上方鼻骨，然后转入骨膜下平面，在 Aufricht 鼻背拉钩牵拉下，仔细向上方分离，直达鼻根部位充分显露。

鼻梁降低/轮廓矫正/截骨

与实物大小一样的照片能在术前精确测量，为术中切除软骨或截骨量提供更准确的指导。在男性，通常希望术后鼻轮廓较粗直，从鼻根到鼻尖鼻背轮廓线较直。在女性，轻微凹陷的鼻背轮廓线，低于鼻

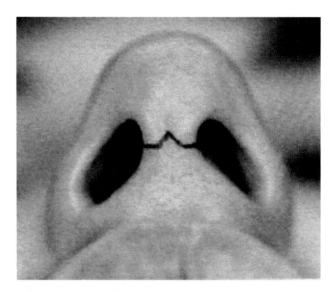

图 86.1　五个转角的经鼻小柱切口形成倒 V 形外切口。

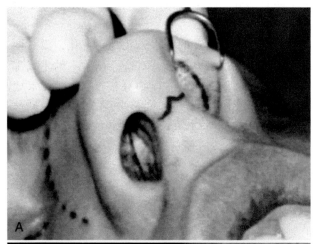

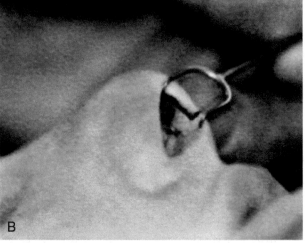

图 86.2　(A)外侧脚的尾端边缘切口。(B)内侧脚边缘切口和经鼻小柱切口成直角相连。

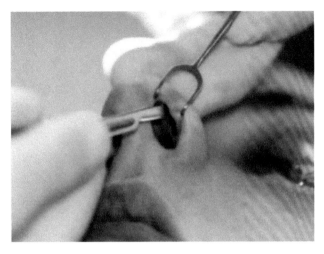

图 86.3　外侧脚软骨下方做边缘切口。

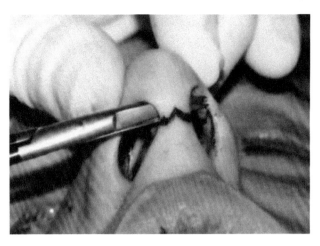

图 86.6　从一侧边缘切口分离到对侧边缘切口，然后掀起鼻小柱皮瓣。

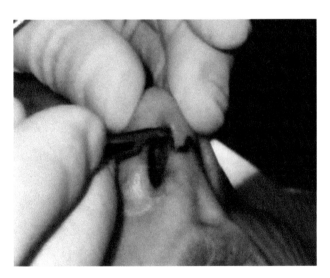

图 86.4　鼻小柱外侧切口位于内侧脚软骨下方。

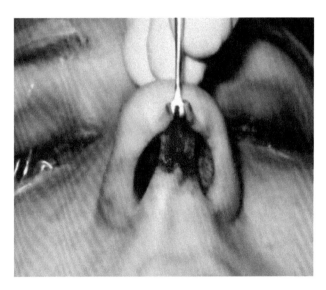

图 86.7　拉开鼻小柱皮瓣，显露下方一对内侧脚。

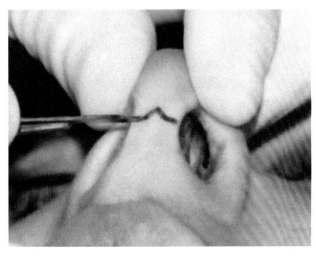

图 86.5　经鼻小柱切口。

尖高度的最前点 1~2mm，在鼻尖上点有小切迹，这样在美学上更有女性特征。不管男性还是女性，都应避免过多消减和消减不足。

鼻背截骨最好多次逐渐消减。首次整块截骨，然后仔细修整。在多数病例，截下骨软骨驼峰主要是软骨穹隆，鼻骨成分较少。

为了预防鼻中隔软骨过度切除，应该在鼻中隔整形（如果需要）前先切除鼻背软骨，这样在需要进行调整鼻外形而进一步降低鼻背时，可以经黏膜下切除部分中隔软骨。可以用刀片（15 号或 11 号刀片）或 Fomon 弯剪修剪软骨（图 86.11），在去软骨时根据情况决定是否先将 ULC 从鼻中隔分离。如果软骨消减超过 3mm，事先黏膜下分离 ULC，这样下方黏膜可

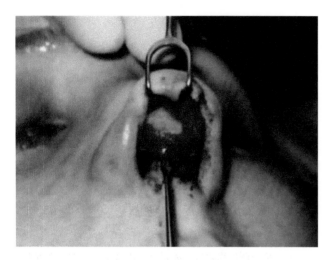

图 86.8 拉开外侧脚下方的软骨从一个无出血平面剥离上方的皮肤。

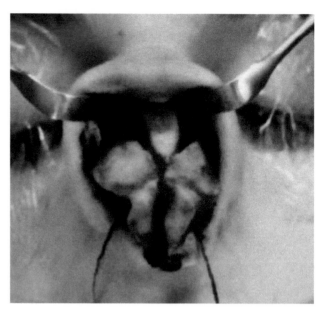

图 86.10 充分显露两内侧脚和外侧脚下部以及鼻背软骨。

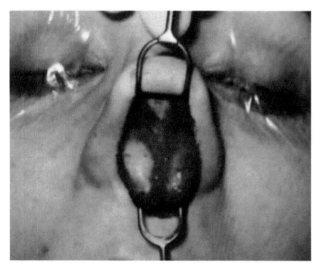

图 86.9 向后拉开外侧软骨下方暴露中隔软骨前角，沿鼻背向上方剥离。

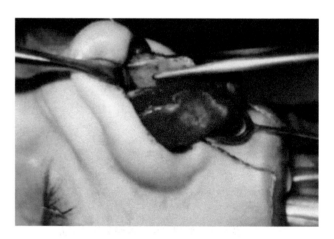

图 86.11 用 Fomon 弯剪降低鼻背软骨高度（注意上方的外侧软骨已经和鼻中隔软骨分离）。

以起到保护支撑软骨作用。如果软骨消减量少，就不需要将 ULC 从中隔软骨分离，进行黏膜外切除（不损伤鼻黏膜）。切除软骨驼峰以后，检查 ULC 同中隔软骨高度，用刀片或剪刀修剪 ULC 内侧缘，让其靠在中隔软骨上。

截骨量以鼻骨尾部中隔高度为准，骨性驼峰开始截除时要保守，这样可以根据情况逐渐消减。骨性驼峰可以用骨锉或骨凿[7]消减，骨锉可以逐渐消减，适用于小驼峰或初学者，对于较大驼峰，将 Rubin 骨凿（平骨凿带垂直翼，用于引导对齐并保持截骨的水平）置于鼻骨尾部（图 86.12），助手用小锤轻击骨凿尾部，让骨凿沿着平行于理想鼻背线朝鼻根部逐渐

推进。截骨稍保守为宜，接着用锐利细骨锉磨平。

如果截除驼峰较大，鼻背呈现敞篷畸形，需要截骨并移动外侧鼻骨封闭空隙，截骨可以缩窄骨性鼻锥。敞篷畸形不一定需内侧截骨，但是在许多病例，下滑内侧斜形截骨可以让外侧截骨位置更容易操控。

截骨前 5~10 分钟，于外侧截骨部位注射含 1:100 000 单位肾上腺素的 1% 利多卡因，减少出血和术后青紫。

双侧内侧截骨[7]使用 2~4mm 宽的直凿，凿的宽度根据鼻骨厚度和医生习惯选择。从头端骨性鼻骨和中隔交界处敞开部分开始截骨，助手用小锤轻敲

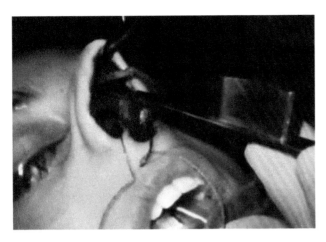

图 86.12　用 Rubin 骨凿来降低骨性鼻背部分,鼻背软骨部分在骨凿上方显示已经被切开。

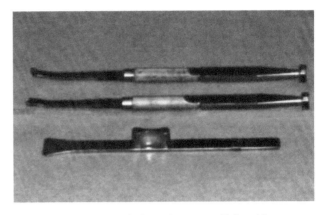

图 86.13　右侧和左侧弯凿(上方),Rubin 骨凿(下方)。

骨凿尾部,骨凿从头端开始 15°~25°向外侧倾斜,使截骨与外侧截骨相连。对于较薄、较小和较短鼻骨,可以不需要内侧截骨。

外侧截骨从下鼻甲上方犁状孔基底处做小切口开始,用小号或中号鼻镜撑开犁状孔,显露鼻骨缘,做小切口。经切口用骨膜剥离子将截骨部位软组织分离,形成隧道,这样避免截骨时损伤软组织,减少出血。

用 4mm 宽弧形保护凿(图 86.13)从外侧上颌骨下方开始(准备截骨到内眦位置)截骨,截骨时骨凿尽量压低,这样可以避免在鼻骨基底出现可见的或可摸到的台阶样畸形。截骨达内眦下方眶骨缘时,骨凿向内侧倾斜,使外侧截骨和从头端内侧截骨的顶端相连。将骨凿向内旋转造成鼻骨骨折并向内侧移动,消除鼻背敞篷畸形。典型的内外侧截骨途径见图 86.14。图 86.15 显示一名患者接受鼻梁降低整形手术,她仅进行了外侧截骨。

鼻尖整形

外科文献资料描述鼻尖手术多样化充分反映了鼻尖整形的复杂性,外科技术演绎到能达到外观更美、更持久、更有一致性的效果,同时减少并发症发生。

在绝大多数病例中,不管采用何种手术方法,手术目标是相同的,包括:

- 外观自然,使宽的或球形的鼻尖轮廓清晰。
- 鼻尖角度与性别相适应,能解决鼻尖下垂(理想的鼻唇角男性为 90°~105°,女性为 100°~115°)。
- 鼻尖高度和鼻梁高度相适应,男性从鼻根到

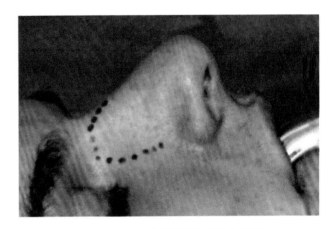

图 86.14　典型内外侧截骨的体表投影。

鼻尖轮廓相当直,而女性鼻尖比鼻梁高 1~2mm 更显女性化轮廓。

鼻尖轮廓

从鼻基底看,理想的鼻尖外形是三角形,不宽、也不是方形或梯形。从正面看,两个明显的鼻尖表现点紧靠一起,外观自然而不像人为的捏在一起。

增强鼻尖轮廓可以用缝合方法（保守方法）,或者软骨切除方法(有创方法),在鼻尖小叶穹隆处塑形软骨。缝合法适用于皮肤薄,鼻尖只需稍加改善,或者手术医生经验不够丰富时使用。软骨切除法适用于鼻部皮肤厚,医生熟练掌握软骨切除技术时使用。

1. 头端修剪　不管是缝合法还是切除法处理 LLC 软骨穹隆,都要降低外侧脚高度,此方法称为头端修剪(图 86.16)。切除部分外侧脚可以改善鼻头肥大。头端修剪仅限于修剪外侧脚内侧部分。修剪外侧

部分不会改善鼻小叶轮廓,反而可能导致鼻翼塌陷,因为外侧脚对鼻翼起主要支撑作用。

外侧脚至少保留 6~7mm 高,对鼻翼有重要支撑作用,可减少鼻翼塌陷或回缩。用 15 号刀片切开外侧脚软骨,切除软骨时用 15 号刀片或小剪刀分离鼻前庭部位鼻黏膜,切除时注意两侧剩余外侧脚的高度一致。

2.鼻尖缝合 一种缩窄宽的或球形鼻尖的方法是用不可吸收线缝合[8],降低外侧脚头端(穹隆),这是一种有效而且保守的方法(无创伤)。因为不切除软骨,鼻头就没有切迹,避免了鼻头不平整。

用 5-0 丝线在鼻翼穹隆做水平褥式缝合。缝针从穹隆内侧穿过软骨(经过前庭黏膜浅面)到软骨外侧,然后从出针下方几毫米处软骨外侧进针,由外到

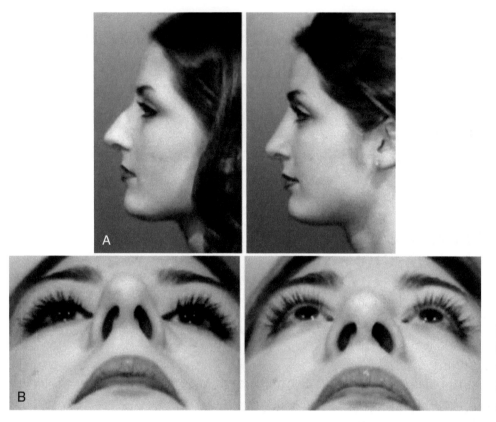

图 86.15 降低鼻背和外侧截骨病例的术前术后外侧(A)和基底(B)外观。注意从基底看鼻尖降低是因为降低鼻背的结果。

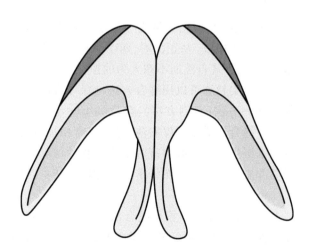

图 86.16 头端修剪,外侧脚上缘(红色标记)切除有利于鼻尖塑型。

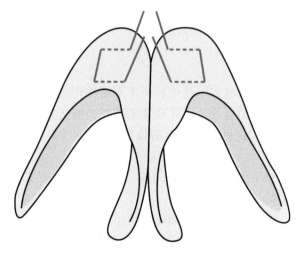

图 86.17 双侧穿穹隆水平褥式缝合,收紧后可以缩窄穹隆和减少鼻尖宽度。将两侧打结线尾交锁(穹隆间缝合)。

内缝合(图 86.17),这样线结就打在两内侧脚之间,这种缝合法称贯穿穹隆缝合法。打紧缝线,穹隆角缩窄,鼻尖相应缩窄。同法缩窄双侧鼻头。每个贯穿缝合线尾和对侧线尾打结,使两侧穹隆联合在一起(穹隆间缝合),这样新鼻尖更稳定,两侧鼻尖点在同一水平,这样可以减少愈合过程中软组织收缩两侧穹隆分离造成的不平整、不对称或弯曲畸形。最后,修剪突起软骨边缘,产生光滑外观效果。图 86.18 显示贯穿穹隆缝合和穹隆间缝合手术后效果。

3.垂直穹隆分离 垂直穹隆分离(VDD)是指将 LLC 软骨的穹隆部位从头端到尾端切开分离[9],也称为三角架移动技术[10]或垂直小叶分离技术[11]。该技术就是将穹隆头端切除一块三角形(图 86.19)或楔形(图 86.20)软骨,在选择点分离,前庭黏膜都得到保留。

在什么位置选择分离软骨主要取决于医生想要达到的术后鼻头高度和弧度。切除穹隆外侧头端的三角形软骨(图 86.19)可以增加鼻尖弧度和高度,同时缩窄鼻尖。内侧切除三角离穹隆的外侧不超过 2~3mm[9]。楔形切除软骨可以在穹隆部位切除(图 86.20),同时缩短内外侧脚,起到降低鼻尖和缩窄鼻尖效果。

在有些病例,有 5-0 尼龙线褥式缝合两侧鼻翼软骨内侧脚,使之内侧相互靠近几毫米,这样当瘢痕愈合时的收缩作用让内侧脚复合体更稳定,预防软骨移位或扭动产生不规则形状。VDD 缝合很重要,尤其在皮肤薄的病例要修剪软骨突起边缘使之变得圆滑。手术过程要精细操作,使用图 8.19 所示的 VDD 缝合技术其病例如图 86.21。

鼻尖角度

提高或增加鼻尖角度(能解决鼻尖下垂),是需要改变 LLC 或者在其他不需要直接改变 LLC 形状的手术操作的副产品。以下是有利于增加鼻尖角度的基本技术:

1.降低鼻背 对于术前鼻背很高的病例,降低

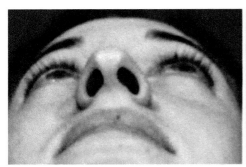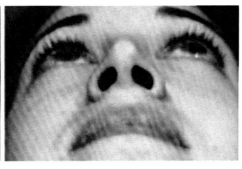

图 86.18 贯穿穹隆和穹隆间缝合后从基底观的术前(左侧)和术后(右侧)鼻尖外形。

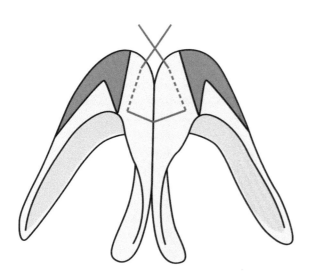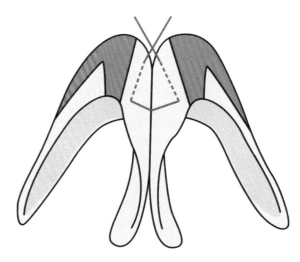

图 86.19 垂直穹隆分离(红色标记,同时头端修剪),在穹隆外侧 2~3mm 处切除头端三角形软骨可以缩小鼻头同时抬高鼻尖高度,两内侧脚缝合在一起可以稳定穹隆内侧部分。

图 86.20 垂直穹隆分离(红色标记,同时头端修剪),楔形切除穹隆软骨同等消减内外侧脚,可以缩窄鼻头同时降低鼻尖高度,两内侧脚缝合在一起可以稳定穹隆内侧部分。

鼻背可以让鼻头向上方旋转，但是如果有限降低鼻背(2~3mm)不会明显改变鼻尖高度，降低超过4mm会形成继发性鼻尖抬高。

2. 缩短鼻中隔尾端 如果患者鼻小柱前突明显(侧面看超过4mm)，缩短过长鼻中隔尾端也是一种有效抬高鼻尖方法。对这些病例，在方形软骨尾端三角楔形切除包含表面黏膜的鼻中隔软骨，一手用镊子夹住鼻中隔。用15号刀片切除软骨。

3. 贯穿穹隆/穹隆间缝合 图86.17介绍的贯穿穹隆或穹隆间缝合技术[8]是一种保守和温和的旋转鼻尖技术。图86.22展示的是一个贯穿穹隆和穹隆间缝合病例。

4. 垂直穹隆分离 VDD 如前述当外侧脚向穹隆外侧分离(见图86.19)[9]几毫米(2~3mm)时，可以抬高鼻尖。使用该技术时，分离外侧脚时内侧脚就会延长，因此会同时抬高和旋转鼻尖。

5. 外侧脚重叠 使用该技术时，外侧脚需要部分垂直分离，然后两部分重叠后缝合固定。单侧外侧脚重叠(也称外侧脚瓣)[12,13]让鼻尖向上旋转同时降低鼻尖(外侧脚缩短)。当需要降低鼻尖同时旋转鼻尖时，若鼻头本身较窄、外形较好，此时对外侧脚处理要比单纯处理穹隆要好，鼻尖保持自身良好外形而没有改变。

先用小剪刀从将要分离和重叠外侧脚部分软骨与前庭黏膜分离，用15号刀片切开软骨，两部分软骨用5-0或6-0 PDS线褥式缝合（图86.23），旋转

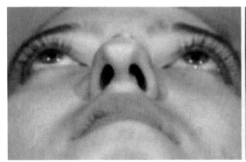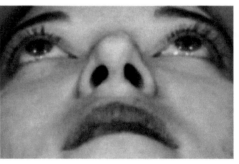

图86.21 垂直穹隆分离，切除头端穹隆外侧三角形软骨后，从基底观术前(左)和术后(右)的鼻尖外观。

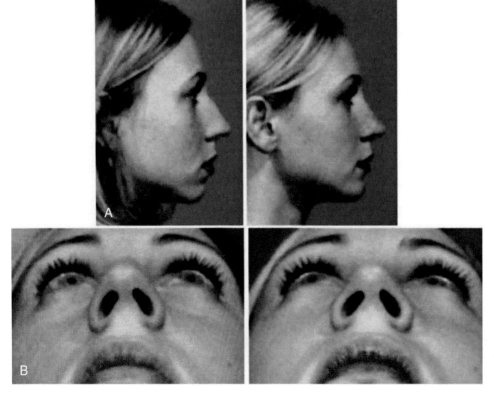

图86.22 鼻背降低和贯穿穹隆的穹隆间缝合病例术前和术后外侧(A)和基底(B)观(同时接受隆颏手术)。

度/降低度越大,需要重叠部分越多。

鼻尖高度

  许多鼻尖手术在改变鼻尖轮廓或鼻尖角度的同时对鼻尖高度也有影响。有许多不同方法可以选择用于抬高或降低鼻尖,因此医生针对每个病例从众多方法中选择最佳方法以达到理想的效果。下面列出一些常用来改变鼻尖高度的方法。

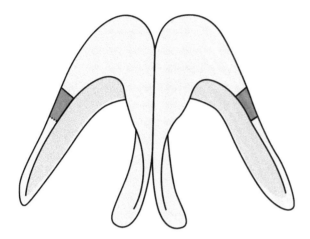

图 86.23 外侧脚重叠的外侧脚切口(实线),切口内侧软骨重叠缝合到切口外侧软骨达到降低和旋转鼻尖的效果,红色标记区域为重叠部位。

  1. 降低鼻尖 在鼻尖角度手术中,LLC 改变或 LLC 周围手术操作都会起到降低鼻尖的作用。手术中稍稍降低鼻尖就会显出鼻头支撑削弱,如果进一步降低鼻尖就必须改变内侧或外侧脚。

  削弱鼻头支撑降低鼻尖的操作包括:显著鼻背降低(前述,图 86.15),将 LLC 从 ULC 分离(头端消减时就可以达到分离的效果),或者鼻中隔尾部全层切开。上述每一操作都只能有限地降低鼻头。全层切开在鼻中隔尾段前庭黏膜一侧用 15 号刀片切透到对侧,这样切断内侧脚和中隔尾段连接,让鼻头回缩。中隔小柱缝合(从中隔尾段和小柱缝合)让鼻头保持在新降低的位置,同时关闭贯穿切口。后期瘢痕收缩也让鼻头向后方鼻嵴退缩。

  如果还要进一步降低鼻尖,就必须改变 LLC。缩短外侧脚(外侧脚重叠[12,13],如前述)可以降低和旋转鼻尖(图 86.24)。另外,同样切断重叠内侧脚[13],改变内侧脚可以降低鼻尖反旋转(延长鼻头)。最后,也可以同时同样缩短内外侧脚(不会旋转鼻尖),或者结合外侧和内侧脚重叠,或者穹隆分离(前述鼻尖塑形)包括穹隆部位软骨楔形切除(图 86.19)达到同时缩短内外侧脚目的(图 86.25)。

  2. 抬高鼻尖 常见抬高鼻头的技术是贯穿穹隆缝合/穹隆间缝合(前述),该方法的优点是保守、微

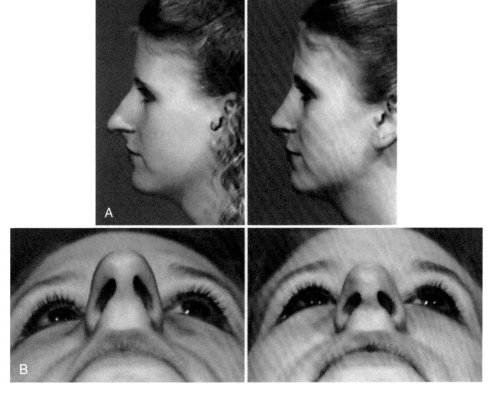

图 86.24 降低鼻背,切透中隔,外侧脚重叠降低和旋转鼻尖病例术前和术后外侧(A)和基底(B)观。

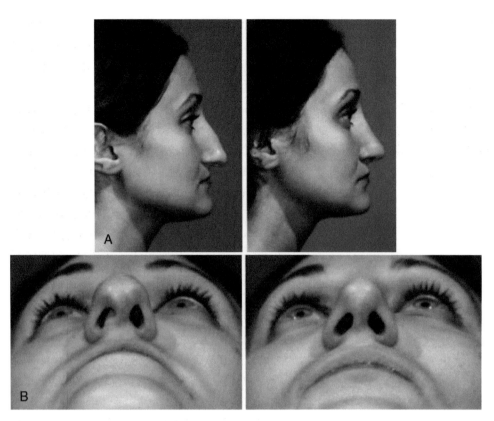

图 86.25　降低鼻背,切透中隔,缩短中隔尾段,垂直穹隆分离和穹隆楔形切除后降低和旋转鼻尖的病例,术前和术后外侧(A)和基底(B)观。

创、迅速、易于操作,可以缩窄鼻头,轻度旋转鼻尖。

另一种方法是垂直穹隆分离(前述)。为了抬高鼻尖,外侧脚向穹隆外侧分离 2~3mm(图 86.19),内侧部分缝合固定,通过改变外侧脚增加内侧脚长度,抬高鼻尖,同时缩小鼻尖,向头侧旋转鼻尖。操作中尤其是皮肤较薄的病例,要特别注意避免明显的术后不平整。这些病例,在 VDD 操作时压缩软骨表明移植薄层软骨可以让鼻尖软骨保持光滑平整的外观。

鼻整形时经外切口充分暴露,可以将尾段中隔软骨从两边内侧脚分离后前移并固定于中隔尾段,这种方法称为抬高固定线[14]或舌槽技术[15]。

另外一种鼻尖抬高的方法用软骨鼻尖移植,现在流行的是中隔软骨或耳软骨移植。移植块削薄以减少外观痕迹,用 6-0 PDS 线缝合固定于穹隆下方外侧脚部位。对于皮肤很薄的病例,该方法应谨慎使用,以免皮下可以看到移植块的边缘。

包扎和术后处理

如果需同时完成中隔整形,将 Doyle 小夹板固定在鼻腔内,以稳定鼻中隔,有些医生用 Telfa、膨胀海绵或凡士林纱布填塞鼻腔,这些都可以。术后 24~48 小时去除鼻腔填塞,但是仍然要放小夹板固定 4~7 天。只要有鼻腔填塞,都推荐预防性使用抗生素。

在降低鼻梁前,如果 ULC 从鼻背部中隔分离,须用 5-0 PDS 线褥式缝合将其固定于鼻背中隔。边缘切口用可吸收线(5-0 铬线或羊肠线),穿小柱切口用单丝线(6-0 尼龙或 Prolene)。仔细对合缝合皮缘,切口瘢痕将细小而不明显。外包扎用 0.5 英寸宽纸胶布或无菌纱条固定,外面再用可塑固定。

受术者应经常用盐水冲洗鼻腔,让鼻腔保持清洁。鼻内和经鼻小柱切口每天用棉棒涂双氧水清洁,去除血痂和干痂,然后涂抗生素软膏保持湿润。术后 48~72 小时抬高头部以避免术后水肿,眼周和较平的部位表面冰敷或保持清凉压迫。

术后 5~7 天拆除缝线和固定,术后 3~6 个月防晒,头 4~6 周不要戴眼镜。术后第 1、3、6、12 个月随访,以后每年随访。

并发症[16]

患者不满意

术前对手术期望值的分析是必要的,可以减少患者术后不满意[17]。患者也应该清楚手术本身的局限性、自身结构特点，很难让手术效果和期望效果完全一致。如果患者目标实际，完全理解手术鼻整形的风险，则术后对效果多很满意。

鼻背降低过多/过少

术前测量鼻部等比例照片可以避免鼻背降低过多或过少，对于经验少的医生更应该如此。如果明显降低过少，可以再次降低鼻背。相反，如果鼻背降低过多，则形成"鞍鼻"畸形[18]，须行修正手术垫高鼻背，通常用软骨移植来垫高。

鸟嘴样畸形

骨性鼻背降低过多或软骨鼻背降低过少就会出现鸟嘴样畸形[19]，从下鼻点到鼻尖的轮廓线明显增高。如果骨性鼻背降低过多，可以垫高鼻背改善。如果软骨鼻背降低不够，再次降低该部分鼻背就可以了。

鼻尖不对称/不平整/鼻头肥大

手术设计和操作时充分注意细节可以避免这些并发症[20]，尤其是皮肤薄的患者，因为皮肤厚时可以掩盖鼻尖不平整。但是尽管医生术中谨慎小心，由于瘢痕收缩、软组织紧缩也会导致不对称或不平整。对于这些病例，有针对性地修改（通常只需稍稍修改）可能是必要的。

鼻翼后缩/塌陷

这两种并发症都是过度切除外侧脚造成，形成外形和功能上的损害。因此，术中要保留 6mm 高以上的外侧脚。这两种畸形都需要软骨结构移植（中隔或耳软骨移植），来替代或加强过度切除的外侧脚[21,22]。

精要

- 全面而细致的分析是制订成功的手术方案非常重要的前奏。
- 制订确实可行的手术目标，对目标不切实际的患者不适宜手术。
- 贴着软骨和骨浅面平面解剖，尽可能保留上面软组织的厚度，可以减少出血和肿胀。
- 手术尽量保守，保留术前鼻部美学特征。
- 外侧脚下方改变，会同时影响鼻尖高度和角度。

隐患

- 过多消减鼻部会造成不自然的勺形外观，出现"手术鼻"的外形。
- 过度切除鼻尖软骨不但会使鼻头外形不好看，而且会出现鼻翼塌陷或后缩等并发症。
- 不能因为皮肤厚而过多地削减下方支撑软骨来追求更好的轮廓。
- 在皮肤薄的患者，不正确的鼻尖塑形会导致鼻头突起或肥大。
- 不仔细缝合经鼻小柱切口，会造成鼻小柱切迹或明显瘢痕。

（胡晓根 译）

参考文献

1. Toriumi DM, Becker DG: Rhinoplasty analysis. In Toriumi DM, Becker DG (eds): Rhinoplasty Dissection Manual. Philadelphia, Lippincott Williams & Wilkins, 1999, pp 9-23.
2. Gunter JP, Hackney FL: Clinical assessment and facial analysis. In Gunter JP, Rohrich RJ, Adams WP (eds): Dallas Rhinoplasty: Nasal Surgery by the Masters. St. Louis, Quality Medical Publishing, 2002, pp 53-71.
3. Byrd HS, Burt JD: Dimensional approach to rhinoplasty: Perfecting the aesthetic balance between the nose and chin. In Gunter JP, Rohrich RJ, Adams WP (eds): Dallas Rhinoplasty: Nasal Surgery by the Masters. St. Louis, Quality Medical Publishing, 2002, pp 117-131.
4. Guyuron B: Dynamic interplays during rhinoplasty. Clin Plast Surg 23:223-231, 1996.
5. Guyuron B: Dynamics in rhinoplasty. Plast Reconstr Surg 105:2257-2259, 2000.
6. Davis RE: Proper execution of the transcolumellar incision in external rhinoplasty. Ear Nose Throat J 83:232-233, 2004.
7. Toriumi DM, Hecht DA: Skeletal modifications in rhinoplasty. Facial Plast Surg Clin North Am 8:413-431, 2000.
8. Toriumi DM, Tardy ME: Cartilage suturing techniques for correction of nasal tip deformities. Op Tech Otolaryngol Head Neck Surg 6:265-273, 1995.
9. Simons RL: Vertical dome division techniques. Facial Plast Surg Clin North Am 2:435-458, 1994.
10. Glasgold AI, Glasgold MJ, Rosenberg DB: The mobile tripod technique: The key to nasal tip refinement. Facial Plast Surg Clin North Am 8:487-502, 2000.
11. Constantinides M, Liu ES, Miller PJ, Adamson PA: Vertical lobule division in rhinoplasty: Maintaining an intact strip. Arch Facial Plast Surg 3:258-263, 2001.
12. Kridel RW, Konior RJ: Controlled nasal tip rotation via the lateral crural overlay technique. Arch Otolaryngol Head Neck Surg 117:411-415, 1991.
13. Soliemanzadeh P, Kridel RW: Nasal tip overprojection: Algorithm of surgical deprojection techniques and introduction of medial crural overlay. Arch Facial Plast Surg 7:374-380, 2005.
14. Tebbets JB (ed): Primary Rhinoplasty: A New Approach to the Logic and the Techniques. St. Louis, CV Mosby, 1999, pp 342-350.
15. Kridel RW, Scott BA, Foda HMT: The tongue-in-groove technique in septorhinoplasty. Arch Facial Plast Surg 1:246-256, 1999.
16. Simons RL, Gallo JF: Rhinoplasty complications. Facial Plast Surg Clin North Am 2:521-529, 1994.

17. Morehead JM: The dissatisfied patient. Facial Plast Surg Clin North Am 8:549-552, 2000.
18. Alsarraf R, Murakami CS: The saddle nose deformity. Facial Plast Surg Clin North Am 7:303-310, 1999.
19. Tardy ME, Kron TK, Younger R, Key M: The cartilaginous polly-beak: Etiology, prevention and treatment. Facial Plast Surg 6:113-120, 1989.
20. Perkins SW, Tardy ME: External columellar incisional approach to revision of the lower third of the nose. Facial Plast Surg Clin North Am 1:79-98, 1993.
21. Toriumi DM, Josen J, Weinberger M, Tardy ME: Use of alar batten grafts for correction of nasal valve collapse. Arch Otolaryngol Head Neck Surg 123:802-808, 1997.
22. Gunter JP, Friedman RM: Lateral crural strut graft: Technique and clinical applications in rhinoplasty. Plast Reconstr Surg 99:943-952, 1997.

第 **87** 章

鼻重建

Frederic W.-B. Deleyiannis, Jayakar V. Nayak

鼻在美观和功能上都有重要意义。鼻重建不仅要有皮瓣和皮肤移植方面的知识，而且要有面部美学和功能方面的知识。尽管皮肤移植或局部皮瓣能封闭鼻部缺损，但是如果没有对鼻缺损和鼻重建预期效果的全面评估，术后面部协调性和鼻呼吸功能可能丧失。

鼻部缺损表现为组织缺失，多见于肿瘤切除和外伤。要想重建鼻的外形和功能，医生必须了解缺损的组织层次和缺失量，受累的鼻亚单位，所需的软骨支撑结构，以及修复皮肤的颜色和厚度。本章介绍获得性鼻缺损的鼻重建基本原则。

病例选择

对患者说明获得性鼻缺损的程度和影响很重要。同其他部位的整形手术一样，获得患者对自身病情认知和医生观察结果相一致很重要。在考虑采取任何手术干预之前，对于鼻外观或功能上的差别最好予以说明。吸烟会增加皮瓣部分或全部坏死的风险[1]，这种风险在术前要向患者解释清楚，患者在术前至少要戒烟3周，病历要记载。术前谈话时说明手术的预期美容效果和局限性很重要，这包括用镜子演示具体操作，并用示意图简述要做的手术，如果分期手术，要强调手术时机。

出于鼻子对身体形象的重要性，鼻缺损多需要重建修复。患者年龄一般不是鼻重建的禁忌，但是其身体健康状况会影响是否手术的决定。有时鼻假体是一个重要选择(图87.1)。如果鼻缺损是因为肿瘤切除，那么病理检查、是否需要辅助治疗和治疗时机(如放射治疗)，在肿瘤检测、复发和创面愈合上都应

该充分考虑。

对于儿童，应在学龄前开始，如有可能并完成鼻重建手术，以避免社会心理影响[2]。重建的鼻子，包括皮肤、衬里和支撑组织会随着儿童发育而生长，但是后期还要行手术增加鼻气道，使用软骨移植抬高鼻高度或外形，以及修复瘢痕。

术前设计

分析鼻周和深部结构的缺损

广泛鼻缺损超出鼻范围，包括面颊、上唇、上颌骨和这些结构的联合缺损。面颊和上唇的较大缺损可能在鼻重建前需要游离组织转移修复缺损 (图87.2)，弥补缺失组织和皮肤。颊部和上唇内侧较小的缺损可以用颊部推进皮瓣或鼻唇沟皮瓣一期修复。犁状孔区域(如鼻平台)残留的或通过重建获得的皮肤和脂肪组织，用来支撑重建的鼻翼和鼻小柱，让重建鼻位于上颌骨前方而不超过正常边界向面颊部移位。颊部推进皮瓣可以在内侧额部皮瓣重建鼻时构建鼻基底，也可以形成鼻内侧壁(图87.3)。鼻平台和基底应和眼协调 (如两侧鼻翼基底宽度要接近两内眦间距)。

分析鼻亚单位缺损

鼻通常被分成几个亚单位(图87.4)以区分不同部位的皮肤质地和深度的差别[3-5]。这些亚单位的边界为阴影区或高亮区，凸亚单位(convex subunits)是鼻尖、鼻背、鼻翼和鼻小柱，应用这些亚单位的原则主要是用皮瓣修复凸亚单位，而不是凹陷亚单位——

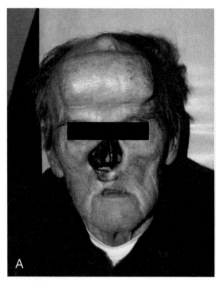
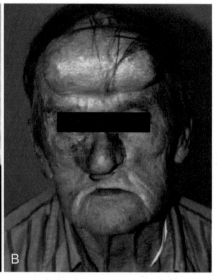

图 87.1　83 岁男性患者全鼻切除后鼻重建术前(A)和鼻假体覆盖缺损后(B)。

鼻侧壁和软三角。皮瓣愈合时，会因受区胶原和成肌纤维细胞收缩而继发性收缩，这种皮瓣向心性收缩(如活板门)形成亚单位的突起。亚单位原则不适用皮肤移植，因为皮片没有关门效应样收缩，伤口收缩时皮片可能由于缺少皮下脂肪仍然平坦不隆起。如果 50% 以上亚单位缺失，则整个亚单位(特别是鼻尖或鼻翼)应该用皮瓣重建。

和成人相比儿童的鼻子较小、较平而且轮廓不明显[6]，亚单位界限不清楚，但是使用亚单位原则可以隐藏瘢痕和处理皮瓣收缩。

分析鼻层次缺损(皮肤、软骨和黏膜)

准确分析鼻缺损层次很重要。通常，如果仅皮肤缺损，用局部皮瓣就可以修复，如果深层支架也缺损，则需要软骨移植，鼻衬里减少则重建难度增加。

根据皮肤厚度不同，鼻有三个差别明显的区域，且各区皮下脂肪、皮脂腺含量和移动度不同(图 87.5)[7,8]。Ⅰ区包括上鼻背和侧方，皮肤无皮脂腺可以移动；Ⅱ区包括鼻尖上方、鼻尖和鼻翼，皮肤厚，皮脂腺多且不可移动；Ⅲ区皮肤薄，无皮脂腺和鼻翼的软骨或鼻翼边缘的纤维脂肪组织紧密相连，包括软三角、鼻尖下和鼻小柱。

手术入路

鼻重建先进行缺损分析，获得面部和鼻亚单位缺损，以及鼻组织层次缺失的诊断后，开始评估各种重建方法并计划手术入路。

鼻衬里的选择

薄、血运丰富和柔软的衬里是鼻重建的目标。厚而臃肿的皮瓣，如鼻唇沟皮瓣会阻塞鼻气道[9]。软骨移植到血供差的皮瓣会坏死排出,血供好而且薄的衬里皮瓣可以从鼻的多个部位选择(图 87.6)[9,10]。Menick 的三期折叠额皮瓣方法可以提供新的改进鼻衬里重建途径，游离筋膜皮下组织瓣移植能够完成全部或接近全部缺损[11,12]。

翻转皮瓣

翻转皮瓣是缺损周围皮肤形成的小皮瓣，像书页一样翻转到鼻气道，因为皮瓣依赖瘢痕，所以血运差而且长度受局限。如果重建时发现皮瓣血运不够，就二期再行软骨移植。

中隔黏软骨膜瓣：同侧和对侧瓣

Burget 和 Menick[9]曾经描述了同侧中隔瓣，其血供来自前方上唇动脉的中隔支。该瓣以靠近鼻嵴的前下方为支点，向外卷起可以作为鼻穹隆的衬里。暴露的中隔软骨可用于移植，也可以保留任其黏膜化。

对侧中隔瓣可以连同软骨或不连同软骨获取[9,13]。术中切取对侧中隔黏软骨膜，通过中隔穿孔将中隔瓣像活板门一样在鼻背下方穿出，该瓣可达鼻侧壁但是达不到鼻翼缘。

双蒂衬里瓣

鼻翼缘的衬里可以用双蒂衬里瓣修复(图 87.7)[13]。

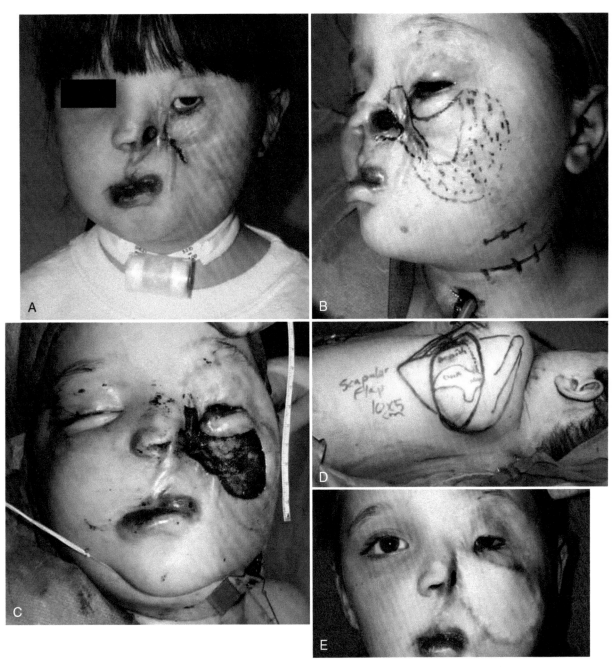

图 87.2　游离移植方法重建鼻和面颊。(A)4 岁女孩一年前因为车祸引起的撕脱伤致左侧面颊缺损(包括皮肤和深面的肌肉)和半侧鼻缺损。(B)术中设计。切除瘢痕,用肩胛皮瓣进行重建,缺损部位用部分去表皮的肩胛瓣修复。(C)面颊缺损修复后。(D)肩胛瓣的设计。(E)用肩胛瓣重建面颊术后一年。(待续)

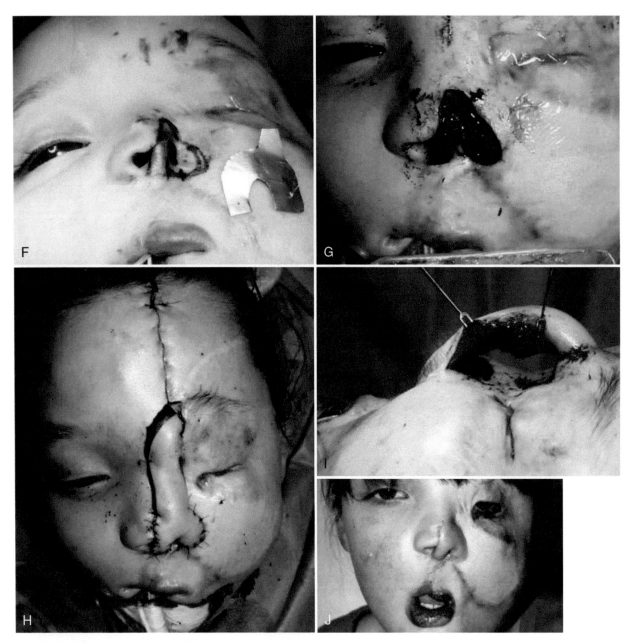

图 87.2(续)　(F)面颊重建后 16 个月鼻重建一期,以对侧鼻为模板再现鼻缺损。(G)鼻重建一期,用翻转皮瓣做衬里,耳甲软骨进行鼻尖和鼻翼移植。(H)额部皮瓣覆盖皮肤缺损。(I)鼻重建二期,一期术后 4 周,额皮瓣远端分成双蒂,皮瓣下方的额肌和皮下脂肪修薄。(J)分离和插入额皮瓣术后外观(三期术后)。

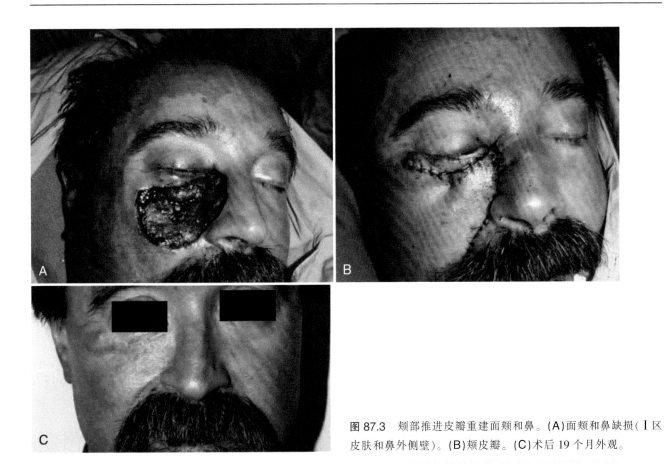

图 87.3 颊部推进皮瓣重建面颊和鼻。(A)面颊和鼻缺损（Ⅰ区皮肤和鼻外侧壁）。(B)颊皮瓣。(C)术后 19 个月外观。

图 87.4 鼻亚单位。根据鼻自然阴影线、弧度、不同的皮肤性质,鼻表面可以分成几个明显的解剖区。突起的亚单位是鼻尖、鼻背、鼻翼和鼻小柱。(From Burget GC: Aesthetic restoration of the nose. Clin Plast Surg 12:463–480, 1985, with permission.)

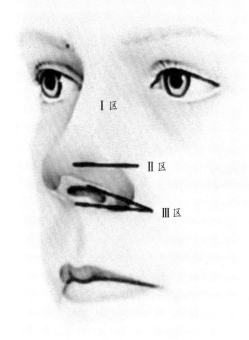

皮肤厚度区域

图 87.5 三个区鼻部皮肤的描绘。(Reprinted from Burget GC: Modification of the subunit principle for reconstruction of nasal tip and dorsum defects [commentary]. Arch Facial Plast Surg 1:16–18, 1999, with permission.)

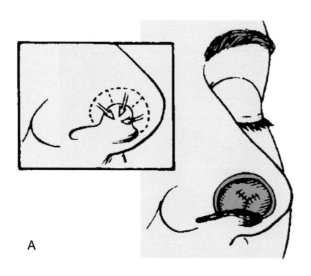

A

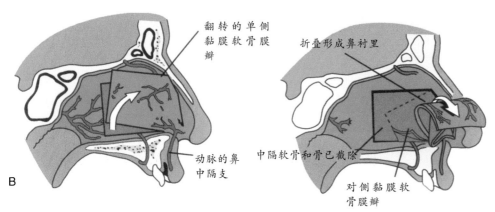

翻转的单侧
黏膜软骨膜
瓣

折叠形成鼻衬里

动脉的鼻
中隔支

中隔软骨和骨已截除

对侧黏膜软
骨膜瓣

B

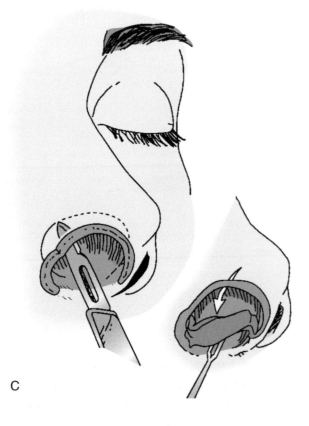

C

图 87.6 鼻衬里。鼻衬里选择包括：(A) 翻转/转入皮瓣。
(B) 中隔黏膜软骨膜瓣，(C) 易位双蒂皮瓣。(A and C,
Reprinted with permission from Burget GC: Aesthetic recon-
struction of the nose. In Mathes SJ [ed]: Plastic Surgery, vol 2.
Philadelphia, Elsevier, 2006, p 578; and B,reprinted with per-
mission from Burget GC, Menick FJ: Nasal support and lining:
The marriage of beauty and blood supply. Plast Reconstr Surg
84:189–202,1989.)

该瓣内侧以中隔，外侧以前庭为蒂向下拉到鼻翼缘。鼻翼缘上方的继发性衬里缺损可以用对侧（或同侧）中隔黏软骨膜瓣修复。

Menick 衬里技术：折叠的额部皮瓣，皮肤移植，三期鼻重建

为了提供鼻衬里，Menick 提倡将额部皮瓣折叠后插入缺损构成衬里（图 87.8）[11,12]。三周后二期手术将覆盖皮瓣和衬里皮瓣分离，切除衬里部分的额肌和皮下组织削薄皮瓣。二期手术同时进行软骨移植，覆盖皮瓣也同时修薄并缝回到鼻部。二期手术后 3 周额部皮瓣断蒂。对于大的鼻缺损，可以一期将全厚皮片移植缝合到黏膜缺损的边缘和额部皮瓣的肌肉层。只有皮下和额肌肉层受到手术损伤，伤口愈合时才会发生挛缩。因此折叠皮瓣或移植皮肤的衬里

会保持柔软，直到被二期软骨植入物支撑起来。对于衬里缺失的鼻缺损，三期利用额部折叠皮瓣或额部皮瓣结合皮肤移植是一种很好的选择。

游离组织显微吻合技术

筋膜皮肤组织瓣游离移植，常用前臂桡侧游离皮瓣来重建全鼻或次全鼻缺损的穹隆衬里（图 87.9）[14,15]，但是臃肿的游离皮瓣如果没有鼻中隔支撑将阻塞鼻气道。当鼻中隔前部存在时，Burget 和 Walton 主张将其向前旋转构成中隔旋转瓣（图 87.10）[16,17]。中隔瓣可以延长和抬高鼻而不阻塞鼻气道。游离皮瓣外侧的创面可以植皮修复。5~6 周后二期手术，切除游离皮瓣的移植皮肤和皮下脂肪，用软骨移植和旁中皮瓣利用完成正式鼻重建。

如果没有中隔旋转瓣，单桨游离瓣会在犁状孔

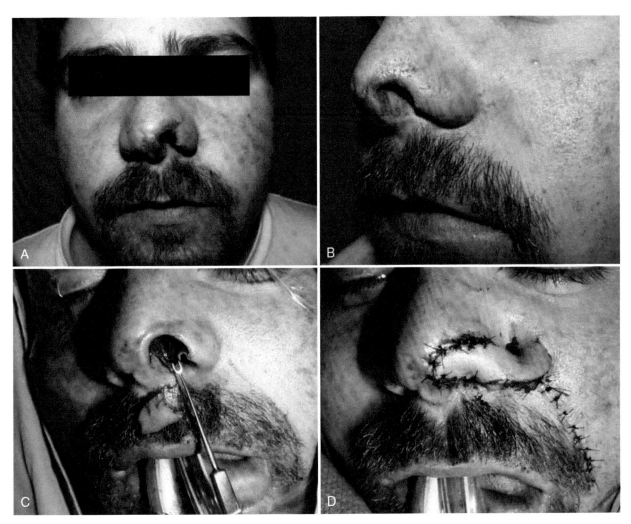

图 87.7　蒂在上方的两期鼻唇沟皮瓣。(A)软三角缺损前面观和(B)斜面观。(C)一期：用双蒂衬里瓣重建鼻衬里(用皮肤拉钩向下拽出，参见图 87.6C)并用中隔软骨支撑软三角。(D) 上方为蒂的鼻唇沟皮瓣覆盖皮肤缺损。(待续)

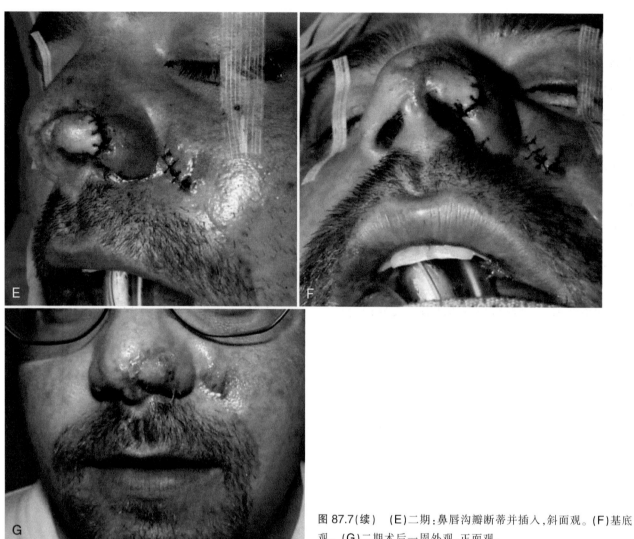

图 87.7(续) (E)二期:鼻唇沟瓣断蒂并插入,斜面观。(F)基底观。(G)二期术后一周外观,正面观。

部位塌陷。 为了解决这一问题,可以使用双桨前臂游离皮瓣形成双侧鼻穹隆和小柱的衬里。

骨骼支撑

利用局部皮瓣重建鼻愈合时,创面和皮瓣内的胶原和成肌纤维细胞收缩,皮瓣向心性收缩。移植软骨或骨对皮瓣进行支撑,阻止皮瓣收缩,几个月后形成外观正常的鼻外形。中隔软骨或骨、耳甲软骨、肋软骨(第6~9肋)是最理想的软骨移植供区[18]。因为中隔可能是生长中心,所以对儿童,耳和肋软骨是较理想的软骨移植选择。移植物只能在血供丰富的移植床成活,如中隔瓣等。使用额部折叠皮瓣或显微吻合游离皮瓣重建鼻,适宜二期植入移植物。

为了达到鼻中线支撑,有以下几种广泛接受的方法。鼻中央移植骨可以从颅骨外板截取或肋骨的软骨和骨结合处截取(图 87.11)[18]。将硬实的长骨段修剪后以镶嵌或悬臂梁方式移植到鼻根和鼻小叶之间。移植物可以缝合到鼻背软骨或根据需要用钢丝/板固定到额骨和鼻骨。小的颅骨、肋软骨或中隔软骨条段可以雕刻成长条,用于局部鼻重建,如鼻侧壁重建。

鼻翼软骨的重建需要 4~5mm 宽,1.5~2cm 长的软骨,可以从耳甲、鼻中隔或肋软骨切取(图 87.12)。为了形成弧度,相当外侧脚部位的软骨削薄或部分切开,用几针宽褥式缝合弯曲软骨形成弧度。耳甲软骨的固有弧度可以作为鼻翼扁平移植的理想材料,但是耳甲软骨柔软难以支撑瘢痕性鼻部皮肤。鼻中隔软骨和肋软骨较耳甲软骨硬,更容易承受收缩皮肤的压力。需要用几个软骨移植来形成软三角。

鼻部皮肤覆盖

鼻部皮肤缺损的大小和皮肤厚度分区有助于指导选择合适的皮肤覆盖。由于 I 区皮肤移动度大,可

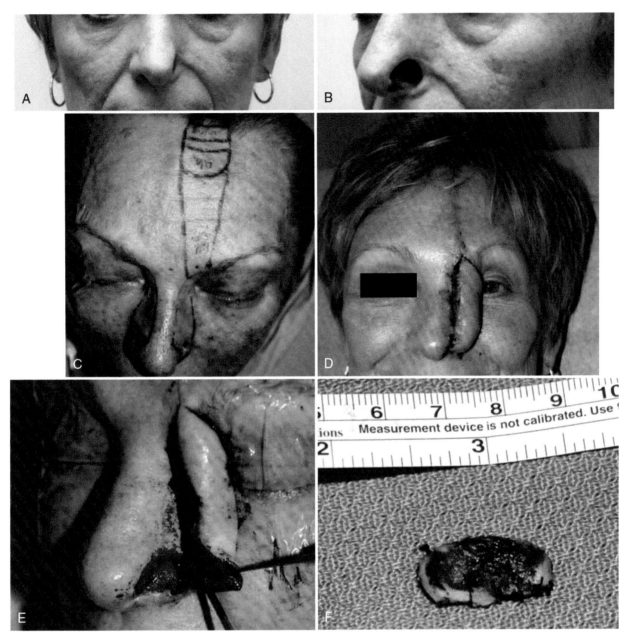

图 87.8　三期额瓣鼻重建。(A)鼻翼缺损正面观和(B)斜面观。(C)一期:设计折叠额皮瓣重建鼻衬里和皮肤缺损。(D)术后外观。(E)二期:皮瓣从鼻翼缘分离并且鼻和皮瓣的额肌和皮下组织修薄。(F)切取耳甲软骨。(待续)

以用局部旋转推进皮瓣或直接缝合成功修复较小缺损(小于 1.5cm)。Ⅱ区皮肤厚,有皮脂腺,不活动。唯一适合修复Ⅱ区缺损的皮肤为Ⅱ区遗留皮肤(如转位的双叶皮瓣)或含致密皮下脂肪的额部皮瓣。Ⅲ区皮肤薄,无皮脂腺,和皮下大翼软骨或纤维脂肪结构相连紧密。耳部复合皮肤移植(小于 1.5cm)和耳前全厚皮肤移植适合修复Ⅲ区缺损。

大的皮肤缺损(大于 1.5cm),旁中额瓣是修复所有区皮肤的首选。鼻小柱缺损修复具有挑战性。当鼻

小柱缺损成为大面积缺损的一部分时,额瓣的远端提供了最佳的解决。其他选择,特别是单纯鼻小柱缺损,包括上方或下方为蒂的鼻唇瓣。

全厚皮肤移植

因为鼻上 2/3 皮肤(Ⅰ区)薄而少皮脂腺,全厚皮肤移植比较适合。皮肤供区可以是耳前、耳后、鼻唇沟或锁骨上区。额部也是很好的供皮部位,额部皮肤连同皮下几毫米厚的脂肪可以移植修复鼻尖和鼻翼

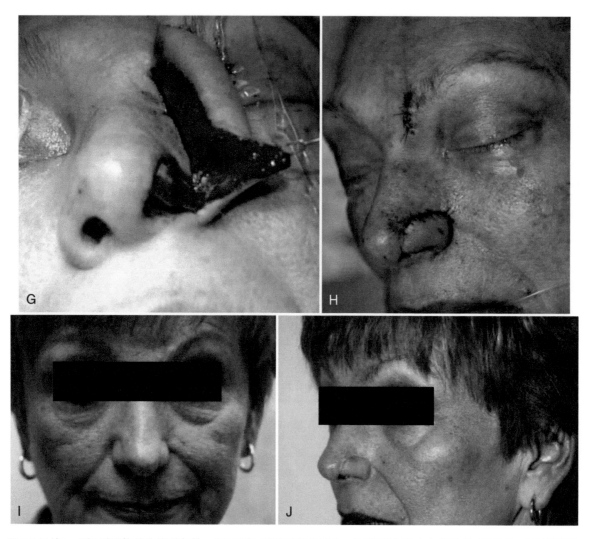

图 87.8(续)　(G)耳甲软骨移植到鼻翼。(H)三期：额瓣断蒂并插入。(I)断蒂术后 4 个月外观，正面观。(J)斜面观。

的缺损。如果可能使用额瓣则额部不宜作为移植皮肤的供区。由于伤口愈合过程中的短暂缺血，移植皮片中的色素细胞可能受损伤，最终导致移植皮肤色素变浅或加深。

软骨皮肤复合瓣

软骨皮肤复合瓣是修复鼻骨骼缺损同时伴有皮肤和(或)衬里缺损时的选择。复合瓣块可以取自耳轮脚或耳甲腔(图 87.13 和图 87.14)[9,18,19]。复合瓣存活主要依赖其大小和受床的血供情况。在移植后早期，复合瓣依靠受床的渗出吸收营养。有些作者报道了复合瓣在部分坏死后仍能完全存活。通常为了减少坏死的概率，瓣的大小不应超过 1.5cm，尽可能将其移植在血供丰富的组织下面或上面。瓣的获取可以是两层(皮肤-软骨)或三层(皮肤-软骨-皮肤)。复

合瓣主要用于修复鼻翼和鼻小柱。

双叶皮瓣

双叶皮瓣由 Zitelli[20]描述(图 87.15)，是修复小(小于 1.5cm)而浅表的 Ⅱ 区缺损(鼻尖和鼻翼，图 87.16)的最好方法。该方法将皮肤厚而不移动的缺损部位(Ⅰ 区)转移到皮肤薄而移动的区域(Ⅰ 区)。转移皮瓣的原则如下：

1.旋转弧度可以为 90~180°，通常选择 90~100°。半径约为缺损直径的 1.5 倍。

2.第一叶皮瓣和缺损面积大小相同，第二叶较小而窄，使供区缺损能够直接缝合。

3.修复内侧缺损，须设计蒂在外侧的皮瓣。

4.关闭第二缺损时不应引起正常标志(如下眼睑)变形。

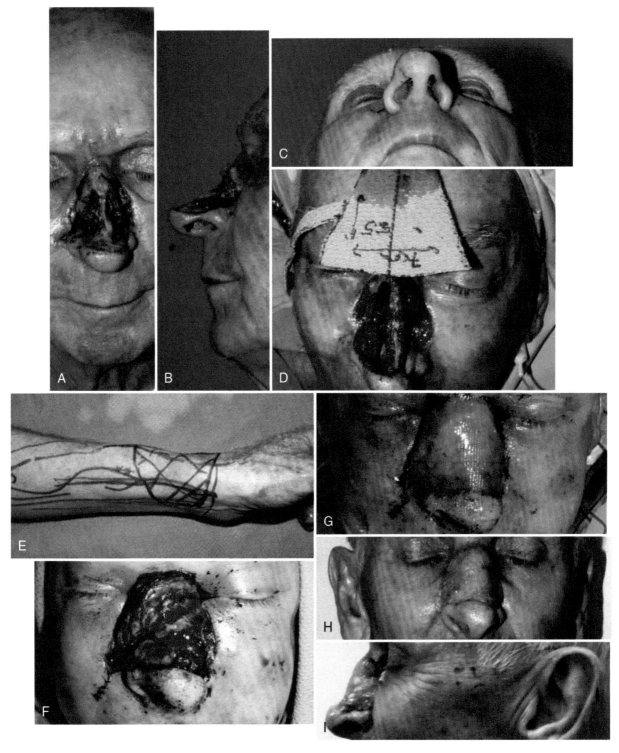

图 87.9　前臂桡侧游离皮瓣(RFFF)重建鼻衬里。(A)几乎全鼻缺损,正面观;(B)侧面观;(C)基底观。(D)RFFF 重建鼻衬里的模板设计。(E)RFFF 的设计和切取。(F)游离皮瓣插入,前臂皮肤作为衬里。(G)皮片移植修复游离皮瓣供区(外侧)表面。(H)术后正面观。(I)侧面观。患者还要经历皮片的切除、皮瓣修薄、肋软骨移植、额瓣覆盖等手术过程。

　　双叶瓣的缺点是活板门效应(凸起)和鼻翼沟消失。

鼻唇瓣

　　蒂在上方或下方的鼻唇瓣从面动脉的穿支获得

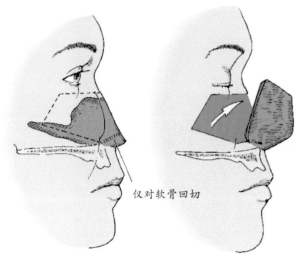

图87.10　中隔旋转瓣。为了提供鼻背和尾部支撑,中央部分的中隔软骨/骨向前旋转,旋转瓣的血供来自上唇动脉的中隔支。

随意血供,其优点是从面颊内侧提供充足的可移动、无毛发的皮肤。鼻唇沟缺损直接缝合后的术后变形很小。修复开始时在供区设计皮瓣,然后从皮下掀起皮瓣(图87.17,参见图87.7)[21-24],蒂在上方的鼻唇瓣能很好地修复整个鼻翼亚单位、鼻侧壁的下部和鼻翼基底所在的鼻平台。蒂在下方的鼻唇瓣对修复上唇缺损、鼻基底、鼻小柱都很有用。鼻唇瓣折叠后形成内外侧衬里修复的鼻翼缘显得臃肿,需要后期修整。

额瓣

　　额瓣提供质量理想的皮肤修复各种年龄患者的鼻部皮肤缺损。皮瓣转移后额部供区愈合良好,瘢痕不明显,甚至可以二期自行愈合。中线或旁中皮瓣依靠滑车上或眶上血管供血[25]。多数医生选择使用旁中皮瓣,以同侧位于中线外侧约1.5cm的滑车上血管为蒂。多普勒超声可以定位血管蒂,即使没有超声信号,沿中线附近为蒂的皮瓣也可能成活。为了避免蒂部扭转产生的绞窄,旁中皮瓣的蒂部宽度须1.5cm左右。为了增加旁中皮瓣的长度,皮瓣可以延长到头皮或眶缘下1.5cm或上下同时延长。

　　首先以对侧正常面部为基准设计鼻缺损模型,如果对侧也受损伤,以塑料或橡皮泥塑造理想的鼻

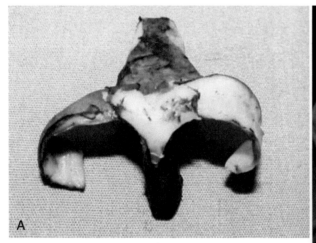
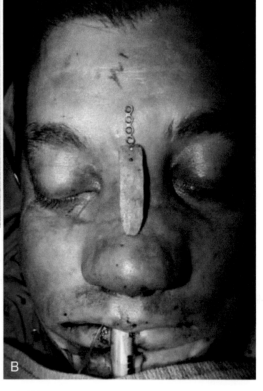

图87.11　鼻中线/鼻背的结构支撑。(A)移植肋软骨弯曲成"L"形柱,鼻翼软骨嵌入。(B)颅骨中央移植用小钛板固定于额骨。

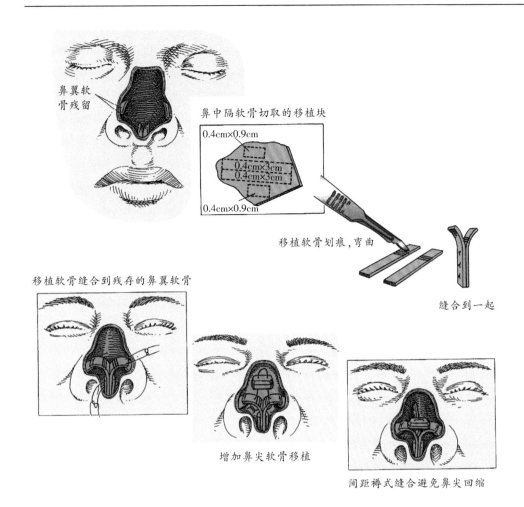

图 87.12　软骨支撑的重建。如果衬里保留或重建后,软骨来源广泛(上面:中隔)并修剪后维持鼻外形和弧度,帽状移植或鼻尖移植可以突出鼻头。(From Burget GC, Menick FJ: Nasal reconstruction: Seeking a fourth dimension. Plast Reconstr Surg 78:145–157,1986,with permission.)

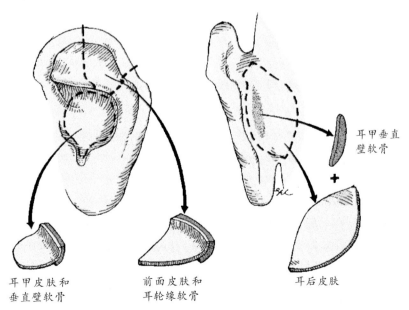

图 87.13　复合移植。耳是理想的鼻重建供区,包括全厚软骨皮肤移植块,耳轮脚供区或耳后供区皮下分离后可以直接缝合,耳甲窝的前方供区可能需要皮肤移植覆盖。(From Barton FE Jr: Aesthetic aspects of partial nasal reconstruction. Clin Plast Surg 8: 177–191, 1981, with permission.)

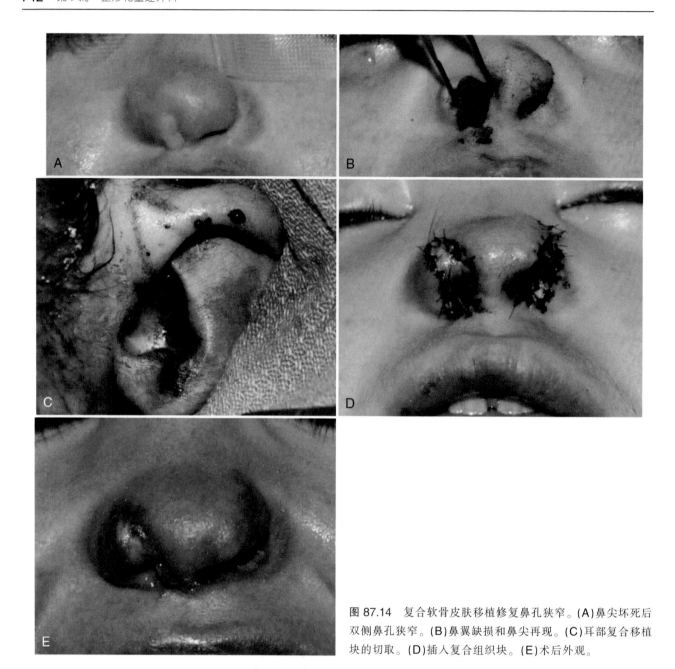

图 87.14　复合软骨皮肤移植修复鼻孔狭窄。(A)鼻尖坏死后双侧鼻孔狭窄。(B)鼻翼缺损和鼻尖再现。(C)耳部复合移植块的切取。(D)插入复合组织块。(E)术后外观。

外形作为模板。不要用带肾上腺素的局麻药注射到皮瓣，这样术中可以判断皮瓣的血供情况。额瓣按由远到近的方向掀起，包括除了骨膜外的全层头皮(皮肤、皮下组织和额肌)。额瓣只是在鼻小柱和鼻翼缘部位修薄。在做帽状腱膜下骨膜上分离后，缝合供区。如果有间隙不能封闭，应涂抗生素软膏保持湿润，再以凡士林纱布覆盖，让其二期愈合。在眉间区的旁中皮瓣蒂部用中厚皮片覆盖以减少出血和渗出。

　　Menick 建议只有原来未扩张的额部皮肤可以转移[26]。扩张的皮瓣鼻重建后会收缩，产生不好的美容结果。如果需要，组织扩张可以在鼻重建后二期完成，用于修复供区缺损或修复额部瘢痕。

术后处理

　　患者在接受额瓣一期鼻重建术后当晚应住院观察。出现皮瓣苍白或静脉淤血时可通过拆除缝线或调整皮瓣位置后而逆转。Doyle 小夹板固定或鼻内填塞通常不需要，除非为了预防粘连。因为外包扎后影响皮瓣血运，所以鼻重建时不需要外包扎。术后 5~7 天拆除缝线和植皮打包包扎。术后通常不需要全身使用抗生素。

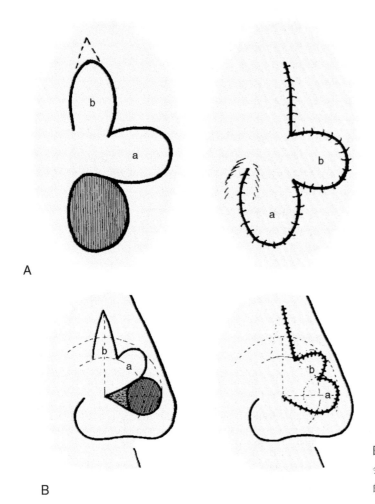

A

B

图 87.15　Zitlli 改进双叶皮瓣。与原来的 180° 旋转比较，会在旋转点出现折角畸形(**A**)改进皮瓣旋转 90° 后形成较小的缺损，并且减少折角和关门效应(**B**)。

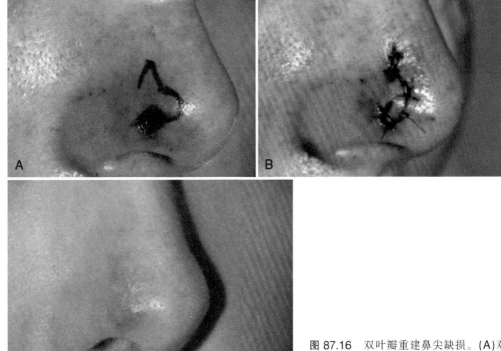

图 87.16　双叶瓣重建鼻尖缺损。(**A**)双叶皮瓣设计。(**B**)关闭。(**C**)术后外观。

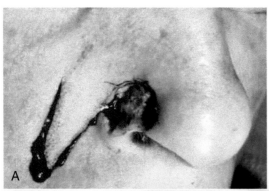

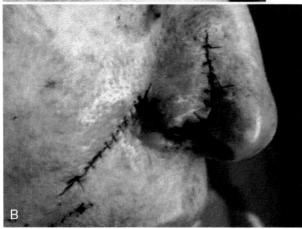

图87.17　蒂在上方的一期鼻唇沟皮瓣。(A)鼻翼缺损。(B)鼻唇沟皮瓣插入。

精要

- 当设计皮瓣进行鼻缺损或亚单位重建时,要以对侧健全鼻为模板。
- 如果额瓣用于吸烟的患者,通过切开皮瓣周边而不掀起皮瓣以延迟转移额瓣3周。
- 额瓣重建鼻应该在三期完成,二期完成软骨移植和皮瓣修薄。
- 虽然正常鼻翼内仅有少量软骨,但是重建鼻翼应该包括软骨移植(如移植到非解剖位置),这样可以扩展鼻翼避免软组织收缩。
- 亚单位原则的考虑只是对应用局部瓣重建鼻凸亚单位(如鼻尖、鼻背、鼻翼和鼻小柱)有益。因为局部瓣愈合时会产生向心性收缩而将皮瓣牵拉呈凸起外观。

隐患

- 如果鼻重建的第一步不是重建缺损(如切除陈

旧瘢痕和挛缩组织),最后的结果将是重建和皮瓣设计过小。

- 如果鼻重建和唇颊重建同期完成,后期伤口的定位能让唇颊平台移位并导致重建的鼻也相应移位。
- 鼻衬里重建如果使用臃肿皮瓣,如鼻唇瓣或游离皮瓣,会导致鼻孔堵塞。
- 如果超过50%的鼻凸亚单位缺损,用局部皮瓣仅仅修复缺损而不对完整亚单位进行重建,术后外观更差。
- 对于儿童,等到鼻发育完成时再进行重建,会导致更坏的社会心理影响。

(胡晓根　译)

参考文献

1. Rees TD, Liverett DM, Guy CL: The effect of cigarette smoking on skin-flap survival in the face lift patient. Plast Reconstr Surg 73:911-915, 1984.
2. Bennett ME: Psychologic and social consequences of craniofacial disfigurement in children. Facial Plast Surg 11:76-81, 1995.
3. Burget GC, Menick FJ: The subunit principle in nasal reconstruction. Plast Reconstr Surg 76:239-247, 1985.
4. Singh DJ, Bartlett SP: Aesthetic considerations in nasal reconstruction and the role of modified nasal subunits. Plast Reconstr Surg 111:639-648, discussion 649-651, 2003.
5. Rohrich RJ, Griffin JR, Ansari M, et al: Nasal reconstruction—beyond aesthetic subunits: A 15-year review of 1334 cases. Plast Reconstr Surg 114:1405-1416, discussion 1417-1419, 2004.
6. Giugliano C, Andrades PR, Benitez S: Nasal reconstruction with a forehead flap in children younger than 10 years of age. Plast Reconstr Surg 114:316-325, discussion 326-328, 2004.
7. Shumrick KA, Campbell A, Becker FF, Papel ID: Modification of the subunit principle for reconstruction of nasal tip and dorsum defects. Arch Facial Plast Surg 1:9-15, 1999.
8. Burget GC: Modification of the subunit principle for reconstruction of nasal tip and dorsum defects [commentary]. Arch Facial Plast Surg 1:16-18, 1999.
9. Burget GC, Menick FJ: Nasal support and lining: The marriage of beauty and blood supply. Plast Reconstr Surg 84:189-202, 1989.
10. Barton FE Jr: Aesthetic aspects of partial nasal reconstruction. Clin Plast Surg 8:177-191, 1981.
11. Menick FJ: A 10-year experience in nasal reconstruction with the three-stage forehead flap. Plast Reconstr Surg 109:1839-1855, discussion 1856-1861, 2002.
12. Menick FJ: Nasal reconstruction: Forehead flap. Plast Reconstr Surg 113(6):100E-111E, 2004.
13. Burget GC: Aesthetic restoration of the nose. Clin Plast Surg 12:463-480, 1985.
14. Moore EJ, Strome SA, Kasperbauer JL, et al: Vascularized radial forearm free tissue transfer for lining in nasal reconstruction. Laryngoscope 113:2078-2085, 2003.
15. Winslow CP, Cook TA, Burke A, Wax MK: Total nasal reconstruction: Utility of the free radial forearm fascial flap. Arch Facial Plast Surg 5:159-163, 2003.
16. Walton RL, Burget GC, Beahm EK: Microsurgical reconstruction of the nasal lining. Plast Reconstr Surg 115:1813-1829, 2005.
17. Burget GC, Menick FJ: Nasal reconstruction: Seeking a fourth dimension. Plast Reconstr Surg 78:145-157, 1986.
18. Cervelli V, Bottini DJ, Gentile P, et al: Reconstruction of the nasal

dorsum with autologous rib cartilage. Ann Plast Surg 56:256-262, 2006.

19. Gloster HM Jr, Brodland DG: The use of perichondrial cutaneous grafts to repair defects of the lower third of the nose. Br J Dermatol 136:43-46, 1997.

20. Zitelli JA: The bilobed flap for nasal reconstruction. Arch Dermatol 125:957-959, 1989.

21. Barton FE Jr: Aesthetic aspects of nasal reconstruction. Clin Plast Surg 15:155-166, 1988.

22. Guerrerosantos J, Dicksheet S: Nasolabial flap with simultaneous cartilage graft in nasal alar reconstruction. Clin Plast Surg 8:599-602, 1981.

23. Hollier HJ, Stucker FJ: Local flaps for nasal reconstruction. Facial Plast Surg 10:337-348, 1994.

24. Park SS, Cook TA: Reconstructive rhinoplasty. Facial Plast Surg 13:309-316, 1997.

25. Menick FJ: Aesthetic refinements in use of forehead for nasal reconstruction: The paramedian forehead flap. Clin Plast Surg 17:607-622, 1990.

26. Menick FJ: Facial reconstruction with local and distant tissue: The interface of aesthetic and reconstructive surgery. Plast Reconstr Surg 102:1424-1433, 1998.

第**88**章

面部表情复活

Barry M. Schaitkin

慢性面瘫患者的康复必须考虑外观和功能缺失。当治疗面瘫时,医生要考虑会影响上述选择的各种因素,包括患者年龄、预后、病理、麻痹和功能缺失程度、面神经目前的状况,自主恢复的可能性、其他神经缺损、并发疾病,以及患者的期望值。除了本章介绍的手术方法外,通常还需要麻痹眼睑的功能恢复。

病例选择

尽管每个患者的需求和情况各异,但是临床经验提示对面瘫的患者要注意以下几个方面:

- 医生应尽早恢复面部表情肌的神经支配。
- 眼和面部要分别进行表情复活处理,以减少整体移动。
- 联合行静态和动态手术通常能达到最佳效果。
- 要针对患者的具体缺损进行个性化治疗。

术前计划

动态恢复术

动态恢复有四大类。可以将面神经核看作近端系统,将面神经肌肉看作远端系统,并依据手术的可行性考虑手术方法。然后由医生决定用于这些系统整体的手术。

- 近端和远端系统均完好。
- 近端系统完好,远端系统无效。
- 近端系统无效,远端系统完好。
- 近端和远端系统均无效。

面神经在颞骨部位断裂的患者是近端和远端系统均完好的典型例子。这类患者理想的处理方法是通过一期神经缝合术或神经移植将面神经核重新连接到面部肌肉系统。这种神经重建越早做效果越好[1]。

如果面神经被肿瘤广泛侵犯,则往往没有远端神经移植点。比较理想的做法是,利用存活的近端面神经支配微血管游离皮瓣,缺乏远端系统的这些患者也可以受益于肌肉转位。

因为听神经瘤手术而丧失面神经的患者,如有可能应立即通过神经移植进行面神经重建。但是这常常不可能,患者通常不得不接受开颅手术来重建面神经的连续性。这些患者可以通过舌下迁移移植片替代神经或用交叉面部神经移植来实现动态神经支配。如果在神经麻痹第一年内完成舌下迁移移植,效果最好。虽然传统的舌下与面神经吻合术由于交替换位会造成单侧舌麻痹,但是面神经中断两年之久进行修复也能达到较好的效果。

最后,对于近远端系统都缺损的病例,有两种动态技术可供选择:颞肌转位和其他颅神经(曾用过第5以及对侧第7、11、12颅神经)支配的游离皮瓣。这种情况常见于曾行腮腺肿瘤根治术数年后又提出进行功能恢复的患者。

在这种情况下,如果患者适合并愿意接受动态手术,而且了解手术风险、术式选择和获益,则可以用其他颅神经来支配游离肌肉移植。将游离肌肉(通常是股薄肌)附着于蜗轴区以产生主动笑容。这种情况应提供某种程度的静态支持以便抵消重力作用,这样就能达到立即改善的作用,因为移植神经可能在18个月之前不能完全发挥功能。

静态手术

静态手术可以单独使用也可以和动态手术同时

进行，取决于所期望的手术效果。最常用手术是提眉、鼻翼校正、口角悬昂和二腹肌转位，也可进行其他小型静态手术，用以改善唇的位置以提供平衡的笑容。

手术技术

舌下-面神经迁移移植

　　了解神经修复的基本原理是手术计划的基本要求。舌下面神经迁移移植涉及一些微观神经技术，下文将详细阐述。

手术原则

　　● 神经修复，不管是移植还是直接修复，都必须无张力。
　　● 两端的神经内膜必须匹配。
　　● 理想的神经移植不仅长度合适而且要轴突粗细相近。
　　● 神经修复一定要在手术显微镜下完成。
　　患者按照腮腺切除术准备和铺巾，采用改良的Blair切口。如果不能获得理想的移植神经供体耳大神经，则必须装备好其他的神经移植供区。或者是将面神经在乳突区减压并转位，直接与舌下神经吻合[2]。
　　应用外科医生惯用的解剖标志，在腮腺的正常位置就能找到面神经。面神经可能会出现一定程度的萎缩，这与麻痹时间的长短有关，但并不影响找到面神经。
　　如果曾经接受过腮腺手术，而术者要在此前的手术和（或）辐射区寻找面神经分支，手术往往困难。在这种情况下，术者最好从手术区的远端开始寻找神经分支，然后逐渐向近端寻找。在伴有神经

萎缩、瘢痕组织和神经对电刺激无反应的情况下，寻找面神经分支甚至非常困难。
　　找到面神经之后，将神经解剖到神经根并进行仔细止血，以便于进行镜下神经修复。在舌下神经襻正远端解剖暴露舌下神经，这样，术者就能确定自发性舌运动将刺激走行到面神经的所有神经纤维。
　　移植神经获取后放置在盐水浸泡的湿润海绵纱布中以备后用。要求的距离通常小于8cm，使耳大神经容易达到；另外，也可以用内侧皮神经支或腓肠神经。
　　在舌下神经下方放置彭罗斯引流管，用自保持拉钩将其轻轻提起，使舌下神经进入术者的显微镜下视野里，并在任何出血点上方。舌下神经比面神经和耳大神经的直径都大，因此是唯一的理想使用部位。手术只需要用第11颅神经的一少半。Jack Kartush [2]建议将一根8-0尼龙线穿过神经直径1/3处，以便让术者了解何时达到这个限度。在直视下用电刺激器连续刺激神经确定神经的支配范围，也可以使医生降低永久性舌无力的风险。在舌下神经做斜行小切口，不要超过神经直径的1/3，部分切断神经，暴露近端神经内膜表面。将移植神经的近端缝合到第11颅神经内膜面的近端。用8-0或更细的单丝尼龙线缝2~3针以固定移植神经。用剪刀剪开彭罗斯引流管，并轻轻取出，不要弄断移植神经。
　　将注意力转移到面神经区。医生将面神经分离到后方的外膜。保护好此神经外膜可以防止面神经缩到腮腺组织内，并有利于神经修复。移植神经呈轻微S形放置，以确保吻合端没有张力。3针8-0或9-0单丝尼龙线缝合足以防止吻合端裂开。
　　直接神经修复和跨面部神经修复遵循类似的原则。如果神经在颅内断裂，由于搏动、脑脊液、缺乏神经外膜，会使修复更加困难，但是遵循的原则类似，只需缝合1~2针即可。

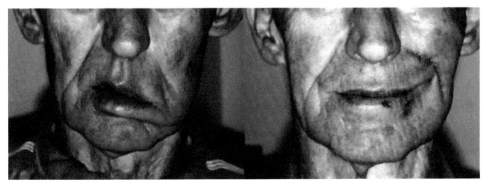

图88.1　静态悬吊鼻唇沟和下唇角的患者。

跨面部神经移植使用面神经的一个或多个分支。医生要寻找理想的分支，通常是面中部远端分支，在鼻翼部位做小切口，移植神经穿过钝性分离的隧道到达麻痹侧的耳屏前。

静态技术:笑容

蜗轴支撑是一期修复的重要操作（图88.1），或者是动态修复的有益补充。为达到这一效果，有很多材料可以应用，包括永久缝线、阔筋膜、掌长肌腱以及各种尸体和胶原材料。自体移植虽然有供区损伤的缺点，但是因为降低了感染、排异和外露的风险，显得更有优势。

测量从颧弓到口角的距离。大腿外侧切口长度为所需阔筋膜长度的一半。切取2.5cm宽的一段阔筋膜，从口部切口(口部切口可以位于鼻唇沟部位或唇红缘)拉出到发际线切口。术前计划确定出与对测相仿所需的牵引长宽。对于健侧鼻唇沟很深的老年患者,宜选择鼻唇沟切口。

静态技术:鼻孔阻塞

失去面部肌张力的患者上唇中部人中会偏移，而且同侧鼻翼会塌陷。可以使用形成笑容所用的部分悬吊材料经鼻翼切口侧偏鼻翼。如果单纯为了矫正鼻翼,可以通过悬挂方法,可以使用外科吊技术将鼻翼悬吊到面前部外侧的上颌骨上。

静态技术:下唇

处理下唇的静态技术,取决于想要达到的效果和其他面神经缺陷的情况。单纯的下颌支缺陷,可以用下唇折叠术或二腹肌转位来处理(图88.2)。

采用这一技术,要在颈部做多个小切口,以便从其后方移动二腹肌。在保持二腹肌前腹第5神经完好的情况下很难达到动态效果,但是可以改善正常微笑时存在的下方提升力缺失。

存在全面瘫的患者,不宜采用二腹肌转位方法,因为下方的拉力会降低口腔功能。这类患者最好行下唇楔形切除(图88.3)。该手术可使下唇水平缩短,可以改善口腔功能和语言功能并获得更好的对称效果[3]。

切除下唇应少于1/3,避免小口畸形(图88.4)。

术后护理

大多数这类手术后患者不需要什么特别护理,

而且多数患者手术当天即可出院，但应采取以下预防措施:

- 紧邻口腔的手术患者应预防性使用抗生素。
- 在口角附近行肌肉或面部固定的患者，应进软食,以免裂开。

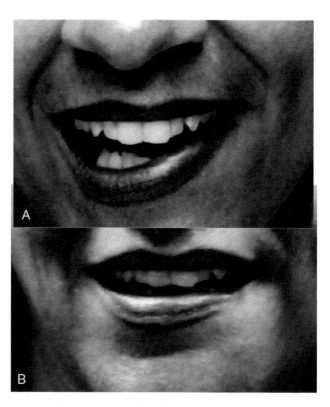

图88.2 腮腺切除致下颌支麻痹的患者，二腹肌转位术前(A)和术后(B)照片。

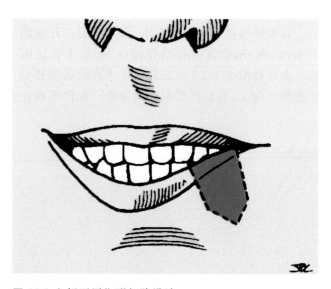

图88.3 左侧下唇楔形切除设计。(Reprinted with permission from May M, Schaitkin BM: The Facial Nerve, May's 2nd Edition.New York, Thieme, 2000.)

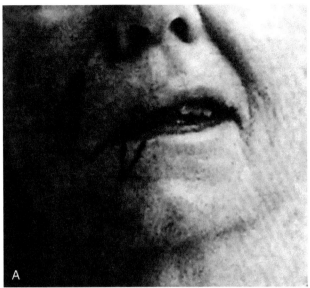

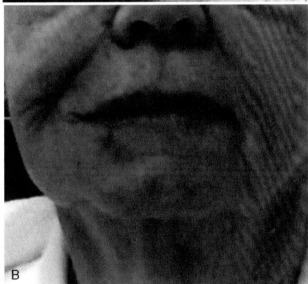

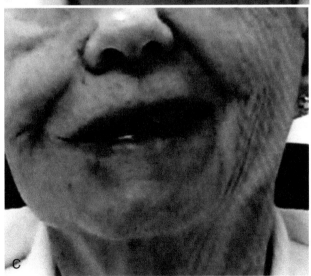

图88.4　(A)右侧面神经完全麻痹患者的术前设计。(B)患者静态表现。(C)下唇楔形切除和筋膜悬吊后患者微笑时的表现。

- 神经移植或肌肉瓣表面不需要加压包扎。
- 下肢筋膜和神经供区需加压包扎。

并发症

神经移植的主要并发症是神经功能完全不能或只部分恢复到预期程度。需告知患者可能会发生神经断裂或不能支配肌肉。所有接受神经移植的患者恢复后都会出现联带运动。

静态技术同样有支持组织断裂的可能。多数问题可以通过修正性手术修复，因为初次手术后形成的瘢痕已提供了更好的附着。

用外源性材料进行表情复活时易于形成肉芽肿、外露和感染。

精要

- 只有术前仔细评估患者病史和期望达到的效果，才能达到好的术后效果。
- 现实的期望是患者满意的前提，其他患者术前术后的照片对患者非常有帮助。
- 眼部多层面综合应用静态和动态表情复活术，才能获得最好的效果。
- 舌下神经跨越移植可避免舌麻痹。

隐患

- 无效使用外源性移植材料会导致慢性感染和移植物外露。
- 为了对称而下拉麻痹的下嘴唇会加重口功能问题。
- 应掌握各种手术方法，避免对所有的患者使用同一种方法。

（胡晓根 译）

参考文献

1. May M: Regional reanimation: Nose and mouth. In May M, Schaitkin BM (eds): The Facial Nerve, May's 2nd Edition. New York, Thieme Medical, 2000, pp 775-796.
2. May M: Nerve substitution techniques. In May M, Schaitkin BM (eds): The Facial Nerve, May's 2nd Edition. New York, Thieme Medical, 2000, pp 611-634.
3. Glenn MG, Goode RL: Surgical treatment of the "marginal mandibular lip" deformity. Otolaryngol Head Neck Surg 97:462-468, 1987.

第 **89** 章

面部提升(除皱术)

Grant S. Gillman

社会对年轻化的面部容貌赋予了更高的价值取向,但重力作用、日晒,以及年老所致的真皮萎缩都会使人面容老化。这种自然作用的脚步永远不会停止,从而产生了越来越多的希望逆转老化面容的需求。现在,更多越来越年轻的患者(无论男性还是女性)不断产生这种需求。此外,还有越来越多的人在关注抗衰老措施、微创手术,希望有更短的恢复期、更低的风险和更自然的术后外观。

尽管对大多数患者而言面部提升手术的基本目标是相似的,然而却存在着大量的不同手术技术的排列组合以及不同医生之间手术操作的差异。要考虑的问题包括切口位置、切口长度(较短切口面部提升与传统面部提升对比)、皮下分离的深度和范围、面部表浅肌肉筋膜系统(SMAS)的处理、颈部的处理和 SMAS 悬吊方向以及皮肤的再覆盖等等。事实上,如果真有一种单纯的手术技巧明显优于其他的话,那一定会被所有的医生所采用。对所有的病例来说,术前分析、临床判断、基于患者老化现状的个性化治疗、期望值、对预期手术的接受和承受能力,以及术后恢复与潜在的并发症,都将联合起来指导最终的外科选择。

术前计划

术前评估开始于让患者强调他们最关注的特定部位,这能让外科医生知道最困扰患者的是什么。用这种方法医生不仅能着手制订出一个外科计划,而且同样重要的是,可以初步了解患者的期望值是否现实,以及他们做手术的动机。对于术后的患者满意度来说,合适的患者筛选是一个怎么强调都不为过

的决定性因素。

病史应涵盖既往所有的医疗问题,尤其要注意高血压、糖尿病、甲状腺疾病、面部肌无力、既往面部手术、心血管疾病、吸烟以及抗凝剂治疗[包括含有华法林(香豆素)、阿司匹林、布洛芬的制剂,以及一些草药制剂]。关于患者的既往史及现在的健康状况如果有任何不确定因素,应进行一次全科医学会诊。吸烟者应当被预先警告出现并发症的风险更高,如血肿、皮肤坏死以及不良愈合。理想状况下,他们应当在手术前两周停止吸烟直到手术后两周。

对患者的头颈部应进行一个全面的检查。对大多数要求行面部年轻化手术的患者,尤其要注意他们的额纹、眉毛的位置、上下睑等与面部提升密切相关的一些因素。

对于面部提升手术的检查,首先要进行面部结构、形态和轮廓的总体评估。对于一个有良好的面部骨骼结构、突出的面部特征和面部较瘦的患者,相比那些面部骨骼结构不良、面部更圆更胖的患者,更容易获得较满意的手术效果。因此这类患者是面部提升手术较好的候选者。

患者的皮肤质地(质量、厚度、松弛程度),以及患者皮肤皱纹的程度,都要注意并且记录下来。较年轻、较薄、富有弹性、阳光损伤小的皮肤能够保持较好的外形,而年老、较厚、缺乏弹性并有明显光老化的皮肤则不然。

继续检查面中部、颊部、颌骨及颏下区的松垂程度。检查颈部的整体轮廓、颈阔肌松弛程度,以及是否出现了火鸡颈。嘱患者咬紧牙关以更明确地显示颈阔肌条带。评估颏部位置,因小颏畸形是隆颏术的适应证,隆颏术可以明显改善整个颈部轮廓。

评估发际线情况以决定手术切口的设计[1]。如若患者鬓角或颞部发际线较低，则可耐受发际线稍向上提（颞部切口自耳轮脚向上）；若患者鬓角或颞部发际线较高，则不能将发际线上提（只能沿发际线做切口）。

还要决定是行耳屏前还是行耳屏后切口，尽管耳屏后切口可被很好地掩饰，但有导致耳屏不自然的风险。对于耳前皱褶较深的患者，更适合选择耳屏前切口。一般来说，男性患者更应该选择耳前切口，以避免耳屏后切口将有胡须的皮肤向后牵拉缝合至耳屏后方。比较明智的做法是，在术前与患者讨论切口选择及合理的手术方式，并鼓励患者参与手术方案的确定。

应与患者充分讨论对手术结果的合理期望、术中及术后的标准流程、潜在的并发症及其发生率。

完善的患者照片对于病历文书和手术计划均有重要的作用。至少需要包括正面、左右斜面及侧面照。其他还包括双侧四分之三侧面照、在患者牙关紧闭时颈阔肌条带更明显的仰面照。

麻醉

患者必须与术者一起决定针对特定患者的最佳麻醉方案。局部麻醉联合静脉镇静适宜于大多数面部美容手术。根据术者的舒适性、患者与麻醉医师的偏好、手术耗时及患者是否存在气道阻塞的倾向和易感因素，来选择全麻或者局麻联合静脉镇静麻醉。即使全麻，也应该给予含肾上腺素的局部麻醉以起到止血及缓解术后疼痛的作用。注意限制联合其他手术，以避免手术时间超过 6 个小时，这样可以减少并发症，同时使患者和医生更易接受。

若使用静脉镇静，镇静需要麻醉医师或麻醉护士管理而非手术医师，这样可以使术者更专注于手术本身，使手术更安全。在镇静深度合适时行局部浸润麻醉，之后可以使患者从静脉镇静中“清醒过来”，保持在一个有反应、可自主呼吸并可以表达任何不适的状态。

在完成标记画线之后进行局部麻醉，混合 50mL 含 1/100 000 的 1% 利多卡因与 30mL 含 1/200 000 的 0.5% 布比卡因（麻卡因）进行面颈部麻醉。一般来说，首先麻醉颈部与一侧面部，待一侧面部手术将要完成时再麻醉另一侧面部，这样可以使麻醉药物在一个较长时间内分次注射入体内，避免麻醉药的毒性。

标记

在患者半卧位或坐位时标记画线。标记包括皮肤切口、计划剥离的范围、面神经的位置（自耳垂下方 0.5cm 至眉外侧上方 1.5cm 的连线上）、下颌下缘、下颌角、颊部下垂的位置，以及颈阔肌条带。

在颞部，若患者鬓角够低，以至于适度改变发际线也不会显示出不自然的外观时，切口设计为曲线，自耳轮脚向上进入颞部头发内（这样的切口隐蔽）（图 89.1）。若患者不能接受鬓角移位或者发际线较高，颞部切口设计则循发际线，并在发际线内数毫米，自耳轮脚向前延伸然后弧线向上延伸 1~2cm（图 89.2）。在发际线内，切口可适当倾斜以保护切口下的毛囊，之后头发会再长出以使切口不明显。

术前标记耳屏前或者耳屏后切口。耳屏后切口沿耳屏后游离缘，耳屏前切口沿耳轮脚进入耳屏切迹，然后向前沿耳屏前皱褶向下至耳垂。

对于女性，切口沿耳垂弧形与颊部切口相连，而对于男性，则需要在耳垂部分保留一小块（数毫米）皮肤，以避免颊部有胡须的皮肤向上提升形成耳垂有毛发的外观。切口沿耳后在耳甲软骨后 2~3mm（耳后沟外侧）延伸，因为此切口最终会位于耳后沟内而不是在较明显的耳后皮肤上。对于男性，耳后切口设计为在耳后沟或者其后数毫米处，防止将有毛发的皮肤上提至耳郭。

自耳轮与发际线交接处开始向下做耳后切口（一般在耳屏上 1~1.5cm）。切口自此向枕部毛发内延伸数厘米（图 89.1），或者沿发际线（发际线内数毫米）弧形向下至毛发内 1.5~2cm（图 89.2）。切口长度取决于需要去除的多余皮肤的量；切口要足够长以避免提升后出现“折角”畸形或者在颈部形成皱褶。沿发际线设计切口可以防止术后耳后发迹畸形，尤其是对于那些计划在提升悬吊颈部后需要去除较多皮肤的患者。图 89.3 展示的是手术的标记画线。

不必剪除患者头发，但自切口前后将头发分开后，应以胶带或者纸带将头发分股编织。在切口两侧涂抹润滑油膏以防止双侧头发影响伤口缝合。

在完成画线标记后，以 22G 或 25G 脊髓穿刺针在皮下分离层注入局部麻醉药，良好的麻醉使其后的剥离更容易。为防止过多地注入利多卡因/布比卡因，仅在开始手术的第一个剥离区域注射局麻药，在进行下一个区域进行手术操作之前的 10~15 分钟注入局麻药。

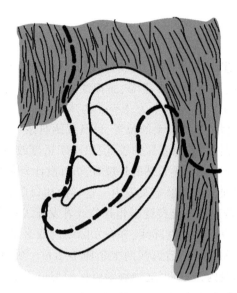

图 89.1　除皱手术自耳垂前向上进入颞部发际内的切口示意图。颞部发际线低的患者适宜使用此种切口并在耳后将切口向枕部毛发内延伸。

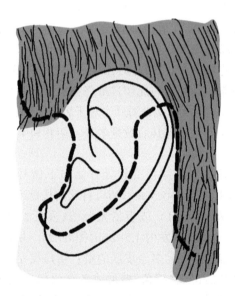

图 89.2　除皱手术在颞部发际向前的切口示意图。此类切口适宜于发际线低的患者以避免术后发际线向后方移位，如图所示切口沿枕部发际线向后延伸。

外科技术

　　如前所述，除皱术有多种方法，包括仅皮肤除皱、皮肤除皱联合部分 SMAS 塑形[2-6]、深平面除皱[7]、复合除皱[8]、骨膜下除皱[9]以及其他方法[10,11]。一般说来，剥离范围越宽，剥离平面越深，则术后并发症及

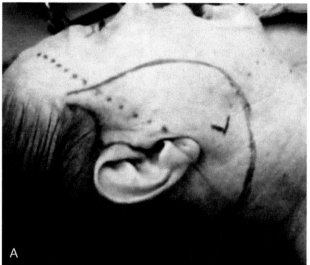

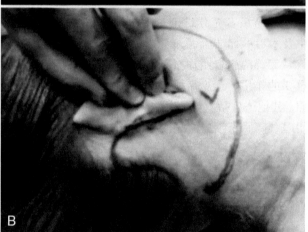

图 89.3　（A）术前沿颞部发际及耳后沟的皮肤标记，标记面神经位置走行（虚线），以及下颌角、下颌下缘。（B）耳后标记线，在耳后沟后数毫米经耳后向上延伸，切口在耳屏上方转向并沿枕部发际线延伸。

面神经损伤的风险越高。而且，每个医生对于切口设计、吸脂程度、剥离范围、处理 SMAS 和颈阔肌的方式都有不同的方法。我们在此介绍的是一种安全、简单、基本的操作方法，以及一些详尽且精心设计的改良。

　　术前对颈部及颈阔肌条带的评估可以决定是否需要进行直接颏下脂肪去除、吸脂或颈阔肌折叠缝合。对于颏颈角形态良好及无明显颏下脂肪和颈阔肌条带的患者，不需要行颏下剥离及皮瓣提升。若需要行吸脂（颈粗或颏下脂肪堆积）或处理颈阔肌条带，则首先行下述操作。

　　先进行颈部局部麻醉。切口位于颏下区域颏下皱褶后（向后）数毫米（图 89.4）。此切口用于颏下吸

脂或提升悬吊颈部皮瓣及颈阔肌折叠。要记住：手术将使此切口向前向上移位，因此需要考虑切口位置以保证术后切口仍隐藏于不显眼的颏下区域。若仅计划吸脂，则切口可设计较小(0.5~1cm)，若要行皮瓣提升以及颈阔肌折叠，则切口需要扩大以保证适当的手术视野。

对于吸脂，先以吸脂针在无负压的情况下做隧道以便提高颈部皮瓣[12]，用 3~4mm 三孔钝弹形头吸脂针吸脂，注意保持吸脂孔朝向深方，避免朝向皮肤，以避免损伤皮肤并减少吸脂后局部不规则和凹凸不平的可能性。吸脂时以触诊的方式注意保持整个吸脂区域的形态。

另一方法是用除皱剪分离颈部皮瓣并在皮下保留 2~3mm 厚度的皮下脂肪组织。之后在直视下"开放式"吸脂去除脂肪。吸脂安全区域为下颌下缘至甲状软骨、双侧胸锁乳突肌前缘之间的区域。

在使用 3~4mm 钝头吸脂针吸脂后，以 5~6mm 单孔铲形头吸脂针将吸脂区域塑形、找平。注意防止过度吸脂以致在术后形成皮肤凹陷，以及不规则的外观。

这时再将要手术的一侧面部注射局部麻醉药。然后分离提起颈部皮瓣（若未行此步骤）(图 89.5)。对于有大量脂肪需要切除及有明显多余皮肤需要提升的患者，要剥离整个颈部。对于有颈阔肌条带的患者需要行颈阔肌折叠。可以使用头灯联合两个森氏拉钩或使用光导拉钩暴露切口术区。识别颈阔肌内侧缘。然后自甲状切迹向上至切口处，将颈阔肌内侧缘以 3-0 或 4-0 可吸收线或 PDS 线缝合。对于某些

颈阔肌明显多余的患者，则需要在一侧颈阔肌切除一小条肌肉后，将一侧颈阔肌缝至另一侧。在进行下一步操作之前，应确保剥离的颈部皮瓣已严密止血。

做耳后及枕部切口并在切口边缘 2~3cm 以刀片将其剥离(图 89.6)。在乳突区域需保证皮瓣的厚度（因此区是术中皮肤最薄区域，皮肤坏死及溃烂的风险较高)。在乳突区域剥离进入颈部后，皮瓣剥离需要保持在胸锁乳突肌筋膜浅面，保证枕大神经的完整性（避免损伤），因其在外耳道下 6.5cm 处跨越胸锁乳突肌中点。乳突下的剥离均使用除皱剪完成，助手用一个或两个锐性双爪拉钩在分离皮瓣的远端牵拉对抗以利于剥离。在皮下脂肪层向前剥离直至与

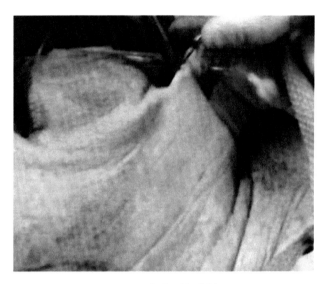

图 89.5　提起颈部皮瓣。

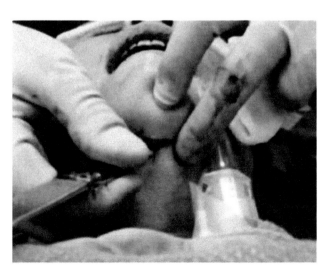

图 89.4　颏下切口用作分离颈部皮瓣的通道。

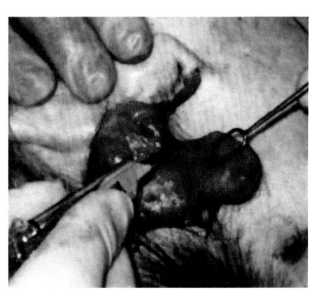

图 89.6　开始锐性分离耳后皮瓣。

颈部剥离平面相连(图 89.7)。

然后剥离提升面部皮瓣。切口自颞区沿术前标记线至耳垂基底(图 89.8)。颞部剥离平面可以在皮下层或者颞深筋膜浅层,前者在面神经额支浅层,后者在额支深层。不论哪个层次,均需要严密注意剥离深度以防止损伤面神经[13]。

用 15 号刀切开切口,颞深筋膜浅层可以用刀柄或者手指很容易地钝性剥离开来,剥离至眶外缘以及前额外侧区域,但不能超过颧弓。在颧弓及外眦区域,有自深层向皮下延伸的软组织桥或者系膜存在。此组织将颞部较深的剥离层次与颊部较浅的皮下剥离层次分离开来,牢记需要保留此软组织,因为面神经额支走行于其内。若颞部剥离在皮下层次(而不是在颞深筋膜层次),则其与面部剥离层次一致且位于面神经浅层,对此类患者则不需要在颧弓水平保留此软组织桥。

以 15 号刀或者锐性齿状虹膜剪在面部皮下剥离面部皮瓣(包括颞部皮下皮瓣),在切口周边 1~2cm 处以锐性双爪拉钩辅助剥离,因为相对于前面的颊部区域,此区域的深部组织与皮肤的粘连更紧密。

在剥离 1~2cm 后,一旦找对面部剥离平面,则以除皱剪在直视下剥离耳前面部皮瓣(图 89.9)。在分离皮瓣时,需要在皮瓣上保留一薄层脂肪以保护皮下血管神经淋巴丛,助手对皮瓣持续牵拉对抗剥离,同时以手术灯透视皮瓣可以辅助识别,以及保证皮瓣剥离的正确层次和皮瓣厚度。皮瓣一般潜行剥离超过术前标记线(常为 5~6cm),用双极电凝初步止血以保证安全。在进行耳后操作之前以湿纱布填塞在剥离皮瓣下方。

完成耳前颊部皮瓣剥离后,继续沿此剥离平面向耳后剥离皮瓣并与之前已经剥离完成的颈部皮瓣相连(图 89.10)。颈部以及颊部皮瓣剥离完成后再次进行止血。

然后进行 SMAS 悬吊,悬吊可以是 SMAS 折叠(在缝合悬吊处 SMAS 自动皱褶),或者 SMAS 瓦合(外侧 SMAS 切除或 SMAS 皮瓣提升修剪,在切开的边缘进行缝合)。因 SMAS 折叠可在皮下形成软组织条索,故 SMAS 瓦合更受青睐并将在下文讨论。

SMAS 瓦合方法包括:正规的 SMAS 瓣提升[2],向上外侧悬吊 SMAS,修剪多余 SMAS,以及在去除多余

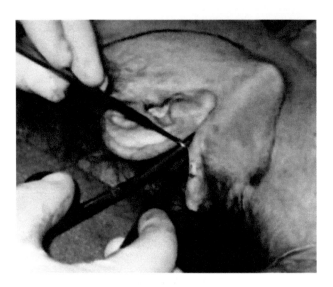

图 89.7　向前分离耳后皮瓣以连通颈部皮瓣。

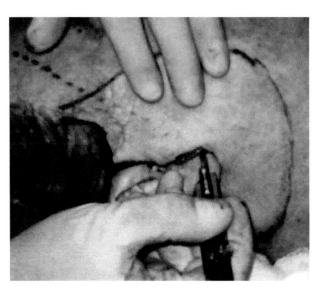

图 89.8　耳前皮肤切口。

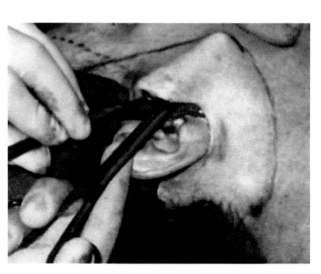

图 89.9　以除皱剪分离颊部皮瓣。

SMAS 后用 3-0 PDS 或可吸收线在适当位置缝合切缘。也可以用另一种外侧 SMAS 切除的方法完成 SMAS 瓦合 (不存在 SMAS 瓣的提升)[5,6,12]。对于后一种方法,自耳垂下向前上方接近颧突 (图 89.12),在耳前腮腺筋膜下方切除一条 1.5~2cm 的 J 形 SMAS 瓣 (图 89.11)。SMAS 瓣的切除范围向上不应超过颧弓以避免损伤面神经额支。

粗略估计在 SMAS 切除后的 SMAS 缺陷,这样需要悬吊 SAMS, 可以提升颏部、颈部以及鼻唇沟。SMAS 悬吊方向不仅仅是向后,而应该是主要向上且稍向后方的。用多重 3-0 PDS 或者可吸收线缝合

SMAS 切除后的缺损边缘 (图 89.13)。

在 SMAS 瓣上行 SMAS 切除的优势之一是,可以快速完成,并且若保持在腮腺筋膜浅面,面神经损伤风险较低。同时,减少剥离在理论上可以降低术后血肿的风险。

完成 SMAS 悬吊后,多余皮肤则重叠在耳周。下面切除修整多余皮肤。如果存在任何因 SMAS 悬吊引起的不规则、凹陷或皮肤条索,则在切除多余皮肤

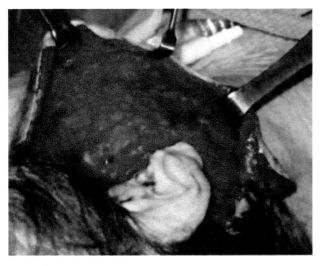

图 89.10　面部、枕部、颈部皮瓣剥离完成并贯通。

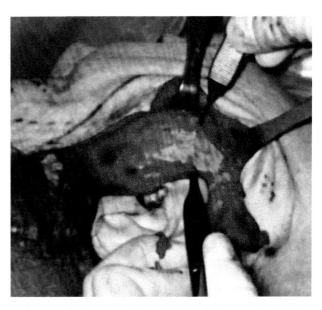

图 89.12　完成 SMAS 切除,再以镊子提起 SMAS 缺损区域,可见腮腺筋膜。

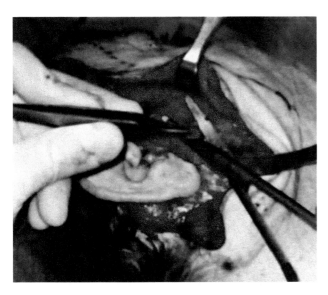

图 89.11　行 SMAS 切除,首先轻轻牵拉 SMAS 并以除皱剪去除 SMAS 至腮腺筋膜。

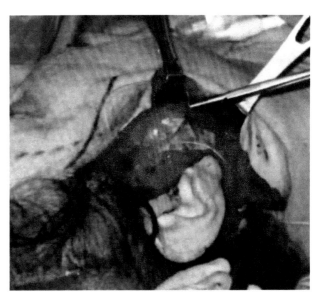

图 89.13　首先用 3-0 薇乔线缝合 SMAS 缺损边缘。将缝合张力置于 SMAS 缝合可以减轻皮肤缝合的张力。

前需要进一步剥离皮瓣以解决此问题。

在修整皮肤时,前侧(耳前)皮瓣向上方及稍向后方牵拉,而后侧(耳后)皮瓣则向上及稍向前方牵拉(若耳后切口向后进入头发内),这样可以重新调整发际线并避免继发性改变。若耳后切口沿发际线设计,皮瓣则可以更向上、向后方调整。

在两针关键张力缝合后修整皮瓣。在闭合除皱切口时的关键缝合可以消除切口最大张力,还可以指示牵拉皮肤的方向。首先将前侧皮瓣(耳前颊部皮瓣)向后上方提起(图89.14),在皮瓣内做切口至耳轮脚处(图89.15)。以4-0聚丙烯线在此处行第一针张力或锚定缝合(钉合),将颞部多余皮肤与耳前多余皮肤分开(图89.16)。然后切除锚定上方的颞部多

余皮肤。在闭合颞部皮肤切口时,若切口于头发内,则以皮钉钉合,若切口位于颞部发际线处,则以5-0或6-0聚丙烯线缝合。若切口存在较大张力,则在深层以5-0 PDS线缝合减张。

然后修整耳后皮瓣(图89.17)。在耳后切口的耳后发际线水平行第二针张力缝合,在发际线需要修整的地方切开。此缝合将皮瓣枕部部分与皮瓣近耳后部分分开。

第二针张力缝合之后枕部皮瓣切口的缝合与颞部类似,若切口于头发内,则以皮钉钉合,若切口位于发际线处,则以5-0或者6-0聚丙烯线缝合或钉

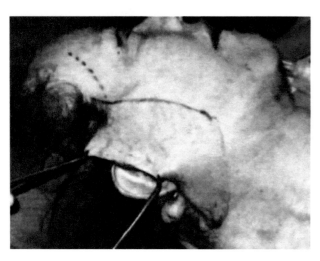

图89.14 将颊部皮瓣向后上方牵拉。

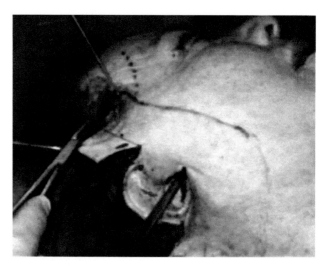

图89.16 锚定缝合以将颞部皮肤与颊部皮肤分开。

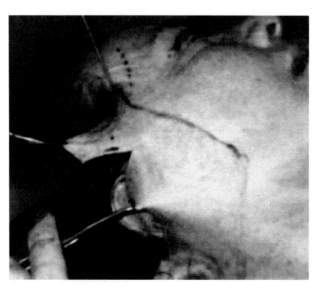

图89.15 皮瓣内切口向下至耳轮脚。

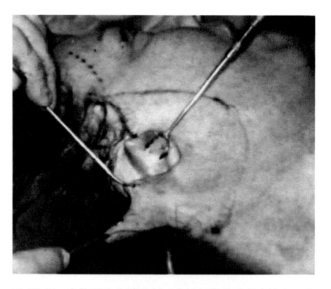

图89.17 牵拉耳后皮瓣以利于皮瓣切除及无张力缝合。这个病例由于切口刚刚位于发际线内,将皮瓣向后上方牵拉。也可以看到颞前多余皮肤被切除并且无张力缝合。

合(图 89.18)。在缝合枕部切口前,于颈部放置一闭式负压引流,并经枕部头发内(切口后)经独立穿刺口引出。

自发际线经乳突前皮肤至耳后沟上部做切口,去除修整多余皮肤,以 5-0 丝线或快吸收肠线缝合切口边缘。

现在仅剩下耳周处皮肤需要修整,用剪刀在皮瓣上平行于耳轮或耳后沟向下剪开至接近耳垂(图 89.19),切口不能一直剪至耳垂下极,而应在耳垂基底上 0.5~1cm 处即停止。在耳垂下方保留更多皮肤

以利于缝合时支撑耳垂,防止缝合时的张力及在愈合时向下收缩牵拉耳垂。原位缝合耳垂(图 89.20),然后处理在耳后沟切口处的多余皮肤。以 5-0 丝线或者快吸收羊肠线缝合耳后皮肤。

修剪耳前多余皮肤使缝合时无张力(图 89.21),缝合用 6-0 尼龙线(图 89.22)。

在第一侧手术完成前的 10~15 分钟,在另一侧面部注入局部麻醉药。第二侧面部除皱手术按照与第一侧相同的方式进行。在整个手术完成时,以 5-0 快吸收羊肠线或 6-0 尼龙线缝合颏下切口。

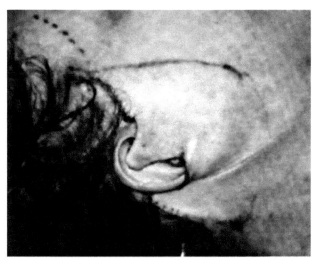

图 89.18 完成沿枕部发际线的切口缝合,仅剩下包绕耳郭的多余皮肤。

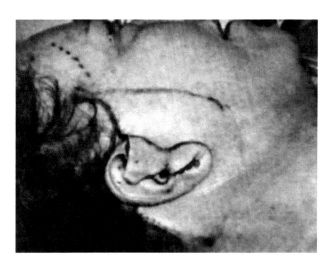

图 89.20 确定耳垂位置,沿耳后沟去除多余皮肤并缝合切口。

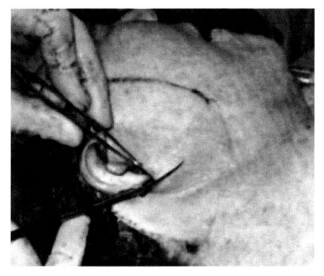

图 89.19 沿耳轮线切开皮肤至耳下极。切口在耳垂基底上方 0.5~1cm 处停止,防止缝合时张力及在愈合时向下收缩牵拉耳垂。

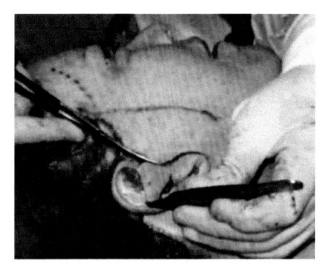

图 89.21 去除前方(颊部)多余皮肤。

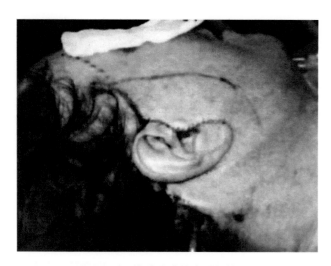

图 89.22　完成皮肤缝合后的外观。

包扎

在手术结束时清洗患者头发，用盐水和大齿状梳去除所有的脱落头发、干的血液，以及碎屑。在所有切口上涂抹抗生素软膏，然后以干仿(Xeroform)纱布或不粘包扎材料(Telfa)包扎。

在耳前区域、面下部周围及颈部放置 4 英寸×4 英寸松软纱布以形成有轻度压力的衬垫。然后用 3~4 英寸的 Kerlix 纱布、弹力绷带或者 3 英寸 Coban 自粘绷带以保护及维持包扎位置。最终的目的是形成一个松紧适度且舒适的包扎。

术后处理

嘱患者抬高床头至 30°，避免俯身，术后一周内避免剧烈运动。除非已安排好恰当的家庭护理，多数患者需要在有除皱护理能力的单位观察过夜。在术后 24~48 小时给予冷敷。许多患者发现小袋的冰冻豌豆放在湿性敷料上是一种很好的冷敷材料。豌豆放在塑料袋内，与面部及眼睛接触良好，而且能保持很长时间的低温水平。并且可以重复冰冻使用。需要在术前告知患者，在术后几天内，会出现肿胀和青紫。

在术后第一天早晨评估患者是否有血肿并检查面神经功能。拔出引流并更换一个更干净简洁的包扎。嘱患者 1 天后(术后第二天)去除包扎，其后可小心轻柔地清洗头发和面部。因术后头面部感觉有短暂的改变，故需注意水和吹风机的温度。另外，染发及烫发需要等到术后 3~4 周之后。术后一周内需要

戴尼龙或斯潘德克斯弹性纤维面部塑形套（除外洗澡时），嘱患者自己用双氧水及抗生素软膏每天清理可见的切口 3 次。

耳前切口缝线在术后第 5~6 天拆除。头皮钉在术后 7~10 天拆除。耳后切口的可吸收缝线可待其自行吸收。

典型病例的术前后照片见图 89.23。

并发症[14-16]

血肿

小血肿是最常见和麻烦的并发症之一。若在术后即刻发现，可以用 18G 针头穿刺抽吸。但若小血肿被水肿掩盖，则需要等 7~14 天之后待血肿液化后穿刺抽吸。血肿残留可能引起面部皮下凹陷及发硬。大血肿(女性发生率约 3%，而男性发生率约 9%)一般发生在术后 24 小时内，且需返回手术室清除血肿、止血及重新缝合。若未发现或处理比较重要的血肿，则会增加患者皮肤坏死、感染、皮肤凹陷或不规则的风险。

面神经损伤

大多数术后即刻的面神经麻痹会在术后 6 周内缓解，一般是因为局部麻醉作用、术中牵拉、局部挤压、炎症或者支持缝合的压迫引起。偶尔出现的持续性麻痹可能是由于额支、下颌缘支或颊支完全横断或电凝引起的损伤。若术中发现损伤，则需要即刻修复神经；否则，应予观察，期望面神经缺损能缓解或减轻。最后，预防损伤最关键，若解剖保持在正确的平面同时术者熟知与解剖层面相关的面神经深度，面神经损伤是可以避免的。

皮肤坏死

明显的皮肤坏死发生率为 1%~3%。由于乳突区域皮瓣最薄、张力最大、血运最差，因此是皮肤坏死最常发生的区域。常见的皮肤坏死原因包括：明显的血肿未及时发现、缝合时张力过大、剥离平面过浅(基本为薄皮瓣)、吸烟或糖尿病引起的继发血运改变、包扎过紧、感染或者对组织操作时的暴力损伤。所有的皮肤溃烂均需要观察、消除患者疑虑，以及伤口保护。需要给予此类患者更多关注，以在精神上帮助他们处理这些后遗症。全厚皮肤缺失的位置会形

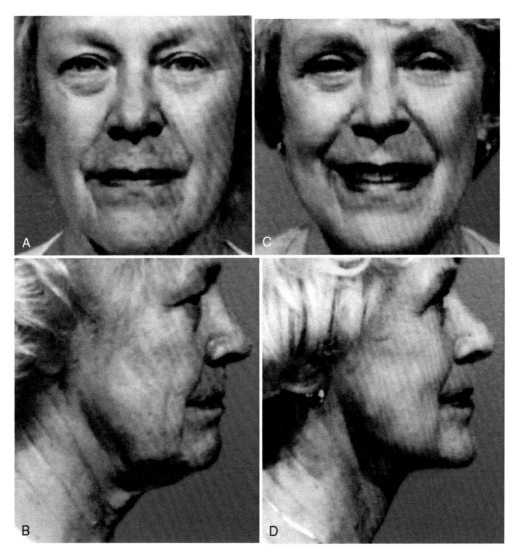

图 89.23　(A,B)除皱和眼睑整形术前的正位及侧位照。(C,D)除皱和眼睑整形术后的正位及侧位照。

成焦痂,大多数瘢痕是患者可以接受的。患者不可接受的瘢痕可以在后期修复。

位置和深度,以避免术中对神经的无意损伤。
· 对 SMAS 的悬吊,不论是折叠、瓦合还是 SMAS 切除,其目的都是减小缝合时的张力以及增加除皱效果的维持时间。

精要

· 在术前评估时,对细节的关注可以帮助患者建立合理的手术期望,同时也可以帮助制订合理的手术计划以达到最好的手术效果。
· 需要注意发际线的位置,手术切口设计需要避免过度提升或者改变发际线位置,因为发际线位置改变会留下手术痕迹。
· 男性患者在设计手术切口时,需注意避免将有毛发的皮肤牵拉至耳屏后或者是耳垂附着处。
· 术者应在术中知道面神经相对于剥离平面的

隐患

· 吸烟者发生手术并发症风险很高,因此术前需要仔细询问,大量吸烟的患者不建议进行此手术。
· 颈部在胸锁乳突肌筋膜平面剥离有损伤耳大神经的风险。
· 避免过度手术以形成不自然、牵拉、"手术过"的感觉。

- 若在缝合皮肤时存在过大的张力,会增加皮肤坏死和瘢痕增宽的风险,而这种情况大多是可以预防的。
- 不适当的,尤其是不对称的面部疼痛可能预示着血肿的发生,需要即刻对患者进行检查。

（高占巍 陈波 译）

参考文献

1. Kridel RW, Liu ES: Techniques for creating inconspicuous face-lift scars: Avoiding visible incisions and loss of temporal hair. Arch Facial Plast Surg 5:325-333, 2003.
2. Stuzin JM, Baker TJ, Baker TM: Refinements in face lifting: Enhancing facial contour using Vicryl mesh incorporated into SMAS fixation. Plast Reconstr Surg 105:290-301, 2000.
3. McCullough EG, Perkins SW, Langsdon PR: SASMAS suspension rhytidectomy: Rationale and long term experience. Arch Otolaryngol Head Neck Surg 115:228-234, 1989.
4. Mittleman H, Newman J: SMASectomy and imbrication in face lift surgery. Facial Plast Surg Clin N Am 8:173-182, 2000.
5. Baker DC: Lateral SMASectomy. Plast Reconstr Surg 100:509-513, 1997.
6. Baker DC: Minimal incision rhytidectomy (short scar face lift) with lateral SMASectomy: Evolution and application. Aesthetic Surg J 21:14-26, 2001.
7. Hamra ST: The deep-plane rhytidectomy. Plast Reconstr Surg 86:53-61, 1990.
8. Hamra ST: Composite rhytidectomy. Plast Reconstr Surg 90:1-13, 1992.
9. Psillakis JM, Rumley TO, Camargos A: Subperiosteal approach as an improved concept for correction of the aging face. Plast Reconstr Surg 82:383-392, 1988.
10. Baker SR: Triplane rhytidectomy: Combining the best of all worlds. Arch Otolaryngol Head Neck Surg 123:1167-1172, 1997.
11. Saylan Z: The S-lift for facial rejuvenation. Int J Cosmetic Surg 7:18-24, 1999.
12. Williams EF, Lam SM: Lower facial rejuvenation. In Williams EF, Lam SM (eds): Comprehensive Facial Rejuvenation. Philadelphia, Lippincott Williams & Wilkins, 2004, pp 105-151.
13. Larrabee WF Jr, Makielski KH, Cupp C: Facelift anatomy. Facial Plast Surg Clin N Am 1:135-152, 1993.
14. Ahn MS, Kabaker SS: Complications of face lifting. Facial Plast Surg Clin N Am 8:211-221, 2000.
15. Adamson PA, Moran ML: Complications of cervicofacial rhytidectomy. Facial Plast Surg Clin N Am 1:257-271, 1993.
16. Baker DC: Complications of cervicofacial rhytidectomy. Clin Plast Surg 10:543-562, 1983.

第90章

眼睑整形术

Grant S. Gillman

随着人群老龄化，人们追求更显年轻的容貌，这导致人们更关注面部老化的逆转。眶周常是面部老化最先出现的区域。对此区域的改善可明显"调慢面部老化的时钟"，因此眼睑成形术越来越普遍。

病例选择

上睑皮肤有冗余（皮肤松垂）的患者适宜行上睑成形术。大多数患者是为了单纯美容的目的，还有部分是为解决由于上睑皮肤过度冗余松垂所致的视野受限的问题。对此类患者，必须做自动视野检测并正确记录，以证明手术的必要性以利于第三方赔付。

下睑成形术适宜于有眶脂肪假性疝出（眼袋）的患者，可伴或不伴有皮肤在垂直方向的多余。

所有患者必须有良好的手术动机，对手术结果有合理的期望。

术前计划

了解所有患者的主诉。仔细完整地回顾所有眼部问题，包括眶周手术史、既往眼睑成形手术史、视力问题、青光眼以及"干眼"症状，如眨眼、流泪、眼干、眼红、眼痒、烧灼感或睑缘结痂。

完整地了解患者病史，尤其对高血压、糖尿病、甲状腺疾病、面肌无力、心血管异常、服用抗凝药物（包括阿司匹林类药物、华法林、非甾体类抗炎药、维生素E、非处方口服草药）等情况需要特别重视。对于任何其他的眼科情况（如干眼、青光眼、上睑下垂等），需要请眼科医师协助评估以制订手术计划。

不论是对上睑还是下睑的手术，术者需熟悉眼

睑及眶周区域解剖[1]，这可帮助术者制订最佳的手术计划，更好地完成手术。

在评估上睑时，首先评估眉毛位置，因为眉毛下垂亦可引起上睑皮肤松垂外观。青年男性眉毛的美学位置在眶上缘处，而女性则在眶上缘上约1cm处。若有明显的眉毛下垂，则应建议患者行眉提升或联合眉提升与眼睑成形术。

然后评估骨性眼眶的大小、形状和结构，以及睑裂的大小、形状和对称性。术前眼睑在自然状态下必须能完全闭合，静息状态的眼睑闭合不全（兔眼）是上睑成形术的禁忌证，因为手术会导致兔眼加重。注意上睑皱襞和睑板上皱褶的位置及对称性、巩膜显露范围、眼球在眶内的位置。任何的双侧不对称都需要在术前向患者指出。必须向存在上睑下垂的患者说明单纯上睑成形术不能矫正上睑下垂，需要行其他手术矫正。

眶周皮肤松垂、脂肪突出、轮匝肌肥厚均可引起眶周老化外观。正确的诊断与评估它们在患者眼周变形中所占的比重尤为重要。记录每只眼睑的皮肤松垂程度、每个脂肪间隙（上睑内侧及中间，下睑内侧、中间及外侧）的脂肪情况，以及眼轮匝肌的肥厚状况。

嘱患者先平视术者，再闭眼，然后在不抬头的情况下向上凝视。在此过程中，大致评估上下睑皮肤及脂肪的多余量。下睑多余的脂肪在向上凝视时能明显地显现出来。在闭眼状态下按压眼球，有助于突出和显现上下睑中多余脂肪的位置。

可以用"牵拉试验"（亦称下睑收缩试验）评估下睑松弛情况，以拇指及食指牵拉下睑向前离开眼球，若移位超过10mm，则认为下睑松弛。还可以观察下睑恢复到牵拉前位置所需的时间，正常情况下可立

即恢复。在回弹试验中,下睑被向下牵拉至近眶下缘处,眼睑松弛患者的下睑会非常缓慢地恢复到正常位置。若存在下睑松弛,则需要术者考虑标准的皮肤肌肉下睑成形术或联合眦成形或眦固定术。

最后以视力表或者极小的字来检查患者各眼的视力情况。

术前照相对医疗文书及手术计划均极其重要。完整的一套照片包括全面部(垂直向,1:7 或 1:8 的比例)和局部(水平向,1:4 的比例),眼睛的正面观、斜面观,以及侧面观、局部正面照必须包括闭眼照及向上凝视照。术前术后照片在焦距、灯光、背景、患者姿势,以及患者与镜头距离方面均应一致。

患者与医师共同决定最适合患者的手术麻醉方式。局部麻醉联合静脉镇静几乎适合于所有的眼睑美容手术。若仅切除上睑皮肤,则单用局部麻醉即可。在某些情况下,患者或麻醉医师可能觉得全麻更舒适。患者的舒适度是手术安全的最基本目标。

外科技术

上睑成形术

在上睑成形术中,皮肤切除量取决于术前检查所知的皮肤多余量[2]。需要再次强调,在上睑成形术中,确认眉无下垂且处于正常美学位置极其重要。

标记

患者取坐位,在手术麻醉之前,确认眉毛处于正常位置。标记手术切口,下方切口一般在瞳孔垂线方向处于睫毛线上 8~12mm,在内外眦上方 5~6mm。下方切口一般标记在患者自然上睑皱襞处,且此线一般在睑板上缘。若患者皱襞在眼正中线方向距离睫毛线不足 8mm,标记线需要在睫毛上方 8~10mm。这样设计切口可以使切口位于上睑皱襞并且所去除的皮肤是眶隔前皮肤而不是睑板前皮肤。双侧睑板上自然皱襞可能不对称,可以以一侧为标准来保证对称性,最好和患者一起在术前决定以哪侧为标准。

在外眦处的标记需要稍向外上方走行接近眉尾,以切除外侧多余皮肤、矫正外侧松垂。切口外侧一般不超过眶外侧缘,内侧不超过泪点内侧 1~2mm。若切口进入鼻侧眶内侧凹陷,将增加形成蹼状瘢痕的风险。若内侧皮肤多余明显,则切口向上方呈"W"形以避免折角畸形,防止瘢痕与内眦赘皮

一致。

在决定上睑去皮量时一定要将患者的眉毛固定在正确的解剖位置上,以"夹捏"的方法确定多余皮肤的去除量。去皮尽量保守。在中部以小镊子夹持皮肤向上提,使睫毛轻度上翘。上方切口标记于下方切口与要切除的多余皮肤上界相交处。以此方法在上睑至少标记四处,然后连接形成上方切口线(图90.1)。将上下切口线夹持在一起(在注射麻药之前)检查确认切除的量,以及睑缘是否有过度外翻。

以 30G、1.5 英寸的针头完成局部浸润麻醉(图90.2)。注射在皮下深层及轮匝肌表面可以减少血肿形成。每侧麻醉药总量约 1~1.5mL。等麻醉药的止血

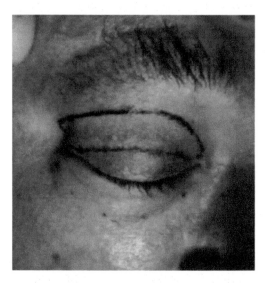

图 90.1 上睑成形术的切口标记。

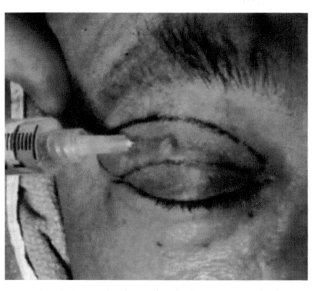

图 90.2 局部麻醉注射。

作用开始后,沿标记线切开(图 90.3)。以 15 号刀、针状电刀或者尖剪刀切开皮肤(图 90.4)。用针状电刀止血(图 90.5)。

　　对于上睑皱襞需要加深的患者,以小镊子和锋利小弯剪去除切口中部 3mm 宽的条状眼轮匝肌(图 90.6)。

　　若术前决定去除眶脂肪,此时可以开始该步骤。术前对每个间隙脂肪多余量的评估有利于手术去除,且防止去除不足。手指轻压眼球,能看到眶隔内多余的脂肪突出。在需要去除的眶隔脂肪的最突出处开一小口(图 90.7)。以小镊子及棉签将多余脂肪自眶隔小切口分离牵出(图 90.8)。

　　在切除脂肪前,在脂肪基蒂部注射少量局麻药以减轻患者的不适感。以一把小弯止血钳夹持多余脂肪的基底部。为防止过度去除脂肪,不要过度牵拉

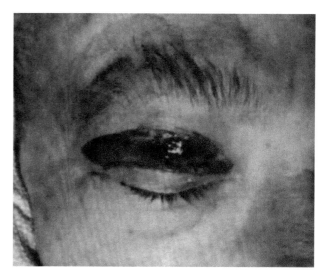

图 90.5　切除皮肤后完成止血。

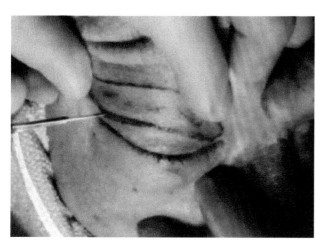

图 90.3　上睑成形术中用 15 号刀片做皮肤切口。

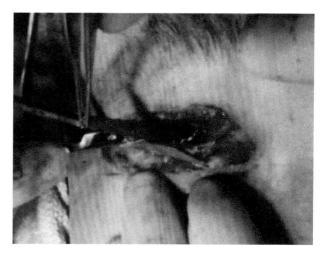

图 90.6　在上睑切口中部切除一条眼轮匝肌条带。

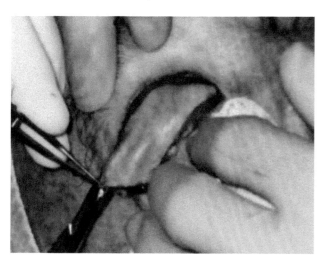

图 90.4　在眼轮匝肌浅面以剪刀去除皮肤。

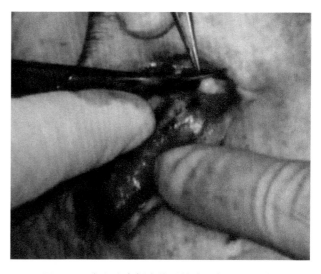

图 90.7　在上睑内侧脂肪团的浅面打开眶隔膜。

脂肪,仅需去除很容易自眶隔疝出的脂肪。用小弯剪剪除多余脂肪,并在小弯止血钳上保留少量组织,并在放松血管钳之前予以烧灼。亦可不钳夹蒂部,以双极电刀慢慢自基底部将脂肪切除(图90.9),这样可以降低由于操作血管钳可能导致的对眶后血管的过度牵拉风险。

切口外侧近外眦处行单纯间断缝合以控制此处切口张力(图90.10)。切口其余部分以6-0单丝线缝合皮内(图90.11)。在关闭切口过程中任何缺口都需要以6-0快吸收肠线缝合。以生物胶及免缝胶带固定皮内缝线的内外侧。

术后处理

在术后24~48小时内冰敷眼部。很多患者发现小袋的冰冻豌豆是很好的冷敷材料。塑料袋内包着冰冻豌豆,能与面部及眼睛很好地接触。而且它的保持冷敷时间更长,还可以重复冷冻使用。

术后几天眼部会出现肿胀及青紫。若有眼干则日间需要使用滴眼液,在必要时,夜间也可使用眼药膏保护眼睛。每日3次用蘸双氧水的棉签轻轻擦拭手术切口,然后涂抹抗生素药膏。

术后第五天约患者来拆除皮内缝合线。典型患者的术前后照片见图90.12。

下睑成形术

术前对下睑的评估是决定患者最佳手术方案的重要前提。需要评估并记录下睑各脂肪室(内侧、中间、外侧)内脂肪多余的量、下睑皮肤多余的量、是否存在眼轮匝肌肥厚、细小皱纹的范围,以及下睑松弛的程度。

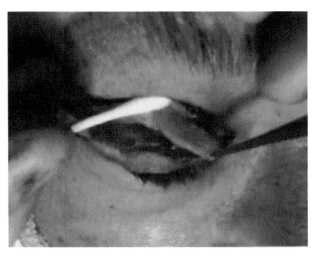

图90.8 取出眶隔内脂肪(上睑外侧脂肪团)。

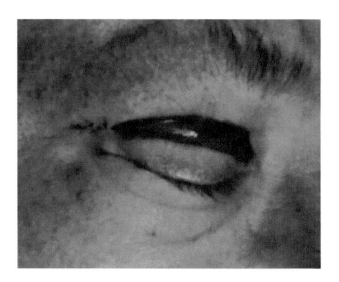

图90.10 外眦外侧切口以间断缝合的方法缝合。

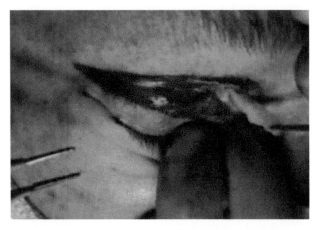

图90.9 双极电凝(图中左下角)对脂肪团基底部电凝止血,然后小心地切除脂肪团。

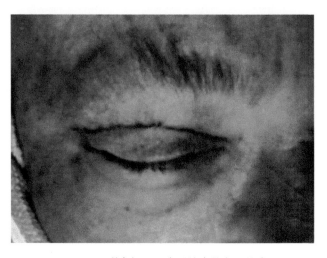

图90.11 剩余切口以皮下缝合的方法缝合。

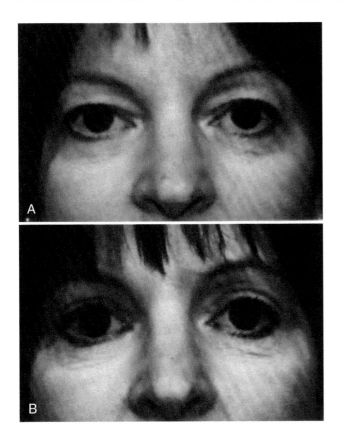

图 90.12　行上睑成形术患者的术前(A)和术后(B)照片。

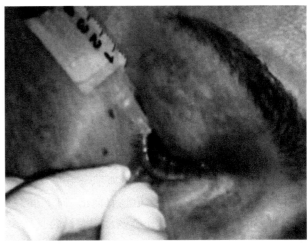

图 90.13　下睑结膜注射麻药(右眼)。

若皮肤无明显多余,则经结膜入路是最佳选择[3]。此入路可避免传统经皮入路术后常见的下睑外侧圆形畸形。结膜入路还可以降低下睑退缩(结膜显露和睑外翻)的概率。温和的三氯醋酸化学剥脱可以辅助用于经结膜入路下睑成形术。对于有下睑皮肤松弛的患者,以及存在继发于下睑松弛的下睑畸形需要手术修复的患者,需要行经下睑睫毛下皮肤切口、做下睑肌皮瓣的经皮入路手术[4]。

经结膜入路手术

尽管此手术可在全麻下进行,但局部麻醉联合静脉镇静还是最经典的麻醉方式。一旦镇静深度合适,以 0.5%眼用丁卡因或盐酸丙美卡因局部浸润麻醉,同时用涂抹眼膏润滑的角膜保护罩保护角膜。

在设计的结膜切口下方,用 27G 或 30G 针头将含 1:100 000 肾上腺素的 1%利多卡因注入结膜下,同时经皮注射到眶隔之间表面的眼轮匝肌层 (图 90.13),以麻醉并对解剖层次进行水分离。

宽双爪拉钩牵开下睑缘(图 90.14)。以针状电刀在睑板下 1~2mm 处切开结膜(图 90.15),在深层将下睑缩肌与睑板的附着处离断。一般切口内侧不超

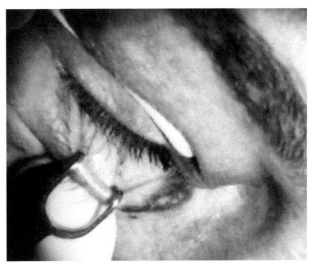

图 90.14　在切开前以钝头双爪拉钩牵拉翻转下睑,暴露结膜(右眼)。

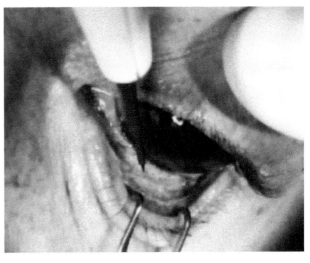

图 90.15　结膜切口(针状电刀所示)刚好位于睑板下缘(左眼)。可见角膜保护罩。

过泪点,以防止不小心损伤泪道,切口可以按照手术
暴露下睑脂肪室的需求尽量向外侧延长。

以 5-0 的丝线或尼龙线缝挂并牵拉结膜切口下
缘,缝线游离端以血管钳钳夹。将血管钳放置于患者
前额部以牵拉结膜及下睑缩肌,向上至角膜。这样可
以为解剖提供对抗牵拉,同时保护角膜。助手以宽
双爪拉钩或眼睑拉钩牵拉结膜切口的眼睑侧(切口
上缘),以钝性或锐性方式在眶隔前剥离至眶下缘
(图 90.16),使眶隔前皮肤和轮匝肌与眶隔分离开
来,用棉签可以很轻松地将轮匝肌向前、向下推,使
其与眶隔分离。此分离过程应该是相对迅速且无出
血的。

一旦掀起皮瓣,很容易清楚地看到眶隔后的脂
肪(图 90.17)。轻压眼球可以使脂肪向前突出,在脂
肪室表面的眶隔膜上开一小口以处理多余脂肪。

每个脂肪室的脂肪需要分别处理。一手持小镊
子,一手用棉签分离脂肪与周围筋膜及附着(图 90.18
和图 90.19,未显示分离外侧脂肪)。当脂肪被游离
后,即可去除多余脂肪。与上睑一样,在切除下睑多
余脂肪之前,需要在脂肪蒂部注射少量局麻药。

用小弯止血钳钳夹已被游离的脂肪蒂部,小弯
剪剪除脂肪并保留袖状脂肪组织于止血钳处,将脂
肪断端电凝。亦可在不钳夹蒂部的情况下,以双极电
凝电灼基底部再用剪刀去除脂肪。此技术要求在基
底部切除时尽可能缓慢且以循序渐进的方式进行,

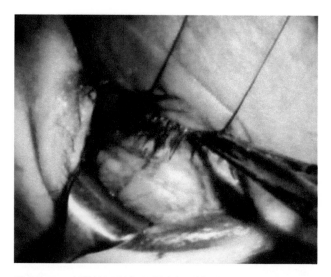

图 90.17　在眼轮匝肌与眶隔之间剥离后,以 Desmarres 牵开
器置于轮匝肌下暴露眶隔,可见眶隔内脂肪团(右眼)。缝合牵
引线将下睑结膜向上牵拉保护角膜。

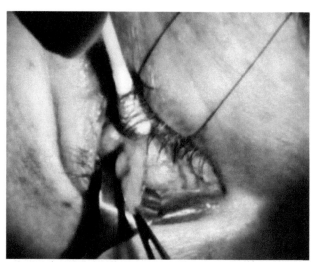

图 90.18　通过眶隔开口用棉签将中间脂肪团取出(右眼)。

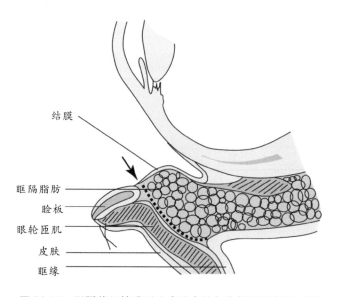

图 90.16　眶隔前经结膜下睑成形术的矢状剖面示意图。箭
头示结膜切口刚好位于睑板下缘下方,然后在眼轮匝肌与眶
隔及眶脂肪团之间向眶下缘方向行进(虚线)。

结膜
眶隔脂肪
睑板
眼轮匝肌
皮肤
眶缘

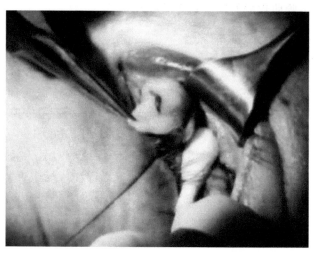

图 90.19　取出内侧脂肪团之前,先通过眶隔开口对其进行处
理(右眼)。

这样可以加强术者对手术的控制、减少出血的风险。适量地去除脂肪是指,在不牵拉的情况下,仅切除自下眶缘平面突出的脂肪;而且在此层次可以减少位于内、中脂肪室之间的下斜肌的损伤。

需要逐个去除各脂肪室内的脂肪,这样可防止漏过脂肪团。内侧脂肪团与中间及外侧不同,呈白色。充分去脂后,将下睑复位至正常解剖位置,在按压和不按压眼球状态下观察下睑,评估是否需要进一步去脂。对于明显突出的部位需要再次探查,尤其要注意双侧对称性。下睑在平卧状态下表现出轻度凹陷的患者,术后效果会更佳。

结膜切口不一定需要闭合,不缝合也能愈合良好。也可行单一缝合使切口对合更好,但缝合必须在角膜缘(角膜巩膜交界)的内侧或外侧,以避免缝线刺激角膜。缝线选用 6-0 快吸收羊肠线,在结膜组织下反向打结。图 90.20 是经结膜入路下睑成形术的术前后对比照片。

若患者手术耐受性好,对于少量的下睑皮肤冗余,可行经睫毛下微量皮肤修整去除手术,或者对有下睑细纹的患者行 35% 三氯醋酸化学剥脱。

经皮入路手术

经皮入路下睑成形术的适应证为:大量皮肤冗余需去除,或眼轮匝肌肥厚需要处理,以及继发于下睑松垂的下睑变形需要手术悬吊改善的情况。

对于多余皮肤和肌肉明显不一致的患者,需要分离皮肤与肌肉至眶下缘处,然后分别适量去除多余的皮肤和肌肉。但这样的患者比较少见,约占所有眼睑整形患者的 2%~3%。其余患者则可行下面所介绍的标准肌皮瓣技术经皮下睑成形术。

标记

下睑皮肤切口标记在睫毛下方 1.5~2mm 处并平行于睫毛(图 90.21)。切口内侧一般至角膜内缘,若需要也可适当向内延长,切口在外眦处向外下方延长 5~7mm,与眼外侧皱纹(鸦爪纹)平行或置于皱纹内。切口延长的程度根据需要去皮量来确定,向外侧延长的上下切口间距至少为 5~7mm。

手术程序

尽管此手术可在全麻下进行,但局部麻醉联合静脉镇静还是最经典的麻醉方式。一旦镇静深度合适,用眼药膏润滑。经标记的切口以 27G、1.5 英寸针头在眶隔前眼轮匝肌层次注入含 1:100 000 肾上腺素的 1% 利多卡因。

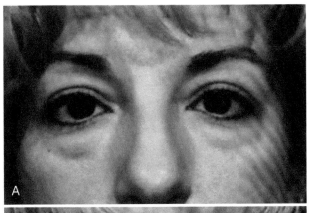

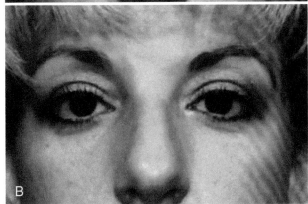

图 90.20　经结膜入路下眼袋去除术患者的术前(A)与术后(B)照片。

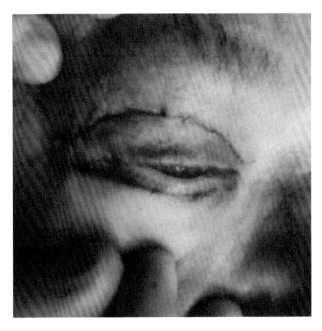

图 90.21　睫毛下切口沿睑缘下 2mm 标记并在外眦下向外延伸 5~7mm。

以 15 号刀在外眦外侧做切口或者睫毛下做切口切开皮肤。外眦外切口深面即为轮匝肌下（眶隔前）平面（图 90.22）。盲视下，以小剪刀在肌肉深方行预剥离，使肌肉与眶隔分开，向下方剥离至眶下缘处（图 90.23）。以锐利小弯剪在切口中部睑板前范围皮下与眼轮匝肌间分离做隧道，使睫下切口只通过皮肤完成。

保留睑板前眼轮匝肌不做处理，仅分离睑板前皮肤，这样可以保留轮匝肌对下睑的悬吊支持作用，减少下睑外翻的可能性。而眶隔前范围的剥离则在轮匝肌深方。

在睑板下切开轮匝肌，大概位于睫毛线下 3~

5mm，使睑板前的皮肤剥离平面与眶隔前的皮肤轮匝肌瓣剥离平面相连通（图 90.24）。在切口上缘或灰线处行牵拉缝合并将缝线向头侧牵拉以保护角膜（图 90.25）。助手以钝的宽双爪拉钩将皮肤轮匝肌瓣向下牵拉至眶下缘水平，暴露整个眶隔（图 90.26）。

在眶隔膜上开小口以利于在每个脂肪团（内中外）分离出需要去除的脂肪（图 90.27 和图 90.28 分别显示去除内侧及中间脂肪团内脂肪）。去除脂肪的方法与前述的经结膜入路脂肪去除一样。

将肌皮瓣向上并稍向外侧牵拉覆盖下睑睫毛线（图 90.29）。若配合良好，可嘱患者张口并做向头顶注视的动作，在外眦处，将多余肌皮瓣在与睫毛下切

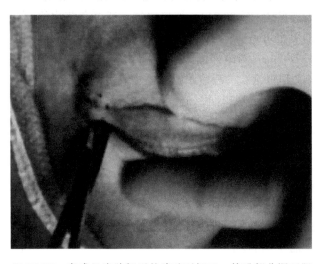

图 90.22　完成经皮肤切开的睫毛下切口，外眦部分深至肌肉下层次。

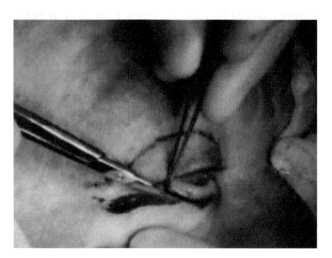

图 90.24　用剪刀在睫毛下切口下切开轮匝肌，使睑板前的皮肤剥离平面与眶隔前的眼轮匝肌下剥离平面相连通。

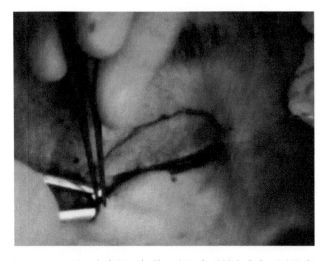

图 90.23　可以在盲视下轻易地在肌肉下层次分离而无阻力感，在眼轮匝肌与眶隔之间的无血管层次分离，向下分离至接近眶下缘处。

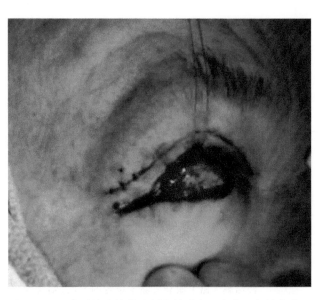

图 90.25　牵引缝合线将睑板和结膜向上牵拉以保护角膜。

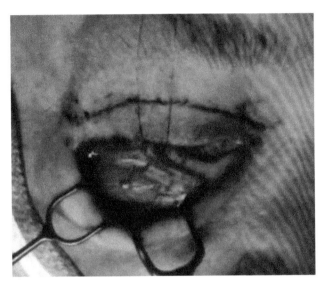

图 90.26　牵拉肌皮瓣向下至眶下缘位置，暴露眶隔膜及其深部的眶隔脂肪。

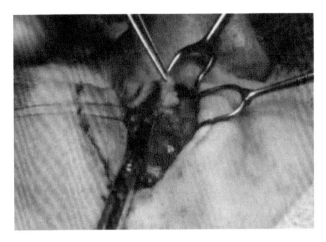

图 90.28　去除内侧脂肪团内脂肪。

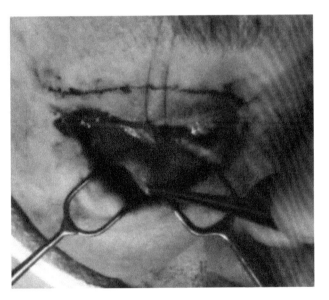

图 90.27　去除中间脂肪团内脂肪。

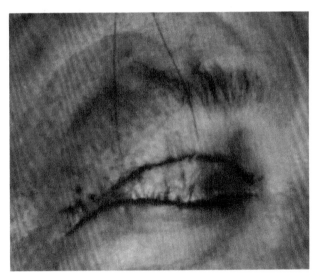

图 90.29　将肌皮瓣向上提起并超过睫毛下切口。

口上缘交接处切开，将此处缝合，这时，多余的皮肤被分成外眦内侧及外侧两部分（图 90.30）。然后，先去除外眦外侧三角形多余皮肤（图 90.31），再去除内侧三角形多余皮肤（图 90.32），使缝合时切口无张力。在去除多余皮肤时尽可能保守至关重要，这样可减少下睑位置不正的风险。在肌皮瓣上缘皮肤下去除小的（几毫米）一条眼轮匝肌（图 90.33），否则会在之前未掀起的睑板前眼轮匝肌上再叠加一层轮匝肌，造成眼轮匝肌重叠。

　　严密止血后，以 5-0 PDS 缝线悬吊缝合下睑，以

在愈合阶段保持下睑位置[5]。将下睑轮匝肌拉向眶外侧结节（Whitnall 结节），并以反向埋藏打结法将其悬吊缝合于眶外侧结节骨膜处。保证缝挂骨膜及肌肉悬吊确实可靠，同时避免在皮肤上留下凹陷。此时皮肤很容易自然对合良好，使缝合时无张力（图90.34）。外眦外侧切口以 7-0 聚丙烯线间断缝合，睫毛下切口以 6-0 可快吸收线间断或连续缝合。图90.35 是行肌皮瓣下睑成形术患者术前及术后 4 个月的对比照片。

术后处理

　　结膜入路下睑成形术与经皮入路下睑成形术的术后处理基本相同，均类似于上睑成形术。唯一不同

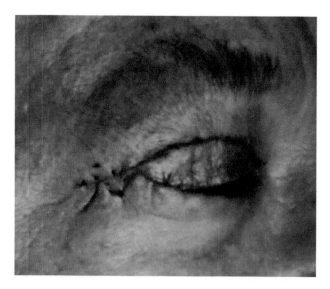

图 90.30　在外眦处切开皮瓣至与睫毛下切口边缘，并将此点以 6-0 尼龙线缝合，这样就将多余的皮肤分成两个三角瓣——外眦外侧三角和外眦内侧三角。

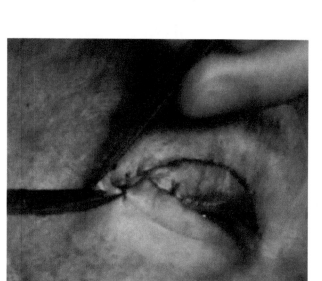

图 90.31　去除外眦外侧多余皮肤。

的是，若经结膜入路，则术后 5 天内需使用含激素的抗生素滴眼液（如点必舒）。并且至少在术后 1 周之后避免佩戴接触性角膜镜。

并发症[6]

角膜损伤

角膜损伤主要在于预防。术中需要涂润滑剂避免眼睛干燥。放置保护罩保护角膜，避免在角膜周边使用粗糙纱布。

疼痛是角膜损伤的重要表现之一，若术后考虑角

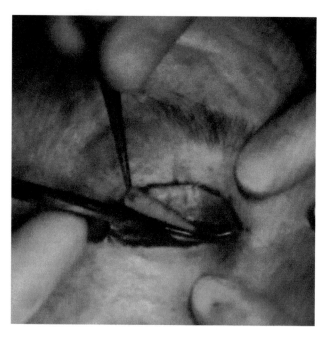

图 90.32　去除外眦内侧多余三角皮肤。

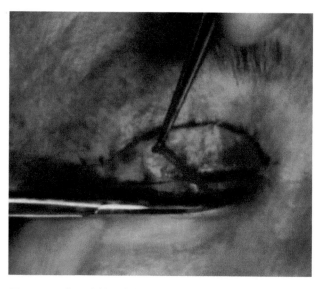

图 90.33　在肌皮瓣边缘薄薄地去除一条眼轮匝肌，防止肌肉重叠覆盖在保留的睑板前肌肉上。

膜损伤，需要请眼科医师会诊评估，可以用荧光染色诊断。角膜损伤的治疗方法包括：使用抗生素眼膏，在完全恢复前用敷料遮住眼睛使眼睛处于休息状态。

切口裂开

一般术后 5 天或提前拆线。偶尔切口外侧可能裂开，治疗方法为以无菌胶带粘贴裂口，或在必要时重新缝合。

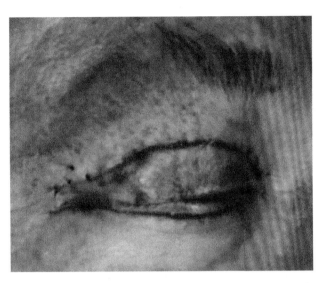

图 90.34 肌皮瓣法眼睑成形术，可见缝合前的无张力且位置对合良好的皮肤边缘。

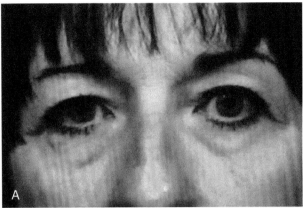
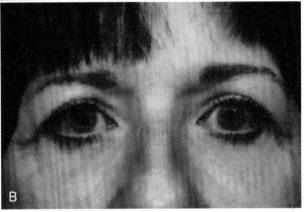

图 90.35 肌皮瓣法下眼袋去除术患者的术前(A)与术后(B)照片。

双侧不对称

有时术后双侧不对称可能因为术前存在双侧皮肤冗余不对称或眉位置不对称而未被发现。若术前已与患者讨论不对称问题，则患者能接受术后轻度不对称。若手术未处理眉位置不对称，则术中双侧去皮量应有所差别，以避免术后不对称。若双侧脂肪去除不一致，也可引起术后双侧不对称。而术中对手术细节的关注可以避免上述不对称的发生。若术后数月仍存在双侧不对称，则需要行重修手术。

眼干

可以引起眼干的可能原因包括：眼干在术前即存在但未被发现，术中损伤泪腺(少见)，皮肤过度切除和水肿。目前术后水肿是最常见的引起眼干的原因，一般术后 1~3 周后缓解。短期使用人工泪液及润滑眼膏对于防止角膜炎的发生很重要。若去皮过度，则需要以全厚皮片移植修复。

溢泪

术后 48 小时内常有溢泪增多。常见原因是术后皮肤水肿及暂时性肌肉麻痹引起泪道功能障碍。随水肿消退，溢泪会逐渐缓解。间歇性溢泪与天气变化相关。其他引起溢泪的可能原因有：泪小点外翻(继发于水肿或睑外翻，见后述)，或者很少见的泪小管损伤。

眼睑闭合不全(兔眼)

术后短期内，患者由于水肿原因常出现眼睑不能完全闭合。眼睑闭合不全最常见的原因是术后水肿，可用润滑眼膏保护并逐渐恢复。如果眼睑闭合不全是因为上睑皮肤过度切除，眼睛干燥会引起角膜损伤。这种情况一般需要考虑以皮肤移植方法松解释放上睑。眼睑闭合不全也是主要在于预防，因此在切除皮肤之前，一定要多次检测需要去除的皮肤量(通过前述的夹捏法)。

下垂

术后一周内，由于水肿原因引起的暂时性"假性下垂"很常见。持续的上睑下垂提示打开眶隔时损伤了提肌腱膜。伤口下部提肌最容易受损，此处最接近睑板上缘，而且正是提肌与眶隔融合部位。去皮后，在去除肌肉及打开眶隔时远离切口下部可防止提肌损伤。持续的上睑下垂应将提肌重新缝入睑板或皮肤来矫正。

眼外肌损伤

下斜肌位于下睑内侧和中央脂肪团之间，容易被损伤。虽然不一定被发现，但所有手术均需寻找下斜肌。术中对下斜肌区域保持警惕可以防止意外损伤。在脂肪分离及去除时，必须注意防止对肌肉的钳夹、电凝，以及锐性损伤。若术中发现下斜肌损伤，则需要将断端重新对合。向外上方凝视时复视提示下斜肌损伤，对于术后超过1~2周的持续性复视，需请眼整形外科医师评估以给予适当治疗。

下睑错位(位置不正)

术后短期内"巩膜过度显露"可能由水肿及眼轮匝肌暂时麻痹引起。随着水肿消退及眼轮匝肌恢复可逐渐缓解。球结膜水肿的治疗包括局部激素应用和预防暴露性角膜炎。向上向外侧方向按摩下睑亦有一定的作用。在术后早期以胶带支持下睑也可以减轻巩膜外露。

术前未发现的下睑松弛乏力也可导致术后下睑外翻。对此类情况，可能需要再次行眦成形或眦固定手术。若外翻是因皮肤过度切除引起，在保守治疗及观察数月后仍未恢复，则需要再次手术松解瘢痕并以全厚皮片移植来修复此畸形。

最好的治疗是预防。经结膜入路可以避免经睑下入路导致的皮肤和肌肉伤口愈合形成的收缩。此外，对于任何程度的眼睑松弛患者，如果需要通过睑下入路完成皮肤切除，都应该考虑预防性外眦固定。

球后血肿/失明

球后血肿是睑成形术后最可怕的并发症。最常见的原因是被损伤出血的血管收缩至球后区域。眼睛变硬、球结膜水肿、进行性突眼。由于眼球不断向前突出导致眼睑闭合不全。眶内压进行性增高引起眼肌瘫痪、视神经缺血和失明。球后血肿一般发生在术后4~6小时内，尽早诊断和治疗是防止永久性失明的关键。

球后血肿的初始治疗包括：拆除缝线打开切口，冰盐水冷敷，20%甘露醇(2g/kg)降低眼内压，静脉给予乙酰唑胺(Diamox)500mg，静脉给予地塞米松(Decadron)10mg，控制高血压(若存在)，头高位，纠正凝血功能疾病。且需要时常评估视力情况。

视力恶化是一个危急信号，若合并眼内压升高，则预示视神经缺血。在这种情况下，除了拆除全部皮肤缝线之外，还需要急诊行外眦切开和下眦分离术以促进眼内压降低。急诊眼科咨询会诊是必要的，但在视力损害时，不能为此而延误外眦切开和下眦分离的手术操作。

精要

- 全面的上下睑术前评估包括对眶脂肪、皮肤、眼睑松弛或张力及眉位置的评估，以及对一般疾病史和眼科疾病史的掌握，这些对于指导确定手术入路和手术范围是必要的。
- 眼睑手术需要保守。后续再次去除相对容易，而由于过度切除所导致的并发症则很难矫正。
- 在上睑成形术时，术前需反复测量，检查皮肤去除标记，防止皮肤的过度去除。
- 严密而确实的止血是降低术后球后血肿风险的必要措施。
- 经结膜入路下睑成形术引起下睑位置不正的风险很小。

隐患

- 若眉位置与上睑皮肤冗余有关而未被发现，则术后上睑区域仍可能存在松垂或"拥挤"外观。若主要问题是眉下垂，则需要单独矫正眉位置或同时联合上睑成形术。
- 在上睑成形术中，打开眶隔位置过低至接近睑板，则易损伤上睑提肌腱膜导致医源性上睑下垂。
- 不论是上睑还是下睑成形术，过度手术或过度去除脂肪都会导致眼部空洞憔悴的外观，同时也会引起眼睑闭合不全(兔眼)和眼睑位置不正(错位)等功能性并发症。
- 若患者眼球明显突出(假性突出)，即侧面观角膜平面位于眶下缘之前，则经皮肤入路下睑成形术后出现眼睑位置不正的风险较高。
- 若术中不注意止血，则可能引起重要结构的损伤(上睑提肌腱膜、泪腺、睑板、下斜肌等)或更严重的球后血肿。

(高占巍 陈波 译)

参考文献

1. Kontis TC, Papel ID, Larrabee WF: Surgical anatomy of the eyelids. Facial Plast Surg 10:1-5, 1994.
2. Pastorek N: Upper lid blepharoplasty. Facial Plast Surg Clin N Am 3:143-157, 1995.
3. Perkins SW: Transconjunctival lower lid blepharoplasty. Facial Plast Surg Clin N Am 3:175-187, 1995.
4. Smullen SM, Mangat DS: Cosmetic lower eyelid surgery: Transcutaneous approach. Facial Plast Surg Clin N Am 3:167-174, 1995.
5. Pastorek NJ: Blepharoplasty update. Facial Plast Surg Clin N Am 10:23-27, 2002.
6. Adamson PA, Constantinides MS: Complications of blepharoplasty. Facial Plast Surg Clin N Am 3:211-221, 1995.

第**91**章

软组织创伤

Bernard J. Costello, John F. Caccamese, Jr.

每年面部损伤在急诊科就诊的患者中占很大的比例,其中 50%~70%包含软组织损伤[1,2]。面部损伤的修复和重建需经高度专业化的努力方可达到,最好由经验丰富且对外伤机制、复杂的局部解剖,以及对某些患者经受的生理和心理影响有着深入理解的医生来治疗。大多数患者高度期望他们治疗后的外观与受伤前相比无明显改变。不幸的是,无论外科医生的技术多么高超,事实上,由于损伤的严重性,有时会达不到患者的要求。近期的一项调查研究将强调外观效果作为面部裂伤患者治疗的一个最重要的指标,更甚于功能[3]。本章将回顾面部软组织外伤修复和重建的重要基本概念。

评估

面部软组织损伤的评估与任何损伤一样。进行初评和二次评估,可能会发现其他部位的损伤。有时,由于损伤的复杂性或大量出血累及气道,需进行气道保护。对于严重损伤无法气管插管或预计发生严重水肿的患者,如严重的口腔撕脱伤或爆炸伤,应考虑施行气管切开术或环甲膜切开术。

有时,第一步需控制出血。在面部,加压包扎通常可达此目的;然而较大血管或动脉性出血需结扎。由于面深部组织中有多个重要结构,如面神经,盲目钳夹是不可取的。

稳定后,应细致地检查颅面部的骨骼和软组织。另外,面部的表浅结构(如眼睑、鼻、耳)和深部结构,如腮腺及其导管、面神经、泪腺及其引流系统,必须进行系统而细致的检查。由于面部软组织损伤常伴有颌面骨骨折,需影像学检查进一步判断伤情。然后

可对损伤进行最终治疗(如面部单纯裂伤)或期待治疗(如挤压伤或爆炸伤)。严重的挤压伤或爆炸伤常有进一步的组织坏死,并可能遗留较初诊时检查所发现的更为严重的创伤。

准备

为修复和重建的部位做好准备,对明确损伤范围和防止并发症都是很重要的。为了避免增加感染的风险,大多数面部伤口应在受伤后 24 小时内缝合。面部血供丰富,外科医生在处理伤口时可有一定的余地,这在四肢或其他血供较差的部位是不允许的。污染的或暴露于鼻窦和口腔菌群的伤口应考虑围术期静脉应用抗生素。

准备缝合时,伤口用无菌生理盐水彻底清洗,若伤口被碎片严重污染,应使用脉冲式冲洗系统。经过恰当的冲洗和根据可疑的污染物使用经验性围手术期抗生素,大多数伤口可达到清洁或清洁-污染,感染机会很少。然而,对于严重污染的伤口,需考虑延长抗生素疗程。

充分准备后,伤口应达到无出血,必要时再次应用局部压迫、结扎或电凝止血。 在可能存在运动神经的部位,用双极电凝止血是有益的。必要时进行清创术,再次止血。清除伤口内的大小碎片对伤口愈合和局部外观都很重要。遗留的细小颗粒包埋于表皮或真皮层内可导致纹身效果,二期手术更难处理。对于大多数病例,我们推荐使用指甲刷积极地去除颗粒,个别的用 11 号刀片剔除,或一期皮肤磨削术彻底清除这些小颗粒,因为二期手术不易成功且损伤较大。

外伤分类和治疗技术

外伤的类型

裂伤

面部表浅和深部软组织的裂伤表现为各种各样的方式和不同的复杂程度。名词"裂伤"暗示所有的组织都存在，仅是裂开，因此一期缝合通常无并发症。然而，裂伤表现差异巨大，取决于不同的损伤机制。狗咬伤包含剪切动作，损伤组织的方式与锐利刀片切伤完全不同。而且，损伤机制和严重程度可反映在最终的外观效果上。制订裂伤的缝合计划需综合考虑患者的愈合能力、组织质量，以及伤口方向与皮肤张力线的关系。

若特别注意深部组织重新对位、消除死腔，以及使伤口顺着皮肤张力线，则单纯的线性裂伤容易修复。通常，单纯裂伤不需要修正手术，除非瘢痕过度增生或伤口对着皮肤张力线（可获益于伤口重新定向）。星状伤口通常是剪切伤、钝击伤或爆炸伤在多个方向上挤压并使皮肤裂开的结果，形成多个深浅不一的不规则皮瓣，本质上已经破坏了皮肤张力线。外伤力常引起组织挫伤和伤口边缘坏死，最终导致组织进一步缺损。出血、血凝块及皮缘弹性收缩的共同作用使伤口表现类似于撕脱伤，然而，经过仔细地清洗后才能评估损伤的程度。这些伤口清创时可适当保守但应彻底，因为面部血供丰富，最小清创术可带来最好的外观效果。

对于像面部这样显眼的位置，裂伤修复要求精确，注意细节。若干不同的技术可在缝合面部裂伤时使用（图 91.1）。在考虑选择修复技术时，有几个基本原则需要讨论：

1. *无张力缝合*。无张力缝合可使瘢痕最小化，获得途径是确保深层组织缝合能提供足够的抗张强度，使表皮在无过度张力的状态下对位。伤口的表皮在张力状态下缝合更容易留下缝线痕迹。精确对位的缝合有助于防止这个问题。良好的深部缝合允许皮肤较早拆线，进一步防止由于缝合轨道上皮化而引起的缝线痕迹。

2. *伤口外翻*。缝合时使皮肤表层外翻对外观效果很重要。应向患者解释，使他们了解随着时间推移外翻的伤口将会变平。在伤口愈合的初期阶段，平的

或内翻的缝合有收缩和进一步内翻的趋势，会使瘢痕下陷更明显。

3. *解剖对位缝合*。注意按解剖层次进行对称和精确地缝合，可以使伤口以更可预见和更美观的方式愈合。

挫伤

挫伤表现为擦伤和水肿，若皮下血管破裂，也可形成血肿。挫伤暗示有潜在的骨折，如下颌部挫伤（例如，下颌骨髁突下骨折）和眶周组织血肿（例如颧眶骨折）。大多数挫伤不需要治疗，仅需冰敷、抬高头位及止痛药以缓解疼痛和水肿。然而，由于损伤严重，严重挫裂伤的伤口边缘可能发生迟发性坏死，应锐性切除。

擦伤

擦伤是指皮肤和黏膜的表浅损伤，包括表皮缺损伴深面的真皮层和黏膜下层暴露。更深的损伤倾向于归为撕脱伤。伤口通过快速的重新上皮化（0.5mm/d）而愈合，通常仅需支持治疗。即刻清创和清洗伤口对有路面碎片包埋或遭受火药灼伤的皮肤是有好处的。清洗不彻底，伤口愈合时包埋碎片，可能导致损伤性纹身。通常，用刷子充分地洗涤伤口可很好地达到此目的，但有时需一期或二期皮肤磨削术。使用其他辅助材料可以促进伤口愈合，防止纤维素斑块堆积，如抗生素油膏、防粘连敷料、硅胶片。需要指出的是，至今，几乎没有数据证明应用这些材料能显著改善外观；但根据作者的经验，对于较大的擦伤，这些敷料可减少结痂，减轻伤口疼痛。

烧伤

面部烧伤可为表层至全层皮肤的烧伤，取决于病因和暴露时间。面部烧伤约占烧伤科住院患者的一半。尽管大多数面部烧伤表浅，但有些的确可发生中厚皮层甚至全层烧伤，严重地改变面部外观。首要的重建努力在于保留功能，恢复受伤前的外观是富有挑战的。有时，大面积皮肤缺损需中厚皮片移植，但对于面部皮肤和眼睑、嘴唇这类特殊化结构，中厚皮片移植并非好的选择。根据烧伤的部位，也可选择多次切除、局部皮瓣和游离组织移植[4]。

活板门和环形 / 带蒂裂伤

所谓的"活板门"型裂伤所形成的软组织皮瓣呈

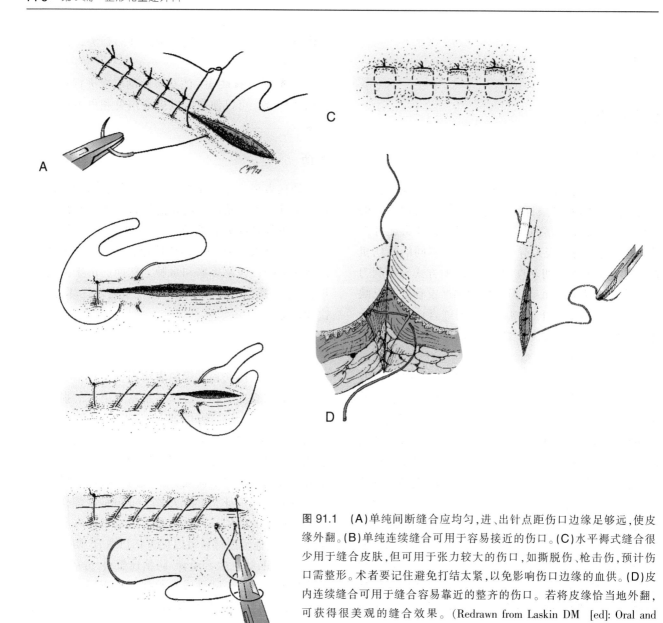

图91.1　(A)单纯间断缝合应均匀,进、出针点距伤口边缘足够远,使皮缘外翻。(B)单纯连续缝合可用于容易接近的伤口。(C)水平褥式缝合很少用于缝合皮肤,但可用于张力较大的伤口,如撕脱伤、枪击伤,预计伤口需整形。术者要记住避免打结太紧,以免影响伤口边缘的血供。(D)皮内连续缝合可用于缝合容易靠近的整齐的伤口。若将皮缘恰当地外翻,可获得很美观的缝合效果。(Redrawn from Laskin DM [ed]: Oral and Maxillofacial Surgery, vol 1. St Louis, CV Mosby, 1980, pp 277–280.)

斜面,会导致枕头状畸形,因而愈合困难。损伤造成的伤口深度不同,为了能更好地对位缝合并使伤口边缘外翻,常需在裂伤的对侧做额外的潜行分离。常还需修切各创缘,使平行的两侧创面处于同一组织平面,这样在愈合期可更好地分散伤口张力。若无明显的挫伤,可尝试在伤口周围行Z整形术,以减轻收缩、瘢痕及外观畸形。

咬伤

咬伤的治疗需分别讨论,因为咬伤常为复合伤,具有裂伤、撕脱伤及擦伤伴有多重微生物感染的特征。狗嘴咬合时发出的挤压力,常可引起广泛的组织损伤,伴多达64种细菌的严重感染[5]。通常,由于感染在本质上为多重微生物,治疗咬伤都需要使用抗生素。一般来说,青霉素类和头孢菌素类抗生素对革兰阳性菌为主的菌群是有效的。

面部狗咬伤最常见于10岁以下的儿童,主要是因为狗更容易达到儿童的面部[6,7]。唇、鼻、颊部是最常受损的,其中有些结构的重建是最有挑战性的[8,9]。在进行保守性清创和彻底洗涤后,对位一期缝合。如果坏死区域明显而且伤口足够干净,可用局部或远处组织进行重建(图91.2)。穿通伤口通常不缝合。

动物咬伤,特别是受到高危动物的无端攻击或咬伤,必须考虑到狂犬病的可能。在美国,浣熊和蝙

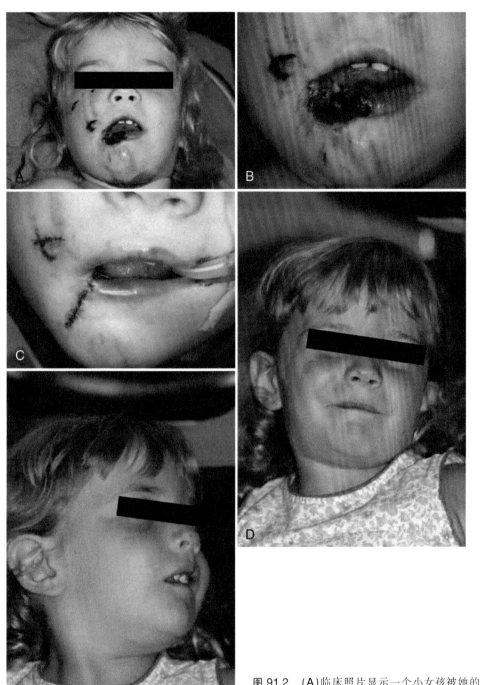

图 91.2　(A)临床照片显示一个小女孩被她的狗多次咬伤后。(B)放大照片显示 50%的下唇皮肤撕脱伤,至口角。(C)按层次分别缝合肌肉、黏膜及皮肤,获得美观的修复。(D,E)伤后一年的照片。

蝙蝠菌率最高,狐狸、臭鼬和野狗通常也被视为高危动物。在接触病菌和接受治疗之间的任何时候,对咬伤和暴露者均推荐使用人狂犬病免疫球蛋白和疫苗,除非患者曾接种过狂犬病疫苗,且血清可检测出狂犬病毒抗体。疫苗接种后 7~10 天产生免疫反应,免疫保护持续约两年。分别于第 0、第 3、第 7、第 14 和第 28 天在三角肌区注射疫苗 1mL。在伤口内及伤口周围尽可能多地浸润注射狂犬病免疫球蛋白(20IU/kg),剩余部分臀大肌深部肌内注射。应使用不同的注射器和针头注射疫苗和免疫球蛋白。还需确定患者的破伤风接种状态,并给予适当剂量的破伤风疫苗和免疫球蛋白(表 91.1)[10]。

表91.1	预防创伤破伤风的方案				
		小的干净的伤口		其他伤口	
破伤风类毒素接种状态		Td	TIG	Td	TIG
不详或少于3次剂量		是	否	是	是
3次或以上剂量		否*	否	否+	否

*是,如果最后一剂接种超过10年。

+是,如果最后一剂接种超过5年。

Td,破伤风和白喉类毒素;TIG,破伤风免疫球蛋白。

Adapted from Diphtheria, tetanus, and pertussis: Recommendations for vaccine use and other preventive measures. Recommendations of the Immunization Practices Advisory Committee (ACIP). MMWR Recomm Rep 40(RR-10):1-28, 1991.

撕脱伤

撕脱伤是高能损伤或剪切伤的结果,如车祸伤、枪击伤或动物咬伤。对于小伤口,可移动和推进邻近组织直接缝合。然而,这些损伤有可能成为面部创伤外科医生的最大挑战。应尽可能地将可再血管化的皮瓣回植。若由于损伤严重或治疗延误,组织缺损势必发生,对撕脱伤进行一段时间的观察是有益的,观察期间进行多次清创和换药治疗,确保邻近组织能在确定重建前成活。通常,伤口坏死在数日至数周内变得明显,届时可完成重建。可能需应用微血管再植技术来挽救某些特殊化结构的撕脱伤,如耳和头皮。其他组织缺损大的伤口经过一段时间观察和预期的治疗后,可能需要远处带蒂皮瓣或微血管皮瓣修复(图91.3)。最后,对许多复杂伤口先进行一期植皮术,再二期行修整术(如组织扩张局部旋转皮瓣,多次移植皮片切除,游离皮瓣重建),相对于依赖伤口二期愈合而导致广泛的瘢痕挛缩来说,仍不失为较好的选择。

枪击伤

在没有立法严格控制枪支的国家,枪击伤是很常见的。详细讨论复杂的枪击伤超出了本章的范围,但在此介绍的基本概念对于认识枪击伤很重要。不同的发射物有不同的损伤模式。低速武器(如气枪)可引起有限的局部损伤,而高速子弹则沿着特定的弹道破坏组织。不同的发射物是根据对软组织和硬组织的破坏能力不同设计的。大多数损伤取决于发射物如何穿过组织,包括翻腾、摇摆及其他物理特性。穿过组织时具有扭动、爆炸或回旋的特性的高速

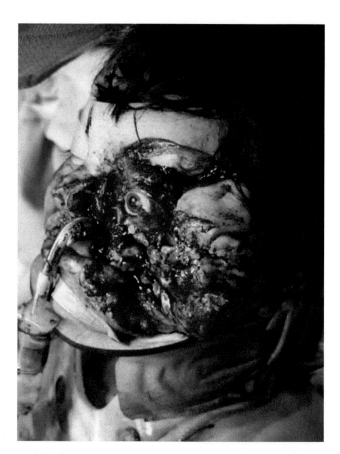

图91.3　一个小儿在车祸中未使用安全座椅,面部受到严重的撕脱伤,累及眼睑、鼻部、上下唇及颊部。如此复杂的创伤,需注意眼球、泪腺系统、面神经、腮腺及鼻窦引流系统的损伤。即刻或分期应用微血管吻合技术进行软组织瓣组合移植重建。

发射物产生更严重的破坏。另外,骨骼和牙齿的碎片可作为二级发射物,使损伤范围扩大。爆震伤发生时,初始创伤因发射物的特性而不同。但通常在伤后数天并不明显。发射物损伤能力越强,外科医生进行

最终重建需要等待的时间也越长。根据发射物的特性,一定程度的额外的组织坏死会延迟发生,推荐给予预期的伤口治疗。战争中使用的超高速武器可对面部软组织和骨骼造成毁损。根据损伤的程度选择局部、区域或游离皮瓣进行重建。预计较严重的损伤需整形术。

在缝合复杂伤口时,如枪击伤,记住几个关键性概念很重要:

• 分层缝合可防止伤口表皮张力过大, 减轻瘢痕形成。应按解剖层次关闭所有的死腔。重要的是随意皮瓣可变形为旋转皮瓣或移行皮瓣,用于缝合中小型缺损。

• 清创术对伤口的成功愈合很重要,但外科医生要记住面部血供丰富,常不需要过分清创。轻微挫伤的组织一般不需要切除。在大多数病例,可以切除小的不规则皮缘以简化伤口。

• 皮肤张力线对局部皮瓣修复很有帮助。在设计皮瓣时,注意沿着皮肤张力线做切口、背切和猫耳整形,可获得较美观的效果。

麻醉

在大多数情况下,适当的局部麻醉足以完成急诊科常见的外伤缝合。特别复杂的伤口或小儿患者常需镇静药或全身麻醉。在手术室里全身麻醉下治疗复杂伤口的好处是显而易见的, 因为可获得更好的手术器械和照明条件。

在修复面部伤口时熟练地施行局部麻醉阻滞三叉神经系统是很有用的。通常,精确的局部麻醉可使神经阻滞区域内大面积达到深度麻醉。一般来说,应用含 1:100 000 肾上腺素的 1% 利多卡因可提供修复部位的深度麻醉。某些患者需同时进行其他治疗或广泛裂伤需多处注射时, 必须注意麻醉药的最大允许剂量。这对小儿患者特别重要,因为似乎很小剂量的麻醉药就可能已达到最大允许剂量。由于神经阻滞麻醉仅需要少量麻醉药即可达到深度麻醉的效果,对这些患者是很有帮助的。因为在缝合伤口前,面神经探查和一期修复有可能是必要的, 所以在麻醉面侧部伤口时, 必须确定面神经功能已得到全面的评估。

缝合材料

多种精致的缝合材料可供医生在修复和重建软组织损伤时选用,了解这些材料的性能和操作特性很重要(表 91.2)。不同粗细、不同针型的非吸收性和吸收性缝线都可供选用。深部组织缝合最好使用维持时间较长的吸收性编织线。在选择缝线的强度和降解速度时, 应考虑到伤口所在的特殊解剖部位所需的张力, 应能提供伤口愈合所需的足够张力以达到完全愈合。皮下和深层组织缝合最好将线结包埋,使用吸收性缝线。皮肤最好选用 5-0 或更细的非吸收性单纤维线。由于小儿患者常有更高的外观要求,且不配合拆线,使用吸收性缝线更方便,但这些缝线反应略强,可在愈合部位引起额外的炎症。对外观要求较低的部位,如头皮,可使用皮肤钉。

针头也有不同的形状和大小。皮肤最好使用切割针,缝合时可减少对皮肤的损伤。大多数深部组织和黏膜缝合最好用锥形针或组合针以减轻对组织的损伤。角化黏膜可使用切割针,如腭部和牙龈黏膜。

充足的器械和良好的照明对精确的手术缝合是必要的。精巧的持针器和小镊子有助于细致、无损伤

表 91.2	修复和重建面部创伤常用的缝线材料及其特点		
缝线材料	可吸收性	常用部位	特点
聚羟基乙酸线	是	深层缝合,如筋膜	是一种编织线,操作性非常好;组织反应性中等;经抗生素处理;较细的线约两周后丧失抗张强度;包埋线结
聚卡普隆线	是	深层及皮下缝合,细的可用于皮肤	单纤维线;操作性较好;组织反应性轻;由于吸收相当快,很细的(如 5-0 以上)可以用于皮肤缝合
铬肠线	是	黏膜缝合,非常细的可用于皮肤	反应性较大,操作性不够理想;单纤维线;由于能快速吸收,多用于缝合黏膜
尼龙线	否	皮肤缝合及抽出式皮内缝合	单纤维线;需要拆线;组织反应性最轻;色黑,拆线时容易看清
聚丙烯线	否	皮肤缝合及抽出式皮内缝合	单纤维线;需要拆线;操作性好;组织反应性最轻;色蓝,拆线时容易看清

地缝合组织。严格的组织处置对美观的愈合也很重要。用组织钳过度钳夹皮肤会导致皮缘挫伤。在深部或皮下钳夹组织可减轻皮肤损伤，改善愈合。外科医生应熟练掌握各种用手打结和器械打结的技术，才能更好地进行缝合。

氰基丙烯酸盐组织黏合剂

准确地应用组织黏合剂黏合伤口是经济、高效的。已有文献论述其强度和美容效果[11,12]。主要有两种氰基丙烯酸盐组织黏合剂可用于黏合伤口：2 丁基氰基丙烯酸盐（Histoacryl，Braun，Germany）和 2 辛基氰基丙烯酸盐（Dermabond，Ethicon，Somerville，NJ）。2 辛基多聚体克服了早期产品的缺陷。2 丁基氰基丙烯酸盐黏合组织后第 1 天，维持的张力仅相当 5-0 单纤维线的 10%~15%，然而，第 5~7 天的张力是相当的。2 辛基氰基丙烯酸盐的三维抗断强度大约是 2 丁基氰基丙烯酸盐的 3 倍，相对来说，更满意地、方便地使组织黏合。

氰基丙烯酸盐组织黏合剂既可单独地用于黏合皮肤表层裂伤，也可用于黏合深部组织。皮下用缝线缝合可获得良好的皮缘外翻。由于皮缘外翻有助于减轻瘢痕增生，应用缝合技术使伤口边缘外翻是必须的，然后用组织黏合剂美观地黏合皮肤。无论深部组织是否用缝线缝合，使用黏合剂时都要用组织钳或手指保持皮缘恰当对位。为了获得最佳的效果，皮肤表面应多次薄层涂布黏合剂，等待 10~30 秒时使黏合剂干燥。这项技术可防止黏合剂堆积或移位，也可减轻聚合反应时的热传导[12~14]，在面部的特定部位可能导致严重的并发症（如眼，耳等）。需要指出的是，不推荐在眼睑周围使用这种材料，因为眼睑和其他关键结构的误粘连已有发生。组织黏合剂不粘稠，易于流动，为此，应准备湿纱布必要时擦除溢出的黏合剂。

术后伤口护理

精心制备的敷料对保护伤口免受污染和伤口护理都是很重要的。对于大多数伤口，仅需要小块纱布简单包扎或抗生素油膏涂布，一日数次，持续一周。复杂伤口需广泛的包扎、保留缝线及暂时性支撑。特定类型的头皮裂伤需要加压包扎，防止血肿形成，有潜在死腔的部位应留置负压引流。耳部裂伤常需要支撑包扎，防止血肿形成。眼睑需睑缘缝合或暂时性睑缘缝合，防止不利的收缩破坏特定的修复。

经过初期愈合阶段后，伤口已形成少量内生力，使早期拆线成为可能，需继续精心护理。多数面部伤口可在 5~7 天后拆线。尽早拆线可防止缝线痕迹。有张力的部位暂不拆线，在初次复诊时拆除所有剩余缝线。拆线后可用胶带加强和保护伤口 1~2 周。拆线后每日轻柔地按摩伤口数次，有助于促进成熟及软化皮下不平整的瘢痕增生。维生素、硅胶、洗剂等辅料可在一定程度上减轻瘢痕，但缺乏阳性结果的数据。鼓励使用防晒霜，因为紫外线过度照射伤口会改变色素沉着，使瘢痕更明显。面上部伤口应使用对眼睛无刺激的防晒霜。

修整手术

面部软组织创伤的二期重建超出本章的范围，但告知外伤患者二期手术的可能性很重要。对于部分患者非最佳愈合或较严重创伤引起的瘢痕，瘢痕修整术是不可避免的。一般情况下，大多数修整术最好伤后一年再进行，除非外观特别难看或影响功能。经过最初几个月的愈合后，瘢痕继续成熟，在伤后第一年内不需要特殊干预，很多瘢痕可持续地改善外观。须告知患者一个长期的随访计划，以确保最好的结果，也可提高他们自身的满意度。

特殊考虑

眶周损伤

在评估眶周的软组织损伤时，须首先排除潜在的眼球损伤及眶颅骨折。此外，在评估上下眼睑时，要确定创伤的部位、深度、组织缺损、功能及异物存留。测量内眦间距和对称性对评估内眦和外眦断裂是很重要的。眼眶这些特殊化结构的损伤，一期重建通常比二期更成功。

若损伤是线性的，修复由各解剖层次重新靠近构成。睑缘、睫毛线、灰线和睑板腺可方便地作为手术修复的标志。首先缝合睑缘或灰线开始恰当对位，并引导其余的缝合。为此，用 6-0 丝线或尼龙线缝合，线头留长些，打结固定于临近的皮肤缝线下方以避免擦伤角膜。6-0 薇乔缝合睑板和睑板前肌，6-0 尼龙线缝合皮肤。若伤口边缘对位良好，结膜可以不缝。必须确保睑板恰当对位和睑缘外翻，避免形成切迹外观。

眼睑复杂裂伤及撕脱伤看起来似乎有明显的组

织缺损;然而,经过清洁和彻底评估,通常可一期缝合。若角膜外露,应即刻保持角膜湿润,直至最终完成眼睑修复(图91.4)。损伤组织复位是很重要的,使眼角、眶筋膜和腱膜提肌都尽可能恢复到最佳位置(图91.5)。若已发生组织缺损,应尽最大努力保留现存的结构,即便是外观处于临界的结构。撕脱的组织常可用作组合或全厚皮片来重建眼睑部分厚度缺损。眼睑全层缺损达一半,可通过减张切口直接缝合。眼睑组织缺损超过一半,需通过颊部推进皮瓣、眼睑再造术或皮肤移植来修复。

泪腺系统受到任何干扰都可引起泪液分泌过多或过少,然后进一步导致角膜损伤或视觉改变。泪腺系统的分泌和排出都易受外伤的影响。泪液分泌系统由泪腺、结膜和眼睑小腺体组成。眼睑运动产生泪膜,分布于结膜表面,然后向内侧引流。泪液通过泪小管系统、泪囊和鼻泪管引流。泪小管对泪液引流至关重要,是泪腺系统中最易受损的结构[15]。

泪点内侧的损伤应怀疑泪小管受损。通过直接观察、探针、直接或间接将可视性液体注入泪小管系统评估伤口。通过观察与伤口对应的鼻腔是否出现注入的液体,可对泪小管的通畅度和连续性做出彻底的评估。荧光素最常用于此项检查。

上泪小管损伤很少引起溢泪;然而,下泪小管负责大部分泪液的正常引流,因此多数下泪小管横断需修复。泪小管损伤一期修复包括显微镜下仔细探查及泪小管置管。泪小管近端常难以辨认,可通过经未受损的泪点插入探针然后向内侧探入来定位。然后,探针穿过伤口进入泪小管远端并穿过受损的泪点。常使用单管或双管硅胶管进行泪小管置管,留置3个月,直至泪小管重新上皮化,泪小管周围的炎症已消退[15,16]。置管完成后缝合泪小管周围组织及睑缘。

面神经损伤

面侧部的裂伤和腮腺损伤应考虑到面神经颅外段受损的可能。在给予局部麻醉、镇静或全身麻醉前,如果可能,详细检查颅神经是很重要的,但不幸的是,在多系统创伤或严重颅脑损伤的患者,常常很难做到这一点。局部性面部张力和表情缺失有助于定位面神经受损的节段,也有利于术中进行适当的探查。作为一个基本原则,面神经损伤的远端一旦超过经外眦的垂直线,由于神经分支太细而难以成功吻合,一般不予以修复。受伤后2~3周内可成功地进

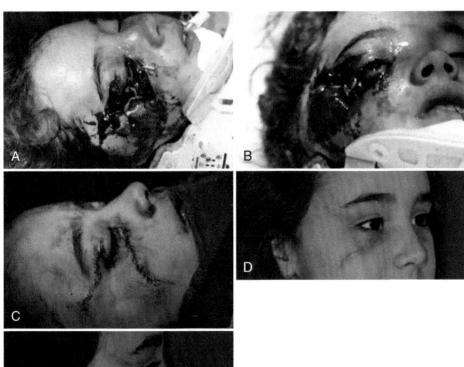

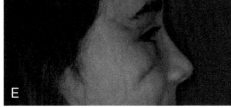

图91.4　(A~C)一个小女孩的临床照片,她被行驶中的消防车掉下来的消防水管击伤,眶周组织撕裂伤,颧骨上颌骨复合骨折。经保守性清创,颧骨上颌骨复位固定后,所有的眶周组织恢复到原位,缝合伤口。(D,E)修复后3个月,伤口表现为组织重塑时的典型红斑,眼眶及眶周结构功能良好。

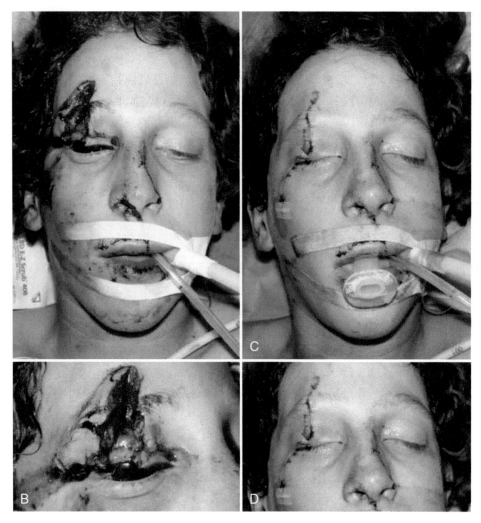

图 91.5 （A,B）一个阿米什男孩的临床照片，眼睑及眉弓被链锯损伤后，眼眶肌肉和眶隔裂开，睑板完好，组织缺损很少。（C,D）一期清创缝合，上眼睑各成分按解剖复位。及时应用润滑剂是很重要的，保持角膜湿润、防止擦伤。

行显微手术修复面神经。然而，即刻修复神经相对容易，因为外科医生可通过刺激未发生瓦勒变性的远端轴索来辨认面神经。若由于系统性创伤严重，神经修复需延迟进行，在清创时可用缝线标记神经断端（图 91.6）。

修复面神经颅外段可选择直接神经吻合、神经移植或神经转位手术。为了获得最佳的无张力吻合，有时需切除腮腺浅叶，使面神经的近端和远端分支有足够的活动度。应同时处理伴发的腮腺及其导管损伤，以免发生涎腺囊肿、组织炎症及愈合困难，反过来也会影响神经修复的效果。无论采用何种方法，都最好在显微镜下修复。在准备修复时，应切除一部分断端暴露出正常的神经束进行吻合。

面神经重建常用的供体有耳大神经、腓肠神经和前臂正中皮神经。选择供体部位是依据神经修复所需供体的直径和患者能接受的供区麻木感。最后，在合适的病例，采用舌下神经或面神经同侧未受损

的一个分支进行转位，已证明是有效的。这项技术的缺点是面部联动，而不是单一肌群的精确运动[17,18]。

腮腺及其导管损伤

腮腺实质裂伤应尽可能地进行分层缝合（包括被膜）。涎腺囊肿属少见并发症，特别是在腺体的引流系统未受损的情况下。持续存在的涎腺囊肿警示遗漏导管损伤，需再次探查。另外，除了面神经损伤之外，面侧部损伤经常累及腮腺及导管，给治疗造成特别的困难。腮腺损伤的原因很多，多为砍伤、刺伤、玻璃瓶或车窗玻璃碎片、撕脱伤及爆炸伤。若术中未能成功地辨别并处理腮腺和导管损伤，可导致涎腺囊肿或涎瘘。

腮腺导管的体表标志大致为耳垂与经鼻翼底部和上唇线的垂直线的中点的连线。应彻底探查，找出导管的两个断端。逆行插管可确定导管损伤，也可辨认远端。近端可通过挤压腮腺实质分泌唾液来辨认。

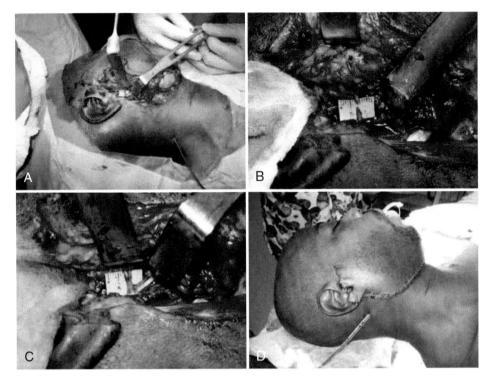

图 91.6 （A）刺伤切断面神经上部的分支。(B,C)高倍显微镜下分离神经,使远近断端清楚地显示,一期修复神经。(D)缝合伤口,留置负压引流管有助于避免血肿、皮下积液及涎腺囊肿形成。

近端导管较粗,小型显微镜下可以辨认。如果可能,导管内放入支架后直接缝合,留置支架数周,至导管腔内重新上皮化。若导管部分缺损,可尝试用一段静脉血管移植来重建导管的连续性。也可将近端导管向后转位至口咽部,建立新的引流部位。或结扎近端导管,腮腺将最终萎缩。加压包扎及抗唾液分泌药物可作为有用的辅助治疗。

外耳损伤

耳部血运丰富,严重损伤仅留一窄蒂也常可存活。所以,此部位清创时应当保守。对于单纯裂伤,耳部有良好的标志易于复位(图 91.7)。这种情况下可用细的无染色的缓慢吸收性缝线复位并固定软骨支架,用细的单纤维线缝合皮肤,进行分层缝合。耳郭血肿继发于钝性伤,是很常见的,应及时引流以免引起"菜花耳"畸形。引流切口位于耳郭内陷处血肿的表面,用穿透耳郭的缝合支撑固定包扎以消除死腔,使软组织重新贴附在软骨上。

不超过 1.5cm 的撕脱皮片适合作为组合移植物,若皮片丢失可做楔形切除后一期缝合。全耳郭撕脱,若离再植时间很短且血管损伤轻微,可在手术显微镜下回植耳郭,或将软骨剔除皮肤后埋于皮下待二期重建时使用。除非外科医生技术非常熟练、经验特别丰富,埋植软骨再植或全耳郭重建都很难成活

并达到患者的外观期望。植入式义耳的外观非常好,但会引起铆钉–皮肤界面的慢性刺激。

鼻损伤

鼻损伤可为单纯裂伤至撕脱伤,可累及深部的骨、软骨及鼻黏膜。损伤好发生于骨与软骨的连接处,常比表面看到的伤口广泛得多。正如面部的其他结构一样,应保留可疑存活的组织,修复时可作为带蒂皮瓣或组合移植物。大部分撕脱的组织只要有一个血管蒂完整即可存活(图 91.8)。应尽可能地缝合鼻黏膜,软骨支架应仔细地复位并缝合以维持支撑鼻尖部隆起,缝合皮肤以保护深面的软骨。对于撕脱伤或鼻部皮肤全厚度损伤,可考虑用耳及耳周皮肤作组合移植或全厚皮片移植。在接受重建前(局部皮瓣或移植物),应确保创面床干净、有活力,将感染的风险降至最低。

头皮损伤

头皮覆盖区前至眶上缘后至枕骨,由 5 层独特的结构组成。整块头皮都很致密且血供丰富。头皮损伤可引起严重失血,应充分补充等渗溶液或血制品。治疗头皮损伤常应首先关注于止血,基本上可通过准确的钳夹和缝扎达到止血。在紧急情况下,可用指压和伤口周围大量浸润注射无菌生理盐水达到暂时

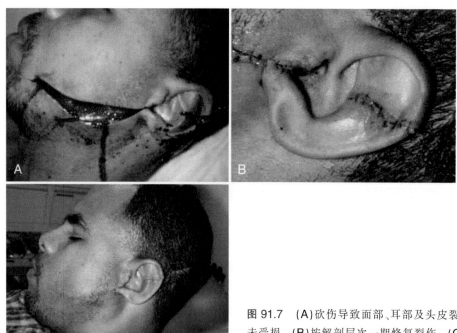

图 91.7　(A)砍伤导致面部、耳部及头皮裂开,仅浅层受累,腮腺导管和面神经未受损。(B)按解剖层次一期修复裂伤。(C)修复一周后,已拆线。(Courtesy of Domenick Coletti, DDS, MD, Baltimore, MD.)

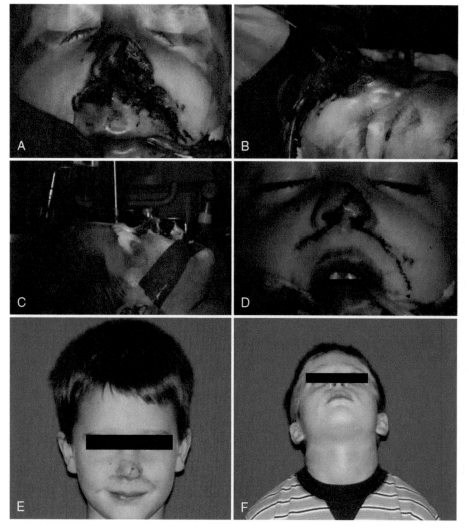

图 91.8　(A~C)一个小男孩鼻部被狗咬伤后的术前照片,外鼻和上唇近全撕脱。上唇有上唇动脉蒂,伤口穿通口腔至上颌前庭。(D)重建后。(E,F)术后 3 周,伤口显示典型的红斑,愈合良好。

止血,直至获得恰当的器械进行手术止血。

若没有明显的组织缺损,头皮损伤易于一期缝合。头皮应分两层缝合:用2-0或3-0薇乔缝合帽状腱膜,用3-0单纤维线或皮肤钉缝合皮肤。帽状腱膜紧密地附着于表浅组织,准确地缝合帽状腱膜可提供良好的头皮轮廓、减轻张力、皮缘恰当对位。对大伤口或皮下潜行分离较多者,建议留置负压引流。

头皮组织不仅血供丰富,而且很厚实、缺乏弹性。需广泛的皮下潜行分离和帽状腱膜划痕使局部皮瓣可被移动(图91.9)。若需广泛地划痕,注意保护较表浅的皮下血管。重建较大的撕脱伤缺损,补充被毛组织是很有挑战性的。常需应用游离组织移植和局部皮瓣以提供足够的骨面覆盖,须记住为了获得最佳的外观,将来可能需进行组织扩张和局部皮瓣重建。小的缺损可通过局部被毛组织瓣或皮肤移植(或二者合用)及后续的多次切除来重建。骨膜的完整性是一个值得重视的问题。若骨膜存在,短期内可通过简单的皮肤移植重建缺损;然而,若骨膜缺损,暴露的颅骨要用骨膜上平面的局部组织或远处组织覆盖。若局部或游离组织都不可用,可在颅骨上钻多个孔至板障层,刺激颗粒组织形成并最终覆盖整个颅骨外板。通过换药维护及优化创面床,直至为接受中厚皮肤移植做好准备。

嘴唇损伤

嘴唇是面部中央的关键性焦点,为了避免留下明显的创伤性皮肤红斑,需进行一丝不苟的修复。需严格地分层缝合,确保正常功能和最佳外观(见图91.2)。和其他面部结构一样,嘴唇也有解剖标志指导精确的修复,包括唇红、唇红缘、丘比特弓(特指上嘴唇的弓形线条)及口角。唇红断裂,特别是由于水肿或出血使这些结构难以辨认,可用甲基蓝标识,有助于确保准确复位。除了嘴唇表面需准确复位,肌肉对齐也是必须的,若未能恰当地修复肌肉,不但嘴唇的两面都会出现明显的隆起,而且也可引起嘴唇变短或形成切迹。

嘴唇部分撕脱的病例,重建的方法很多,依据缺损的部位和嘴唇的哪一面受累进行选择。例如,若仅有部分唇红缺失,可采用楔形切除后一期缝合或照原样修复,外科医生须考虑哪一种方法更能改善外观。裂伤的方向与唇缘呈90°角,容易按解剖重新对齐,常可获得最佳效果。若缺损达嘴唇宽度的1/3~1/2,直接

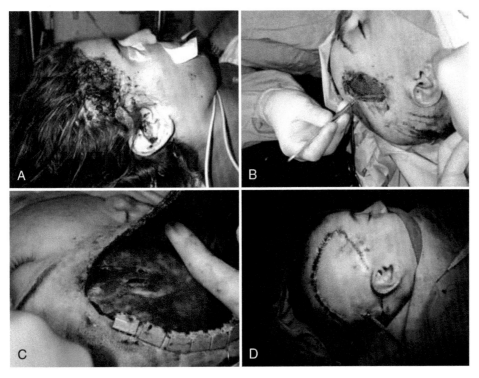

图91.9 (A)头皮伤的术前照片,一部分颞部头皮受到严重的挤压和撕脱伤。(B)显示清创并切除坏死组织后的伤口。(C)局部推进皮瓣修复,帽状腱膜划痕有助于推动头皮。(D)最小张力下缝合伤口,留置负压引流管以减少并发症,一期获得完全重建。
(Courtesy of Domenick Coletti, DDS, MD, Baltimore, MD.)

缝合是有可能的,但可导致小口畸形,应选择各种推进、旋转及局部皮瓣修复(已超出本章的范围)。就所有的面部损伤来说,根据损伤的范围和机制选择一期或二期重建。若不可能进行一期重建,在进行最终重建前可暂时将黏膜与皮肤对缝。

总结

治疗软组织损伤是富有挑战的,需要深入理解损伤的常见机制、愈合的生物学原理及应用最成功的重建技术。对每一个修复制订周密的计划,精确地实施手术技术,确保即使最严重的创伤也能获得尽可能好的效果。在开始治疗时就应使患者理解,即便是已经接受恰当的一期手术修复,有些损伤仍可从修整术或二期重建中获益。

精要

- 充分洗涤、保守性清创、无出血的手术野和细致的准备,为成功地缝合伤口创造条件。
- 精确地缝合并使皮缘外翻,能带来更可预见的愈合和最佳的外观效果。
- 顺着皮肤张力线制订缝合和局部皮瓣的方案,可获得最美观的愈合。
- 对于严重的外伤,在治疗最初,应探讨并强调可能需修整术。

隐患

- 不要在急诊室的条件下进行非常复杂的缝合,因为患者的配合程度、理想的照明及高质量的器械有可能改善治疗效果。
- 初诊时不要缝合严重的枪击伤,因为大多数需再次的清创。
- 应仔细地检查解剖复杂的部位,因为初次修复这些特殊化结构的损伤的效果比二期手术好得多。

- 术后伤口护理和保护对于防止并发症和讨论愈合预期或修整手术都很重要。

(陈志宏　林功标　译)

参考文献

1. Hollander JE, Singer AJ, Valentine S, et al: Wound registry: Development and validation. Ann Emerg Med 25:675-685, 1995.
2. Gassner R, Tuli T, Hachl O, et al: Cranio-maxillofacial trauma: A 10 year review of 9,543 cases with 21,067 injuries. J Craniomaxillofac Surg 31:51-61, 2003.
3. Singer AJ, Mach C, Thode HC Jr, et al: Patient priorities with traumatic lacerations. Am J Emerg Med 18:683-686, 2000.
4. Eppley BL, Sood R: Facial burns. In Booth PW, Eppley B, Schmelzeisen R (eds): Maxillofacial Trauma and Esthetic Reconstruction. Edinburgh, Churchill Livingstone, 2003, pp 429-444.
5. Callaham M: Controversies in antibiotic choices for bite wounds. Ann Emerg Med 17:1321-1330, 1988.
6. Morgan JP 3rd, Haug RH, Murphy MT: Management of facial dog bite injuries. J Oral Maxillofac Surg 53:435-441, 1995.
7. Sacks JJ, Sattin RW, Bonzo SE: Dog bite–related fatalities from 1979 through 1988. JAMA 262:1489-1492, 1989.
8. Lackmann GM, Draf W, Isselstein G, Tollner U: Surgical treatment of facial dog bite injuries in children. J Craniomaxillofac Surg 20:81-86, 1992.
9. Palmer J, Rees M: Dog bites of the face: A 15 year review. Br J Plast Surg 36:315-318, 1983.
10. Diphtheria, tetanus, and pertussis: Recommendations for vaccine use and other preventive measures. Recommendations of the Immunization Practices Advisory Committee (ACIP). MMWR Recomm Rep 40(RR-10):1-28, 1991.
11. Osmond MH, Klassen TP, Quinn JV: Economic comparison of a tissue adhesive and suturing in the repair of pediatric facial lacerations. J Pediatr 126:892-895, 1995.
12. Toriumi DM, O'Grady K, Desai D, Bagal A: Use of octyl-2-cyanoacrylate for skin closure in facial plastic surgery. Plast Reconstr Surg 102:2209-2219, 1998.
13. Quinn J, Wells G, Sutcliffe T: Tissue adhesive versus suture wound repair at 1 year: Randomized clinical trial correlating early, 3-month, and 1-year cosmetic outcome. Ann Emerg Med 32:645-649, 1998.
14. Maw JL, Quinn JV, Wells GA, et al: A prospective comparison of octylcyanoacrylate tissue adhesive and suture for the closure of head and neck incisions. J Otolaryngol 26:26-30, 1997.
15. MacGillivray RF, Stevens MR: Primary surgical repair of traumatic lacerations of the lacrimal canaliculi. Oral Surg Oral Med Oral Pathol Oral Radiol Endod 81:157-163, 1996.
16. Hartstein ME, Fink SR: Traumatic eyelid injuries. Int Ophthalmol Clin 42:123-134, 2002.
17. Blanchaert RH Jr: Surgical management of facial nerve injuries. Atlas Oral Maxillofac Surg Clin North Am 9(2):43-58, 2001.
18. Myckatyn TM, Mackinnon SE: The surgical management of facial nerve injury. Clin Plast Surg 30:307-318, 2003.

第 92 章
下颌骨骨折

Mark W. Ochs

在面部创伤的患者中，下颌骨是第二常见发生骨折的骨骼[1]。发现下颌骨骨折时，应寻找下颌骨的其他部位和面中部的骨折，若遗漏，将不可避免地导致治疗不完全或不理想的效果。下颌骨是颌面部最厚的骨骼。因此，对于全面部骨折，充分地恢复下颌骨完整的连续性，常可作为重建面部正常轮廓及隆起的基准和支架。

下颌骨骨折按解剖部位进行分类（图92.1）：联合部或联合旁、前部（两侧尖牙之间）、体部（尖牙和第二磨牙之间）、角部（第三磨牙区，向上至下咬合平面水平）及升支部（下颌骨后段垂直部，除髁突和喙突外）。髁突骨折进一步分为髁突下—下颌切迹（髁突和喙突之间的 U 形连接）向下至升支部、髁突颈（下颌切迹水平或以上）和关节囊内—髁突头或关节面。牙槽骨折限定为一颗或多颗牙及其周围骨折，向下未达到下颌骨下缘。

这些相同的骨折也可分为开放性和闭合性。根据定义，下颌骨有牙区的任何骨折都是开放性骨折。下颌骨前部的骨折常沿着或平行于牙根，导致邻牙分离、牙龈撕裂或沿着牙根出现 X 线高密度影。后部的牙齿有多个牙根，骨折线可位于近侧或远侧牙根表面或累及牙齿本身。通常情况下，下颌骨升支、髁突及喙突的骨折为闭合性，除非发生严重移位或贯通伤。无牙齿的下颌骨骨折，特别是体部，可由于口内薄的黏膜撕裂而形成开放性骨折。

根据骨折线方向及咀嚼肌功能性收缩的净效应，体部后段、角部及升支部骨折可分为有利型和不利型（图92.2）。有利型骨折的骨折线与咀嚼肌闭颌力成角，因此，在此力的作用下使骨折进一步复位或受到支撑，而不利型骨折则在此力的作用下进一步分离。

充分地暴露和治疗下颌骨骨折必须了解牙列和咬合关系的常识。成年人的整个牙列由 32 颗牙齿组成，包括第三磨牙（即智齿）（图92.3）。这些牙齿按次序编号，从右侧上颌第三磨牙（1 号）开始向前依次为其他磨牙、双尖牙、尖牙、切牙，一直到左侧上颌第三磨牙（16 号），接下来是左侧下颌的第三磨牙（17号），继续向前编号，越过中线至右侧下颌第三磨牙（32 号）。常规按号数逐个检查牙齿，评估任何牙齿缺失或倾斜伴空牙槽、牙龈撕裂及出血。所有这些征象都提示骨折。乳牙也有一套命名法，用大写字母命名（图92.4）。

在描述牙齿的特定面及与牙齿的关系时，有一套术语可用：近中面指前表面（前面或朝向牙弓中线），远中面指后表面（背向牙弓中线），舌面指内表面或舌侧，颊面、唇面和脸面都是指外表面或颊侧。

安氏系统是描述上下颌咬合关系使用最广泛的分类系统。安氏 I 类咬合的特点是上颌尖牙位于下颌尖牙的远侧或后方（半颗牙齿），上颌第一磨牙的近中颊尖与下颌第一磨牙的颊沟相对（图92.5）。

安氏 I 类咬合最常见，也是最有利的，但并非所有患者伤前都是这种类型，左右两侧的类型可能不同。在评估下颌骨骨折的患者时，询问患者或家属原先是否存在咬合不正是很重要的。具体地问"你原先上牙是叠在下牙前面吗？"（安氏 I 类）。此外，还需问"你以前下巴是后缩/后退的或突出的吗？"（分别为安氏 II 类和 III 类）。最后要问"你的门牙是不能咬在一起的吗或是垂直分开的吗？"（提示前开咬合）。结合这些问题和适当的影像学检查，可以避免在手术室里尝试对齐骨折片及重建习惯性咬合时出现意外而

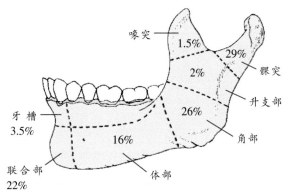

图 92.1　有牙成年人的下颌骨骨折的解剖学分类和百分比分布。

面临挑战。牙面磨损和咬合的牙尖交错有助于更精确地对齐骨折片。

病例选择

下颌骨骨折有典型的症状和体征：疼痛、牙关紧闭（张口困难）、水肿、咬合不正、牙龈撕裂、口底淤血、运动时有骨摩擦音、下唇和颏部感觉异常或麻木（颅神经 V3 分布区）[2]。最常见的主诉是疼痛和咬合不正。感觉异常或麻木通常是由于水肿或直接损伤影响到穿行于从升支舌面/内侧的下颌孔至颏孔的下

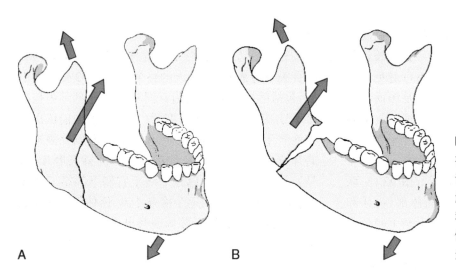

图 92.2　（A）下颌骨角部有利型骨折。在颞肌和咬肌的大力牵拉与二腹肌和舌骨上肌的较小影响下，骨折有进一步复位和稳定的趋势。（B）下颌骨角部不利型骨折。同样受到以上肌肉的作用，倾向于上颌骨上缘分离、近端旋转或者角部上移。口内可触及此骨性台阶。

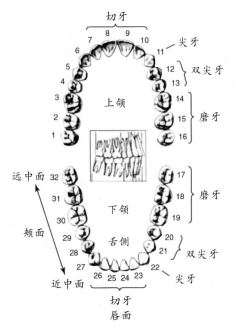

图 92.3　成人/恒牙的编号系统及描述术语，用以精确描述与牙列有关的损伤或异常。

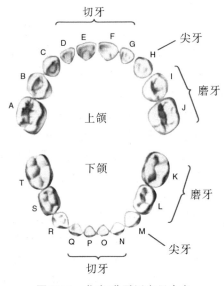

图 92.4　儿童/乳牙用字母命名。

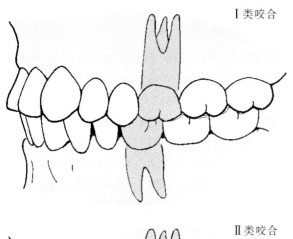

Ⅰ类咬合

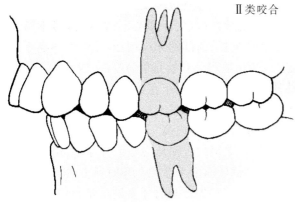

Ⅱ类咬合

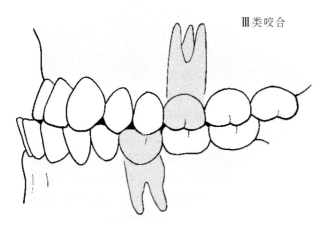

Ⅲ类咬合

图92.5 咬合关系的安氏分类。Ⅰ类咬合,上颌第一磨牙的近中颊尖对着下颌第一磨牙的颊沟。Ⅱ类咬合,下颌第一磨牙对着上颌第一磨牙远中面,是下颌骨后缩所致。如果下颌前突(Ⅲ类咬合),下颌第一磨牙完全位于上颌第一磨牙的前面。

颌管内的下牙槽神经(支配两侧下颌双尖牙的牙根之间和以下区域的感觉),提示体部、角部或升支部骨折。下颌活动或触诊时,耳前区局限性疼痛提示髁突或髁突下骨折。口底淤血通常见于联合部骨折,尤其是无牙齿的老年患者。

除非体瘦者发生严重移位的骨折,否则很难触及骨性台阶。更有效的手法是轻轻摇动下颌骨的可疑骨折部位,检查其活动度、牙间隙、牙龈或黏膜撕裂是否变宽。

术前评估和治疗计划

一旦下颌骨骨折临床诊断成立,询问患者既往的咬合不正、累及下颌骨或颞下颌关节的骨折、外伤、手术及口腔正畸治疗史是很重要的(通常为安氏Ⅰ类咬合或更有利的咬合,但并不总是这样)。完成最初的临床检查和询问病史后,进行选择性影像学检查确定骨折部位、范围及特征。由于多发性骨折相当常见,影像学检查应包含整个下颌骨。联合部或体部的骨折常合并对侧髁突下骨折。进一步评估髁突骨折首选的两项影像学检查,即下颌全景断层片和开口反汤氏位片[3]。若结果有疑问或不足以诊断,可以重复检查或拍下颌骨其他位片,如后前位片(最佳地显示联合部)、侧位片(体部和角部显示良好)、斜位片(良好地显示体部、角部和升支部,髁突颈显示不满意)。若进行便携式拍片或患者颈托固定,会妨碍定位并导致结构性重叠,使照片质量和诊断的精确度降低。无论如何,若需更确定的照片,可进行下颌骨CT轴位扫描,层厚0.5~1.5mm。不用静脉注射增强剂,因为对急性创伤不能提供更多的信息。CT冠状位扫描有助于确定髁突尤其是关节囊内骨折的模式及骨折片排列情况。通常不需要三维重建,以免增加医疗费用。若怀疑上颌骨、面中部或者颅骨骨折,轴位CT扫描应包含这些部位。

查阅所有的影像学资料,对重新检查患者通常很有帮助,在制订手术治疗方案和采用的手术径路时,将用于固定牙弓夹板的牙齿的适合度和数量、软组织肿胀及合并的裂伤等问题都考虑在内。

下颌骨骨折的治疗时机取决于多个因素,但一般来说,最好尽快治疗。有证据表明开放性或复合骨折治疗延误的时间越长,感染率越高[4]。已证明使用抗生素可以降低下颌骨骨折患者伤口感染的风险[5]。诊断明确即可开始使用抗口腔细菌活性的抗生素,术后再用几次。严重污染的伤口或开放性伤口需延长抗生素疗程。此外,数天至数周的延误可能使解剖复位理想的骨折变得困难,特别是髁突和髁突下骨折,而且,术后两三天的进行性水肿常使手术入路和软组织解剖变得更困难。

然而,面部骨折的治疗常因各种原因而延误。很多病例存在其他更严重的或威胁生命的创伤,神经系统和循环系统不够稳定，不能耐受全身麻醉和手术。此外，术前需要排除颈椎损伤并拆除颈托，特别是对经口外径路开放性手术治疗髁突骨折。软组织严重水肿或使用抗凝血药需延迟3~4天。

下颌骨骨折治疗的首要目标是恢复下颌骨的连续性和患者习惯的功能性咬合关系。另外，还需考虑保持可接受的面部和牙齿的外观，减轻对感觉神经和面神经的损伤。在治疗和愈合阶段，保持良好的营养状况，减少患者不适感和不方便也是很重要的。因此，伴神经系统损伤、既往精神疾病或癫痫的患者不适合采用闭合性复位和术后颌间固定治疗。最后，术前需评估患者鼻咽部气道，治疗有牙区的下颌骨骨折几乎都需经鼻气管插管和术中颌间固定。鼻中隔偏曲、鼻甲肥大、出血及凝血功能障碍也是术前需考虑的几个因素。

手术入路

下颌骨骨折可采用闭合性或开放性的术式治疗。为了维持咬合关系，术者需考虑牙齿的质量，注意数量、存在的龋齿或牙周病、广泛的冠桥修复体及对应牙列。通常，为了有效地进行闭合性复位和6周的颌间固定，要求患者口腔四个象限的大多数牙齿都存在。牙周钢丝和牙弓夹板只会进一步增加已受损的牙齿的压力。

决定以开放性或闭合性的术式治疗下颌骨骨折，在很大程度上受到并存的下颌骨其他部位或面部损伤和骨折的影响[6,7]。伴有更严重的面部损伤，需立即对下颌骨所有的骨折进行开放性复位及坚固的内固定，恢复面部比例和轮廓，或需辅以闭合性复位，或较不稳定的面中部骨折术后还需颌间固定一段时间。

大多数下颌骨骨折可以通过口内或口外径路暴露和固定。总的来说，联合旁骨折经口内径路暴露和固定是最容易的。髁突骨折，若需开放，最好采用口外径路，经改良下颌下/下颌后切口，极少数，经耳前切口。应根据骨折的具体类型、软组织肿胀程度、径路的难易及术者的偏好，决定选择口内或口外径路进行体部、角部及升支部骨折的开放性复位。手术方案应将这些因素和联合径路的可能性都考虑在内，如经口腔前庭切口联合经皮钻孔和经套管针旋入螺钉。

牙弓夹板的应用

恰当地治疗有牙齿的患者下颌骨骨折通常始于应用预制的牙弓夹板。首先用准备好的溶液轻刷牙齿，清除所有的血凝块和碎片。用湿纱布填塞咽部，防止钢丝屑掉入喉咽部。将含1:100 000肾上腺素的局麻药浸润注射于上、下颌前庭，有助于减少原有牙龈炎的患者烦人的伤口渗血。将牙弓夹板裁切成合适的长度，至少需覆盖两侧第一磨牙之间（最好能包含第二磨牙）。按照牙颈及牙龈游离缘水平上的牙弓的弧度，预先将牙弓夹板轻柔地折弯塑形（图92.6）。通常，后部的牙齿（双尖牙和磨牙）需用24号不锈钢丝固定牙弓夹板，前部的牙齿用26号钢丝环绕牙齿固定。从第一双尖牙开始是最容易的，因为第一双尖牙的外形呈球形，有利于在外形最凸点的下方固定钢丝。钢丝扎紧后，牙弓夹板应恰当地前后排列，紧贴前部的牙齿的牙颈边缘。将钢丝的一端由夹板下方穿出，另一端绕过舌侧从夹板上方穿出，用叉状钢丝引导器将钢丝固定于牙颈，顺时针方向拧紧钢丝（图92.6B）。这对尖牙和前牙是最重要的，因为尖牙和前牙较细长且牙颈凹陷较少，在拧紧颌间固定钢丝使上下颌完全闭合时，钢丝及牙弓夹板容易发生移位。

钢丝应处于牙齿的表面，不能穿过或环绕牙龈乳头（图92.6C）。对于体部和联合旁骨折，钢丝应环绕于骨折部位相邻的两颗牙齿，缓慢地拧紧钢丝直至骨折部位恰当对齐（图92.6D）。然后继续向骨折部位的远侧安装牙弓夹板；下颌骨表面必须恰当复位。如果牙弓夹板影响骨折复位，可在骨折处将其截断以便于骨折部位恰当对齐。上下颌牙列的牙弓夹板都安装完成后，进行颌间固定（图92.6E）。注意不要把颌间固定钢丝环拧得太紧，尤其是联合旁骨折，因为这样会使下缘骨折裂隙变宽（图92.6F和图92.6G），并造成下颌牙列"舌向错位"。

若牙列不足以稳定地固定牙弓夹板，可用绕下颌骨的钢丝进一步加固下颌牙弓夹板，用经梨状孔的或绕颧骨的钢丝加固上颌牙弓夹板（图92.7）。骨骼固定钢丝可增加稳定性。

为了正确地安装牙弓夹板，必须注意几个重要问题。钢丝不可穿经牙齿之间的牙龈乳头，因为可造成这一重要结构坏死；注意使钢丝直接接触牙面并下滑到牙龈深面，避免牙龈坏死；在拧紧环绕夹板的

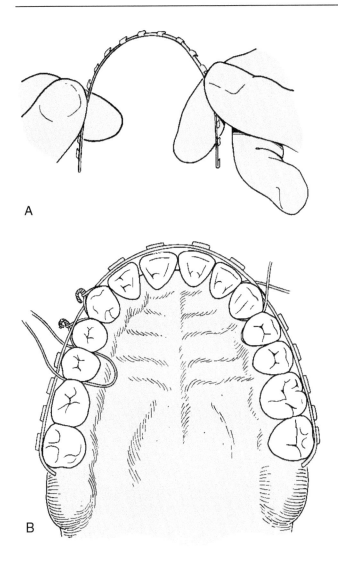

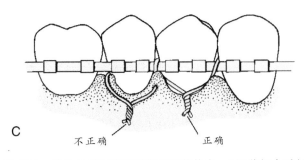

图 92.6　牙弓夹板和颌间固定的安装技术。(A)裁切合适长度的牙弓夹板，按牙弓的形状折弯，应包含所有有用于固定的稳定的牙齿。(B)后部的牙齿用 24 号钢丝固定牙弓夹板，前部的牙齿用 26 号钢丝固定。双尖牙的牙颈部边缘凹陷，有助于固定钢丝及安置牙弓夹板，所以常从双尖牙开始安装牙弓夹板。钢丝在牙齿的一侧经夹板上方穿出，另一侧经牙弓夹板下方穿出，然后沿顺时针方向拧紧。(C)钢丝应经牙齿和牙龈乳头之间穿过，避免穿过并勒住牙龈。(待续)

钢丝前，应调整牙周钢丝使两端等长、形成一个等腰三角形。这样，拧紧钢丝就可以将牙弓夹板牢牢地固定于牙齿上。保持沿顺时针方向拧紧钢丝，以便其他医生知道术后朝哪个方向可以拧紧或拆除夹板。

牙齿折断和牙槽骨骨折

牙齿折断可单独发生于牙冠的不同水平上。应根据损伤的严重程度，对牙齿折断进行个体化治疗[8]。即使是牙髓暴露或牙冠底部折断，残牙都应保留，可通过牙髓(根管)治疗及牙冠修复来重建。半脱位或移位的牙齿应通过手法复位固定于牙槽及牙弓。最好用编织钢丝和黏合剂将受损的牙齿固定于临近的牙列（如正畸科医师用固化树脂将牙托固定在牙列上）。若无牙科医师在场协助，不太牢靠的牙弓夹板可用于暂时固定，以待进一步治疗。牙周钢丝结扎过紧只会挤出或拔出已受损或半脱位的牙齿。大的牙槽骨骨折(包含四颗牙或更多)更适合用牙弓夹板或小型接骨板固定(或并用)。完全脱落的牙齿在一小时内重新植入有望存活，须黏合固定于相邻的牙齿。通常，牙根折断的牙齿无法存活，应拔除。

联合部和联合旁骨折

经口内或口外的手术径路都可用于治疗联合部和联合旁骨折。口内径路需分离的组织较少，手术时间较短。安装牙弓夹板在位后，建立相当吻合又不过紧的颌间固定，避免下颌骨下缘外展。在软组织切开和支撑下颌骨之前，应先安装颌间固定，可在分离骨膜和颏肌时提供抗力。切开至下颌骨下缘，齿向上的 Obwegeser 拉钩或联合部拉钩有助于暴露和固定下颌骨。由于嘴唇轻微的伸缩运动，口腔前庭的黏膜切口应至少离开牙龈黏膜交界处 1cm，这样可更牢靠地多层缝合黏膜和肌肉，有助于防止术后伤口裂开和接骨板外露，另外，也可使口腔前庭底部的切口更好地愈合。一旦获得植入接骨板所需的足够的暴露（通常为 3~4cm 长的切口），将 Freer 剥离子或者骨膜剥离子插入骨折处并轻轻扭动，使骨折稍分开。冲洗并轻柔地搔刮骨折断端，清除所有的碎片、陷入的肌肉、碎骨片、血凝块及纤维。这对伤后 48 小时以上才得到治疗的骨折尤为重要。在口外，于两侧角部或体部向内轻压，拧紧钢丝使颌间固定进一步吻合。通常，上方的 4~6 孔张力带接骨板(2.0mm 系统)是适用的，用单皮质螺钉(长度 4~5mm)固定(图 92.8)。固定接骨板前应检查咬合关系和骨折部位对齐情况。

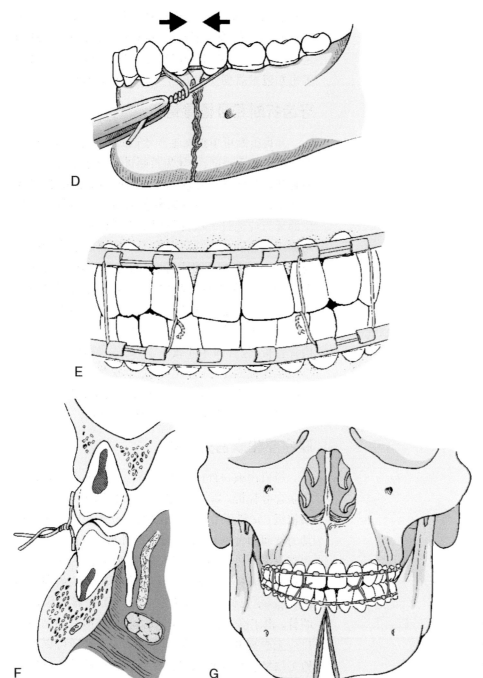

图 92.6（续）　(D)左下颌骨体部骨折,钢丝绕第一和第二双尖牙拧紧,协助骨折的复位和固定。这个步骤常在安装牙弓夹板之前就完成,将牙弓夹板安装于已复位的下颌骨上。(E)颌间固定或钢丝圈置于上、下牙弓夹板之间,在固定骨折时维持咬合关系。(F,G) 联合部或联合旁骨折,颌间固定钢丝过紧会导致骨折下缘张开伴舌侧咬合错位。若未发现这种情况,骨折不能满意复位。

预置的钢丝(见图 92.6D)有助于获得紧密的牙间接触。上方的单皮质接骨板应置于在切牙和尖牙的牙根以下。牙根轮廓或可见,或将接骨板置于切缘以下 22~24mm 处(切牙)或 26mm 处(尖牙),可提供足够的安全间距。下颌骨最凹处即牙槽和颏部连接处通常为放置接骨板理想的安全位置。仔细地钻孔使螺孔居中,应使用钻孔引导。牙周钢丝和颌间固定钢丝无法抵抗由于不适当的不处于中心的螺孔引起的移位。

笔者常选用较厚的、不能单用手指折弯的接骨板(或加压板)固定下颌骨下缘。对明显的骨性不规则(原先存在的不规则断端,不能恰当复位的骨折边缘)进行适当的修整,有利于接骨板改形并与面部骨皮质最佳地接触。由于大多数的骨折有一定斜度,选用带有小的中央跨度的 4 或 6 孔接骨板是理想的。最好避免双皮质螺钉穿经骨折线。在调整和固定下颌骨下缘的较厚接骨板时,颌间固定及上方的张力带接骨板在位可固定骨折并维持位置,在愈合阶段,

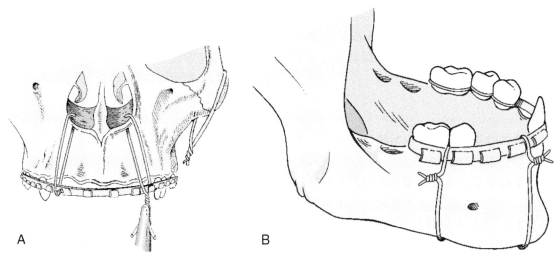

图 92.7　(A)若用于固定的上颌牙列不足,悬吊钢丝可穿经梨状孔直接固定牙弓夹板,或用绕颧弓的钢丝和中间钢丝环固定,下牙弓夹板可用绕下颌骨的钢丝圈固定(B),有助于在牙列不足时固定下牙弓夹板。通常,骨骼固定用 24 号钢丝,较细的钢丝(26号)用于将骨骼固定钢丝锁在一起的中间钢丝环。

下缘的接骨板轻而易举地抵抗下颌骨运动、咀嚼及功能性作用力。将接骨板改形使之与骨面齐平时,最好将厚接骨板的中部多弯一点,使其高出骨面 0.5mm[9]。这样,在拧紧螺丝时,有助于减少不利颌骨的舌侧分离和后部张开或变宽(见图 92.6)。这些较厚的接骨板一般用直径 2.3~2.7mm 的螺钉固定。由于不处于中心的螺孔可导致骨折片移位或咬合不正,应用钻孔引导是很重要的。可靠的外科实践是每一块接骨板在骨折线的两侧都需要至少两颗螺钉 (也就是说每一块接骨板需要有至少 4 个孔),这样可避免接骨板旋转或翻转。若患者合并面部骨折需维持颌间固定 6 周,单个非刚性的 2mm 接骨板可用于下颌骨固定。另外,有些医生偏好在上张力带和下缘双皮质板都使用 2mm 接骨板。还有人主张对联合部斜行骨折单独使用方形螺钉技术而不用接骨板,这对手术技术要求很高,轻微的排列不齐可导致显著的、不可接受的咬合不正,通常伴台阶状牙弓。

骨折坚固内固定后,若无其他的下颌骨骨折需要治疗,可剪断颌间固定钢丝(非牙周钢丝)并拆除,检查咬合关系。在闭颌状态下,最好在双侧下颌角向上轻推使髁突复位。如果结果满意且稳定,用 4-0 薇乔线(编织多糖线)缝合肌肉,用 3-0 或 4-0 铬肠线连续水平褥式缝合黏膜。若不需要保留牙弓夹板,缝合软组织前应拆除。笔者一般不保留牙弓夹板,除非患者需维持颌间固定或某些患者需维持弹性牵引。无颌间固定的牙弓夹板不足以在牙槽水平上提供稳

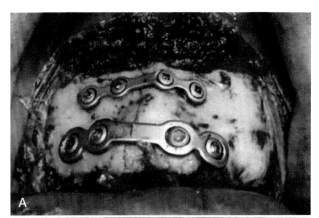

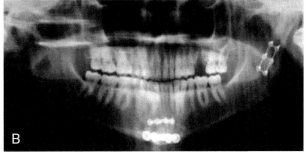

图 92.8　(A)口内径路植入接骨板固定联合部骨折。上方用单皮质张力带接骨板 (2.0mm 系统),下缘用较厚的接骨板(2.7mm 系统,双皮质螺钉)。(B)该患者应用牙弓夹板,在骨折复位时维持颌间固定,口外径路治疗左侧髁突下骨折。拆除颌间固定的钢丝,检查咬合关系是稳定的,然后拆除牙弓夹板,缝合软组织。

定性,不可当作上方的张力带或提供"固定"。

若采用口外径路,应在下颌下做4~5cm长的弧线形切口,使正面看不到切口。切口应以骨折与下颌骨下缘交叉处为中心。

体部骨折

下颌骨体部骨折容易经口内黏膜径路暴露。附着于体部的肌肉很少,切开时需经由的软组织很薄。黏膜及黏膜下组织用含血管收缩药的局部麻醉药浸润注射,可减少术中出血,使术野清晰。术中重复注射优于电凝止血,特别是在靠近颏神经的部位。如前述,在黏膜牙龈交界处的外侧或下方1cm处做一个5~6cm长的切口。切口前部仅切开黏膜,用小弯止血钳钝性分离有助于在前面或唇瓣中寻找辨认并游离颏神经。颏神经位于双尖牙的牙根之间。手术的整个过程中要保留和保护颏神经。切开时最好维持颌间固定,可更好地向外侧和后下方牵引唇、颊及口角。将钩向上的Obwegeser拉钩置于下颌骨下缘以下,可获得满意的手术野。过度扭转Obwegeser拉钩或体部拉钩可引起骨折断端侧向张开。一块较厚的接骨板容易固定于通常为又平又宽的下颌骨体部下缘的骨面上。注意使接骨板下缘与下颌骨最下缘相平(图92.9),这样可以准确地钻孔和拧紧双皮质螺钉,避免损伤下牙槽神经。一般来说,前部的螺钉经口容易植入,由于受到颊部和嘴唇的限制,植入螺钉时稍微向下成角,可增加安全性。如果需要,可用套管针、套管及探针经皮钻孔,在接骨板后部的孔植入螺钉。由于前部的螺钉已使接骨板稳定在位,后部螺钉可最后植入。因此,术者可专注于在钻孔引导的协助下在套管内居中地钻孔,为植入螺钉创造垂直于骨面的径路。在大多数情况下,在下牙槽管以下和牙齿根尖以上有足够的空间来植入单皮质螺钉固定的张力带接骨板(图92.9B)。如果骨折位置靠近下颌骨体的前部,上方的单皮质接骨板应骑跨于颏孔上方。须记住颏神经在出下颌骨处呈膝状,先向后上走行数毫米,然后前行,因此,下牙槽管和神经略低于颏孔水平。口腔全景片对于评估神经管和牙根之间的关系和间隙是很有价值的。在骨折复位和固定时应频繁地检查咬合关系,有助于确保恢复受伤前的牙列。

若选择口外径路,为了保护面神经下颌缘支,应该在下颌骨下缘以下至少两横指处做横切口,切开颈阔肌和下颌下腺筋膜。无神经麻痹的患者,利用神经探测仪探测可疑的神经分支和类似神经的结构常

是有帮助的。于下颌骨下缘切开骨膜暴露下颌骨,必要时可广泛地剥离骨膜,置入下颌骨复位钳。对于下颌骨体部粉碎性骨折,口外的方法可提供更好的暴露。当下颌骨固定后,再拆除颌间固定,检查咬合关系,缝合前拆除牙弓夹板。

角部骨折

下颌骨角部骨折常与第三磨牙(智齿)阻生或部分萌出有关。骨折无移位可通过颌间固定6个月进行闭合性治疗。不推荐无颌间固定加上软质食物作为唯一的治疗,因为相当一部分患者发生骨折畸形愈合或不利的咬合关系。第三磨牙完全阻生若不妨碍骨折复位可以保留。实际上,拔除反而会加重骨折片分离和明显的骨质缺损。如果第三磨牙部分萌出或折断或影响骨折复位,应完全拔除。用细的牙裂钻(1.5mm)和高速电钻(100 000rpm)将牙齿纵向切片同时充分注水,将牙齿劈开后分别拔出。可采用经口内或口外径路。切开软组织前先安装牙弓夹板。口内径路的手术方法,除了切口后部略高并跨过外斜嵴之外,与前面描述过的体部骨折相似(图92.10)。若拔除部分萌出的第三磨牙,应沿着外露牙冠的外侧面(即龈沟)做切口,然后将切口的后部折返至斜嵴外侧,以便于一期缝合牙槽。需更宽地切开组织、分离骨膜,有利于向外侧牵引以获得更好的手术野。有时在颌间固定前切开软组织和骨折复位比较容易。通常,将一块直或略弯的单皮质小型接骨板置于外斜嵴外侧面的下方一点(图92.10B)。可经口内或经皮肤植入螺钉,取决于软组织瓣的松紧。另一块小型接骨板或较厚的接骨板通常置于下颌骨下缘,其后端常弯向上,但应低于下牙槽神经管的水平。在应用套管和穿刺针经皮穿刺前,最好先用长的麻醉针在预定的皮肤穿刺点上试穿刺,检查是否与骨折线对应和是否处于预定经皮植入螺钉的中心位置(图92.11),以免需要额外的穿刺切口,在不同的部位重置套管。笔者不喜欢经口内使用预塑形的下颌骨角状接骨板,这种接骨板很难改形,任何不在接骨板孔中心的螺孔都将放大不利骨折片移位和错位的程度。

若下颌角骨折经口外的径路治疗,在下颌角下缘以下约2~2.5cm做皮肤切口,切口后端稍向上朝向耳垂(图92.12)。切口应够长(5cm),以便于植入接骨板时牵引和暴露。于皮下深层钝性潜行分离少许,于切开处的底部分开颈阔肌,也就是颈深筋膜浅层,同时

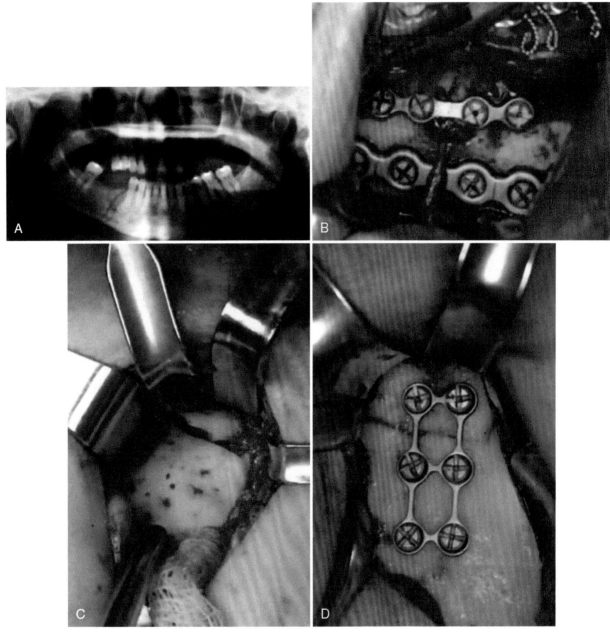

图 92.9 下颌骨右侧体部和左侧髁突下骨折。(A)颌骨曲面断层片显示右侧体部稍斜的骨折线伴轻度移位,左侧髁突下骨折片垂直重叠。注意牙列不足,特别是上颌骨左后部,通过颌间固定重建适当的垂直立体关系。(B)颌间固定后,口内径路暴露右侧体部骨折。上方的单皮质张力带四孔微型接骨板固定于颏神经上方,下缘用较厚的四孔接骨板,远端的螺钉向下斜,避开下牙槽神经管。(C)左侧下颌下/下颌后径路暴露移位的髁突下骨折。注意近端骨折片下缘侧向移位,这是很典型的,因为翼外肌的牵拉使髁突头向前及向中线移位。沿骨膜下分离时,该骨折片常掉在切口下方,必须从上方皮瓣触摸并复位。(D)左侧髁突下骨折的复位,用阶梯状的接骨板及 2mm 的螺钉固定。术中拆除颌间固定和牙弓夹板,允许患者进食软食。(待续)

探测面神经下颌缘支(图 92.12B)。该神经分支的位置略低于腮腺尾叶。将皮瓣向上牵引,暴露翼咬肌悬韧带和下颌骨骨膜,切开骨膜并于骨膜下充分分离。然后维持颌间固定,对骨折处进行保守性清创、冲洗及复位。于外斜线下方一点植入直或略弯的 4 或 6

孔单皮质小型接骨板(2.0cm)。较厚的 4 或 6 孔下颌骨接骨板用双皮质螺钉固定于下颌骨下缘,略低于下牙槽管(图 92.10B)。所有的骨折都固定后,拆除颌间固定,检查咬合关系。冲洗伤口,用 4-0 薇乔线连续锁边缝合(8 字缝合)颈阔肌,间断缝合皮下,包埋

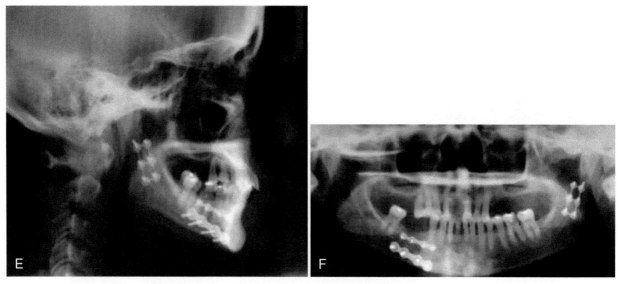

图92.9(续) (E)术后第一天,头颅侧位片显示下颌骨后方的垂直立体关系和下颌骨隆起获得良好的保留。(F)曲面断层片显示术后患者右侧体部及左侧髁突下骨折的复位及固定。

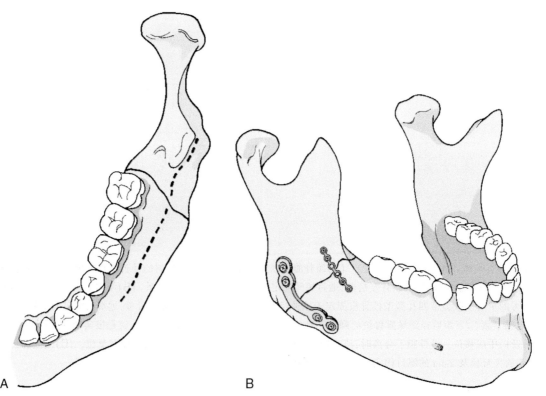

图92.10 下颌骨左侧角部骨折。(A)口内径路暴露骨折的切口线。(B)沿着外斜线放置六孔张力带接骨板。该接骨板无中央跨度,中间的接骨板孔距骨折线太近,故不植入螺钉。植入螺钉可能导致骨折线裂开或螺钉直接穿经骨折线。下缘接骨板通常应用套管和钻引导装置经皮固定。

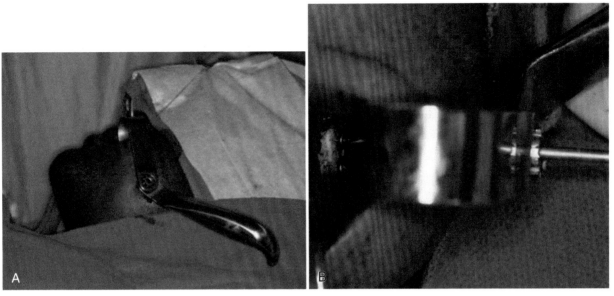

图 92.11　下颌骨左侧角部骨折。(A)口内切开和颌间固定后,用 25 号长麻醉针探测预定的皮肤穿刺部位,然后用小止血钳分离,插入套管穿刺针和颊部保护器。(B)术者可经口内观察骨折及接骨板,如图所示,在下颌骨外侧皮质钻孔并植入螺钉。

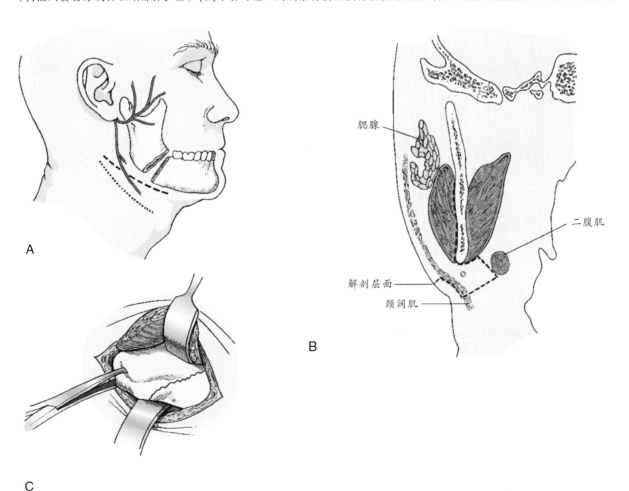

图 92.12　口外径路暴露下颌骨角部骨折。略低于下颌角下缘,以骨折处为中点,平行于颈部皮纹或于皮纹内做皮肤切口(虚线)。于颈上部做切口,可缩短切口长度(约 4~5cm)。于颈部较低处传统水平上切开颈阔肌,以保护面神经下颌缘支(点线)。(B)经下颌角的冠状截面图显示切开层面无血管分布,易于暴露下颌角。最初向下分离进入颈部,保护面神经下颌缘支。然后分离达到二腹肌,此处已在面神经的深面。于下颌骨下缘切开骨膜。(C)经口外入路暴露已复位的下颌角骨折。

线头,用5-0或6-0尼龙线连续或间断缝合皮肤。很少需要留置负压引流,轻加压或面部支撑包扎有助于防止术后形成血肿。

升支部、髁突及喙突骨折

喙突骨折少见,通常并发于颧骨复合骨折向内侧挤压。喙突骨折不需闭合性或开放性治疗。喙突骨折可自行愈合,除非上方的颧骨复合体骨折未能获得恰当复位,骨折片彼此接近,因而有整个喙突和颧骨复合体发生纤维骨性愈合的风险。

升支部骨折可通过闭合性复位和颌间固定6周获得满意的治疗。经口内径路植入接骨板很困难。治疗升支部骨折,经口外的皮肤切口和手术径路与角

部骨折相似,但切口位置稍高些,于骨膜下分离及牵拉。可用数颗螺钉将Y形、L形、箱形或阶梯形接骨板固定于上端骨折部位使之更靠近骨折线,减少进一步将切口向上切开及牵拉的需要(见图92.9E和图92.9F)。

髁突和髁突下骨折可通过颌间固定2~4周来治疗。如果骨折位于关节囊内(髁突头),为了减少关节僵硬的风险,颌间固定两周是合适的[10]。若单侧的髁突下骨折合并下颌骨其他部位骨折,并存的下颌骨骨折需开放式复位和坚固内固定,以便使髁突下骨折可活动,并于2~4周后恢复功能(图92.13)。

髁突骨折需开放性复位和接骨板固定的适应证[11]:

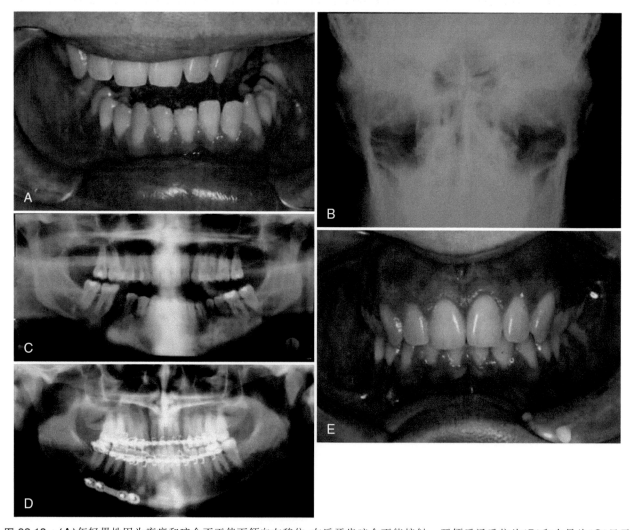

图92.13 (A)年轻男性因为疼痛和咬合不正伴下颌向左移位,右后牙齿咬合不能接触。开颌反汤氏位片(B)和全景片(C)显示左侧髁突骨折,骨折片重叠,右侧体部第二双尖牙和第一磨牙之间骨折分离。(D)该患者应用牙弓夹板和颌间固定,经口内径路沿下缘植入较厚的接骨板。通过保留颌间固定两周,获得充分的复位和重建后部垂直立体关系。(E)术后6周的咬合关系,4周后拆除牙弓夹板。第2~4周,右侧及前部的牙弓夹板之间应用盒式弹性牵引,协助矫正咬合关系。

- 髁突头移位进入颅中窝。
- 髁突移位妨碍重建正常咬合关系。
- 髁突头侧向或严重移位至关节窝外。
- 异物存留于颞下颌关节囊内,如子弹或骨片。
- 开放性骨折合并严重的软组织损伤(枪击伤),早期恢复功能有助于减轻纤维化。

其他相对适应证还包括双侧髁突骨折合并面中部骨折或无牙齿的患者下颌骨双侧髁突骨折。在这些情况下,开放性复位一侧或双侧髁突骨折,可极大地帮助重建恰当的面部轮廓。对于明显移位导致下颌骨后部的垂直高度减少者,通常推荐采用开放式复位和坚固内固定(见图 92.9)。关节囊内严重的髁突粉碎性骨折不能用接骨板和螺钉固定,以免导致进一步的软组织损伤,应用颌间固定两周治疗,必要时继续弹性牵引数周。

若髁突骨折进行开放性复位,通常采用类似于角部骨折的皮肤切口,其后部尾端位于耳垂 2cm 内。少数情况下,经耳前切口暴露髁突骨折,可复位向内侧移位的髁突头。耳前切口常需联合下颌下/下颌后切口,使骨折复位及固定而不需从上方过度牵拉及延长切口成为可能,减少损伤面神经及其上部的分支的风险。治疗髁突骨折(成年人或小儿)不宜采用口内径路。即使是经口外径路,也常需做精心的计划并使用多项技术。应由熟悉这些手术径路的外科医生治疗下颌骨骨折,有另一名外科医生协助是有益的。小心地剥离下颌角内侧面的肌肉 1~1.5cm,可明显地改善向上牵引下颌骨。另外,将弧形面拉钩或钩向上的 Obwegeser 拉钩置于下颌切迹处,有助于改善手术野和暴露髁突骨折。可在髁突部位近骨折线处植入多颗螺钉的接骨板,有利于固定(见图 92.9D)。

已有数位作者提倡内镜辅助髁突骨折复位及固定,但有局限性且尚未证实比传统手术效果更好或风险更低。

幼儿下颌骨骨折(≤6 岁)通常最好采用闭合性技术治疗,应用骨骼固定钢丝,有时应用牙合面间的亚克力夹板(图 92.14)。由于幼儿的骨骼未成熟、骨量有限、发育中的恒牙胚等因素,儿童下颌骨骨折很难有效地固定[12],特别是髁突骨折。

多发性骨折

对于下颌骨粉碎性骨折,笔者认为先用小型接骨板拼接较大的、较稳定的骨折片,然后用大跨度或重建接骨板合并和坚固地固定整个下颌骨复合体是比较容易的(图 92.15)。由于事实上不可能使大的接骨板与所有的骨折片都完全吻合,使用自攻螺钉有助于改善稳定性,减轻骨折片在拧紧螺钉的过程中分离。

在决定经口内或口外径路固定时,术者需考虑几个因素。骨折位置靠后、粉碎性骨折及无牙齿的骨折更适合采用口外径路。

薄的无牙齿的双侧体部骨折最好经口外径路治疗[13]。于下颌骨下缘以下切开后,分离部分颈肌,颈部中点植入一颗双皮质螺钉,螺帽以下留 3~4mm 于骨面上。然后用大弯止血钳夹住接骨板尾轴并向前牵引,使辨认组织层次及剥离下颌骨后部的骨膜更容易。长跨度的坚固接骨板在联合部和角部各用 3~4 颗螺钉固定,可提供可靠的坚固固定及可预见的愈合,不需二期手术(图 92.16)。

在治疗粉碎性骨折、无牙齿的下颌骨骨折或为避开重要结构而斜向钻孔时,锁钉系统可防止骨折片移位并保证刚性。在为这些或坚固接骨板系统钻孔(螺纹外径> 2mm,1.5 mm 钻头)时,应使用钻孔引导,使螺孔位于接骨板孔的中央,防止拧紧螺钉时出现偏斜(图 92.16E)。

术后处理

患者通过开放性复位和接骨板固定治疗下颌骨骨折后,进食不需咀嚼的软质饮食数周,6 周后才能过渡到正常饮食。在以后的数周内,应避免进食如生萝卜、百吉饼之类的坚硬食物。

对于使用闭合性复位和颌间固定的患者,口腔卫生尤其重要。应指导患者每日刷洗牙齿和牙弓夹板,用生理盐水漱口。将软质牙蜡置于尖锐或隆起处,钢丝尾端应向内弯,减轻对唇和颊部的刺激。住院期间和出院后都应床边备钢丝剪,在出现气道紧急事件时,可及时剪断颌间固定(垂直的钢丝)。预计需颌间固定 4~6 周的患者应注意营养。颌间固定和牙周钢丝可在局麻下拆除,若需气道管理,可加用静脉镇静剂。开放性下颌骨骨折的患者通常需使用围术期抗生素。不需延长抗生素疗程或使用广谱抗生素,这也未被证实可提供任何益处。

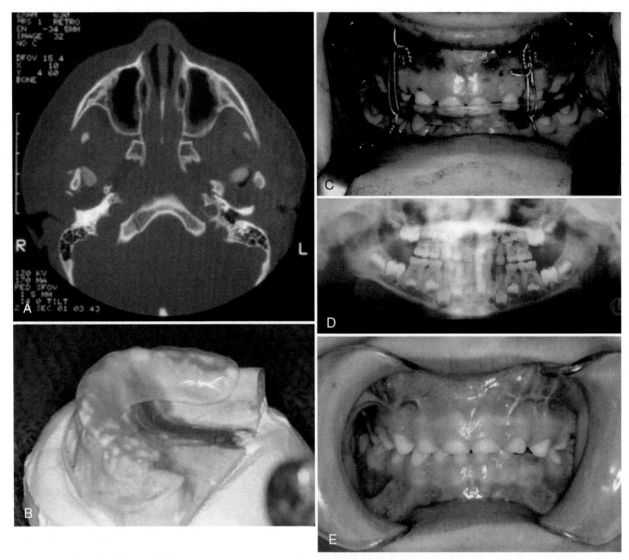

图 92.14   一名 5 岁患者在车祸中未使用安全座椅的遭遇。(A)无增强的 CT 轴位扫描显示双侧髁突多发性囊内骨折。另外的较低层面显示经发育中的恒牙尖牙牙胚的右侧联合部骨折。(B)在手术室里经鼻插管麻醉后,牙列咬印铸石膏模。图中显示,下颌模型于右侧联合旁移位的骨折线裂开,依据与上颌牙列的关系进行复位。(C)制作与牙列吻合的亚力克夹板。装入亚力克夹板,双侧用 24 号骨骼钢丝经梨状孔和绕下颌骨固定。注意右侧绕下颌骨钢丝要避开联合旁骨折线。保持骨骼固定及颌间固定两周,剪断上下颌间 26 号钢丝,允许恢复功能。(D)骨骼悬吊钢丝拆除两周后,全景片显示牙列保留良好,无开咬合,双侧髁突开始重塑。(E)术后 6 个月显示良好的垂直重叠和咬合交错。

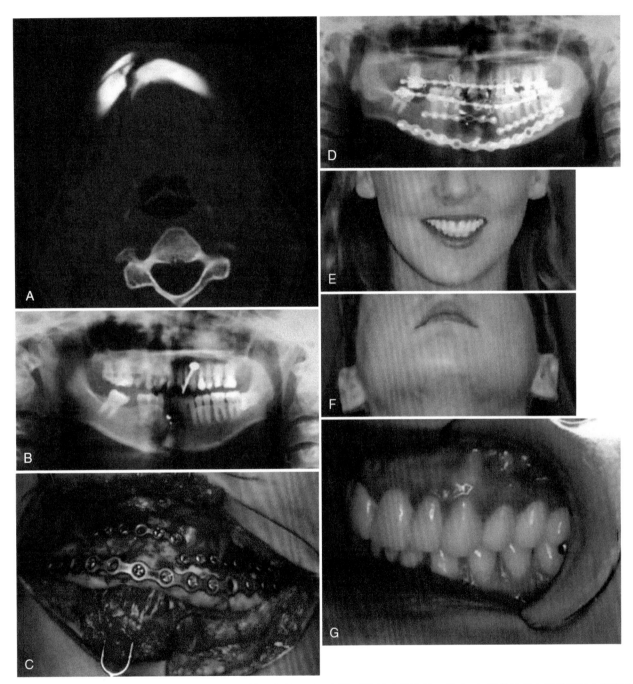

图 92.15　24 岁女性车祸受伤。(A)无增强的 CT 轴位扫描显示下颌骨下缘粉碎性骨折。(B)CT 扫描前拍的全景片显示右侧联合旁粉碎性骨折、左侧体部骨折及右侧髁突骨折伴有多条骨折线。(C)下颌部及颏下大裂伤,延伸 2~3cm 至左侧下颌角区域。先用单皮质小型接骨板和锁钉系统将骨折片拼接在一起,然后将大跨度的坚固接骨板置于下颌骨下缘并用锁钉固定。(D)术后全景片显示颌间固定,保留两周,闭合性治疗右侧髁突骨折。(E)术后 3 个月的面容。(F)颏下见撕裂愈合的伤口,患者拒绝整形手术。(G)最终的咬合关系的左侧观。

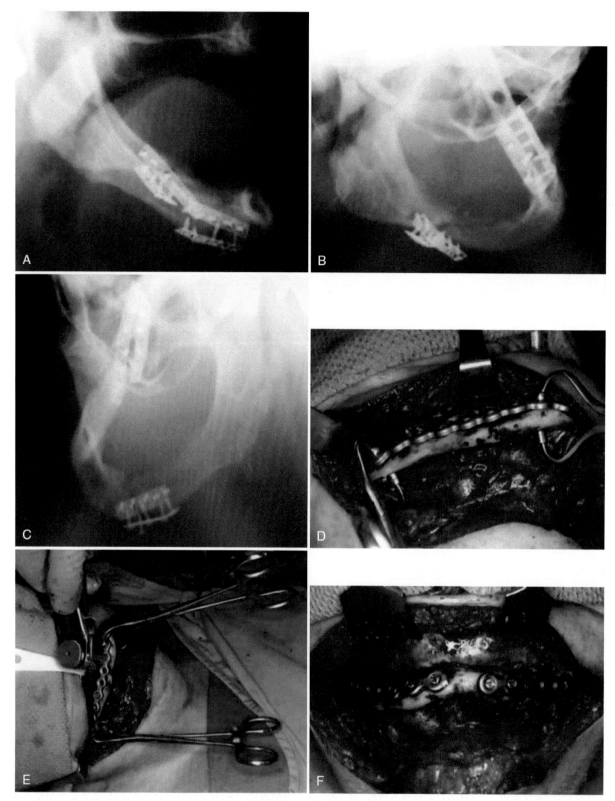

图 92.16 一名收容所里的患有智障伴脊柱裂的 54 岁男性患者,涉及双侧无牙齿的下颌体部骨折不愈合和感染。(A)下颌骨侧位片显示该患者曾接受下颌骨开放式复位及骨折内固定治疗,小型接骨板置于下颌骨侧面和下缘,接骨板的跨度很短且置于不利的张力区,因此,咬合时骨折的上部倾向于分离。(B)右侧斜位片显示骨折完全失去固定并伴有骨质溶解。(C)左侧斜位片显示类似发现和螺钉脱出。(D)口外大切口暴露,切除所有的骨折边缘的纤维和颗粒组织。可见右侧体部骨折复位,植入重建的接骨板(2.3mm 系统),暂用自夹钳固定。(E)应用钻孔引导,在健康的骨骼上距骨折处至少 4~5mm 植入锁钉固定。 (F)充分固定的下颌骨的前面观。(待续)

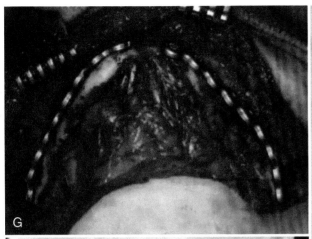
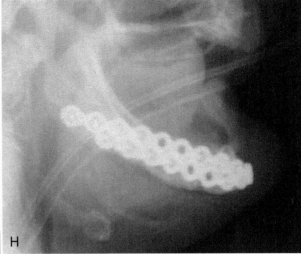
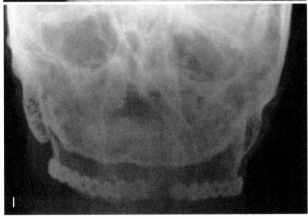

图 92.16（续） （G）颏下观。（H）术后下颌骨侧位片显示良好的下颌骨隆起和轮廓。（I）后前位片显示对称性和正常的轮廓。

精要

- 坚固接骨板系统应使用钻孔引导，有助于防止骨折片轻微移位。
- 在坚固内固定过程中，反复检查咬合关系，确保直至拧紧最后一颗螺钉都不出现骨折片分离。
- 小儿下颌骨骨折最好采用闭合性复位治疗。
- 内固定前应先行颌间固定。
- 在手术结束时拆除牙弓夹板，除非术后需牙间固定或弹性牵引。

隐患

- 钻螺孔时注水不足，导致过热或骨坏死，使螺钉不稳，可能导致愈合前接骨板或大或小的移动或骨折。
- 保留位于骨折线上的牙，或者牙齿本身已折断或严重龋齿，会妨碍骨折复位或导致术后感染。

- 未垂直于骨折线放置接骨板，拧紧螺钉时将引起垂直偏斜，稳定性较差。
- 黏膜切口距牙龈少于1cm，或靠近黏膜牙龈交界处，无法缝合肌层，可能发生伤口裂开或接骨板外露。
- 经口内径路治疗髁突、髁突下或下颌升支部骨折，常导致固定接骨板困难，骨折对齐不满意。

（陈志宏　林昶 译）

参考文献

1. Thaller SR: Management of mandibular fractures. Arch Otolaryngol Head Neck Surg 120:44-47, 1994.
2. Chacon GE, Larsen PE: Principles of management of mandibular fractures. In Miloro M (ed): Peterson's Principles of Oral and Maxillofacial Surgery, 2nd ed. Hamilton, Ontario, BC Decker, 2004, pp 401-443.
3. Chacon GE, Dawson KH, Myall RW, Beirne OR: A comparative study of two imaging techniques for the diagnosis of condylar fractures in children. J Oral Maxillofac Surg 61:668-672, 2003.
4. Zallen RD, Curry JT: A study of antibiotic usage in compound mandibular fractures. J Oral Surg 33:431-434, 1975.
5. Chloe RA, Yee Y: Antibiotic prophylaxis for facial fractures. A prospective, randomized clinical trial. Arch Otolaryngol Head Neck Surg 114:1114-1122, 1988.

6. Ellis E, Moos KF, El-Attar A: Ten years of mandibular fractures: An analysis of 2,137 cases. Oral Surg 59:120-129, 1985.

7. May M, Tucker HM, Ogura IH: Closed management of mandibular fractures. Arch Otolaryngol 95:53-57, 1972.

8. Leathers RD, Gowans RE: Management of alveolar and dental fractures. In Miloro M (ed): Peterson's Principles of Oral and Maxillofacial Surgery, 2nd ed. Hamilton, Ontario, BC Decker, 2004, pp 383-400.

9. Tucker MR, Ochs MW: Basic concepts of rigid internal fixation: Mechanical considerations and instrumentation overview. In Tucker MR, Terry BC, White RP, Sickels JV (eds): Rigid Fixation for Maxillofacial Surgery. Philadelphia, JB Lippincott, 1991, pp 30-53.

10. Mathog RH, Rosenberg Z: Complications in the treatment of facial fractures. Otolaryngol Clin North Am 9:533-552, 1976.

11. Zide MF, Kent JN: Indications for open reduction of mandibular condylar fractures. J Oral Maxillofac Surg 41:89-98, 1983.

12. Amaratunga NA: Mandibular fractures in children—a study of clinical aspects, treatment needs, and complications. J Oral Maxillofac Surg 46:637-640, 1988.

13. Marciani RD: Invasive management of the fractured atrophic edentulous mandible. J Oral Maxillofac Surg 59:792-795, 2001.

第93章

面上部和面中部骨折

Mark W. Ochs

面上部和面中部骨骼可表现为孤立的或特征性的骨折模式,取决于受力点和力量大小。拳头打在面中部,常导致鼻骨移位性骨折(最常见的面中部骨折)或颧骨复合体三角架骨折。面中部骨折易发生于骨质薄弱处,如鼻骨、上颌窦前壁、眼眶底壁和内侧壁、鼻眶筛复合体。骨缝也自然地为发生骨折提供裂开面。面部骨厚实处受到打击,力量可传导至骨缝或骨质较薄处。

在发生严重的或多发性面中部骨折时, 或这些骨折伴裂伤或穿通伤时,可发生大出血。患者常躺在脊柱固定板上、颈托固定, 由急诊医务人员送来。这些制动措施能导致气道阻塞, 因此吸引和控制出血是必要的。相当数量(>5%)的额窦骨折或多发性面中部移位性骨折患者合并颈椎损伤[1]。若需保护气道,紧急气管切开或环甲膜切开是最安全、最可靠的治疗手段。在维持颈椎牵引的状态下,很难进行直接喉镜检查。纤维镜辅助气管插管(经鼻或经口)由于积血影响视野而受阻。一旦排除了鼻眶筛复合体骨折和筛板骨折的可能性 (由于假道形成可能误插入前颅窝),只能由技术熟练的医生尝试"经鼻盲插"。

可通过注射含血管收缩药的局部麻醉药、缝扎、局部填塞及直接钳夹血管(不经常)控制出血。面神经行程上损伤不应盲目钳夹或电凝。面部骨折的术中有些出血是不可避免的,但在整个手术过程中,注射血管收缩药和鼻腔填塞局部用药可大幅减少术中渗血。若血管收缩药的作用逐渐消失,常需重复局部浸润。血管性出血应结扎或电凝。应给患者保暖,评估凝血机制。麻醉师尽力控制血压正常或收缩压为110mmHg 或更低。仅在患者的神经系统及全身状况可耐受的前提下,才能进行控制性降血压。

全身麻醉前必须粗测双眼视力和评价面部运动功能。在制订治疗方案时,将这些信息和 CT 扫描结合起来是很有价值的。

面部骨折治疗的目标是恢复患者伤前的面部外观和功能。恢复面前部高度且无异常增宽是必要的[2]。钝性力及骨折移位的方向导致面部趋于变平变宽。严重的面中部骨折常合并下颌骨骨折,后者可进一步加重这种畸形。

精确的复位和固定防止出现咬合不正和面中部短缩畸形。面中部的水平关系由数个不同层面上的突出部位来维持,包括眶上缘和额骨、颧弓、眶下缘、鼻骨及上颌骨牙槽突。这些水平关系决定面部的宽度、颧骨的隆起、上颌牙列的咬合关系、眼眶位置及鼻锥底部的宽度。

除了按解剖学关系复位面部骨骼,面部骨折手术治疗还必须考虑恢复功能的重要性,包括:维持完整的血脑屏障,额窦、上颌窦、筛窦黏膜的清除功能,鼻腔通气,泪液引流,牙齿的咬合关系,眼外肌的共轭运动。后者依赖于建立合适的眼眶容积和眼球位置。

病例选择和术前评估

尽管各解剖部位将分别讨论, 外科医生应牢记面中部骨折常为多发性,合并软组织损伤,可能伴有颅脑损伤。

上颌骨

直接的钝性力损伤上颌骨引起几种典型的骨折类型,用 Le Fort 分型系统命名(图 93.1)。Le Fort Ⅰ型骨折是上颌骨的马蹄形牙槽复合体(牙根以上)经

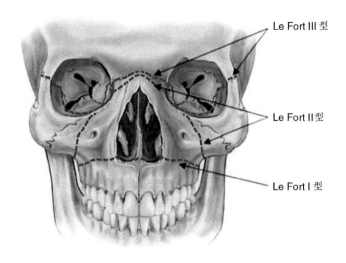

Le Fort III型
Le Fort II型
Le Fort I型

图93.1 面中部骨折的Le Fort分型。Le Fort I型骨折线沿着鼻中隔底部、鼻底、上颌窦壁,伴翼板分离。Le Fort II型骨折线沿着上颌窦前壁至眶缘下中点,加上鼻复合体。Le Fort III型在颧额缝、鼻额连接、颧弓及翼板断裂,实质上,整个面中部与颅骨分离(颅面分离)。

上颌窦和鼻外侧壁底部发生横行骨折。Le Fort II型骨折是鼻上颌复合体经眶下缘、然后外侧在颧突下方沿上颌窦前壁发生锥形裂开伴鼻额连接分离。为了在临床上区分Le Fort I型和II型骨折,检查者抓住上颌前牙和牙槽,同时用另一只手固定前额,在上颌骨的前部前后左右用力,观察整个上颌骨的对称性移动(Le Fort I型骨折与牙槽孤立性骨折相区分)或上颌骨和鼻同步移动(Le Fort II型骨折)。完全性颅面分离称为Le Fort III型骨折,整个面部复合体包括颧突都随着作用于上颌骨的力移动。一般来说,Le Fort骨折模式不是"单纯的",还有其他的骨折线(例如,牙槽)、粉碎性骨折、复合性骨折(如Le Fort I型和Le Fort III型骨折并存),或伴有面中部骨折(如颧骨复合体或眼眶骨折)。通常,使上颌骨裂开的力的方向使上颌骨向上后移位,导致前牙或侧牙开咬合和咬合不正、面部变平变长。

Le Fort骨折表现为咬合不正、严重的双侧面部和眶周水肿、鼻出血、淤血(特别是在上颌前庭)。由于水肿和眶下神经受压,患者常有面中部麻木。上颌前庭、眶缘、鼻复合体触诊可发现骨性"台阶",按压上颌骨可移动。这些畸形容易被水肿和疼痛掩盖。应仔细检查牙龈或腭部黏膜撕裂,因为这些征象表明牙槽骨折,治疗方案可能因而改变。牙弓损伤开放的裂隙可能是因为牙齿脱落和缺失,也可能是因为上

颌骨骨折移位或外展。应收集水样或清亮的鼻漏,送去检测β2转铁蛋白,以确定是否存在脑脊液漏。

若临床上高度怀疑上颌骨骨折,整个面部复合体CT薄层(层厚1.5mm)轴位扫描可为手术方案提供最佳的影像学信息,已取代X线片检查(如华氏位片),后者仅能提供很少的精确信息。由于某些下颌骨损伤,如髁突骨折,临床上或X线片很难诊断,建议进行下颌骨CT扫描。急性面部创伤静脉注射增强剂,无法提供更多的细节,不予采用。

颧骨

颧骨复合体骨折是第二常见的面中部骨折,是侧向钝性力作用的典型结果,如面部受到拳击。这些骨折也称为"三角架"骨折,因为骨骼沿颧额、颧上颌连接(眶下缘和上颌窦前壁)及颧弓断裂[3]。通常,颧突被推向内、下、略向后,颧突变平,但可被水肿掩盖。临床症状和体征包括外眦下移、颧额缝疼痛(外眦以上1cm处)、外侧结膜下出血、张口受限或疼痛、颊/唇麻木、面中部水肿、眼球活动受限(继发于眶底骨折)。触诊可发现眶下缘中点或内1/2有台阶状改变。应检查视力以排除球后血肿。张口受限一般为轻度,是由于受到咀嚼肌的牵拉所致。然而,严重的颧骨复合体骨折移位,髁突可直接受累,表现为显著的张口受限(切牙间距1cm)。为了手术修复,预计需经口插管,让患者将下颌歪向颧骨复合体骨折的对侧协助张口,这样常为单侧髁突的患者经口插管扫清通路,从而获得足够的张口度。

颧弓孤立性骨折通常是由于集中力量直接打击颧弓中部所致,如肘或硬球。典型地,有三条彼此分离的纵行骨折线,骨折片以W形或V形的模式向内移位(图93.2)。骨折处可有显著的凹陷和疼痛或被组织水肿掩盖。由于肌肉疼痛,常表现出轻度张口受限。

颧骨复合体骨折的影像学检查首先应包含华氏位片,寻找上颌窦内浑浊或气液平面,或因眶内容物经眼眶缺损处下垂而引起上颌窦内"泪滴征"。颧额缝分离或变宽通常很难发现,除非伴严重的移位。CT轴位扫描可提供最佳的影像,明确颧骨复合体移位的方向及程度。若计划修复眶底,直接冠状位CT扫描或效果稍差的冠状位重建图像,可提供更多眶底成分的细节。颧骨复合体骨折轻微移位或无移位可自然愈合,必要时给予鼻窦防护、减充血剂及抗生素。对于无移位或轻微移位的颧骨复合体、眶下壁、

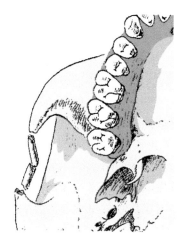

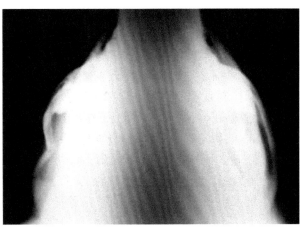

图 93.2　右侧颧弓孤立性骨折。图示骨折的典型模式（下面观），有三处断裂，通常发生于钝性物体集中打击后。颏顶位片显示右侧颧弓骨折伴内移，左侧颧弓正常。

上颌窦前壁的孤立性骨折，不应该仅为了治疗上颌神经麻痹而进行手术。不需要眶下神经减压，"手术探查"只会进一步损伤神经而不能促进痊愈。手术修复是为了对齐骨折片，重建面部外观及眼球和下颌骨的正常运动。

孤立性颧弓骨折可用颏顶位或"颧骨柄"位 X 线拍片检查。X 线检查虽然不贵，但对于制订手术方案是足够的。若需进一步的影像学检查，可选择 CT 轴位平扫。颧弓孤立性骨折通常采用开放性复位治疗，经颞部、眉弓外侧或口内做小切口，不需接骨板固定。因此，早期手术干预（最好在伤后 24~72 小时内）有利于提高复位的稳定性，防止骨折片再次内陷。

眼眶

眼眶孤立性骨折占全部面部骨折的 10%，若将超出眼眶累及面部骨骼的眼眶骨折都包含在内，发病率可达 40%~55%。累及眼眶的骨折可以分为颧骨复合体骨折、鼻眶筛复合体骨折及眶内骨折三类[4]。眶内骨折可表现为多种形式，描述为线性、击出性及混合性骨折。线性骨折骨膜保持附着，一般不导致骨质缺损，但可引起眼外肌及睑囊筋膜（Tenon 囊）受累或嵌顿。这种情况最常发生于眶底线性骨折，特别是小儿，较柔韧的面部骨骼在受打击时瞬时扩大或移位开放，然后快速关闭，将软组织嵌顿。患者眼球牢牢地固定于上视位（更常见）或下视位。患者可表现出头部倾斜、恶心和阵发性心动过缓。必须尽早（24 小时内）修复和松解嵌顿的组织，防止长时间嵌顿引起组织缺血和纤维化。可疑的组织嵌顿或眼球运动受限，可通过眼球表面麻醉下牵拉试验进行评估，于下睑穹窿夹住下直肌附着处，尝试向上及向下推动眼球。

眼眶击出性骨折是最常见的眼眶损伤，局限于一个壁，骨质缺损直径小于 2cm，最常发生于眶底的前部和内侧；然而，也可发生于内侧壁及顶壁，表现为击入性骨折。眶底击出性骨折很少引起组织嵌顿和眼球活动受限，常导致眼眶内容物疝入上颌窦内，使眼眶容积增大。早期，眼球内陷不明显，出血停止和水肿消退后变得明显。

是否进行手术修复或重建，取决于功能障碍和外观畸形[5]。骨质缺损≤25%，无眶内容物嵌顿，通常可自然愈合，不需任何干预。中等缺损 25%~50%，是否修复取决于骨折移位的程度、眼眶容积扩大的总量、任何并存的眼球内陷或伴组织水肿的眼球无内陷。更大范围或粉碎性缺损（>50%）伴显著的破坏，最好早期修复（7 天内），若不修复，一定程度的眼球内陷和复视将在所难免。由于受到厚实的颞肌的良好支撑，眼眶外侧壁骨折几乎不引起组织嵌顿和眼眶容积改变。眼眶外侧壁骨折最常发生于颧骨和蝶骨大翼连接处（背侧缘 1/3 处），常为颧骨复合体骨折的组成部分。眼眶内侧壁骨折几乎不引起组织嵌顿，但由于眼眶内容物疝入筛窦气房，引起眼眶容积显著改变。这种情况下，通常需修复重建。

若怀疑硬脑膜撕裂或为了防止出现"眼球搏动"，需对眼眶顶壁骨折进行探查、修复及重建（或这些治疗的任何组合）。这种眼球向里、向外的活动是由于上方的大脑半球的动脉搏动和呼吸波动所致。眼眶顶壁缺损未修复，在水肿和血肿消退后，眼球搏动现象常变得更明显，并可引起持续性视力模糊或复视。

累及两个或更多个壁的眶壁广泛骨折构成眼眶

复合骨折,常累及眼眶后部,可累及视神经管,发生眶上裂综合征或眶尖综合征[6]。前者由骨折片或血肿压迫导致第3、4、5、6颅神经功能障碍构成。眶尖综合征由眶上裂综合征的征象加上视神经损伤构成。保守治疗包括全身应用大剂量激素、控制血压及抬高头位。根据CT与阳性体征的相关性、视神经受损程度、神经系统、血液动力学及生命体征稳定性,决定是否通过减压术进行手术干预。球后血肿可急诊施行外眦切开或下眦分离术(或合用),用小弯血管钳沿眼眶外侧壁分离,清除血凝块,置入小号烟卷引流。

眼眶复合骨折常合并眼眶以外的面部骨骼的骨折(Le Fort Ⅱ、Ⅲ型骨折或额窦骨折),归为联合骨折。有一套用于评估双侧眼眶的系统的方法,可进一步明确与眼眶损伤相关的功能障碍和解剖缺损。最初的眼科评估包括眶周检查、测视力、眼球运动、瞳孔反射、视野及眼底镜检查。应检查眼睑和眶周以发现水肿、淤血、裂伤、上睑下垂、非对称性眼睑下垂、泪小管损伤及眼角韧带断裂。

临床检查完成后,CT轴位薄层(1.0~1.5mm)扫描可发现畸形和缺陷。CT冠状位平扫有利于评估鼻窦骨壁缺损,三维重建对于面部复杂创伤及延迟或二期修复的患者是很有用的。磁共振已被用于确定木质或非金属异物存留于穿通伤中。CT易将这些异物误诊为眶内积气,若伤后眶内积气不能快速吸收,应怀疑此类异物。

眼眶修复的时机取决于临床征象的紧急性(视神经受累或肌肉嵌顿)、缺损的范围、合并的面部骨折及患者疾病和健康状况(图93.3)。早期修复(5~7天内)可获得最好的疗效。一旦眶水肿和血肿已消退,存在明确的、需干预的功能或外观的原因,患者足够稳定可耐受在全身麻醉下手术,可进行中期修复(7~14天内)。延迟修复(14天以后)常由于畸形愈合或不利的软组织变性,疗效欠佳。

鼻

鼻骨骨折是最常见的面部骨折,通常由于钝性力损伤所致。鼻部受到侧向或斜向打击,引起受伤部位内陷和对侧隆起。伴发的鼻中隔骨折可使鼻背呈C形畸形。骨折移位程度可被组织水肿掩盖。前方外力直接打击鼻梁引起鼻梁塌陷,使与上颌骨额突重叠的鼻骨外展(图93.4)。此部位受到强力打击可导致筛窦骨折及鼻眶筛复合体骨折。额窦骨折和前颅底骨折常与鼻眶筛复合体骨折相关。

鼻骨骨折主要通过临床检查而诊断。典型的鼻骨骨折患者表现为鼻出血、鼻阻塞、局部疼痛及鼻外观改变。体格检查需要适当的照明、吸引器及鼻腔喷雾或填塞棉片应用血管收缩药。应注意损伤的外部征象,如裂伤、淤血及鼻梁歪斜。水肿常会掩盖轻微的鼻骨骨折。若有可疑的骨折征象,建议3~5天后随访检查。鼻骨和软骨全都应该轻柔地触诊,以发现骨磨擦音、骨阶、局部疼痛或塌陷。待血管收缩药起效后彻底清除鼻内血凝块,内镜检查可发现鼻内黏膜撕裂、中隔偏曲或血肿、骨折片突起及软骨移位。

由于很多患者有原先存在的骨折,应询问患者关于既往的鼻外伤史、畸形、中隔偏曲。明显的或阻塞性鼻中隔偏曲,被覆紧密的、粉红色的正常黏膜,提示慢性鼻中隔偏曲,非急性损伤所致。应仔细检查侧鼻软骨与鼻骨的附着点有无中断或分离。

对于诊断和做与孤立性鼻骨骨折有关的治疗决定,鼻骨X线片基本上是无用的,无法将正常骨缝和旧的已愈合的骨折线与急性骨折区分。另外,X线片不能显示软骨结构的骨折和移位。若需要影像学诊断,CT是首选的成像方法。CT扫描清楚地显示鼻部结构的软、硬组织,如黏膜无水肿、下鼻甲大小和形态不对称等征象提示原有的损伤或慢性鼻中隔畸形。

急性鼻出血最好采用局部治疗:血管收缩剂、外部加压、冰敷及抬高床头。较严重鼻出血通过鼻腔填塞治疗。

鼻骨骨折复位和固定的必要性取决于患者的外观和鼻气道的通畅度。鼻骨骨折在最初的48小时内抬高和复位通常是很稳固的。然而,可能需等待3~5天使水肿消退,以便获得恰当的抬高和对齐。大多数单纯性鼻骨骨折可在门诊于局部麻醉或静脉注射镇静药下采用闭合式技术复位。

鼻眶筛复合体

鼻部受到较强力量打击可导致鼻骨骨折、外展,向后移位进入筛窦(图93.4C)。鼻眶筛复合体骨折临床表现为严重水肿、内眦间距增宽、鼻部塌陷、持续性鼻出血、有时出现脑脊液鼻漏及眶周淤血。可表现出视力模糊或改变,通常是由于水肿所致,而不是真正的视力下降。

应进行CT轴位薄层扫描,充分评估鼻眶筛复合体骨折。即使伴随外部裂伤,通常内眦韧带仍附着于骨性泪前嵴[7]。内眦间距增宽是由于上颌骨额突的中

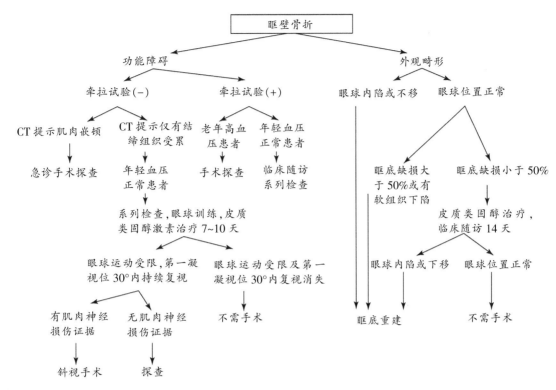

图 93.3　眶底骨折的治疗。手术干预主要的两个适应证是恢复眼球及眼外肌的正常功能和修复明显的外观畸形。CT，计算机断层扫描。

部侧向移位，通常，这些骨折片向外旋转、向下移位。应评估鼻泪管断裂的可能性[8]。若存在不确定性，应在全身麻醉下探查伤口并修复。若有大量的、水样的或清亮的分泌物，应收集并送去检测 β2 转铁蛋白，以明确是否存在筛板或前颅底骨折引起脑脊液鼻漏。

开放性鼻骨骨折合并鼻中隔骨折，由于患者的舒适度、复位所需复杂的操作以及术中可能大量出血，最好在全身麻醉下治疗。适当的口咽填塞有助于防止血凝块灌入喉咽部。鼻眶筛复合体骨折需全身麻醉下进行开放式复位、内固定，常需经鼻钢丝固定。

额窦

额窦骨折几乎都发生于成年人。额窦有两个独立的腔，由鼻腔突入额骨或由筛窦上部气房延伸至此处而形成。额窦在 6 岁以前的 X 线片不明显，15 岁左右发育完全。额窦经一个孔或口引流至中鼻道（85%），少数经由鼻额管引流。5% 的成年人仅有一侧额窦或几乎没有额窦。额窦前壁，或称为外板，相对较厚，不易骨折。其后板为薄的膜性骨，有毗邻的硬脑膜和眶骨膜附着。呼吸性立方上皮覆盖窦壁和鼻额管并延伸至小的凹陷，这些凹陷（Breschet 孔）内有鼻窦黏膜的静脉引流。损伤后或黏膜未完全清除，残留的黏膜可发展形成黏液囊肿。

高强度打击会引起额窦骨折，如乘客在车祸中未系安全带。额窦骨折占面中和面上部骨折的比例小于 15%，大多伴前额裂伤。触诊和经前额开放性伤口检查见凹陷畸形或骨性突起，提示额窦骨折。常伴鼻部、鼻眶筛复合体、眼眶及上颌骨骨折。也常合并颅内损伤，如脑挫伤、硬膜外血肿、硬膜下血肿、硬膜撕裂、脑实质出血、颅腔积气及脑脊液漏等。在高危人群中，还应考虑到过伸性损伤和颈椎骨折。

若怀疑额窦骨折，应进行 CT 轴位扫描（层厚1.5~3mm），评估骨折和前、后壁移位的程度。模棱两可的分度（如轻度或中度）很混乱，无临床意义。前、后壁都应按有无骨折和移位进行分类。后壁移位（骨折边缘重叠）常伴硬膜撕裂或脑损伤，需脑外科手术干预。

额窦骨折的治疗应遵循逻辑性决策程序，如图93.5 和图 93.6 所示。额窦开放性骨折需急诊探查和治疗。开放性额窦骨折需急诊探查及治疗。开放性损

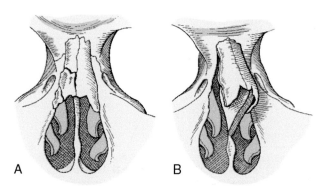
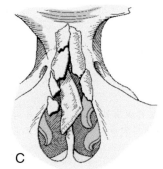

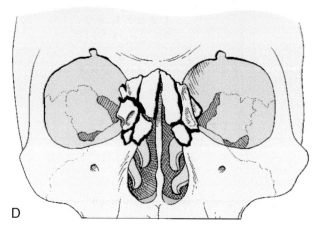

图 93.4　鼻骨骨折模式。(A)弓形或 C 形畸形是由直接侧向力引起的,同侧鼻骨下陷。(B)较大力量引起鼻骨骨折和鼻中隔偏曲,伴对侧鼻骨外移。(C)鼻骨粉碎性骨折继发于更接近中线上的重力打击伴鼻中隔骨折,导致失去外鼻隆起和鼻背支撑。(D)鼻骨筛复合体骨折是由前面受到非常大的力量打击引起的,骨折向后延伸累及眶内侧壁,伴典型的内眦韧带张开。

伤应先修复皮肤,必要时,延迟治疗额窦损伤。发生骨折的额窦腔内通常充满黏液和积血。通常,推荐使用覆盖鼻窦大部分细菌(氨苄青霉素/克拉维酸)的预防性抗生素或第一代头孢菌素。后壁受累伴移位的患者,应给予能透过血脑屏障的广谱抗生素。应保持颈部制动,直到确定排除颈椎损伤。鼻窦减充血剂对额窦损伤患者有潜在的好处,应考虑使用。

　　额窦骨折的最终治疗取决于骨折的严重程度[9]。若鼻窦引流系统严重受损,通常推荐采用额窦闭塞或颅腔化治疗。若仅有前壁骨折且无移位,通常不需手术治疗。额窦骨折移位严重,产生明显的外观畸形,可直接经骨折或鼻窦开放的径路进行暴露,然后,彻底刮除或磨除黏膜,避免形成黏液囊肿(通常在多年以后)。最后,鼻额管可用筋膜或骨片闭塞,额窦腔可用自体脂肪、骨、颅骨膜或异质材料填塞。

　　若仅有前壁骨折,未累及鼻额管,可进行一期修复,不需填塞。后壁严重受累或移位,通常需直接探查,根据损伤的严重程度,进行修复或颅腔化[10]。额窦较小的年轻患者,可仅去除额窦后壁,磨光骨缘,清除黏膜,闭塞鼻额管。老年患者或额窦腔大者,有可能引起慢性硬脑膜下积液。后壁骨折移位伴硬脑膜撕裂,需脑外科手术治疗,这是惯例而非意外。

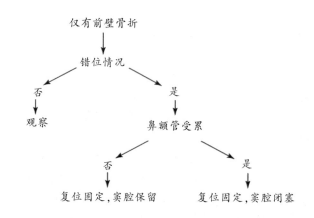

图 93.5　额窦骨折和适当的治疗。

手术技术

气道处理

　　在进行面中部或全面部骨折修复时,应给予特殊措施以保障气道通畅[11]。术者和麻醉师之间应协作并讨论影响气道的有关问题,如损伤的复杂性、手术时间的长短、手术径路、术中或术后应用颌间固定、插管的路径和方法等。还要考虑到颈托、梅菲尔

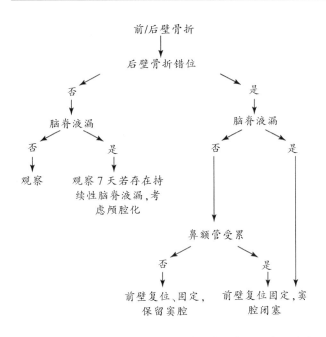

图 93.6 额窦骨折累及后壁需进一步评估，存在更多的治疗选择，取决于后壁骨折片的对齐情况和是否存在脑脊液漏。

德头架、麻醉管的方向及固定方法。孤立性鼻骨或颧弓骨折患者应采用经口插管。Le Fort I 型骨折患者可安全地经鼻插入标准气管导管或 RAE 气管导管。颈椎固定的患者需可视纤维镜辅助插管。Le Fort II 型、Le Fort III 型及鼻眶筛复合体骨折患者由于需要修复或处理鼻骨和鼻中隔，不宜经鼻插管。由于牙列完整和术中重建咬合关系及对齐骨折片需颌间固定，常不可能经口插管。若在颌间固定的牙齿之间有足够的无牙空间可供经口气管内插管，也可作为一种选择。可用 26 号牙周钢丝将气管导管固定于健康的邻近牙齿上。牙列完整的患者经第二磨牙后插管常不安全，因为气管导管扭曲、干扰手术通路、手术操作或转动头部时可能移位。在这种情况下，或涉及筛板受损，手术开始时应先进行气管切开术，插入带气囊的增强型气管导管，确认位置，用丝线固定。

治疗步骤

通常，上、下颌牙列先安装牙弓夹板，参照前面章节描述。

完整的下颌骨为重建面中部隆起和通过颌间固定横向对齐提供良好的参考。这一步骤常先于暴露所有需复位固定的骨折部位进行。通常，先固定厚、坚硬的骨性连接是最容易的，如颧额缝、额窦、颧弓及上颌骨后部的颧突。较薄的眶缘、上颌骨前部及鼻

骨最后固定。若下颌骨骨折，仍是最好先安装牙弓夹板和颌间固定，然后按解剖复位重建下颌骨的连续性，接下来固定前部的骨折(联合部)，逐步向后，固定后部的骨折，最后处理髁突。若双侧髁突骨折，开放复位固定至少一侧是有益的，有助于重建后部的纵向立体关系和稳定的转动轴点。若患者一个或两个牙弓无牙，下颌骨的前部可以获得最佳的复位固定。若有假牙，牙弓夹板可分别通过绕下颌骨钢丝固定及经假牙本身的腭突侧面预先钻孔用螺钉固定。在大多数情况下，假牙干扰手术通路，颌间固定不合适或不稳定，严重地不利于骨折复位。通常，眼眶之间骨折和缺损的修复和重建最后进行，因为稳定和对齐的眶缘协助引导修复顺利进行。

上颌骨/ Le Fort 骨折

Le Fort I 型骨折通过在两侧第一磨牙间、牙龈黏膜交界处以外 1cm 处做上颌前庭切口来暴露。切口超出此范围可引起颊脂垫疝及出血增多。沿骨膜下适度分离，切口下方(或有牙齿的一方)分离软组织至刚好可置入接骨板和螺钉。上颌前庭浸润注射含血管收缩药的局部麻醉药可减少渗血，做切口前先进行颌间固定，有助于使上颌骨骨折片稳定和便于软组织切开。经两侧上颌"口袋"于骨膜下置入齿向上的 Obwegesor 拉钩可提供良好的、"免手持的"暴露。一旦暴露了上颌骨前壁全部的骨折线，有用于固定的足够空间，复查颌间固定，如果需要，应稍拧紧，因为钢丝伸长使颌间固定变松。去除所有的组织碎片及游离的小骨折片，于双侧下颌角向上垂直用力压使骨折复位。用手指压在下颌下区或颏部，看起来似乎可改善复位，但需以髁突头轻微脱位作为代价。在此位置下固定导致拆除颌间固定时即刻出现前开咬合，或因咀嚼肌陷入下颌骨髁突的位置而在术后出现这种情况。因此，最好在前壁接触有轻微的不整齐的状态下用接骨板固定上颌骨，因为较厚的上颌骨后部和翼突区骨折也无法达到纵向完全复位。下颌角持续用力压使髁突在位，在梨状孔和颧突区用 1.7mm 或 2.0mm 小型接骨板固定上颌骨[12]。通常需使用 4 块接骨板，使用 L 形板的效果最好，因为下方骨折片可植入两颗螺钉而不损伤牙根(图 93.7)。钻孔时要注水以防止薄的上颌骨过热。将接骨板置于梨状孔缘外 2~3mm，使螺钉稍向内固定于上颌窦前壁和鼻腔外侧壁，这样可增加稳定性[13]。常规使用 4~5mm 长的螺钉。置入接骨板后，切断并拆除颌间固定

的钢丝(非牙弓夹板和牙周钢丝),在下颌角间歇轻用力检查咬合关系。仅在骨折充分复位并固定、术者确认术后不需要颌间固定或弹性牵引后,才能拆除牙弓夹板。

为了关闭伤口,于鼻翼底部的下面或内侧做贯穿缝合,逐步收紧结扎缝线,将两侧鼻翼拉至术前或伤前的位置。每一侧的肌层用4-0薇乔(聚乳糖编织线,爱惜康)间断缝合数针,上颌黏膜切口用3-0或4-0铬肠线连续水平褥式缝合。从喉部取出填塞物,经口插胃管。然后,在拔除气管导管前,此部位应抽吸同时拔出胃管。

Le Fort Ⅱ型骨折的治疗类似于Le Fort Ⅰ型骨折的治疗,但切口的中部通常需分离得更高一些以便于植入接骨板。鼻-额骨折线及高位鼻-上颌骨折线一般不需固定。然而,若为粉碎性骨折或稳定性不足,表明此部位需固定,手术径路多采用冠状切口,优于"开放天空(open sky)"径路(H型切口:双侧眉弓内侧、眉间及鼻侧联合切口)。已存在的裂伤有时可作为手术径路,稍加延长,植入接骨板。固定鼻-额连接时,将小型接骨板置于鼻侧/眶内侧,比直接置于前额中部或鼻背更难触及。

一般来说,Le Fort Ⅲ型骨折需联合上颌前庭切口(因为通常有上颌骨骨折线)和冠状切口(暴露和固定鼻额、颧额及颧弓骨折)。冠状切口呈波浪形,位于发际线后约2cm(中线位置上),先向后延伸,然后向下延伸至耳前区(图93.8)。波浪形切口有利于"翻转皮瓣",还有额外的好处,就是在头发湿的时候(如游泳时)或发生轻微脱发时不明显。在中线处切开皮肤、皮下结缔组织、帽状腱膜及疏松蜂窝组织,沿骨膜上平面向外侧延伸至双侧颞上线。

帽状腱膜下平面切开,在颞肌区与颞肌筋膜相延续。向前分离至额骨,于眶上缘上方约2~3cm,水平切开骨膜(图93.9)。将此切口向外侧延伸至颞上线,在耳前区与颞深筋膜浅层相连,以保护面神经颞支(图93.10)。面神经额支或上部的分支距耳屏约

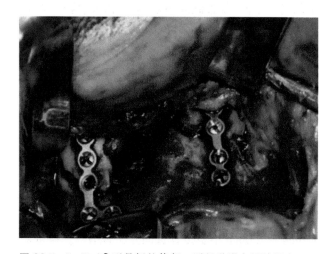

图93.7　Le Fort Ⅰ型骨折的修复。牙龈黏膜交界处以上1cm做右侧上颌前庭切口。安装牙弓夹板和颌间固定。上颌骨前壁复位略有分离,这是很常见的,因为在下颌角加压使髁突在位的情况下,上颌骨后部骨折通常不可能完全复位。在骨骼较厚的部位用小型接骨板和2mm螺钉固定上颌骨:颧突(左)和右侧梨状孔缘(右)。不需"重建"上颌窦前壁缺损,其可自然愈合。游离骨折片应从窦腔内取出。

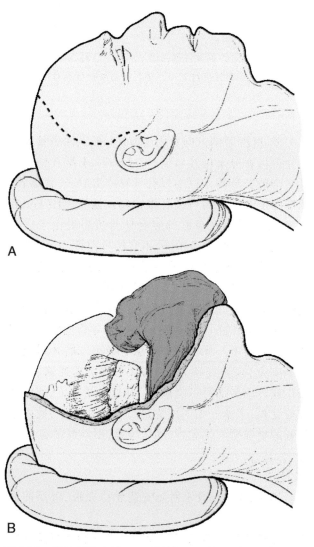

图93.8　设计冠状皮瓣。(A)耳前切口不低于耳屏下缘。切的太低太深可损伤面神经主干。在耳郭上附着处切口向后弯约0.5cm,有助于避免损伤颞浅动脉,颞浅动脉可完整地保留并随着皮瓣向前翻。(B)和缓的波浪形的切口比直的边对边的切口更易于翻转皮瓣。

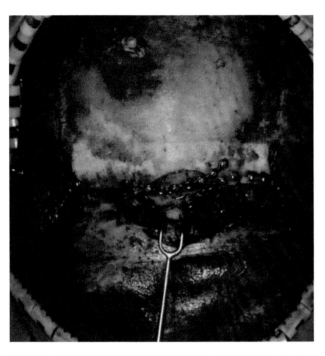

图 93.9　双侧冠状皮瓣翻转后的额面观。眶上缘以上 2~3cm 水平地切开颅骨膜。眶上神经位于眶上切迹(非眶上孔),充分游离,暴露鼻复合体和眼眶内上壁。鼻和眼眶骨折的复位使内眦完全复位,因此不需要经鼻钢丝。

1~2.5cm,沿颧弓行走于颞深筋膜的浅面。此径路可暴露眼眶的整个外、内及上缘。关闭伤口时应缝合切开的颞肌筋膜和帽状腱膜、皮下及皮肤。3~4mm 长的螺钉足以固定小型接骨板(图 93.11)。在眶缘钻孔时使用限位钻(防止钻孔过深)是有利的。切开过程中不应干扰外眦附着于眶内处（怀特诺结节,Whitnall's tubercle）,因而不需重新附着。

　　来自面部骨骼的未受损部分(额骨或环绕颧骨)的悬吊钢丝可协助固定上颌骨骨折,或用中等粗细的钢丝环将骨骼悬吊钢丝与下颌牙弓夹板或环绕下颌骨钢丝结扎固定,可作为完成闭合式复位的单一手段(图 93.12)。

　　Le Fort 骨折（Ⅰ、Ⅱ、Ⅲ型）修复完成后,应检查鼻中隔,确定无半脱位或侧向移位。将鼻中隔复位或必要时稍微修整,使鼻中隔位置居中。由于这些骨折大部分伴有眼眶骨折,复位固定后要进行双眼牵拉试验,排除肌肉嵌顿。

颧骨骨折

　　颧骨孤立性骨折最好在伤后 72 小时内修复。在此时间范围内,颧弓相对容易复位,获得满意的外观和稳定性,不需要内固定或外夹板。颧弓骨折的手术

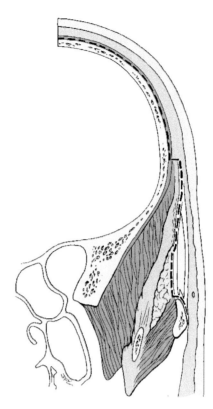

图 93.10　左侧冠状截面图,切口在颞线下一点经颞深筋膜的浅面。应深在此层面切开,以保护面神经额支。使切口与颧弓的骨膜下汇合,保护面神经上部的分支。

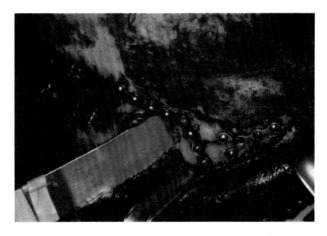

图 93.11　双侧冠状切口,接骨板固定颧弓和眶外侧缘的侧面观。注意将颞浅筋膜和颧弓骨膜一起翻转,带来安全、干净的手术野。

径路可经眉弓外侧小切口,钝性分离至骨膜下平面或经 Gillies 切口(2.5mm 斜向颞部发际线),避开颞浅动脉[14]。暴露颞肌筋膜,用 Freer 剥离子分离,在颞肌筋膜和肌肉之间形成一个小口袋。不论采用哪一种径路,都需将一个钝性且有力的器械(Kelly 钳、尿

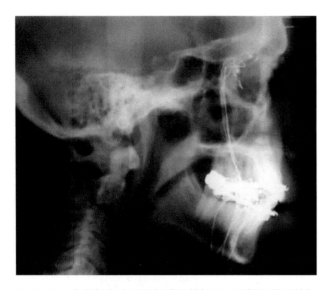

图 93.12 头颅侧位片显示颅骨悬吊钢丝。双侧额骨悬吊钢丝(24 和 26 号抗拔钢丝)和绕下颌骨钢丝用尖钻穿出,固定于牙弓夹板,支撑和固定 Le Fort I 型骨折。经额骨的钢丝和绕下颌骨钢丝用 26 号钢丝环互相固定。由于患者脊椎损伤和危险状态,未进行开放性治疗。已行气管切开以保障气道。

道探子或 Rowe 颧弓复位器)插入颧弓深面。另一只手经口内颊沟后方触及器械末端小突起, 常是很有帮助的。向外上用力将颧弓抬起,注意不能以其他面骨为支点。可听到咔啦声或弹响表明骨折已复位,触及凸起的轮廓确定复位成功。缝合皮下和皮肤,建议患者避免触摸骨折处数周。也可采用上颌前庭 (颊沟)径路,但可能并发咬肌损伤出血,在中等程度内陷的颧弓骨折下方插入器械过深, 有损伤眼眶下壁和外壁的风险。

颧骨复合体骨折可采用多种不同的切口:眉弓外侧切口、改良眼睑整形术切口、半冠状切口、结膜切口、睫毛下切口及上颌前庭切口。损伤及骨折移位的程度决定颧骨复合体的哪些部位需暴露和固定[15,16]。尽管在颧额缝处用单块小型接骨板固定可满足愈合的需要, 但可能不足以提供足够的刚度以维持颧骨隆起和理想的外观,通常,至少需两个部位植入接骨板固定才能获得刚度。一般地, 笔者更喜欢在颧额缝植入接骨板,因为此处易于确定,且有可用于固定的骨量足够。第二个固定部位为横跨颧骨支柱(上颌前庭切口)或眶下缘。若预期眼眶底壁需探查重建时,选择后者(图 93.13)。手术方法和修复材料在下一节详细论述。

在固定任何骨折线之前,需暴露颧骨复合体所有的骨折部位并充分复位[17]。然后用小型接骨板(1.7~

2.0mm)固定颧骨复合体,注意使接骨板离开眶缘数毫米,使之不容易看到或触及。若同时存在面部骨折(Le Fort 骨折、额窦骨折)或粉碎性骨折,为了固定和稳定性可能需要直接暴露整个颧弓[18]。可通过冠状或半冠状切口达此目的。注意复位时颧弓中点不能"过度抬高",颧弓的两端有小的弧度,中间是平的。颧弓过度抬高可能引起术后持续存在肿瘤样的隆起,应当避免。

眼眶

一旦确定患者需手术干预治疗眼眶骨折, 在选择手术径路和重建方法时需考虑几个因素。首先要确定需修复哪些眶壁,其他重要因素还有,合并的面部骨折、裂伤及术者的偏好。

有三种基本切口提供眶底的径路:眶下、睫毛下、经结膜(图 93.14)。睫毛下切口和经结膜切口由于外观效果好,目前最常用[19,20]。睫毛下切口于睑缘以下数毫米沿皮纹切开皮肤,距眼轮匝肌几毫米切开肌纤维前,向前下切开至眶隔。将皮肤和肌肉分离在不同层面,有助于防止直接瘢痕和睑外翻。向下切开至眶缘,于眶缘(弧形边缘)以下 2mm 切开骨膜,沿眶底将切口向后延伸,将眼眶内容物抬起,复位眶底骨折。由于视神经管距泪前嵴 40mm,且位置较高并居中,沿眶底向后分离 30mm 是安全的。修复完成后, 眶缘处骨膜缝几针固定, 用 6-0 尼龙线缝合皮肤。

经结膜径路有两种变化:眶隔后和眶隔前。眶隔后径路可更直接地到达眶底,但暴露眶脂体,影响术者的视野。为此,更多采用眶隔前径路。为了避免张力过大和过度牵拉下睑, 很多外科医生更喜欢先施行外眦切开(沿鱼尾纹做 3mm 长的切口)和下眦分离术,仅分离和松解下睑(图 93.15)。用小镊子将下睑向前外翻,潜行分离睑结膜和下睑缩肌(平滑肌,是睑囊筋膜的延伸),于睑板下缘下方 2~3mm 切开。于下睑穹窿底部向内朝向泪阜分离,可避免损伤睑板和泪小管。

沿着眶隔浅面向下切开至眶下缘 (避免眶脂体疝),切开面部骨膜。眼眶骨折修复后,骨膜用细线间断缝合几针。结膜用快速吸收的 6-0 铬肠线缝合。若正确的层次不能确定,则不缝合。误将眼轮匝肌和眶缘骨膜缝在一起,可导致睑外翻、眼睑退缩及"猎狗眼"外观。若发生这种情况,让患者用力按摩此部位,促进松解。若数周内不能解决问题,伤口应重新打开

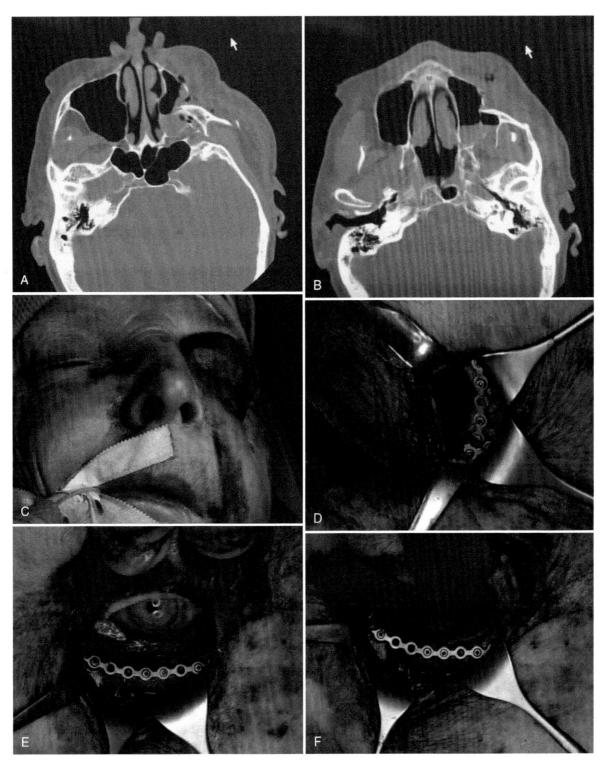

图 93.13　左侧颧骨复合体严重的移位性骨折。(A)CT 轴位扫描显示颧突被推至上颌窦后部,靠近翼内板。箭头位于损伤部位外侧,尽管软组织严重肿胀,仍可见明显的下陷。(B)稍低层面的 CT 扫描显示颧弓后部可能机械地影响喙突顶端,应考虑到和评估经口插管的困难。软组织水肿掩盖骨折移位的程度。(C)由于左眶周紧绷和左眼视力下降而准备急诊手术时的面部外观。患者因动脉硬化服用华法林(香豆素),局部出血严重,本质上表现为眼眶"筋膜间隙综合征"。(D)首先做左侧眉弓外侧切口,整个颧骨复合体充分复位。眶下缘和颧突暴露并复位后,一块小型接骨板用直径 1.7mm、长 3mm 的螺钉固定。(E)经结膜切口眶隔后切开和下眦分离术后,眶缘植入小型接骨板,用直径为 1.3mm 的螺钉固定。(F)眶底几乎完全破坏,用一块 0.85mm 厚的人工骨(多孔高密度聚乙烯板)重建,用一颗 5mm 长、直径为 1.7mm 的螺钉固定于外下骨缘,以防止人工骨移位及略弯的人工骨"弹性回位"。此时应进行牵拉试验,以确保眶内容物未被修复或固定材料嵌顿或束缚。(待续)

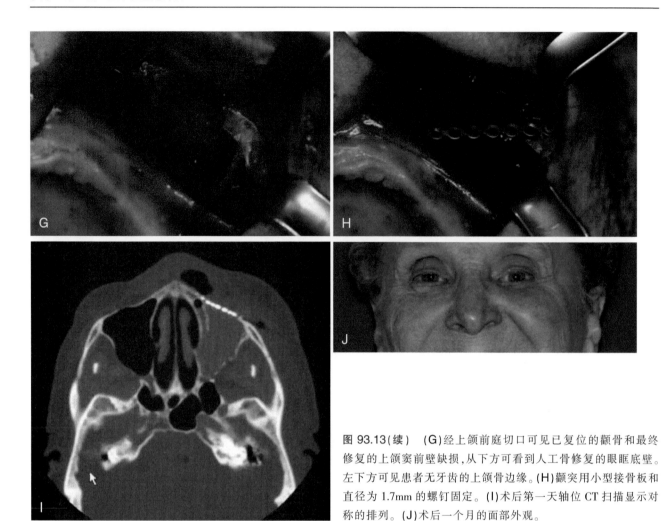

图 93.13(续) (G)经上颌前庭切口可见已复位的颧骨和最终修复的上颌窦前壁缺损,从下方可看到人工骨修复的眼眶底壁。左下方可见患者无牙齿的上颌骨边缘。(H)颧突用小型接骨板和直径为 1.7mm 的螺钉固定。(I)术后第一天轴位 CT 扫描显示对称的排列。(J)术后一个月的面部外观。

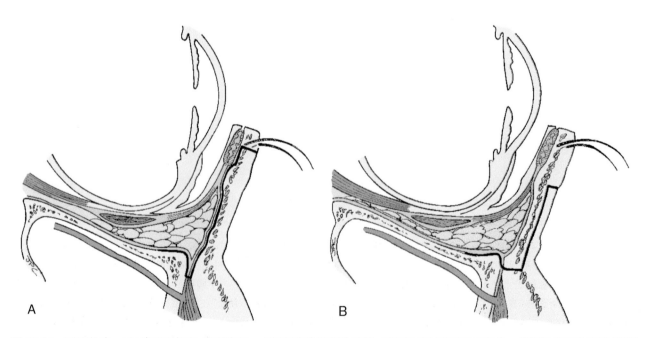

图 93.14 下睑径路。(A)睫毛下切开,在眼线下一点切开皮肤和眼轮匝肌,于眶隔前向下切开至眶缘。在眶缘以下数毫米(弧形边缘和眶隔附着处水平)切开骨膜,然后反折进入眶底。(B)较低的下睑皮纹径路暴露眼眶下缘和眶底,切开皮肤后于眼轮匝肌前向下切开。

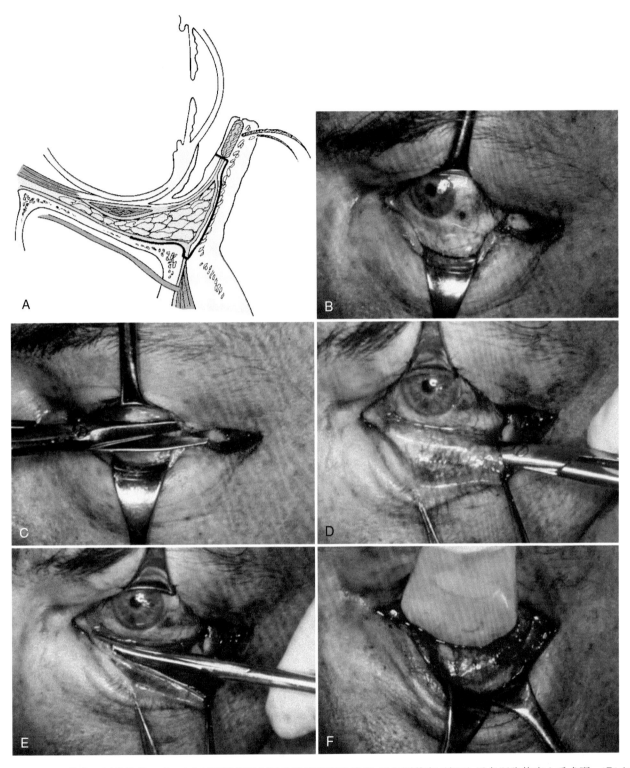

图 93.15　经结膜眶隔前径路。(A)于睑板下缘以下切开睑结膜和下睑缩肌,于眶隔前向下切开,避免眶脂体疝入手术野。(B)左侧外眦切开切口。一般仅需 5~7mm 长,切开眼轮匝肌。(C)用肌腱切断或虹膜剪切开下眦。将剪刀的尖端稍向下斜有助于确保仅切开下眦腱,保持上眦腱完整。切开时将剪刀的尖端刚好在眶缘的骨膜上。眼睑外侧切缘用 0.5mm 的镊子夹住,剪开眼角附着处,直至接下来的手术步骤中可充分移动眼睑。(D)由助手夹住两点轻柔地将眼睑外翻,术者进行潜行分离睑结膜和下睑缩肌(平滑肌)。钝头剪刀指向泪阜,分离至穹窿底部。(E)切开结膜。(F)用代马尔拉钩将下睑向下拉,用合成树脂板或可塑形的拉钩靠在眶缘内侧将眶隔和眶内容物向内压,于眶下缘下数毫米切开骨膜。(待续)

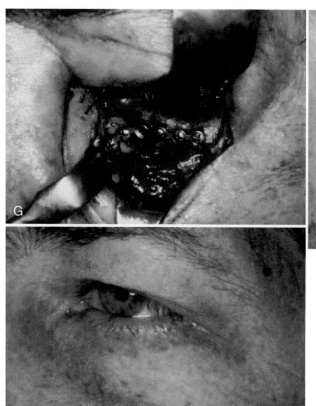

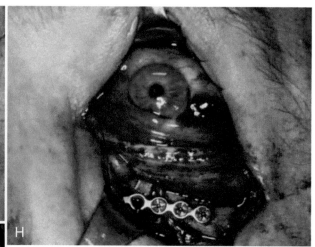

图 93.15(续) (G)颧骨已复位,眶下缘重排,用小型接骨板和 1.7mm 螺钉固定。(H)下睑切开和眶隔前径路提供干净的手术野。(I)术后 6 周的外观。

进行松解。建议留置 Reverse-Frost 线(改良睑缘缝合线)24 小时。外眦部下睑用 4-0 两端带 S-2 针头的慕丝线缝合重新连接,沿着眼眶外侧缘(切缘)向内和向外进针,确保眼睑准确复位。

眶上缘和颧额缝的径路可通过眉弓切口、上睑整形切口或冠状切口达到。眉弓切口和上睑整形切口由于外观好而最常使用。冠状切口用于广泛的面部骨折或颅骨骨折。眉弓切口位于眉弓侧面(1.5cm)上方,与毛囊平行。用电刀锐性切开皮下组织、眼轮匝肌及骨膜。此切口位于外眦部上方 1cm 处,提供眶外侧缘的良好的径路及在颧额缝植入接骨板固定。上睑整形切口和眉弓切口相似,但略低平。切口位于上眼睑的一条皮纹内,切开皮下组织、眼轮匝肌及骨膜。由于上眼睑组织的活动度和松弛度,1~1.5cm 长的切口就已经足够。关闭伤口需缝合骨膜和皮肤。

暴露眶内侧缘和眶内侧壁的上部,可通过冠状切口(见图 93.9)或鼻侧切口达到。眶内侧壁的下部可通过经结膜径路暴露。鼻侧径路为 1.5cm 长的纵行弧形切口,位于内眦前约 0.5~1cm。注意切口不可太靠近内眦,以免导致瘢痕挛缩而形成"厚边"。切开皮下组织、眼轮匝肌及骨膜。向后、向上分离骨膜至

眶内侧缘和内侧壁。内眦韧带包绕泪囊,位于切口的后下方。皮下缝合一针,皮肤间断缝合几针,即可关闭伤口。

眶内骨折一期重建的目的是恢复眼球的活动度和功能,重建正常的眼眶容积,从鼻窦内抬起塌陷的软组织[21]。复位孤立性线性骨折,松解嵌顿的组织。一般不需移植,若术者担心眼球受到冲击或有再次嵌顿的风险,骨折处可放置一片硅胶片或薄的(0.85cm)人工骨(有孔的多聚乙烯板,Porex Surgical)[22]。

击出性骨折或较大缺损可用多种材料重建,如:游离颅骨片、人工骨、钛网。移植物不可超出眶下缘或叠在眶下缘上。这样会产生后增加效应,无法恢复眶底的正常轮廓。在眶下缘之后,眶底即下沉数毫米,在两侧和前后之间有和缓的凹面。重叠移植伴眼眶容积过度缩小、或者移植物太靠前伴后部倾斜,有过多地向上支撑眼球的倾向,有可能产生纵向斜视伴永久性眼球内陷。应尝试将移植物置于未受损的骨性突出处,向后应超过眼球赤道部。根据具体情况,移植物用螺钉或缝线固定(图 93.16)。未固定的移植物可向前移位至眶下缘而可触及,或成一角度突入鼻窦。

眶底骨折不应过度治疗。若没有确定的表现(嵌

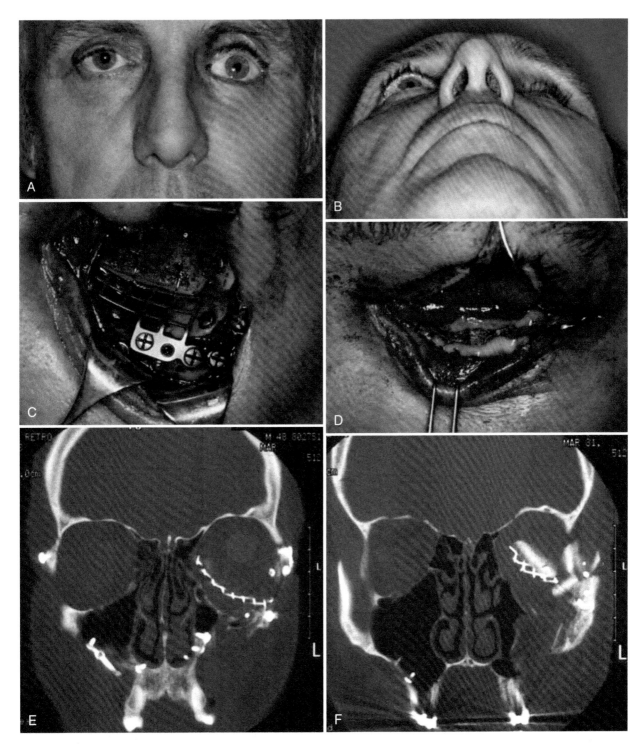

图 93.16　(A)一名 53 岁男性的正面观,他从树上跌落,颧弓复合体骨折和左侧眼球破裂。他已在其他临床中心接受治疗,左侧颧弓开放性复位及内固定,左侧眼球摘除,植入 12mm 羟磷灰石义眼。患者主诉假体移位,左"眼"内下陷。(B)颏下观显示左侧眼球明显内陷(>10mm)。羟磷灰石义眼太小,眼眶容积太大。(C)左眼眶用钛网重建,作为颅骨片移植的支架。移植物置于羟磷灰石眼球赤道部的后外方。(D)为了恢复下眼睑的长度和重建穹窿,取颊部游离黏膜移植物,植入下眼睑,用 6-0 普罗林线及 Telfa 敷料支撑塑形。(E,F)术后 CT 冠状位扫描显示眼眶容积缩小,钛网和移植物在位。(待续)

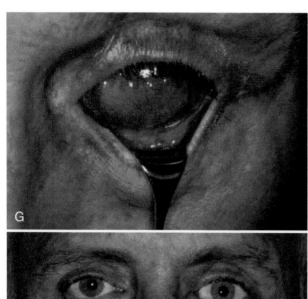
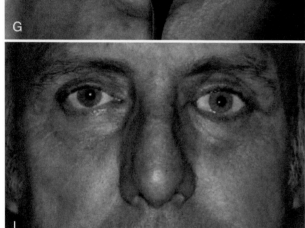
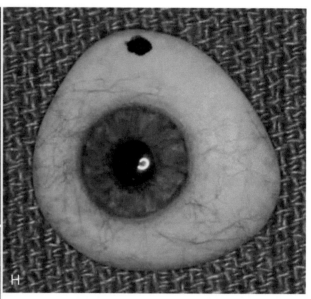

图93.16(续)　(G)术后6周,黏膜化的穹窿和羟磷灰石眼球前面隆起。(H)新的较薄的假体(接触镜),红点帮助患者装入时定位。(I)术后两个月的面部外观。

顿、眶底缺损超过50%伴眶内容物疝、急性眼球内陷),待水肿消退后,重新评估损伤,仅当存在功能缺陷或需修复的外观畸形时才需要干预。

鼻

鼻骨及鼻中隔骨折应尽快修复,但可延迟7~10天,待水肿消退后重新评估后修复。对于大多数鼻骨及鼻中隔骨折,闭合性复位可满足需要。可在表面麻醉、局部麻醉、静脉镇静或全身麻醉下完成。鼻腔塞入用2%~4%利多卡因和血管收缩剂 [1:50 000肾上腺素,1:10稀释的0.25%苯肾上腺素（辛弗林素）,0.05%羟甲唑啉]浸湿的棉片(0.5英寸×3英寸)或棉拭子获得表面麻醉。将棉片或棉拭子塞在鼻骨和鼻中隔之间的鼻顶、鼻中隔底部及下鼻甲外侧。

在两侧鼻骨外侧、眶下神经及鼻中隔前下部注射局部麻醉药(0.5mL)是有利的。即使采用全身麻醉,应用含血管收缩剂的局部麻醉药也有利于改善视野、减少术中出血及术后疼痛。等10~15分钟血管收缩药起效后,取出棉拭子。钝性复位器械(戈德曼复位钳,刀柄)插入鼻腔一定深度,同时用拇指压在需抬高的鼻骨外的皮肤上。在抬高和对齐鼻骨时,

拇指按压可轻柔地旋转或扭动(图93.17)。然后通过观察和触诊检查鼻骨和鼻背是否居中、对称隆起。通常先进行鼻骨复位,然后用鼻镜检查鼻中隔,必要时进行复位。阿希钳插入双侧鼻腔,置于鼻顶较高处,可提供额外的向前的力,抬高鼻骨;更经常地,置于鼻中隔中部或底部,将这些结构复位至中线。已复位的鼻中隔可对上方的鼻骨提供支撑,保障双侧鼻腔通畅。最后检查鼻骨及鼻中隔后,沿鼻中隔各留置硅胶片,用3-0丝线穿经两侧硅胶片及鼻中隔前部的软骨固定。

擦干鼻部皮肤,酒精擦拭去脂,涂布少量黏合溶液,贴上多孔纸带或免缝胶带。然后将热塑性夹板修剪,加热,根据外鼻轮廓塑形,用胶带固定。这些覆盖物通常留置一周。鼻骨复合骨折应尽早修复。直接经皮肤伤口暴露鼻骨,必要时,用钢丝或接骨板坚固固定。然后通过类似的步骤和原则完成闭合式复位。皮肤伤口缝合后也可使用外夹板。鼻及鼻中隔上的黏膜裂伤应尽可能地用5-0可吸收线缝合。

鼻眶筛复合体

鼻眶筛复合体损伤引起严重的外观畸形。也可

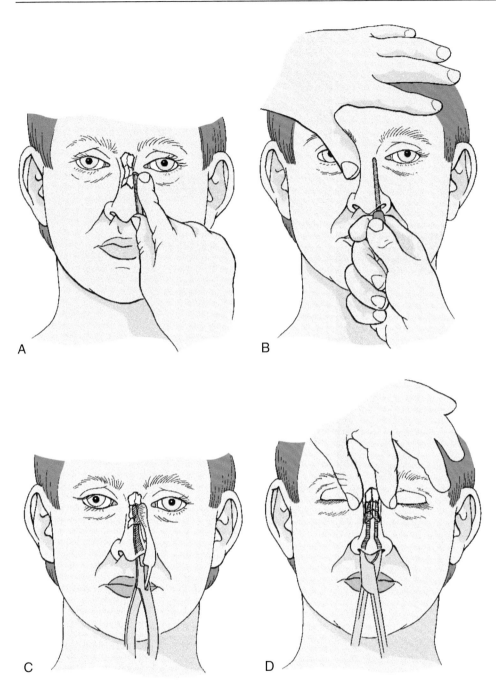

图 93.17　鼻骨骨折复位。(A, B)鼻复合体弓状或 c 形畸形用钝性复位器复位。(C,D)鼻骨骨折伴套叠用沃尔萨姆钳和阿希钳复位。

损伤鼻气道和泪器。泪器损伤可通过鼻泪管内留置细硅胶管(Crawford 管)来治疗,将硅胶管经上、下泪小管向下插入泪囊,在下鼻甲下方用 Crawford 钩将其取出,把两端系在一起。由于鼻眶筛复合体损伤引起的软组织损伤和重塑,可使受伤部位永久性增厚,推荐在伤后一周内修复。鼻眶筛复合体损伤合并内直肌嵌顿不常见。鼻眶筛复合体损伤导致的主要缺陷为鼻骨展开、因失去支撑向后移位及外眦移位。

　　眼眶内侧壁孤立性缺损最好直接经鼻侧切口暴露。为了固定移位的骨折片及移植物(异体或自体

骨)以使骨骼稳定,常需暴露眶下缘及眶底,如睫毛下或经结膜径路。合并额窦骨时可能需冠状切口径路;然而,这些径路对鼻眶筛复合体骨折只能提供有限的暴露[23]。通常需组合应用皮肤伤口、鼻侧切口及冠状切口,才能充分处理这些损伤(图 93.18)。

　　外伤性内眦距增宽需直接通过 1.0~1.7mm 接骨板固定来治疗。外夹板很难获得满意疗效。在鼻眶筛复合体骨折,内眦韧带常与骨折片连在一起,将这些骨折恰当复位并固定于邻近的稳固的骨骼(上颌骨、眶骨或额骨),常可纠正内眦距增宽畸形。对于更严

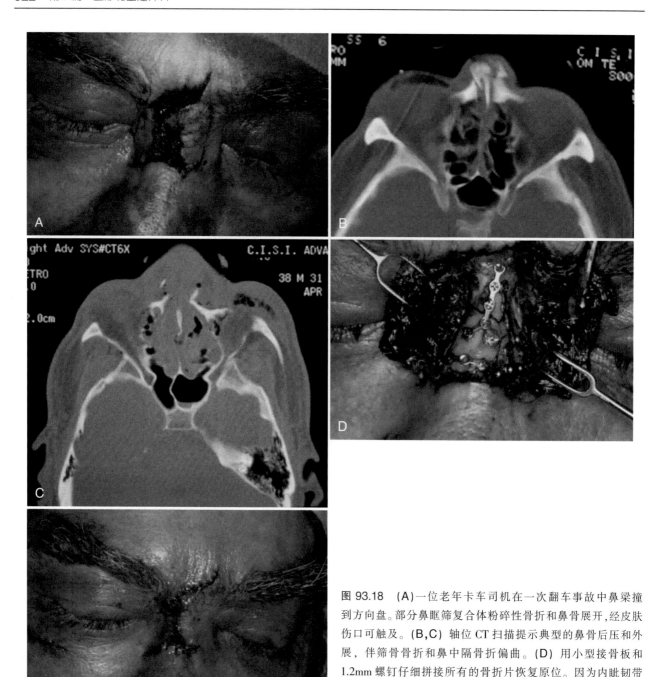

图 93.18　(A)一位老年卡车司机在一次翻车事故中鼻梁撞到方向盘。部分鼻眶筛复合体粉碎性骨折和鼻骨展开,经皮肤伤口可触及。(B,C) 轴位 CT 扫描提示典型的鼻骨后压和外展,伴筛骨骨折和鼻中隔骨折偏曲。(D) 用小型接骨板和 1.2mm 螺钉仔细拼接所有的骨折片恢复原位。因为内眦韧带依旧附着于骨性泪嵴,内眦随着骨折修复而复位,不需要经鼻钢丝固定。(E)手术结束时皮肤裂伤已缝合,内眦间距缩窄。

重的损伤常需经鼻钢丝固定。为此目的,用细的不锈钢丝(30 号)直接固定或缝合至内眦韧带(图 93.19)。用穿线钻或弯针将钢丝在泪囊窝后上一点穿入钢丝。然后在对侧眼眶将钢丝的两端绕着一小段接骨板逐步拧紧,调整并微调内眦间距。避免通过鼻腔填塞来复位和固定鼻中隔,鼻腔填塞倾向于使鼻骨向外弓形隆起,产生永久性鼻外观宽大。若鼻中隔不在中线上,应手术复位或修剪底部后两侧,用薄的硅橡胶夹板固定。治疗鼻眶筛复合体骨折,若鼻骨缩窄不足,可导致

永久性内眦距增宽和塌鼻畸形。初次手术中用经鼻钢丝固定可避免此并发症,后期则很难纠正。

若考虑应用颅骨片或异源体移植隆鼻,鼻背需有足够的健康软组织和皮肤。若鼻背软组织较薄或严重坏死,建议二期重建(图 93.20)。根据患者的具体情况决定立即重建或延迟移植物修复。在进行二期重建鼻眶筛复合体损伤前,CT 扫描三维重建对于制订手术计划、术前准备及选择移植材料有很大的帮助。

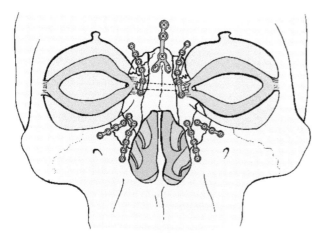

图 93.19　鼻眶筛复合体骨折用小型接骨板修复，用经鼻 30 号钢丝缝合内眦韧带，使内眦复位变窄。

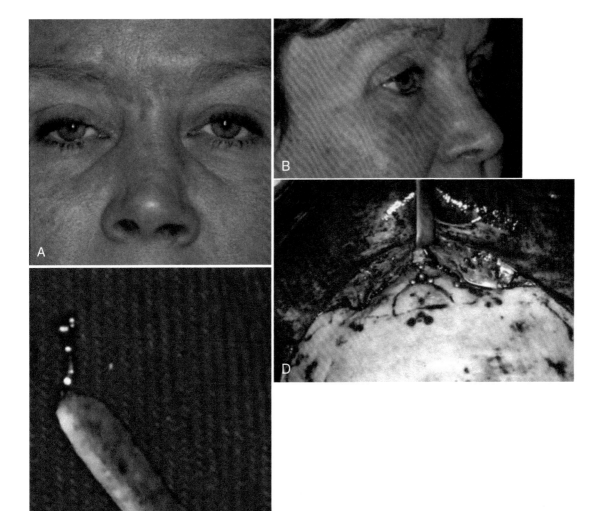

图 93.20　(A)鼻眶筛复合体骨折、皮肤裂伤的女性患者的面部外观，由于术后感染，伤口愈合不佳。鼻背下陷呈鞍鼻畸形，内眦距增宽为 29mm。(B)右斜位观显示鼻部缩短、上翘。(C)中厚颅骨片移植物塑形后用 1.7mm 螺钉固定在塌陷处，使移植物重塑和变薄的软组织不可触及。(D)冠状切口径路，向下钝性分离至大翼软骨头侧内脚形成囊袋，植入移植物。其长度须大于正常鼻骨，方可重建鼻背及鼻尖的正常轮廓，使从正面不能看到整个前鼻孔。(待续)

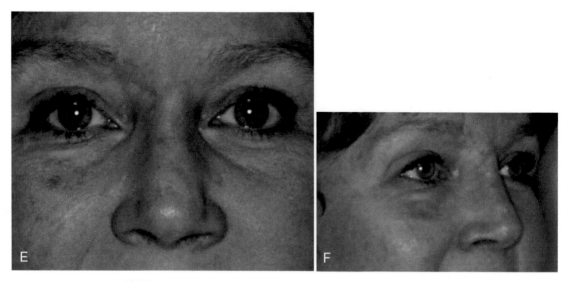

图 93.20(续)　(E)术后 6 周的正面观。未施行内眦固定及瘢痕整形,然而,由于光滑的隆起框架的撑开瘢痕,使瘢痕变得不那么明显,内眦间距显得变窄是由于鼻背恰当地向前隆起。(F)右斜向观。

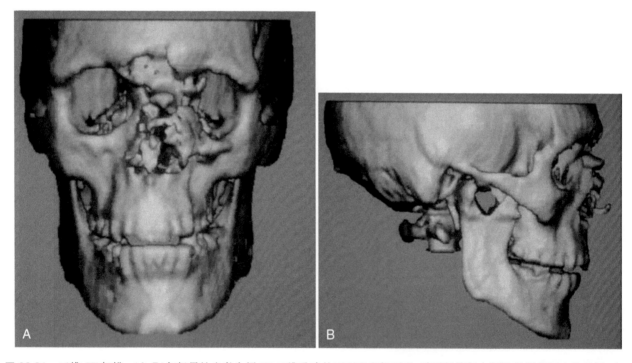

图 93.21　三维 CT 扫描。(A,B)年轻男性患者头颅 CT 三维重建的正面观和侧面观,受到硬管打击导致鼻眶筛复合体骨折,由于有严重的脑损伤和可疑的存活机会,在当地医院未进行修复。这些照片对制订二期重建手术计划有很大的帮助。已愈合骨折边缘重塑、变得光滑,所以截骨或尝试"复位"一般无效。复位并修复任何突出的部位或整个区域,将移植材料固定于稳定的骨骼,重建面部隆起和轮廓,切除瘢痕化的软组织,可获得较好的效果。预计需多次整形术。

额窦

冠状径路为修复额窦骨折提供了最佳的暴露。仅有大面积的伤口和脱套伤可提供足够的直接暴露。应先修复较小的伤口,然后做冠状切口。在分离冠状皮瓣时,应保留额窦后壁所有游离或松动的小骨折片,用于接下来的复位和重建。移位的前壁骨折应抬高,检查窦底、窦口及后壁。鼻额管或孔的通畅性肉眼很难辨别。可用18号留置针将生理盐水或甲基蓝注入额窦开口,然后观察在中鼻道观察涌出或在鼻咽部收集的液体,因而确定其通畅性。若后壁和鼻额管无损伤,可用低剖面的小型接骨板或钛网重组和固定前壁骨折。用钛网修复小缺损(直径<1cm)是很好用的。较大的缺损应考虑取颅骨片移植修复,尽管很少需要。

若后壁发生骨折,需影像学及临床上确定骨折是否移位。移位被界定为等于或大于相邻的骨折边缘厚度的差异性。骨折或为移位的,或为无移位的,模棱两可的定义是混乱的,如轻微移位的或成角的,无临床意义。移位的骨折需请神经外科会诊。经常需切下并移开较大块的额骨甚至整个额骨(包括眶上缘),以获得足够的手术野来处理脑损伤及修补硬脑膜(图93.22)。应注意避免进入和损伤矢状窦导致严重的出血。伴有严重脑挫伤的病例,预计术后脑水肿,或者额窦中等大小或较小,首选颅腔化。颅腔化包括完全去除额窦后壁和所有的额窦黏膜,磨平骨折边缘(图93.23)。所有的硬脑膜撕裂都应一期缝合或用筋膜、冻干硬脑膜、合成补片或骨膜修补。组织黏合剂可用于协助加强修补,如纤维蛋白胶。将硬脑膜悬吊缝合于重建的额窦前壁上,有助于防止急性或慢性硬脑膜下积液。重排及固定额窦前壁前,将鼻额管内的黏膜向下反折至鼻腔内,窦口可用骨片、颞肌或游离颅骨膜堵塞。

如果鼻额管发生骨折或阻塞,患者有继发鼻窦炎、脑膜炎或骨髓炎的风险[24]。若鼻额管受损,或额窦用脂肪(取自腹壁)、骨质或可接受的异质材料填塞,或额窦颅腔化,鼻额管应堵塞并密封,如前所述。鼻额管堵塞是必须的,把额窦及颅内空间封闭起来,免受鼻腔污染。额窦填塞可消除死腔、抑制积液、提供额外的鼻腔和脑之间的屏障。

若进行鼻额管、额窦填塞或颅腔化,应彻底清除额窦黏膜。需用刮匙,有时需用球形金刚石钻头以完全清除黏膜。黏膜残留可在数年后形成黏液囊肿或感染。对于局限的单侧额窦损伤或经皮肤伤口用内镜检查确定窦内无游离骨折片的病例,可做鼻侧切口(Lynch切口)并抬高额窦前壁的骨折。这种方法仅可由熟练掌握功能性鼻内镜技术的医生进行尝试,且只能用于单侧额窦轻度损伤。

术后处理

术后的治疗和护理取决于面部骨折的不同类型和严重程度。常规处理包括面部冰敷、抬高床头、减充血剂鼻腔喷雾及颌间固定患者床边备钢丝剪。对于在紧急状态下如何剪断钢丝的指导是有益的。无论如何,若保留牙弓夹板,钢丝引起刺激可用软蜡保护,也建议给予营养支持。进行Le Fort骨折修复但无颌间固定的患者,推荐进食不需咀嚼的软质食物4~6周。应指导患者进行口腔清洁和生理盐水漱口。术后静脉应用激素可极大地帮助减轻水肿。甲基强的松龙(125mg,静脉注射,每6小时一次)优于地塞米松(8mg,静脉注射,每8小时一次)。这种激素治疗不可混同于创伤性视神经病和视力受损的患者应用的大剂量激素治疗。在这种情况下,为了减轻水肿及视神经受压,需给予静脉用甲基强的松龙(3mg/kg体重),然后每6小时再用1.5mg/kg体重[25]。眼眶手术后最初的24小时内应频繁检查视力。即使伴有严重的眶周水肿,也应翻开眼睑检查瞳孔反射及视力。若有任何可疑的或令人担忧的发现,应立即请眼科医生会诊。偶尔发生球结膜突出或水肿伴外露。频繁地给予润滑眼球的滴眼液(每两个小时一次),避免干燥和溃疡。任何的眼睑退缩或外翻应及时评估,并通过直接按摩、注射激素或手术整形来处理。损伤和修复后,眶上神经和眶下神经感觉异常或迟钝是很常见的,除非被切断,大多数可在3~6个月内完全恢复。

眼眶骨折后,视力模糊和轻度复视是常有的,通常在水肿消退后恢复。明显的复视和视力下降,应由眼科医师急诊处理。根据需要给予球后血肿引流、大剂量激素及其他保留视力的治疗。一系列检查对早期发现视力下降是很重要的。

持续的清亮或水样的鼻漏应检测β2转铁蛋白,排除脑脊液鼻漏。放射性核素成像检查可定位脑脊液鼻漏的部位。经鼻内镜修补脑脊液漏,同时腰穿置管引流3~5日,通常是成功的。

治疗面部骨折常需使用围术期抗生素。通常于术前及术后24小时内静脉注射抗生素,超出此时间

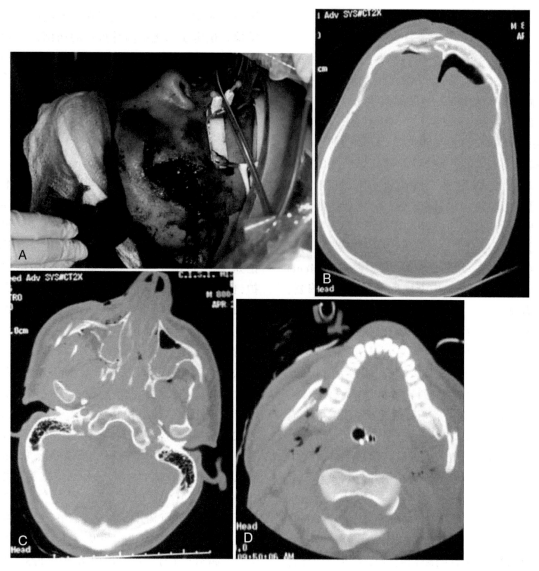

图93.22　(A)年轻男性患者的头部侧面观,左脸被起重机吊钩刺穿,从脚手架上跌落数层。患者颈椎固定,经口插胃管,已进行气管切开术。(B)CT扫描提示额骨骨折移位伴颅内积气。(C)上颌骨和颧弓骨折,右侧上颌骨粉碎性骨折。(D)双侧下颌角骨折错位,右侧髁突下骨折,此片位置较低看不到。(待续)

范围,使用静脉抗生素的好处尚未证实。抗生素应覆盖革兰阳性菌和葡萄球菌。阿莫西林、克拉维酸和克林霉素都是很好的一线选择。进行上颌骨或颧骨复合体骨折的修复,应实行鼻窦防护。早期伤口感染常由于死骨、软组织坏死、骨折线内存留牙碎片或骨折线间移位。应努力查明原因并针对性地治疗。单纯抗生素治疗无法完全解决感染的问题,延误了必要的、不可避免的治疗,如清创、手术引流及重新固定骨折。

迟发性感染(6周后)通常是因为鼻窦堵塞,也可能是因为需拔除或根管治疗的上颌死牙。临床检查、局部疼痛及影像学检查有助于确定病因,给予适当

的治疗。

为了满足患者的需求,应用加压包扎,特别对冠状皮瓣、或进行软组织广泛分离的患者。冠状皮瓣深面可留置引流管24小时。除非缝合伤口时有较多渗血,一般不需要引流。

术后影像学检查用于评价复位的妥善性、固定对齐情况及骨骼的相互关系。若将来出现咬合关系改变、骨折移位、感染或接骨板松动,这些资料也可作为参考。这些检查包括颌面断层片、头颅后前位及侧位片、华氏位片及颅骨片。复杂的眼眶骨折和额窦骨折伴颅内损伤通常需后续的CT扫描。6周内避免强体力活动,若损伤需要,有必要在更长一段时间为

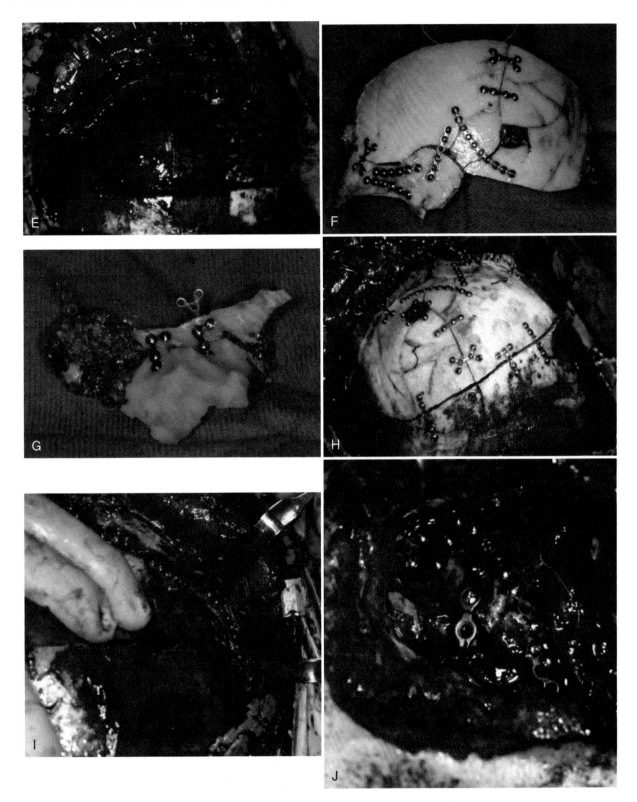

图 93.22(续)　(E)神经外科医师在骨折处以外切开额骨和颅骨,获得足够的手术野修补硬脑膜而不需过度牵拉已受损的额叶,以免加重脑水肿。植入冻干硬脑膜补片,边缘用纤维蛋白胶粘合。(F)在体外,用 1.7mm 接骨板将颅盖骨拼接回去,右眶上缘在此区的右下角。(G)一大部分的前颅窝是游离的,在检查及修复硬脑膜时被取下来,预先用接骨板固定,使之可嵌在额叶和眼眶之间,放回原处固定重建颅腔。(H)颅盖骨固定、钻孔。注意在双侧颅顶钻几个小孔(1.5mm),用于固定硬脑膜悬吊缝线,减轻硬脑膜外积血。(I)固定右侧颧弓(上面观)。(J)经面颊部的出口伤口用 1.7mm 和 1.3mm 接骨板修复右侧颧骨和眼眶。在保守性切除伤口边缘坏死组织及缝合眼睑和面颊部伤口的深部组织前,进行右侧鼻泪管插管。(待续)

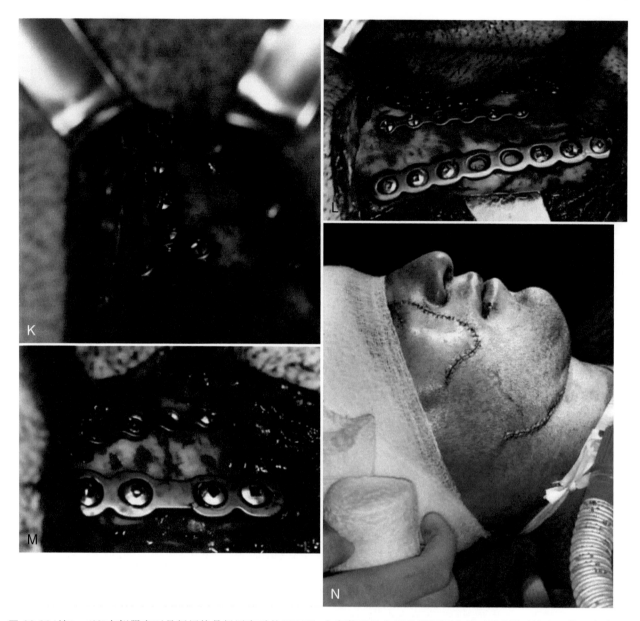

图93.22(续)　(K)右侧髁突下骨折用接骨板固定后的下面观,在安装牙弓夹板及颌间固定后,经下颌下的入口伤口完成此步骤。(L)接下来,右侧下颌角和下颌体后部的斜行骨折用2.0mm张力带接骨板和下缘双皮质接骨板固定。(M)经口外径路用接骨板固定左侧下颌角。(N)术后照片,出口及入口伤口修整后缝合,头部绷带包扎。(待续)

避免身体接触性运动。

　　术后即出现或一周内出现咬合不正,通常是由于不恰当的复位和固定。术后最常见的咬合不正是前开咬合畸形,是由固定面中部骨折时,在下颌处向上用力使髁突移位造成的。若前开咬合轻微(<2mm),牙弓夹板之间应用纵向弹性牵引可满意地解决这个问题。大的前开咬合要进行整形术,在保持下颌骨髁突在位的前提下,按正确解剖位置固定骨折。为了纠正咬合不正而应用过度的盒式弹性牵引,可导致接骨板脱落、骨折不愈合及损伤牙齿。

　　后来发生的咬合不正(愈合阶段内)通常是由于接骨板脱落、接骨板刚性不足、术中骨骼过热或感染导致螺钉脱出。患者也有可能过度活动或进食正常饮食,或不经常地,患者受到其他的面部损伤且未告知术者。抓住下颌骨检查其活动度,将目前的影像学资料和术后当时的对照,可发现接骨板脱落或骨片移动。通常需再次手术重新固定才能解决这种问题。细致的接骨板塑形和使用锁紧螺钉有助于避免骨折片扭转和排列不整齐。

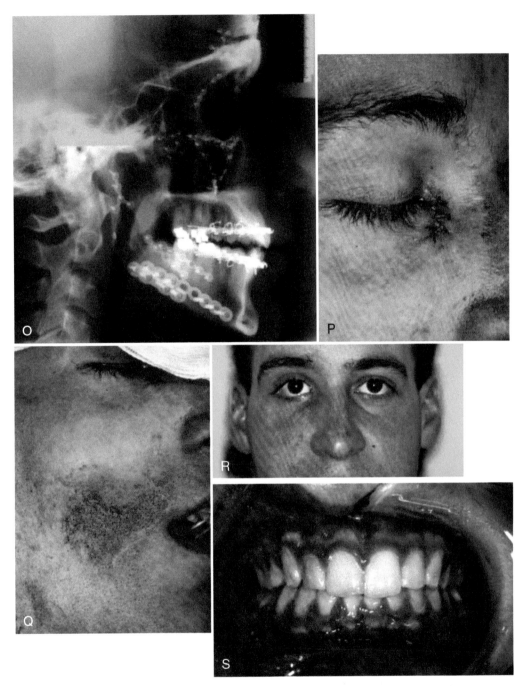

图 93.22(续) (O)术后头颅侧位片显示已恢复面部立体关系。(P,Q)术后 3 个月,进行内眦部瘢痕 Z 整形术和面颊部伤口机械性皮肤磨削术。(R)受伤后 6 个月的面部外观,患者已恢复全职建筑工作,无残疾。(S)咬合关系。

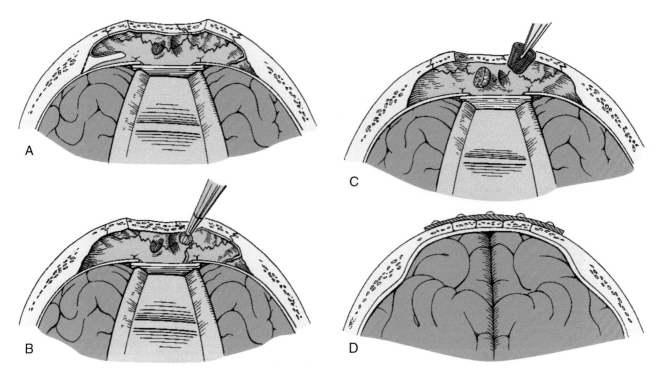

图 93.23   额窦骨折颅腔化的手术步骤。(A)经双侧冠状切口径路修复硬脑膜,切除额窦后壁。(B)磨光额窦前壁和底壁,清除残留的黏膜。(C)闭塞鼻额管。(D)额窦前壁用小型接骨板重建,使脑组织适应并填充此空间。

精要

- 充分的术前评估及按逻辑次序的治疗计划有助于避免并发症和不利的结果。
- 术者应亲自查阅影像学资料,并将影像学显示的骨折和体检发现关联。
- 在移植眶底缺损时,重建缺损并恢复眶底正常的、不平坦的轮廓。
- 无移位的颧骨上颌骨复合体骨折、孤立性上颌骨前壁骨折不要手术治疗,不要为了改善上颌神经感觉异常和麻痹而手术治疗眶底骨折。
- 在治疗中、重度颧骨复合体骨折时,需至少暴露两个骨折点并且两个部位都要固定,有助于复位并确保恰当对齐及术后足够的稳定性。

隐患

- 鼻和颧弓骨折在受伤48小时以后治疗,难以精确复位,倾向于稳定性不足及骨折片移回受伤的位置。
- 缝合眼睑、睫毛下,或者结膜切口,对位不准确和缝合的层次不同,将导致眼睑活动受限,可

能引起睑外翻。
- 术后反复检查视力,或患者诉视力下降必须重视,应即刻评估并给予适当的治疗。
- 早期发生术后咬合不正(24小时内)通常是由于骨折片不恰当的对齐和固定引起的。
- 术后迟发的咬合不正可能是由于继发于固定不充分、感染或过度固定而导致的骨折不愈合或骨片移位。

(陈志宏 译)

参考文献

1. Turvey TA: Midfacial fractures: A retrospective analysis of 593 cases. J Oral Surg 35:887-891, 1977.
2. Cunningham LL, Haug RH: Management of maxillary factures. In Miloro M (ed): Oral and Maxillofacial Surgery, 2nd ed. Hamilton, Ontario, BC Decker, 2004, pp 435-444.
3. Ellis E, El-Attar A, Moos KF: An analysis of 2,067 cases of zygomatico-orbital fracture. J Oral Maxillofac Surg 43:417-428, 1985.
4. Hammer B: Orbital Fractures: Diagnosis, Operative Treatment, Secondary Corrections. Seattle, Hogrefe & Huber, 1995, pp 7-41.
5. Hartstein ME, Roper-Hall G: Update on orbital floor fractures: Indications and timing for repair. Facial Plast Surg 16:95-106, 2000.
6. Ochs MW, Buckley MJ: Anatomy of the orbit. Oral Maxillofac

Surg Clin North Am 5:419-429, 1993.

7. Markowitz BL, Manson PN, Sargent L, et al: Management of the medial canthal tendon in nasoethmoid-orbital fractures: The importance of a central fragment in classification and treatment. Plast Reconstr Surg 87:843-853, 1991.

8. Gruss JS, Hurwitz JJ, Nik NA, Kassel EE: The pattern and incidence of nasolacrimal injury in naso-orbital-ethmoid fracture: The role of delayed assessment and dacryocystorhinostomy. Br J Plast Surg 38:116-121, 1985.

9. Rohrich RJ, Hollier LH: Management of frontal sinus fractures. Changing concepts. Clin Plast Surg 19:219-232, 1992.

10. Donald PJ: Frontal sinus ablation by cranialization. Arch Otolaryngol 108:142-146, 1982.

11. Manson PN, Clark N, Robertson B, et al: Comprehensive management of pan-facial fractures. J Craniomaxillofac Trauma 1:43-56, 1995.

12. Manson PN, Clark N, Robertson B, et al: Sub-unit principles in midface fractures: The importance of sagittal buttresses, soft-tissue reductions, and sequencing treatment of segmental fractures. Plast Reconstr Surg 103:1287-1306, 1999.

13. Haug RH, Jenkins WS, Brandt MT: Advances in plate and screw technology: Thought on design and clinical applications. Semin Plast Surg 16:219-227, 2002.

14. Zingg M, Laedrach K, Ceen J, et al: Classification and treatment of zygomatic fractures: A review of 1025 cases. J Oral Maxillofac Surg 50:778-790, 1992.

15. Ellis E, Kittidumkerng W: Analysis of treatment of isolated zygomaticomaxillary complex fractures. J Oral Maxillofac Surg 54:386-400, 1966.

16. Manson PN: Discussion: Analysis of treatment for isolated zygomaticomaxillary complex fractures. J Oral Maxillofac Surg 54:400-401, 1996.

17. Makowski GJ, Van Sickels JE: Evaluation of results with three-point visualization of zygomaticomaxillary complex fractures. Oral Surg Oral Med Oral Pathol 80:624-628, 1995.

18. Zingg M, Chowdhury K, Ladrach K: Treatment of 813 zygoma–lateral orbital complex fractures. Arch Otolaryngol Head Neck Surg 11:611-620, 1991.

19. Converse JM: Two plastic operations for repair of the orbit following severe trauma and extensive comminuted fracture. Arch Ophthalmol 31:323-325, 1944.

20. Baumann A, Ewers R: Use of preseptal transconjunctival approach in orbital reconstruction surgery. J Oral Maxillofac Surg 59:287-291, 2001.

21. Mathog RH, Hillstrom RP, Nesi FA: Surgical correction of enophthalmos and diplopia: A report of 38 cases. Arch Otolaryngol Head Neck Surg 115:169-178, 1989.

22. Berghaus A: Porous polyethylene in reconstructive head and neck surgery. Arch Otolaryngol Head Neck Surg 111:154-160, 1985.

23. Ellis E: Sequencing treatment for naso-orbito-ethmoid fractures. J Oral Maxillofac Surg 51:543-588, 1993.

24. Wilson BC, Davidson B, Corey JP, Haydon RC III: Comparison of complications following frontal sinus fractures managed with exploration with or without obliteration over 10 years. Laryngoscope 98:516-520, 1988.

25. Spoor TC, Hartel WC, Lensink DB, Wilkinson M: Treatment of traumatic optic neuropathy with corticosteroids. Am J Ophthalmol 110:665-669, 1990.

第94章

眼眶骨折

Mark W. Ochs

眼眶是由面部结构的两块水平梁,两块垂直支撑柱构成,因此眼眶骨折非常常见。恰当的骨折修复是重塑面部外观和功能的关键。全面的评估和治疗至关重要。复合结构包括眼球,视神经,眼外肌,泪液分泌和排出系统。理解涉及眼眶骨折的分类对于评估骨折和预测其他相关损伤至关重要。这些分类将指导眼眶骨折的系统治疗和修复。

眼眶的骨性结构形如金字塔,尖端指向后内方向(图 94.1 和图 94.2)。内侧壁几乎互相平行,外侧壁分开约成90°夹角。成人眼眶的容积大约是 30mL。眼眶的骨膜又被称为眶骨膜,除了孔和隙,眶骨膜连续地附着于眶壁上。

涉及眼眶的骨折常发生于面部的顿挫伤,而穿通伤(如射伤)则非常少见。考虑致伤物体的速度(动力和方向) 通常会提示可能的受伤位置以及眶骨受累的严重程度。例如:爆裂性骨折通常是低速创伤造成,如飞来的棒球,而摩托车的冲撞或者面部被棒球棍击伤(高速创伤)则可导致颧颌复合体(ZMC)移位或者 Le Fort 型骨折。

病例选择

大多数眼眶骨折的修复可以延迟到 7~10 天,超过这个时间的患者应该及时考虑修复治疗。通常的外伤评估包括:首先开放气道,建立呼吸和循环;再处理非紧急的伤情,如面部的骨折等。可以等到患者病情更加稳定再处理面部骨折。应当全面评估伤情,及时处理更加紧急的病情(如开颅减压)。但是,在一些情况下,并发的组织损伤,如难处理的脑脊液漏、骨折修复处理要更加紧急。

评估眼眶骨折的严重程度必须重视眼眶内容物。可以通过电筒和一对齿镊对患者进行基本的眼科检查,甚至可以检查昏迷的患者。在大多数大的创伤中心, 有值班的眼科医师评估眼部及眼周组织受伤情况,确保不遗漏一些隐蔽的损伤。在其他急诊室,耳鼻喉科医师会至少评估视力情况,如果可能,瞳孔对光反射、眼球运动和眼球的外观也需要评估。

眼眶骨折的类型

Le Fort 对下面部受外力导致的各种类型的骨折进行了描述。Le Fort 骨折很少如 Le Fort 描述的一样,精确而对称地发生。但是,这些分类帮助指导骨折的修复, 提供一个有序和可预测的处理方式。Le Fort Ⅱ型骨折(参见第 93 章),穿通上颌窦,眶底,眶内壁和鼻骨。Le Fort Ⅲ型骨折,同时也称作颅骨面骨分离,累及眼眶外侧壁的颧骨,眶下壁和内侧壁,以及鼻骨。尽管在 CT 上可以看到提示鼻窦或者眼眶骨折的上颌窦气液平面,但当双侧上颌窦出现上述征象时, 必须考虑 Le Fort Ⅱ型或者 Le Fort Ⅲ型骨折,直到详细的检查得以排除诊断。所有的 Le Fort 骨折都会引起一定程度的咬合障碍。

上面中部区域的严重外力可以导致鼻骨和鼻-眶-筛骨折。这些损伤的标志就是创伤性的内眦过宽,正常的内眦距离一般小于 35mm。骨折线通常从眶内壁向后延伸。这类骨折最紧急的是有可能并发脑脊液漏、脑膜炎和对脑组织的损伤,以及视神经管的损伤。对于需要紧急处理的,必须及时减压。当修复这类骨折时,有必要重建内眦正常的解剖关系。这类损伤在第 93 章曾详细讨论。

ZMC 骨折中外力向后朝向颧骨隆突或者颧骨

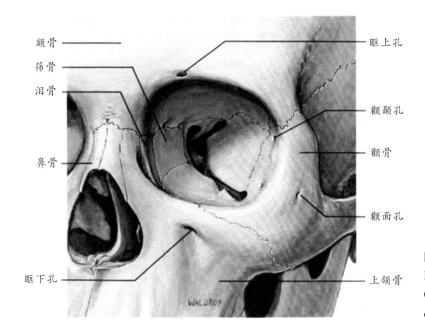

额骨
筛骨
泪骨

鼻骨

眶下孔

眶上孔
颧颞孔
颧骨

颧面孔

上颌骨

图 94.1　眼眶骨性结构，正面观。(From Dutton JJ: Atlas of Clinical and Surgical Orbital Anatomy. Philadelphia, WB Saunders, 1994.)

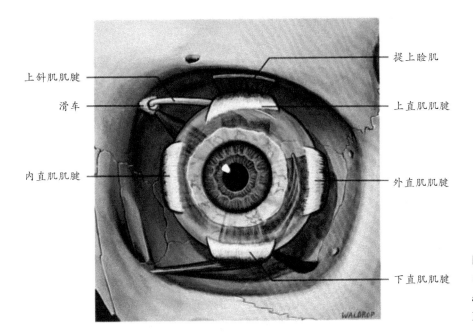

上斜肌肌腱
滑车

内直肌肌腱

提上睑肌

上直肌肌腱

外直肌肌腱

下直肌肌腱

图 94.2　眼外肌，正面组合观。(From Dutton JJ: Atlas of Clinical and Surgical Orbital Anatomy. Philadelphia, WB Saunders, 1994.)

弓。这种类型以前被称为"三角架"骨折，但这种名称并不准确，因为这些骨头涉及五处位置，尽管五处中的两处通常并不需要固定。移位的 ZMC 面部畸形的特点是颧骨隆突变平、伴或不伴明显的眼球内陷，以及张口困难。

其他涉及眼眶的骨折还有爆裂性骨折。1957 年[1]，Smith 和 Regan 在观察一位被曲棍球击伤眶周区域的患者时曾首次描述。华氏位 X 线片上观察到特征性的上颌窦浑浊，同时患者主诉复视。通过柯陆入路

可以看到眶底（上颌窦顶）的移位和眼内容物的脱垂。修复主要通过整复上颌窦，提升其上壁，同时作者还进行了进一步尸体研究。

1967 年，眼眶骨折的分类将眼眶骨折分为完全性的爆裂性骨折和非完全性的爆裂性骨折[2]。非完全性的爆裂性骨折是指合并其他眶缘骨折（如前所述），以及一些难以分类的涉及眶底的骨折。这种描述也可扩展到涉及不伴额骨骨折的眶顶的骨折，这类骨折通常发生在儿童。爆裂性骨折指涉及眶底、内

侧壁、眶顶的骨折,但不包括眶缘的骨折。

液压理论认为,眶内容物是可变形的,并且软组织受到外力后急性扩张,超过了眶骨组织的弹性系数所能承受的范围。因此,眶组织最薄弱的部分裂开,撕碎眶周及眶内组织,使得眶内容物可脱垂至邻近窦腔。年轻的患者需要引起注意,因为他们通常是青枝样骨折,这类骨折中,眶内容物容易嵌顿于迅速弹回的部分骨折的眶壁中,又称"活板门"骨折。另一种"扣紧"理论认为:并非外力作用于眶缘继而引起形变导致眶骨向后弯曲引起骨折[3],而是坚硬的眶缘回到原位后,薄而脆的眶骨因缺少弹性而碎裂。这两种理论几乎可以解释大部分爆裂性骨折。

明确是否需要修复

患者的最初症状将是骨折修复及争取修复时机的第一线索。许多 ZMC 骨折的患者主诉面部的疼痛和(或)麻木,以及面部的变形。面部的变形在早期可能会因为面部水肿而忽视。如果颧弓受累,患者可能会有张口时的疼痛症状。因为这类骨折很少引起严重的眼眶损伤或者是气道的受累,修复往往是可选的,主要基于外观的改变或者颞下颌关节腔症状性的骨碎片的存在。越早修复越好,以避免截骨。如果骨碎片未脱位并且稳定,则无需手术。

累及眶底的爆裂性骨折患者可能会表现出眼球内陷,面部感觉迟钝,上转受限。面部感觉迟钝在涉及眶底骨折的爆裂性骨折患者中非常常见,因为骨折从内侧向眶下神经管延伸,并且常常累及眶下神经管。年轻患者伴有明显的上转受限,同时伴有恶心呕吐,需要仔细检查下直肌嵌顿是否存在[4]。所谓"白眼"爆裂性骨折是最严重的,骨折修复应该在 24 小时之内完成。

肌肉嵌顿的线索包括:患者年龄、骨折小、眼球运动时严重的疼痛、严重的上转受限,以及恶心呕吐(图 94.3 至图 94.5)。下直肌的嵌顿可以诱发眼心反射(心动过缓,低血压,呕吐)危及生命。另外,肌肉受压后急性缺血,可以导致不可逆的瘢痕和永久性的复视[5]。

其他爆裂性骨折修复的必要性和时机并非如上紧急。影响因素包括骨折的大小、邻近组织的损伤、伴随症状,以及一些特别需求的患者。

爆裂性骨折的症状通常包括疼痛、面部感觉迟钝、复视和眼球内陷。前两者通常无需干预可自行恢复,因此仅复视和眼球内陷需要考虑是否进行眶壁

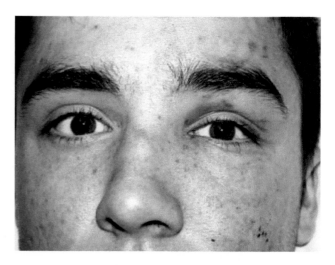

图 94.3 患者 1,16 岁,左侧眼眶爆裂性骨折。

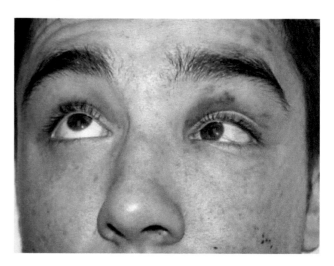

图 94.4 患者 1,尝试向上凝视。

整复。Puttermam 等[6]发现,大多数非复杂的爆裂性骨折(比如,不涉及肌肉嵌顿)的复视在数天到数周后会逐渐消失。早期的(即刻或者伤后一周内)眼球内陷外观上良好的预后可能性极小,因为这类征象往往预示较大且移位的骨折。CT 扫描可以精确地得知这些损伤的大小和位置,并且可以预测患者的预后,包括外观上的预后,以及复视情况。

通常认为,眶底骨折超过 50% 通常容易造成眼球内陷。$2cm^2$ 或以上的移位的骨折更为明显,大约 $1cm^2$ 导致 1mm 的眼球内陷[7]。大约 2mm 或以上改变,则可显现出审美上的不足。做这种粗略计算时内侧壁的骨折也必须考虑进来。尽管内侧壁通常需要修复得少,但是它也可引起眼球内陷(图 94.6 至图 94.8)。

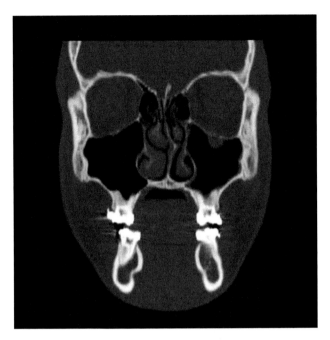

图 94.5　左眼青枝骨折冠状扫描;可见"悬挂滴"体征,以及小而未移位的骨折片。

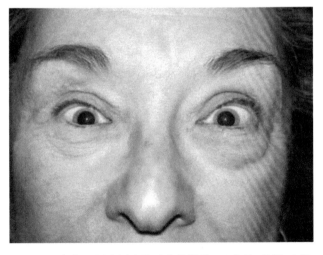

图 94.6　患者 2,眶内侧壁及下壁骨折后 4.5 个月。复视,右眼眼球内陷 6mm。

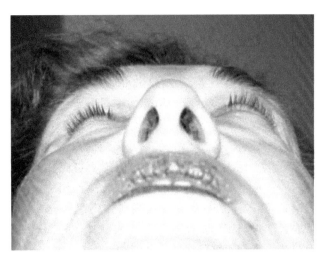

图 94.7　患者 2,爆裂性骨折后 4.5 个月。

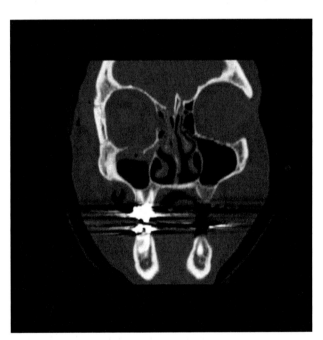

图 94.8　眼眶爆裂性骨折,内壁及下壁骨折。

没有随机对照前瞻性的临床研究,爆裂性骨折修复后复视发生的风险很难预测。54 例外科骨折修复后的患者回顾性研究发现,大约 1/3 的患者在术后 6 个月内复视持续性存在[8]。但是,大约 2/3 的患者同时有下壁和内壁的骨折,使得复视持续存在的风险大于单纯下壁骨折的患者(10%~12%)。

考虑到患者的全身情况,有必要明确地向患者交代手术仅仅为改善外观或者消除复视,并不能治疗颊部的感觉异常或疼痛。同时,通常情况下,手术是为了消除永久性的复视。因此,同样的骨折表现,一位居住于养老院的 80 岁以上高龄的患者较 22 岁的学生患者来说,为其实施手术干预的可能性要小许多。

术前评估

眼内容物评估

对眼眶骨折的患者最完整的评估是由耳鼻喉科

医生和眼科医生共同完成的。确定眼球的完整性最为重要。开放性的眼外伤,尤其是穿通伤,通常与眼眶骨折同时存在。当看到视力下降、明显的眼球变形、角膜混浊、瞳孔变形、结膜出血水肿这些指征时,需要高度怀疑眼球破裂。尽管结膜下出血在任何眼眶骨折都非常常见,结膜出血合并水肿却需要高度怀疑眼球破裂。在上述情况下,首先应该重建眼球的完整结构,而无论多严重的眼眶骨折都可以在稍后的时间内小心地处理。一项对开放性眼外伤的回顾性的研究显示,26%的开放性眼球外伤患者合并眼眶或者邻近组织的损伤。相反,对眼眶外伤的回顾发现了几乎类似比例的眼球损伤[9,10]。

眼眶骨折修复暂不施行的第二种情况是,患者有创伤性的视神经病变。这种损伤诊断的必要条件是出现相对性传入性瞳孔反射障碍,有双侧的视神经病变除外。相对性传入性瞳孔反射障碍(Marcus Gunn 瞳孔)是指当用一个明亮的光源迅速地从一眼移动到另一眼时,观察到两侧瞳孔对光反射的不同。患者不要把注意力集中在检查者身上,这点非常重要,因为这样会导致两个瞳孔都收缩而增加检查的难度。患者应该注视远处的一个物体,比如一个电灯开关。患者通常会觉得未受伤眼的光比受伤眼的光要亮。对于这个检查,需要特别注意:动眼神经的损伤也会导致瞳孔对光反射的减弱,同时伴有上睑下垂、上转、下转、外转障碍;还有瞳孔的直接损伤,这种情况下通常伴有前房出血。

当患者怀疑有创伤性的视神经损伤时,应该考虑视神经减压的手术治疗,尤其是 CT 显示视神经管内或眶后部有明显的骨碎片时。同时还可伴有额窦骨折,后筛气房和蝶窦的积血,蝶窦骨折。对于创伤性视神经病,没有明确的治疗指南。国际视神经创伤研究尝试确定观察激素治疗和手术治疗对间接性视神经损伤(如非穿通伤)患者的预后有无明显差异[11]。这项临床追踪研究因为入组患者量不足而变成了一项观察性研究,并且提示任何治疗都没有明显的益处。

小样本的研究显示,去除视神经管骨性结构的顶部也许有益。这些研究的复杂因素是缺乏手术时机和方式的标准化,缺乏视力改善的定义,以及对这类疾病自然病程的理解(相当一部分患者在没有接受治疗的情况下病情会好转)。在这种情况下,眼眶骨折修复不确定性令人担忧,有些可能使得病情加重。

第三种眼眶骨折早期探查的禁忌证是前房积血

的存在。前房积血从肉眼看是角膜和虹膜之间的红色液体平面,但是更加细微的情况需要裂隙灯的检查。这类患者在受伤后的 5 天内有非常高的再出血风险,此期间患者需要卧床休息,并且要遮蔽眼部。任何进一步的眼部损伤(比如,手术中对眼球内容物的牵拉)都要严格禁止。如果前房积血量少并且 5 天内完全吸收,接下来几周内眼眶骨折的修复就可能是安全的。如果前房积血量多并且没有完全吸收,则眼眶手术需要慎重,直到以后确保安全后再实施。

让患者向各个方向转动眼球,来检查眼球的运动。肌肉或者眶骨膜的水肿,以及患者的不适是眼球运动受限的主要原因,所以当怀疑运动受限时,需要检查被动运动。这项检查的操作是:在眼球内滴入表面麻醉药物,用棉棒浸润到药物中覆盖在 6 点位结膜上至少 90 秒钟。然后用有齿镊牢固夹住结膜及结膜下组织,向各个方向旋转眼球。被动运动的阻力提示骨折部位的嵌顿或者眼外肌功能的下降 (如血肿)。

如果可能,在眼眶骨折探查前行散瞳眼底检查,以排除或者记录任何眼内出血或者视网膜病变。

合并软组织损伤

任何合并的软组织损伤都应该在初诊时加以注意,以指导眼睑或者泪道损伤的修复,并且早期存在的裂伤通常手术能够获得很好的修复。如果软组织的损伤与骨折同期修复,则骨折的修复应该在眼睑修复之前完成,以避免破坏已经完成重建的眼睑。然而,在探查和修复过程中,组织应当保持湿润,并且操作要轻柔,以避免进一步的损伤。无论多小的泪点和内眦角的裂伤,通常都意味着泪小管的断裂,应该在 72 小时之内用人工硅胶泪管修复。除了狗咬伤和摩托车的冲撞伤造成的尖锐裂伤,大多数的损伤眼周组织都是完整的。眼部的血供丰富,因此要尽量用存在的组织完成一期的修复。在这部分区域,对任何看似失去活性的组织的清除都要特别小心。眶缘的裂伤对于手术医生来说特别有利,因为医生可以直接通过伤口探查 ZMC 和眶底。

影像学诊断

眼眶精细横断面的 CT 扫描,以及冠状位直接投照是评估眼眶骨折最好的方式。大多数现代冠状位重建是评估骨折大小和眶内容物情况的最适合的方法。不需要用静脉增强剂,磁共振成像对骨性损伤的评估几乎起不到作用。

当评估眼眶骨折时,必须注意骨折的范围。微小的活塞样骨折有可能在初次读片时忽略,因此,当临床怀疑骨折时,需仔细判读下直肌及周围软组织。骨折的大小可以根据影像上的长度和宽度计算,大约 1cm² 的骨折可以导致大约 1mm 的眼球内陷。从一般美学角度来看,两眼的差异可在 2mm 之内。

当进行骨折修复时阅读影像学扫描图像,将对眼眶内定位非常有帮助。

手术入路

颧骨上颌骨复合体骨折

通过联合口腔部入路,大多数 ZMC 骨折可以减轻并且修复(后续将讨论)。如果颧弓受累,并且向中间移位,Gillies 操作可以满足修复的需要。但是,如果颧弓严重粉碎并且向外移位,那么行冠状位切口。我们在第 93 章已做详细讨论。

当颧骨和上颌骨的减压和固定完成后,非常有必要检查一下眶下壁。大多数情况下,眶下壁需要修复,以防眼眶缺损太大导致患者外观不满意。

眼眶的爆裂性骨折

爆裂性骨折手术修复的入路取决于患者的合并损伤。如果眼睑皮肤裂伤沿下眶缘,则可以从皮肤裂伤处暴露骨折部位。而大多数情况下,并没有合并的损伤,眶底骨折的修复则可以通过结膜切口入路。睫毛下,眼睑中部,眶缘切口均可提供良好的手术暴露视野,但是却会因为下睑板的瘢痕挛缩导致眼睑位置异常。经结膜切口入路暴露好,操作方便,并且导致眼睑内翻、外翻的风险小(图 94.9)。结膜切口联合外眦切开可以到达颧额部和外侧壁,经泪阜切口可以到达内侧壁。

患者在全麻下手术。手术中需要静脉应用抗生素如头孢氨苄,以及激素类药物,如地塞米松。对侧眼通常不暴露在手术视野中,除非在修复眼球内陷中需要用来对比。

在放置润滑的角膜保护板之前,需要用有齿镊行被动牵拉试验,注意运动受限的部位(图 94.10)。手术的目的是改善转动受限,因此手术结束后眼球的运动必须不亚于术前。

助手持网眼骨板或者类似的牵引器将下眼睑置

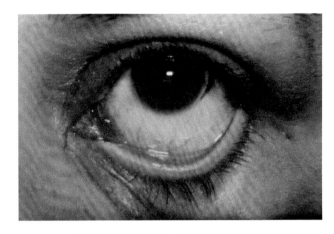

图 94.9　爆裂性骨折结膜切口入路术后 3 周的结膜下穹窿。

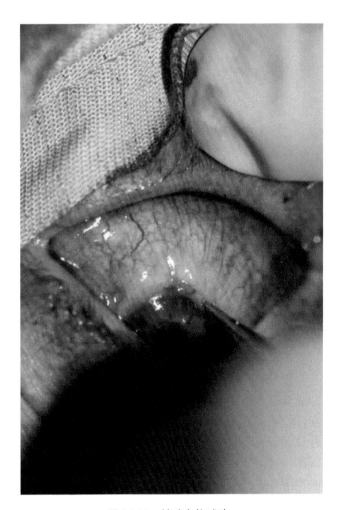

图 94.10　被动牵拉试验。

于下眶缘前部,可调节的牵引器将眶内容物压在原位,两个牵引器都在眶缘上压住组织(图 94.11)。用科罗拉多针电刀或者类似的绝缘电凝装置探及眶缘然后直接往下切开组织。这样使得切口大致在下穹

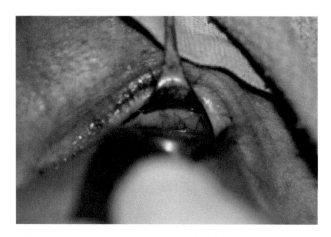

图 94.11　下眼睑及眶内容的牵拉。

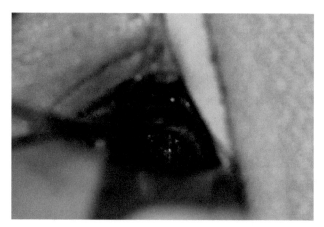

图 94.13　骨折向前延伸,眶脂肪疝入窦腔。

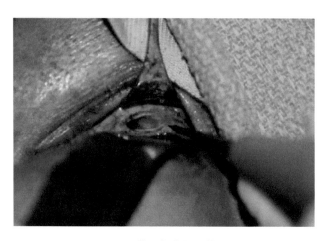

图 94.12　用科罗拉多针行结膜切口。

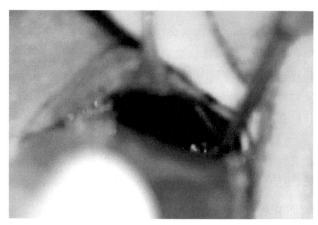

图 94.14　眶底骨折暴露。

窿部,正好位于下睑板下方,远离眼球(图 94.12)。如果有必要使得切口相对远离中部,则应该注意让切口在下斜肌起点前方,并且避免损伤泪道系统。

用 Cottle 剥离子或者类似尖锐的骨膜剥离器切开眶骨膜,然后沿一侧将眶骨膜向骨折处的后方提起(图 94.13)。骨折的内侧、外侧及后部都必须触及,并且保证无骨膜覆盖,以便植入物的合适放置。当骨折部位暴露后,要应用剥离器和可调节的牵引器将眼内容物从上颌窦内一点点向上轻轻地抬起 (图 93.14)。清除上颌窦内的骨碎片和凝血块。尽可能少的扰动眶下的神经血管束。眶下动脉的一个小的眶支可能遇到,应予电凝切断。

当所有眼眶组织都被游离并向上拉开后,骨折的后界则可定位。定位的方法是:将牵引器放置于内侧和外侧的固定骨组织,或者在一些情况下,沿着窦腔的后壁将牵引器向上牵拉,直到可及上部为止。

在手术间歇的几分钟时间,最好从眼眶去除牵引器,让组织重新灌注。

剪出大小合适的植入物,浸泡于抗生素的溶液后,放置到眼眶内以支撑组织(图 94.15)。植入物必须牢固地放在骨折部位周围固定的骨性支架的后缘,否则骨折将被不完全复位。如果需要的话,骨折前部允许有小部分未被修复的区域。当植入物位于合适的位置,牵引器小心移除后,植入物仍需位置良好。植入物必须放置于眶缘后几毫米,否则术后容易被触及。小心检查植入物旁的组织,保证没有眶组织嵌顿于骨板下,再次实施被动牵拉试验,确保无组织嵌顿。

在植入物的前内侧角处钻一个小孔,而后用钛钉固定(图 94.16)。钛钉无需与骨板垂直,因为钛钉不是提供结构支撑的(植入物牢固位于内侧、外侧、后侧骨架上,确保支撑),但是可以防止植入物的旋

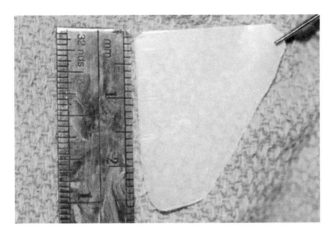

图94.15 尼龙移植物尺寸测量。

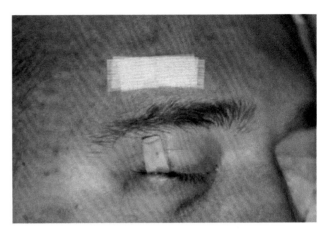

图94.17 术后患者照片,引流条及牵引缝线在适当位置。

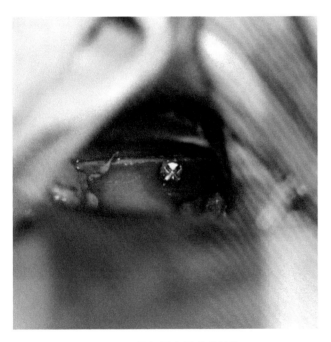

图94.16 钛钉固定尼龙移植物。

转和移位。如果内侧骨不够,植入物需要固定在外侧,但是需要注意,螺钉固定不可穿过眶下管。通常一点固定足矣。

烟卷式引流或者类似的引流装置放置于伤口处。引流放置于植入物上方,并用5-0尼龙线固定于眼睑处。末端距离眼睑5mm处剪断。在中央眼睑部睫毛下方,用5-0尼龙线采用改良Frost缝合法缝合皮肤和眼轮匝肌。保持一定张力,用胶带把线结固定于眉毛上,保证结膜边缘的伸展,并且可以避免伤口的缝合(图94.17)。缝线和引流在患者出院前去除。在眼睑缝合之前,眼用抗生素激素眼膏涂眼。用一个可透光的眼垫覆盖,以便护士可以透过眼垫进行

光感检查。

眼眶内侧壁的爆裂性骨折

眼眶内侧壁骨折修复的基本原则几乎相同,但是手术入路要么是Lynch切口,要么是位于半月皱襞和泪阜之间的结膜切口[12]。Desmarres牵引器用来牵引泪阜向内,科罗拉多针电刀从结膜处做切口,眼球用可延展的牵引器和角膜垫保护。用Stevens钝剪向后内侧小心地分离组织,避开泪道系统。骨膜切开后翻向后部,暴露骨折部位。至少筛前动脉需要烧灼和离断,有时筛后动脉也需要。如果到达筛后动脉部位,解剖需要特别小心,因为视神经孔就位于此动脉后方3~8mm处。通常情况下,不太坚固的异体移植就可以,比如0.4mm的尼龙板。要小心操作,避免将螺固定到额筛缝以上。

切口有时可以联合,以便更好地暴露下壁和内壁。

眶顶的骨折

眶顶的骨折合并颅脑损伤的,可以行冠状切口,以获得更好的视野来检查和修复硬脑膜的损伤。不合并颅脑损伤的眶顶骨折,可从额窦进入,在内镜下暴露骨折部位。骨折碎片可取出,或者在必要情况下固定。如果合并的额骨外板骨折需要修复,则可从同一个眉弓下切口进入,注意保护眶上神经血管束。大多数情况下,眶顶骨折的修复需要神经外科医师会诊和采用联合入路。

植入物的选择

当今时代,异体材料已经发展到外科医师无需应用自体移植来修复的水平,避免了供体部位的病

变和吸收。钛网因其产品化的塑形和切割,已成为眶壁重建的主要选择材料。然而,人体组织与钛网粘连紧密,为其不足之处。

各种各样的塑料材料也被用来修复。硅树脂是一种古老的植入材料,不引起粘连,但是太软。多孔聚乙烯是下壁和内侧壁骨折的首选材料,尤其当阻隔封闭面向眼眶面时。其大小和形状多种多样,可用剪子和手术刀轻松塑形。尽管理论上无需固定,植入物上的眶骨膜必须间断缝合。

我们的研究组用了尼龙片植入物。这种材料塑形性好,有记忆性,很少感染。0.6mm 的厚度可塑性良好,而且有足够的硬度支撑眼眶内容物。0.4mm 厚度的通常用来修复内侧壁的骨折,因为内侧壁的骨折需要的支撑力度较小,而且 0.4mm 的厚度临时塑形性良好。不会有组织粘连,而且由于尼龙材料直接固定在骨上,也无需缝合眶骨膜。

钛网–多孔聚乙烯平板作为一种相对新型的异体材料,也被用来作为修复的材料。它具有组织内向生长,记忆性良好,术中塑形良好的特点,并且眼眶面的阻隔封闭良好,可以很好地防止组织粘连。

术后处理

骨折修复术后患者需住院观察,控制疼痛。如果发生眶内出血(最严重的手术并发症),也可以及时发现并及时引流。放置引流条,结膜伤口暴露,都是为了在发生眶内出血时防止眶内压过高。但是,有时重新打开伤口,吸出积血,甚至移除植入物都是必要的。口服镇静剂/对乙酰氨基酚合剂通常可以控制疼痛。患者头位抬高卧床休息,并告知 3 天内不能低头超过腰部,不能提举超过 25kg 的重物,或者是用力。4 周内不能擤鼻。用止吐剂治疗呕吐,因为呕吐可以导致严重的眶内压增高。住院期间抗生素(如头孢呋辛)和激素静脉点滴。术后 7 天口服抗生素预防移植物感染,并联合快速减量的激素口服。

术后 1 周及 1 个月复查,而后随访。如果有肌肉嵌顿,告知患者及家属术后受累肌肉暂时性的麻痹是有可能的。眼垫摘除后,眼位的异常也是暂时存在的(图 94.18 至图 94.21)。

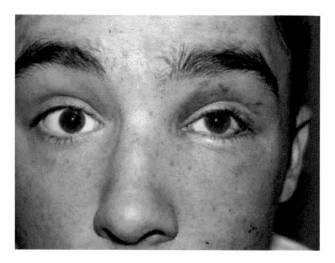

图 94.18 患者 1,左眼青枝骨折术后 24 小时。

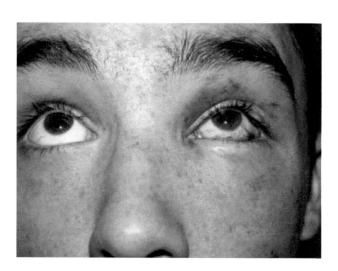

图 94.19 患者 1,向上凝视。

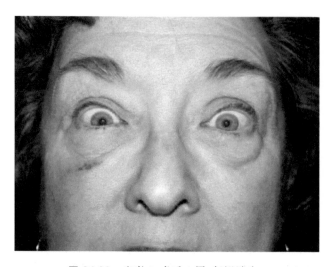

图 94.20 患者 2,术后 1 周,复视消失。

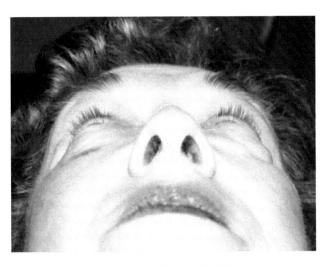

图 94.21　患者 2，术后 1 周。

- 在严重的眼球损伤和创伤性视神经病存在时应避免处理眼眶的操作。
- 在手术结束时,应检查并记录被动转向实验与手术开始时比较是相似或更好,这样可以避免眶组织嵌顿在移植物下方而未能察觉。

（严钰洁 译　王志军 审）

精要

- 术前术后对眼部情况的记录十分重要。
- 年轻患者轻度的下壁骨折,伴有严重的疼痛,恶心时,必须考虑下直肌嵌顿。
- 较大的骨折时并不发生肌肉嵌顿,但是常常发生肌肉疝出(非急症)。
- 下壁骨折的植入物必须远离眶缘放置,不能被触及。
- 大约 $1cm^2$ 的骨折导致眼球下陷 1mm。

隐患

- 移植物未到后部的骨性支架上将导致眼球内陷继续。

参考文献

1. Smith B, Regan WF Jr: Blow-out fracture of the orbit; mechanism and correction of internal orbital fracture. Am J Ophthalmol 44:733-739, 1957.
2. Converse JM, Smith B, Obear MF, et al: Orbital blowout fractures: A ten-year survey. Plast Reconstr Surg 39:20-36, 1967.
3. Fujino T, Makino K: Entrapment mechanism and ocular injury in orbital blowout fracture. Plast Reconstr Surg 65:571-576, 1980.
4. Bansagi ZC, Meyer DR: Internal orbital fractures in the pediatric age group: Characterization and management. Ophthalmology 107:829-836, 2000.
5. Smith B, Lisman RD, Simonton J, et al: Volkmann's contracture of the extraocular muscles following blowout fracture. Plast Reconstr Surg 74:200-216, 1984.
6. Putterman AM, Stevens T, Urist MJ: Nonsurgical management of blow-out fractures of the orbital floor. Am J Ophthalmol 77:232-239, 1974.
7. Fan X, Li J, Zhu J, et al: Computer-assisted orbital volume measurement in the surgical correction of late enophthalmos caused by blowout fractures. Ophthal Plast Reconstr Surg 19:207-211, 2003.
8. Biesman BS, Hornblass A, Lisman R, et al: Diplopia after surgical repair of orbital floor fractures. Ophthal Plast Reconstr Surg 12:9-16, discussion 17, 1996.
9. Hatton MP, Thakker MM, Ray S: Orbital and adnexal trauma associated with open-globe injuries. Ophthal Plast Reconstr Surg 18:458-461, 2002.
10. Ioannides C, Treffers W, Rutten M, et al: Ocular injuries associated with fractures involving the orbit. J Craniomaxillofac Surg 16:157-159, 1988.
11. Levin LA, Beck RW, Joseph MP, et al: The treatment of traumatic optic neuropathy: The International Optic Nerve Trauma Study. Ophthalmology 106:1268-1277, 1999.
12. Graham SM, Thomas RD, Carter KD, et al: The transcaruncular approach to the medial orbital wall. Laryngoscope 112:986-989, 2002.

第 10 篇

眼眶手术

第 **95** 章

眶减压

S. Tonya Stefko，Carl H. Snyderman

眶减压可被认为是治疗占位性损伤，即由于眶内容物扩张或者刚性的眶范围缩小引起的功能损害的一种方法。眶容积平均为 30mL，并且只有前方不与骨头相连。至今最常见的眶减压的适应证是 Graves 眼病，但是相似的手术方法也用于感染、外伤性、肿瘤性以及医源性的并发症(例如，鼻窦手术后的眶血肿)(图 95.1 和图 95.2)。

普通人群中 Graves 眼病的发病率为 1%~3%。女性发病率约为男性的 5 倍，但是患有眼病的年长的男性通常起病更急。约 1/3 患有 Graves 疾病的患者会患有眼病，通常是非对称性的轻度或中度眼病。初步评估，大约 85% 患有眼病的患者会被发现有甲状腺功能障碍。在成人中，Graves 疾病是引起单侧和双侧眶内容物突出的最常见的原因。1911 年，有学者首次报告了这种情况下的眶减压[1]。

Graves 眼病的发病原理现在只能部分理解。促甲状腺激素(TSH)受体和 13 型胶原的血清抗体水平可能与眼病的活动性相关[2]。TSH 受体被发现位于眼

眶成纤维细胞上，这种细胞可能分化成脂肪细胞，而且比真皮纤维细胞对 TSH 受体的抗体更加敏感。这种突出是因为眼球后的黏多糖沉积和水肿以及后续眼球脂肪的增多引起的。吸烟通过生成更多的活性氧自由基或者引起局部组织缺氧影响这一过程，两种途径都可以引起从血液中募集 T 细胞的趋化因子增多[3]。

Graves 眼病的急性期包括眶充血、炎性细胞浸润和眼球前移，通常持续 6~24 个月。急性期过后，Graves 眼病的病理性特征为组织纤维化。之后患者偶尔会出现第二个急性期。眼眶的非对称性侵入常见。

经证实，吸烟是影响 Graves 眼病的唯一一个外部因素。目前吸烟比过往吸烟更能预测疾病的严重程度。患有眼病的患者吸烟的可能性是非患病者的 4 倍，戒烟也可能会降低疾病的严重程度，防止患者出现进一步的症状[4]。胫前黏液性水肿、杵状指以及女性也会伴有更严重的眼病[5]。

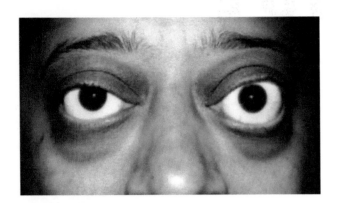

图 95.1　Graves 眼病患者的术前表现。

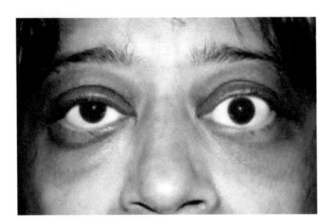

图 95.2　Graves 眼病患者行双侧对称性眶减压术后 6 天的表现。

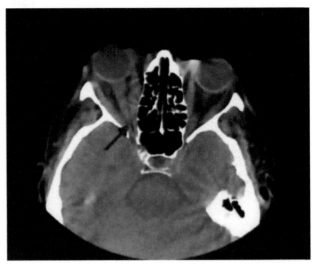

图 95.3　Graves 眼病患者右侧视神经病变,视力为 0.4,石原视力 1.5/11(提示色盲)。注意眶尖部位的拥挤现象。

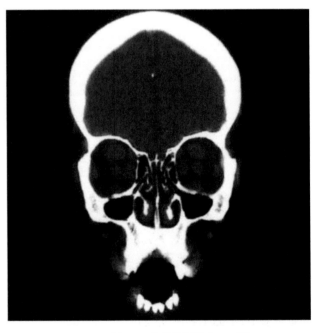

图 95.4　图 95.3 患者的冠状位 CT 图。

Graves 眼病的症状包括眼睑回缩、突出复视、眼干、单眼或双眼眼压增高,以及眼睑和结膜(球结膜水肿)肿胀。体征包括:眼睑标志从角膜缘回缩超过 1mm,目光向下时眼睑滞后(当患者向下看时,上眼睑不能适当地下降),单侧或双侧的突出,眼球转动受限(尤其是向上看和外展),水平直肌插入点上面的充血,以及钴过滤器观察到的角膜荧光染色剂着色(图 95.3 和图 95.4)。

眼眶疾病的发展过程和任何 Graves 疾病并发的甲状腺疾病的发展过程是各自独立的。甲状腺功能正常的患者可能有严重的眼病引起视神经病或者角膜穿孔,但是严重甲状腺功能异常的患者可能没有任何的眼部体征或症状。治疗甲状腺功能的异常对于患者的总体健康来说是至关重要的,但是可能对于眼病没有帮助。例外情况包括:巨大甲状腺肿的切除,这可能会缓解眼病的症状;以及放射性碘治疗,这有时使眼病的状况急剧恶化(同时口服类固醇治疗则可以缓解)[6]。

其他原因引起的突出有时也采用眶减压:脓肿感染、肿瘤、视神经损伤或者血肿(例如可能发生在鼻内镜手术后)。沿着眼眶纸样板或沿着眼眶顶部或底部中间的脓肿最可能采用内镜引流。在头部创伤情况下出现新的视神经病变,如创伤性视神经病变可以用眶减压。如果视神经管破裂,可以在内镜下取出碎片,但是笔者不赞同这种方法的优点[7-9]。少数情况下,眼眶顶端的肿瘤引起压迫性视神经病在不建议切除肿瘤的情况下可以用减压术成功地治疗[10]。

解剖

眼眶由 4 壁环绕：上壁、内侧壁、下壁以及外侧壁。眼眶的内侧壁向上延伸到筛骨顶部，向下与眼眶下侧壁相连接，向后与视神经管的内侧表面相连，向前以泪腺窝较厚的骨头和上颌骨向上的突起为边界。眼眶的下壁相比内侧壁要厚，并且被眶下的神经血管束分离开。经常可以看到骨管隆起的部分，还可

以通过薄骨壁看到血管走行。眼眶的外侧壁在侧面与颞肌相连（图 95.5 和图 95.6）。

病例选择

患有 Graves 疾病的患者在到耳鼻喉科就诊之前，患者很可能已经由眼科医生评估过了。两个医生间坦率的谈话可能会决定手术的紧急程度，即哪个手术要先进行：伴有严重暴露性角膜炎的患者可能需要在 1 周内进行减压术，而其他伴有非活动性疾

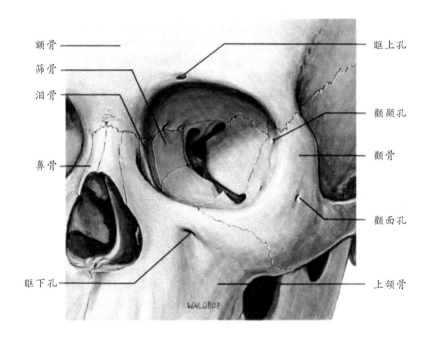

图 95.5　眶骨，额面观。(From Dutton JJ: Atlas of Clinical and Surgical Orbital Anatomy. Philadelphia, WB Saunders, 1994.)

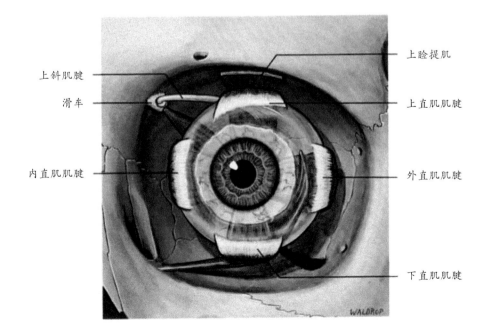

图 95.6　眼外肌，额面观。(From Dutton JJ: Atlas of Clinical and Surgical Orbital Anatomy. Philadelphia, WB Saunders, 1994.)

病和完全是整容问题的患者就要在患者和医生都方便的时候来安排手术。如果患者还没有进行完整的眼科检查,包括评估视神经功能、眼球向外转,以及眼睛表面的评估,这些必须要在准备手术之前完成。术前视觉功能的检查结果是至关重要的。

少数情况下,其他疾病需要眼眶的手术减压,包括感染、肿瘤、出血和外伤。通常,这些情况会发展得比甲状腺功能障碍引起的眼眶病理问题要快,而且决定手术的时间和方法也更紧急。手术方法都相同;但是每个这样的病例都有其伴随的挑战。在所有这些情况下,解剖变得很模糊,需要更仔细地进行,以免对眼睛结构的损伤。

在眶脓肿引起前突的病例中,特别是不到9岁的孩子,通常要更加慎重地等待24~48小时来观察静脉输入抗生素的反应。对于成人,特别是眶脓肿并发鼻窦疾病的,决定进行内镜下引流(当腔洞居于中间)或者外部引流(当腔洞居于上方或者侧方)要及早进行(图95.7)。在视神经病变的病例中,手术应该尽早安全地进行。

眶出血,无论是外伤性的、医源性的,还是很少见的自发性的,都应该以急症处理。如果存在视神经病变以及外眦切开术失败,需要进行眶减压。内镜下对内侧壁的减压尤其有帮助,因为可能需要进行视神经后减压。

通常在外伤引起的眶断裂的病例中,眼眶本身已经减压了。但是,在某些情况下骨碎片可能侵犯眶结构,就需要进行紧急的清除。有视神经病变或者难治性的眼内压增高的情况下,也需要这么处理(图95.8)。

在Graves眼病的病例中,耳鼻喉科医师、眼科医师以及患者间的交流决定怎么样才能最好地服务于患者。患者可以分为两组:在疾病急性期需要进行紧急手术的患者和在疾病的急性期后寻求外观和功能改善的患者。不管什么时间,只要有可能就最好把患者从第一组延缓到第二组。如果患者具有炎症表现、进展或可以通过非手术治愈等活动性眼病的特征,这些患者应该先进行延缓。通常口服[1mg/(kg·d)]或者静脉输入强的松或者通过眼眶的放射性治疗(高于2000cGy,低于引起视神经病变的临界量)就可以完成延缓。放射性治疗很少出现视网膜病变,但是几乎都出现在糖尿病患者中,而且白内障只有在患者使用了类固醇激素进行治疗的情况下形成[11]。活动性炎症患者有过量出血的情况下,手术的技术挑战性更大而且更复杂。但是有些患者需要立即手术,尤其是即将出现角膜穿孔或者严重视神经病变的情况下。

度过了急性期进入瘢痕期的患者适宜进行减压术,不管是改善外观还是最大限度地保留功能。内镜下内侧壁的减压以及去除内侧壁和外侧壁可以明显缓解眼球突出,约6~10mm。改进的程度部分取决于容量的增大,但是也取决于组织的硬度(更加密集纤维组成的眶周组织在新的空间内更不容易松弛)。很少进行眶顶的减压。可以同时进行单侧或者双侧的眶减压。

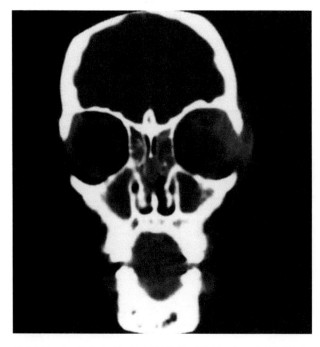

图95.7　12岁的患者,上方眶骨膜下脓肿,在经内镜下筛窦切除及皮下引流后病情好转。

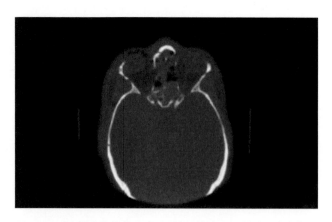

图95.8　闭合性脑外伤患者,视神经管内出现骨片,同时伴发右侧视神经病变。

术前评估

所有进行眶减压的患者都需要一个全面的术前眼科检查。眼眶的计算机断层扫描(CT)可以在术前帮助诊断任何的解剖学异常。

耳鼻喉科医师术前与患者沟通有利于获得鼻窦的病史以及评估鼻腔的解剖学情况。应回顾 CT 扫描来评估隐匿性病灶和可能会引起问题的解剖学变异：低筛板、Onodi 气房、Haller 气房或者气化不良的鼻窦。活动性的鼻窦炎应该在进行选择性眶减压之前来治疗和完全解决。鼻甲的严重偏曲会干扰手术，也可能需要同时进行矫正。并存的鼻窦问题例如慢性鼻窦阻塞或者鼻息肉也可以解决。知情同意包括内镜下鼻窦手术的常见风险的讨论：视力丧失、复视、脑脊液(CSF)鼻漏、出血、鼻窦炎、嗅觉丧失、鼻内粘连。

术前计划

术前与患者的沟通尤其重要，要使患者明白手术的流程，什么时候针对 Graves 疾病进行手术，在一系列手术中哪个需要优先进行。进行三壁减压术的患者中，大约 1/3 会出现术后新发或者进行性恶化的复视[12]，但是在一系列的回顾性研究中发现，"均衡性减压"仅包括内侧壁和外侧壁的减压，只有 10%的概率出现术后新发的复视[13]。对于未解决的复视可能要进行斜视的手术，之后可能需要进行眼睑的手术(回缩的校正或者眼睑成型术)。

手术技术

历年来对于眶减压有多种不同的手术方法，包括从任何位置进行，以及从 1 个壁到 4 个壁。减压的量随着去除的壁的增多而增多。上壁的去除并不常用，因为效果不明显，而且有很大的失败可能。内侧壁的减压可以通过鼻外侧筛窦切除术的方法、经窦的方法或者经鼻的方法。下壁的减压可以通过经结膜进入的方法、经窦的方法或者经鼻的方法。随着内镜下鼻窦手术技术的出现，大部分的外科医师更倾向于用经鼻内镜的方法来进行内侧壁和下壁的眶减压。眶下神经旁边的骨质的去除提供了最低限度的额外减压，但有眶下神经损伤的风险。眶侧壁的减压

采用外侧入路。

内侧壁

用 0.5%羟甲唑啉浸泡过的脱脂棉来解除鼻腔充血。为了方便手术操作，如果需要进行鼻中隔成形术，要首先进行。要切除中鼻甲下侧来提供更大的入口和眶组织膨胀的空间。切除钩突以及窦开窗术以最大程度地向上和向后扩大。开放筛泡从前向后切除筛骨的气房。开放蝶窦用 Kerrison 咬骨钳最大限度地进行蝶窦开窗。之后再沿着颅底从后向前切除剩余的分隔。暴露额隐窝，但是不需要进一步的额窦切开。

触诊眼眶的内侧壁且纸样板的薄骨质先前断裂了。用 Cottle 剥离器或者焊接在球形上的探针小心地从底层的眶骨膜中取出骨头的碎片。骨头的去除从蝶窦后一直到前表面。向上去除骨头到离颅底 2mm 以内，同时要注意不要损伤颅底。向下去除骨头到眶内侧壁和下壁的结合处。用有角度的内镜对上颌窦进行检查通常能发现眶下神经的神经血管束跨过上颌骨的顶端。然后用有角度的 Kerrison 咬骨钳来去除眶底，一直到神经纤维束的内侧。去除其余的骨质对于减压没有效果而且会有损伤神经的风险。

如果是因为眼球前突要进行减压术，没有必要再进行越过蝶窦前壁的眶尖减压[14]。如果患者是因为视力丧失来进行减压术，需要向后再去除额外的骨质。首先要确认蝶窦内部的标志物：颈动脉管、视神经窝，以及视神经颈动脉隐窝[15]。要用金刚钻在视神经管顶部仔细地打薄骨头，直到可以用小的剥离器折断并剥离。骨头的钻孔要沿着视神经管的轴线以防损伤颈内动脉。

然后使用镰状刀来切割眶内侧壁的眶骨膜，从后上方开始逐渐向前。从筛顶到眶底部切出多条平行的切线。如果切割得过深，通常会透过并且扩大内直肌使其容易损伤。横切眶骨膜的干预线来保证眶内容物完全疝出。用手对眶部施加轻柔的外部压力把眶脂肪的疝出放进筛骨的缺口处。

放置硅胶鼻夹来防止鼻内粘连。不需要进行鼻部填塞。

外侧壁

通过外眦切开术切口到达眼眶外侧壁。从外眦角沿鱼尾纹的折痕向后的切口大约 2cm 长。使用

Stevens 或相似的剪刀来剪断外眦韧带，然后向深处扩展切口到达骨头。用电烧灼来控制出血。沿着眶边缘的顶点用手术解剖刀或者针尖电烧灼垂直切开骨膜。然后用科特尔剥离器从眶外侧壁开始来清除骨膜，同时要尽可能地保持眶骨膜的完好。眶骨膜必须从眶外侧壁的内表面和外表面同时剥离开。应该在上到泪囊窝下到颧弓水平范围内标记眶骨。沿着外表面向后方仔细剥离然后转向中间的颞窝。

一旦眶骨膜从骨头上剥离开，助手就要在骨膜和骨头中间放置一个宽带状牵开器。在切口的皮肤表面放置 Desmarres 静脉拉钩。用震荡骨锯来刺穿眶侧壁，垂直于眶骨。不时地暂停操作来确认位置以及对眶内容物的充分保护是至关重要的。只需要经过垂直的颧额支撑壁再来做骨切开。向下高于颧弓做平行的骨切开，再穿过三角形的厚骨边缘。

此时需要用咬骨钳来咬住垂直的支撑，即摇晃其内侧和外侧直到骨头向后破裂。需要用电烧灼来从骨头的后外表面剥离残留的颞肌。需要时可用骨蜡，而且任何残留的小的骨碎片都要用相同的工具清除掉。剩余的颧骨和额骨的尖锐处用骨钻或者咬骨钳来打磨平整。

然后使用短叶片的刀例如镰状刀非常表浅地从后向前来撕开纤维性隔使眶内容物下垂进入颞窝。需要小心不要牵扯到眶脂肪，而且动作轻柔以确保没有损伤到泪腺和眼外直肌。使用双极电凝来止血。

认真关闭伤口，使用 6-0 的可吸收材料，如多糖明胶制成的缝线间断横行缝合来精确地重组上下眼睑的灰线，线头包埋于外侧。深部的组织用反向的 6-0 缝合，皮肤用 7-0 尼龙或者间断铬肠线认真缝合。在完全缝合之前，将 0.635cm 的 Penrose 引流管放置在伤口中。在眼睛上宽松地放置眼罩来吸收引流物。患者留院观察一晚，注意控制疼痛和监控出血（图 95.9 和图 95.10）。

术后护理

患者在术中和观察期都使用类固醇静脉输入（术中 8~12mg 地塞米松，术后住院期间每 8 小时 4~8mg）。对于大部分患者，口服类固醇药物快速冲击即可；急症情况下的减压术患者需要更大的摄入量和更长的服药期。

告知患者术后 1 个月之内不要擤鼻涕，而且在缝线处涂抹类固醇药物/抗生素药膏，2 次/天，持续 1

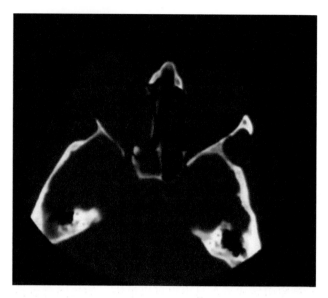

图 95.9　图 95.3 继发于 Graves 眼病的右侧视神经病患者的术后轴位 CT 影像。在对称性减压 1 周后，右侧视力提高到 0.8，左原视力提高到 17/18。注意增大的内直肌突入到了骨质缺损的部位。

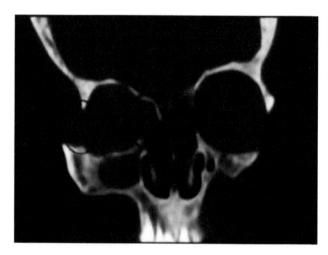

图 95.10　图 95.3 患者的术后冠状位 CT 影像。注意眶内容物突入了骨质缺损的部位。

周。术后 5~7 天清理非吸收性缝线。1 周时取出鼻内夹板，必要时使用生理盐水冲洗以尽量减少结痂。通常眶组织在 2 个月内黏膜化。指导患者留意术后始发的复视，通常至少在 3 个月内不会有最后一次出现。

术后再考虑眼外肌或者眼睑手术之前至少随诊患者 6 个月。

并发症

内镜下向内的和向下的眶减压术的风险与做任

意内镜下鼻窦手术的风险相似。过多地或者过猛地向上去除骨质会损伤颅底引起脑脊液鼻漏。发生筛动脉的损伤会导致眶后血肿。向后则有损伤视神经和颈动脉的风险。切开眶骨膜时常常会扩大内直肌使其容易受到损伤。术后，暴露的眶脂肪有感染的风险，但是这很少发生。拔管后的正压通气或者患者术后擤鼻涕会压迫空气进入眶组织导致皮下气肿。眶下神经损伤会导致面中部的感觉丧失。

眶外侧壁减压过程中很容易损伤眼外直肌。眶周组织的瘀斑很常见，但是可能会伴有血肿。

之前也提到过，眶减压的不平衡会导致严重的复视。这种复视通常是暂时性的，但是如果超过 6 个月就需要手术矫正。

总结

眶减压被认为是 Graves 眼病和其他众多眶功能障碍（脓肿、血肿、肿瘤）的治疗方法。内镜下眶内侧壁和下壁的减压以及外侧壁的外减压可以达到最大的减压效果。平衡的眶减压可以最低限度降低术后复视的风险。

要点

- 平衡性减压（眶内侧壁和外侧壁）可以使术后复视的可能性降到最低。
- 为了最理想的美容效果需要仔细地对眼睑的外侧联合进行重新排列。
- 对于压迫性视神经病变的患者，手术要在眶内侧壁的后部进行减压来缓解眶顶端视神经的压力。
- 当对视神经管进行减压时，应该在鼻上象限小心地打开视神经鞘，从而将损伤眼动脉的风险降到最低。
- 任何眶内脂肪的去除都应该在最小程度拉扯的情况下完成，而且要从颞下象限（在外直肌和下直肌中间）完成，以降低球后血肿的风险和对眶结构的损伤。

隐患

- 内直肌和外直肌常常会被扩大，而且刚到眶骨

膜的深度，可能会被过度的锐性分离损伤。
- 没有眶骨膜的充分分离就进行的骨性减压是没有效果的。
- 内镜下向上过度的骨去除可能会伴有颅底损伤和脑脊液鼻漏。
- 因辨识不清而引起的筛动脉损伤可能会引起眶后血肿，麻醉时患者咳嗽或挣扎会使这一风险增大。
- 在眶顶尖应避免使用单极电凝。

（韩军 译）

参考文献

1. Dollinger J: Die Druckenlastung der Augenhöhle durch Entfernung der äusseren Orbitalwand bei hochgradigem Exophthalmus (Morbus basedowii) und konsekutive Hornhauterkrankung. Dtsch Med Wochenschr 37:1888-1890, 1911.
2. El-Kaissi S, Frauman AG, Wall JR: Thyroid-associated ophthalmopathy: A practical guide to classification, natural history and management. Intern Med J 34:482-491, 2004.
3. Ludgate M, Baker G: Unlocking the immunological mechanisms of orbital inflammation in thyroid eye disease. Clin Exp Immunol 127:193-198, 2002.
4. Cawood T, Moriarty P, O'Shea D: Recent developments in thyroid eye disease. BMJ 329:385-390, 2004.
5. Fatourechi V, Bartley GB, Eghbali-Fatourechi GZ, et al: Graves dermopathy and acropachy are markers of severe Graves ophthalmopathy. Thyroid 13:1141-1144, 2003.
6. Bartalena L, Marcocci C, Bogazzi F, et al: Relation between therapy for hyperthyroidism and the course of Graves ophthalmopathy. N Engl J Med 338:73-78, 1998.
7. Goldenberg-Cohen N, Miller NR, Repka MX: Traumatic optic neuropathy in children and adolescents. J AAPOS 8:20-27, 2004.
8. Kountakis SE, Maillard AA, El-Harazi SM, et al: Endoscopic optic nerve decompression for traumatic blindness. Otolaryngol Head Neck Surg 123:34-37, 2000.
9. Levin LA, Beck RW, Joseph MP, et al: The treatment of traumatic optic neuropathy: The International Optic Nerve Trauma Study. Ophthalmology 106:1268-1277, 1999.
10. Kloek CE, Bilyk JR, Pribitkin EA, Rubin PA: Orbital decompression as an alternative management strategy for patients with benign tumors located at the orbital apex. Ophthalmology 113:1214-1219, 2006.
11. Wakelkamp IM, Tan H, Saeed P, et al: Orbital irradiation for Graves ophthalmopathy: Is it safe? A long-term follow-up study. Ophthalmology 111:1557-1562, 2004.
12. Russo V, Querques G, Primavera V, Delle Noci N: Incidence and treatment of diplopia after three-wall orbital decompression in Graves ophthalmopathy. J Pediatr Ophthalmol Strabismus 41:219-225, 2004.
13. Graham SM, Brown CL, Carter KD, et al: Medial and lateral orbital wall surgery for balanced decompression in thyroid eye disease. Laryngoscope 113:1206-1209, 2003.
14. Snyderman C, Hobson S: Endoscopic orbital decompression. In Myers E (ed): Operative Otolaryngology. Philadelphia, WB Saunders, 1997, pp 796-806.
15. Snyderman C, Hobson S: Endoscopic orbital decompression for endocrine ophthalmopathy. In Myers E, Bluestone C, Brackmann D, Krause C (eds): Advances in Otolaryngology–Head and Neck Surgery. St Louis, CV Mosby, 1996, pp 205-215.

第 96 章

视神经减压

Allan D. Vescan，Ricardo L. Carrau，Carl H. Snyderman，Amin B. Kassam

伴有失明的视神经损伤是毁灭性事件[1-10]。视神经损伤可以有多种分类方法，包括但不局限于解剖部位和病理生理机制。解剖分类包括眶内、视神经管内和颅内段损伤。病理生理分类包括创伤性和非创伤性损伤。创伤性视神经损伤可以进一步分为直接和间接损伤。直接损伤包括异物或蝶骨小翼骨折导致的穿透伤，累及眶或视神经管。间接损伤通常是头部顿挫伤导致。损伤的确切机制尚不太清楚，但可能包括血肿、神经水肿、微血管循环障碍以及轴索传导障碍。非创伤性视神经损伤包括良恶性肿瘤、炎症状态如 Graves 病、骨纤维病变导致的压迫效应。创伤性视神经病(TON)最有效的治疗仍存在争论。治疗选择包括观察、静脉应用糖皮质激素和手术减压。1999年，国际视神经创伤研究项目(IONTS)试图研究哪种治疗手段治疗创伤性视神经病最有效。该研究试图将患者随机分为单用极大剂量激素治疗组和结合颅外视神经减压组。但是由于患者招募因素，放弃了这种设计，研究人员开展了比较性非随机干预研究。他们得出的结论是，皮质激素治疗并不优于颅外视神经减压，而且治疗应该根据具体患者制定。随后发表的几项回顾性病例研究对于应用视神经减压结合糖皮质激素治疗间接性视神经病褒贬不一。

尽管对创伤性视神经病的治疗仍有争论，但是视神经减压用于减轻压迫效应已被广泛接受。本章将主要讨论视神经减压的适应证、手术技术以及并发症。

病例选择

病例选择取决于视力损失的病因[6,11-14]。对于创伤性视神经病，首先必须明确诊断。创伤性视神经病的临床诊断依据是有头面部直接或间接损伤病史。患者的意识水平可使状况相当显而易见或富有挑战性。创伤性视神经病的特点是传入性瞳孔反射缺失、单眼或双眼受累、色觉受损、视野缺损、视敏度下降(从轻度下降到无光感)和外伤后数周出现的迟发性视神经萎缩。继发于良恶性肿瘤、慢性炎症过程或骨纤维病变的压迫性视神经病，表现出很多共同的特点；但是它们的起病很隐匿，需要细致而全面的眼科学评估来确定视力下降。一旦确诊压迫性神经病变，是否需要手术减压将取决于内在病理和压迫程度。

术前计划

在着手内镜下视神经减压前，鼻窦和颅底影像学检查很重要(图 96.1 至图 96.4)。手术前明确视神经和海绵窦旁颈内动脉的密切关系非常重要 (图 96.5 至图 96.6)。如果是良性肿瘤和骨纤维异常增殖导致的压迫性神经病，蝶窦和鼻解剖可能会变形，而且几乎不可能预测(见图 96.2)。影像导航成为有价值的工具，能帮助内镜手术医师安全到达视神经和颅底。我们在术前采用增强鼻窦和颅底的薄层 CT 扫描。在有软组织块导致的压迫时，应加上磁共振成像或磁共振与 CT 融合成像，对于制定术前计划和导航有帮助。全面的眼科学评估，包括前面所提到的问题，是手术的前提。

适应证

视神经减压的适应证包括但不限于：继发于压

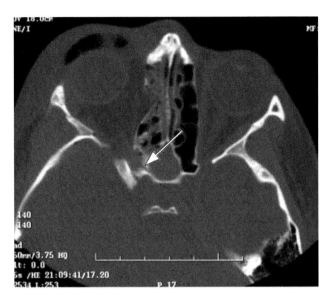

图 96.1　一名机动车事故中受伤患者的轴位 CT 扫描显示右侧视神经管骨折(箭头)。

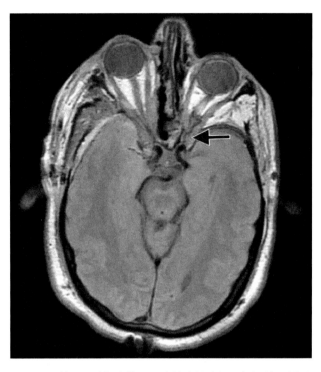

图 96.3　轴位磁共振成像显示腺样囊性癌沿左侧视神经周围浸润(箭头)。

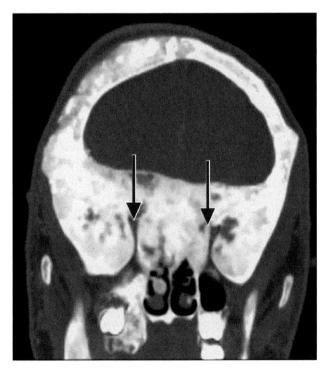

图 96.2　冠位 CT 扫描显示严重骨纤维增生不良伴有双侧视神经压迫(箭头)。

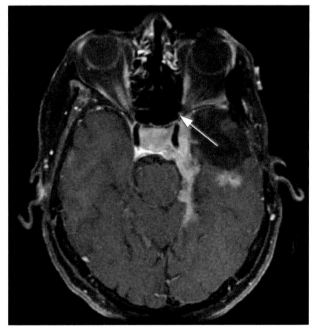

图 96.4　轴位磁共振成像显示复发性脑膜瘤(箭头)压迫视神经管段和颅内段。

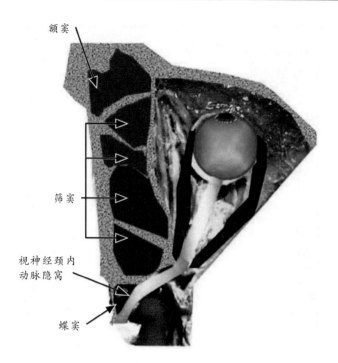

图 96.5　轴位示意图显示，当视神经自后向前走行时由外到内方向的视神经以及视神经管和颈内动脉的关系。

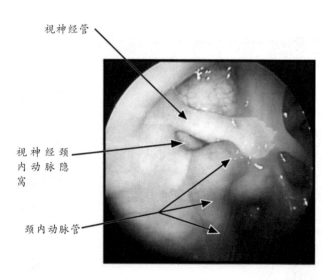

图 96.6　右侧蝶窦数字化增强（加亮的结构）的内镜影像显示视神经管和颈内动脉的关系。这例患者，视柱的气化导致视神经颈内动脉隐窝变深。前床突气化形成视神经管上方的隐窝。

迫效应的视神经病，如良恶性肿瘤、炎性过程如Grave 病，或骨纤维病变如骨纤维增殖不良。保守或药物治疗无效的直接或间接创伤性视神经病也是适应证。

手术技术

患者仰卧于手术床经口气管插管。在鼻腔使用 0.05% 羟甲唑啉棉片收缩鼻腔。术中影像导航对于手术即使不重要也是有帮助的。如果光学跟踪导航系统可以用，用三钉头位固定器将头固定，使头略转向术者侧。然后通过表面基准标记（在影像之前放置），一个以发光二极管为基础的面罩，或是激光表面注册装置，获得正确的影像导航注册。对于电磁导航系统，放置好头盔，使用直探针注册。导航系统准备好后，中甲、鼻腔外侧壁、中隔后部按自后向前的方向，使用加入肾上腺素（1:100 000）的 0.5% 的利多卡因局部浸润麻醉。可能需要切除右侧中鼻甲，虽然很少，但是可以改善视野暴露，增加器械操作的空间。另外，将下甲向外骨折移位能增加手术通道。

在整个操作中多数情况下用 0° 内镜，需要时使用带角度的内镜观察上部筛窦或颅底。使用反咬钳和直头旋切器完成勾突切除。保留勾突的上部，因为额鼻隐窝不需要暴露。然后使用旋切器和咬切钳完成前后筛窦切除（图 96.7），暴露颅底（筛凹）和纸样板。对于视神经管和眼眶创伤的患者，术者应该留意眶骨膜和（或）眶脂肪有已经暴露的可能。通过经鼻道入路，去除上鼻甲的下部。上鼻甲形成后筛的内侧面，切除上鼻甲进一步暴露蝶窦自然口。向下、向内扩大蝶窦自然口，直到内镜能够进入蝶窦进行近距离检查。颅内结构的疝出或暴露的颈内动脉可能与陆地创伤相关。这些可能性被排除后，使用上开口或下开口的 2mm Kerrison 咬钳进一步去除剩余的蝶嘴。蝶嘴必须去除到蝶窦顶、蝶窦外侧壁分别与后筛顶部、筛骨眶板在同一个平面。下部，后外侧中隔动脉走行在后鼻孔上 1cm，而且最好不要损伤它。使用双极电凝或吸引器电凝很容易控制出血。吸引器电凝最好避免在蝶嘴后以及筛骨眶板上使用。接着，去除筛骨眶板后部以暴露眶尖的眶骨膜（图 96.8）。损伤到眶骨膜将会导致眶脂肪的疝出，这会影响视野。使用双极电凝烧灼疝出的脂肪可以控制局限的疝出。视神经位于眶尖的顶部，自外向内、自尾向头方向走行。后筛动脉在此神经前 4~6mm。

如果视神经孔和视神经管内骨折，通常可以用小的剥离子或 1~2mm 骨刮匙向内移开骨折碎片。而视神经孔和管的内侧面必须用 3mm 的高速磨钻磨

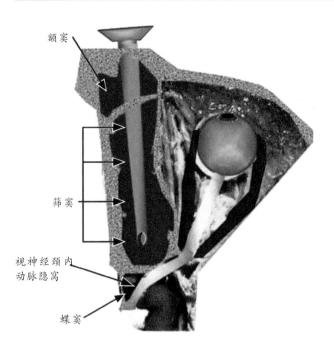

图 96.7 轴位平面图示法显示完成筛窦切除和蝶窦开放暴露眶纸板和颅底。

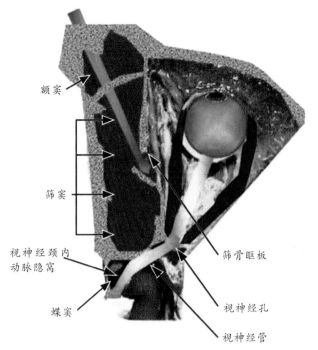

图 96.8 轴位平面图示法显示去除筛骨眶板后部。眶骨膜保留以避免眶脂肪疝出。

薄(图 96.9)。提供连续的冲洗至关重要,以免神经和眼动脉的热损伤。视神经管减压向后视神经颈内动脉隐窝,因为这是视柱的标记,神经在这一点进入硬膜(图 96.10 和图 96.11)。减压应该包括内侧 120°。如果视柱(神经下方)和前床突(神经上方)气化,可以获得更大程度的减压(见图 96.6)。视神经鞘不打开,因为打开视神经鞘对减压没有帮助。而且,切开鞘膜有可能导致脑脊液漏,这是由于打开了脑膜袖,它通常在颅外伴行视神经。

减压之后,进行大量的冲洗,然后将硅胶片缝合在鼻中隔上以防止粘连形成。如果需要止血,可进行轻微的鼻腔填塞;但是,由于视神经已经暴露,处理必须非常谨慎。

术后处理

通常,患者在视神经减压后需留院过夜。在术前、术中以及术后常规使用全身性皮质激素。在出院之前就开始鼻腔盐水喷雾。常规使用硅胶片防止鼻中隔和下鼻甲粘连形成。通常,硅胶片留置 10~14天。鼻腔清理一般最初是 2 周 1 次,以后是每月 1次。建议在 1 周后换成鼻腔盐水冲洗,这有助于再上皮化。视神经减压后不做常规术后影像检查。患者除

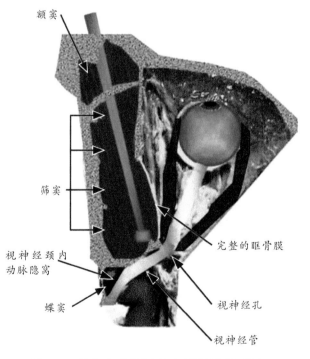

图 96.9 轴位平面图示法显示磨视神经孔(翼突)。

了在第一个 24 小时行正式的视野测试外,术后还要监测视力。

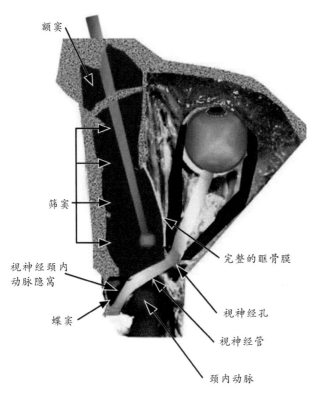

额窦

筛窦

视神经颈内
动脉隐窝

蝶窦

完整的眶骨膜

视神经孔

视神经管

颈内动脉

图 96.10　轴位平面图示法显示完成视神经管减压。

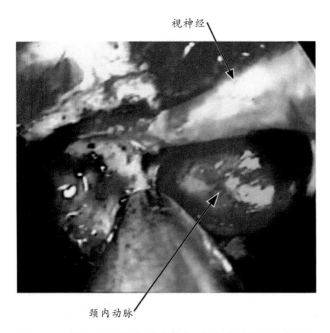

视神经

颈内动脉

图 96.11　数字化增强(加亮的结构)的内镜影像显示减压后的左侧视神经。

并发症

脑脊液漏

对于术后鼻漏患者,对漏出液做 β_2- 转铁蛋白或 β 微量蛋白测试是明智的, 以证实是否有脑脊液鼻漏。在术后早期,冲洗的液体在鼻窦集聚再随后流出,可能为脑脊液鼻漏[15,16]。

术后脑脊液漏最好立即再探查并手术修补。

术后鼻窦出血

显著的术后鼻出血最常见于颌内动脉的分支或筛前动脉,这些出血应该在内镜下控制。血管造影并栓塞对于不适合手术的患者可以选用。必须小心这种并发症,因为在视神经减压后盲目鼻腔填塞可能导致视力下降。

皮下气肿

由于内侧眶壁和视神经管的缺损,使劲擤鼻或打喷嚏能导致明显的皮下集气和面部肿胀。应提前警告患者采用恰当鼻部预防措施。观察和在有任何感染的体征下使用抗生素都是必要的。

视力恶化

视神经减压后视力可能恶化。这可能与在磨薄视神经管中冲洗不够导致对视神经的热损伤或者是影响眼动脉的血管事件有关。此外,在用刮匙将视神经管向内骨折时,细小的骨片能导致影响视神经。

精要

- 全面评估术前影像是必要的,以明确有无解剖变异如 Onodi 气房。
- 影像导航系统是非常有价值的工具,特别是对于正常解剖已经变形的病例,如骨纤维增生不良和颅底肿瘤。
- 去除筛骨眶板后 1cm 有助于发现视神经孔和视神经管减压。
- 在磨除视神经管时必须进行大量冲洗以防止热损伤。
- 120° 内侧减压可以获得减压效果。

隐患

- 未能去除眶壁内侧的全部分隔和气房将使减压更困难。
- 眶纸板破损会导致脂肪疝出并影响视野。
- 神经鞘切开是禁忌证,因为有可能导致脑脊液漏。
- 术后填塞必须十分小心,不要对已暴露的视神经造成医源性压迫。
- 如果长时间放在同一个位置,高速钻钻头轴能导致鼻翼烧伤。

（刘剑锋 译）

参考文献

1. Kountakis SE, Maillard AA, El-Harazi SM, et al: Endoscopic optic nerve decompression for traumatic blindness. Otolaryngol Head Neck Surg 123:34-37, 2000.
2. Cook MW, Levin LA, Joseph MP, et al: Traumatic optic neuropathy: A meta-analysis. Arch Otolaryngol Head Neck Surg 122:389-392, 1996.
3. Levin LA: Mechanisms of optic neuropathy. Curr Opin Ophthalmol 8:9-15, 1997.
4. Luxenberger W, Stammberger H, Jebeles JA, Walch C: Endoscopic optic nerve decompression: The Graz experience. Laryngoscope 108:873-882, 1998.
5. Levin LA, Joseph MP, Rizzo JF III, Lessell S: Optic canal decompression in indirect optic nerve trauma. Ophthalmology 101:566-569, 1994.
6. Levin LA, Beck RW, Joseph MP, et al: The treatment of traumatic optic neuropathy: The International Optic Nerve Trauma Study. Ophthalmology 106:1268-1277, 1999.
7. Jiang RS, Hsu CY, Shen BH: Endoscopic optic nerve decompression for the treatment of traumatic optic neuropathy. Rhinology 39(2):71-74, 2001.
8. Rajiniganth MG, Gupta AK, Gupta A, Bapuraj JR: Traumatic optic neuropathy: Visual outcome following combined therapy protocol. Arch Otolaryngol Head Neck Surg 129:1203-1206, 2003.
9. Yang WG, Chen CT, Tsay PK, et al: Outcome of traumatic optic neuropathy—surgical versus nonsurgical treatment. Ann Plast Surg 52:36-42, 2004.
10. Anderson RL, Panje WR, Gross CE: Optic-nerve blindness following blunt forehead trauma. Ophthalmology 89:445-455, 1982.
11. Acheson JF: Optic nerve disorders: Role of canal and nerve sheath decompression surgery. Eye 18:1169-1174, 2004.
12. Chen C, Selva D, Floreani S, Wormald PJ: Endoscopic optic nerve decompression for traumatic optic neuropathy: An alternative. Otolaryngol Head Neck Surg 135:155-157, 2006.
13. Thakar A, Mahapatra AK, Tandon DA: Delayed optic nerve decompression for indirect optic nerve injury. Laryngoscope 113:112-119, 2003.
14. Lubben B, Stoll W, Grenzebach U: Optic nerve decompression in the comatose and conscious patients after trauma. Laryngoscope 111:320-328, 2001.
15. Pletcher SD, Sindwani R, Metson R: Endoscopic orbital and optic nerve decompression. Otolaryngol Clin North Am 39:943-958, 2006.
16. Metson R, Pletcher SD: Endoscopic orbital and optic nerve decompression. Otolaryngol Clin North Am 39:551-561, 2006.

第 97 章

眶内容物剜除术

S. Tonya Stefko

病例选择

在头颈部肿瘤的治疗中，有时须行根治性眶内容物剜除术。耳鼻喉科医师最常碰到的情况是由邻近的鼻窦及颅底恶性肿瘤侵袭而致。有些皮肤来源的肿瘤也需要行次全或全部眶内容物剜除术。侵袭性真菌感染是彻底清创的适应证，有时须行包括眶内容物的剜除术。在少数情况下，良性但局部侵袭性肿瘤及顽固性疼痛也是手术适应证。

眶内容物剜除术最明确的适应证为恶性肿瘤侵及眼球且无保留视力的可能(图 97.1)。最常见的是鳞状细胞癌或其他上皮来源的恶性肿瘤。在一份大宗眶内容物剜除术的病例报道中，鳞状细胞癌(来源于鼻窦、皮肤、结膜)占行剜除术的 1/3[1]。而在最近的报道中，最常见的为基底细胞癌，其次为恶性黑色素瘤和皮脂腺细胞癌[2]。反过来，一项对 70 例上颌骨切除术的回顾性研究发现，40% 的病例需要同期行眶内容物剜除术[3]。影像学资料很可能对肿瘤侵及眼眶的评估不足，可能需要术中决定是否行眶内容物剜除术。对于鳞状细胞癌，最近的治疗趋势是，除非术中冰冻证实有眶骨膜的侵及，否则均保留眶内容物。在一些回顾性的研究中，眶保留和眶内容物剜除的患者的无瘤生存率并无显著差异[4]。

眼眶及眼睑的肿瘤，虽未侵及眼球及眼眶，但由于剩余组织不足以保护眶内容物而须行眶内容物剜除术(图 97.2 和图 97.3)。

对于侵袭性感染的病例，手术的决策是艰难的。多数眼眶真菌感染是由邻近鼻窦播散而来，主要有两种类型真菌。曲霉菌可感染免疫力低下及免疫力正常的人群。对于前者，若免疫状态不能改善或是若合并有颅内的感染，预后是极差的[5]。而后者，若眶尖受侵有可能需要行剜除术，若感染局限在眶前壁及内下壁，则仅须行部分清创术即可[6]。

鼻-眶-脑毛霉菌病是一种罕见的由根霉属菌(偶尔是毛霉菌和犁头霉属)所致的严重感染性疾病，可见于免疫低下通常合并代谢性酸中毒的患者。此类患者须行彻底外科清创，直到暴露出出血的新鲜创面。如有眶受累体征，这常包括眶内容物剜除术，但有报道显示，眶受侵行眶剜除和未行眶剜除相比生存率并无差异[7]。但是，眼眶受累患者总死亡率较高(33% 比 14%)。术后行高压氧治疗可以提高生存率[8]。

3%~17% 的眶内容物剜除术是由于眶良性病变[1,9-12]，包括炎症性疾病、Stevens-Johnson 综合征、淋巴管瘤、脑膜瘤等。这些疾病常引起药物无法完全控制的疼痛和"严重毁容"，或者虽然组织学上是良性的，但易侵犯邻近组织[13]。此类病变引起的疼痛，行眶内容物剜除术后通常多数可立即缓解。

术前评估

对可能行眶内容物剜除术的患者至少须行眶、鼻窦、头颅的 CT 和(或)MRI 检查。对于多数恶性肿瘤，还须行 PET 检查。若预期行颈淋巴结清扫术，术前可行颈部影像学检查及核素显像。影像学检查的选择由诊断而定。对于眼眶恶性肿瘤的患者，影像学检查很可能低估肿瘤的范围，而常有必要行术中的病理检查。

术前，还须行凝血功能检查、全血细胞检查、血

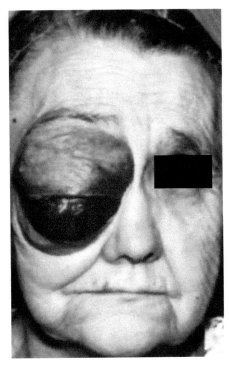

图 97.1　恶性黑色素瘤侵犯眼球、附件及眶内容物。

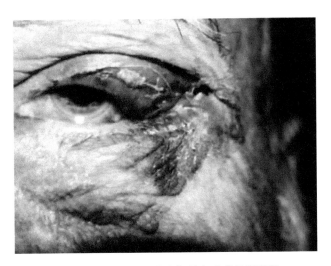

图 97.2　原发于眼睑的晚期黑色素瘤侵犯眶部。

型检查以及交叉配血，备两个单位浓缩红细胞。

在许多病例中，施行根治性眶内容物剜除术的病理须由经验丰富的头颈部或眼眶病领域的病理学家独立确认。

术前非手术侧眼的眼科全面检查对于指导手术的选择以及残存视力的保留都具有重要意义。

对于大多数耳鼻喉科医师而言，在上颌骨切除或扩大鼻窦清创术（例如，侵袭性真菌感染）同时行眶内容物剜除术是常见的做法。在知情同意的过程

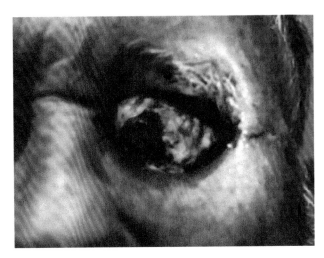

图 97.3　图 97.2 患者，眶剜除和中厚皮片移植术后第 12 天。

中，如若眶内容的去留在术中才能决定，须向患者及其家属说明：虽然会全力保眼眶和眼，但是为了彻底清除病变，有可能行眶内容物剜除。

手术方法

全部或次全眶内容物剜除术应事先计划好。次全眶剜除常保留部分眼睑（图 97.4A），常见于良性病变及主要影响眶后或眶深部组织的肿瘤，而不适用于任何侵及皮肤、结膜及泪腺的肿瘤。眼睑保留的眶内容物剜除术，术后愈合快且与周围皮肤无色差。另有报告称，眼睑保留的眶内容物剜除术将有利于术后义眼的植入[14]。

一期重建方案

术前即应考虑好重建的方案。最简单的方案是待二期增强或肉芽生长愈合。此方案的好处在于缩短手术时间，与周围组织无色差，更利于术后的观察以监测复发，同时由于形成一个浅的凹陷更利于患者护理[15]。缺点在于愈合时间长以及反复换药给患者带来的痛苦。

中厚皮片常取于大腿，常用于贴覆眶剜除及骨膜剥除后的术腔（图 97.3）。此方案术后愈合快且利于术后观察复发，但由于形成一个深在腔隙，使术后的护理和安装假体有些困难，且术后常出现供体部位的疼痛。

我们最常用的是局部或游离组织瓣，特别是对于部分或全上颌骨切除术后造成的组织缺损者。常用的有颞肌瓣[16]、伴或不伴颈面部瓣[17]、前臂桡侧皮

瓣[18]、腹直肌肌皮瓣等。这些皮瓣由于有充足的组织量及良好的血供，常被用于可能须术后放疗区域的缺损修复。但手术时间长、术后供体部位并发症及要求高度专业化的显微外科技术这些缺点，则限制了其在病情严重的患者中的应用，同时也不利于对术后局部复发的观察。

据报道，大多数患者无论是否行眶部重建都愿意佩戴眼罩以遮蔽[19]。假体可通过镶牙专家制作并通过局部黏附固定。也可选择假体通过磁性材料固定到骨整合牙科种植体上[20,21]。

手术步骤

患者全身麻醉，做手术边界标记(图 97.4A)；若同期行上颌骨切除术，应先行上颌骨切除术。缝合上下眼睑通常是有帮助的。若拟行眼睑保留的眶内容物剜除术，平行睑缘数毫米标记切口。依次切开皮肤及眼轮匝肌，于睑板前/眶隔前平面钝性分离，至眼眶边缘水平。切开骨膜，接着进行以下步骤。

若不保留眼睑，切缘应至眶缘并距皮肤病损至少 1~2cm。切口区域用肾上腺素行局部麻醉浸润以减少出血。用 15 号刀片切开皮肤直至骨膜。在眶上血管区可能出血。从眼眶骨质最厚的颞上部开始，以剥离子剥开骨膜。在这个解剖平面向四周及向后分离，并沿途电凝颧面部及颧颞部血管。滑车部及内眦韧带阻力较大可能需要锐性分离。将内眦韧带后支从骨上剥离，分离泪囊与鼻泪管的连接，并从

骨膜上剥离下斜肌。

向后解剖直至眶尖，注意以下几个区域：首先，在眶纸板上剥离骨膜，必须非常轻柔以免损伤眶纸板。筛动脉应予分离并用双极电凝控制出血，必要时可用骨蜡。其次，眶顶，特别是后内部非常薄或有明显的骨缺损。直接损伤或使用单极电凝可能形成医源性脑脊液漏[22]。单极电凝应该避免使用，除了在眶最前部。

此时，可由弯刀、眼球剪或圈套器将眶上裂、眶下裂和眶尖组织分开。可先用圈套器套紧约数分钟以止血，然后将圈套器完全收紧切断组织或用眼球剪切断。眶内立即用纱球压迫 5~10 分钟。仔细检查眶尖，用吸引器及双极电凝找到并控制出血点。

如果眶内由肉芽生长愈合，此时须贴覆非黏性材料，如 Telfa 敷料，并敷以干仿(Xeroform)纱。最后以松软纱布填塞，绷带加压包扎。此外，可用速即纱或其他材料置于眶尖部以止血。

在那些保留眼睑的患者中，在皮瓣植入眶内后，可缝合上下睑缘，以获得一个好的外观或至少是比开放的眼眶要好的外观(图 97.4 B~D)。

若保留眼睑部皮肤，可将其眼眶缘尽可能地向后铺入眶内。眶内的其余部分可任其肉芽生长或覆以中厚皮片。中厚皮片应取于大腿内侧及腹部无毛发生长的区域，约 5×10cm 大小。植入眶内时，应注意将上皮面朝外放置，周缘以 7-0 号缝线缝合，并按上述包扎方式包扎固定。

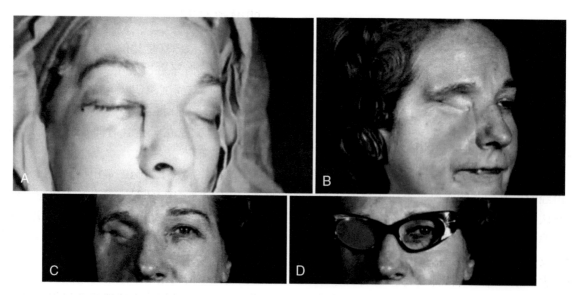

图 97.4 (A)上颌窦黏液表皮样癌患者行眶内容物剜除术及根治性上颌骨切除术。图示为睑保留切口。(B)术后上下睑缝合的外观。(C)正面观。(D)患者佩戴特制的遮挡眶部的眼镜。

　　若行局部或游离皮瓣修复，其制备和放置按相应的操作程序进行。图 97.5A 中患者因上颌骨骨肉瘤行上颌骨切除术。术后复发行放射治疗。肿瘤再次复发侵及眶内容及眶壁(图 97.5B)。以腹直肌游离皮瓣修复眶部缺损(图 97.5D)。

　　对于不使用皮瓣修复的患者，局部加压包扎 3~5 天，并应用抗生素。去除加压敷料后，局部浸泡盐水 5~10 分钟，然后去除内衬层(Telfa 敷料或干仿纱)。对于局部坏死组织可以进行小范围的清创，并指导患者及其家属每日 2 次局部涂抹抗生素软膏。敷料上亦可涂抹抗生素软膏以防粘连。避免在该区域用力清理。

　　患者术后 1 周开始复查，并根据病情决定复查时间间隔。在最初的 4~6 周内可每周或隔周复查以清理术腔及观察局部感染的情况。大部分的患者不需行放射治疗。术后 3 个月可适配假体(图 97.6)。

并发症

　　可能出现的并发症包括术中出血、术后血肿、术后感染以及术后伤口裂开。术中出血的处理包括填塞和加压，眶尖部可应用凝血剂，必要时可输浓缩红细胞。术后中厚皮片或游离皮瓣下出现的血肿需要治疗。前者可于皮片上切开小的引流口，以吸引器轻轻地吸除血肿，然后局部加压包扎 2~5 天。游离皮瓣则须行多普勒超声检查以确保动静脉血管的畅通，禁忌加压包扎。术后感染应予静脉贯续口服抗生素治疗，并辅以局部清创排脓。术后伤口裂开应先除外局部感染，在行二期修复前应积极处理感染。

　　剜除术后可形成沟通鼻窦或硬脑膜的瘘管。若术中发现骨性或硬脑膜的缺损应立即修补。如果眶内有肉芽生长或皮瓣修复，可利用眼外肌或脂肪修

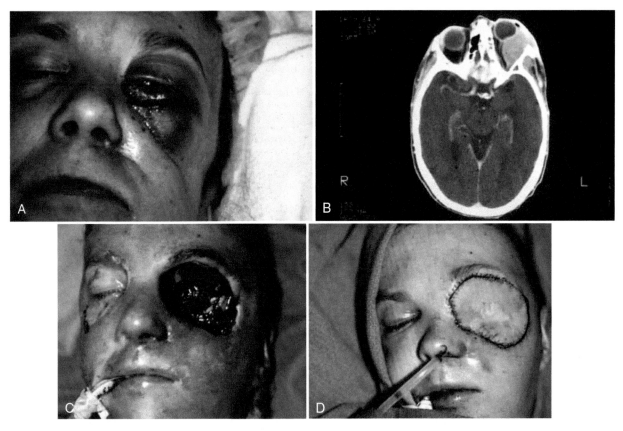

图 97.5　(A)因上颌骨骨肉瘤行上颌骨切除术的患者。第一次眶部复发行根治性放疗，肿瘤再次复发并侵犯眶内容物。(B)CT 示眶内受侵的情况。(C)眶内容物剜除术后缺损。(D)腹直肌游离组织皮瓣修复。

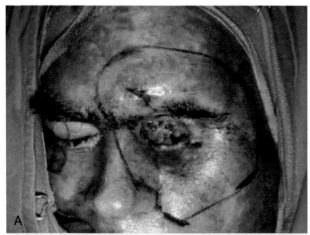

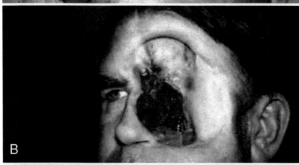

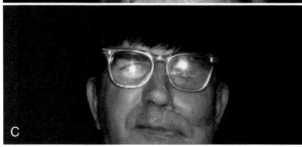

图97.6 (A)眶内容物剜除术后基底细胞癌复发。(B)术后缺损。(C)假体植入术后佩戴眼镜的外观。

复骨性的或硬脑膜的缺损[23]。

精要

• 经冰冻病理证实的恶性肿瘤的眶骨膜侵犯适宜行眶内容物剜除术。

• 仅有眶骨受侵的患者,若保留眶内容物,可能有类似于眶内容物剜除的生存率。

• 眶内容物剜除术是泪腺恶性肿瘤患者的治疗选择。

• 皮肤移植术后早期禁行积极的清创。

• 术后感染应早期处理,完全控制。

隐患

• 筛骨眶板的损伤易产生鼻眶瘘管并导致慢性渗液。

• 在眶深部及眶上壁处应避免使用单极电凝,以免发生脑脊液鼻漏。

• 眶底大部分切除后出现眼球移位、复视和眼表疾病,导致眼部完好性受破坏。而术后的放疗将加剧这些影响[24]。

(陈剑 刘剑锋 译)

参考文献

1. Levin PS, Dutton JJ: A 20-year series of orbital exenteration. Am J Ophthalmol 112:496-501, 1991.
2. Rahman I, Cook AE, Leatherbarrow B: Orbital exenteration: A 13 year Manchester experience. Br J Ophthalmol 89:1335-1340, 2005.
3. Yucel A, Cinar C, Aydin Y, et al: Malignant tumors requiring maxillectomy. J Craniofac Surg 11:418-429, 2000.
4. Carrau RL, Segas J, Nuss DW, et al: Squamous cell carcinoma of the sinonasal tract invading the orbit. Laryngoscope 109:230-235, 1999.
5. Kraus D, Bullock J: Orbital infections. In Pepose J, Holland G, Wilhelmus K (eds): Ocular Infection & Immunity. St Louis, Mosby–Year Book, 1996, pp 1321-1340.
6. Dhiwakar M, Thakar A, Bahadur S: Invasive sino-orbital aspergillosis: Surgical decisions and dilemmas. J Laryngol Otol 117:280-285, 2003.
7. Peterson KL, Wang M, Canalis RF, Abemayor E: Rhinocerebral mucormycosis: Evolution of the disease and treatment options. Laryngoscope 107:855-862, 1997.
8. Yohai RA, Bullock JD, Aziz AA, Markert RJ: Survival factors in rhino-orbital-cerebral mucormycosis. Surv Ophthalmol 39:3-22, 1994.
9. Naquin HA: Exenteration of the orbit. AMA Arch Ophthalmol 51:850-862, 1954.
10. Bartley GB, Garrity JA, Waller RR, et al: Orbital exenteration at the Mayo Clinic. 1967-1986. Ophthalmology 96:468-473, 1989.
11. Mohr C, Esser J: Orbital exenteration: Surgical and reconstructive strategies. Graefes Arch Clin Exp Ophthalmol 235:288-295, 1997.
12. Rathbun JE, Beard C, Quickert MH: Evaluation of 48 cases of orbital exenteration. Am J Ophthalmol 72:191-199, 1971.
13. Rose GE, Wright JE: Exenteration for benign orbital disease. Br J Ophthalmol 78:14-18, 1994.
14. Catalano PJ, Laidlaw D, Sen C: Globe sparing orbital exenteration. Otolaryngol Head Neck Surg 125:379-384, 2001.
15. Putterman AM: Orbital exenteration with spontaneous granulation. Arch Ophthalmol 104:139-140, 1986.
16. Menon NG, Girotto JA, Goldberg NH, Silverman RP: Orbital reconstruction after exenteration: Use of a transorbital temporal muscle flap. Ann Plast Surg 50:38-42, 2003.
17. Cuesta-Gil M, Concejo C, Acero J, et al: Repair of large orbito-cutaneous defects by combining two classical flaps. J Craniomaxillofac Surg 32:21-27, 2004.
18. Tahara S, Susuki T: Eye socket reconstruction with free radial forearm flap. Ann Plast Surg 23:112-116, 1989.
19. Ben Simon GJ, Schwarcz RM, Douglas R, et al: Orbital exenteration: One size does not fit all. Am J Ophthalmol 139:11-17, 2005.

20. Nerad JA, Carter KD, LaVelle WE, et al: The osseointegration technique for the rehabilitation of the exenterated orbit. Arch Ophthalmol 109:1032-1038, 1991.
21. Konstantinidis L, Scolozzi P, Hamedani M: Rehabilitation of orbital cavity after total orbital exenteration using oculofacial prostheses anchored by osseointegrated dental implants posed as a one-step surgical procedure. Klin Monatsbl Augenheilkd 223:400-404, 2006.
22. Wulc AE, Adams JL, Dryden RM: Cerebrospinal fluid leakage complicating orbital exenteration. Arch Ophthalmol 107:827-830, 1989.
23. Bartley GB, Kasperbauer JL: Use of a flap of extraocular muscle and fat during subtotal exenteration to repair bony orbital defects. Am J Ophthalmol 134:787-788, 2002.
24. Stern SJ, Goepfert H, Clayman G, et al: Orbital preservation in maxillectomy. Otolaryngol Head Neck Surg 109:111-115, 1993.

第 98 章

鼻腔泪囊造孔术

S. Tonya Stefko, Carl H. Snyderman

20 世纪早期 Toti 第一个描述了鼻外入路的鼻腔泪囊造孔术(DCR)[1]。该技术适用于主诉溢泪且证实有泪道系统阻塞的患者。该手术主要为创建一个瘘管，使眼泪直接从泪囊进入鼻腔而不通过鼻泪管(图 98.1 和图 98.2)。在鼻外入路泪囊造孔术之前，鼻内入路鼻腔泪囊造孔术已有报道[2]。

病例选择

患者抱怨溢泪可能是下列三种原因之一：泪液分泌过多，泪液排出功能受损，或两者兼有。原发性泪液分泌过多不常见，但继发性泪液分泌过多是溢泪的常见原因。它可能是由于各种眼部表面疾病，也可能是良性的季节性过敏反应。相关症状与体征将有助于诊断，并且手术前应对它们进行正确的处理。例如，一位瘙痒的患者由于季节性过敏可能引起泪液分泌过多，使用抗组胺药就可能有效治疗。眼球表面干燥(如 Graves 病)的患者反射性泪液分泌过多，必须转诊至眼科医生进行处理。眼睑位置异常造成睫毛对角膜的摩擦或者由于不充分的眨眼和闭眼造成角膜干燥，都会引起反应性流泪。因为那些表面疾病造成的反射性泪液增多，患者会主诉烧灼感和异物感，所以患者的主诉将有助于诊断。将荧光素滴到干眼病患者结膜穹隆并使用带钴蓝色滤波器的手电筒检查时，受损的角膜上皮可显示出来。

泪液排出功能受损可以发生在泪液排出系统的任何部位。在新生儿和婴儿中，梗阻最常见部位是 Hasner 瓣的远端，即在出生时往往成管不完全的地方。在大多数患者中，先天性鼻泪管阻塞在 6~12 个月时将自行好转，所以泪道系统探通术应延迟到 1

岁之后。泪道系统探通是这个年龄最常用的治疗方法[3]。

在成人中，因泪道系统的功能性或器质性障碍而引起的继发性溢泪较常见。功能性阻塞包括眼角内侧的泪腺泵功能障碍，通常继发于眼睑错位或解剖异常。器质性阻塞可发生在泪小点、泪小管、泪总管、泪囊或鼻泪管。后两种占了阻塞性溢泪的 74%[4]，并且通过鼻外入路 DCR 手术治疗成功率超过 90%[5]。

患者可能有急性泪囊炎并诉泪囊区有撕裂感、分泌物、肿胀和疼痛。有些情况患者表现为眶周炎的症状，因此诊断时应考虑到泪囊炎的可能。泪囊脓液在压力下反流到泪小点，这经常使患者十分痛苦。这时泪道探通或冲洗是无效的并且可能使病情复杂化。大约 2/3 的急性感染是革兰阳性菌引起，大约 7% 是厌氧菌引起[6]。急性感染的治疗包括至少口服 3 周抗生素、抗生素激素眼药水点滴及局部热敷。在形成脓肿时需要及时经皮穿刺引流，这常常需要在治疗室局麻下进行。此后，泪囊可以用抗生素冲洗。偶尔出现口服治疗效果不佳，则必须采用抗生素静脉注射并且及时手术治疗。

自从 20 世纪 80 年代，经鼻 DCR 重新引起了人们的兴趣，但由于较低的成功率和昂贵的治疗费用而较少被使用。最近的报告表明，该技术成功率正在不断提高[7]。

成功的 DCR 有赖于泪管排出系统的上部功能正常。泪管排出系统上部(泪小点、泪小管、泪总管)阻塞的处理必须进行单独或同期 DCR 手术。泪点成形术可以治疗各种泪小点狭窄。在不完全性阻塞时，硅胶插管可以治疗泪小管狭窄。在 DCR 手术中通过放置硅胶插管可以治疗泪总管狭窄。如果存在顽固

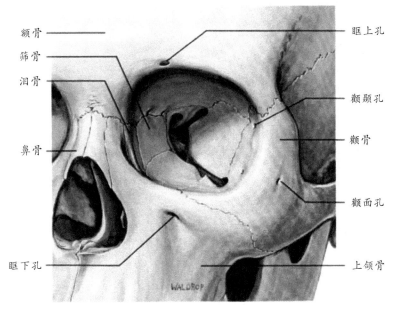

图98.1　眶骨，额面观。(From Dutton JJ: Atlas of Clinical and Surgical Orbital Anatomy. Philadelphia, WB Saunders, 1994.)

图中标注（图98.1）：
额骨
筛骨
泪骨
鼻骨
眶下孔
眶上孔
颧颞孔
颧骨
颧面孔
上颌骨

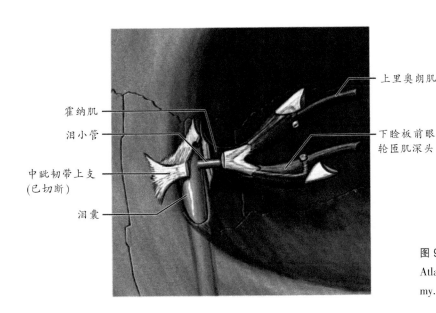

图98.2　泪道系统解剖。(From Dutton JJ: Atlas of Clinical and Surgical Orbital Anatomy. Philadelphia, WB Saunders, 1994.)

图中标注（图98.2）：
霍纳肌
泪小管
中眦韧带上支（已切断）
泪囊
上里奥朗肌
下睑板前眼轮匝肌深头

性的泪管排出系统上部阻塞，结膜泪囊鼻腔造口术并放置Jones管是必要的。

在8%~14%的DCR手术中，发现由沉淀的有机物质组成的泪器结石[8,9]。受泪器结石影响的患者可能有间歇性流泪、疼痛、泪囊变大、变软，但泪囊很少或没有炎症。另外，泪腺结石偶尔也可完全阻塞泪道引起急性泪囊炎。

如果怀疑在泪道系统的任何部位有肿块时，患者必须行鼻外入路的DCR手术并行活检。泪中带血尤其应怀疑肿块。如果术中有冰冻切片证实肿块是良性的，那么DCR手术就可以如期完成。如果术中发现是恶性肿瘤，那么应该进行包括安全缘切除在内的泪囊摘除术，而且这种情况下应避免鼻腔开口。

术前计划

大多数到耳鼻喉科就诊的溢泪患者是经过眼科医生评估并对引起泪液分泌过多的眼表疾病进行了处理的患者。如果没有，在考虑行手术治疗溢泪之前应该进行系统的眼科专科检查。

在检查室应进行完整的鼻内镜检查，尤其应注意检查位于下鼻甲下方的鼻泪管开口。有时，鼻泪管口物理性阻塞是容易看见及治疗的。手术前如发现有明显的鼻窦炎存在也应及时治疗，因为它也能引起鼻泪管功能性阻塞。注意鼻中隔的畸形及偏曲也很重要，特别是如果选择经鼻内入路 DCR 手术。

在治疗室进行泪道系统的扩张和冲洗能够用于定位泪道系统的阻塞部位。不同于幼儿，在成年人中，泪道探通没有价值。这个过程治疗效果极小，且会造成患者明显的不适。此外，泪道探通有损伤脆弱的泪管系统的风险，这是一个处理起来比鼻泪管阻塞更困难的问题。局麻和轻柔注射冲洗液后，如果冲洗液能够快速、很容易地进入鼻咽部，那么泪道阻塞的诊断就值得怀疑。然而，在泪道结石的患者可以出现这种情况，因为冲洗液从泪石旁边经过。有时也可能通过强有力的注射冲洗打开了鼻泪管，但是存在明显的阻力，这提示鼻泪管功能性的阻塞。除了注意冲洗的抵抗压力或明显的反流外，医生也应该注意冲洗的速度和流量。如果注射到泪小管的液体从泪小管反流，或者 22 号针头甚至更小的针头都不能通过泪小管，那么提示泪小管存在阻塞。冲洗液从另外一个泪小点反流提示阻塞位于泪总管，可行 DCR 手术治疗。

在许多情况下，为了评估鼻窦和鼻部解剖以及怀疑有肿物时，行眼眶和鼻窦的 CT 检查是有必要的；对于既往有面部外伤的患者特别有帮助。

一个完整的病史采集是必要的，特别注意出血/凝血功能障碍和高血压相关疾病。如果患者将进行全麻手术，基础临床医生的评估经常是必要的。

手术技术

鼻外入路的 DCR 是在强化局麻或者全麻下进行的。我们倾向于全麻，因为鼻咽的血流和气道的控制更令人满意。在实施消毒和铺单之前，经皮下向泪前嵴直达中鼻甲前方注射含肾上腺素的局部麻醉药。患者麻醉前可给予鼻减充血剂，或者在鼻腔中植入蘸有鼻收缩剂的棉片。

用 15 号手术刀片在泪前嵴上做一个深达骨膜的切口，切口长约 1.5cm（图 98.3）。用剥离子或类似的器械剥离上颌骨的骨膜。将骨膜向上和向后剥离，直到暴露泪囊与骨膜的融合处（图 98.4）。

在上颌骨和泪骨的交界处往往可以看到骨缝，可以从该处插入 Kerrison 咬骨钳并咬除周围骨质。如果这个小裂隙不存在，可以用一个小骨凿来打开

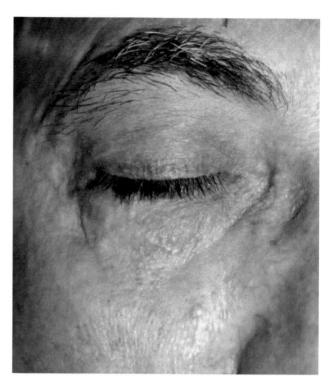

图 98.3 泪前嵴。切口将隐藏于下睑皱褶中。

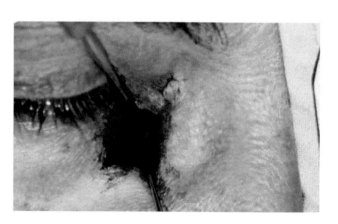

图 98.4 从泪囊窝中挑起泪囊（内侧）。

一个小口子。只有很少数情况需要使用磨钻来完成这个步骤，比如在因炎性疾病如结节病或韦格纳肉芽肿造成的管腔阻塞。如果发现有明显的泪前嵴阻塞，可以通过骨折去除部分骨质。

大范围的骨去除可以更有利于后续鼻腔的处理（图 98.5）。轻轻扩大上泪小点，插入 0 或 00 号 Bowman 探针或类似探针。该探针立即转向内侧，并轻轻地横向牵引拉直泪小管。当探针进入泪囊时，将探针往眉骨的内侧面旋转，以便通过切口可以看见泪囊并扩张泪囊。通过探针切开泪囊并且切口尽可能向上和向下延伸（图 98.6）。利用带勾的刀或带角

度的电凝或射频刀头进入泪囊内进行操作。上下延长泪囊对囊内部的检查很有帮助。任何异物都应该被剔除,有任何可疑新生物时应进行活检术。完成这些操作后探针可以从泪点中移除。

此时,去除鼻腔填塞物。用针尖切割/电凝设备切割制作一个鼻黏膜椭圆形或圆形开口。通过上泪小管插入硅胶管(如 Guibor 管)并进入泪囊,然后使用相应的设备(如开槽器)使硅胶管通过瘘管并进入鼻腔。另一根硅胶管以相同的方式从下泪小点进入,最后进入鼻腔。用小钝勾从泪囊处拉起 2 根管子,在皮肤切口水平用 6-0 丝线结扎(图 98.7)。为方便日后从泪小点去除硅胶管,该处打一个单节即可。然后用钩子检查内眦角处管子的张力情况:管子脱出应不超过内侧缘(图 98.8)。缝线的末端应修剪到 3mm

以内。

剪取一段约 4cm 长的 12F 红色橡胶直导管。如果需要的话,导管的一端可以用剪布的剪刀剪成一个斜面。从斜面的一端开始送入鼻腔,通过 2 根探管,向上一直进入到切口。用钳子(如 Adson)将橡胶直导管植入切口内。用 4-0 铬肠缝合线从距橡胶导管末端约 4mm 处穿出,同时注意针尖不要切断硅胶支架(图 98.9)。将该管送回到鼻腔,缝线的两端分别通过泪囊前壁。为防止管子进入泪囊中,缝线打 6~8 个结,并且将尾端剪除(图 98.10)。

接下来用抗生素冲洗液冲洗泪囊区。3 个管子在距离鼻孔大约 1cm 处切断,用 5-0 尼龙线松散地缝合以固定导管至鼻黏膜。管子的末端被部分截断并置入橡胶管内,以减轻患者的刺激症状。用 8-0 尼龙线或间断 7-0 铬缝合线缝合皮肤,局部使用抗生素、

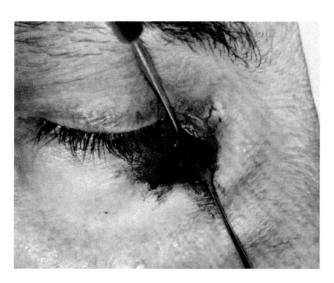

图 98.5 去除泪囊窝内部分骨质。

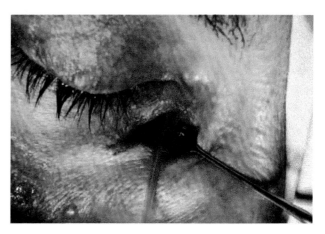

图 98.7 将切口内出现的硅胶管用线系在一起。

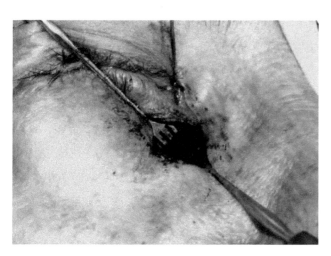

图 98.6 从泪小点插入的探针出现在切口打开的泪囊中。

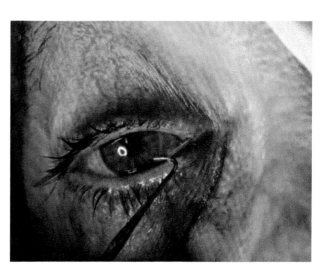

图 98.8 硅胶管必须足够松弛以保证其能从内侧脱垂下来。

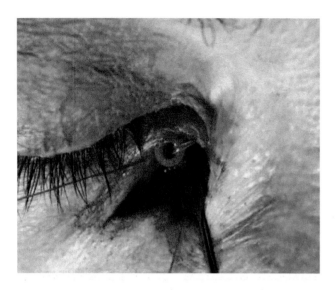

图 98.9　硅胶管及固定线穿过橡胶导管管腔内（为了固定在泪囊的残端内）。

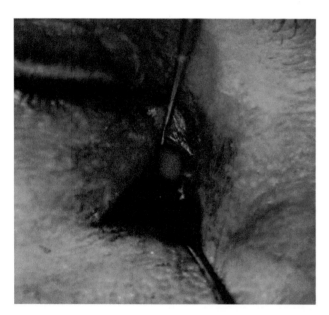

图 98.10　从泪囊的残端的前面可以看见橡胶导管并将其固定于瘘管内。

类固醇软膏涂抹（图 98.11）。如果预计有血肿形成，可使用加压包扎。

术后处理

　　患者从手术后开始有规律地口服抗生素，局部

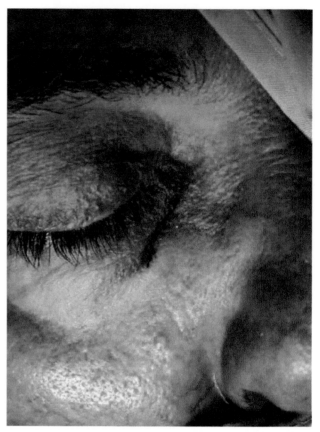

图 98.11　缝合的切口将隐藏于下睑的皱褶中。

外用抗生素、类固醇眼药水，鼻用类固醇鼻喷雾剂。局部的抗生素、类固醇软膏涂抹到缝线上，直到术后 5~7 天被拆除。嘱咐患者 3 周内不要擤鼻子或抠鼻子。口服抗生素；局部外用抗生素、类固醇眼药水；鼻用类固醇鼻喷雾剂要一直坚持使用到术后 3 周除去红色橡胶导管时为止。此时，局部外用抗生素、类固醇眼药水从每天 4 次下降到每天 2 次，并继续坚持使用 1 周。类固醇鼻喷雾剂一直使用到术后 2 个月去除硅胶支架时为止。

　　患者 1 周后随诊拆除皮肤缝线。2 周后（手术后 3 周）随诊拆除鼻腔的尼龙缝线并拔除橡胶导管。固定在远端的铬肠缝合线到那时将已经溶解吸收。术后 2 个月，从内眦角切断硅胶管后从鼻孔取出。或者通过泪小点处旋转硅胶管并往外拉，直到从一个泪点中看见表面的丝线，从它们之间切断，并从泪点处拉出该管，将该管分三段拉出（表 98.1）。

表98.1	误吸的非手术疗法	
术后1周	拆除皮肤缝线	停用软膏
术后3周	去除橡胶导管	停服抗生素,类固醇药液减少
术后2个月	去除硅胶管	

精要

- 上泪管系统功能正常时,鼻腔泪囊造孔术是有效的。
- 橡胶导管支架必须牢固地缝合到泪囊的主体。
- 为避免泪点和泪小管的受伤,轻柔操作泪点和泪小管以避免其受损。
- 怀疑泪囊区有肿块时,必须选择鼻外入路泪囊手术。

隐患

- 硅胶管支架(把丝线缝合过深)的张力将破坏泪管功能。
- 当插入泪道探针时往眼睑侧面的牵引失败(比如:拉直泪小管)将损伤泪小管黏膜。
- 使用一个不熟悉的可吸收缝合线(即在2~3周不能吸收的)对去除橡胶支架可能造成困难。

(陶泽璋 陈始明 译)

参考文献

1. Toti A: Nuovo metodo conservatore di cura radicale delle suppurazioni croniche del sacco lacrimale (dacriocistorinostomia). Clin Mod Firenze 10:385, 1904.
2. Caldwell G: Two new operations for obstruction of the nasal duct with preservation of the canaliculi. Am J Ophthalmol 10:189, 1893.
3. Kashkouli MB, Kassaee A, Tabatabaee Z: Initial nasolacrimal duct probing in children under age 5: Cure rate and factors affecting success. J AAPOS 6:360-363, 2002.
4. Mullner K, Bodner E, Mannor GE: Endoscopy of the lacrimal system. Br J Ophthalmol 83:949-952, 1999.
5. Kashkouli M, Parvaresh M, Modarreszadeh M, et al: Factors affecting the success of external dacryocystorhinostomy. Orbit 22:247-255, 2003.
6. Coden DJ, Hornblass A, Haas BD: Clinical bacteriology of dacryocystitis in adults. Ophthal Plast Reconstr Surg 9:125-131, 1993.
7. Ben Simon GJ, Joseph J, Lee S, et al: External versus endoscopic dacryocystorhinostomy for acquired nasolacrimal duct obstruction in a tertiary referral center. Ophthalmology 112:1463-1468, 2005.
8. Hawes MJ: The dacryolithiasis syndrome. Ophthal Plast Reconstr Surg 4:87-90, 1988.
9. Iliadelis E, Karabatakis V, Sofoniou M: Dacryoliths in chronic dacryocystitis and their composition (spectrophotometric analysis). Eur J Ophthalmol 9:266-268, 1999.

第99章

面瘫的眼部康复手术

Barry M. Schaitkin

面瘫患者的眼部护理是最重要的护理内容之一,忽视这一细节会导致角膜暴露、溃疡或形成永久性瘢痕而使视力下降。伴有第Ⅴ颅神经功能缺陷的患者出现这些问题的风险尤其高,应当与角膜病专家共同处理。对于没有眼部感觉缺失的患者,初期治疗给予局部滴眼液和润滑剂。可以选用的局部用药种类很多,耳鼻喉科医生如果对这方面不熟悉,就要与眼科专家密切合作,确保给患者眼部以最佳的护理。

根据角膜暴露范围,可以选择不同黏度的滴剂或软膏用于局部,同时要注意是否含有防腐剂,因为有些患者不能耐受这些化学物质[1]。

其他非手术疗法包括保持室内空气清洁湿润,夜间用胶带将眼睑闭合,手动眨眼,眼睑外负重等,这些措施同样非常重要。不主张用遮光罩遮盖眼部,因为睁眼时遮光罩会刺激角膜。

病例选择

眼睑瘫痪患者常见的眼部症状是眼睑位置异常和泪器病变。术者必须就面瘫对眼部的影响进行全面评估,包括眉毛位置、眼睑闭合不全、眼睑松弛、眼睑位置、溢泪等。大多数患者的这些情况能够长期用非手术方法处理,而手术通常是有选择性的。术前对眼睑细致的评估有助于获得更满意的效果。

病史内容包括瘫痪原因、神经功能自发恢复的可能性或经过神经修复手术后恢复的可能性等,这些对制订手术计划至关重要。也要考虑患者年龄因素,观察对侧眼睑和眉毛与年龄增长有关的相应变化。

详细的体格检查包括测定视野和视敏度。最好在裂隙灯下用表面荧光素检查结膜是否有炎症迹象、眉毛高度、自然闭眼和用力闭眼的睑裂宽度、泪液流量、眼外肌功能、瞳孔大小和对光反射等。

如 Moe 所提议的,在康复手术前对眼睑进行系统的评估是非常有用的。Moe 睑外翻分级量表通过对最内侧和最外侧的测定将下睑功能分为 Ⅰ~Ⅴ 共 5 个级别;同样,在闭眼状态下测量内侧和外侧上下睑之间的距离,与正常侧比较,以此来评价上睑功能[2]。

对瘫痪眼睑取得成功的医学处理的有利因素包括早期恢复的预期、残余面部功能、静态眼睑张力的保存、正常的流泪功能、正常的贝尔现象、角膜感觉完好、年轻、能够完成全程随访。

手术技术

感兴趣的读者会发现这方面的著作有很多,包括 May 和 Schaitkin 的《面部神经》一书,其中有 100 页用来描写眼部康复手术。因此,本章只介绍最常用的眼睑康复手术。仅部分提到了睑缘缝合术,因其限制视觉、影响美容、在一些病例并不能起到保护作用等局限性,该手术已渐被淘汰,仅在极少数情况下使用。

抬高眉毛

眉毛下垂导致两侧不对称,成为影响患者美容的问题。由于上方眉毛过多的皮肤下垂,患者常有上方视野缺损。在正常侧注射小剂量肉毒素可以改善对称问题。抬高眉毛手术可以提供更确切的静态对称性，但绝不能以牺牲对角膜的保护为代价。患者直坐位，用手向上牵拉眉毛，确认抬高眉毛手术对眼睑闭合的影响。直接抬高眉毛的方法能够更好地控制眉毛的形状和位置，但会留有可见的瘢痕。

老年患者常需要切除皮肤，手术简单易行，在局麻加轻度镇静下即可完成。参照正常侧眉毛，椭圆形切除皮肤，外侧切除较大些。仅切除皮肤和皮下组织可以保护眶上神经血管束。切除后，下面用 4-0 光滑单丝线缝合固定 2~3 针。有必要时，可将部分眼轮匝肌和软组织一并缝合来改善睑板上皱襞的下垂。一般男性的眉毛邻近眶缘，女性的在眶缘上方，虽然如此，也应与正常侧比较。将切口切成与毛囊平行的斜面可以使瘢痕不明显。为达到最佳隐蔽性，应将切口保持在中间位置，而且要精细地关闭伤口。

最近介绍的内镜下抬高眉毛手术也是一种可以选择的技术方法[3]。

上睑手术

能够改善上睑闭合的方法有很多，而上睑填充金质重物是最常用的方法(图 99.1)。1974 年，美国人 Jobe 首次将一个金质重物放入上睑内，并将该手术进行普及推广[4]。该技术因其成功率高、简单、并发症发生率低、美容效果可以接受等优点仍被推崇。

Jobe 强调必须遵守以下几点：

(1)术前试配假体，选择能够在下睑处于自然位置时闭眼又不会在休息状态下引起明显的上睑下垂的适宜重量。认为上睑下垂 1mm 是可以接受的。最理想的做法是让患者试戴假体 24 小时，评估其在疲劳状态和不同头位情况下的作用。可以预估重量，用价格低一些的假体用于 24 小时试戴。

(2)将假体安放在瞳孔正中线的内侧效果最好，安放在这个位置可以克服内侧上下眼睑之间较宽的暴露区域。

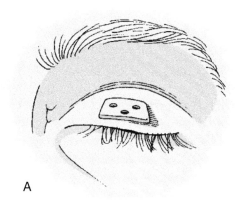
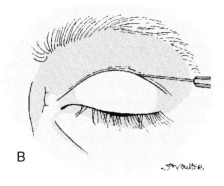
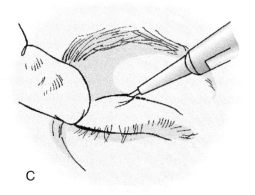

图 99.1　插入金质重物。(A)眼睑外负重试戴金质重物。(B)微量局麻。(C)放置角膜保护罩。用眼科刀沿睑板–睑板上皱襞做切口。(Reprinted from May M, Levine RE, Patel BCK, Anderson RL: Eye reanimation technique. In May M, Schaitkin BM [eds]: The Facial Nerve. New York, Thieme Medical, 2000, p708.)

（3）应将假体放在紧贴睑板外面的一个口袋内，这样隔着软组织不易看清假体片，也可减少假体暴露的风险。

（4）在睫毛线上方 3mm 用 3 根 8-0 单丝缝线固定重物。由于在这个位置下方可以看到一个血管弓，所以该区域在手术中较容易辨认。

（5）皮下软组织用 7-0 铬线缝合，皮肤用可吸收普通肠线缝合。

（6）对黄金过敏者可以填充铂金重物或铂金条。

手术在局麻下进行，也可以加镇静，并且可以和其他整形手术联合进行。在对眼睑局麻和放置角膜保护罩之前，标记出瞳孔正中线。在 Loop 放大镜下，沿睑板-睑板上皱襞做切口，用细镊子牵拉，韦斯科特剪分离眼轮匝肌和提肌腱膜上的软组织，暴露并确认白色致密的睑板（图 99.2）。继续在睑板上分离，向下不超过距离睫毛线 3mm 处（图 99.3）。

在下面用两根缝线固定。虽然一些作者喜欢缝在提肌腱膜上[1]，但也可以缝在睑板软骨上的软组织上[5]。Kao 和 Moe 介绍了一种逆行植入技术，这种技术有一些优点，但可能会产生更明显的手术瘢痕[5]。

下睑手术

下睑康复手术的术式有很多种，其中包括 Bick 手术（图 99.4）、外侧睑板剥除术、内眦固定术、外眦固定术、软骨移植术、肉阜前内眦固定术和经眶眦固定术。

下睑康复手术前，术者应该对眼睑解剖非常熟悉，包括眼轮匝肌、内眦韧带和外眦韧带以及它们的附着部位、睑板和泪器系统[6]。术前评估除了对上睑和眉毛的描记外，还应包括标记眼睑与角膜缘的相对位置、泪点位置、Snap 试验结果、内侧和外侧上下睑之间的距离。

Bick 手术或其改良术式可以将下睑悬吊在眶缘

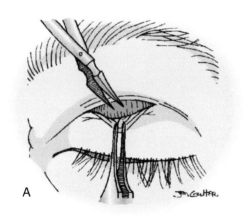

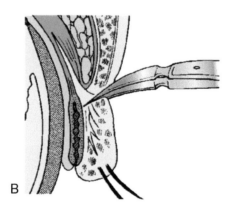

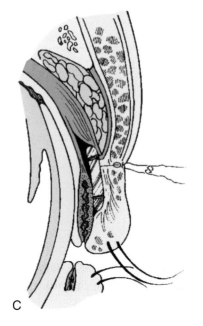

图 99.2　手术分离口袋和固定金质重物过程。(A)用双活动剪锐性分离出一口袋达白色的睑板。(B)进一步分离将眼轮匝肌和上睑提肌分开。分离的最低点到距离睫毛线 3mm 处，通常术中以血管弓的位置为准。(C)将金质重物放在上睑内中 1/3 的中心，以改善内侧的闭合。须用三点固定，避免重物被挤出。上睑提肌和眼轮匝肌复位，用 6-0 可吸收线缝合。(Reprinted from May M, Levine RE, Patel BCK, Anderson RL: Eye reanimation technique. In May M, Schaitkin BM [eds]: The Facial Nerve. New York, Thieme Medical, 2000, p709.)

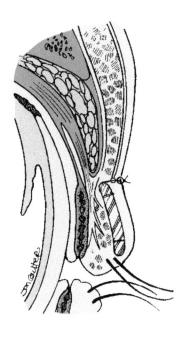

图 99.3　重物放置位置表浅或分离太接近睫毛线会产生美容缺陷,并且会加大重物被挤出的风险。(Reprinted from May M, Levine RE, Patel BCK, Anderson RL: Eye reanimation technique. In May M, Schaitkin BM [eds]: The Facial Nerve. New York, Thieme Medical, 2000, p710.)

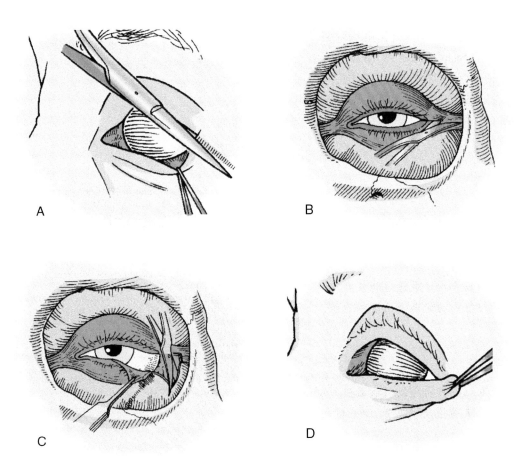

图 99.4　下睑收紧手术(改良 Bick 手术)。(A)用角膜保护罩保护角膜。手术在局麻下进行。沿松弛的皮肤张力线切开外眦。(B)外眦韧带解剖是领会该手术的关键。(C)用剪刀完成外眦切开和下眦切开。(D)下睑向外牵拉缩短,但不要使泪点移位变形而导致溢泪。(待续)

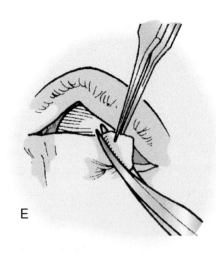
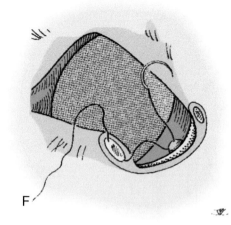

图 99.4(续) (E)切除多余的皮肤。(F)用 4-0 可吸收线将新的眼睑软骨缘与眶缘对位缝合。(Reprinted from May M, Levine RE, Patel BCK, Anderson RL: Eye reanimation technique. In May M, Schaitkin BM [eds]: The Facial Nerve. New York, Thieme Medical, 2000, p739.)

外侧较高的位置而拉紧下睑。对于不需要切除皮肤的患者,要达到这种效果,最好施行经眶外眦固定术[7]。术中先将外眦切开 1.5cm,暴露外侧眶缘骨膜。将眼睑拉紧达到理想的 Snap 试验结果,而且下睑泪点没有明显移位,然后设计全厚楔形切除范围,用精细剪刀进行切除。将形成的睑板组织游离缘用 5-0 不可吸收缝线悬吊在外侧眶骨膜上。软组织用可吸收细线缝合复位。

移将发生肌萎缩,使上睑负重下垂更明显。

- 对黄金过敏的患者可以改用铂金。
- 下睑拉紧过度会遮盖眼球中线以下的部分,致使美容效果和功能都较差。

（李予鲁 译）

精要

- 耳鼻喉科医师必须熟悉该科解剖。
- 术前仔细挑选重物对于避免上睑下垂或睑裂闭合不全非常重要。
- 金质重物必须缝合固定在合适的位置。
- 忽视下睑的位置和功能会使结果不理想。

隐患

- 手术矫正眉毛位置可能会使闭眼困难。
- 神经功能最终未能恢复的患者,随着时间的推

参考文献

1. May M, Levine RF, Patel BCK, Anderson R: Eye reanimation techniques. In May M, Schaitkin BM (eds): The Facial Nerve. New York, Thieme Medical, 2000, pp 676-774.
2. Moe KS, Linder T: The lateral transorbital canthopexy for correction and prevention of ectropion. Arch Facial Plast Surg 2:9-15, 2000.
3. Ducic Y, Adelson R: Use of the endoscopic forehead-lift to improve brow position in persistent facial paralysis. Arch Facial Plast Surg 7:51-54, 2005.
4. Jobe RP: A technique for lid loading in the management of the lagophthalmos of facial palsy. Plast Reconstr Surg 53:29-31, 1974.
5. Kao C, Moe KS: Retrograde weight implantation for correction of lagophthalmos. Laryngoscope 114:1570-1575, 2004.
6. Fedok F: Restoration of lower eyelid support in facial paralysis. In Schaitkin BM (ed): Facial Plastic Surgery: Facial Paralysis. New York, Thieme Medical, 2000, pp 337-343.
7. Moe KS, Kao C: Precaruncular medial canthopexy. Arch Facial Plast Surg 7:1-6, 2005.

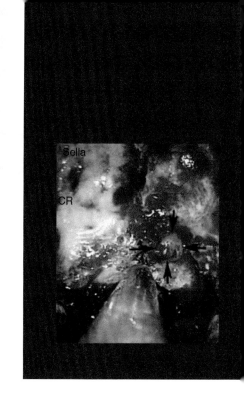

第 11 篇

颅底手术

第 **100** 章

前颅底手术

Richardo L. Carrau, Carl H. Snyderman, Allan D. Vescan, Amin B. Kassam

　　前颅底的手术可以说是耳鼻咽喉头颈外科医生和神经外科医生合作最多的区域。从耳鼻咽喉科医生的角度来看,前颅底区域是颅外肿瘤最常涉及到的部位[1-6]。最常见的包括起源于鼻腔和鼻窦的肿瘤。如表100.1所示,许多良恶性肿瘤都可累及前颅底[2]。

　　虽然一些颅外肿瘤与暴露在环境中的致癌物有关,但涉及前颅底的颅外肿瘤的主要起因还是未知的。发生于鼻腔和鼻窦的鳞状细胞癌不同于与饮酒和烟草因素相关的其他上消化呼吸道的鳞状细胞癌。鼻窦鳞状细胞癌的发生与暴露于镍提取物、软木尘、皮革鞣制过程、铬、锡焊和焊接烟尘、表指针刷含镭油漆和异丙油等因素有关。硬木工人罹患腺癌风险增高[4,6]。

　　涉及前颅底肿瘤的症状和体征是非特异性的,也不能帮助推断肿瘤的组织病理诊断。但是这些症状和体征反映了肿瘤的位置,可能提示侵犯到邻近解剖结构的程度。尽管如此,肿瘤的临床症状可能与鼻窦炎相同。常见症状包括单侧或者双侧鼻塞、反复鼻出血、流涕和嗅觉丧失。复视可能与侵犯到眼眶结构有关。涉及额叶的颅内侵犯可能不产生任何特别症状(图100.1)。因为这些"沉默"的大脑区域,首先出现的涉及的肿瘤颅内侵犯的症状可能是与颅内压增高相关的症状,如头痛。进一步询问,患者和家庭成员可能将细微的变化与压抑的个性情绪或者不适当的反应相联系。

　　由于其部位,这些肿瘤可能没有外部表现,直到肿瘤长到一个较大的体积。鼻背的骨重构引起的鼻背增宽可以在生长缓慢的良、恶性肿瘤中发现(图100.2)。肿瘤向外侧延伸进入眼眶会导致眶周肿胀、眼球突出、复视和眼球运动受限[7]。失明会在晚期出现,且多见起源于视交叉和眶上裂的肿瘤。颅内侵犯可能与颅内压增高体征相关,如视乳头水肿。额叶受侵的证据在于可以检查到与额叶释放相关的一些异常反射反应(瞬目反射及掌颏反射)。

　　鼻内检查会因鼻中隔偏曲、鼻黏膜水肿或者鼻息肉的阻碍限制。现在软性及硬性鼻内镜的使用使

表 100.1	肿瘤诊断和患者状态				
肿瘤	总数	疾病状态(随访:月)			
		NED	AWD	DOD	DOC
良性病变					
脑膜瘤	4	2(48)	1(31)	–	1(36)
骨化纤维瘤	2	2(27)	–	–	–
颅缺损	2	1(30)	–	–	1(1)
成软骨细胞瘤	1	1(45)	–	–	–
纤维增生不良	1	–	1(18)	–	–
内翻乳头状瘤	1	1(22)	–	–	–
垂体腺瘤	3	1(44)	2(26)	–	–
合计	14	8	4	0	2
低度恶性肿瘤					
脊索瘤	7	4(32)	2(13)	1(29)	–
嗅神经母细胞瘤	6	4(27)	1(13)	–	1(22)
腺样囊性癌	4	3(31)	–	–	1(24)
软骨肉瘤	2	2(27)	–	–	–
合计	19	13	3	1	2
高度恶性肿瘤					
鳞状细胞癌	7	3(33)	1(23)	3(7)	–
未分化癌	2	–	1(24)	1(36)	–
腺癌	2	1(33)	–	1(12)	–
骨源性肉瘤	2	2(36)	–	–	–
黑色素瘤	1	–	1(43)	–	–
横纹肌肉瘤	1	–	–	1(10)	–
恶性纤维组织细胞瘤	1	1(16)	–	–	–
合计	16	7	3	6	–
总和	49	28	10	7	4

AWD,带瘤生存;DOC,死于其他原因;DOD,死于肿瘤;NED,无瘤

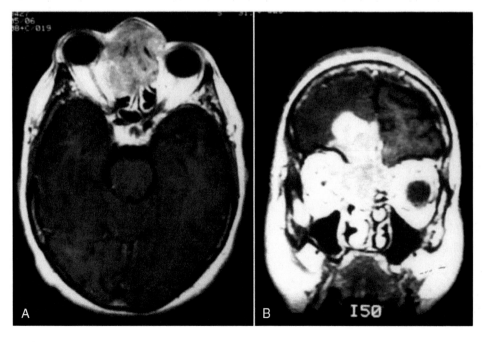

图 100.1　(A,B)MRI 显示肿瘤侵袭颅底和右侧额叶。

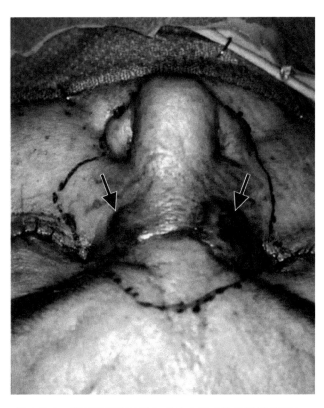

图 100.2　鼻背增宽是肿瘤生长扩大至皮肤的证据(箭头)。

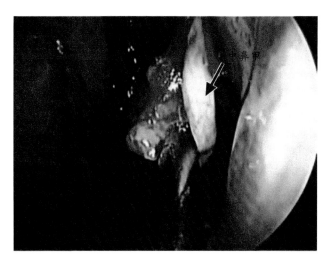

图 100.3　左侧鼻腔中鼻甲(箭头)附着处内侧肿物。活检确认是嗅神经母细胞瘤。

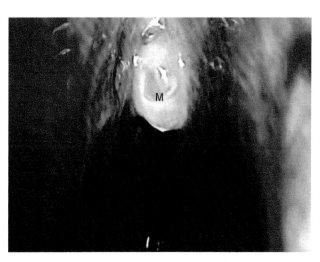

图 100.4　该患者有单侧鼻堵。内镜检查显示筛板区脑膨出(M)。

得检查变得非常方便。肿瘤的外观和位置可能提示其组织学诊断。中鼻甲的内侧和鼻穹隆起源的肿瘤提示嗅神经母细胞瘤(图 100.3)。起源于上颌窦累及前颅底的肿瘤浸润可能明显。向后可能累及咽鼓管。这是渗出性中耳炎的重要解释,同样也是肿瘤扩散到颅底颞下窝和颈动脉管的潜在途径。

病例选择

　　体格检查的某些方面已经阐述了。内镜对鼻腔、鼻咽部的检查被认为是常规检查的一部分,同时可为肿瘤的起源、范围和血供提供有用的信息。其他术前检查包括"刮–闻"(scratch-and-sniff)测试、嗅觉功能测试和神经眼科方面的视力和视野检查。由于考虑到可能会出血和脑脊液漏,通常在门诊不取活检(图 100.4)。另外,活检可能改变肿瘤的 MRI 影像特点。然而,一些在鼻腔内可见的巨大的菜花状肿瘤可在门诊取活检,风险较小。

　　放射学检查是评价这些患者的基本部分。累及眼眶和颅内扩展可能没有明显的临床症状。鼻窦的增强 CT 是首选检查。颅底影像使用 1mm 的层间距可以获得最大分辨率。CT 提供了完美的骨细节并且

对前颅底、鼻窦骨侵袭情况的了解优于 MRI。造影剂可以提供对整个肿瘤血供的评估(图 100.5)。在显示颅内扩展方面前颅底冠状位成像优于轴位成像。对大多数患者来说,MRI 提供了更好的软组织成像,对 CT 成像起到补充作用。但对骨细节显示差。MRI 对显示硬脑膜和脑组织侵犯特别有价值,MRI 的优点还体现在对肿瘤的神经侵犯有较好的显示 (图 100.6)。血管丰富的肿瘤会出现肿瘤组织内的流空影。当鼻窦不透明时,CT 检查不能区分肿瘤与潴留。这时,应用 MR 影像的 T1 和 T2 像能区分肿瘤与潴留(图 100.7)。但是当鼻窦有真菌时,虚空的信号难以与空气区分,在 T2 像上可能会显示虚假的影像

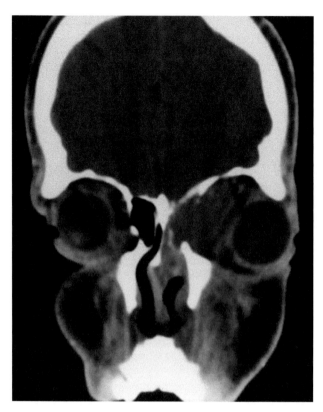

图 100.5　CT 扫描显示左侧眼眶横纹肌肉瘤侵蚀前颅底骨质。

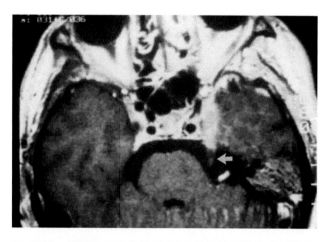

图 100.6　该患者有良性肿瘤,MRI 提示肿瘤涉及左侧海绵窦并沿三叉神经走行侵犯神经(箭头)。

表 100.2	前颅底肿瘤的治疗选择
肿瘤	治疗
良性	手术
低度恶性	手术±放疗
高度恶性	手术+放疗±化疗
	放疗+化疗±挽救手术

(图 100.8)。

对于累及前颅底的肿瘤血管造影不是必要的,除非肿瘤累及海绵窦或肿瘤扩展到颞下窝。CT 或者 MRI 血管造影通常能够确定肿瘤区域的血供情况。如果肿瘤基于 CT 或者 MRI 提示血管丰富可考虑术前栓塞。尽管如此,术前栓塞很少是必须的,因为这些肿瘤的血供可在手术时处理。

疗法的选择依据肿瘤的组织学及生物学行为、肿瘤位置和是否累及重要的解剖结构。对于绝大多数前颅底良性和恶性肿瘤来说首选手术切除 (表 100.2)。目前的手术技术可以将大多数病例中的肿瘤完全切除。关键问题是局部控制,因为区域或者远处转移在初始评价时并不常见。横纹肌肉瘤、黑色素瘤和腺样囊性癌是血源性扩散的,属于例外。对肉瘤来说,并不考虑手术,除非在 CT 扫描下能确认肺部、肝脏和骨没有远处转移[8-10]。我们倾向于使用 PET/CT 评价远处转移。

对于某些侵犯颅内的肿瘤如肉瘤,以及其他高度恶性肿瘤,我们推荐行脑脊液的细胞学检查。细胞学检查阳性指示需要综合治疗来预防颅内肿瘤的扩散。术前化疗对于成人的高度恶性肿瘤伴颅内侵犯的治疗作用尚不明确。但是,强烈建议考虑对这些患者进行术后化疗。

对于恶性肿瘤累及眼眶可能需要眶内容物剜除以达到完全切除肿瘤。当恶性肿瘤累及眼眶软组织时建议进行眶内容物剜除术[7]。手术治疗对于那些恶性肿瘤已侵犯眶周软组织而又固执地拒绝接受眶内容物剜除的患者是禁忌证。当良性肿瘤累及眼眶通常可以保留眼眶。

恶性肿瘤的颅内发展并不一定是手术的禁忌证。如果肿瘤在硬膜外,应该切除硬膜作为边缘(图 100.9)。如果额叶有轻微的受累,也应该获得足够的手术切缘(图 100.10)。但是如处理鳞状细胞癌、腺样囊性癌等侵袭性肿瘤,这类肿瘤喜好越过观察到的肿瘤边缘向远距离扩展,通过手术达到局部控制的可能性降低。术后放化疗可以明显缓解。另外,具有隐匿特性的腺样囊性癌即使不完全切除,在 5~10 年内都不会明显复发。

充分暴露前颅底以切除肿瘤传统上需要联合颅内外入路。颅外入路的选择主要根据肿瘤的位置、范

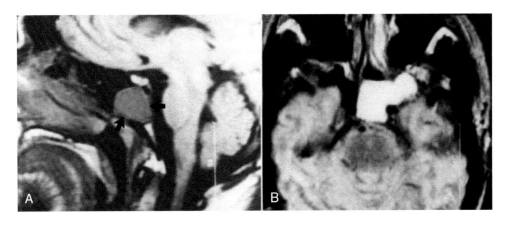

图 100.7　(A)T1 加权 MRI 显示蝶窦肿物(箭头),考虑肿物或分泌物。(B)T2 加权像显示高信号,考虑为蝶窦口阻塞分泌物潴留。

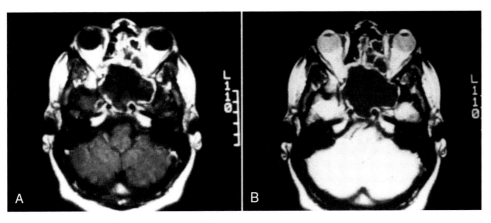

图 100.8　(A)T1 加权像显示蝶窦大范围病变,伴骨质重塑和颅底侵蚀。其密度不均与真菌性鼻窦病一致。(B)T2 加权像显示假无病变的蝶窦。该患者因变应性霉菌性鼻窦炎行内镜治疗。

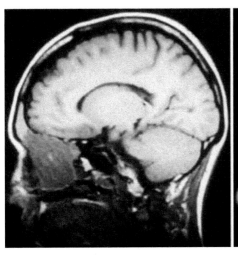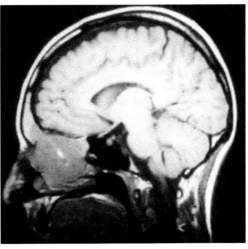

图 100.9　该患者有一个巨大的肿瘤,累及鼻腔、鼻窦。MRI 提示肿瘤突出进入额窦下方。这是肿瘤通过前颅底骨质并可能累及硬膜的表现。

围和美观,以及外科医生的经验选择特殊的入路。对于绝大部分起源于鼻腔和鼻窦的肿瘤来说,鼻侧切开术联合颅内入路可以提供良好的暴露(图 100.11)。该入路可以完成上颌骨和眶壁内侧壁以及鼻中隔的切除。对同侧鼻咽部也可以进行很好暴露。但是对累及双侧病变的暴露则受限,另外患者也不愿接受面部瘢痕。面中掀翻入路可避免外部瘢痕且提供了到

达双侧病变的通路(图 100.12)。也可通过颅内入路切除一些限制在筛板和上部筛气房的肿瘤。大多数通过鼻侧切开术联合经颅入路成功切除肿瘤的病例也可通过内镜或者内镜辅助下手术切除。内镜和内镜辅助方法可以减少面部手术瘢痕,同时已经成为近10 年来深受欢迎的一种入路。

　　术前知情同意包括讨论各种治疗选择、手术相

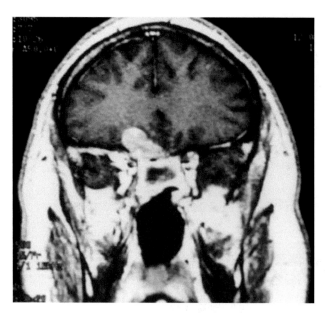

图 100.10　该患者由内翻性乳头状瘤发展到鳞状细胞癌。MRI 显示右额叶有部分受侵。

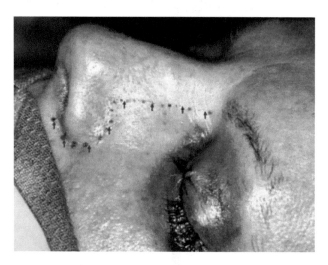

图 100.11　鼻侧切开术可以提供完美的同侧鼻腔和鼻窦的暴露。

关的后遗症和潜在风险。对于要接受前颅底切除术的患者，标准的风险讨论应包括脑损伤可能、出血、感染、脑脊液漏、脑卒中和失明。患者应被告知嗅觉丧失也是手术的后遗症之一。

术前准备

　　患者的围术期及术中需要特殊考虑。由于手术时间延长，这些患者有患深静脉血栓的风险。而抗凝治疗是这类患者的禁忌，因为会增加颅内出血的风

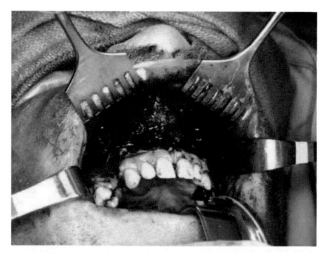

图 100.12　面中掀翻入路对于累及双侧鼻窦的肿瘤比较有用。

险，深静脉血栓（DVT）预防可在术中和术后使用梯度压力袜，直到下床活动。

　　前颅底手术会导致上呼吸消化道的细菌菌落污染颅腔。前颅底手术考虑为清洁–污染切口，且术前抗生素预防也是需要考虑的。推荐应用广谱抗菌素以充分覆盖鼻窦的菌落（肺炎链球菌、流感嗜血杆菌、卡他不兰汉球菌）和皮肤菌落（金黄色葡萄球菌）。有研究表明单独使用一种抗生素如广谱头孢菌素可以提供足够的保护。抗生素预防须在切皮 2 小时前使用，可以一直持续到术后第二天。预防性抗生素使用 24 小时或不足 24 小时会显著增加局部感染概率[11,12]。这些感染可能是因为术后短暂脑脊液漏和潜在的颅内污染。预防性抗生素使用超过 48 小时可能与耐药菌感染的风险增高相关。

　　为了尽量减少可能导致脑挫伤和脑软化的脑牵拉，最好利用麻醉技法来尽量降低颅内压，包括通过腰椎穿刺减少脑脊液，使用平衡麻醉在降低颅内压时保持大脑灌注。过度换气产生的低碳酸血症往往可以给予额叶足够的空间。如果需要对额叶进行明显地牵拉，则术前须进行腰椎穿刺，同时移除约 50mL 的脑脊液。因为这些引流术中可能不能正常发挥功能，因此在置管时最好多去除一些脑脊液。另外，术中或者术后引流脑脊液可以降低颅内压，减少术后脑脊液漏的风险。绝大多数情况下，脑脊液引流可以在术后恢复室里拔除。脑组织的减压可以用渗透性利尿剂甘露醇加强。为了尽量减少对额叶的牵拉手术入路可设计为额下入路。

　　患者在 Mayfiled 头架固定以暴露面部和头皮区

域。因为联合颅内外入路需要对面部及头皮进行多次的重新摆位，一般不用头钳和头钉。因为术中进入气道的通路可能受限，通常将气管套管在常规固定后再用丝线固定在上下颌上。可能的话建议将套管用丝线固定在上颌骨，因为这样提供了更好的稳固性。如果患者无牙，可用颌周线固定气管套管。

另一个麻醉师关注的是术中空气栓塞。术中使患者仰卧可减少该风险。心前区多普勒超声探头用来探测明显的空气栓子。术前置放中央线，一旦出现气栓可以进入右心房吸出栓子。

前颅底大部分手术路径需要通过额部开颅以暴露颅内结构。在备皮前使用 6-0 的丝线缝合眼睑。这样可将眼睑包括在术野里，且能减少角膜损伤的风险。可在睑板线处缝合眼睑。用浸泡 0.05% 羟甲唑啉滴鼻液的带线棉片收缩鼻腔。为了使局麻的血管收缩效果充分，建议使用加入 1:20 万的肾上腺素利多卡因在手术切口浸润麻醉。手术平均使用约 20mL 的浸润麻药。为了避免化学刺激眼睛附近皮肤，使用碘伏溶液消毒。尽管碘伏可以用于眼部四周，但是仍然建议再使用平衡盐溶液清洗以避免化学刺激。碘伏溶液变干时效果最好。

手术技术

开放技术

头皮顶部的双冠状切口可为到达左、右额叶区域提供通道。外侧的切口可以延伸到耳廓上方。当需要更多的外侧暴露时，切口可以延长到耳前。必要时切口可以延长为腮腺切除的切口（图 100.13）。如果外侧暴露不必要，可在切口末端颞部有毛发的头皮区做小的前部切开（图 100.14）。这样在不用向下延长切口的情况下就可以增加头皮皮瓣的旋转弧度。在头皮顶部做切口可以使用于重建的头皮皮瓣长度最大。因此，应避免沿发际线做切口或在中线做尖向前的 V 型切口。由于切口的位置高过头皮顶部，因此即使对于秃顶的人来说也可以达到可接受的美观结果。沿切口线即使有头发缺失，也比较隐蔽。

在上方切口可以切透头皮所有层次，包括骨膜。在外侧切口可以延伸到颞深筋膜层面。外侧的解剖需要小心翼翼以避免损伤颞浅动脉。该动脉分支模式不固定，但是 85% 的患者分为前后两个主支。如果头皮切口齐耳，则后分支会被切断，前支被保留。保

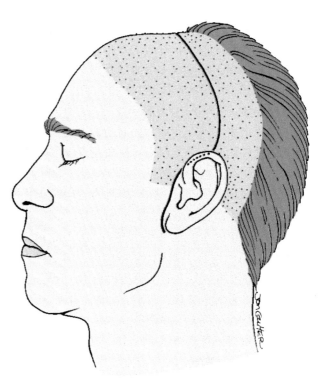

图 100.13　冠状头皮切口可以延长至耳前以提供更多的外侧暴露。

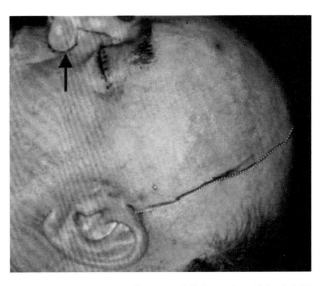

图 100.14　作为向下延伸切口的替代切口，切口前部成角增加了皮瓣向前旋转的弧度，并提供足够的额部暴露。患者也被标记了鼻外侧切开的切口。

护颞浅动脉对于绝大多数患者的头皮活力来说并不是必须的，但是可能对那些之前做过手术或者进行过放疗的患者有着重要的意义。另外，如果用帽状腱膜颅骨膜瓣进行重建，颞浅动脉的附支很重要，可为表面皮肤提供足够的血运。

头皮边缘用宽的骨膜剥离子分离，切口的皮缘放置 Raney 夹止血。在长时间的手术过程中为了防止颅骨膜瓣干燥，此阶段无需将颅骨膜从头皮瓣上分离出来。使用骨膜剥离器深达骨膜掀起皮瓣，并用纱布钝性分离。在外侧，将骨膜在颞肌起源处从颞深筋膜上分离出来。覆盖在颞深筋膜上的薄筋膜很容易被宽的骨膜剥离子分离出来。额骨的穿支静脉出血可以用骨蜡或者电灼控制。

当头皮被剥离并向下翻折时，需要注意避免损伤眶上、滑车上血管。通常在眶上缘内侧半可以发现眶上切迹，其内为眶上血管和神经（图 100.15）。通过使用锋利的剥离子如 Cottle 剥离子，通常可以无损伤地将血管和神经从骨切迹分离出来。但是，偶尔神经和血管会完全被骨孔包围。在此种情况下，可以用骨刀将骨孔下部去除 2~3mm（图 100.16）。如果神经血管束通过骨孔超过眶缘 1cm 以上，则可以牺牲。如果进行双侧额开颅术而不采用额下入路，则没有必要掀起眶骨膜。但还是建议首选额下入路，为显露前颅底后部提供足够的暴露并减少对额叶的牵拉。

用 Adson、Freer 或 Penfiled 剥离子掀起眶内壁、上壁和侧壁的眶骨膜。眶上神经沿着眶周组织走行。眼球可用可塑性拉钩牵拉以提供足够的视野。对眼球的牵拉压力可能会导致眼反射，引起心率降低和低血压。这些反射在压力解除时可以迅速恢复。经常出现眶周骨膜破损而导致眶周脂肪疝出。虽然会影

响视野，但没有必要修复眶周骨膜。在内侧，继续向下分离眶骨膜直到暴露筛前动脉和额筛缝。

向外侧翻起头皮时，避免损伤面神经颞支非常重要。如果是严格的前入路，不大可能损伤这些神经，因为在颞弓水平解剖并不是必须的。在颞浅筋膜层（表浅肌肉腱膜系统[SMAS]，帽状腱膜）可以找到面神经颞支。这些分支可以和头皮瓣一起掀起，通过在颞深筋膜外层建立解剖平面以避免损伤神经。颞深筋膜在颞弓上 1~2cm 分为浅层和深层。用宽的骨膜剥离器钝性分离颞深筋膜的脂肪组织和肌肉（见第 101 章）。

颞肌的前部肌肉起点可以通过电灼后从颞窝剥离。在筋膜边缘留有 3~4mm 是为了在开颅术后骨瓣复位后再缝合肌肉。或者，肌肉可通过在颞线上钻孔缝合或者通过钛板缝合在颞线上。牵引缝线置于颞肌前缘和头皮前部，用橡皮带使得手术位置暴露得更加方便。橡皮带绕在夹在手术铺巾的 Allis 钳上。然后进行单侧或者双侧开颅术。在翼点区域分离颞肌后钻孔，在矢状窦两边钻小孔便于分离颅骨上的窦和避免扯伤窦壁（图 100.18）。用 Adson 剥离子将

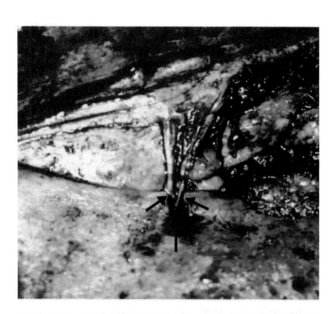

图 100.15　骨膜下掀起额部头皮，暴露从完全封闭的骨孔（箭头）里出来的眶上神经。

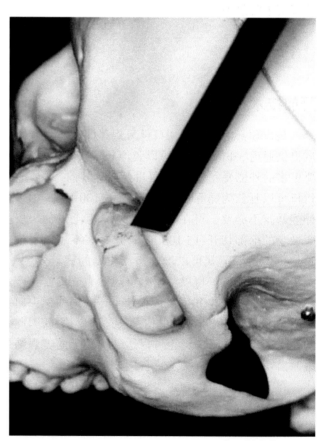

图 100.16　当眶上神经被骨质包绕时，可以在眶上缘神经两侧用骨刀切开骨以游离神经。

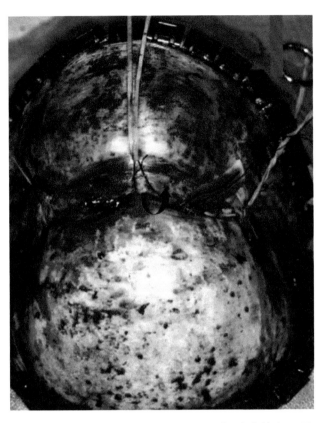

图 100.17　额骨表面的头皮已经被向下翻折(弯曲箭头)。眶骨膜从眶内壁和上壁分离。颞肌前部附着点已经分离。

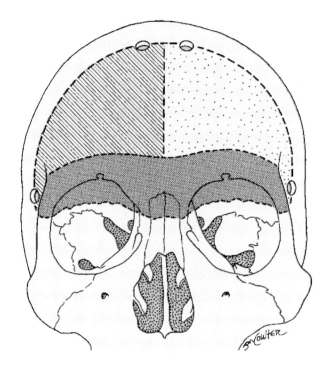

图 100.18　额骨不同节段和眶上缘都可去除以充分暴露前颅底。

硬脑膜从颅骨上分离后，用开颅器切开颅骨并移开骨瓣(图 100.19)。向下的骨切开恰位于眶上缘隆突和眉间之上。开颅术经常会穿越额窦的前后壁。在去除骨瓣后，开颅术的硬脑膜边缘应缝合在钻孔上，用来防止术后血液或液体导致的硬脑膜外分离。在一些老年个体，硬脑膜非常浅薄并且和骨头粘连，常会有硬脑膜撕裂。需要原位修复或者使用颅骨膜移植。如果使用颅骨膜，为了保证蒂在前部的头皮瓣用于随后的重建，须在头皮切口的后部取。

　　然后小心剥离眶顶、鸡冠和筛板处的额叶硬脑膜。由于嗅神经穿行，硬脑膜在筛板区会有多处撕裂。有时需要沿着鸡冠切开硬脑膜。如果硬脑膜已被肿瘤侵袭，有必要切除小块硬脑膜并和肿瘤标本留在一起。在一些少见的情况下需要切除一侧或双侧部分额叶以获得足够的肿瘤边缘。为了尽可能多地获得暴露同时尽可能减少对额叶的牵拉，可以将眶上缘和鼻根部一起切除(图 100.20)。当用可塑性拉钩保护脑组织和视神经时，用长刃往复式锯在大约眶上切迹处通过眶缘截骨。切面稍向外斜以便关闭时骨瓣有更好的稳定性。用往复锯或摆锯切开眶顶

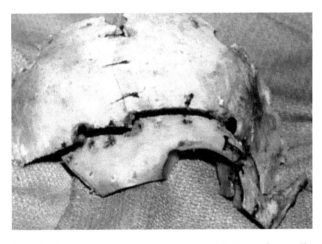

图 100.19　患者接受了双侧额部和颞部开颅术。左侧眶上缘和颧弓作为一个完整的部分予以去除，提供了更多的额下和前外侧暴露。

(图 100.21)。尝试将眶顶的大部分作为一个整体去除，以避免术后失去眶壁后眼球内陷，或者因为脑组织接触眶软组织导致搏动性突眼。靠近中线部分，骨切开可以直接到达筛板前缘。在鼻根部额筛缝线水平以上行水平骨切开。将线锯的尖部置于鼻根深部大约 2cm 的位置上来实现水平切骨。骨切开通常横贯筛迷路上方的鼻额管。整个的这个骨块，包括双侧

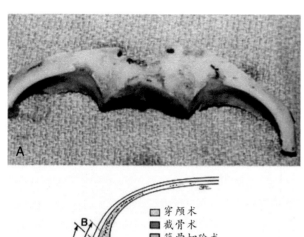

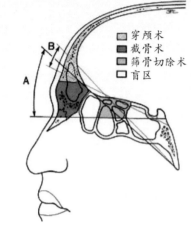

图 100.20 （A）眶上缘和鼻根可以作为一个整体去除以提供更多的额下暴露。（B）这就提供了到前颅底（弧 A）的额外通道，减少了对额叶的牵拉（弧 B）需要。

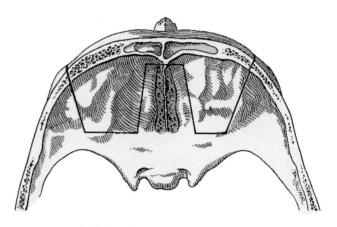

图 100.21 在蝶骨平台开放蝶窦。通过眶顶或筛凹向前、向外切开骨。前方在鸡冠前做骨切开。

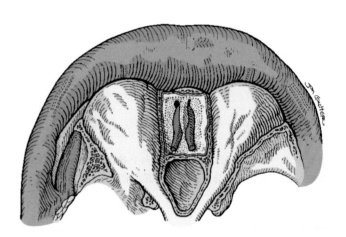

图 100.22 根据肿瘤范围，眶内侧壁可以和筛窦一起切除以获得足够的肿瘤边界。

眶缘和眶顶，可进一步撼动，必要时用骨凿。

进一步分离额叶硬脑膜得以实现，伴最小脑组织牵拉。在确认鸡冠和筛板后方的蝶骨平台后，进一步确认前床突和双侧视神经管。对于一些肿瘤接近眶尖的患者，需要用 Kerrison 咬钳小心地进行视神经管减压。减压术是为了预防术后视神经水肿导致的挤压征。用切割钻磨开蝶骨平台进入蝶窦。接着检查蝶窦是否受侵。去除蝶窦顶到两侧眼眶的骨质（图 100.22）。若肿瘤未累及筛窦，骨切开可以经过筛窦气房。当肿瘤累及到筛窦，应该切除眶内侧壁以获得足够的切缘（图 100.23）。

肿瘤的颅外暴露现在可以通过鼻侧切开、面中部掀翻或内镜辅助下的入路（见第 10 章）。该入路可使切除眶内侧壁更方便。颅内暴露可以在直视视神经和蝶窦外侧壁的颈内动脉的情况下整块切除前颅底。可以用骨凿、骨钻或者 Mayo 剪切开蝶窦前壁，因此可将标本从其下部的附着处分离开。从下面横切鼻中隔以便于移动标本。从前上的鼻根部一直切到碟嘴下方的鼻中隔后缘。

去除标本后，检查缺损并从上方直视下进一步获得骨或者软组织边缘。一个较大的缺损通常导致颅腔和鼻咽部的直接相通（图 100.24）。

开放重建

尽一切可能使硬脑膜缺损密不透水以降低术后脑脊液漏和继发性脑膜炎的风险。小的硬脑膜撕裂可以原位闭合，大的缺损处需要筋膜移植。合适的材料包括大腿外侧的阔筋膜或者尸体硬脑膜。不建议去除蝶窦内的黏膜，除非要用颅骨骨膜去封闭蝶窦。

前颅底部分的缺损包括筛骨水平板、蝶骨平台和蝶窦顶可以用带血管蒂的颅骨骨膜瓣重建。皮瓣根据眶上神经血管束设计成倒 U 型（图 100.25）。皮瓣主要血供是眶上和滑车上血管，颞浅动脉的前支也提供血供。从头皮皮瓣边缘处开始可以容易地分离出颅骨膜。该层通过腱膜剪深入到眶上缘水平（图

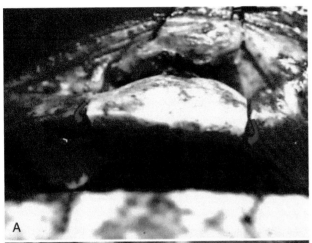

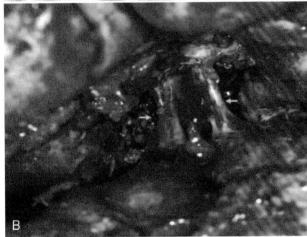

图 100.23　(A)该患者为鼻腔恶性肿瘤,有必要移去鼻根部一小段骨块(弯曲箭头)。(B)在去除骨块后,通过双侧筛凹切骨到达后部的蝶窦顶(箭头)。

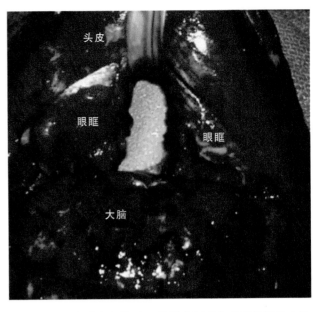

图 100.24　在肿瘤切除后,前颅底留下和鼻窦沟通的大缺损。

100.26)。贴近帽状腱膜下层分离很重要,这样可以最大限度地增厚颅骨骨膜瓣。在接近瓣的基底时,分离帽状腱膜和颅骨膜比较困难,同时还要额外注意避免损伤该处的血管。可以通过切开一侧底部来增加皮瓣的旋转弧度。已经证实单侧血供可以足够使皮瓣存活。

　　骨膜瓣可以转移到眶上骨瓣之上或之下的缺损处。后者优于前者,可以增加皮瓣达到的区域并将眶上骨瓣和鼻腔分隔开来。颅骨膜远端缝合在颅底缺损的后缘硬脑膜上(图 100.27)。老龄患者的硬脑膜较纤薄,缝合可能由于撕裂硬脑膜变得十分困难。在这种情况下,为了缝合骨膜瓣,需要在缺损后缘钻一个小孔,用于缝合颅骨膜。在外侧,将颅骨膜缝合到眶骨膜上。

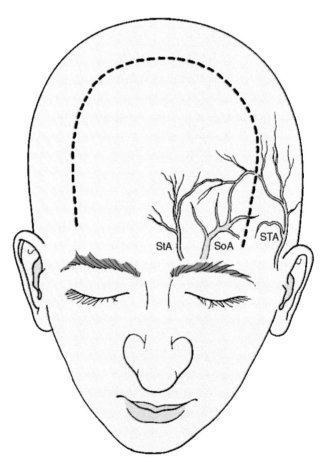

图 100.25　基底在前的颅骨膜瓣接受滑车上动脉(StA)和眶上动脉(SoA)血供。颞浅动脉(STA)也为帽状腱膜层提供血供。

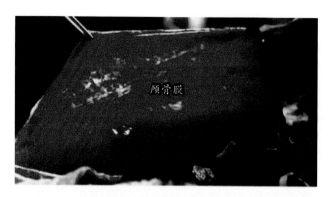

图 100.26 颅骨膜从帽状腱膜层锐性分离下来一直到眶上缘。

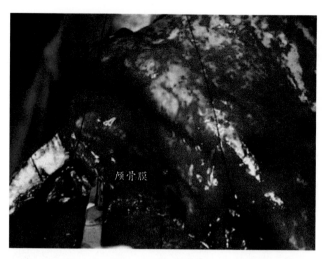

图 100.27 颅骨膜瓣向后翻转，缝合到手术缺损后边缘处的骨、黏膜或硬膜上。外侧颅骨膜瓣缝合在眶组织上形成密不透水的分隔，分开颅腔和鼻咽部。

缺损较大或者当颅骨膜的血供或完整性有问题时，优先选用帽状腱膜-颅骨膜瓣。需要在额肌与头皮毛囊的平面将帽状腱膜-颅骨膜从皮肤上分离下来。虽然在厚度和血供方面帽状腱膜-颅骨膜瓣优于单纯的颅骨膜瓣，但是，这是以牺牲头皮瓣的厚度和血供为代价的。在无法使用颅骨膜的情况下，帽状腱膜仍然可以作为修复瓣。极少情况下，帽状腱膜和颅骨膜可以分开覆盖在不同的缺损区。

联合应用游离骨瓣和软组织瓣并不能对支持脑组织起到多大作用，而且感染和骨坏死的概率更高。尽可能不使用非血管化的组织以避免伤口感染的概率。放置无血管的脂肪和骨组织移植会阻止硬膜的血管形成。颅骨膜可以在鼻腔表面快速黏膜化，因此并不建议皮肤移植（如前外侧缺损，第见 101 章）。

在放回骨瓣前，需要去除额窦的所有黏膜以避免术后黏膜囊肿的形成。用咬骨钳或锯去除额窦后板使额窦颅化。然后用剥离子分离额窦内黏膜。移除剩余在深缝隙里的黏膜，使用切割钻会更加便利。鼻额管的黏膜也需要剥除，并用速即纱或者软组织填塞管腔。

将开颅颅骨瓣和眶上骨放回，置于颅骨膜瓣上。注意避免让骨瓣压迫皮瓣的血供。必要时可以额外磨去中线上 2~3mm 骨质来防止压迫。这些骨瓣通过钻孔和微孔板使用 2-0 的编织尼龙线缝合固定。目前推荐使用钛制微孔板，因为稳定性更好、修复快速并能修复一些小的缺损。这些处理会为骨的康复和愈合提供足够的稳定性。钢丝和非钛板通常因为术后影像检查的散射伪影而不常使用。在开颅的骨瓣周围可以用骨沫和骨碎片填充缺损。钛制钻孔盖片在自体骨组织不足的情况下可以使用（图 100.28）。另外，骨瓣的内部皮质或者额窦的后壁都可以作为骨重建的材料。较大的缺损需要使用钛网。

使用 Jackson-Pratt 引流装置引流伤口。为了避免可能出现的后部皮瓣的血供问题，引流切口做在切口后方。在有潜在可能出现脑脊液漏的情况下，引流使用胆汁袋利用重力引流排空。也有一些可能出现的风险，如脑脊液引流过度或者过度引流引起颅内压变化导致突发心脏骤停。颞肌前缘缝合到颅骨前缘以避免外观缺陷，头皮切口用 2-0 的可吸收线 Vicryl 或 Dexon 缝合。用皮钉缝合皮肤。切口缝线上涂碘伏软膏再贴上 Telfa，标准的神经外科纱布加压包扎。很重要的一点就是，要确认对可能影响头皮瓣供血的前部没有压迫。

内镜技术

基于暴露和关键解剖结构的控制，我们提出了几种内镜"模块"（Modules）。尽管本章介绍的是针对一些鼻窦恶性肿瘤的特殊适应证的前颅底切除，但是我们认为该入路属于模块系统的一部分，这个模块系统可以提供内镜下对整个鼻窦、前颅底、中颅底和斜坡区域的解剖暴露[13-18]。

患者在手术床上仰卧位，头置于中间，稍向右旋转，并以三钉头架固定。如果需要暴露额窦（内镜下 Lothrop 或 Draf III 操作），需要轻度伸展头部。视频显示器直接放在术者前面。

用 0.05%羟甲唑啉浸泡过的棉片收缩鼻腔，然后用 0°和 45°的内镜检查。可以用含 1/100 000 浓度肾上腺素的 1%的利多卡因浸润于鼻腔侧壁、中鼻

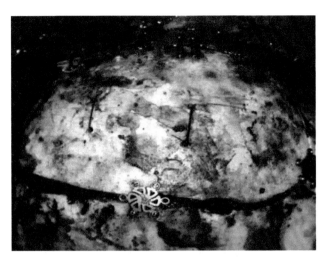

图 100.28　颅骨缺损可以使用钛板钻孔盖来防止术后畸形。

甲、鼻中隔后部和蝶嘴,起到额外止血效果。如果要取鼻中隔黏膜瓣,必须避免在鼻中隔黏膜瓣的血管蒂区域浸润。手术是首先行肿瘤减容术或是开放前组鼻窦,取决于肿瘤的起源、位置、范围和体积。用电动吸切器行肿瘤减容以增加颅底的暴露。鼻窦解剖与处理炎症疾病使用的技术相似。根据肿瘤的范围可以行单侧或者双侧。切除钩突后识别并向下、向前扩大上颌窦自然口。宽大的中鼻道造口术可以帮助确定眼眶下壁和内侧壁,并暴露上颌窦后壁,便于控制蝶腭动脉和鼻后动脉。完成前后筛切除和鼻额隐窝的暴露后,可以更好地确认和暴露前颅底中线附近结构,包括筛凹、筛板垂直和水平部、嗅丝以及筛前筛后动脉。可去除中鼻甲为鼻内器械操作争取更多空间。

　　这时,如果需要用带血管蒂的鼻中隔黏膜瓣来重建,并且要遵循肿瘤学切除原则,可以取中隔黏膜瓣。直到最近,对于颅底内镜重建的选择仍然局限于使用非血管化的组织。这导致脑脊液漏高达 20%~30%,成为内镜技术广泛接受的主要阻碍。近期,鼻中隔瓣(HBF)已被证明有多种功能,是强健的带血管的组织瓣,可以修复扩大内镜经鼻入路的缺损[19]。自从采用了此技术,和传统的技术比,脑脊液漏发生率降到了个位数(大约 5%)。作为一个重建选择,这种瓣的优势在于不再需要其他入路或者第二切口,并且该操作可在内镜下完成。HBF 的主要缺点在于它的应用必须在做鼻腔切除操作前提前预计,否则在蝶窦切开术和后部鼻中隔切除术的过程中,该瓣的血管蒂经常会受损。另外,如果是修正性手术,该瓣可能前次已经用过或者血管蒂已经被破坏。

　　黏膜瓣的设计应考虑到缺损的尺寸。大多数整形外科医生认为这是违反常理的,因为黏膜瓣是在缺损出现前已经准备好了。因此,可能会出现瓣尺寸不够的情况。由于这种缺点,使我们更倾向于取更大的黏膜瓣。手术的第一切口非常重要,用电刀沿后鼻孔游离缘从鼻腔外侧壁向鼻中隔切开黏膜。一旦黏膜瓣被掀起,再完成该切口会非常困难,所以需要额外的时间和耐心,以保证切口完整并深达蝶骨底。从后向前做两个纵向切口。最下方的切口沿着上颌嵴;然而,切口可以向下、向外侧以获得鼻底的黏骨膜。上方切口在筛板下约 1~1.5cm 以保护嗅觉功能。切口在蝶窦口水平越过蝶嘴,这样在蝶骨的前壁留下约 1~2cm 宽的蒂。这两个切口在下鼻甲前端水平经垂直切口汇合。一旦所有的切口完成,黏膜瓣在软骨膜下和骨膜下平面分离回到蝶腭孔的蒂上。在手术过程中,将鼻中隔黏膜瓣置于鼻咽部或者经宽大的中鼻道开窗后置于上颌窦保存。

　　当因肿瘤边缘或因为之前操作导致的血供受损无法取黏膜瓣时,用 Cottle 剥离子贯穿切开鼻中隔后部,分离至蝶嘴。在鼻额隐窝后方做相似的垂直贯穿切口(这里调整为包括肿瘤的前界)。鼻中隔第三贯穿切口,水平平行于鼻底,和前面两个垂直贯穿切口相连,并且保留鼻中隔骨性结构附着在筛板上。双侧宽大的蝶窦切开有助于去除整个蝶嘴,明确肿瘤的后界(蝶骨平台)并进一步确定颅底位置。此时,颅底从眼眶到眼眶,从额窦到蝶鞍以及肿瘤的基底都得到完全的暴露并开始切除肿瘤。筛骨纸样板可以作为外侧边缘切除,或者作为上颌骨内侧部分切除(根据需要行单侧或双侧)的一部分予以切除,注意保护眶骨膜,并识别前后筛动脉穿行颅底的骨管。用轻柔的刮匙和磨钻去除动脉管壁的骨质,解剖这些动脉后用血管夹或双极电凝控制。

　　用 2~3mm 的粗金刚石合金钻头,平行并在蝶嘴前方,在蝶骨平台水平切开骨头。另外,在额窦后壁后行水平截骨。这些截骨在两侧被筛板外侧平行于眶上内侧壁的骨切开连接起来,因此构成了一个矩形,其内围绕着肿瘤和周围的结构,如鼻中隔、整个筛板、蝶骨平台。然后自前向后切除。识别嗅神经并在电灼后切断。如果肿瘤累及硬膜,硬膜的前表面予以电凝后切开。硬膜的切开应与骨切开一致,便于有足够的切缘切除标本。通过术中冰冻切片分离来确定肿瘤完整被切除很关键。任何阳性切缘都必须额外地切除。

鸡冠经常从切除后的颅底骨折。为了改善视野和方便整形重建,需要去除鸡冠。要注意的是,鸡冠向颅内延伸的深度不同,需要用钻向内磨直到剩蛋壳厚度时再予以骨折去除。前颅底切除时要注意仔细止血。

该入路可以联合其他入路,如 Draf Ⅲ 或内镜下 Lothrop 操作,伴或不伴内镜下上颌骨内侧切除术。如前所述,切除可以是单侧,对侧的鼻甲和嗅丝可能保留。

内镜重建

目前,我们使用硬脑膜下的胶原基质(Duragen, Intergra Life Science)嵌入移植(在脑和硬膜之间)来消除死腔[15,17,19]。它的柔软性和质地允许在周围的神经血管结构进行操作。硬膜下移植应该超过硬膜范围,理想的情况是所有方向上超过 5~10mm。位于切开边缘的硬脑膜和颅骨底的紧密粘连需要被分离。随后脱细胞真皮放置在硬膜外腔(在硬脑膜和颅底之间)。偶尔会出现骨边缘不能支持嵌入移植,在该种情况下移植物被放置在颅外(鼻侧缺损处)作为外置移植物(图 100.29)。缺损的所有边缘应该去除黏膜,为了移植物的血管重建和避免黏液囊肿形成。另外,移植物可以用 U 型镍钛夹(Medtronic U-Clips)缝合在硬脑膜上。

尽管这些超出了脱细胞异体真皮移植的适应证,我们发现其操作特性、可用性(如不需要从远位取)、患者自体组织可向内生长和快速上皮化等特点,使之完全有价值这样操作。移植物在各方向上要超过缺损边缘,并且在插入移植物前需要用生理盐水充分水合。我们的经验是:中等厚度的移植物(0.30~0.70μm)可提供最好的组织结合及操作。

根据颅底轮廓和肿瘤前部的切除范围,脱细胞基质用游离腹部脂肪或者鼻腔填塞支撑(图 100.30)。从脐周切口取腹部游离脂肪移植物,发挥其生物敷料和加压作用,以减少早期的脑疝,后者可能导致移植物移位和随后的脑脊液鼻漏。如果切除到额窦后壁凸面,更加适合鼻填塞(浸透杆菌肽软膏的 0.5 英寸条状纱布),因为填塞的容量曲率比球状的游离脂肪更适合。另外一种方法是采用与颅底轮廓相匹配的契形或者泪滴形脂肪效果更好。近来,我们采用基于鼻中隔后动脉的带血管蒂瓣。该技术在前面已经描述过。当鼻中隔瓣用来重建时,外置在内置脱细胞基质和脱细胞真皮移植物的外面。用一些非黏性材料

如明胶海绵或者明胶软片等将填塞材料和移植物分开非常重要,因为当填塞去除时可以减少对移植物的牵拉。另外,底层外置/内置移植物可能在使用脂肪移植物或者填塞时移位,所以外科大夫必须谨慎,在内镜直视下放置移植物。纤维蛋白胶只能在最后组织屏障放置后才使用。

我们然后使用 12F 的 Foley 导管固定脂肪移植物或者填塞,这样可以增加内置/外置移植物的稳定性,同时可以预防早期脑疝。球囊穿线后连在 Doyle 夹板上,将球囊调整到理想位置后,将 Doyle 夹板用 4-0 尼龙线缝合在鼻中隔上。然后在内镜视野下往球囊导管内注射 5mL 的生理盐水。过度充盈可能会导致颅内结构受压。任何鼻填塞物或者球囊应在术后 3~5 天取出。

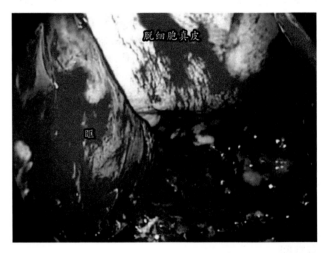

图 100.29　内镜下前颅面切除术后应用脱细胞真皮进行颅底重建。

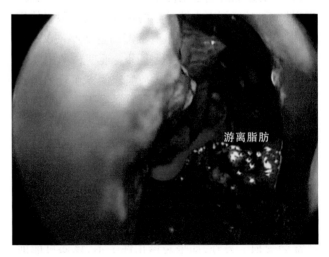

图 100.30　内镜下游离脂肪组织支持鼻颅底重建。

术后处理

大多数患者可以在恢复室拔管。拔管后,避免外部面罩加压通气十分重要,因为空气可通过前颅底缺损进入颅内。同样,所有鼻部的仪器,包括通气管都应该避免使用。鼻敷料常用来吸收分泌物,也避免擤鼻。

如果患者有腰椎引流,术中能达到密不透水的硬脑膜缝合,则常常在恢复室就可以拔除腰椎引流管。这些可以避免过度的脑脊液引流和降低感染的风险。如果硬脑膜关闭的时候脆弱,则建议继续引流脑脊液 3~5 天。间歇的引流脑脊液 (每 8 小时约 50mL)。最好使腰椎引流根据重力开放,因为患者改变体位后可能发生过度脑脊液引流的情况。间断夹闭引流也方便患者早期下床活动。

术后第一或者第二天,建议行头颅 CT 来获得颅内并发症情况,如出血或者颅内积气。这也是作为将来出现神经症状时检查的基础。

鼓励尽早下床活动,通常术后第一天就开始经口饮食。应告知患者不擤鼻。住院期间用生理盐水鼻喷清洗鼻腔,在出院后继续使用。大部分患者一般在 5~10 天出院。

在术后 1 个月左右,应避免在鼻腔进行过多器械操作。在内镜下用吸引器温柔地清理鼻腔,同时避免对颅骨缺损重建处进行操作。颅骨膜瓣的黏膜化一般出现在 6~8 周。根据原发病的病理,患者应在固定的时间间隔复查疾病的复发或者手术并发症。如果患者患有恶性肿瘤,基线 CT 或者 MRI 在术后大约 3 个月做,这样有足够时间使手术区域愈合和水肿或积液消退。这也作为将来检查复发的基线。要求患者终生保持鼻部卫生,以便去除额外的痂皮,特别是放疗后。建议患者用带有转换头的 Water-Pik 冲洗壶装生理盐水冲洗鼻腔。 Alkalol 溶液有助于松解干痂。因为失去了嗅觉功能,患者家里需要安装检测天然气泄漏的监测器,同样也需要安装烟雾探测器。

并发症

代谢

术后患者的体液和电解质平衡需要严密监测。术后低钠血症常见于手术室中的体液失衡,但是抗利尿激素分泌异常综合征(SIADH)是在患者水肿或挫伤后发生的。过度的抗利尿激素(ADH)分泌会导致患者水潴留,钠浓度常低于 130mg/dL。这些症状通常是自限性的,液体量应控制在每天 1000mL。如果患者出现定向障碍、癫痫或者肌肉抽搐症状,则需要静脉注射 3%的生理盐水。

相反,下丘脑的缺血或者创伤会导致 ADH 产生不足和尿崩症。尿崩症期间患者失去了浓缩尿液能力,会导致额外的水流失和高钠血症/低血容量。血清钠通常高于 145mg/dL,而且尿比重一般低于 1.002。 仔细注意补液量是很有必要的,因为尿量有可能会大于每小时 2L。水溶性的 ADH 可以开始替代(每 4 小时肌注 2.5 单位)。 医源性 SIADH,即由于过度使用肠外 ADH 导致的抗利尿激素的失衡需要避免。

高血糖症在使用皮质激素的患者中比较常见,需要排除多尿和高钠血症。按照胰岛素滴定血糖比例调整治疗。另外一些电解质紊乱包括:低镁血症(小于 1.8mg/dL)、低磷血症(小于 2mg/dL)和低钙血症(小于 8.0mg/dL),是在颅底手术后比较常见的症状,特别是失血较多需要输血的患者(大于 5 个单位压积红细胞)。这些紊乱可能增加术后谵妄和意识模糊。低钙血症、低镁血症增加了肌肉抽搐和导致意识模糊。补钙是用 10%的葡萄糖酸钙以低于 1mL/min 的速度缓慢静脉滴注。补磷酸盐是以 10~15mmoL 磷酸盐加入到 5%右旋糖溶液 250mL,给药时间大于 6 小时。补镁为 4g 加入到 100mL 的生理盐水中,静脉滴注 30 分钟以上。

血管

DVT 的预防可以使用梯度压力袜。肝素使用是禁忌证,因为有导致颅内出血的风险。如果 DVT 出现,建议使用下腔静脉滤网以预防肺栓塞。如果筛选患者的时候存在 DVT 或者肺栓塞高危患者,可以在术前安装滤器。

快速失血和输血后凝血因子消耗可导致凝血障碍。这可以通过新鲜冰冻血浆补充凝血因子来治疗。

中枢神经系统/颅底

额叶损伤造成的继发性癫痫比较少见。然而,在有明显的脑挫伤或者有必要进行脑实质切除时,建议使用苯妥英钠预防。治疗癫痫大发作时,包括安定

10mg 静脉注射和通气支持控制，再用苯妥英钠 15mg/kg 的负荷剂量和 5mg/kg 的维持剂量。重要的是需要排除电解质和酸碱失衡，以及颅内占位性病变和炎症引起的癫痫发作。

如果术后立刻出现脑脊液漏，行腰椎引流。引流袋保持在肩膀水平，一般每 8 小时引流 50mL。这个量约等于 24 小时产生的脑脊液生理量。过量引流会导致颅内积气。高流量的脑脊液漏或者持续的脑脊液漏(超过 1 周)需要手术修复。漏的部位可以通过 CT 脑池造影确认。修复漏口通常涉及到硬脑膜缺损的修复，用血管化的瓣去分隔瘘口和上呼吸消化道。脑积水的患者需要行脑室−腹腔分流术。

少量的颅内积气通常会在术后早期出现。一般会在 1 周内自然吸收。持续或者大量的颅内积气往往提示脑脊液漏需要保守处理。张力性气颅，即在压力下颅内气体集聚，会压迫脑组织，引起感觉障碍和局灶神经功能障碍(图 100.31)。尽管气压升高的机制不是特别清楚，可能是当在前颅底有着没完全密闭的缺损时，由于鼻腔的用力呼气会导致该情况。当有神经症状或者有颅内压增高的证据时，可经针吸处理气颅。复发性的张力性气颅可能需要对硬脑膜进行修补。可行气管切开术以分流通气。

伤口感染和脑膜炎是前颅底手术少见的并发症，通常是由于手术技术的失误导致。额窦的颅化常会导致硬膜外死腔并增加术后伤口感染概率。抗生素选择根据革兰染色或者培养，以及穿透血脑屏障的能力。骨移植物一旦感染需要去除。如果骨移植物无法移动(硬性修复固定)，可以用负压冲洗系统将抗生素运到局部。将上呼吸消化道和颅腔隔开至关重要。当骨瓣因为感染去除，软组织会塌陷骨瓣下面的组织(硬膜或瓣)。重建通常需要延迟 6 个月后以避免骨髓炎的发生。

尤其对于那些术前接受过放疗的患者，分离帽状腱膜−颅骨膜或者帽状腱膜头皮瓣会破坏头皮浅层的血供。应避免头部敷料过紧，以免影响到残留的血供。因头皮变薄，不规则的骨很明显。小骨片的重吸收会引起钻孔部位的内陷。须行术后放疗的患者也会经历额外的骨吸收。

脑膨出和搏动性突眼很少作为术后晚期并发症出现，需要通过再次手术重建硬脑膜和骨缺损来纠正。失去了框内侧的支持和内眦的不准确对齐会导致眼不对称和不能同侧凝视。只要有可能，大的眼眶缺损都需要重建。

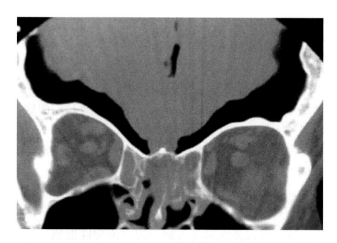

图 100.31　术后出现的意识状态改变。CT 显示紧张性气颅，需要穿刺吸出缓解额叶受压。

精要

- 由于前颅底病变的位置，其初期症状不明显，经常和慢性鼻窦炎症状相似。
- 术前组织病理学的证实非常关键，因为前颅底的各种病理与有效的治疗选择相关。
- 分离抬起冠状瓣时，注意不要损伤从眶上及滑车神经血管束发出的供应颅骨膜瓣血供的血管。
- 建议采用基本的额下入路，这样可以避免对额叶的过分牵拉。
- 如果采取内镜下切除前颅底肿瘤，肿瘤学的原则不能妥协，内镜下切除的水平要达到和传统的技术一样。

隐患

- 冠状瓣分离需要在颞深筋膜浅层深面进行以避免损伤面神经额支。
- 不能保护颞浅动脉就丧失了应用颞顶筋膜瓣重建的机会。
- 所有的额窦黏膜需要去除，以避免迟发的与保留黏膜功能相关的并发症。
- 在鼻窦和脑组织之间缺乏密不透水的屏障会导致脑脊液漏或者感染。
- 术后过早对内镜下的重建进行操作可能会导致医源性脑脊液漏。

(张秋航　译)

参考文献

1. Snyderman CH, Costantino PD, Sekhar LN: Anterior approaches to the cranial base. In Apuzzo MLJ (ed): Brain Surgery. Complication Avoidance and Management. New York, Churchill Livingstone, 1993, pp 2265-2281.
2. Snyderman CH, Sekhar LN, Sen CN, Janecka IP: Malignant skull base tumors. Neurosurg Clin N Am 1:243-259, 1990.
3. Janecka IP, Sekhar LN: Anterior and anterolateral craniofacial resection. In Sekhar LN, Janecka IP (eds): Surgery of Cranial Base Tumors. New York, Raven Press, 1993, pp 147-156.
4. Carrau RL, Snyderman CH, Nuss DW: Surgery of the anterior and lateral skull base. In Myers EN, Suen JY, Myers JN, Hanna EYN (eds): Cancer of the Head and Neck, 4th ed. Philadelphia, WB Saunders, 2003, pp 207-228.
5. Snyderman CH, Carrau RL: Anterior cranial base. In Myers EN (ed): Operative Otolaryngology–Head and Neck Surgery. Philadelphia, WB Saunders, 1997, pp 808-834.
6. Carrau RL, Zimmer L, Myers EN: Neoplasms of the nose and paranasal sinuses. In Bailey B (ed): Head and Neck Surgery–Otolaryngology, 2nd ed. Philadelphia, Lippincott-Raven, 2006, pp 1481-1500.
7. Carrau RL, Segas J, Nuss DW, et al: Squamous cell carcinoma of sinonasal tract invading the orbit. Laryngoscope 109:230-235, 1999.
8. Carrau RL, Segas J, Nuss DW, et al: Role of skull base surgery for local control of sarcomas of the nasal cavity and paranasal sinuses. Eur Arch Otorhinol 251:350-356, 1994.
9. Crist WM, Anderson JR, Meza JL, et al: Intergroup Rhabdomyosarcoma Study-IV: Results for patients with nonmetastatic disease. J Clin Oncol 19:3091-3102, 2001.
10. Baker KS, Anderson JR, Link MP, et al: Benefit of intensified therapy for patients with local or regional embryonal rhabdomyosarcoma: Results from the Intergroup Rhabdomyosarcoma Study IV. J Clin Oncol 18:2427-2434, 2000.
11. Carrau RL, Snyderman CH, Janecka IP, et al: Role of antibiotic prophylaxis in cranial base surgery. Head Neck Surg 13:311-317, 1991.
12. Kraus DH, Gonen M, Mener D, et al: A standardized regimen of antibiotics prevents infectious complications in skull base surgery. Laryngoscope 115:1347-1357, 2005.
13. Kassam A, Snyderman CH, Mintz A, et al: Expanded endonasal approach: The rostrocaudal axis. Part II. Posterior clinoids to foramen magnum. Neurosurg Focus 19(1):E4, 2005.
14. Kassam A, Snyderman CH, Mintz A, et al: Expanded endonasal approach: The rostrocaudal axis. Part I. Crista galli to the sella turcica. Neurosurg Focus 19(1):E3, 2005.
15. Kassam A, Carrau RL, Snyderman CH, et al: Evolution of reconstructive techniques following endoscopic expanded endonasal approaches. Neurosurg Focus 19(1):E8, 2005.
16. Cavallo LM, Messina A, Cappabianca P, et al: Endoscopic endonasal surgery of the midline skull base: Anatomical study and clinical considerations. Neurosurg Focus 19(1):E2, 2005.
17. Snyderman CH, Kassam AB, Carrau R, Mintz A: Endoscopic reconstruction of cranial base defects following endonasal skull base surgery. Skull Base 17:73-78, 2007.
18. Carrau RL, Kassam AB, Snyderman CH, et al: Endoscopic transnasal anterior skull base resection for the management of sinonasal malignancies. Op Tech Otolaryngol Head Neck Surg 17:102-110, 2006.
19. Hadad G, Bassagasteguy L, Carrau RL, et al: A novel reconstructive technique after endoscopic expanded endonasal approaches: Vascular pedicle nasoseptal flap. Laryngoscope 116:1882-1886, 2006.

Ricardo L. Carrau, Allan D. Vescan, Carl H. Snyderman, Amin B. Kassam

第 **101** 章

颞下窝的手术入路

颞下窝(ITF),又称为翼窝,其解剖困扰着神经外科医生和头颈外科医生。尽管其解剖描述不同,但是目前广为接受的界限如表101.1所示。

Fairbanks-Barbosa 于 1961 年首次描述了上颌窦肿瘤的入路[1]。此后其他人报道了该入路的各种不同手术技术和改良方法(表101.2)[1-8]。

病例选择

肿瘤原发于 ITF 或者可能由上消化道、腮腺、颞骨、颅底或者颅内直接扩展侵袭到该部位。根据患者肿瘤的起源和范围提供最有效的治疗方法是基本要求。

根据患者的特点、肿瘤的生物学表现及术者的经验来选择手术入路。在大多数情况下,这些肿瘤需要一个多学科治疗诊断来确定正确的分期、诊断和切除,同时提供可以接受的美观和功能重建。

临床评价

病史和体格检查必须强调神经系统的功能缺陷,特别是导致这些缺陷的颅神经障碍。这些功能缺失是制订手术计划及术后护理的一个重要参考因素,因为这些对患者的康复和功能康复影响很大。由于位置的原因,肿瘤在临床症状出现和患者寻求治疗之前就可能生长得相当大了。原发症状多样而且通常继发于咀嚼肌功能紊乱和颅神经障碍。

症状和体征往往归因于明显的三叉神经功能障碍。疼痛可在三叉神经不同分支上出现,下颌运动、咬合或者头位变化会加重。表现为感觉减退或感觉异常的感觉障碍出现在三叉神经分支支配的区域,这为肿瘤定位和范围评估提供了线索。由于外耳道(EAC)有三叉神经感觉神经支配,疼痛会放射至耳。

体格检查应重点集中在感觉和运动障碍。除了要评估皮肤感觉,用棉拭子测试角膜感觉。出现面神经麻痹的患者,需要采取保护措施避免术前和术后的角膜损伤。三叉神经运动功能通过在咬紧牙关时触诊咀嚼肌(咬肌或颞肌)来判断。下颌向一侧偏斜并伴下颌张开反映了翼肌功能障碍。牙关紧闭症可能由于由多种原因引起下颌受到机械性限制,如肿瘤侵犯翼肌或者颞下颌关节,或者疼痛引起。牙关紧闭的程度和原因是围术期管理气道时需要认真考虑的问题。疼痛导致的继发牙关紧闭会在全麻后消失,允许经口气管内插管。如果可以预期手术能够纠正牙关紧闭,可以对持续牙关紧闭患者实行清醒下经鼻气管插管。

面神经障碍可表现为面部无力、溢泪、听觉过敏、抽搐和味觉障碍。评估面神经所有分支的运动功能。但需要记住,在临床上出现明显的面部无力症状前,肿瘤可能对面神经已经有明显侵犯。面神经障碍或者三叉神经第一支(V1)障碍,或者二者兼而有之,都可能导致角膜暴露。上眼睑植入金片或者拉紧固定下眼睑会对保护角膜和预防将来并发症有着重要作用。

听力下降可以是传导性或者感觉神经性的。传导性听力下降,通常由于咽鼓管功能障碍、中耳腔积液引起的。感觉神经性听力下降可能是由于肿瘤

表 101.1　颞下窝界限

	上	内	外	前	后
骨	蝶骨大翼,颞骨	翼外板,翼腭裂	下颌 颧骨		颞骨前结节,关节窝和髁,茎突
肌肉		上咽缩肌,颅咽筋膜	咬肌,颞肌	外侧和内侧翼板,咬肌	椎前筋膜
孔	颈动脉管,颈静脉孔,卵圆孔,棘孔,破裂孔,软组织,肌肉				
神经	卵圆孔(V3),颈静脉孔(神经部)				Ⅸ~Ⅺ 交感丛
血管	颈内动脉 颈内静脉	颌内动脉 翼静脉丛			颈内动脉 颈内静脉
其他			腮腺		

表 101.2　颞下窝手术入路的历史背景

作者	时间	技术
Fairbanks-Barbosa[1]	1961	颅外切除上颌窦的晚期肿瘤
Terz 等[2]	1969	颅面切除累及 ITF 的 SNT 肿瘤
Fisch[3]	1979	ITF 入路用于上呼吸消化道或颅内肿瘤侵入
Biller 等[4]	1981	内侧下颌切开
Sekhar 等[5]	1987	颞下耳前入路
Cocke 等[6]	1990	扩大上颌骨切开/上颌骨切除入路
Jenecka 等[7]	1990	面部移位入路
Catalano 和 Biller[8]	1993	血管化的面部移位

* 许多其他作者对 ITF 的手术入路有巨大贡献。这个表仅为了回顾我们整理的一些新的手术入路,但并不全面。

ITF,颞下窝;SNT,鼻窦。

累及颞骨或者后颅窝所致。听力下降的出现能够帮助我们定位肿瘤,特别是合并其他颅神经障碍时。因为听力下降会影响在围术期与患者的交流,所以需要使用听力辅助装置或者其他放大装置来帮助交流。应该预见的是扩大的手术涉及颞下颅底将导致传导性听力下降,并可能合并术前的感觉神经性听力下降。

低位颅神经障碍(Ⅸ、Ⅹ、Ⅺ和Ⅻ)可见于肿瘤侵犯到咽旁间隙附近的颈静脉孔。患者会出现不同程度的说话鼻音过重、鼻腔反流、吞咽困难、误吸以及发声障碍。体格检查发现包括软腭抬举差,患者舌运动差伴伸舌时偏向患侧,下咽部分泌物集聚,声门上区感觉迟钝,同侧声带麻痹和胸锁乳突肌、斜方肌肌肉力量降低。对于低位颅神经不完全障碍的患者,手术会增加吞咽困难和误吸的神经功能障碍。因此,气管切开术是围术期需要的措施。同时可以考虑喉框架手术(甲状软骨成形术)以改善声门闭合和减少误吸风险。强烈建议行胃造瘘术(经皮或开放)以便于术后饮食和减少误吸的风险。腭功能障碍可以通过提腭假体将软腭推到咽后壁。或者须行咽瓣扩张或者将软腭手术固定到咽壁。

因为体格检查相对难以到达颞下间隙,放射影像学评估是必要的。CT 和 MRI 都能提供有用的信息,并应按照颅底的扫描程序进行。对绝大多数肿瘤,CT 提供了足够的分辨率,并且能很好显示神经孔扩大和骨侵袭。MRI 对软组织层面和肿瘤侵袭神经和血管结构具有更好的分辨率(图 101.1)。在评价颅底肿瘤时 CT 和 MRI 通常互补。

评价这个区域肿瘤的一个关键问题是肿瘤和颈内动脉关系。部分患者可用 MRA 来无创评价 ITF 和颅内血管。如果须行术前栓塞,如鼻咽纤维血管瘤、副神经节瘤或者其他富含血管的肿瘤,则优先选择血管造影,因为可以在初次造影时就栓塞(图 101.2)。除了获得肿瘤血供和颈内动脉受累情况外,血管造影可以提供颅内循环和侧支血供的重要信息。但是当需要对 ICA 操作甚至去除时,MRA 和血管造影都不能可靠并充分地评估侧支颅内循环是否足够。如果有可能对 ICA 操作,建议用血管造影球囊闭塞氙 CT(ABOX-CT)来评估侧支脑血流(图

101.3）。

简言之，ABOX-CT 包括了将不可分离的球囊导入 ICA。球囊充气 15min，监护清醒状态下患者的感觉、运动能力和高级皮层功能缺陷。球囊放气并对患者行标准 CT 检查。球囊再次充气并通过面罩予患者 32% 氙气和 68% 氧气的混合气 4min。CT 扫描提示了脑组织中氙气分布，而氙气的分布则反映了血流情况（图 101.4）。这个研究提供了每 100g 脑组织每分钟的血流量的定量评估。这项检查精确地预测了当 ICA 阻断后脑血管意外的风险（表 101.3）[9]。即使患者 ABOX-CT 阴性也仍有可能承受脑缺血的伤害，因为栓塞现象或者失去侧支血管，这些血管没有用球囊闭塞实验来评估。因为这些原因，应尽可能地保留或重建 ICA。其他一些技术也提供了类似的对侧支血流评估信息，包括球囊闭塞 SPECT 和经颅多普勒检测。

活检

组织学确认对接受任何大型摘除手术患者是必需的。组织获得通常通过做切口和打孔活检。当肿瘤较深时可在 CT 或者 MRI 引导下行细针穿刺下活检。很多颅底肿瘤可以通过鼻窦微创内镜入路取活检。

当肿瘤显示可能为骨起源但不是常见位置时，手术医师应考虑到颅底肿瘤转移的可能性。这种情况下，彻底的体格和病史检查通常会有助于为原发灶提供证据（胸、前列腺、肺或胃肠道系统）。尽管对无症状患者是否采用高成本的检查存在疑问，但是应提供乳腺 X 线或者前列腺特殊血清抗原筛查。当活检为非涎腺来源的腺癌时，则需要深入寻找肿瘤原发灶或者其他部位转移。鼻咽部的肠型腺癌比较特殊，需要对下消化道进行全面评估。

转移检查

需要根据肿瘤的组织起源和分级确定评估范围以排除区域或者远处转移。颈部 CT 或者 MRI 被认为相比体格检查对区域转移检测更加敏感。某些肿

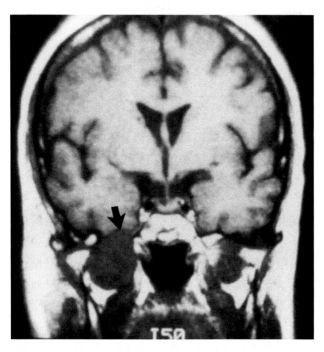

图 101.1 MRI 显示起源于三叉神经下颌支（箭头）的神经鞘瘤。尽管有颅内肿瘤扩展，但在硬膜外。该位置的肿瘤在发现时或体格检查明显时可能就很大。肿瘤可能引起面部麻木、疼痛或者咀嚼困难。

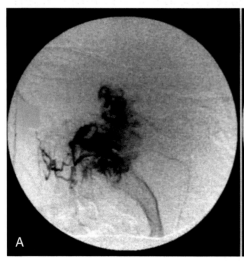
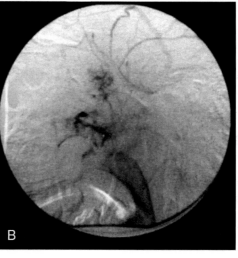

图 101.2 鼻咽纤维血管瘤患者左侧颌内动脉行血管造影，提示肿瘤充盈（A）在栓塞后明显减轻（B）。

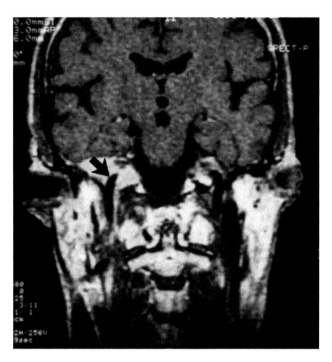

图 101.3　MRI 显示右侧颅底颞下窝肿瘤,包绕 ICA 岩段(箭头)。推荐术前使用血管造影球囊闭塞氙 CT 评估侧支脑血流量。因为试图切除肿瘤会增加损伤 ICA 的风险。

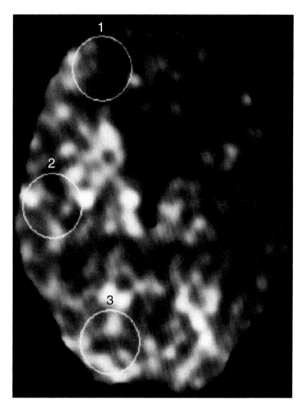

图 101.4　左侧颈内动脉球囊闭塞后,左侧大脑前、大脑中动脉(1~3)供血区血供明显减少。该患者在永久闭塞 ICA 后出现中风风险高。

瘤(肉瘤和黑色素瘤)有血液转移倾向的患者应该予以胸腹及骨 CT 扫描。PET 扫描有助于识别原发和转移肿瘤。腰穿脑脊液细胞学检查仅用于肿瘤侵袭硬脑膜或者有脊髓"脱落"种植转移症状。对肿瘤侵袭颅底或者颅底肿瘤切除边界,建议咨询有经验的神经外科医师。

重建/康复考虑

最后,肿瘤切除后的修复应该是有预期的计划。在大多数情况下,颞肌转移瓣足够分隔上呼吸消化道与颅腔并消除死腔。但是,当颞肌或者其血供损伤后,当患者需要复杂的切除且涉及复合皮肤或者骨皮瓣,或者手术切除病变后形成大的软组织缺损和死腔,则推荐使用微血管游离皮瓣,如腹直肌皮瓣、背阔肌皮瓣或者髂骨和肩胛骨复合皮瓣。

同时值得注意的是,肿瘤或者手术导致的功能和外观缺陷。面部修复应该在初次手术实施。当预期会出现短暂的面瘫时,角膜需要用润滑油或者临时行睑缘缝合术通常就够了。当有必要进行面神经移植并且面神经功能恢复需要很长时间时,则通常需要在上眼睑植入金片。如果面神经修复不可行,静止面部悬吊或者肌肉移植都是应该考虑的。低位颅神

经障碍可能通过喉框架手术、气管切开术或者喉气管分离改善。

术前准备

患者术前予短效的苯二氮䓬。应使用不增高颅内压的麻醉药。如果预期会有脑和运动颅神经的操作,术前需要使用类固醇激素。术前应给予 H_2 受体抑制剂或者质子泵抑制剂,来降低胃食管反流和应激性溃疡的发生。如果必须牵拉额叶,术中和术后需要预防性使用抗惊厥药物。

术前患者交叉备血 4~6 个压缩红细胞或冷沉淀。自体血回输可以在肿瘤为良性且没有被上呼吸消化道菌落污染时使用。

围术期预防性使用抗生素需要覆盖皮肤和上呼吸消化道的菌落,并能很好穿透血脑屏障,需要术前 2 小时开始输入持续到手术结束后 48 小时。使用具有良好的脑脊液穿透效果的广谱头孢菌素 (如头孢曲松)可以获得与多种抗生素联合使用的效果。

患者被送往手术室,所有标准的监视仪器和线路

表 101.3	氙 CT		
脑血流量 [mL/(min· 100g)组织]	风险	意义	
<20	高	患者不能耐受 ICA 闭塞	
21~35	中	患者在控制的情况下可以耐受闭塞	
>35	低	颈动脉可能被牺牲	

表 101.4	标准麻醉监护
心电图	
脉搏血氧	
二氧化碳监测仪	
动脉线	
中心静脉导管	

* 对于某些病例,可能需要肺动脉导管。

需要放置好,确保安全(表 101.4)。根据颅内解剖范围、可能的脑损伤、全身血流动力学、对脑干功能(如脑干诱发电位、体感诱发电位、脑电图)和皮质功能的监测的需要,以及对颅神经监测(第 7、第 10 至第 12 颅神经）的需要来选择麻醉用药。当术中可能操作 ICA 时,应使用正中神经进行体感诱发电位的监测。

当预计到在手术过程中头位需要变动时,气管插管需要通过围绕牙齿或者围绕下颌用线结扎固定(26 号不锈钢丝)。手术台需要垂直摆放并远离麻醉器械。如果考虑到会有明显的脑组织牵拉和硬膜内分离,需要放置腰引流并用缝合和黏附敷料 (如 Tegaderm, Op-Site)固定。其他一些降低颅压的方法,如过度换气、渗透性利尿或者类固醇激素等在术中根据需要使用。鼻胃管和导尿管放置的位置在得到证实后固定。防栓塞的梯度压力袜必须用,以减少术后 DVT 的风险。肝素由于可能增加脑出血的风险不建议使用。

患者头部用 Mayfield 头架或为了颅内神经血管使用 Mayfield 头钉。当使用头架时,额外的泡沫填充是非常重要的,因为头皮缺血常常是因为长时间手术中使用了硬橡胶垫。为了颈部近端便于控制 ICA,头部定位在轻微的伸展位。监测电极需要仔细放置并用缝合或钉住固定。获得基线记录可以便术中参考。缝合睑缘以保护眼睛。如果预料可能出现颅鼻腔沟通,这时要用浸泡 0.5%的羟甲唑啉溶液的棉片收缩鼻腔止血。切口周围用含 1/200 000 浓度肾上腺素的局麻药浸润麻醉。头发用梳子分开并用钉皮针保持位置。使用标准的碘伏溶液(Betadine)来备皮。

手术技术

耳前(颞下)入路

该入路适合起源于 ITF 的肿瘤,颞骨前部边界或者蝶骨大翼起源的颅内肿瘤侵入 ITF[10-13]。该入路并不允许安全切除鼓骨的任何部分,控制颞下窝的面神经或者颈静脉球。

半冠或者双冠切口通过皮瓣顶部并在发迹后方,深达皮下、帽状筋膜、颅骨膜到达颅骨 (图 101.5A)。在颞区,切口到达颞肌表面的颞筋膜深层。在肿瘤同侧,切口延伸至耳前。在颈部另做一个切口来控制近端颈动脉(见图 101.5B)。

在颅骨膜下层面向前掀起头皮,在颞肌边缘将颅骨膜与颞筋膜深层附着处分离,向下到眶上缘。保护颞浅动脉前分支可以确保头皮瓣有足够血供。用宽骨膜剥离子容易将头皮瓣从颞筋膜深层剥离。在颧骨上约 1~2cm 处,颞筋膜分成深浅两层,分别附着在颧弓内侧面和外侧面。这样形成一个充满脂肪的三角形区域。在颧弓根与眶上缘连线上方斜行切开颞深筋膜浅层。在该层面深部解剖,从颧弓上分离颞深筋膜浅层和脂肪组织,并和头皮瓣一起向前翻折。在骨膜下分离暴露眶颧复合体。这些操作用于保护面神经额支,该支位于颞深筋膜浅层的浅面 (图 101.6)。将骨膜从颧弓和颧骨隆突外侧面掀起。用 Freer 或 Adison 剥离子分离外侧眶骨膜,以暴露从眶顶到眶下裂的区域。从颧弓上离断颞肌前,用宽剥离子将咬肌筋膜从腮腺上分离(图 101.7)。在咬肌筋膜附着颧弓处切断,然后用骨膜剥离子将其与肌肉分离,留下其与腮腺深面的附着。

颧骨前部的所有软组织可以横断到面神经蒂的水平以增加皮瓣的旋转弧度。通过标准的技术来辨认和保护面神经(见第 62 章)。在面神经干周围保留软组织蒂可以防止牵拉面部瓣对面神经造成的额外伤害。通过电灼横断附着于颧弓的颞肌和咬肌。通过延长切口向外分离胸锁乳突肌并暴露颈动脉鞘。暴露、解剖并控制颈总动脉、颈内和颈外动脉以及颈内静脉。辨认并保护颅神经 X~Ⅻ。在这些结构的周围放置血管阻断带,用血管夹固定。用血管夹比用止血钳好,这样能避免对止血钳的无意牵拉(图 101.8)。

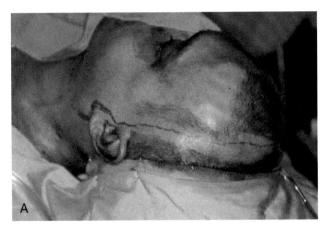

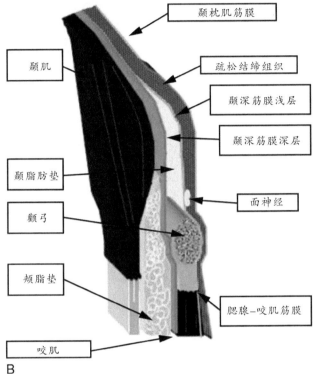

颞枕肌筋膜

疏松结缔组织

颞深筋膜浅层

颞深筋膜深层

颞肌

颞脂肪垫

颧弓

面神经

颊脂垫

腮腺–咬肌筋膜

咬肌

图 101.5　(A)在颞区发迹后方做半冠切口，并沿着耳前皮肤皱褶延伸，类似于腮腺切除术切口。切口可以继续延至上颈部，或者另做单独的颈部切口来暴露血管和神经。(B)显示颞区不同的组织层面，面神经额支在颞深筋膜的浅层。安全的分离必须在此层面深部。

用电刀横断颞肌与骨膜附着，将颞肌自颞窝分离。如果在手术完成时肌肉需要回复至原来的位置，则附着在颅骨面的筋膜需要留出几毫米以便于缝合肌肉。颞肌向下翻折，直到看到颞下嵴。深层骨出血可以使用骨蜡来封堵控制。当分离到颞肌深面靠近下颌骨附着点时，注意不要损伤供应该肌肉的血供

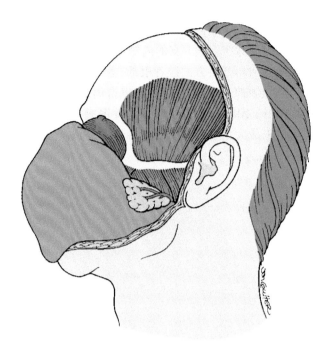

图 101.6　将头皮瓣从下面的头盖骨、颞深筋膜、眶外侧缘和颧弓及咬肌筋膜抬起。解剖平面深入腮腺和面神经颞支。*（Redrawn from Sekhar LN, Janecka IP [eds]: Surgery of Cranial Base Tumors. New York, Raven Press, 1993.）

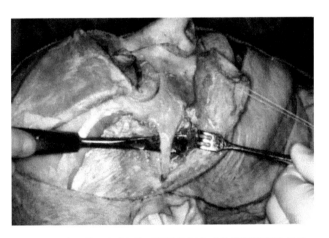

图 101.7　在尸体上解剖，将面部软组织从咬肌筋膜浅面掀起后，分离咬肌筋膜和其他的颧弓附着筋膜。游离出颧弓后行切骨术。

（来自颌内动脉的颞深动脉）。分离颅底颞下窝软组织可能会有较麻烦的翼丛出血。可以使用双极电凝和应用止血材料。这时进行颞下颅切开有助于辨认和暴露神经和血管孔。可以折断或者去除下颌骨冠状突来增加颞肌向下的旋转弧度。保护下颌切迹的

*　应版权方要求，此图图说须为英文原文。

软组织对于保护颌内动脉意外损伤非常重要，因为该点颌内动脉在下颌升支的内侧走行。

用骨凿切开后方的颧骨根部、上方的颧额缝，以及位于颧颌神经水平的颧颌柱，以游离眶颧骨瓣（图101.9和图101.10）。用往复锯将骨锯成有斜面的V型切口来最大化暴露和便于术后骨瓣复位。如果肿

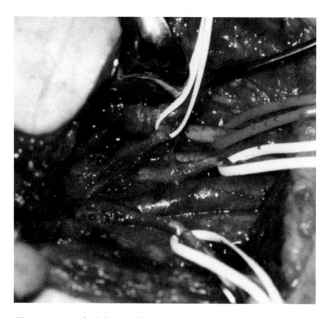

图101.8   患者右侧上颈部区域的神经和血管分离出来。白色的血管带围绕放置在舌下神经、迷走神经和脊髓副神经。深色血管带围绕放置于颈内动脉。

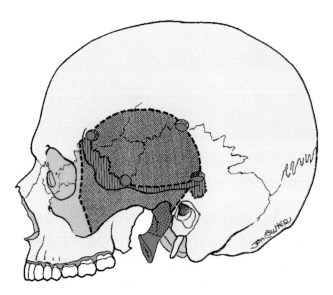

图101.9   需要去除的骨做了标记（黑点区）。颞部开颅术联合眶颧切骨。图示从前部到其后部附着处切断颧弓，保护外侧眶缘。颅底颞下窝暴露可以通过移除颞下颌骨（条纹区）和切除下颌骨髁突（亮点区）。

瘤累及眼眶，切开眶外侧壁，为了避免进入肿瘤，也可能只能切除眶缘。对于未侵犯到颞骨和岩部ICA的病变，该入路可以提供足够的颅底颞下窝的暴露。如果需要完全解剖岩部ICA，则颞下颌关节窝作为骨瓣的一部分需要去除。对关节窝上部较好的暴露，需要首先行颞下开颅术（图101.11）。将TMJ关节囊从关节窝向下分离。如果可能，关节囊和半月板都应保留。如果需要额外的暴露，则下颌骨髁状突可以在下颌切迹水平横向切开和去除（图101.12）。用往复锯V形切开关节窝骨，包含关节窝的外2/3（图101.13）。ICA在关节窝内侧，要避免损伤ICA（图101.14）。这就避免了切骨太靠后，可能会损伤耳蜗的风险。这种改进为术后修复下颌骨髁状突提供了更

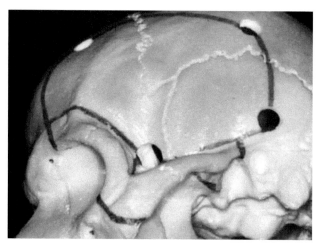

图101.10   在颅骨塑料模型上，开颅和眶颧切骨部分已标记出。如果没有去除颞颌关节窝的必要，颧弓可以在其后部颅骨附着处切断。

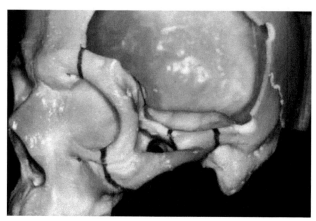

图101.11   行颞部开颅术为关节窝和眶壁的切开提供足够的暴露。

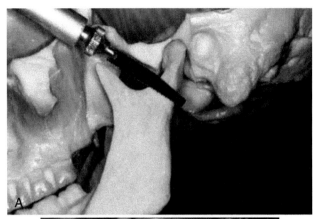

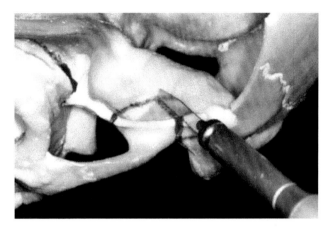

图 101.13 外侧 2/3 的颞颌关节窝用往复锯以骨切术移除。需要注意避免损伤内侧颈内动脉和后方的耳蜗。

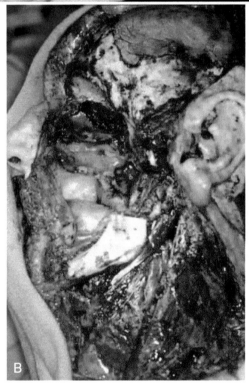

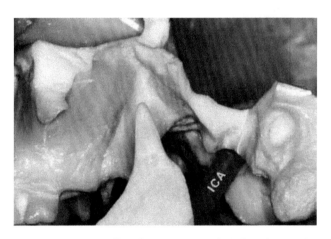

图 101.14 在这个模型中,已标记出颈内动脉的位置(塑料管),位于下颌髁和颞颌关节窝的内侧。

图 101.12 (A)用往复锯将下颌骨髁突去除提供更多的暴露。(B)去除冠突和髁突提供更进一步的暴露和方便颞肌旋转。

好的稳定性。

辨别眶下裂和完成眶颧骨切术有必要先从眶外壁和下壁分离眶骨膜 (图 101.15)。往复锯的顶端沿着眶底放到眶下裂的最外侧,经过颧骨隆突切骨 (图 101.16)。将颧骨从上颌骨的外侧壁分开。有时,可能会伤及上颌窦,特别是上颌窦气化好时。如果出现这种情况,黏附在颧骨上的黏膜残余物需要去除。在手术完成时,将眶颧骨瓣放回上颌骨缺损可以获得充分封闭。上颌窦剩余的黏膜不必要去除。通过颅内和颅外入路,切开眶上壁和外侧壁以完全游离眶

颧骨瓣(图 101.17)。这些为到达颅底颞下窝、眶尖和外侧上颌骨提供了良好的通道(图 101.18)。

几个解剖关系对于辨别颅底颞下窝结构很有用 (图 101.19)。在完成颞部开颅后,用咬骨钳从缺损下缘去除额外的骨质 (图 101.9)。在前方辨认翼板根部。沿着翼外板的弧度辨认出其后外方的圆孔、卵圆孔和蝶骨棘。这些结构在一条直线上并且都在 ICA 外侧。脑膜中动脉需要使用双极电凝电凝后切断。通过圆孔的静脉交通支出血可以通过外科压迫止血。如果需要完全解剖岩部 ICA,通常需要切断三叉神经在卵圆孔的下颌分支来获得额外的暴露 (图 101.20)。通过去除三叉神经第二、三分支之间的骨质可能到达蝶窦的外侧壁(图 101.21)。如果肿瘤侵犯下颌骨,需要行部分下颌骨切除术达到阴性边缘。在儿童组里面,下颌骨距离颅底颞下窝的距离明显缩

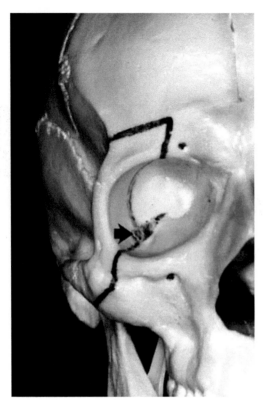

图 101.15　骨切开与眶下裂(箭头)的外侧面相通。

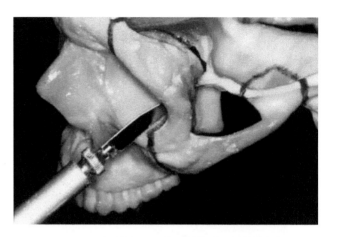

图 101.16　切骨从眶下裂经颧突到上颌骨外侧部。

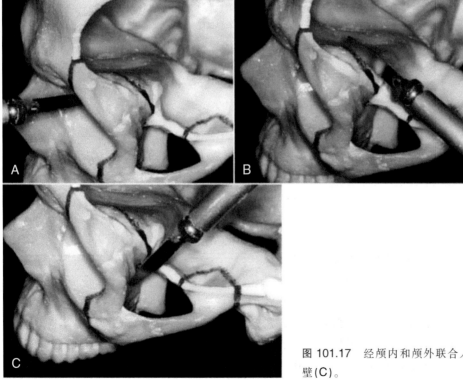

图 101.17　经颅内和颅外联合入路,切开眶顶壁(A,B)和眶外侧壁(C)。

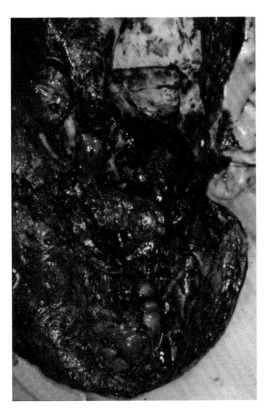

图 101.18　在颞部开颅和眶颧骨切除后的暴露范围。

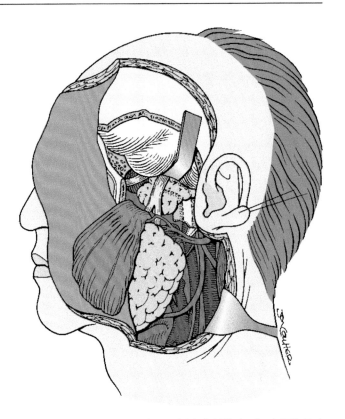

图 101.20　图显示三叉神经下颌支内侧肿瘤,靠近岩段颈动脉。ICA 的额外暴露和去除肿瘤通常需要切断三叉神经下颌支。(Redrawn from Sekhar LN, Janecka IP [eds]: Surgery of Cranial Base Tumors. New York, Raven Press, 1993.)

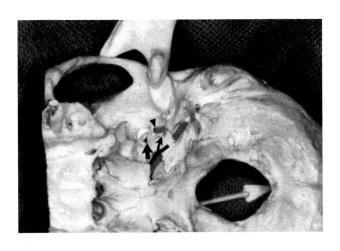

图 101.19　颅骨显示 ICA 和颈动脉管的关系。卵圆孔(直箭头;白色血管带)和棘孔(箭头;短黑血管带)在从外侧翼板到蝶骨棘突连成的直线上。ICA(长黑血管带)走行在颈动脉管内,颈内动脉管位于咽鼓管(弯箭头)和颞颌关节窝的内侧。下颌已经从关节囊脱位以显露出颞颌关节窝。

颞肌可以提供对死腔的填充和保护 ICA (图 101.25)。由于颞肌的血供分支模式,其前半或者外侧部肌肉转位需要自身完整的血供(图 101.26)。剩余肌肉被用来填在颞部缺损的前部。通过颞肌转位和皮肤移植来修复眼眶缺损(图 101.27)。在有些情况下,前或后颅底骨膜瓣可能用来保护颞下窝颅底。没有颞肌可用时,大的软组织缺损最好使用游离微血管转移组织(图 101.28)。颧眶骨瓣复位并用钛制微孔板固定。为了暴露岩部 ICA 需要分离切开下颌骨髁突,但不需要重建 TMJ。重建并不能改善术后功能,而且可能会加重术后瘢痕形成和牙关紧闭。进行标准的软组织关闭。

耳后(经颞)入路

耳后入路适合累及颞骨并扩大至 ITF 的病变[10,11]。一个"问号"或者 C 形切口起于颞区向后至乳突区,再转弯至颈部皮肤的水平皱褶处(图 101.29)。如果中耳功能需要牺牲,作为入路或者肿瘤切除的一部分,那就有术后脑脊液漏的可能性,需要永久封闭外

短。通过经颈入路面神经上移可获得足够的颅底颞下窝暴露(图 101.23)。

切除肿瘤后,有必要关闭与上呼吸消化道相连的缺损(图 101.24)。如果保留了颞肌血供,那么转移

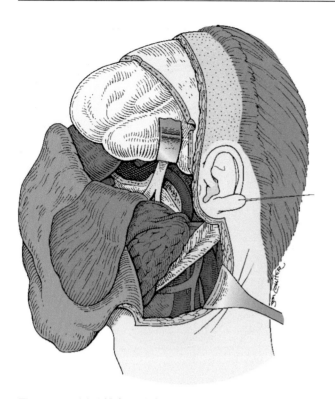

图 101.21　图示蝶窦开放窗位于切断的三叉神经第二支的内侧。ICA 岩段也被暴露。(Redrawn from Sekhar LN, Janecka IP [eds]: Surgery of Cranial Base Tumors. New York, Raven Press, 1993.)

耳道(EAC)来预防脑脊液耳漏。EAC 在骨和软骨交界处被离断并且由外翻缝线封闭。用蒂在 EAC 后缘的 U 形肌骨膜皮瓣来加强封闭效果。偶尔,对于已经有鼓膜置管的患者来说 EAC 封闭也是必要的。或者在耳甲腔做切口,这样可以保留外耳道(图 101.30)。切口沿着耳甲腔和耳屏的边缘,因此瘢痕比较隐蔽。在耳甲区,切开皮肤、软骨和软骨膜并与耳后解剖平面相通。该切口允许在肿瘤切除术后 EAC 和耳廓吻合(图 101.31)。在 EAC 内的切口通常不采用,因为缝合和达到密不透水的闭合较难,并且有术后狭窄的风险。烟卷式引流通过皮瓣缺损处引流可以提供温和的牵拉作用(图 101.32)。将剩余的耳甲腔和耳屏临时缝合起来,为术野提供更好的暴露。

颈面部皮瓣掀起,在颈部区域颈阔肌下平面,在腮腺区域浅肌肉筋膜系统(SMAS)的外侧,在颅骨表面沿着颞深筋膜的深面,将其向前翻转(图 101.33)。

同在行腮腺切除术时的操作一样,在外耳道前继续解剖以辨认面神经主干(见第 62 章)。如果不需要移动面神经,面神经主干周围的软组织套需要保留,以减少当向前牵拉皮瓣时可能对面神经造成的损伤。在有些病例中,下腮腺浅叶切除术(腮腺尾部切除术)需要加强下颌后区域暴露。在到达颈部区域需要辨别和控制近端的颈总动脉、颈内和颈外动脉以及颈静脉。辨认并保护颅神经 10~12。胸锁乳突肌

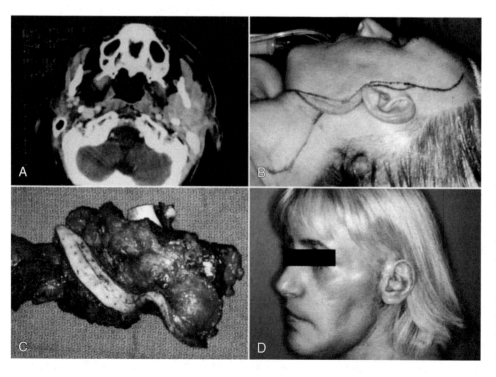

图 101.22　(A)CT 扫描显示左侧颞下窝复发性腺癌,包绕着下颌并扩张至 ICA 的外侧面。(B)左侧颞下颅底入路同时切除以前手术瘢痕。(C)切除的标本包括下颌支和髁、腮腺和周围软组织、翼肌和颈部病变。切除的内侧限是 ICA 的颅外部分。(D)术后完成中子治疗后手术区域愈合良好。出现放疗后继发的一些永久性脱发。

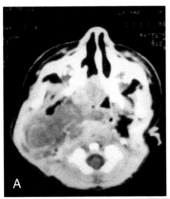

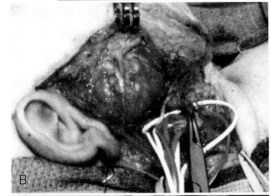

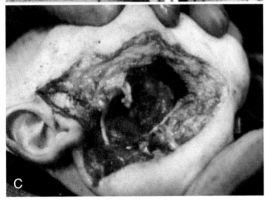

图 101.23 (A)4个月大的婴儿右侧咽旁间隙的巨大畸胎瘤，累及颅底和颈部。(B,C)肿瘤通过经颈入路成功切除，面神经功能保留。

和二腹肌在插入颞骨乳突部横断。茎突舌骨肌和茎突咽骨肌被切断且茎突被去除。第9颅神经通常在其横向穿过ICA时被辨认。

乳突切除术和解剖面神经垂直部可使面神经上移，能提供更宽的通路到达ITF(图101.34)。该入路也可到达颈静脉球和低位颅神经。完成颅底颞下入路，包括颞部开颅和眶颧骨切开术，前面部分均已描述。这时ITF的前、上、内侧和后部边界被很好地暴露，并且所有主要的血管都在控制下(图101.35)。此

时可以切除肿瘤，包括受累的软组织和骨。缺损的重建在前面部分已经讨论过了。

前方经面部入路(面部移位)

该入路最好用于侵入ITF、咬肌间隙或翼颌窝的病变以及鼻咽部肿瘤扩展到ITF [10,11](图101.36)(见第105章)。双冠切口向同侧的耳前延伸并通过皮下组织扩展[见本章之前"耳前(颞下)入路"部分]。Weber-Fergusson切口完成后延伸到骨膜。在颧骨上缘上方做一个水平切口并延长至外眦与Weber-Fergusson切口汇合(图101.37)。面神经额支在通过颧弓处被辨认并解剖分离。套上硅胶管后再切断。面神经的这些分支将在操作结束后通过套接技术(entubulation technique)吻合移植(图101.38)。下部为蒂的皮瓣向下翻折，应该包括上唇的上1/3、整个面颊、下眼睑、腮腺和面神经。眶下神经被切断并标记，便于吻合。额颞头皮瓣在颅骨膜下层分离。皮瓣向前翻折来暴露眶上缘(图101.39)。

行眶颧切骨联合单侧上颌骨Le Fort Ⅱ或Ⅲ切骨后使得整个上颌前面和眶颧成为游离复合体。或者，像Catalano和Biller所报道的[8]，该骨瓣可以制成附在面颊皮瓣上的血管化移植物。颞肌和咬肌通过电刀从颧弓上分离下来。完成了切骨术并将骨移植物取下(图101.40)。颞肌向下翻折。切开或者移去冠状突可以增加颞肌翻转的弧度。此时，ITF的前、内和外侧界限得到了很好的暴露(图101.41)。在有些病例，翼板切除可以提供更进一步的通路到达内侧ITF和鼻咽部。颞和颞下开颅术提供了更好的暴露，能够分离颅内结构(图101.42)。肿瘤切除后，颞肌可以转位去填塞手术缺损，分隔上呼吸消化道和颅腔(图101.43)。

切口通过多层技术缝合，使用6-0羊肠线连续缝合结膜切口。用Crawford硅胶管支撑泪小管并在鼻腔固定。眼睛通过临时的眼睑缝合10~14天来防止眼睑外翻。

经眶入路

在选择的病例中，经眶入路能很好暴露眶尖和海绵窦。该入路包括切除眼球后部的眶组织，保留眶浅部结构包括眼球与头皮瓣的连接。

去除眶尖组织和周围骨质以提供直达海绵窦和海绵窦段ICA的前通路。该入路适用于那些眶尖和

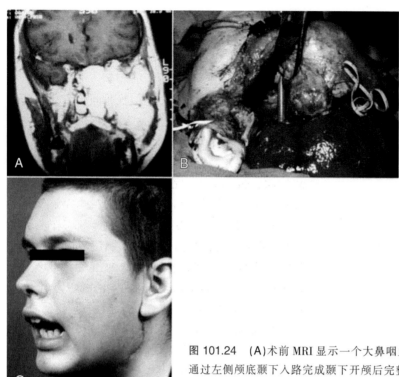

图 101.24　(A)术前 MRI 显示一个大鼻咽血管纤维瘤从鼻咽部扩展到左侧颅底颞下。(B) 通过左侧颅底颞下入路完成颞下开颅后完整去除肿瘤。一个记号笔插入鼻腔以显示和鼻咽部交通的程度。(C)手术部位愈合良好,没有外观畸形。中度牙关紧闭伴轻度下颌的偏斜。

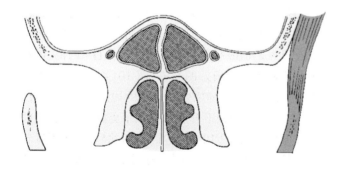

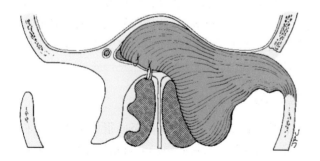

图 101.25　整个颞肌可以用来填塞眶或颅底颞下缺损。(Redrawn from Sekhar LN, Janecka IP [eds]: Surgery of Cranial Base Tumors. New York, Raven Press, 1993.)

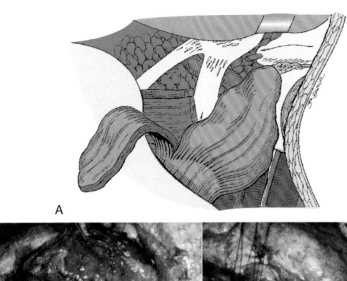

A

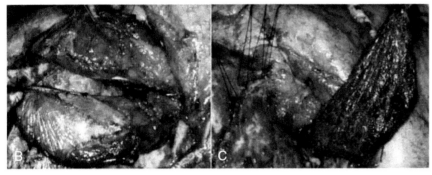

图 101.26　(A)颞肌前部可以用来填补颅底颞下部位的缺损,图示为左侧颞肌。(B)右侧颞肌垂直分成两部分,注意保护其轴位血供。(C)肌肉后半部分缝合在上颞线边缘和外侧眶缘的筋膜或骨缘以防止出现外观缺陷。

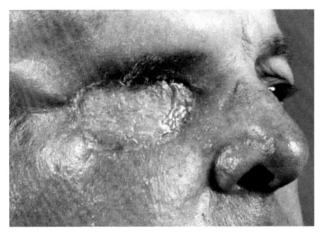

图 101.27　患者因鳞状细胞癌复发需要行眶内容物剜除和眶外侧壁切除。缺损通过转移颞肌和皮肤移植来重建。

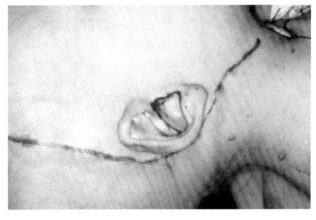

图 101.29　颞区到乳突骨和上颈部的一个曲线切口。将皮瓣从颞深筋膜浅层、乳突骨膜深面以及颈阔肌深面分离。当永久性堵塞外耳道不是适应证时,耳甲腔切口优于外耳道切口。

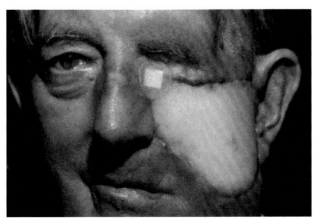

图 101.28　大的软组织缺损最好通过游离显微血管组织瓣修复,最常用的是腹直肌瓣。

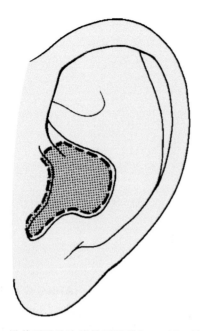

图 101.30 沿着耳甲腔边缘做耳甲腔切口,便于关闭和提供好的外观结果。

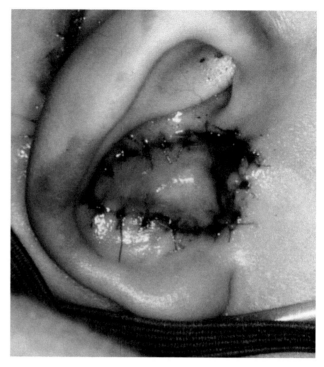

图 101.31 通过软骨膜和皮肤双层封闭修复耳廓。紧密缝合以防止脑脊液耳漏。

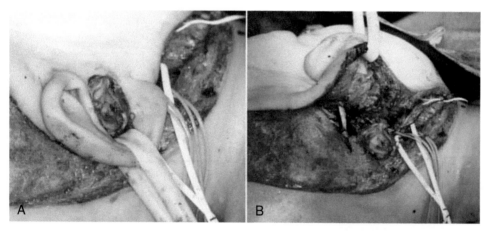

图 101.32 耳甲切口和耳后切口相通(A),用烟卷式引流将耳廓和面部皮瓣拉向前方(B)。

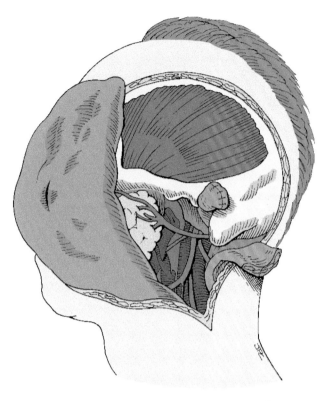

图 101.33　面部皮瓣向前翻折,用来暴露颞肌、眶颧骨、咀嚼肌筋膜、下颌、腮腺、面神经以及颈部血管神经。耳甲腔组织临时缝合在一起以扩大手术暴露。

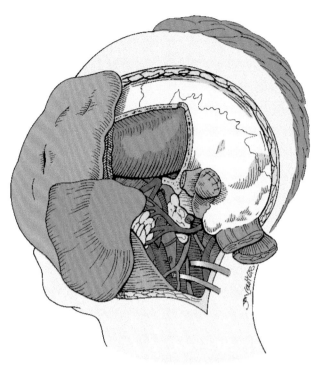

图 101.35　颞部开颅和颞肌向下翻折后手术暴露的范围。

图 101.34　面神经完全从腮腺前移到第二膝段。行乳突根治切除和颞骨外侧部部分切除。在颈内动脉处环绕一个血管带。患者处于右侧外侧手术位。

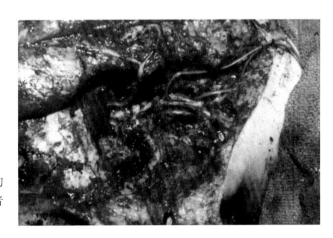

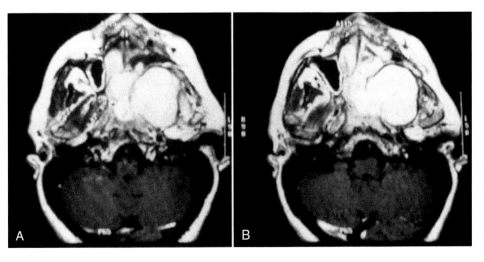

图 101.36　(A,B)CT 扫描显示左侧上颌窦一个大的造釉细胞性纤维肉瘤,累及颞下窝。前方经面入路适合切除这类病变。

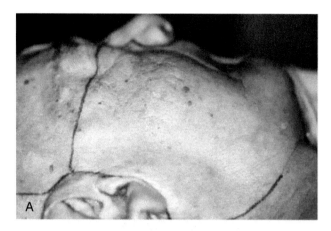

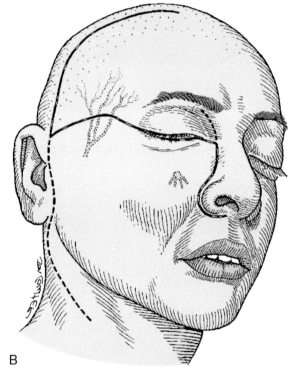

图 101.37 (A,B)在前方经面入路中,半冠切口联合扩大的 Weber-Fergusson 切口。切口可以通过结膜或睫毛线下方几毫米。

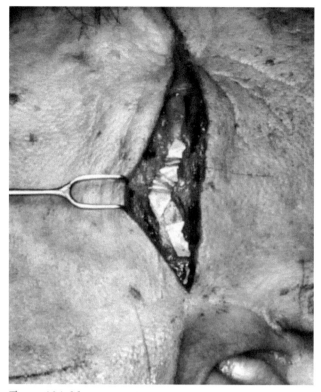

图 101.38 面神经颞支多个分支被辨认,在切断前套上硅胶管,以便于术后吻合。

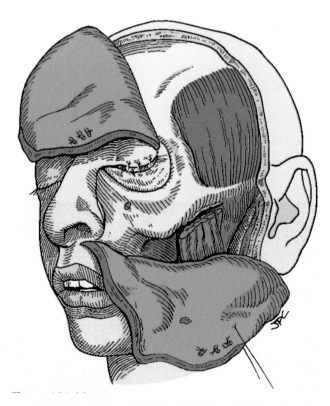

图 101.39 头皮瓣和面部瓣从其下的骨和肌筋膜上分离以暴露面部骨骼。切断眶下神经并为重建做标记。

海绵窦良性肿瘤患者,这些患者因为肿瘤生长已经失明(图 101.44)。该入路也可以用于轻微眼眶累及的局限性的恶性肿瘤。累及较多眶周组织的需要行眶内容物剜除术。该入路的优势是保留眼球的同时,提供了对海绵窦前部和外侧及其相邻结构的良好暴露。

应用耳前颞下颅底入路。在分离头皮瓣后(图 101.45),行颧眶切骨术(图 101.46)。眶骨膜从眼眶的上、侧和下壁上分离出。然后将眶骨膜切开,将眼球后的眶周组织用双极电凝和锐性分离切断。在眶尖

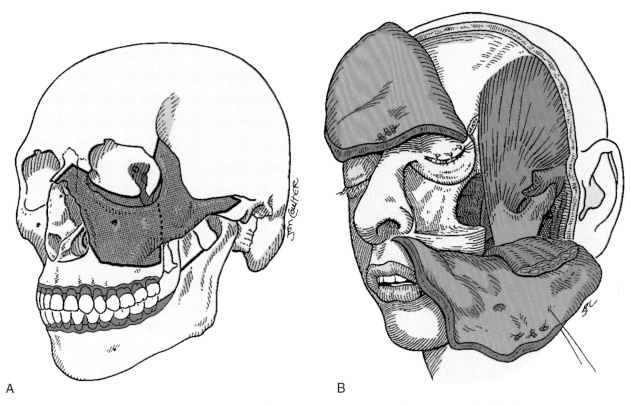

A

B

图 101.40　(A)在前方经面入路中面部骨骼的节段被整块去除。(B)该入路提供的暴露。

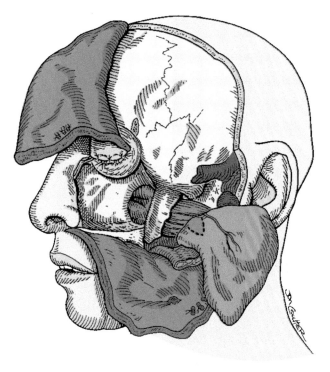

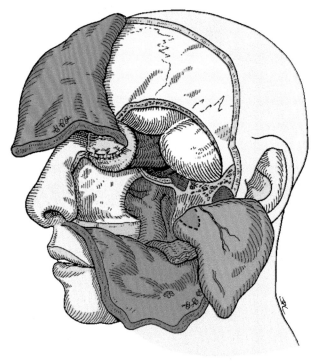

图 101.41　在切断下颌骨的冠突后，向下翻折颞肌，颞下颅底、上颌和鼻咽部都得到良好暴露。

图 101.42　行颞下开颅以提供额外的暴露和颅外肿瘤的足够切缘。颞下和中颅底得到最好暴露。

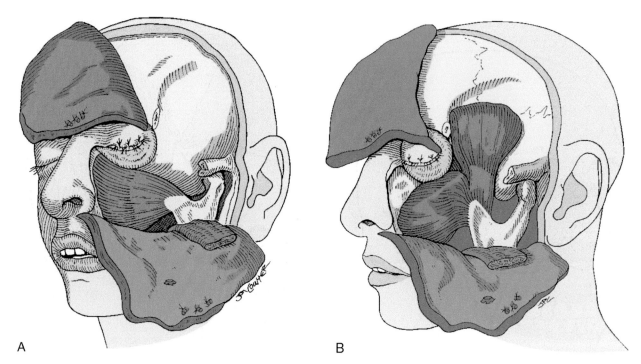

图 101.43   整个颞肌(A)或者前半部(B)可以填塞手术缺损并分隔上消化呼吸道与颅腔。如果由于颞肌失去血供而不可用,则应用微血管游离瓣。

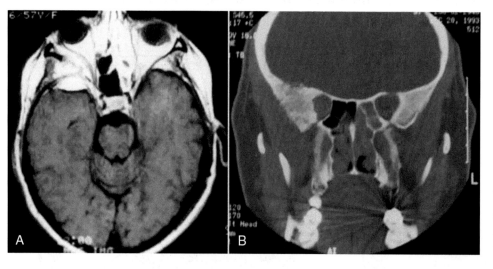

图 101.44   MRI(A)和 CT 扫描(B)显示脑膜瘤累及眶外侧壁并向眶尖和中颅窝扩展。如果患者因为肿瘤导致永久性的失明,则经眶入路可以选择。

留下袖状组织为肿瘤提供足够的边缘。将剩余眶骨膜向内侧剥离使得能把眼球从眼眶完全移位 (图 101.47)。用咬骨钳去除从眶外侧壁到眶上裂的骨质。 然后切断眶上裂内容物和视神经管以充分暴露眶尖(图 101.48)。进一步移除骨和颅内结构的解剖需要神经外科医师配合。

失去眶周支持会导致眼球内陷,除非眶内缺损用骨移植物或软组织填塞。颞肌转移或者游离组织提供了极好的软组织支持和颈动脉保护。

内镜入路

选择起源于 ITF 的良性肿瘤和选择鼻腔鼻窦良恶性肿瘤累及 ITF 的病例,适合用内镜经鼻和(或)经鼻窦技术来切除[14-17]。

患者的头部通常使用 3 钉头架固定系统固定,以便于光学视线导航系统操作。用 0.5%的羟甲唑啉棉片来收缩鼻部。双侧鼻腔作为手术通道,切除鼻中隔后部以扩大通道。因为该区域的外科解剖需要双手技术,所以建议 2 名术者、4 只手操作。通过去除上

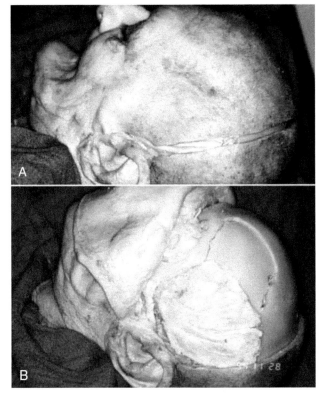

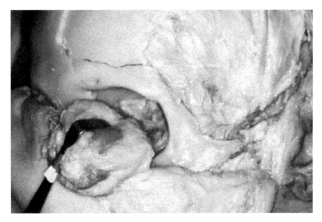

图 101.47　眶组织在眼球后方被切断。

图 101.45　尸体解剖用来演示经眶入路。(A)做半冠头皮切口并延伸至耳前。(B)在颅骨膜深面和颞深筋膜浅层分离头皮瓣。从眶顶壁和外侧壁眶分离骨膜，并分离颞肌。

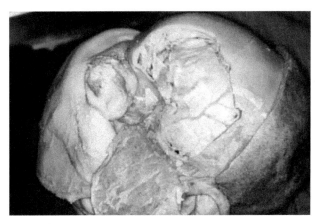

图 101.48　从眶和颞下颅底去除额外的骨质以暴露眶上组织和海绵窦。

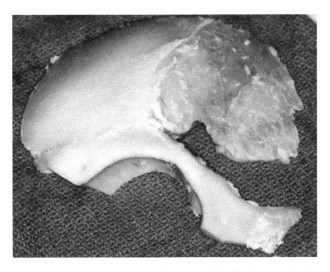

图 101.46　行额颞开颅和眶颧骨切开来提供到达眶组织和海绵窦区域的外侧直接通路。

颌窦的内侧和后外侧壁来获得到达 ITF 通路。翼板、咽鼓管圆枕、内侧咽鼓管可以去除以获得更佳的暴露。为了增加外侧暴露，梨状孔也被去除来增加暴露角度。基本的步骤包括去除病变同侧的中鼻甲；后部

鼻中隔切除术；建立一个宽大的中鼻道开窗(可以向下扩大切除后半部分下鼻甲)；去除上颌窦的侧壁和后壁；通过结扎蝶颚动脉和鼻后动脉控制翼颚窝的神经血管结构；必要时可以去除翼板、咽鼓管圆枕和咽鼓管中 1/3。

术后处理

　　患者转到重症监护室进行持续心血管和神经监护。行实验室检查排除术后贫血和电解质紊乱。需要多次输血的患者应避免输血引起的凝血障碍。提供弱镇静止痛药物，应避免使用强效催眠或者镇静药物，以防止干扰准确的神经功能评估。

　　如果行手术操作、结扎或者移植 ICA，必须进行密切的血流动力学监测。当血细胞比容低于 27% 或者患者出现心脏或脑功能紊乱时应考虑输血。液体

平衡需要密切仔细地监视以防止低血压。严格卧床休息数天直到患者血流动力学稳定，不会导致低血压。在术后第 1 或第 2 天进行 CT 平扫来检查颅内情况，如脑挫伤、明显水肿、气颅等。对于已行 ICA 移植或术中 ICA 损伤的患者需要在术后早期行血管造影，以评估血管移植物的通畅性和检查假性动脉瘤的形成。

加压包扎 24~72 小时。一旦敷料去除，伤口要用生理盐水清洁，并每天涂抹抗生素软膏 3~4 次。头皮和其他伤口的引流保持吸引 (80mmHg) 直到引流量小于 20mL/d。如果进入颅腔，一般不用吸引引流装置，因为负压会直接作用于中枢神经系统，应采用重力引流。

在多数情况下，腰椎引流仅仅在手术时需要使用，通常在术后去除。如果术后出现脑脊液漏的风险较高，则腰椎引流放置在患者肩膀水平，控制在每 8~12 小时引流 50mL。该装置一般在术后 3~5 天拔除。腰椎穿刺点通过在手术时放置的环扎线缝合 (如 2-0 的尼龙线)。

因为面神经损伤或者麻痹导致的眼睑的闭合不全会引起暴露性角膜结膜炎。最初暴露的眼球可以通过每 1~2 小时滴入人工泪水，睡觉时使用润滑眼膏、眼罩或者加湿罩来加以保护。如果预期患者会迅速恢复，则建议使用胶带粘住或临时眼睑缝合术。如果预期神经麻痹时间长，作者倾向于金片移植物。移植物重 0.1~0.12g (10 或 12 号) 可以在原手术时进行或者在几天后进行。除选择的病例以外，作者更喜欢后者，因为具有可植入患者需要的准确重量的优势。

对于多数患者，气道可以通过短期气管内插管来保证 (高流量/低压力气囊)。但是，对于上呼吸消化道明显水肿或者预期需要延长插管，我们建议气管切开。对于不能有效咳嗽或严重误吸的患者，气管切开也能提供好的通道便于清理气管和肺分泌物。

患者有高的迷走病变或任何颅神经Ⅸ、Ⅹ或Ⅻ的复合障碍，将罹患严重的吞咽困难和误吸。这些患者可通过Ⅰ型甲状软骨成形术/勺状软骨外展伴或不伴环咽肌切开获益。持续误吸的患者须行喉气管分离手术。

并发症

涉及常规 ITF 肿瘤的颅底手术的大部分病变发生都与三叉神经损伤相关。牺牲三叉神经第三支，有

时牺牲第二支，对手术暴露或者获得足够肿瘤边缘来说是必要的。面部感觉障碍容易造成患者自伤 (self-inflicted injure)。在一些少见的情况下，如神经营养性溃疡，会导致反复的自伤。角膜感觉丧失，特别是某些患者又有面神经轻瘫时，会显著增加角膜擦伤和暴露性角膜炎的风险。下颌神经运动功能丧失会导致下颌张开不对称和同侧咀嚼力降低 (图 101.49)。咀嚼功能可能由于 TMJ 或下颌升支切除而进一步损害。如有可能，三叉神经的感觉和运动支应在为手术暴露切断后予以修复。

面神经的意外损伤导致之后的永久性瘫痪并不多见，这可能与描述的入路有关。面神经颞支可能在翻开头皮瓣时有损伤风险。损伤通常是由于在颞深筋膜浅层的浅面进行解剖分离。当面部皮瓣向前牵拉时，面神经主干易受牵拉损伤。因此，当使用耳前入路时应保留面神经周围软组织蒂。面神经颞支瘫痪可能是移动了面神经乳突部分导致。对联合三叉和面神经损伤的患者须严密观察术后眼部情况。

术后牙关紧闭常常发生，因为术后疼痛、翼肌及 TMJ 瘢痕形成 (图 101.24c)。如果患者经常做张开下颌的拉伸练习，术后 6 个月牙关紧闭会减轻。应用 Therabit 治疗器通常有助于拉伸瘢痕组织和强制张口。在一些严重病例中，一个配有螺丝的开口器可能有助于逐渐撑开。手术切除 TMJ 似乎不是术后牙关紧闭或者咀嚼困难的主要因素。咀嚼功能受到最大影响是由于三叉神经的下颌支失去功能。然而，仍应尽可能地保护 TMJ。如果有必要切除颞下颌关节窝，

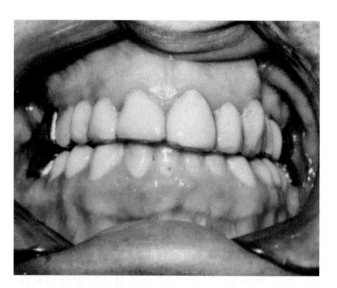

图 101.49 该患者在颞下窝颅底入路手术后有轻微错位咬合。可见后开咬合和下颌向右侧偏斜。

TMJ 关节囊需要向下移位。如果需要切除 TMJ 则不需要再重建关节。

感染并发症少见。易感因素包括：与鼻咽部交通，血清肿或者血肿形成和脑脊液漏。一般来说，所有的死腔都应该填充以避免积液。通常建议使用带血管组织瓣，特别是解剖 ICA 或者切除硬脑膜后。

头皮皮瓣的坏死不常见，因为皮瓣有充足的血供。然而，设计差的切口可能导致区域血管较少，特别是耳廓周围(图 101.50)。

手术区域血管并发症应重点关注。手术解剖 ICA 可能导致血管壁损伤，出现即时或迟发性出血。ICA 在进入颅底段血管特别易受损伤。ICA 一旦损伤就应该立即修复。血管造影须在术后早期阶段进行，以评估修复的效果和发现假性动脉瘤形成。当无法修复时，须行永久性动脉结扎或者放置可分离乳胶球囊或者弹簧圈。ABOX-CT 检查脑组织血流量小于 35~

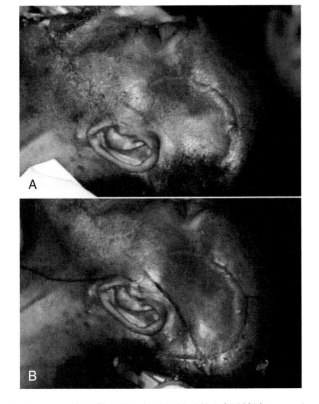

图 101.50　该患者之前进行过问号形的左侧颞部切口。(A) 在耳廓前有额外的瘢痕。该切口不美观，而且可能损伤下面的颞肌，大大增加了损伤面神经颞支的风险。(B) 再次手术时有必要使用原来的部分瘢痕，以避免进一步损伤头皮和耳廓的血供。

40mL/100g 的患者有较高的即发及迟发卒中风险。

术后脑缺血可能因为 ICA 手术闭塞、暂时性的血管痉挛和血栓。当动脉永久闭塞时，应在离眼动脉分支尽量远的地方进行。目前认为在闭塞水平之上的短柱血液停滞形成血栓的可能性不大。在使用静脉移植重建 ICA 后，在缝线、扭转或者扭结处，有继发性血栓形成的风险。存在假性动脉瘤的形成和迟发型的移植物破裂的风险，特别是在感染出现时。因此，在与上消化呼吸道相通的感染区域通常不进行重建 ICA。在这种情况下，永久封闭 ICA 或者在手术区域后方进行静脉移植。当预期可能牺牲 ICA 时，在肿瘤切除前需要进行颅外–颅内大脑中动脉的搭桥处理。进行手术操作涉及 ICA 的患者在脑血管边缘区域也容易受到分水岭梗死的影响。需要特别注意的是，当在 ABOX-CT 中没有常规评估作为手术入路部分牺牲的颅内–颅侧支血管。因为术后贫血或低血压引起的氧供减少会导致这些区域分水岭梗死。

当有大的颞下颅骨缺损，特别是神经和血管周围，会增加硬脑膜严密闭合的难度，可能导致硬膜外积液。在绝大多数情况下，周围的软组织可以缓慢吸收，不需要进一步干预。偶尔，集聚的脑脊液可以通过 EAC 或者沿着咽鼓管至鼻咽部而与外界相连。绝大多数脑脊液漏通过放置腰椎引流以降低脑脊液压力和外部的加压包扎而无须手术处理。如果脑脊液漏 1 周内未缓解，需要手术探查和修补硬脑膜缺损。中耳渗出常因咽鼓管功能紊乱或者中断所致，常见于颞下颅底入路。术后至少 6 周不需要放置鼓膜造孔置管，因为存在脑脊液流出的危险。作者遇见过几例术后单侧鼻漏被误认为脑脊液漏的患者。这些病例都与 ICA 操作相关，可能因为沿着 ICA 走行的交感神经支配鼻黏膜功能缺失。这是一种医源性血管运动性鼻炎，可以单用抗胆碱能鼻喷雾处理。检查鼻漏液体 β_2-转铁蛋白来排除脑脊液漏是必要的。

外观变形可能是软组织和骨缺失导致的 (图 101.51)。颞肌转移皮瓣会导致颞区凹陷(图 101.52)。可以通过在一期术中或二期放置游离脂肪减轻凹陷。如果颞肌没有被转移，其肌肉的前缘应该再次缝合到前部以避免眶缘外侧的轻度凹陷。使用游离肌肉皮瓣重建可能需要牺牲颧弓。随着肌肉的萎缩，明显的凹陷可能会出现。大的侧方肌肉瓣如背阔肌瓣，如果下面的颅骨没有被重建的话，也可能压迫脑组织。

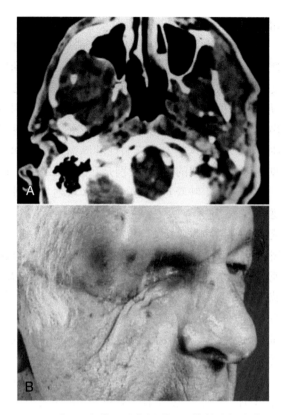

图 101.51　(A)CT 扫描显示右侧颞区血管外皮细胞瘤,累及颞肌、眶颧骨弓和眼眶。(B)要获得肿瘤切缘干净需要切除颞肌、外侧眶壁、颧弓和眶,但是导致了明显的外观畸形。

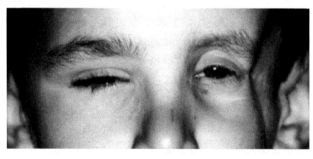

图 101.52　8 岁男孩,左侧颅底颞下入路切除大的累及颅底的鼻咽血管纤维瘤。颅底颞下窝缺损通过转移颞肌重建,在颞区造成了一个明显的下陷。该下陷可以通过异体移植重建。

精要

- 确定肿瘤是原发或是扩展累及 ITF 对于提供最优的手术处理至关重要。
- 轻微的低位颅神经症状经常是 ITF/颅底病变的首要体征。
- 术后拉伸和理疗 6 个月将有助于改善 TMJ 的运动范围,并能减轻牙关紧闭。
- 由于 ITF 的组织病理学多样,在进行大的毁损性手术前,病理证实是必要的。
- 大的软组织和骨缺损最好使用游离复合组织瓣重建。
- 部分颞肌重新悬吊至眶侧缘将减轻术后面部畸形。

隐患

- 尽管术前用 CT 氙气流量测试行颈动脉球囊闭塞实验,但是有些患者因为侧支血管损伤和非生理情况将来仍会出现脑缺血损伤。
- 在颞深筋膜浅层浅面解剖将会使得面神经额支有损伤风险。
- 在切除髁突后,对 TMJ 的重建比不重建可能更会导致瘢痕和牙关紧闭。
- 大的骨和软组织复合缺损最好用带骨的游离组织瓣重建,因为包含了骨重建可以最小限度影响面部美观。
- 单侧鼻漏有可能被误认为脑脊液漏,事实上与解剖颈内动脉时操作鼻的交感支配有关。
- 有低位颅神经损伤的患者将会严重损害其语言和吞咽功能,如果没有手术矫正和增强,需要积极的康复。

(张秋航　译)

参考文献

1. Fairbanks-Barbosa J: Surgery of extensive cancer of paranasal sinuses. Presentation of a new technique. Arch Otolaryngol 73:129-138, 1961.
2. Terz JJ, Young HF, Lawrence W Jr: Combined craniofacial resection for locally advanced carcinoma of the head and neck. II. Carcinoma of the paranasal sinuses. Am J Surg 140:618-624, 1980.
3. Fisch U: The infratemporal fossa approach for the lateral skull base. Otolaryngol Clin North Am 17:513-552, 1984.
4. Biller HF, Shugar JMA, Krespi YP: A new technique for wide-field exposure of the base of the skull. Arch Otolaryngol 107:698-707, 1981.
5. Sekhar LN, Schramm VL, Jones NF: Subtemporal-preauricular infratemporal fossa approach to large lateral and posterior cranial base neoplasms. J Neurosurg 67:488-499, 1987.
6. Cocke EW Jr, Robertson JH, Robertson JT, Crooke JP Jr: The extended maxillotomy and subtotal maxillectomy for excision of skull base tumors. Arch Otolaryngol Head Neck Surg 116:92-104, 1990.
7. Janecka IP, Sen CN, Sekhar LN, Arriaga M: Facial translocation: A new approach to the cranial base. Otolaryngol Head Neck Surg 103:413-419, 1990.
8. Catalano PJ, Biller HF: Extended osteoplastic maxillotomy. A versatile new procedure for wide access to the central skull base and infratemporal fossa. Arch Otolaryngol Head Neck Surg 119:394-400, 1993.
9. Snyderman CH, D'Amico F: Outcome of carotid artery resection for neoplastic disease: A meta-analysis. Am J Otolaryngol 13:373-380, 1992.
10. Johnson JT, Derkay CS, Mandell-Brown MK, Newman RK (eds): AAO-HNS Instructional Courses, vol 6. New York, Mosby-Year Book, 1993, pp 341-346.
11. Nuss DW, Janecka IP, Sekhar LN, Sen CN: Craniofacial disassembly in the management of skull-base tumors. Otolaryngol Clin North Am 24:1465-1497, 1991.
12. Sekhar LN, Sen C, Snyderman CH, Janecka IP: Anterior, anterolateral, and lateral approaches to extradural petroclival tumors. In Sekhar LN, Janecka IP (eds): Surgery of Cranial Base Tumors. New York, Raven Press, 1993, pp 157-223.
13. Mansour OI, Carrau RL, Snyderman CH, Kassam AB: Preauricular infratemporal fossa surgical approach: Technique and surgical indications. Skull Base 14:143-151, 2004.
14. Bilsky MH, Bentz B, Vitaz T, et al: Craniofacial resection for cranial base malignancies involving the infratemporal fossa. Neurosurgery 57(4 Suppl):339-347, 2005.
15. Kassam AB, Gardner P, Snyderman C, et al: Expanded endonasal approach: Fully endoscopic, completely transnasal approach to the middle third of the clivus, petrous bone, middle cranial fossa, and infratemporal fossa. Neurosurg Focus 19(1):E6, 2005.
16. Robinson S, Patel N, Wormald PJ: Endoscopic management of benign tumors extending into the infratemporal fossa: A two-surgeon transnasal approach. Laryngoscope 115:1818-1822, 2005.
17. Hartnick CJ. Myseros JS, Myer CM 3rd: Endoscopic access to the infratemporal fossa and skull base: A cadaveric study. Arch Otolaryngol Head Neck Surg 127:1325-1327, 2001.

第 102 章

岩部入路

Trevor Hackman, Elizabeth H. Toh

　　几种外科手术入路可以提供到达岩尖和侧颅底的通路,用于切除位于中、后颅窝的侧颅底肿瘤。颅底最常见的肿瘤包括岩斜区脑膜瘤、脊索瘤、软骨肉瘤等。岩尖最常见的病变包括黏液囊肿、表皮样囊肿、胆固醇肉芽肿和蛛网膜囊肿。岩尖部肿瘤是最主要的病变,手术分离切除需要岩部入路。

　　近年来开展的多种手术入路提供了接近岩尖区域肿瘤的外科通路。这些入路的重点在于为了进一步暴露并直视岩尖区域的肿瘤和该空间的重要神经以及血管结构。在过去,岩尖部肿瘤的发病率和手术死亡率一直居高不下,很可能是因为缺乏颞骨岩部解剖知识,因此导致通过更习惯的枕下和翼点入路。通过外侧颅底的岩部入路提供了更直接的暴露以切除岩尖部区域的肿瘤,并减少神经血管的结构以及脑干侧前方的风险。

　　目前经岩部入路包括了不同的通过颞骨的岩部到达桥小脑角、岩尖部、基底动脉和脑干的外科暴露(表102.1)。Abdel Aziz及其同事将2000例经岩入路手术分为前部和后部,然后根据骨分离的程度和暴露后颅窝的情况进行进一步分类[1]。经岩骨前入路到后颅窝,也被称为颞下入路,是基于中颅窝入路的一个连续。岩部的解剖和打开颞叶硬膜为了进一步加强后颅窝的视野。后部经岩部入路包括迷路后、经迷路、耳蜗和岩骨切除入路,使用哪些须根据肿瘤的范围和位置而定。

　　在中、后颅窝的颅底肿瘤的位置和范围,经常需要一个联合的岩部入路,比如颞下中颅窝入路联合经岩入路,来加强外科暴露,以控制神经血管的发病率。颞骨切除范围根据肿瘤位置和入路需要的暴露程度决定。前、后、联合和岩骨完全切除必须依据每个病例的情况决定。

　　经岩入路的优点包括:①对小脑和颞叶的最小牵拉;②减少了手术对斜坡的操作距离(比枕下入路减少3cm);③对于脑干的前方和外侧角有较好的暴露角度;④保护Labbe静脉和横窦、乙状窦;⑤对所有重要的神经和耳结构,包括耳蜗、前庭器和面神经的解剖保留。⑥在同样的手术暴露中多个角度和路径切除肿瘤;⑦早期肿瘤的血管控制,使随后的肿瘤切除较容易[2-4]。

　　新的显微技术和颅底外科技术的发展,伴随着麻醉、神经放射学和监护仪器技术的进步,明显减少了手术并发症。近期,新技术包括立体定向放射治疗的出现,通过扩大的鼻内镜入路应用在这些病变上带来了较低的相关并发症发生率。立体定向放射治疗提供了一个非手术途径来控制肿瘤生长。扩大的鼻内镜途径用于中1/3斜坡、岩部颈内动脉、海绵窦、中颞下窝等在神经血管结构包围的结构中进行操作[5]。

病例选择

　　一些因素对选择外科入路很重要,包括肿瘤的大小、位置和范围、颞骨的解剖变异,乙状窦位置和患者听力情况。较大的肿瘤和侵犯重要血管神经结构的肿瘤可能为了更适合的暴露而需要联合手术入路。手术入路需要根据患者个体情况和减少并发症

表 102.1	到达颅底的岩部入路
前部岩入路(中颅窝)	
经典的颞下入路	
中颅窝入路到内听道	
中颅窝入路到颈内动脉岩部	
岩尖切除术	
后部岩入路	
迷路后入路	
部分迷路入路	
经迷路入路	
经耳蜗入路	
岩骨全切术	
联合前部、后部岩入路	
扩大内镜经鼻入路	

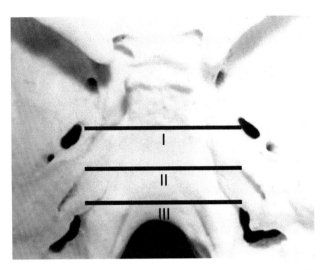

图 102.1　侧颅底病变的区域分类，用于选择手术入路切除病变。

的情况下扩大入路。Abdel Aziz 及其同事提出了一个颅底病变区域分类来指导手术入路的选择（图 102.1）。Ⅰ区(上区)从鞍背延伸到内听道(IAC)的上界，通过前部岩入路暴露。Ⅱ区(中区)从 IAC 延伸到颈静脉结节上界，后部岩入路提供暴露。Ⅲ区(下区)从颈静脉结节上界延伸至斜坡下缘，由经枕髁入路提供暴露。Ⅲ区本质上是枕大孔前唇[1]。

前部岩入路

基于标准颅中窝入路，前部岩入路可以提供暴露以切除Ⅰ区病变，从前上方的动眼神经向下到后下方的 ICA。它们同样也提供了对岩部颈内动脉的良好暴露和血管控制以及对上斜坡上部的视野。这些入路的相对缺点包括面神经损伤的风险，需要牵拉颞叶和到达后颅窝受限。

中颅窝入路到达内听道

应用该入路的适应证和外科技术在 124 章有详细介绍。

中颅窝入路到岩段颈内动脉

颈内动脉岩部的解剖辨认对于颅底手术获得成功非常重要，特别是预期术中出血或者肿瘤直接累及颈内动脉和(或)海绵窦。肿瘤大范围侵犯到颞骨，如鳞状细胞癌、副神经节瘤、恶性程度高的软骨肉瘤或者颅底肿瘤，如脑膜瘤、软骨肉瘤和脊索瘤，都体现了目前手术摘除的窘境。中颅窝入路最初受欢迎是由于 William House 用该入路切除小的听神经瘤，患者可以在患耳获得助听听力。后来被 Glasscock 采用来暴露岩部颈内动脉，以及在 1975 年 Bochenek 和 Kukwa 称之为前部岩入路[2-4]，用来切除颅底肿瘤。该入路对颈动脉水平部、垂直部分和膝部以及岩斜区病变切除提供了理想的外科暴露。当肿瘤涉及颈内动脉时，颈内动脉可以被移动和近、远端控制，使用该入路可以改善暴露，对手术切除更加容易掌控以及需要时行颈内动脉修补或者颈内动脉搭桥术。术前评估采用 CT、MRI、血管造影以及球囊闭塞试验对术前计划是必要的。

岩尖切除术

依据肿瘤的大小、位置和累及血管神经情况，标准的中颅窝入路可能需要扩大以包含岩尖切除术。当单独使用，该入路提供了到达中斜坡、前桥小脑角、麦氏腔、海绵窦侧壁和岩斜缝的通路，用于切除小的脑膜瘤、软骨肉瘤和脊索瘤。岩尖部切除术也可以用来处理椎基底动脉结合处的动脉瘤。扩大的外科手术野也允许对大的岩斜坡肿瘤进行更好的血管的控制，因此使手术切除更完全和更安全。

该入路中因更多的颞骨岩部切除须耗费更多的劳力，但这一缺点通过改善手术矢量和暴露范围以到达斜坡甚至后颅窝腹侧部而得到补偿。这些可以减少对颞叶的牵拉，因此能减少因为长时间牵拉颞叶所导致的如癫痫发作、脑血管意外等神经功能后遗症的风险。较大的岩斜坡肿瘤扩展至颅后窝，经常需要后部岩入路来增加额外的暴露。这样的病例,需要联合运用前部岩和后部岩入路。

后部岩(经岩)入路

后部岩入路包括迷路后、部分迷路、经迷路、经耳蜗和全部岩骨切除,对于这些入路来说,乳突切除是基础手术。分别通过迷路后、经迷路和经耳蜗入路完成不同程度的前部骨切除,提供了对Ⅱ区颅后窝不同程度的暴露[1]。当联合颞部开颅和释放小脑膜切迹后,迷路后、经迷路和经耳蜗入路,分别最适合于外侧、前外侧和脑干前部的中、上岩斜区病变。

经迷路后入路

该入路对听力好、位于斜坡中部和桥小脑角前的中到大的肿瘤患者非常适合。对于脑干侧面和斜坡上方的病变,一般可采用联合中颅窝入路切除,这样不仅可以保存听力和面神经功能,而且并发症最少。迷路后入路取决于乙状窦向后移动的程度,通过乙状窦前间隙到达颅后窝的能力。尽管该入路可以从侧方暴露从第 4 对颅神经到颈静脉结节上缘,但是前方的前庭迷路限制了到达脑干和斜坡腹侧面的通路,也就是为大家所知的Ⅱ区的旁中线部(或者斜坡中央凹陷)[1,6]。因此与斜坡中央凹陷硬膜附着的肿瘤不能通过该入路完全切除。

迷路后入路同样也受颞骨的不同解剖结构的限制。乳突缩小或者乙状窦前置会限制该入路前后骨性暴露的程度。同样地,颈静脉球高位或者乳突天盖低置会限制手术暴露的上下范围。涉及海绵窦或者低位斜坡的肿瘤通常需要分别通过额颞眶颧入路和经枕髁入路来增加额外的暴露。另外,斜坡中央凹陷位置的肿瘤的暴露,可通过经迷路或者经耳蜗入路来后移面神经和牺牲听力来完成[1,6]。

部分迷路切除入路

部分迷路切除入路是经迷路入路的一个扩展,在保护术侧听力的情况下提供了更多的腹侧暴露。其原理是仅切除一部分前庭迷路,以此保留听力功能。具体来说,去除后、上半规管可以增加 6~10mm 的后部暴露和 10~15mm 的上方暴露,这样可以明显减少颞叶的牵拉并增加 30° 的暴露角度。切除的前界在 IAC。肿瘤仅累及 IAC 的内侧半时可以通过该入路暴露。肿瘤累及 IAC 外侧时,如果听力丧失则经迷路入路,如果想保留听力则经前部岩入路。 部分迷

路切除入路通常用于位于斜坡中部三叉神经和迷走神经之间的大的肿瘤性或血管性病变[2]。

经迷路入路

听力较差或者病变累及 IAC 的患者适合于经迷路入路。去除前庭迷路牺牲现存听力,但提供了对斜坡和脑干前外侧的额外暴露。该入路的前界是面神经,对该入路来说是不能移动的。

经耳蜗入路

当对斜坡和脑干的腹侧需要额外的通路并且听力差时,迷路入路如果继续向前去除骨质并磨去耳蜗,就成为经耳蜗入路。该入路提供了上外侧暴露和腹侧脑干的入路,有助于切除斜坡中央凹陷区域的肿瘤。手术入路需要面神经向后移位,会有面神经功能障碍。因此,该入路主要用于涉及颞骨岩部的肿瘤,大的岩斜区肿瘤并扩展到斜坡外侧,已经有面神经功能障碍和那些没有可用听力的患者。

岩部全切术

岩部全切术提供了对岩斜区最宽和最完全的暴露。该入路将经耳蜗入路扩展,包括暴露和移位颈内动脉岩段。该入路允许完整的切除颞骨岩部和斜坡,当这些部位被肿瘤侵犯时,也能切除明显累及颈内动脉的巨大岩斜坡肿瘤。该入路也提供了到达上斜坡、中斜坡和整个Ⅱ区的通路[1-6]。该入路的缺点包括手术操作时间延长、术侧耳听力完全丧失、损伤面神经和颈内动脉的风险高。该入路不能提供对Ⅲ区和斜坡下部的足够暴露。位于这些部位的小的病变切除可经乙状窦后入路,而大的病变就需要经枕髁入路。斜坡上部病变通过该入路切除可能需要牵拉颞叶或者部分额下回切除。

扩大内镜经鼻入路

近期,扩大内镜经鼻入路被提出,用于将神经血管结构向外移位后,去除斜坡中 1/3、颈内动脉岩段和海绵窦的病变[5]。鼻内入路到达颅底中央区的原理是围绕在蝶窦周围,蝶窦提供了到达中后颅窝的通路,也就是经蝶入路。扩大的鼻内入路与外侧入路相比有很多优点,包括改善通路和减少并发症。传统的显微镜下经蝶手术受到对颅底锥形暴露的限制,导致一个狭窄的工作视野。内镜出现使得该入路得以巨变。内镜提供了放大和对关键结构无与伦比的可

视性,因此允许对未累及的结构进行更好的保护[7]。

与外侧入路及显微入路相比,内镜入路提供了更好的光源,使用角度硬性内镜提供了对手术区域周围角落的观察能力、完美的操作性,以及对手术野放大和全面的视野[4,7]。内镜入路也提供了在横向和纵向的维度上,从蝶窦至枕骨大孔的扩大的可视视野。三维图像导航技术的加入使得手术者可以扩大入路,到达颅底中后部来切除之前通过传统岩部入路来切除的肿瘤。从美观的角度来看,鼻内入路可以显著减少愈合的负担,并通过避免外部切口和软组织牵拉,提供很好的美容效果。从后遗症的角度来看,鼻内入路避免了牵拉颞叶导致的相关并发症和常规外侧入路对神经血管结构的损伤,因此减少了术后低位颅神经的损伤率。最后,手术并发症的减少使得晚期肿瘤患者能够及时进入放疗的阶段[5,7]。

内镜入路也存在一些固有的缺点。首先也是最重要的是,扩大鼻内入路需要高级的内镜手术技巧,而该技术需要花大量时间去掌握。第二,因为扩大鼻内入路处于刚刚起步阶段,因此仅仅只有少数中心能够使用它们。第三,鼻内入路通常并不允许整块切除肿瘤。对于最常见的颅底肿瘤,这些似乎并不能影响长期预后,特别是当手术减压是主要治疗目的时。相反,放大的内镜视野经常加强了对肿瘤边缘和肿瘤与周围正常组织附着的观察。如果完全切除肿瘤是手术主要目的,额外的组织边缘需要在肿瘤切除后送病理检查。第四,脑脊液漏的风险增加,而且此时在鼻内控制是有困难的。最后,术中控制出血需要非常丰富的经验和仔细的计划[5,7]。

术前计划

岩斜区病变患者的术前评估包括详尽病史和体格检查。病史主要集中在症状发生的起始和持续时间,包括视觉障碍、听力改变、虚弱、感觉异常以及发音和吞咽异常。患者应该进行头颈部和神经系统的检查,包括步态检查、颅神经检查、耳科评估、肢体的感觉和运动测试。术前辅助检查包括完整的听力图和颅底影像检查。颅底增强 CT 包括颞骨,脑部增强 MRI 对检测病变范围和位置、选择合适的手术入路或者联合入路很有必要。如果术前发现吞咽功能障碍,要进行吞咽功能的电视透视评估。术前颅神经功能需要认真记录,因为术后颅神经功能障碍风险会比较显著。患者需要被告知可能的术后颅神经症状,

颞叶损伤、癫痫、脑脊液漏、出血和可能需要额外的手术来处理这些并发症。

手术入路

前部岩入路

中颅窝入路至颈内动脉岩段

患者平卧位头部转向健侧,患侧耳部朝上。同侧肩膀被抬高用来减少对颈部肌肉的张力、臂从神经的拉伸和颈静脉的扭曲。在术前就要建立好面神经术中监测。在全麻引导后就不要使用麻痹剂。脑干听觉诱发电位监测常规建立,因为要保留听力。围术期药物应用包括穿透血脑屏障较好的广谱抗生素(头孢曲松,2g)、速尿、甘露醇(0.5mg/kg)和地塞米松(10mg)。杆菌肽作为冲洗液。腰椎穿刺不作为常规操作。

当手术的目的是完全切除岩斜坡的病变或者分离颈动脉岩段,标准的手术皮肤切口采用方便的颅中窝入路(图102.2)来增加前后部的暴露(图102.3)。切口可以联合改良的 Blair 切口来完全暴露颈动脉岩段。标记好计划的切口后,以混有 1/100 000 肾上腺素的 1% 利多卡因浸润麻醉,在分离皮瓣前需要 10~15 分钟来达到止血目的。通常用手术刀切开皮肤达到表皮和真皮层,再用电刀继续切开皮下组织。在皮瓣向前分离时,需要仔细注意避免损伤面神经额支,其走行在颞线前方颧弓上方疏松结缔组织的浅层。对面神经皮瓣层次的必要了解可以避免损伤面神经。面神经额支的走行和皮瓣层次分别在图 102.4 和图 102.5 中显示。

颞顶筋膜被认为是面中部表浅肌肉腱膜的延续,与颞深筋膜浅层在颧弓上 1cm 左右融合而成。面神经开始走行于颞顶筋膜的深面,在颧骨上 1cm 处穿过融合筋膜层,并向浅部走行进入颞筋膜浅层,直到终止于额肌内侧表面。在分离前部皮瓣时为了保护面神经,需要在颞肌筋膜浅层深部分离。在颧弓上 2cm 眉弓线水平,颞深筋膜分成深层和浅层包围住颧弓,在这两层之间可以发现颞浅脂肪垫。在这个水平切开颞浅筋膜层(图 102.6),在颞浅脂肪垫深面解剖,向前向下沿颞深筋膜浅面分离到颧弓,将面神经保留于皮瓣内(图 102.7)。

颧弓,伴或不伴关节窝顶壁,通过切骨去除以允

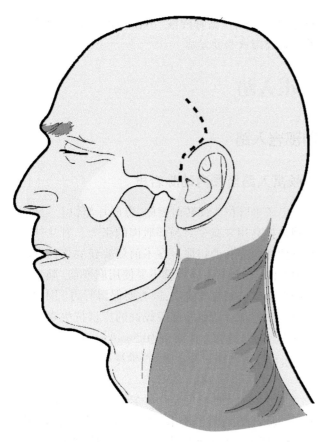

图 102.2　到达内耳道的标准中颅窝入路手术切口。

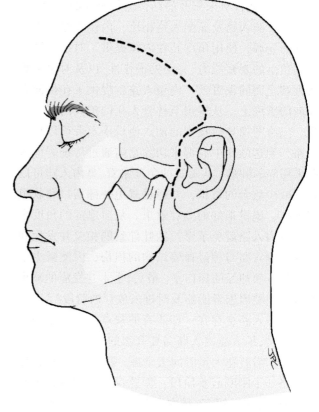

图 102.3　改良的颞部切口用于暴露颈内动脉岩部或岩尖切除术。

许剩余颞肌向下翻转到手术视野外。这就使开颅低位到达颅中窝底，在较少的颞叶牵拉下进一步改善了颞叶下暴露角度。颞弓和颞突的连接处用往返锯行 V 形骨切开（图 102.8）。在内侧关节窝进行骨切开，以便于去除关节窝上方的颧弓。

沿颞肌线切开肌肉，制作蒂在下方的颞肌瓣，注意在颞肌附着处留部分肌肉以便于肌肉复位。尽可能向下分离颞肌瓣，以便于能低位行颞下入路并放置自动牵开器或者牵拉置线。在此种情况下颅底外侧面被暴露（图 102.9）。向后，识别颧骨根部、关节窝和外耳道。向前，解剖暴露额骨、蝶骨和颞骨的汇合点，也就是翼点。上方，颞肌已经从附着点切断。暴露颧骨突、眶外侧缘和上缘。

在移除颧弓后，方可用切割钻或开颅器行低位颞部开颅，沿着外听道到中颅窝到达眶壁。开颅术的优点是经常可以向后扩至外耳道，并且通过钻孔到达（图 102.10）。使用硬膜剥离子，将骨瓣小心地从硬膜上分离下来，并在盐水中浸泡。图 102.11 显示已完成的开颅术。然后用切割钻或者咬骨钳向下去除开颅骨窗下缘的骨质，一直到中颅窝底。

在硬膜外将颞叶从后向前从中颅窝底小心地抬起。熟悉中颅窝底的表面解剖是很重要的（图 102.12）。弓状隆起，即在上半规管上方的圆形骨突起（在 15% 的患者中可能缺如[8]），在后部最先辨认出。岩上窦沟是该入路下中颅窝底和硬膜暴露的内侧界。了解颞骨内的前庭迷路、耳蜗、面神经和内外听道的相关位置对于安全的骨切除至关重要（图 102.13）。继续向前分离硬膜，岩浅大神经(GSPN)在蝶岩沟内走行。蝶岩沟形成了 GSPN 从膝状神经节出口的面神经裂口。在正常人群中，这部分缺损高达 15%，所以轻柔地分离和减少牵拉上面的硬膜会避免对面神经的创伤。位于颈内动脉岩段表面区的首要标志是脑膜中动脉，它从位于岩鳞缝前内侧的棘孔穿出（图 102.14）。在电灼和切断该动脉后（图 102.15），岩浅小神经、卵圆孔和三叉神经第三支都被识别。为了暴露岩部颈动脉水平部，必须去除脑膜中动脉内侧和 GSPN 内下方的骨质，以及从面神经裂至蝶岩沟的骨质。尽可能尝试保留 GSPN，以避免继发损伤流泪功能导致术后干眼症。极少数情况下，GSPN 需要牺牲，以避免牵拉损伤膝状神经节。

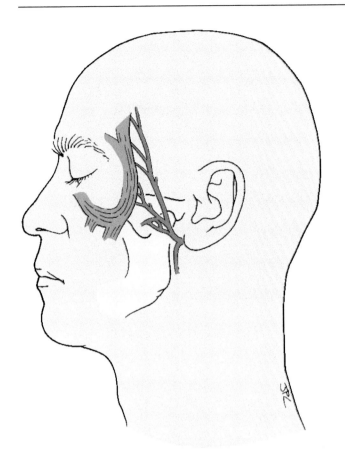

图 102.4　面神经额支的解剖。

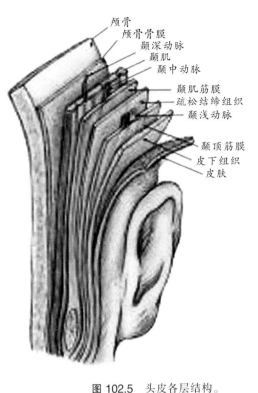

图 102.5　头皮各层结构。

颈内动脉岩段水平部在 GSPN 下方并与 GSPN 内侧呈近 15°轴走行（图 102.16）。在三叉神经 V3 分支后部，经常可以发现颈动脉管有自然的骨裂，而颈内动脉容易在该位置损伤。如果没有自然骨裂，可以在岩部颈内动脉上方钻骨窗，当骨质磨到蛋壳厚度时，仔细剥离颈内动脉。使用钝性剥离分离颈内动脉及其周围的骨管的骨膜。用 2mm 咬骨钳将颈动脉周围骨质一点一点地去除。颈动脉周围 180°骨质需要去除，以提供在切除肿瘤时对血管可靠、足够的控制通路。再沿着岩段颈动脉走行向后外侧分离骨以进一步暴露膝部和垂直段。

在岩段颈内动脉膝部，咽鼓管和鼓膜张肌走行于颈内动脉垂直部的外上部（图 102.17）。当处理涉及暴露颈动脉岩段膝部和垂直部的病变时，咽鼓管和鼓膜张肌必须切断，因此有损伤中耳功能和增加术后脑脊液耳漏的风险。在这些病例中，咽鼓管必须明确识别并在结束时缝合。

从严密缝合硬脑膜开始，逐层缝合手术伤口。复位开颅的颅骨瓣并用微板系统固定。颞肌对位缝合，其重叠的软组织分两层缝合。乳突敷料包扎 72 小

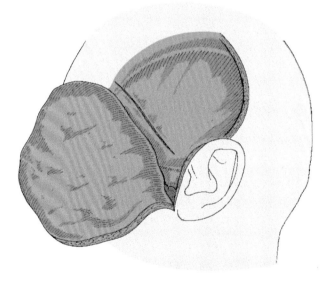

图 102.6　颞深筋膜浅层分离以保护面神经额支。

时，患者留院观察 4~5 天。

岩尖切除

中颅窝入路可进一步暴露岩尖。该入路对处理岩尖部肿瘤和炎症病变，包括岩尖炎都很有用。岩尖是个锥形区域，也被称为 Kawase 菱形，位于颞骨前

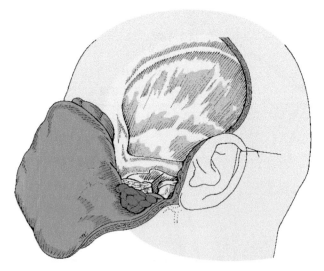

图 102.7 面神经额支保留于前方皮瓣内。

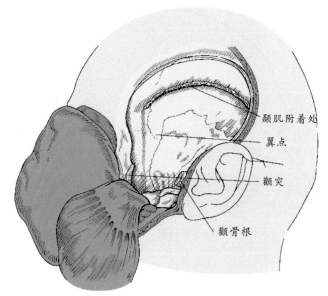

图 102.9 侧颅底表面解剖。

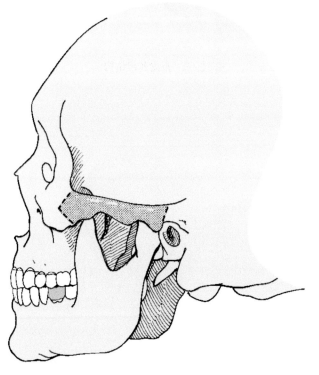

图 102.8 骨切开用于去除颧弓和关节窝的内侧部分。

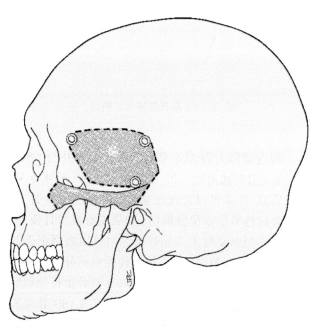

图 102.10 颞部开颅位置和颧弓切除。

内侧,有不同程度气化。其内上界和内下界分别是岩上窦和岩下窦[9];前上是三叉神经和神经节;IAC、耳蜗和膝状神经节在后方;GSPN 在外侧;前和前下是颈动脉岩段(图 102.18)。

岩尖的重要标志是 IAC 和颈动脉岩段水平部,它们确定了解剖范围,以充分暴露岩尖并保护前庭耳蜗和面神经。已有几种方法描述了在中颅窝底如何定位 IAC。早期入路描述为沿着 GSPN 向后从面神经裂孔到膝状神经节,然后沿着面神经迷路段走行到 IAC[10]。该入路有损伤迷路段面神经和耳蜗的风险。第二种方法是使用弓状隆起(上半规管)作为定位 IAC 的标记,因为 IAC 位于与上半规管壶腹部呈 60°的平面上。然而,该入路需要将上半规管骨骼化以暴露壶腹,增加了对前庭迷路损伤导致的继发性感觉神经听力下降的风险。我们使用的是 Garcia-Ibanez 技术[11-14]。IAC 位于内侧,入路沿着岩骨内侧边界,沿

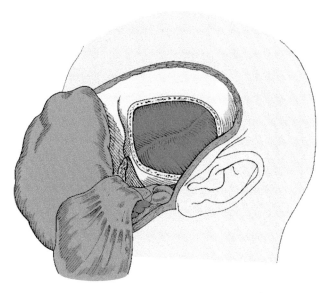

图 102.11 为解剖颈内动脉岩部和岩尖切除术完成开颅。

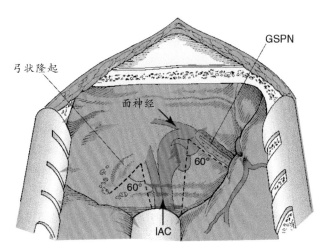

图 102.12 中颅窝底部的表面解剖。GSPN,岩浅大神经;I-AC,内耳道。

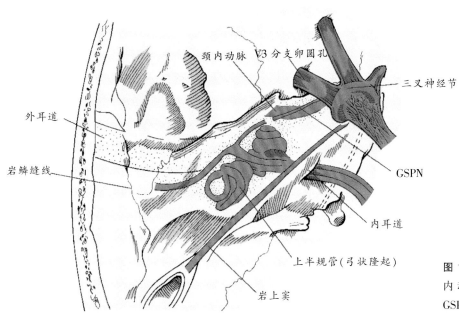

图 102.13 内耳道、迷路、面神经、颈内动脉和三叉神经的解剖关系。GSPN,岩浅大神经。

着弓状隆起和 GSPN 之间形成的 120° 角的平分线(图 102.19)。用 2~3mm 金刚钻磨,直到辨认耳门。继续朝着外侧内听道底磨,去除整个 IAC 的顶壁。在内听道底,骨切除前界是耳蜗基底转,后界是上半规管壶腹和前庭。颈动脉岩部这时如前所述加以识别。

随着 IAC 和颈动脉岩部的骨骼化,可以磨除岩尖以提供后颅窝的暴露,向前一直到 ICA 海绵窦前部,内侧一直到岩上和岩下窦(图 102.20)。最后扩大的中颅窝暴露的界限是下部岩下窦、外侧的颈动脉岩段的水平部以及前方三叉神经节、后部的 IAC。完成岩尖切除术后,结扎岩上窦以允许打开小脑幕到达小脑幕切迹,由此暴露中颅窝和后颅窝的内容物(图 102.21)。

伤口关闭和术后护理如中颅窝入路所述。

后部岩入路

根据患者术前听力情况和额外手术暴露的需要,可以选择迷路后、部分迷路、经迷路、经耳蜗或者全岩骨切除入路。患者仰卧位,头转向对侧,同侧肩膀稍稍抬高。术中面神经监测在术前开始准备。麻痹

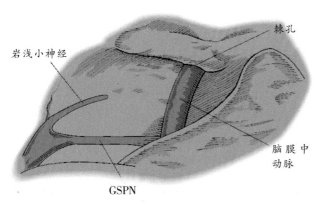

图 102.14 脑膜中动脉和岩浅大神经和岩浅小神经的解剖关系。GSPN,岩浅大神经。

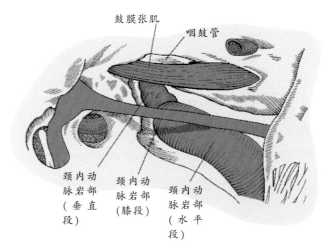

图 102.17 颈动脉分离到咽鼓管层和鼓膜张肌层。

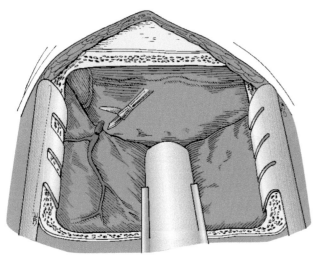

图 102.15 脑膜中动脉被凝固和切断。

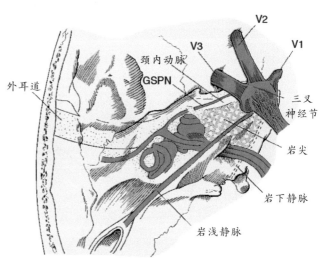

图 102.18 岩尖解剖。GSPN,岩浅大神经。

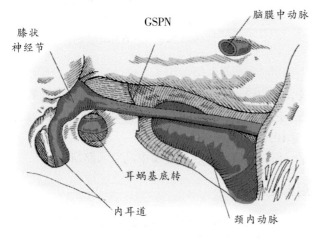

图 102.16 颈内动脉岩部的解剖关系。GSPN,岩浅大神经。

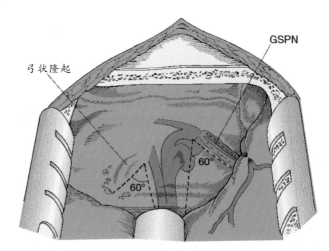

图 102.19 内耳道的标志物。GSPN,岩浅大神经。

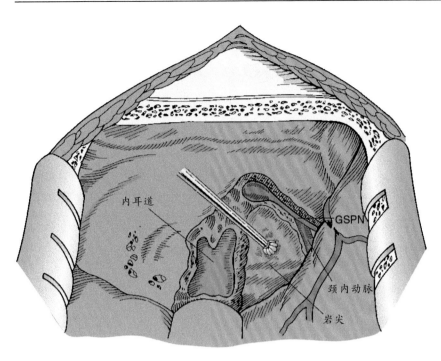

图 102.20 在暴露出颈内动脉岩部和内耳道后去除岩尖。GSPN,岩浅大神经。

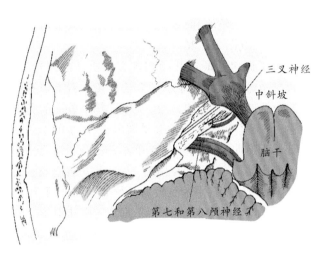

图 102.21 经岩尖入路暴露颅内。

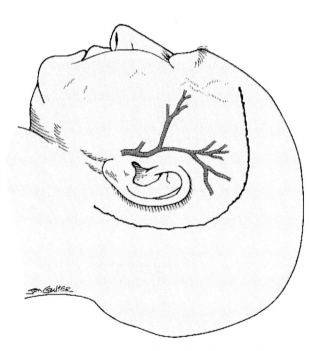

图 102.22 为前部和后部岩入路准备的皮肤切口。

药在全麻诱导后停止使用。脑干听觉诱发反应也常规监测,因为需要保护听力。 围术期用药包括穿透脑屏障好的广谱抗生素(头孢曲松,2g);速尿(Lasix,20mg);甘露醇(0.5mg/kg)和地塞米松(10mg)。杆菌肽(50 000U/L 盐水溶液)用来作为冲洗液。腰椎穿刺引流不作为常规操作。

计划切口用含 1/100 000 肾上腺素的 1% 利多卡因局部麻醉。做一个大 C 形耳后皮肤切口,向上越过耳廓以暴露颞肌, 向下暴露乳突尖, 如图 102.22 所示。这个切口需要根据骨暴露的情况调整。如果听力丧失,切开并缝合外耳道。前后皮瓣在颞肌筋膜和乳

突骨膜上被分离掀起。面神经额支如前所述予以保护。颞肌沿着颞肌线附着处切开。后下方,切口向下延伸通过乳突骨膜至乳突尖, 形成一个蒂在前下的大肌骨膜瓣(图 102.23)。如图 102.24 所示,暴露颅骨外侧表面。向下,确认外耳道和关节窝。向前,暴露额骨、颞骨和蝶骨交汇的翼点。

进行颧骨切开、颞部开颅和乳突切除术。颞部开

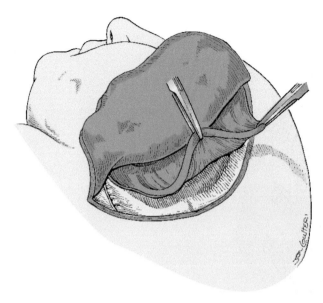

图 102.23 肌骨膜瓣。（Redrawn from Cass SP, Sekhar LN, Pomeranz S, et al: Excision of petroclival tumors by a total petrosectomy approach. Am J Otol 15:474–484, 1994.）

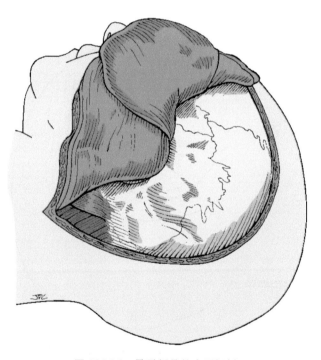

图 102.24 暴露颅骨的表面解剖。

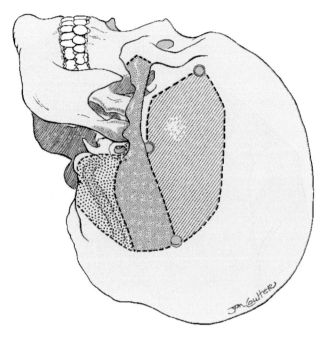

图 102.25 颅骨、颧骨和乳突分隔出三个腔。

颅尺度和通过乳突的岩部暴露范围根据肿瘤的大小和位置来决定。需要去除颧弓和关节窝以改善下部暴露，行完全的乳突切除术，同时不同程度地去除岩部骨质。

我们倾向于颞部开颅、颧弓去除和乳突切除术分段完成（图 102.25）。颞部骨瓣和颧弓可以在关闭时通过微板系统再次结合在一起。也可以将颞部开

颅与乳突皮质整块和（或）不与颧弓以及关节窝一起被整块切除（图 102.26）。

为了做包括颞部开颅和乳突皮质大部的骨瓣，乙状窦暴露从颈静脉球水平至乙状窦、岩上窦和横窦的交汇处（图 102.27）。在横窦后方做 2cm 的骨瓣去除。一旦乙状窦和横窦被暴露出来，用小的切割钻沿着外听道向前到关节窝切开乳突皮层。钻孔分别位于前方的颞窝，后部在横窦上方，上方靠近颞肌附着处（图 102.28）。用带足板的开颅器颞部开颅，用小切割钻和凿将乳突骨皮质从深面的气房和中颅窝板分离出来。

颧弓的去除与关节窝顶一起，用摆锯做 V 形切骨分离颧弓和颧骨隆突的结合部。在关节窝的内侧完成关节窝切骨术以去除颧弓和关节窝顶。中颅窝和后颅窝硬脑膜在完成最初骨切割工作后的暴露情况如图 102.29 所示。

硬膜在乙状窦前区域沿着颞窝底打开。需要注意的是定位和保护 Labbe 静脉。堵塞和结扎岩上窦。沿着切迹平行于岩部边缘分开小脑幕。先分离并保护第四颅神经。向上抬起后颞叶和向后牵拉乙状窦，以获得宽阔通道到达后颅窝的幕上和幕下区域。

迷路后入路

患者仰卧位，同侧肩膀抬高，头转向对侧，这样乳突在术野的最高点。如第 115 章所述的，用手术

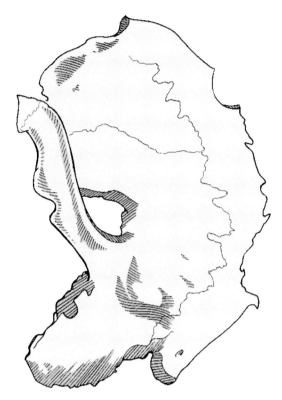

图 102.26　联合颞部开颅、颧弓切除术,保留乳突皮质。

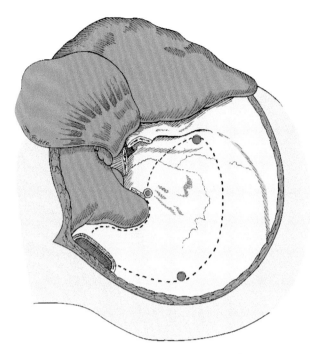

图 102.28　乳突和颞骨鳞部切骨示意图。

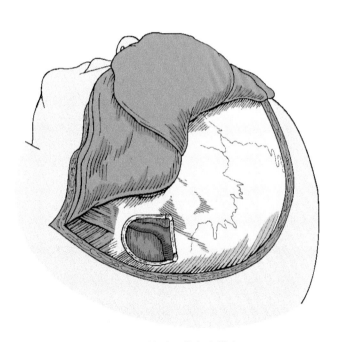

图 102.27　暴露乙状窦和横窦。

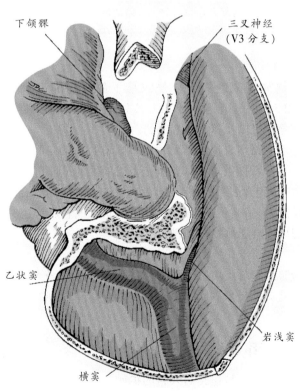

下颌髁

三叉神经
(V3 分支)

乙状窦

岩浅窦

横窦

图 102.29　开颅后,经乳突岩部磨骨前的手术暴露。

显微镜、吸引器冲洗和高速切割钻行完全的乳突切除术。需要特别注意暴露乙状窦、颈静脉球、面神经管、岩上窦、中颅窝和后颅窝的硬膜(图 102.30)。通过进一步去除上、后半规管内侧的骨质可以暴露出IAC 门。内淋巴囊位于乙状窦和半规管后方之间的

后颅窝硬膜表面,应与内淋巴管一起保留。内淋巴囊和管是很重要的标志物,有助于保护前庭迷路,但是损伤囊或者管可能会增加听觉下降的风险。切开中、

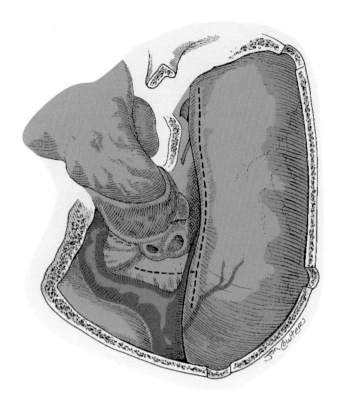

图 102.30　前部和迷路后岩部入路的硬膜暴露情况和硬膜切口。

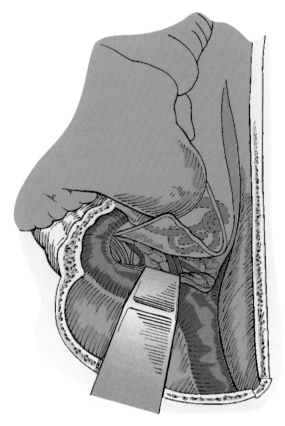

图 102.31　肿瘤的幕下部分可以通过迷路后岩部入路暴露。

后颅窝表面的硬膜以暴露幕下部分的肿瘤（图102.31）。一旦岩上窦和天幕被分开,肿瘤幕上和幕下部分都得以暴露(图 102.32)。

入路本身提供了对桥脑小脑角的暴露,但是没有为术者提供对前部脑干或者岩斜区的足够可视范围。在绝大多数病例中,可以提供对 IAC 内侧部分的暴露,但是高位颈静脉球、前置乙状窦或者优势乙状窦可能会影响视野暴露。

在手术完成时,硬膜要进行严密缝合。使用腹部脂肪组织疏松填塞乳突腔,耳后伤口分层缝合。需要对乳突加压敷料约 72 小时,同时患者留院观察 4~5天。

部分迷路切除入路

该入路是迷路后入路的扩展。该入路决定经常是术中决定的,当颞骨解剖暴露由于各种原因受限,导致乙状窦前硬膜开窗小,如高骑位颈静脉球、乙状窦位置不好和小乳突等。去除部分后、上半规管,可以提供到达 IAC 外侧部、小脑桥脑角和岩尖的通路。在完成如之前叙述的迷路后入路后,后、上半规管被小心骨骼化。后、上半规管的壶腹部和非壶腹部被从

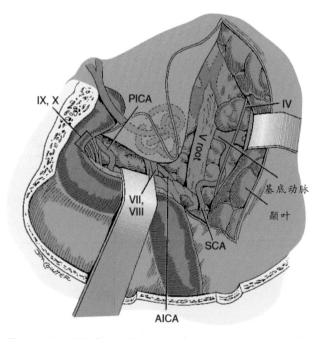

图 102.32　肿瘤幕上和幕下部分通过联合前部和后部岩入路暴露。AICA,小脑前下动脉;PICA,小脑后下动脉;SCA,小脑上动脉。

前庭分开,去除半规管之间的部分。

半规管的开窗术类似于在第 131 章描述的后半规管闭塞技术。用小的金刚钻在总脚和壶腹端做小骨窗(图 102.33)。必须保留膜半规管以保护听力。然后用骨蜡和骨粉混合物填塞将膜管压到骨迷路内(图 102.34)。在填塞完半规管这四个位置后,上、后半规管孤立出来的部分可以安全磨掉,来暴露颈静脉球区、后颅窝和 IAC(图 102.35)。进一步向前、向内分离位于 IAC 上方的骨质,将到达岩尖。在肿瘤切除后,伤口关闭和术后护理与迷路后入路一样。

经迷路入路

当听力缺失和需要更佳的岩部暴露时,经迷路入路可以进行联合前部岩入路共同操作。该入路在第 124 章有详细描述。

经耳蜗入路和岩骨全切术

经耳蜗入路是经迷路入路的前扩展入路,可用来获得对岩尖和岩斜区的额外暴露。该入路要求将面神经从内听道段到茎突孔段后移。肿瘤的分离要向前、向内到斜坡,最后面神经留在术野的后方。

除了经迷路入路提供的额外暴露,外耳道在骨和软骨交界处离断并双层缝合达到水密程度。打开面神经隐窝、骨骼化面神经鼓室段和乳突段,一直到茎乳孔。去除砧骨,外耳道皮肤连同鼓膜和锤骨一起去除,削低耳道后壁到面神经鼓室段水平,将鼓索神经和 GSPN 在面神经起始部切断,以便于将面神经后移。

接下来,磨除耳蜗,在耳蜗基底转以及 ICA 岩段的水平部包括颈动脉嵴的骨质被去除,完全暴露颈静脉球和颈静脉孔神经部。颅神经第Ⅸ、Ⅹ、Ⅺ因为从颈静脉孔出颅容易损伤,需要在术野中分离。

要到达斜坡、脑干前内侧、颞下窝和鼻咽部后方

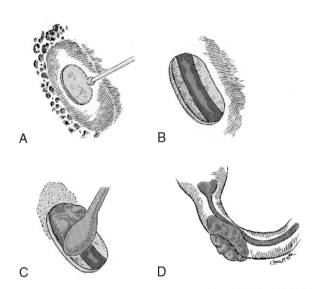

图 102.34 半规管填塞技术。(A)用小的金刚钻骨骼化半规管。(B)半规管开窗不破坏膜迷路。(C)用鸭嘴剥离子将骨蜡、骨水泥或软组织填塞到半规管开窗部位。(D)膜迷路受压闭塞。

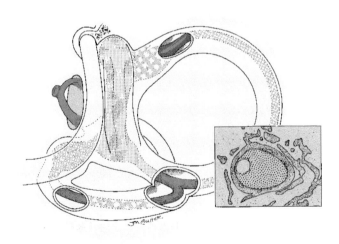

图 102.33 部分迷路切除的半规管开窗位置。小图显示膜性管在骨性半规管的偏心位置。

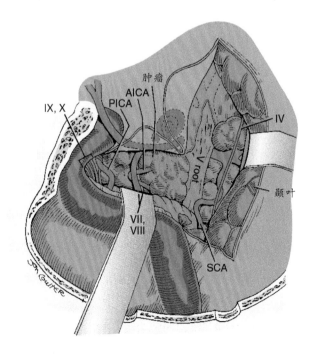

图 102.35 联合部分迷路切除术和后部岩入路暴露肿瘤。AICA,小脑前下动脉;PICA,小脑后下动脉;SCA,小脑上动脉。

的病变,这个入路需要联合中颅窝入路。手术步骤需要相应调整。在切断和缝合外耳道后,用咬骨钳去除颞下蝶骨完成对下颌神经(V3)的完全暴露(图102.36)。充分去除颈动脉岩段顶部骨质,暴露 ICA 从海绵窦前段到上颈段,但保留颈动脉表面骨膜(图102.37)。正如前面提到的,脑膜中动脉和 GSPN 被切断,电灼分离咽鼓管软骨部,用脂肪填塞后缝合。此时,耳蜗和岩骨内侧部通过后入路去除以暴露面神经深面的颈静脉球,包括颈静脉孔神经部。面神经完全解压并向后、向下移动,为肿瘤切除提供更加宽阔的手术暴露。当以此种方式移动面神经时,神经近端和远端血供分别来自颅内血管和茎乳动脉,应予以保留。

一旦环绕着上颈部颈内动脉的下部纤维软骨环被分离后,就可以没有张力地向前移动颈内动脉,并且可以用缝线通过骨膜固定。内侧岩尖和斜坡骨质可以去除到中线位置,以提供更加宽广的可直视中斜坡前部脑干和基底动脉的手术暴露(图102.38)。

很少用到的经耳蜗入路变式是经耳囊入路,该入路面神经不移位,肿瘤的切除是在面神经管前方或后方完成。

后部岩入路的手术伤口关闭涉及细致的检查并堵塞潜在的 CSF 漏瘘管。用骨蜡封闭颞骨内的剩余气房。用自体肌肉或脂肪移植物填塞中耳和乳突腔。切口逐层关闭,包括颞肌瓣与其断端缝合和加压包扎,以及帽状腱膜下引流。在经耳蜗或者岩部全切术

入路情况下,当面神经暴露时,关颅时可以用硅胶片覆盖在神经上,有助于以后再手术时识别神经。联合入路和岩部全切由于手术时间很长,需要分期手术,间隔时间通常是 1 周。

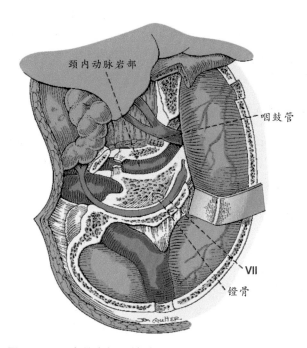

图 102.37 岩骨全切:暴露 ICA 岩段。(Redrawn from Cass SP, Sekhar LN, Pomeranz S, et al: Excision of petroclival tumors by a total petrosectomy approach. Am J Otol 15:474–484, 1994.)

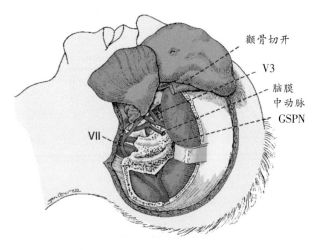

图 102.36 岩骨全切:乳突根治切除,并去除颞下骨质暴露 V3。脑膜中动脉被切断。GSPN,岩浅大神经。(Redrawn from Cass SP, Sekhar LN, Pomeranz S, et al: Excision of petroclival tumors by a total petrosectomy approach. Am J Otol 15:474–484, 1994.)

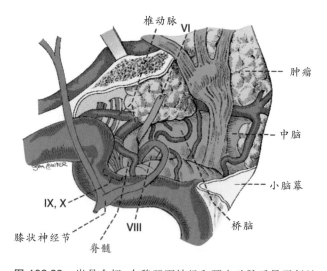

图 102.38 岩骨全切:在移开面神经和颈内动脉后暴露斜坡和肿瘤。(Redrawn from Cass SP, Sekhar LN, Pomeranz S, et al: Excision of petroclival tumors by a total petrosectomy approach. Am J Otol 15:474–484, 1994.)

扩大内镜经鼻入路

匹兹堡大学的 Kassam 及其合著者在内镜下扩大的鼻内入路用于颅底手术领域发表了具有重大意义的论文[5,15]。所有接受内镜下颅底手术的患者均进行了术前影像学评估，包括高分辨率 CT 血管造影，有时根据肿瘤的类型和位置行颅脑增强 MRI 检查。患者仰卧位，头部中央位，用 Mayfield 头架三点固定。每例患者均使用术中无框架立体定向图像导航。当患者病变累及或者毗邻神经血管结构时，我们建议使用术中体感诱发电位、脑干诱发反应和肌电图等监测。鼻腔用羟甲唑啉浸泡的棉片填塞，三、四代头孢菌素围术期预防性应用。我们建议外科团队成员包括一个耳鼻喉科医生和神经外科医生，同时双侧鼻孔手术。单独的手术医生使用内镜持镜器会不利于术中动态观察和适应。

手术开始时建立经鼻通道，使用 0 度硬性鼻内镜，通常情况使用冲洗鞘。右侧中鼻甲外移。通常，右侧中鼻甲的下部用弯剪刀去除，以容纳器械和内镜在右侧鼻腔操作。吸引电刀用来止血。这时，如果预期到手术缺损大或需要向颅内扩大，则用电刀制备鼻中隔带蒂血管黏膜瓣，蒂为蝶腭动脉的鼻后中隔支[16]。皮瓣的前端应该到鼻中隔前端。皮瓣的宽度应该通过仔细分离上界和沿着鼻底仔细分离下界达到最大化。如果治疗需要上颌窦造口术，则该皮瓣被放置在上颌窦内或者旋转至鼻咽部，来保护后续手术中可能造成的创伤。

在蝶嘴前行 1~2cm 左右的后部鼻中隔切除术，以允许不污染内镜下的双侧解剖。在烧灼黏膜后，使用大的脑垂体镊去除蝶嘴，进入蝶窦。用 Kerrison 咬骨钳行双侧蝶窦的宽大开放，外下到达翼内板水平（翼楔，翼管位于此处）。如果不用鼻中隔瓣，在中隔后动脉越过蝶嘴处凝固并切断中隔后动脉，便于去除该部位以及蝶窦底[5,15]。在宽大的蝶骨开放术腔，辨认视神经管、颈内动脉、外侧颈内动脉视神经隐窝、蝶骨平台和斜坡凹陷或隐窝。经常出现蝶窦气化不对称，导致一侧或者双侧的窦间隔都直接指向颈内动脉。因此，这些隔应该通过咬钳工具移除而不能直接拔出。偶尔，视神经和颈内动脉在蝶窦表面骨质缺损。最后，宽大的蝶窦开放可以提供较大的手术入路空间以便于操作。

当经鼻通道建立后，可以采用不同的入路到达颅底。为了到达内侧岩尖，从上咽部剥离颅咽筋膜，磨低蝶窦底直到与斜坡隐窝相融合。正如之前提到

的，如果不分离掀起鼻中隔瓣，那么蝶腭动脉和后鼻动脉应予以分离并结扎。行上颌后部开窗术来辨认重要手术结构——翼内板。在该平面沿着翼管动脉，垂直于斜坡磨大约 1cm，到达颈内动脉前膝。用 3mm 金刚砂钻磨骨直到呈蛋壳样薄，然后暴露颈内动脉。去除颈内动脉外侧骨质，以允许血管外移时不受压迫。一旦颈内动脉被向外侧移动，可以直接到达其下的岩尖，也可以扩展至 IAC 内侧前边缘。该入路对于硬膜外病变如胆固醇肉芽肿和胆脂瘤十分理想。

扩大鼻内入路也可以作为直达岩斜结合部位的通路，之前只能通过传统的外侧颅底入路，需要深度切除岩骨[15]。在翼内板水平识别翼管，并跟踪至其起源部位——颈内动脉膝部。使用高速钻和 1mm Kerrison 咬骨钳可以去除颈内动脉水平段、膝部和鞍旁段的骨质。去除位于岩斜结合部位的斜坡内侧部分，以暴露硬膜和静脉丛。顺着 Dorello 管向外上到海绵窦。海绵窦为暴露的上界，中颅窝为外侧界限。海绵窦静脉丛和基底静脉丛出血，可以通过艾薇停纤维胶原（Davol，Inc.，Cranston，RI）填塞控制。海绵窦后缘内侧的硬膜可以打开，以提供到达桥脑池的通道。该入路被用来处理岩斜区的软骨肉瘤、脊索瘤和鼻窦病变如脑膜瘤，提供了直接到达肿瘤的入路而没有明显的神经血管操作[5]。

扩大的鼻内镜手术可以进一步向四角形间隙进行扩展[15]。四角形间隙区域边界包括外侧的中颅窝，下部颈内动脉岩段水平部，上方为外展神经[5]。四角形间隙入路涉及到宽大的上颌开窗术后分离三叉神经第二支的上颌分支。沿翼管跟踪至颈内动脉前膝部，分离三叉神经 V2 支，并循其向上至圆孔。在去除骨质时需要注意，因为 V2 和翼管之间的间隙到后部很窄。去除颈内动脉水平部分的骨质，继续向上分离到达海绵窦外侧部，此处 V2 支进入硬脑膜。以自内向外的方向打开从颈内动脉前膝部到 V2 的硬脑膜。该入路可以到达 Meckel 腔（Meckle cave）、岩骨和后颅窝以切除肿瘤。使用角度镜加强了手术周围角落和狭窄的区域的手术视野。整个手术过程中如果保持在外展神经下方和颈内动脉外侧，那么可以避开有颅神经Ⅲ、Ⅳ、Ⅴ1 和Ⅵ走行的海绵窦上部，这样就减少了术后颅神经麻痹的风险。

最后，当肿瘤侵犯海绵窦上部并形成血栓时，在四角间隙的上方，海绵窦的上外侧部分，以自内向外的方向切开硬膜可以到达该区域[15]。最初，因继发性肿瘤导致的血栓出血减少。颈内动脉内侧边缘通过

打开蝶鞍来辨认。用解剖器保护颈内动脉,肿瘤可以安全地从颅神经上剥离。当肿瘤黏附到颅神经上时,以及当岩下窦静脉出血需要充分的压迫填塞止血时,颅神经损伤发生的概率大大增加。因此,该入路应仅限用于那些药物治疗或者放射治疗效果不好,或预先就存在神经障碍的患者。鼻内入路的另一个优势是在角度镜下可以循肿瘤进入翼腭窝和颞下窝。内镜入路已经成功地摘除外侧远至咀嚼肌间隙和翼肌的肿瘤。

重建

对于开放的外侧入路,重建开始于原位硬脑膜修补或者用阔筋膜、颞肌筋膜进行硬膜移植,或两者兼有,来处理现有的缺损或者提供额外的支持。腹部脂肪通常用来填塞手术形成的乳突或者岩骨腔隙。手术开始时被去除的骨瓣通过使用钛板和螺钉复位固定。颞肌也通过对位缝合恢复其解剖位置。皮肤在表皮和真皮层缝合,使用加压敷料。根据手术分离情况,可能需要在真皮和肌肉层间使用负压引流。

对于扩大的鼻内入路,对于硬膜外缺损,重建可以是简单地用 durocel 或自体脂肪移植填塞蝶窦缺损;也可以是多层修复,用异体皮 AlloDerm(LifeCell Corporation,Branchburg,NJ)内置,或外置用于修复最终的硬膜缺损并随后用自体脂肪移植,人工硬膜 DuraGen(Integra Life Sciences Corporation,Plainsboro,NJ)和血管化的鼻中隔黏膜瓣的修复骨膜缺损[5,15]。一个临时的充水球囊导管置于鼻咽部来加强填塞作用和防止组织移植物移位。当涉及海绵窦时,用艾薇停(Avitene)填塞止血,另外需要填塞自体组织如腹部或大腿脂肪以保护暴露的颈内动脉。

术后护理和并发症

岩部入路暴露了颅底较大的范围,因此患者可能出现严重的并发症,包括脑脊液漏、伤口感染、颅神经损伤、脑水肿、气颅、脑膜炎、癫痫发作、颞叶出血、卒中和肺栓塞。

脑脊液漏

避免脑脊液漏的关键是在术中通过精细的修补硬脑膜缺损、使用硬膜移植物,以及在术后限制活动,如用力大便、擤鼻涕和负重等。脑脊液漏通常通过咽鼓管或者手术切口漏出。因为在更加扩大的岩部入路,原位修补手术切口并不总是可行,可通过游离的或者带血管瓣封闭硬膜缺损,使用脂肪和结缔组织分别填塞死腔及咽鼓管,都是很有必要的。后部岩入路为了保存听力,如前庭迷路和部分迷路入路的咽鼓管及中耳没有被填塞。相反,在鼓窦和乳突腔用腹部脂肪组织疏松填塞,以减少由于粘连累及听骨链而导致的术后传导性听力下降。一些术后 4~6 周出现的听力下降可能是鼓室积血的原因。经耳蜗和岩骨全切术需要切除和封闭外耳道和咽鼓管。

正如前面所提到的,用脂肪和肌肉组织填塞手术造成的腔隙以降低脑脊液从切口漏出的风险。其他减少脑脊液漏风险的方法包括缝合切口用非可吸收材料,使用乳突加压敷料延长至 72 小时,头高 30°~45°卧床休息,以及适当时候的腰椎穿刺引流。术前计划好切口和解剖分离也能够减少脑脊液漏的风险。皮肤和肌肉切口应该是阶梯状的。对于大的缺损,可以使用颞肌瓣缝合缺损。当上面提到的所有措施都采用了而仍有脑脊液漏,本应情况稳定的患者需要考虑行手术探查。

扩大的鼻内入路会增加脑脊液漏的风险,因为其限制了硬脑膜的缝合。缺损的大小、缺损的位置以及外科大夫的经验都是防止术后漏的重要影响因素。内镜修补依赖于脑组织解决修复的能力和在缺损上保持组织材料在位的能力。因此,过度的脑脊液引流会实际上加大修补失败的可能性。多层关闭是封闭内镜入路的最好方法。腹部脂肪组织被用来填塞硬膜外手术缺损,经常使用带血管蒂的鼻中隔瓣来覆盖其表面。球囊导管可以放置 5~7 天来减少术后脑脊液漏的风险。另外,鼻腔可以用膨胀海绵填塞来保护皮瓣在位,一般放置 3~5 天。在填塞物还在位时系统使用抗生素。如果使用多种措施后脑脊液漏仍未见好转,被动的腰椎穿刺引流和卧床通常能够有效地控制漏,在顽固性的病例中,缺损通常使用内镜修补。

感染

大多数感染并发症可以通过合适的围术期抗生素、外科消毒技术和精细的切口缝合来预防。局限的切口感染、气颅和尿路感染都可能与任何大的手术相关。标准的术后护理可以预防这些问题,包括术后肺和气道护理,术后留置线和导管的去除以及早期的下床活动。特别是岩部入路、脑膜炎和硬膜外脓肿都有可能,并且有时可能是致命的。围术期使用抗生素至少持续至术后 24 小时,如果有鼻腔填塞物需要更长的时间。术后发热或者白细胞计数升高,如果临床有条件应该通过血培养、全血计数、尿常规、痰培养、胸片、头部 CT 以及腰椎穿刺来检查。根据痰培养革兰染色结果和临床症状来经验性使用穿透脑脊液效果好的抗生素。

颅神经损伤和颞叶损伤

颅神经损伤和颞叶损伤,包括癫痫发作、出血、卒中和功能萎缩,都是在术中为了增加暴露对脑组织牵拉导致的结果。对较大和位于颅底前部的肿瘤,应用前部和后部岩入路联合入路以及在前部岩入路中将开颅的位置降低到中颅窝底水平,这些将有助于减少损伤。对于更接近中线的岩斜区病变,内镜鼻入路的优点是能够直接到达该部位肿瘤,同时又能降低术后颅神经损伤风险。

如果低位颅神经因为肿瘤的大小或位置有可能损伤,术前或术后早期进行关于语言、吞咽功能评估是有必要的,以减少误吸加快康复。如果低位颅神经在手术时损伤,患者应该行气管切开术,通过鼻胃管和胃造瘘管保持肠道的通路。如果术前预期可能会损伤,则同时行甲状软骨成形术,以防止术后发声和吞咽困难。当牺牲掉 GSPN 时,应该预料到术后干眼症,需要进行积极的眼保护和润滑。如果损伤出现在面神经主干,需要通过保湿罩、润滑和早期于上眼睑放置金块重建或者考虑使用眼睑弹簧。

术后癫痫发作应该使用抑制神经的药物控制,神经损伤也要积极会诊处理。所有颞叶牵拉时间较长的前部岩入路,都需要预防性地使用如苯妥英钠等抗惊厥药物。

气颅和脑水肿

气颅和脑水肿是早期的并发症,导致局灶神经功能障碍和进行性意识障碍加重。气颅也可以作为一个迟发并发症,由于 Valsalva 动作干扰硬膜封闭所致。

轻度气颅常见于术后早期影像学检查,是手术暴露的结果。气颅一般在 1~2 周内消除。然而,大的或者进展性的气颅(紧张性气颅),特别是在患者精神状态改变的条件下,需要通过积极的外科减压操作,因为过多的空气会使脑组织受压,可能进一步造成脑疝。气颅的气体来源一般是脑脊液漏的通道,包括鼻腔、咽鼓管和手术切口。影像学检查可以

用来定位缺损位置。仔细的伤口缝合对于预防非常重要,避免术后干扰修复对预防气颅也非常重要。过度的腰椎穿刺引流脑脊液,会导致空气通过鼻腔进入颅腔,过度正压通气可能使内镜手术修复的移植物移位。因此需要注意腰椎引流和术后气管切开套管的护理。

脑水肿如果没有被发现和积极地处理,也会导致脑疝和并发症。我们常规术后 24 小时内使用头部 CT 或者 MRI 来评估现状和水肿程度。如果临床出现明显水肿,治疗包括渗透性利尿剂甘露醇、类固醇和过度通气减少 PCO_2。使用脑室外引流装置对脑减压而且可以监测颅内压。对于使用这些措施无效的脑水肿,可以切除部分下颞回。

深静脉血栓和肺栓塞

深静脉血栓和肺栓塞是术后并发症,发病率和死亡率高,通常是可以预防的。手术时间延长和术后不活动会大大增加栓塞事件发生率。梯度压力袜的使用大大减少了这些事件的发生率。术后早期下地活动和物理治疗也是有用的。栓塞事件在脑膜瘤和副神经节瘤的患者中风险较高。

心动过速和呼吸急促经常是肺动脉栓塞的首要体征,因此需要全面评估术后患者。一旦缺氧、气短、胸痛、低血压或发生晕厥,患者预后会很差,因为这些意味着有较大的影响血流动力学的栓子形成。立刻行胸部 CT 增强扫描并介入治疗显得必要,包括栓塞切除术,在下腔静脉放置 Greenfield 滤网和一些病例溶栓治疗。颅内手术并不常规使用抗凝治疗,因为有颅内出血的风险。

精要

- 开放岩部入路对于岩斜坡靠近中、后颅窝的斜坡下 1/3 之上的病变有用。低位斜坡肿瘤侵犯需要经髁入路。
- 暴露斜坡中央凹陷需要经耳蜗、岩骨全切或者经鼻入路。
- 颈内动脉岩段是前部岩入路的核心标志;暴露和分离该动脉是控制血管的重要途径。
- 在扩大的内镜经鼻入路,翼管作为定位颈内动脉岩段的标志物。
- 不对称的蝶窦窦间隔通常指向颈内动脉岩段垂直部,并且要仔细去除,避免损伤颈动脉。

隐患

- 手术解剖需要小心,因为颈内动脉和视神经在蝶窦外侧壁可能有骨质缺损。
- 对于侵犯至后颅窝的肿瘤来说,单独前部岩入路无法到达,通常需要联合前部岩入路和后部岩入路。
- 当乙状窦前置和颈静脉球高位时,迷路后开颅术的手术暴露受局限。
- 在颞筋膜浅层浅面掀头皮瓣,有损伤面神经额支的风险。
- 通过腰椎过度引流脑脊液可能导致达不到预期目的虹吸效应,引起移植物移位和气颅。

(张秋航 译)

参考文献

1. Abdel Aziz KM, Sanan A, van Loveren HR, et al: Petroclival meningiomas: Predictive parameters for transpetrosal approaches. Neurosurgery 47:139-150, discussion 150-152, 2000.
2. Al-Mefty O, Fox JL, Smith RR: Petrosal approach for petroclival meningiomas. Neurosurgery 22:510-517, 1988.
3. Cass SP, Hirsch BE, Stechison MT: Evolution and advances of the lateral surgical approaches to cranial base neoplasms. J Neuroon-col 20:337-361, 1994.
4. Erkmen K, Pravdenkova S, Al-Mefty O: Surgical management of petroclival meningiomas: Factors determining the choice of approach. Neurosurg Focus 19(2):E7, 2005.
5. Kassam AB, Gardner P, Snyderman CH, et al: Expanded endonasal approach: Fully endoscopic, completely transnasal approach to the middle third of the clivus, petrous bone, middle cranial fossa, and infratemporal fossa. Neurosurg Focus 19(1):E6, 2005.
6. Tummala RP, Coscarella E, Morcos JJ: Transpetrosal approaches to the posterior fossa. Neurosurg Focus 19(2) E6, 2005.
7. Solares CA, Fakhri S, Batra PS, et al: Transnasal endoscopic resection of lesions of the clivus: A preliminary report. Laryngoscope 115:1917-1922, 2005.
8. Kartush JM, Kemink JL, Graham MD: The arcuate eminence. Topographic orientation in middle cranial fossa surgery. Ann Otol Rhinol Laryngol 94:25-28, 1985.
9. Kawase T, Shiobara R, Toya S: Anterior transpetrosal-transtentorial approach for sphenopetroclival meningiomas: Surgical method and results in 10 patients. Neurosurgery 28:869-875, discussion 875-866, 1991.
10. House WF, Hitselberger WE: The transcochlear approach to the skull base. Arch Otolaryngol 102:334-342, 1976.
11. Fisch U, Mattox DE: Microsurgery of Skull Base. New York, Thieme, 1988.
12. Garcia-Ibanez E, Garcia-Ibanez JL: Middle fossa vestibular neurectomy: A report of 373 cases. Otolaryngol Head Neck Surg 88:486-490, 1980.
13. Lawton MT, Daspit CP, Spetzler RF: Transpetrosal and combination approaches to skull base lesions. Clin Neurosurg 43:91-112, 1996.
14. Rhoton AL Jr: The temporal bone and transtemporal approaches. Neurosurgery 47(Suppl):S211-S265, 2000.
15. Kassam A, Thomas AJ, Snyderman C, et al: Fully endoscopic expanded endonasal approach treating skull base lesions in pediatric patients. J Neurosurg 106:75-86, 2007.
16. Hadad G, Bassagasteguy L, Carrau RL, et al: A novel reconstructive technique after endoscopic expanded endonasal approaches: Vascular pedicle nasoseptal flap. Laryngoscope 116:1882-1886, 2006.

第103章

鼻内入路到达鞍区及鞍旁区

Carl H. Snyderman，Ricardo L. Carrau，Amin B. Kassam

近 20 年颅底手术发展的最好体现是垂体肿瘤手术入路的发展。从开放显微入路转变为"微侵袭"内镜入路。经唇下中隔显微入路多年来一直是标准入路。该入路需要从唇下做黏膜切口并在黏软骨膜/骨膜下分离鼻中隔。鼻中隔软骨被移到一侧，去除梨骨。在去除蝶嘴后，放置自固定牵开器。该入路的主要局限是鼻腔通道狭窄和视野不佳。术后不适比较明显。

垂体手术的下一阶段是经鼻经中隔入路。经中隔入路可以避免唇下切口的后遗症，但是手术通道更加狭小。该入路需要贯穿切开鼻中隔黏膜，将中隔软骨脱位并制造一个黏软骨膜/黏骨膜下隧道。在一个鼻孔放置自动牵开器，其他解剖和唇下入路相同。该入路主要的缺点是手术通道狭窄、视野和器械操作空间受限。

20 世纪 80 年代开始引入鼻内镜后，完全内镜经鼻入路到达蝶窦和鞍区得到发展[1]。重大改进包括双鼻孔操作，用于内镜颅底手术的新设备，从矢状位和冠状位的鞍区延伸开的颅底手术模块入路的理念以及用于硬膜重建的鼻中隔黏膜瓣的应用[2-4]。经鼻内镜入路较经唇下入路的优点包括更少的软组织损伤及术后疼痛不适，且改善了视野和增加了通路。

内镜经鼻入路到达蝶鞍是很多鼻内镜下颅底腹侧手术的起点。中线入路到达蝶窦也可用于蝶窦的其他病变，如慢性蝶窦炎、黏液囊肿和脑膜膨出，特别是当正常鼻窦解剖被病变或以前的手术变得模糊时。中线入路提供了较为可靠的到达蝶窦的入路并减少了对外侧结构(视神经、颈内动脉)的损伤。

解剖

蝶窦在几何学上像个立方体。其前壁的嘴恰像一艘船的船头，并与鼻中隔的梨骨在中线构成关节(图 103.1)。蝶窦口位于上鼻甲附着部的后方,蝶窦的上外侧角。蝶窦顶在蝶骨平台，其前界是筛板和筛凹。蝶窦后壁上方是突起的蝶鞍，下方是斜坡凹陷(103.2)。脑干和椎基底动脉在此骨的深部。鞍结节是厚的骨嵴，位于上海绵间窦上方蝶鞍和蝶骨平台交界处。蝶窦的气化程度各不相同，可以被分为鞍前、鞍型和鞍后三种类型。

对于术者来说最重要的解剖结构位于外侧。ICA 沿着外侧壁走行，从颈内动脉岩部开始到眼动脉分支(图 103.3)。斜坡旁段位于斜坡隐窝水平。海绵窦段在鞍旁形成一个 S 形虹吸。ICA 走行于视神经外侧成为床突上段，参与形成 Wills 环。在鞍底水平、斜坡旁 ICA 深面，第六颅神经走行于外上方的 Dorello 氏管内。视神经在颈内动脉的上内侧，并在鞍结节水平汇合。在外侧,ICA 和视神经结合外侧是视神经-颈动脉隐窝(图 103.4)。该隐窝是由视柱气化形成的。内侧视神经-颈动脉结合不明显但是代表一个"危险区"，该处 ICA 向内走行朝向蝶鞍。蝶窦气化可以向外扩展至翼板根部。当发生时，气化的蝶窦向下方的翼管(翼管动脉和神经)和上方的圆孔(三叉神经第二支)之间延伸。

蝶窦的解剖变异常见，可能会增加意外损伤蝶

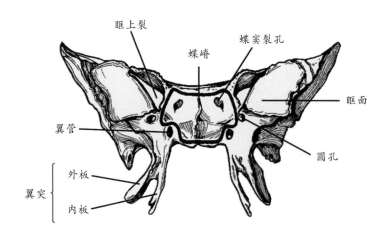

图 103.1 蝶骨前面观,有确切的骨性标志。蝶窦切开术范围被勾画出来; 其向圆孔和翼管之间延伸并包括外侧隐窝。

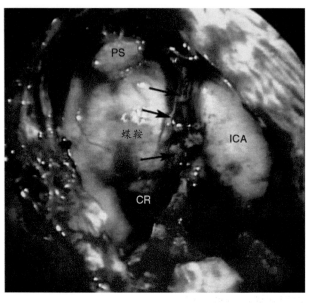

图 103.2 蝶窦内的骨性标志包括蝶骨平台(PS)、蝶鞍、斜坡隐窝(CR)和颈内动脉(ICA)管。蝶窦分隔(箭头)偏向外侧附着于颈动脉管上。

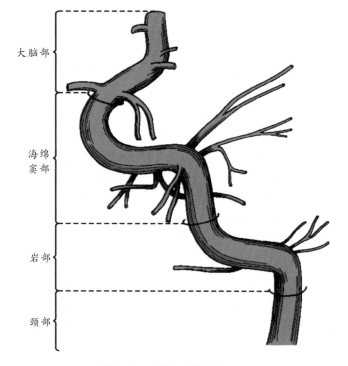

图 103.3 颈内动脉各部。

窦毗邻的结构。蝶窦通常含有多个间隔。 外侧间隔总是附着于颈动脉管(103.2)。颈动脉管突起的变异相差很大, 有近 10% 左右的患者出现骨质缺损(103.5)。肢端肥大症患者的颈动脉弯曲度明显。视神经管突起程度取决于蝶窦的气化程度;当患者有筛气房向后扩展 (Onodi 气房) 时视神经可能有风险。Onodi 气房可以通过术前影像识别,在冠状位上蝶窦内的水平分隔,或在轴位上斜行的蝶窦前壁。

病例选择

　　鼻内入路到达蝶窦的指征包括:炎症疾病,良、

恶性肿瘤,先天畸形和创伤。炎症状况包括急性和慢性鼻窦炎,侵袭性真菌性鼻窦炎,黏液囊肿/黏液脓肿,鼻息肉和岩尖部胆固醇肉芽肿。肿瘤可以起源于在窦内部黏膜或者黏膜下骨质或从鼻腔、颅腔扩张至蝶窦。垂体肿瘤是绝大多数常见肿瘤之一,可以局限于蝶鞍,或向上扩展到鞍上区,向外至海绵窦,向前至蝶窦。该区域常见的骨源性肿瘤包括:纤维增生不良、脊索瘤和软骨肉瘤。脑膜瘤通常累及蝶骨平台和岩斜坡区。鼻窦肿瘤可以累及蝶窦,包括内翻性乳头状瘤、鳞状细胞癌、腺癌、腺样囊性癌和鼻窦未分化癌。先天性畸形包括蝶窦侧隐窝脑膜膨出。创伤性损伤导致的蝶窦内脑脊液漏或压迫视神经很少见。

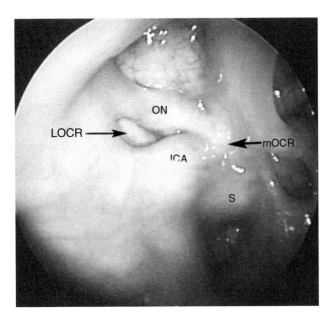

图 103.4　尸体解剖显示右侧视神经(ON)和颈内动脉(ICA)。视柱气化形成外侧视神经–颈动脉隐窝 (LOCR)。ON 和 ICA 的内侧结合部是内侧视神经–颈内动脉隐窝(mOCR)。

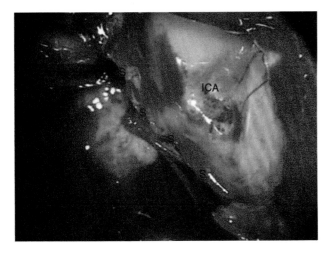

图 103.5　颈内动脉(ICA)海绵窦段骨质缺损容易受损。外侧的蝶窦间隔(S)附着于颈动脉管上。

术前评估

蝶骨疾病症状经常是不典型的，患者可能无症状或者将微小症状归为"鼻窦疾病"。当出现头痛时，患者不能准确定位，可能位于额部或者枕部。肿瘤性疾病可能有轻度鼻出血或者鼻塞。患者应被问询累及到邻近组织结构的相关症状，如视力受损、复视和面部感觉减退。肿瘤侵袭蝶鞍可能会导致垂体功能减退。

怀疑蝶窦病变的患者的体格检查应包括内镜检查鼻内病变以及蝶窦口是否通畅。评估颅神经功能包括视力、眼外肌的运动功能(颅神经 Ⅲ、Ⅳ 和 Ⅵ)，以及面中部感觉(V2)。如果有眼眶受累的证据,应请神经眼科大夫进行全面的眼科评估。

鼻窦 CT 扫描对于建立鉴别诊断和明确病变范围是必要的。MRI 提供了互补信息并有助于进一步明确诊断。MRI 对于明确肿瘤是否累及硬膜和神经周围侵犯以及鉴别软组织和阻塞性潴留很有帮助。

术前准备

根据初始症状和发现，术前请相关科室专家会诊,包括眼科、内分泌和神经外科。对于视力障碍患者，全面的视觉功能评估可以确定手术的紧迫性以及恢复的可能性。检查垂体功能来决定激素替代，特别是围手术期使用应激激素。对涉及到颅底的手术建议与神经外科大夫合作。

鼻窦或颅底的 CT 放射影像可用于计划最好的入路(偏侧性)和明确解剖变异(气化、蝶窦外侧分隔、Onodi 气房、ICA 的行程)，这些解剖变异可能导致手术中的技术问题。术中影像导航对于鞍区的手术非常有帮助，并常规采用包含颅底精细结构的影像导航扫描程序。CT 血管造影在显示 ICA 的同时能提供骨性结构细节。当正常解剖结构不清楚时,影像导航能帮助指引蝶鞍的方向并避免因为蝶鞍过高可能导致脑脊液漏的风险。影像导航也有助于识别骨性表面深部的解剖结构,如 ICA 和视神经,并确定病变的边缘。具有明显软组织交界面(颅内、眼眶、或颞下颅底侵犯)的肿瘤也要行 MRI,并且要完成用于术中导航的融合影像。

手术入路

当病变非常局限,可通过单侧入路到达蝶鞍及其周围区域。双侧或者双鼻孔入路在绝大多数病例中是推荐的,因为能够改进视野和增加器械操作空间。到达蝶鞍的基本入路可以向任何方向延伸，取决于病理,而且可能包括经蝶骨平台处理鞍上病变[2],经斜坡/经齿状突入路处理下斜坡病变,以及经翼入路到达蝶窦侧隐窝和中颅窝[5]。

技术

患者仰卧位,注册图像导航系统。如果手术中不移动头部,用 Mayfield 头架固定头部,图像导航注册传输到头架;如果头部要移动将面罩或者追踪仪固定到头颅上来跟踪头的位置。用浸泡羟甲唑啉的棉片来收缩鼻腔,前鼻孔用碘伏消毒。

在手术开始时必须考虑好可能需要重建的皮瓣[4]。如果预期暴露 ICA 或者硬脑膜,鼻中隔黏膜瓣手术开始时就准备好。在需要更多暴露的对侧掀起黏膜瓣。将一侧(右手操作的术者右侧)中鼻甲下部切除,为后面的手术提供更多的空间。将下鼻甲外移,看到蝶窦开口。用针尖电刀切开鼻中隔黏膜和软骨膜/骨膜,在颅底和鼻前庭留 5mm 边缘。切口沿着鼻中隔和鼻底的结合部向蝶窦下表面延伸。包含鼻后动脉的血管蒂,从蝶窦口向下到蝶窦下表面予以保留。黏膜瓣从深达软骨膜/骨膜层分离掀起,放置在鼻咽部为后面的重建备用。

用 Cottle 剥离子切开鼻中隔后部与蝶嘴结合部,将对侧蝶窦表面的黏膜分离并切除。如果遇到对侧鼻后动脉出血,可以使用单极或者双极电灼。在中线附近的蝶嘴用咬骨钳去除,以打开进入两侧蝶骨气房的入口。在切开的鼻中隔后部用反咬钳去除 1~2cm 以加强双侧鼻腔暴露(图 103.2)。用 Kerrison 咬骨钳去除蝶窦前脸以扩大蝶窦切开(图 103.1)。向外侧,骨质去除到位于蝶窦侧隐窝的下外侧的翼管峭。向上,骨质去除到蝶骨平台。这可能需要开放后筛增

加视野。切除蝶骨平台前方的中线附近的软组织和骨质应最小化,以避免损伤嗅神经和可能出现脑脊液漏。通过使用钻(4mm 金刚砂钻头)去除蝶窦底部的厚骨可以获得额外的操作空间。

现在两侧的鼻通道都可以用于器械操作。检查蝶窦来定位蝶鞍、颈动脉和视神经(图 103.6)。明确蝶窦间隔与周围这些结构的关系,小心地用咬骨钳或钻去除蝶窦间隔。过度去除附着在颈动脉管的外侧间隔,可能会导致血管损伤。尽管处理小的垂体瘤时可以保留窦黏膜,但是一般将蝶窦黏膜去除,以改

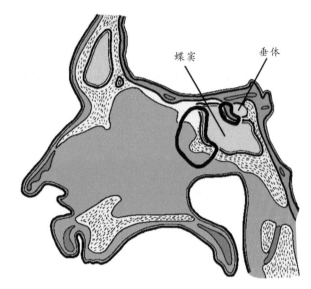

图 103.7 蝶窦前表面、后部鼻中隔和蝶鞍的切除范围已勾画出来。

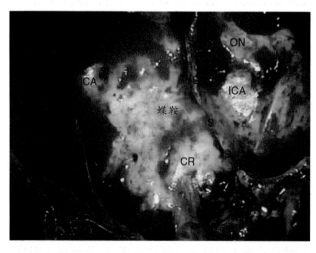

图 103.6 双侧蝶窦切开术和鼻中隔后部切除后的蝶窦和骨性标志的内镜视野。CR,斜坡隐窝;ICA,颈内动脉;ON,视神经;S,外侧蝶窦分隔。

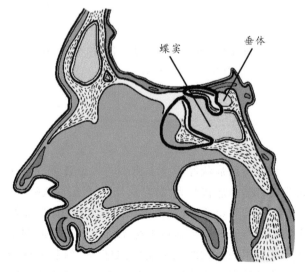

图 103.8 可以一起去除蝶骨平台和蝶鞍,以提供入路到达侵犯鞍上的肿瘤。

善对骨标志暴露和为鼻中隔黏膜瓣或者脂肪移植物来准备移植床。

对于进行垂体瘤手术的患者,蝶鞍上的骨质用电钻磨薄后再用剥离子骨折。骨碎片从蝶鞍的硬膜上分离和去除。使用 1mm 有角度的 Kerrison 咬骨钳继续去除海绵窦边缘的骨质(图 103.7)。咬骨钳尖部应与海绵窦段 ICA 平行以避免穿透血管。ICA 特别容易在内侧视神经颈动脉隐窝段受损伤,此处 ICA 在向外越过视神经之前应先向内偏移。与神经外科大夫联合操作打开硬膜和去除垂体病变。当神经外科大夫使用双手分离肿瘤时,耳鼻喉科医生保持内镜下的视野。如果肿瘤向鞍上发展,经蝶鞍入路需要联合经蝶骨平台入路(图 103.8)。蝶骨平台的骨质被磨薄(3~4mm 金刚砂钻头),薄到能骨折并从硬膜表面取下。初始时磨骨应局限在中线区域,直到视神经的走行很好显示。用钻磨时需要持续冲洗来防止热效应损伤视神经。一旦去除了蝶鞍和蝶骨平台后部的骨质,剩余的骨柱沿着鞍结节向外侧临近中床突(内侧视神经-颈动脉隐窝)被磨薄。骨柱可以被折断并从上海绵窦间窦上分离。该窦的出血可以通过用止血材料轻柔压迫控制。在中线位置打开硬脑膜以避免损伤视神经,切除上海绵窦间窦以提供最大的视野。

扩展到蝶窦侧隐窝的病变,如果蝶窦气化好需要经翼入路[5,6]。在病变侧完成中鼻道开窗术,并找到蝶腭孔。用 1mm 带角度的 Kerrison 咬骨钳去除表面的骨质,来暴露翼腭窝内容物(图 103.9)。用双极电凝烧灼血管然后切断。将翼腭窝的软组织自翼骨内侧掀起并向外移。在翼管的出口位置辨认翼管动脉

和神经,去除翼管上外侧额外的骨质以开放外侧隐窝(图 103.10)。外侧隐窝上外侧的界限是圆孔(三叉神经第二支)和中颅窝底(图 103.11)。广泛的暴露需要牺牲掉翼管神经和动脉。翼管动脉走行于 ICA 的上外侧方,是辨认 ICA 第二膝的重要标志 (图 103.12)[7]。将周围的骨质去除到颈内动脉岩段层面,开始去除 3 点钟到 9 点钟位置的下方骨质。这样可以避免损伤 ICA 直到动脉的深度能被确认。在进一步解剖岩尖和鞍旁区前需要先辨认岩段颈内动脉走行[8]。

任何硬膜缺损都需要内置和外置筋膜移植物来修补;可以使用合成的硬膜替代物。然后将鼻中隔黏膜瓣从鼻咽部取出旋转后覆盖移植物和暴露的骨质 (图 103.13)。如果有深的腔隙不适合鼻中隔黏膜瓣的轮廓,应先用腹部脂肪填塞以形成一个适

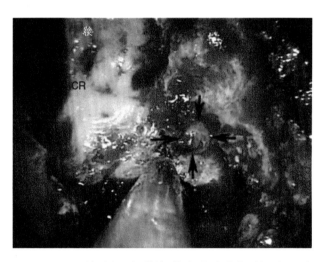

图 103.10 已暴露出左侧翼管(箭头)的内容物,周围的骨质已经磨掉。CR,斜坡隐窝。

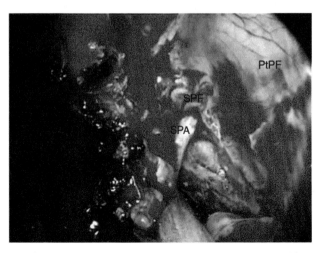

图 103.9 左侧行上颌窦开窗术,在蝶腭孔(SPF)暴露蝶腭动脉(SPA)。去除表面的骨质以暴露翼腭间隙(PtPF)。

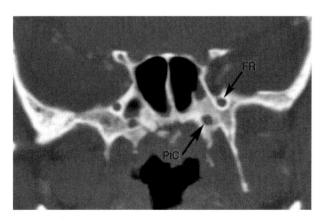

图 103.11 蝶窦外侧隐窝的外侧边界是下方的翼管(PtC)和上方的圆孔(FR)。

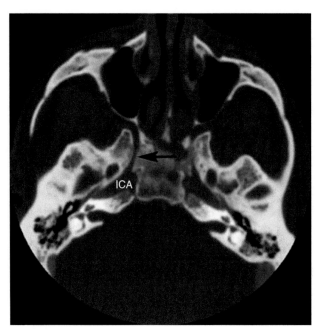

图 103.12　翼管(箭头)是定位颈内动脉岩部(ICA)第二膝的一个可靠标志物。

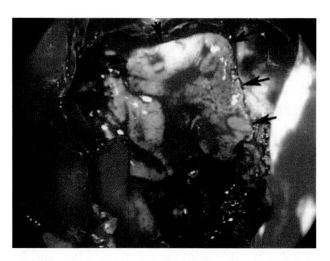

图 103.13　右侧鼻中隔黏膜瓣(箭头显示边缘)已经转移覆盖在颅底的缺损处。

合黏膜瓣的平面。黏膜瓣用氧化纤维素(速即纱)覆盖后再用合成胶(DuraSeal)。用鼻腔填塞物或充水后的 Foley 导尿管对抗颅内脑脊液压力。鼻中隔用硅胶夹板保护。

术后护理

如果没有脑脊液漏,任何鼻腔填塞物都可以在 1~2 天内去除。如果进行了硬膜修补,填塞物需要保持 5~7 天。鼻腔填塞期间持续用口服抗生素预防感染。指导患者在取出鼻腔填塞物后使用生理盐水喷鼻,并避免用力活动,如擤鼻、弯腰和举重。如果没有取鼻中隔黏膜瓣则硅胶夹板放置 1 周,如果取了则需要放置 3 周。用硅胶夹板保护暴露的鼻中隔软骨能防止干燥并促进黏膜化。在夹板去除后,开始用生理盐水冲洗防止干痂的堆积。在术后第一月定期轻柔的内镜下清创取出干痂,但要注意不能干扰硬脑膜修复。愈合通常在 3 个月内完成,鼻腔不再结痂。

术后头几周患者会被监测是否有脑脊液漏的证据。一旦鼻腔填塞物取出后,大多数脑脊液漏是明显的,其特征是单侧清亮的鼻漏、储水池症和偶尔出现低压性头痛。当诊断有疑问时,需要通过测试鼻漏样本的 β_2-转铁蛋白来确诊。大部分漏可以通过早期内

镜下修补和放置腰椎引流 3~5 天来处理。

并发症

与鼻内入路到鞍区和鞍旁区相关的并发症分为鼻、血管和神经类。多数耳鼻喉科并发症是小的,但是会对生活质量产生明显影响:鼻窦炎、慢性鼻炎伴鼻腔结痂、嗅觉丧失、鼻腔粘连和堵塞、鼻中隔穿孔、小的鼻出血、泪少和腭部或面部感觉减退。在术后需要近 3 个月时间来在内镜下清理鼻腔结痂。一小部分患者一直会有问题,特别是在放射治疗后。尽管双侧鼻腔入路会增加鼻腔结痂的潜在风险,但是使用鼻中隔瓣会极大地减少蝶窦的结痂数量。失去嗅觉功能(和味觉减退)在术后几个月间可观察到,可能是多种因素的作用:黏膜水肿、结痂堵塞鼻腔和部分嗅黏膜损失。经翼入路通常会导致翼神经功能丧失。绝大多数患者不会注意到可感知的流泪改变,除非在一些情景下泪水会增多:情绪性流泪、多风的天气和寒冷的天气。在蝶腭动脉后部解剖可能损伤腭降神经,导致腭部感觉减退。眶下神经可能在沿着上颌窦顶或者在圆孔部损伤,导致面颊麻木。

鼻内手术比较可怕的后遗症包括损伤 ICA 和视神经。很好地理解鼻内镜解剖及其变异以及通过细致的手术技术可以避免这些损伤。绝大多数 ICA 损伤出现在内侧视神经颈动脉隐窝,此处 ICA 偏向于内侧。翼管动脉是定位岩段颈内动脉膝部的标志(图 103.8)。视神经可以是直接损伤或者电灼及磨钻热效

应损伤的结果。术前检查出 Onodi 气房存在可避免开放该气房时损伤视神经。

　　脑脊液漏是内镜颅底手术常见后遗症并且应该预见到。到蝶窦的路径过高有可能通过后筛气房或蝶骨平台损伤颅底，通过看到鼻中隔与蝶嘴的附着部并在术中用影像导航可避免这类损伤。

总结

　　蝶窦是鼻内入路到达蝶鞍和腹侧颅底的起点。双鼻腔入路能最大化视野并允许双手解剖。鞍旁区可以通过向上或向外扩大蝶窦切开而可以直视。应用蝶窦内可靠的解剖标志可以避免损伤 ICA 和视神经。

精要

- 在行蝶窦切开前就需要考虑是否需要用鼻中隔黏膜瓣来重建。
- 切开蝶窦最安全的部位是位于中线的蝶嘴。
- 蝶窦外侧隐窝延伸到翼管和圆孔之间。
- 蝶窦外侧分隔附着于颈动脉管。
- 外侧视神经-颈动脉隐窝是一个有用的标志，用于观察视神经和 ICA 走行；它是由视柱气化而成。

隐患

- 到达蝶窦的路径过高有可能导致蝶骨平台损伤和脑脊液漏。
- 在蝶窦内不应使用单极电凝,因为有损伤 ICA 或视神经的可能。
- ICA 在内侧视神经-颈动脉隐窝处偏向内侧,在打开鞍部时可能受损。
- 没有识别出的 Onodi 气房可能导致损伤视神经。
- 在肢端肥大症的个体中的颈动脉弯曲度会增加,会导致术野狭窄。

（张秋航 译）

参考文献

1. Carrau RL, Kassam AB, Snyderman CH: Pituitary surgery. Otolaryngol Clin North Am 34:1143-1155, ix, 2001.
2. Kassam A, Snyderman CH, Mintz A, et al: Expanded endonasal approach: The rostrocaudal axis. Part I. Crista galli to the sella turcica. Neurosurg Focus 19(1):E3, 2005.
3. Kassam AB, Mintz AH, Snyderman CH, et al: Expanded endonasal approach to the sella and anterior skull base. In Badie B (ed): Neurosurgical Operative Atlas. New York, Thieme, 2007, pp 21-30.
4. Hadad G, Bassagasteguy L, Carrau RL, et al: A novel reconstructive technique after endoscopic expanded endonasal approaches: Vascular pedicle nasoseptal flap. Laryngoscope 116:1882-1886, 2006.
5. Alnashar IS, Carrau RL, Herrera A, Snyderman CH: Endoscopic transnasal transpterygopalatine fossa approach to the lateral recess of the sphenoid sinus. Laryngoscope 114:528-532, 2004.
6. Tosun F, Carrau RL Snyderman CH, et al: Endonasal endoscopic repair of cerebrospinal fluid leaks of the sphenoid sinus. Arch Otolaryngol Head Neck Surg 129:576-580, 2003.
7. Vescan AD, Snyderman CH, Carrau RL, et al: Vidian canal: Analysis and relationship to the internal carotid artery. Laryngoscope 117:1338-1342.
8. Snyderman CH, Kassam AB, Carrau R, Mintz A: Endoscopic approaches to the petrous apex. Op Tech Otolaryngol 17:168-173, 2006.

第 104 章

内镜下脑脊液漏修补术

Ricardo L. Carrau, Allan D. Vescan Carl H. Snyderman, Amin B. Kassam

脑脊液(CSF)漏提示在蛛网膜下腔和鼻窦间发生了相互沟通。CSF漏患者通常伴随着一系列症状,如清水涕、头痛或颅内并发症,如颅内积气、脑膜炎或者脑脓肿等。及时确诊及修复可以避免进一步发展导致威胁生命的并发症[1,2]。

CSF漏分类方法很多,其中根据病因学、解剖位置、患者年龄、颅内压等是最常用的分类系统。病因学分类可以进一步分为外伤性和非外伤性。在外伤性分类中,CSF漏可包括意外事故及医源性原因。绝大多数CSF漏是由于创伤所致的颅底骨折或者内镜鼻窦手术及颅底手术中不慎损伤。CSF漏在闭合性脑损伤中占3%,在颅骨骨折患者中可高达30%[3]。同样地,在医源性创伤中,传统的颅底手术和内镜鼻窦手术均可引起CSF漏。尽管发生率只有1%,但内镜鼻窦手术可以说是CSF漏最常见的原因之一[4-21]。非创伤性CSF漏可能继发于颅底肿瘤、先天性畸形、高颅压脑积水(HPH)等。HPH的病因包括肿瘤、创伤、感染以及出血性脑血管意外(CVAs)。有时HPH发病原因不明,被称为"特发性"HPH。

有关脑脊液漏修补的各种方式迄今已有很多报道。在1952年,Hirsch首次描述了经鼻内入路应用鼻中隔黏膜瓣修补CSF漏[22]。随后,Montgomery报道了经鼻外入路应用鼻中隔黏膜瓣治疗CSF漏的经验[23]。1976年,McCable相继报道了利用鼻中隔或中鼻甲黏骨膜瓣经鼻外筛窦切除入路修补CSF漏的方法[24]。之后McCabe对技术进一步改良,于1989年总结报道,经随访1.6~22年,修补成功率达100%[25]。在此以后,利用上述黏膜瓣或其他局部瓣膜,通过经鼻内镜入路修补CSF漏的相关技术也相继报道[13,26]。

1985年,Calcaterra[27]描述了经鼻外开筛入路利用肌肉或筋膜移植物修复CSF漏。Papay等[28]于1989年进一步阐述了相关鼻内镜技术。在此以后相关报道大量涌现。近年来,采用带血管蒂鼻中隔黏骨膜瓣修复、重建颅底缺损技术的应用,随访数据显示大大降低了经鼻内镜扩大的颅底病变切除术后CSF漏的发生率[29]。

经鼻内镜修补CSF漏选择何种技术和修补材料(包括生物材料),取决于术者的临床经验和对相关技术及修补材料的熟悉程度。Hggazy和coworkers经Meta分析证实对于有经验的术者,绝大多数手术方式的结果并不存在明显的差异[1]。

病例选择

CSF漏的诊断和处理包括三个关键步骤:区别脑脊液鼻漏和其他原因所致的清水涕相混淆;定位瘘口位置;排除颅内高压继发的CSF漏。

临床诊断CSF漏的依据是鼻腔有无清水样液体流出,尤其是单侧。多数情况下通常伴有头痛。当患者头部过度前倾或做Valsalva动作,流出液体明显增多时,则进一步提示CSF漏存在。在伴有肿瘤、创伤或先期鼻窦或颅底手术史的情况下,则应高度怀疑CSF漏可能性。有时CSF漏会引起威胁生命的并发症,如颅内积气、脑脓肿或获得性细菌性脑膜炎等。上述并发症或许是最初的临床表现。

血管运动性鼻炎和交感神经性失神经支配等情

况会导致大量清水涕，有时可能会与 CSF 漏相混淆。内镜鼻窦手术中或作为术后护理的一部分，用于鼻腔冲洗的液体有可能积聚于鼻窦腔内，术后会有清水样液体流出的表现。因此，必须经生化检查来确定流出液体的成分。脑脊液为高糖和低蛋白。但是，正常的鼻腔分泌物大约有 45%~75% 的病例葡萄糖检测会呈现假阳性结果[30]。而 β₂-转铁蛋白虽然可在 CSF、眼房水及外淋巴液中检测出来，但其不存在于血液和鼻腔分泌物中，因此它是检测 CSF 的一种可靠的化学标记物[31-35]。除了 β₂-转铁蛋白，目前一种新型的化学标记物"β-微量蛋白"已用于脑脊液漏的诊断[36]。

术前准备

对于鼻窦手术后出现的 CSF 漏，术者通常对可能出现的颅底损伤部位具有深刻的印象。因此，详细的内镜检查通常可以确定漏口部位。但是在低颅压的情况下，定位漏口相对比较困难，尤其是在术后软组织水肿和有血凝块覆着的情况下则定位更加困难。

鞘内注射增强剂和放射活性追踪剂被提倡用于脑脊液鼻漏的诊断和漏口位置的确定。鞘内荧光素注射亦可以用来帮助诊断和定位 CSF 漏。在该检查中，以 0.5mL 的荧光素，用来自腰穿获得的 10mL 脑脊液稀释后(浓度<5%)，行鞘内注射。因荧光素具有神经毒性，注射时应以低浓度、低容量注射，以避免浓度过高导致神经系统的并发症。在用荧光素溶液注射后，经鼻内镜通常可以发现脑脊液漏口的位置[31-35,37]。在 Wood 灯光下(如紫外光)，荧光素将呈现淡黄绿色。黄色的荧光素也可不需要特殊光色即可被辨认。

值得注意的是，从门诊诊疗流程和医学法律方面的考虑（荧光素药品说明书中特别警告禁止用于鞘内注射）阻止我们使用该技术。一般来讲，对于 CSF 漏，鞘内注射并非绝对必要。除非在患者伴有以下特殊情况，如多发性 CSF 漏，常见于颅底骨折及少见的反复发作脑膜炎，但又缺乏颅底缺损的证据或鼻窦炎、中耳炎等诱发因素）。

另外有学者提议行鞘内注射空气，由于在漏口位置有"气泡"形成，故有助于辨认漏口[37]。然而，空气对大脑的刺激有可能会诱发癫痫发作。生理盐水行鞘内注射，可以通过增加蛛网膜下腔的压力，帮助漏口的辨认。

铟 111 闪烁扫描术也被用来辨认 CSF 漏。放射追踪虽然是非常敏感的检查，但是由于其存在较高的假阳性率[31]和在漏口的分辨率较差，故总的来说我们不建议行荧光显像检查。在我们的实践中，CSF 漏通过 β₂ 转铁蛋白电泳确认，其漏口的位置可以通过 CT、MRI 扫描或者行 CT 脑池造影判断，联合应用鼻内镜或者不用内镜进行辨认(图 104.1)。

对于自发性 CSF 漏或者颅底创伤后鼻漏患者，很重要的一点是需要区别脑脊液的来源，即脑脊液是来源于鼻窦或是其他部位，如中耳或是乳突位置(图 104.2)。来源于颞骨的脑脊液漏常常可以通过咽鼓管引流至鼻腔。影像学对于定位漏口的位置十分重要。高分辨率 CT(HRCT)可以用来明确颅底缺损。一般我们首选 HRCT 初步判断损伤的位置和范围 (图 104.3)。增强的 HRCT 同时可以提供颅内并发症的相关信息，如急性创伤(医源性或意外事件)时出现的脑血肿或脑挫伤。HRCT 在矢状层面对可疑损伤位置的判断较评估骨壁的完整性更具优越性。CT 的冠状面主要用于评估筛板、筛凹或蝶骨平台等部位的缺损，而轴位则多用于对额窦后壁或蝶窦的评估。对于 MRI，通常用于判断脑脊膜膨出或脑膜脑膨

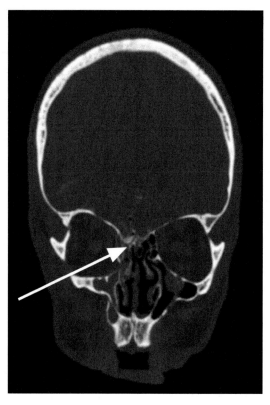

图 104.1　创伤后 CSF 漏。冠状位 CT 脑池造影显示右侧筛板缺损(箭头)。

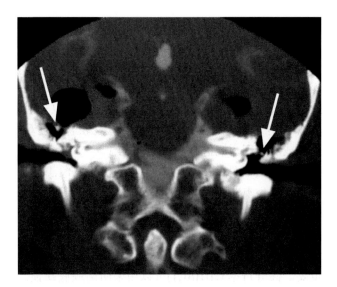

图 104.2 冠状位 CT 脑池造影显示双侧骨式天盖缺损,显影剂透过缺损。

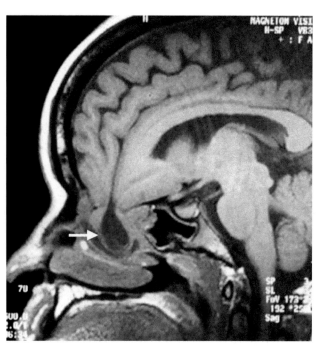

图 104.4 矢状位 MRI 显示了前颅底巨大脑膜脑膨出（箭头）。

经有文献报道,CT 脑池造影具有较高的可靠性和敏感性。应用水溶性非离子型造影剂,极少出现恶心、头痛、蛛网膜炎等,目前已经取代了以往的甲泛葡胺。然而使用造影剂来辨认出漏口,需要 CSF 漏处于活动期。在间歇期,漏口可能会因吞咽、炎症或脑疝等临时封闭而出现阴性结果。

也有学者建议行 MR 的脑池造影,作为 HRCT 平扫信息的补充(无鞘内注射造影剂)[38]。但在我们经验中,这项技术的实际应用意义值得商榷。

手术技术

筛窦顶和筛板

如果在内镜鼻窦手术中怀疑出现 CSF 漏,则需要去除覆着于该部位的黏膜,仔细观察并确定损伤的范围。用游离组织补片采取内置或外置的方式修补损伤位置。

阔筋膜、颞肌、腹部脂肪、鼻中隔或中鼻甲黏膜瓣,或复合移植物、骨膜和软骨膜均适合作为移植修补材料。如果可能,用小剥离子分离硬膜边缘,将移植物内置于硬膜和骨之间(硬膜外嵌入移植物)。同时亦可选择将硬脑膜与脑组织分开,然后在硬膜下

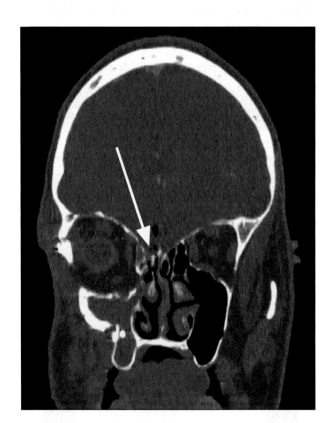

图 104.3 创伤后 CSF 漏。冠状位 CT 扫描显示右侧筛板缺损（箭头）。

出内容物的性质(图 104.4)。

然而 HRCT 可能不能辨认出手术创伤区域中较小或线性非移位性骨折。在这种情况下,HRCT 可以联合应用鞘内注射对比剂进一步辨认漏口位置。已

置入移植物。当由于各种原因导致操作困难,如线性骨折的 CSF 漏漏口,硬膜缺损并未被直接暴露;或者因解剖分离硬膜有可能引起神经血管等结构损伤的风险,在这种情况下,往往不能采取内置方式置入移植物,而须采用外置法,即将移植物直接覆盖于缺损部位(即颅腔外部)。游离的肌肉或脂肪组织可以呈哑铃状塞入缺损处。纤维蛋白胶、富含血小板的血浆或其他生物胶有助于增加肌肉或筋膜移植物的黏附力。

将明胶海绵或明胶软片放置于移植物表面,继而再置入杆菌肽浸泡的纱布或者海绵填塞鼻腔。应用明胶海绵和(或)明胶软片的目的在于:一方面可以起到对移植物的支撑作用,另一方面可以避免填塞物与移植物间的粘连,从而保证避免术后 3~7 天去除填塞物时有可能引起的意外撕脱。

另外可以应用来源于中鼻甲或鼻中隔血管化的黏软骨膜瓣,经鼻入路进行修复。如果漏口涉及到筛顶,可先切除中鼻甲外侧面的黏膜和骨壁,然后将保留的黏膜软骨膜瓣翻折覆盖在缺损部位,或覆盖于事先已移植的肌肉或筋膜表面。同样,切下的中鼻甲外侧面的黏膜和骨壁亦可用来覆盖筛板处的缺损。另外尚有其他的选择,包括:从同侧鼻中隔切取部分黏膜瓣,或相应的鼻中隔软骨,或筛骨垂直板,以及翻转对侧黏软骨瓣覆盖修补缺损。然后用明胶海绵和(或)明胶软片以及杆菌肽浸泡的纱布支撑上述移植瓣。另外该类型的鼻中隔瓣更适合于修补蝶骨平台的缺损,而中鼻甲黏膜瓣则很难达到该部位(如位于中鼻甲附着部后方的缺损)。近期,我们已开始尝试应用 Hadad-Bassasteguy 瓣,该移植瓣由鼻中隔黏软骨(骨)膜和鼻后中隔动脉组成,术中可以获得一侧鼻腔的整个鼻中隔黏软骨(骨)膜,可以用来修补巨大的颅底缺损。

暴露全部缺损是修补成功最重要的因素,事实上甚至较漏口的大小和位置更为重要[39]。

蝶窦

经鼻中隔径路,或更为便捷的经内镜入路,如之前所述的垂体手术均可到达蝶窦。涉及到蝶窦的 CSF 漏一般易于修补,包括窦腔闭塞。在正确辨认重要解剖结构的基础上,如颈动脉管、视神经管、视神经颈动脉隐窝等,进一步确认漏口的位置及缺损的范围,注意应彻底去除蝶窦腔内的黏膜。采用内置或外置方式置入游离移植物,然后用腹部脂肪填塞窦腔。再用明胶软片覆盖脂肪,浸有抗生素软膏的纱条填塞鼻腔。

在垂体瘤手术中发生的蝶鞍 CSF 漏,通常可以通过内镜入路应用游离脂肪填塞和游离骨或软骨移植重建鞍底[41]。无须术后填塞及去除窦腔内黏膜。另外前述的 Hadad 皮瓣,对修补该类缺损十分有效。

应特别注意在处理蝶窦外侧壁的缺损时,意外损伤到邻近的神经、血管结构会带来巨大的风险。每一步操作必须确保在可视范围内进行。原发于蝶窦外侧隐窝的 CSF 漏,在传统的蝶窦开放术中由于视野受限,在技术上存在诸多困难(图 104.5)。通常修补时需要结扎蝶腭动脉,在开放蝶窦后继续向外扩大至翼腭窝[42]。经翼突入路同时联合经鼻上颌窦内侧壁切除术,即使对于蝶窦最外侧的缺损亦可以来获得足够的操作空间和良好的手术视野。通过扩大的蝶窦外侧入路,术者可以应用 0° 镜和器械对病变部位直接进行操作,而避免了借助其他角度的内镜及器械给操作带来的不便 (图 104.6)。

额窦

涉及到额窦的 CSF 漏,通常可以经额窦入路予以修补。Draf Ⅲ 型手术径路[43],包括扩大额隐窝内侧、切除鼻中隔上部,以及额窦间隔的下部,可以使额隐窝充分暴露,因此允许采用内镜修复。

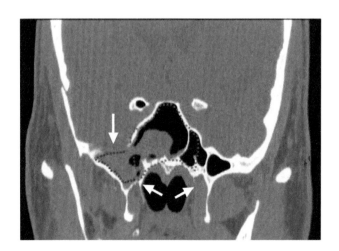

图 104.5　蝶窦冠状位 CT 扫描,显示传统的蝶窦开放可视范围界限(绿点)。显示经翼突入路蝶窦外侧隐窝的可视范围(红点)。斜箭头显示翼内板位置。垂直箭头显示右侧颅中窝骨质缺损。

术后处理

如前所述,CSF 漏的主要处理原则包括一系列相关措施,以保证修补后的创面愈合得以顺利进行,其中包括:避免运动防止颅压升高,如拉伸、向前俯身的动作,负重超过 15 磅的物体等。其他措施包括卧床休息,大便软化剂的使用,床头保持 30°~ 45°,打喷嚏时保持张口状态,绝对禁止擤鼻等。应采用"深麻醉"下拔管以预防产生刺激和咳嗽,禁止采用正压面罩通气。

为防止 CSF 漏患者术后脑膜炎的发生,预防性使用抗生素目前仍存在争议。但是,对于伴有鼻窦炎症的患者,应用抗生素是必要的。放置腰大池导管引流的患者应常规预防性使用抗生素。尽管该观点目前尚未被普遍接受,但是我们相信抗生素可以减少导管相关性感染[44]。对于创伤性 CSF 漏常规使用抗生素,尽管尚不能证实其确切的疗效,但有可能选择的是对菌群耐药的抗生素。尽管如此,我们认为术前预防性使用抗生素是预防感染的有效措施,且应持续使用抗生素直到取出鼻内填塞物。

建议术后 24 小时行 CT 平扫,以排除颅内出血、脑实质损伤或者张力性气颅等并发症,即使在没有任何神经功能障碍的情况下,我们也倾向于常规行脑 CT 扫描。

在我们的实际工作中,对于 CSF 漏修补,我们和神经外科作为一个团队共同完成手术。尽管我们并不认为适用于所有的病例,但通过共同探讨,神经外科医生针对围手术期的管理会提供很多有益的建议,特别对于是否需要行脑脊液引流或分流时,会做出重要的预判。脑脊液引流有助于控制颅内压,但仅仅用于可疑高压性脑积水(HPH)患者。应注意避免过度引流,因为其可能造成负颅内压,从而进一步引起颅内积气和脑脊液细菌污染,最终导致脑膜炎。

高压性脑积水

当患者仰卧位时,正常颅内压的范围在 5~15cm H_2O 之间。然而,随着体位的变化、valsalva 动作以及在快速眼动睡眠期(REM)均会出现颅内压增高。颅内压持续或者间歇到达 20~30cm 水柱时,被定义为颅内压增高,或者 HPH[4-8]。创伤、手术及感染后的脑积水可能由于蛛网膜颗粒阻塞所造成,从而引起脑脊液再吸收障碍,继发脑室压力增高。在手术、外伤性脑积水中,蛛网膜颗粒的阻塞起因于蛛网膜下腔出血;而感染性疾病则是由于炎症因子的变化造成蛛网膜颗粒的堵塞(图 104.7)[46-51]。

放射治疗可以引起脑组织的血管变化、脑脊液

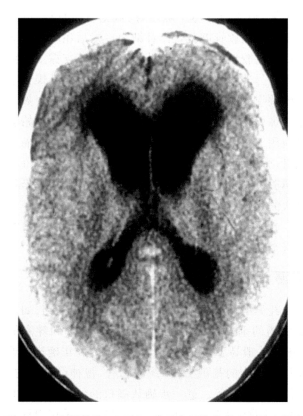

图 104.7　脑颅轴位 CT 平扫,显示高压性脑积水和脑室颞角扩大。

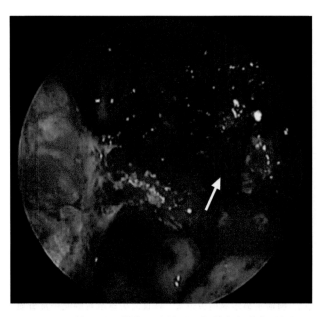

图 104.6　0°镜显示经翼突入路暴露左侧蝶窦侧隐窝(箭头)。

蛋白含量的增高以及瘢痕形成和粘连，所有这些变化最终导致了脑脊液再吸收功能障碍。同样,脑膜炎也会引起脑脊液池和吸收位点瘢痕形成,导致慢性脑积水[46-48]。

复发性 CSF 漏患者,应考虑既往患者是否存在头部或颅底创伤,以及颅底手术、自发性 CSF 漏的病史,以及可能伴有 HPH 的高风险。同时需要考虑相应的辅助治疗措施(图 104.8)[52]。如果拟采用经鼻入路施行 CSF 漏修补术,必须遵循以下原则和步骤,包括充分暴露相应的解剖结构、良好的止血、漏口周围移植床的制备以及如何确保移植物的妥善固定等。在术中或术后即刻行腰大池引流,并于术后 3~5 天予以夹闭,如果在 24 小时内未出现 CSF 漏,则可以拔除引流管。之后 24~48 小时,建议行腰椎穿刺测量脑脊液压力。如果脑脊液压力较高,则建议行脑室-腹腔分流术。如果脑脊液测压正常,则患者可以出院并在门诊监测。

至于蝶窦 CSF 漏患者可以用腹部脂肪填塞窦腔,并用鼻腔填塞材料予以固定。术后一般不需要行腰椎穿刺脑脊液引流。在术后 3~5 天可行腰椎穿刺测量脑脊液压力,评估是否需要行脑室-腹腔分流术。

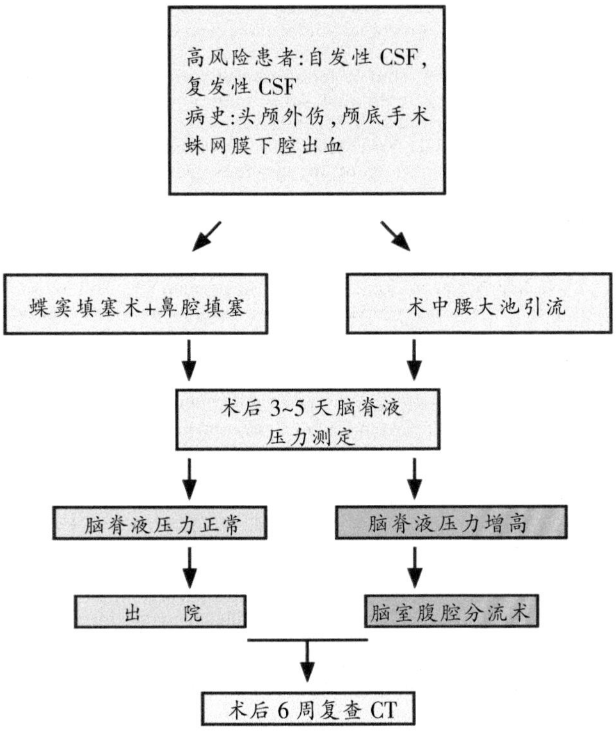

脑脊液压力正常的患者,术后 6 周应行 CT 常规检查。脑室颞角扩大或者室管膜水肿将意味着患者伴有 HPH。

CSF 漏的患者若无任何高危因素的证据,经鼻内镜修补后则无须行腰椎穿刺引流。

术后 1 周可以用生理盐水冲洗鼻腔,并仔细、轻柔地清除鼻腔内结痂。

精要

- 早期确诊和修补 CSF 漏可以避免发生危及生命的并发症。
- 多数创伤性 CSF 漏可以经过保守治疗而痊愈。
- 对于局限性 CSF 漏,经鼻内镜修复与开放性修复成功率相近。
- 对于 CSF 漏的诊断,β_2-转铁蛋白是一个非常确切的标志物,因其仅存在于脑脊液、外淋巴液和眼房水中。
- 对于不能应用鞘内注射荧光素检查的患者,应用水溶性造影剂行 CT 脑池造影对定位 CSF 漏具有重要意义。

隐患

- 继发于颅底骨折所致的外伤性 CSF 漏,经常呈现为多病灶性。
- CSF 漏修补失败的原因通常是由于漏口周围暴露不够充分和修补方法不恰当。
- 高压性脑积水是导致脑脊液漏修补失败的重要因素。
- 鞘内注射荧光素的浓度过高,会导致神经系统的并发症。
- 术后应避免采用正压通气,以防止气颅的发生。

(张秋航 译)

图 104.8　高压性脑积水和 CSF 漏修补失败的高风险患者管理流程图。

参考文献

1. Hegazy HM, Carrau RL, Snyderman CH, et al: Transnasal-endoscopic repair of cerebrospinal fluid rhinorrhea: A meta-analysis. Laryngoscope 110:1166-1172, 2000.
2. Bernal-Sprekelsen M, Bleda-Vazquez C, Carrau RL: Ascending meningitis secondary to traumatic cerebrospinal fluid leaks. Am J Rhinol 14:257-259, 2000.
3. Dagi FT, George ED: Management of cerebrospinal fluid leaks. In Schmidek HH, Sweet WH (eds): Operative Neurosurgical Techniques: Indications, Methods and Results. Orlando, FL, Grune & Stratton, 1988, pp 49-69.
4. Wigand ME: Transnasal ethmoidectomy under endoscopic control. Rhinology 19:7-15, 1981.
5. Hoffman DF, May M: Endoscopic sinus surgery—experience with the initial 100 patients. Trans Pa Acad Ophthalmol Otolaryngol 41:847-850, 1989.
6. Kainz J, Stammberger H: The roof of the anterior ethmoid: A place of least resistance in the skull base. Am J Rhinol 3:191-199, 1989.
7. Benninger MS, Mickelson SA, Yaremchuk K: Functional endoscopic sinus surgery: Morbidity and early results. Henry Ford Hosp Med J 38:5-8, 1990.
8. Levine HL: Functional endoscopic sinus surgery: Evaluation, surgery, and follow-up. Laryngoscope 100:79-84, 1990.
9. Sterman BM, DeVore RA, Lavertu P, Levine HL: Endoscopic sinus surgery in a residency training program. Am J Rhinol 4:207-210, 1990.
10. Duplechain JK, White JA, Miller RH: Pediatric sinusitis. The role of endoscopic sinus surgery in cystic fibrosis and other forms of sinonasal disease. Arch Otolaryngol Head Neck Surg 117:422-426, 1991.
11. Salman SD: Complications of endoscopic sinus surgery. Am J Otolaryngol 12:326-328, 1991.
12. Wigand ME, Hosemann WG: Results of endoscopic surgery of the paranasal sinuses and anterior skull base. J Otolaryngol 20:385-390, 1991.
13. Stankiewicz JA: Cerebrospinal fluid fistula and endoscopic sinus surgery. Laryngoscope 101:250-256, 1991.
14. Vleming M, Middelweerd RJ, de Vries N: Complications of endoscopic sinus surgery. Arch Otolaryngol Head Neck Surg 118:617-623, 1992.
15. Freedman HM, Kern EB: Complications of intranasal ethmoidectomy: A review of 1,000 consecutive operations. Laryngoscope 89:421-434, 1979.
16. Eichel BS: The intranasal ethmoidectomy: A 12-year perspective. Otolaryngol Head Neck Surg 90:540-543, 1982.
17. Stevens HE, Blair NJ: Intranasal sphenoethmoidectomy: 10-year experience and literature review. J Otolaryngol 17:254-259, 1988.
18. MacKay IS: Endoscopic sinus surgery—complications and how to avoid them. Rhinology 14(Suppl):151-155, 1992.
19. Friedman WH, Katsantonis GP: Intranasal and transantral ethmoidectomy: A 20-year experience. Laryngoscope 100:343-348, 1990.
20. Cumberworth VL, Sudderick RM, Mackay IS: Major complications of functional endoscopic sinus surgery. Clin Otolaryngol 19:248-253, 1994.
21. Kennedy DW, Shaman P, Han W, et al: Complications of ethmoidectomy: A survey of fellows of the American Academy of Otolaryngology–Head and Neck Surgery. Otolaryngol Head Neck Surg 111:589-599, 1994.
22. Hirsch O: Successful closure of cerebrospinal fluid rhinorrhea by endonasal surgery. Arch Otolaryngol 56:1-13, 1952.
23. Montgomery WW: Cerebrospinal rhinorrhea. Otolaryngol Clin North Am 6:757-771, 1973.
24. McCabe BF: The osteo-muco-periosteal flap in repair of cerebrospinal fluid rhinorrhea. Laryngoscope 86:537-539, 1976.
25. Yessenow RS, McCabe BF: The osteo-mucoperiosteal flap in repair of cerebrospinal fluid rhinorrhea: A 20-year experience. Otolaryngol Head Neck Surg 101:555-558, 1989.
26. Mattox DE, Kennedy DW: Endoscopic management of cerebro-spinal fluid leaks and cephaloceles. Laryngoscope 100:857-862, 1990.
27. Calcaterra TC: Diagnosis and management of ethmoid cerebrospinal rhinorrhea. Otolaryngol Clin North Am 18:99-105, 1985.
28. Papay FA, Maggiano H, Dominquez S, et al: Rigid endoscopic repair of paranasal sinus cerebrospinal fluid fistulas. Laryngoscope 99:1195-1201, 1989.
29. Hadad G, Bassagasteguy L, Carrau RL, et al: A novel reconstructive technique after endoscopic expanded endonasal approaches: Vascular pedicle nasoseptal flap. Laryngoscope 116:1882-1886, 2006.
30. Yamamoto Y, Kunishio K, Sunami N, et al: Identification of CSF fistulas by radionuclide counting. AJNR Am J Neuroradiol 11:823-826, 1990.
31. Oberascher G, Arrer E: Efficiency of various methods of identifying cerebrospinal fluid in oto- and rhinorrhea. ORL J Otorhinolaryngol Relat Spec 48:320-325, 1986.
32. Fransen P, Sindic CSM, Thavroy C, et al: Highly sensitive detection of beta-2 transferrin in rhinorrhea and otorrhea as a marker for cerebrospinal fluid (C.S.F.) leakage. Acta Neurochir (Wein) 109:98-101, 1991.
33. Oberascher G: Cerebrospinal fluid otorrhea—new trends in diagnosis. Am J Otol 9:102-108, 1988.
34. Oberascher G: A modern concept of cerebrospinal fluid diagnosis in oto- and rhinorrhea. Rhinology 26:89-103, 1988.
35. Skedros DG, Cass SP, Hirsch BE, Kelly RH: Sources of error in use of beta-2 transferrin analysis for diagnosing perilymphatic and cerebral spinal fluid leaks. Otolaryngol Head Neck Surg 109:861-864, 1993.
36. Meco C, Oberascher G, Arrer E, et al: Beta-trace protein test: New guidelines for the reliable diagnosis of cerebrospinal fluid fistula. Otolaryngol Head Neck Surg 129:508-517, 2003.
37. Kelly TF, Stankiewicz JA, Chow JM, et al: Endoscopic closure of postsurgical anterior cranial fossa cerebrospinal fluid leaks. Neurosurgery 39:743-746, 1996.
38. Sillers MJ, Morgan CE, Gammal TE: Magnetic resonance cisternography and thin coronal computerized tomography in the evaluation of cerebrospinal fluid rhinorrhea. Am J Rhinol 11:387-392, 1997.
39. Weber R, Keerl R, Draf W, et al: Management of dural lesions occurring during endonasal sinus surgery. Arch Otolaryngol Head Neck Surg 122:732-736, 1996.
40. Carrau RL, Jho HD, Ko Y: How I do it: Transnasal-transsphenoidal endoscopic surgery of the pituitary gland. Laryngoscope 106:914-918, 1996.
41. Gjuric M, Goede U, Keimer H, Wigant ME: Endonasal endoscopic closure of cerebrospinal fluid fistulas at the anterior cranial base. Ann Otol Rhinol 105:620-623, 1996.
42. Al-Nashar IS, Carrau RL, Herrera A, Snyderman CH: Endoscopic transnasal transpterygopalatine fossa approach to the lateral recess of the sphenoid sinus. Laryngoscope 114:528-532, 2004.
43. Weber R, Draf W, Kratzsch B, et al: Modern concepts of frontal sinus surgery. Laryngoscope 111:137-146, 2001.
44. Janecka IP, Sen C, Sekhar LN, et al: Cranial base surgery: Results in 183 patients. Otolaryngol Head Neck Surg 110:539-546, 1994.
45. Sen C, Snyderman CH, Sekhar LN: Complications of skull base operations. In Sekhar LN, Janecka IP (eds): Surgery of Cranial Base Tumors. New York, Raven Press, 1993, pp 831-839.
46. Fuhrmeister U, Ruether P, Dommatsch D: Alterations of CSF hydrodynamics following meningitis and subarachnoid hemorrhage. In Shulman K, Marmarou A, Miller JK (eds): Intracranial Pressure IV. Berlin, Springer Verlag, 1980, pp 241-244.
47. Bagley C Jr: Blood in the cerebrospinal fluid: Resultant functional and organic alterations in the central nervous system. Part B: Clinical data. Arch Surg 17:39-81, 1928.
48. Brown JK: Mechanisms of production of raised intracranial pressure. In Minns RA (ed): Problems of Intracranial Pressure in Childhood. London, MacKeith Press, 1991, pp 13-35.
49. Vale FL, Bradley EL, Fisher WS III: The relationship of subarachnoid hemorrhage and the need for postoperative shunting. J Neurosurg 86:462-466, 1997.
50. Noren G, Greitz D, Hirsch A, Lax I: Gamma knife radiosurgery in acoustic neuromas. In Tos M, Thomsen J (eds): Acoustic

Neuroma. Amsterdam, Kugler, 1992, pp 289-292.

51. Duong D, O'Malley S, Sekhar L, Wright D: Postoperative hydro-cephalus in cranial base surgery. Skull Base Surg 10:197-200, 2000.

52. Carrau RL, Snyderman CH, Kassam AB: The management of CSF leaks in patients at risk for high-pressure hydrocephalus. Laryngoscope 115:205-212, 2005.

第 **105** 章

颅底手术后重建

Ricardo L. Carrau, Allan D. Vescan, Carl H. Snyderman, Amin B. Kassam

肿瘤切除后重建的目的是保留和恢复功能,恢复美观以及避免并发症。前部颅面切除后的任何重建应力争将颅腔和上呼吸消化道分隔开,消除死腔,保留神经血管和眼功能并恢复面容(表 105.1)。多种游离组织瓣,带血管局部瓣,游离显微血管瓣以及异体移植可以达到上述目的(表 105.2)。

病例选择

行颅底切除术导致颅腔和上呼吸消化道沟通的患者需要一定形式的重建。在进行手术缺损重建之前,需要考虑一些关键的患者因素,包括已有的疾病(如糖尿病外周血管病)和最重要的缺损的位置和大小。切除的复杂性通常决定了最适合的重建方式。缺损可能累及较多的软组织以及颅面骨,而且可能还有功能方面的考虑,如眶壁切除或与口腔沟通。在患者选择方面需要考虑的一个关键点是还需要的其他治疗。颅底恶性肿瘤的肿瘤学切除后术后放疗是必要的。在避免放疗并发症方面,血管化的组织优于任何其他组织。

术前计划

通过全面分析术前 CT 和 MRI 影像学资料以估计切除的范围, 在计划重建和获得患者知情同意方面是基本的。此外,如果重建使用游离显微血管组织瓣,可能需要通过血管造影评估外周血管病。多普勒超声是另一种可以用于评估血流通过血管的技术,这些血管供应局部瓣或游离瓣。

与团队其他成员就正在考虑的重建方法进行交流很重要。通常颅底团队中进行肿瘤切除的医生和进行重建的医生可能是不同的。

手术技术

颅骨膜瓣或帽状腱膜颅骨膜瓣

颅面切除术后的多数缺损涉及位于眼眶之间前颅底区域, 从前方的鸡冠延伸到到后方的蝶骨平台(图 105.1)。这个区域是可以用颅骨骨膜瓣或帽状腱膜瓣重建[1-3]。颅骨膜瓣和帽状腱膜颅骨膜瓣都是带血管蒂瓣,由眶上和滑车上血管供应(图 105.2)。因此, 牺牲眶上和滑车上血管将导致颅骨膜瓣难以成活。取颅骨膜瓣不会损害剩余头皮的血供和感觉支配。

这两个瓣都可以设计达到斜坡区或纵行切开重建两个不同的缺损(如前颅底和鼻或眼眶)。

颅骨膜瓣由骨膜和分隔帽状腱膜骨膜的疏松组织组成。通过锐性和钝性分离将这两层一起掀起,从双冠状切口一直延伸到眶上神经血管束。通过设计可以从双冠状切口的远端取瓣以获得更长的瓣。为了防止干燥和避免在切除肿瘤时组织瓣意外损伤,在手术结束时取颅骨膜瓣(图 105.3)更合理。将瓣置于眶上和开颅骨瓣下方以覆盖前颅底缺损(图 105.4)。避免

表 105.1	重建的目标
分离颅腔和上呼吸消化道	
消除死腔	
功能	
神经血管	
眼	
美观	

表 105.2	重建所用材料
游离组织瓣	
血管化瓣	
颅骨膜瓣/帽状腱膜	
颞肌瓣	
前额	
头皮	
面部	
游离显微血管瓣	
腹直肌瓣	
前臂挠侧瓣	
背阔肌瓣	
异体移植物	
钛板/钛网	
骨水泥	

眶上骨瓣挤压组织瓣。

颞肌瓣

前外侧和颞下窝颅底缺损,以及眼眶、口腔、口咽、鼻咽部缺损,可以用颞肌瓣重建[4-6]。颞肌瓣可以垂直分开重建分开的两个缺损（如颞下颅底和眼眶）。或前半肌肉瓣用于重建,后半肌肉瓣向前转位填充前部颞窝最常见。在我们临床实践中,颞肌瓣最多用于以下情况:骨瓣或钛网重建眼眶壁后提供软组织覆盖,重建颞下窝或颅底,或消除眼眶剜除后的空腔。当颅底切除向外扩大时,颞肌瓣也可辅助颅骨膜瓣的修复(图 105.5)。

用电刀或钝性解剖将颞肌从颞下窝解剖以获取颞肌瓣。颞肌附着于颧骨处（颞深筋膜的浅层和深层)应予切断以获得足够活动度。为了保护面神经额支,应沿着从眶上缘向颧骨根部延伸的假想线切开颞深筋膜浅层。解剖平面应在该筋膜的深面进行,该

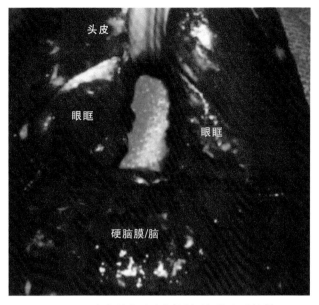

图 105.1　术中照片显示前部颅面切除术后缺损。

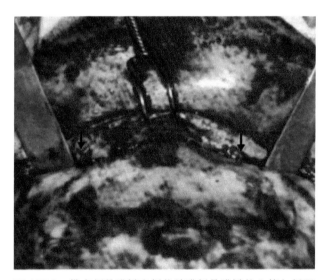

图 105.2　供应颅骨膜瓣和帽状腱膜颅骨膜瓣的血管包括眶上和滑车上血管(箭头所示)。

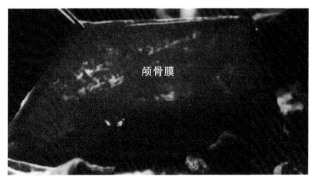

图 105.3　术中照片显示颅骨膜瓣。

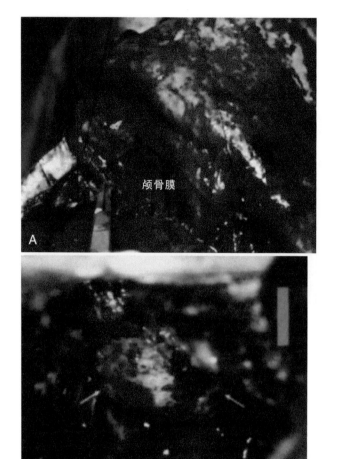

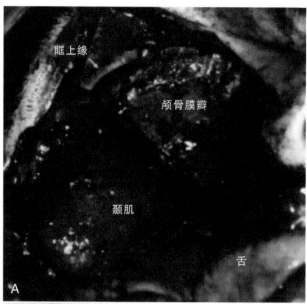

图 105.4　(A)术中照片显示颅骨膜瓣插入硬膜和颅底之间。(B)从鼻侧看颅骨膜瓣(箭头所示)。

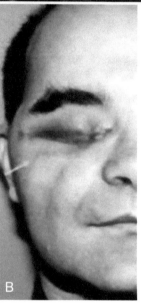

图 105.5　(A)颞肌修复颅底和眼眶的术中照片。(B)术后外观。

层面对应于颧弓和颧突上方的骨膜下平面。离断颞肌与下颌骨冠状突的附着可以增加颞肌瓣的长度和旋转弧度。

　　将肌肉旋转并缝合到缺损部位。如果后半部分不用,将其向前转位并缝合到外侧眶缘并固定在颞线水平的曲线型钛板。颞肌瓣由上颌动脉的终末支颞深动脉供应。在颞肌瓣的内侧面解剖、肿瘤切除损伤或术前栓塞上颌动脉的颞肌支将使瓣难以存活。

颞枕筋膜瓣

　　颞枕筋膜(浅层颞筋膜)瓣很柔软能提供可延伸的长度,用于修复前、外和后部颅底缺损以及颌面部缺损[7-13]。可以双侧获取两个独立瓣或一个双蒂瓣,可提供足够的组织修复整个前颅底。

　　颞枕筋膜瓣包括由颞浅动脉供应的颞浅筋膜和帽状腱膜。它的血供区域从同侧颞浅动脉延伸

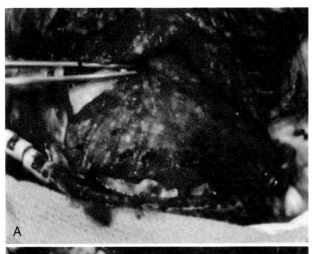

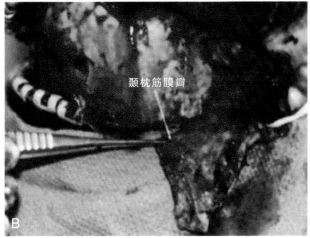

图 105.6　(A)术中照片显示解剖颞枕筋膜瓣。(B)颞枕筋膜瓣。

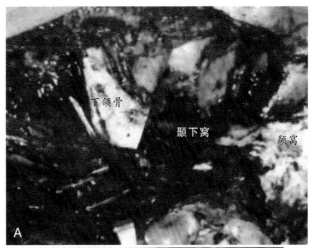

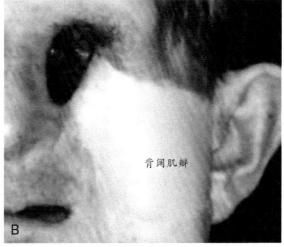

图 105.7　(A)前壁和侧颅底以及口腔内的大范围缺损。(B)术后照片显示鼻皮瘘和左侧口角后缩。背阔肌显微游离瓣由于其体积和重量有下垂倾向。

到中线,覆盖宽度可达 15cm(图 105.6)。提前计划取颞枕筋膜瓣很关键。瓣应该在做双冠切口时获取,以保护其完整和血供。由于常规的半冠切口或双冠切口会离断瓣并破坏其血供,向前获取瓣应该限制到发际,再往前可能损伤面神经额支。为了获取颞枕筋膜,冠状切口深度达到但不能穿透帽状腱膜层,通过锐性分离获取瓣。由于头皮血供丰富,解剖分离会有些困难和费时。用双极电凝止血效果好。

显微血管游离瓣

　　显微血管游离瓣延长了手术时间,也会使手术费用和并发症增加,因此这种瓣只在特定的情况下使用(如需要重建扩大切除包括从皮肤到脑的所有软组织切除后缺损,扩大上颌骨切除术后不用假体,或者局部或区域瓣不能用)[3,11,12,14-17]。使用显微血管游离瓣的禁忌证包括:严重的外周血管病,缺乏足够的供体血管,内科不稳定病情,需要血管加压。常用显微血管游离瓣有前臂桡侧瓣、腹直肌瓣、背阔肌瓣(图 105.7)。这些瓣的深入讨论见第 81 章。

颅面骨重建

　　可用钢丝、缝线、钛合金板或网固定骨瓣(如开颅骨瓣、眶上骨瓣和和面部骨骼的其他部分)[18-21](图 105.8)。为了能获得稳定的固定和更可预测的长期结果,可用钛板或钛网。钛板和钛网骨融合性非常好;而且,它们产生的影像伪影和辐射散射最小。钛网也可用于替代必须切除的部分骨框架,如额骨、眶骨和上颌骨前部(图 105.9)。我们在钛网表面覆盖脱细胞真皮(acellular dermis)防止表面皮肤继发凹陷。

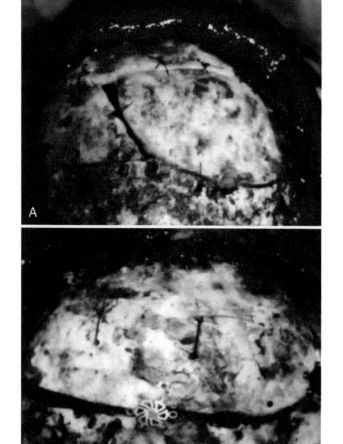

图 105.8　(A)用缝线固定骨瓣。(B)用钛板固定骨瓣。

眶重建

当眶周超过 1/3 的缺损时(如超过眶纸板范围的缺损),或眶骨膜和邻近骨壁必须切除时,应重建眶壁[18-21]。后一种缺损会产生明显的眼球内陷,如果切除眶底也可导致眼睑下垂。

眶壁重建最好用硬材料,可以抗收缩并能提供即时和可预见的结果。可用骨瓣、钛网、多孔聚乙烯或其他异质移植材料。我们通常用钛网,因为它的可用性并容易固定到眶壁(图 105.10)。另外在选择重建材料时应考虑到这些患者通常需要行术后放疗,可能导致骨瓣放射性骨坏死。而钛网需要用脱细胞真皮覆盖在眶侧,否则眶软组织将"长"进钛网孔导致牵拉眼外肌和严重的下睑收缩(如睑外翻)。外眦也应该复位并缝合到眶外缘以避免睑外翻。

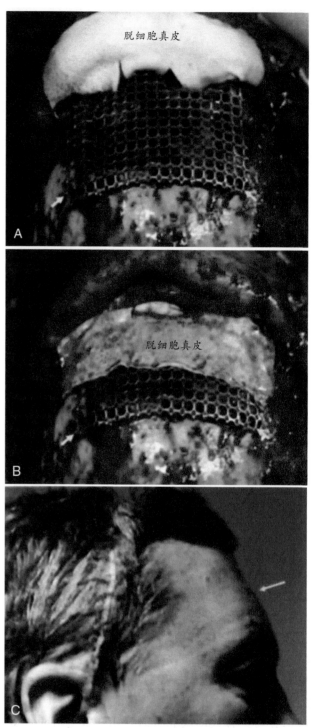

图 105.9　(A)术中照片。额部和眉间区用钛网修复(箭头所示)。(B)脱细胞真皮铺在钛网上(箭头所示)。(C)术后额部轮廓外观(箭头所示)。

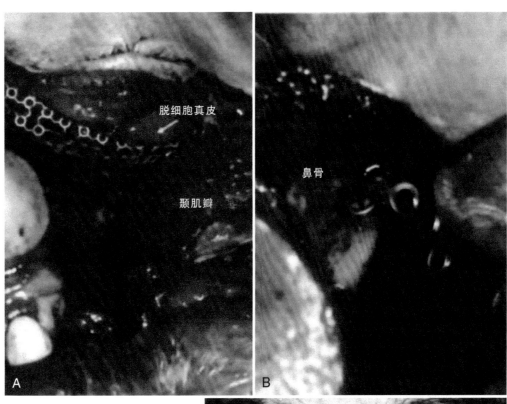

图 105.10 (A)用钛网修复眶底的术中所见。颞肌瓣将覆盖钛网的下部。脱细胞真皮将眶软组织和钛网分隔开避免组织长入和眼球运动受限。(B)钛板用于内眦固定的术中所见。(C)术后照片显示兔眼症和眼球内陷较传统方法轻。

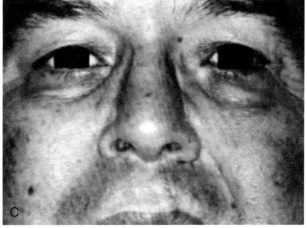

术后护理

术后患者转入重症监护病房行连续心血管和神经监护。术后如有贫血、低血容和电解质紊乱应予纠正。

术后第一天或第二天应行颅脑 CT 扫描以发现脑挫伤、水肿或出血，积液或气颅等颅内并发症。

头皮引流只能连在引流球上。高压吸引会使脑组织和(或)脑干移动，危及生命。引流量少于 30mL/天时去除引流。如果硬脑膜开放或切除了，在去除引流时，穿刺点应环形缝闭以防感染。

并发症[22-25]

头皮伤口

头皮坏死是罕见的。切口设计不合理或长时间使用止血钳是造成头皮坏死最常见的原因。后者可能导致局部缺血，特别是耳周，使组织容易继发感染。头皮坏死也可能是既往放疗的结果，当同时行取帽状腱膜颅骨膜瓣时，可能导致头皮缺血。

术后颅内感染通常由于颅腔或移植物与鼻窦分隔不充分、存在大的死腔或患者顺应性不好在术后早期擤鼻。头皮瓣部分坏死会导致伤口感染以及移植物的污染。恢复颅腔和鼻窦的分隔、清创(去除游离的骨瓣)和延长抗生素治疗(45天,按照培养和药敏试验)是推荐治疗。

术后鼻窦出血

显著的术后鼻出血常由于上颌动脉的分支或筛前动脉需要在内镜下止血。血管造影并栓塞保留用于出血点不明确的患者,如使用显微血管游离瓣的患者。颅内术后出血或显微血管游离瓣血管吻合口出血需要手术干预。

脑脊液漏

对于术后鼻漏的患者,取液体行 β_2 转铁蛋白测试以明确是否有脑脊液漏。术中冲洗液在鼻窦集聚,随后再流出,在术后早期像脑脊液漏。

术后脑脊液漏保守治疗是卧床、软化大便和腰穿引流(每6~8小时50mL)。持续漏超过3~5天,保守治疗未减轻,需要手术修复。但是如果怀疑重建的瓣缺失或硬膜修补有裂隙,手术探查也可以在初始治疗时进行。

张力性气颅

陷入颅内的气体能产生占位效应压迫脑实质并导致嗜睡、定向障碍或轻偏瘫。非增强CT扫描能证实诊断,而且将穿刺针置于颅骨钻孔或开颅骨缝处可用于引导抽吸气体。复发性张力性气颅与颅骨骨膜瓣缺失相关,或者可能由于顺应性不好的患者不遵守医嘱擤鼻引起。复发性气颅需要绕开鼻腔鼻窦,可以通过气管切开、气管内插管、手术封闭所有的颅鼻交通,或这些措施结合起来。

眼外肌运动受限

大多数患者存在一定程度的术后复视,原因是解剖滑车、术后水肿或眶壁去除。这通常是自限性的,而且一般不超过4周。修复瓣可能疝入内直肌、外直肌或下直肌导致眼肌运动范围受限和永久性复视。眶解剖(如当眶骨膜切除时需要)或海绵窦手术可能损伤支配这些肌肉运动的神经。用力转向测试有助于区分是肌肉坎顿还是肌肉神经支配问题。

眼球内陷

眼球内陷是由于切除眶壁后眶腔容积扩大,当眶骨膜切除时更明显。最好是用自体骨或钛网(如硬重建)通过修复眶壁预防该并发症。

精要

- 血管化的组织优于非血管化的组织如游离组织瓣。
- 局部和局部区域瓣与显微血管游离瓣相比,相关并发症少,手术时间短,费用低。
- 对于皮肤或侧颅底的缺损显微血管游离瓣能提供更好的覆盖或支撑(或兼顾)。
- 颅底创伤常导致多发性缺损。
- 对于复发性脑脊液漏患者应怀疑高脑室压。

隐患

- 接受过术前放疗或放化疗的患者在获取颅骨膜或帽状腱膜颅骨膜瓣后,头皮去血管化的风险更高。
- 接受过放疗的患者缺损延迟愈合或不愈合的风险更高。
- 没有修复能提供对抗高脑脊液压力的即时保护。
- 有颅底缺损的患者即使修复后得脑膜炎的风险更高。
- 肿瘤学切除可能破坏局部或区域瓣的血供。

(刘剑锋　译)

参考文献

1. Snyderman CH, Janecka IP, Sekhar LN, et al: Anterior cranial base reconstruction: Role of galeal and pericranial flaps. Laryngoscope 100:607-614, 1990.
2. Potparic Z, Fukuta K, Colen LB, Jackson IT: Galeo-pericranial flaps in the forehead: A study of blood supply and volumes. Br J Plast Surg 49:519-528, 1996.
3. Neligan PC, Mulholland S, Irish J, et al: Flap selection in cranial base reconstruction. Plast Reconstr Surg 98:1159-1166, 1996.
4. Kiyokawa K, Tai Y, Inoue Y, et al: Efficacy of temporal musculo-pericranial flap for reconstruction of the anterior base of the skull. Scand J Plast Reconstr Surg Hand 34:43-53, 2000.
5. Hanasono MM, Utley DS, Goode RL: The temporalis muscle flap for reconstruction after head and neck oncologic surgery. Laryngoscope 111:1719-1725, 2001.
6. Burggasser G, Happak W, Gruber H, Freilinger G: The temporalis: Blood supply and innervation. Plast Reconstr Surg 109:1862-1869, 2002.

7. Har-Shai Y, Fukuta K, Collares MV, Stefanovic PD: The vascular anatomy of the galeal flap in the interparietal and midline regions. Plast Reconstr Surg 89:64-69, 1992.
8. David SK, Cheney ML: An anatomic study of the temporoparietal fascial flap. Arch Otolaryngol Head Neck Surg 121:1153-1156, 1995.
9. Pinar YA, Govsa F: Anatomy of the superficial temporal artery and its branches: Its importance for surgery. Surg Radiol Anat 28:248-253, 2006.
10. Pollice PA, Fondel JL Jr: Secondary reconstruction of upper midface and orbit after total maxillectomy. Arch Otolaryngol Head Neck Surg 124:802-808, 1998.
11. Telliouglu AT, Tekdemir I, Erdemli EA, et al: Temporoparietal fascia: An anatomic and histologic reinvestigation with new potential clinical applications. Plast Reconstr Surg 105:40-45, 2000.
12. Lai A, Cheney ML: Temporoparietal fascial flap in orbital reconstruction. Arch Facial Plast Surg 2:196-201, 2000.
13. Olson KL, Manolidis S: The pedicled superficial temporalis fascial flap: A new method for reconstruction in otologic surgery. Otolaryngol Head Neck Surg 126:538-547, 2002.
14. Yamada A, Harii K, Ueda K, Asato H: Free rectus abdominis muscle reconstruction of the anterior skull base. Br J Plast Surg 45:302-306, 1992.
15. Bridger GP, Baldwin M: Anterior craniofacial resection for ethmoid and nasal cancer with free flap reconstruction. Arch Otolaryngol Head Neck Surg 115:308-312, 1989.
16. Schwartz MS, Cohen JI, Meltzer T, et al: Use of radial forearm microvascular free-flap graft for cranial base reconstruction. J Neurosurg 90:651-655, 1999.
17. Valentini V, Fabiani F, Nicolai G, et al: Use of microvascular free flaps in the reconstruction of the anterior and middle skull base. J Craniofac Surg 17:790-796, 2006.
18. Janecka IP: New reconstructive technologies in skull base surgery: Role of titanium mesh and porous polyethylene. Arch Otolaryngol Head Neck Surg 126:396-401, 2000.
19. Badie B, Preston JK, Hartig GK: Use of titanium mesh for reconstruction of large anterior cranial base defects. J Neurosurg 93:711-714, 2000.
20. Rapidis AD, Day TA: The use of temporal polyethylene implant after temporalis myofascial flap transposition: Clinical and radiographic results from its use in 21 patients. J Oral Maxillofac Surg 64:12-22, 2006.
21. Ruiz RL, Turvey TA, Costello BJ, Tejera TJ: Cranial bone grafts: Craniomaxillofacial applications and harvesting techniques. Atlas Oral Maxillofac Surg Clin North Am 13:127-137, 2005.
22. Kraus DH, Shah JP, Arbit E, et al: Complications of craniofacial resection for tumors involving the anterior skull base. Head Neck 16:307-312, 1994.
23. Haughey BH, Gates GA, Skerhut HE, Brown WE: Cerebral shift after lateral craniofacial resection and flap reconstruction. Otolaryngol Head Neck Surg 101:79-86, 1989.
24. Clayman GL, DeMonte F, Jaffe DM, et al: Outcome and complications of extended cranial-base resection requiring microvascular free-tissue transfer. Arch Otolaryngol Head Neck Surg 121:1253-1257, 1995.
25. Newman J, O'Malley BW Jr, Chalian A, Brown MT: Microvascular reconstruction of cranial base defects: An evaluation of complication and survival rates to justify the use of this repair. Arch Otolaryngol Head Neck Surg 132:381-384, 2006.

第 **106** 章

经鼻和口入路处理上颈椎病变

Carl H. Snydermand, RiCardo L. Cariau, Amin B. Kassam, Paul A. Gardner

经颈外入路到达 C1 和 C2 颈椎上部通常较为困难, 传统手术一般通过经口或腭入路到达该部位。近年来随着内镜辅助下经口入路技术的引进, 完全经鼻入路技术亦逐步取得进展。尽管目前仍未被广泛地应用, 但我们相信经鼻入路有着不同于其他路径的优点, 将会逐渐成为更好的选择。耳鼻喉科医生一般并不单独开展颈椎手术, 而是和其他专科的医生合作, 提供到达上颈部的通路。应用内镜经鼻入路, 耳鼻喉科医生自开始暴露起, 即可为神经外科医生保持良好的内镜视野。

在治疗颅底凹陷症导致的脑干受压时, 有时必须切除齿状突。其病因可能由于类风湿性退行性病变、血管翳增生、创伤性骨折以及齿状突脱位造成。随着经鼻内镜入路到达颅底腹侧部技术的应用, 可以通过切除齿状突以提供到达枕骨大孔及附近区域的通路。

解剖

经口和经鼻入路到达 C1 和 C2 属于中线入路。C1 和 C2 在斜坡下缘 (枕骨大孔) 与颅骨连接。齿状突前方为 C1 的前弓, 椎体前方覆有椎旁肌肉 (颈长肌和头长肌)。C2 椎体通常位于软腭水平位置。C3 和 C4 被咽后壁覆盖。在外侧, 椎动脉自椎管穿出后呈环形暴露于 C1 和 C2 之间。颈内动脉的咽旁段位于外侧, 通常不在术野范围内, 但是偶尔膨大的动脉会发生偏离, 进入咽后壁的内侧。

软腭的血供由腭大动脉支配, 该动脉自第二磨牙内侧的腭大孔穿出, 并向前支配硬腭黏膜血供。帕萨万特嵴 (Passavant's ridge) 只是生理学上的一个肌嵴, 在解剖上的缺乏特殊标志, 主要作用在于鼻咽关闭时提供与软腭的接触。

斜坡是枕骨的前部, 自蝶窦底向枕骨大孔延伸。斜坡骨板的厚度随着其向枕骨大孔延伸逐渐变薄。其外界为翼内板和翼突根部。翼管和翼管动脉指向岩骨段颈动脉的第二段膝部。术野的外侧界限为咽鼓管。

病例选择

C1 和 C2 手术适应证包括: 感染、炎症、创伤和肿瘤。感染问题虽然少见, 但是可能直接引起局限性咽后壁的脓肿及骨髓炎。C1 和 C2 创伤性损伤造成的脊髓压迫, 虽然不能直接修复, 但需要通过去除骨质碎片进行减压, 同时脊柱后路融合固定术对保持颈椎的稳定十分重要。

最常见的 C1 和 C2 手术适应证是类风湿病造成的韧带退行性病变, 通常伴有齿状突的破坏, 以及炎性血管翳增生 (图 106.1)。症状均继发于颈椎不稳定以及颅底凹陷症和脑干受压等。

切除低位斜坡和齿状突后, 即提供了到达位于枕骨大孔处肿瘤的通道 (图 106.2)。这些肿瘤类型多样, 包括: 软骨肉瘤、脑膜瘤、脊索瘤和其他类型的肿瘤。该入路亦可以联合其他类型的扩大经鼻内镜入

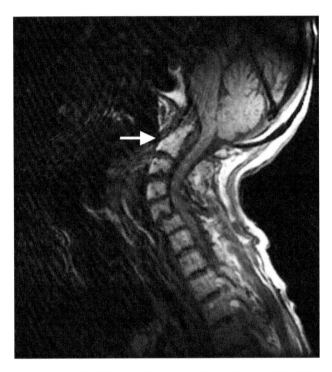

图106.1　颅底凹陷症与压迫脑干继发于类风湿血管翳(箭头所示)。

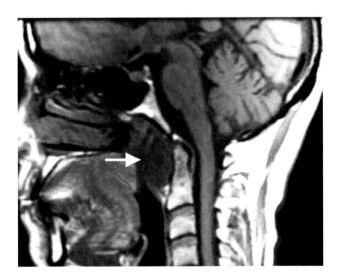

图106.2　位于枕骨大孔水平(箭头所示)的肿瘤,常见于脊索瘤、软骨肉瘤和脑膜瘤。

路,以便使颅底腹侧部获得更好的暴露[1]。

术前评估

颅底凹陷症通常见于老年患者,往往在手术时已有严重的咽部功能紊乱。应进行全面的神经系统检查,同时对脊髓受压的情况进行评估。喉部检查应包括对喉部功能、吞咽状况以及是否存在误吸的风险进行评估。

CT最适合评估骨解剖的变化,包括C1至低位斜坡间的关系,以及齿状突的位置。MRI则更适合观察血管翳和脑干压迫的程度。如果术中应用导航系统,术前应行CT造影检查,同时有必要对标准的扫描范围进行调整,下界应达C3水平。

术前应请麻醉科医生会诊,以评估气道状况及选择插管的方式。颈椎不稳定会增加插管的难度。尤其应注意的是,如果同期行脊柱后路融合固定术,需重新调整患者体位,此时应避免气管脱管的风险。

术前计划

在气管内插管和全麻诱导下,采用脊髓体感诱发电位(SSEP)行术中监测。也可应用脑干诱发电位监测脑干功能。对于颈椎不稳定者,如术中需要调整体位或需要搬动时,应持续进行监测。用Mayfield头架进行头部固定,然后应通过SSEPs监测确保所固定的头位处于安全状态。术中影像导航系统设置范围应包含颈髓结合部位。

术前需要对鼻部和咽部进行局部常规准备,同时全身预防性使用三代头孢抗生素。由于整个手术过程通常是在硬膜外进行,故亦可以局部应用抗生素。

手术入路

尽管在多数医院经口或腭入路仍是标准的手术入路,但我们更倾向于采用经鼻入路进行脑干减压术。经鼻入路向下操作范围有一定限制,仅能到达C2椎体。如果需要继续向下操作,则需要联合经口入路。但是严重张口困难的患者不适合于经口入路,对全口再植牙的患者同样不适合。

经口或腭入路

手术可以采用经鼻或口气管内插管。如果行经鼻插管,导管应置于咽部的一侧。也可选用经口RAE气管导管,并将其固定于开口器压舌板和舌之间。不同的开口器(Dingman和CroCkard)均可以使用,也可使用自动牵开器撑开下颌和舌部,或双侧口角(图106.3)。在上述操作中遇到的最大挑战是如何选择合适的压舌板,以便避免舌根进入术野。如手术时间持

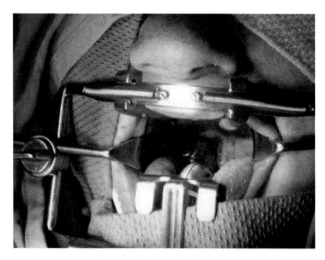

图 106.3 应用 Dingman 开口器撑开上、下颌，显示气管插管、舌和颊部的位置。

续较长，术中应间断地松开牵开器数分钟，以防止舌部过度受压，引起潜在的缺血坏死或水肿。

如果上方切除的范围仅限于齿状突，则没有必要行腭部辅助切口。可以将红色导尿管经鼻置入口腔，在靠近悬雍垂处与软腭处缝合，然后再向回牵拉导尿管，将软腭牵引至鼻咽部，并将导尿管妥善固定于手术治疗巾上。如果暴露范围需要达到蝶骨嘴水平，需附加腭部辅助切口。在悬雍垂的旁正中切开，在上颌牙槽后呈弯曲的 S 状，以便使形成的腭瓣保持在腭大动脉供血范围之内。然后将黏骨膜瓣向外侧分离至腭大孔边缘，注意游离过程中避免损伤腭大动脉。可以切除部分硬腭的后缘，以使上方获得更好的暴露。

自 C3 水平到鼻咽部之间，用电刀沿咽后壁中线做一垂直切口，继续在头长肌和颈长肌间切开深部的软组织，并将椎体旁肌肉从椎体和 C1 前弓处牵开。应注意避免过度向外侧分离，以防止损伤椎动脉。放置自动撑开器，继之开始用电钻和 Kerrison 咬骨钳处理椎体骨质。为保证视野清晰，应在手术显微镜，甚至内镜下进行操作。

在完成减压术后，咽后壁切口应分 2 层进行关闭：深层使用 3-0 的聚乙醇胺线间断缝合，浅层则行 3-0 的聚乙醇胺线垂直褥式缝合。即便如此，在切口的上下部位，亦很难达到严密缝合的水准。如果已行腭部切口，则软腭切口同样行 2 层来缝合关闭：深部肌层间用 4-0 聚乙醇胺线间断缝合，浅层同样 4-0 聚乙醇胺线间断缝合。覆盖硬腭表面黏骨膜瓣由于较薄，故采用单层垂直褥式缝合。石蜡鼻夹可以塑造

硬腭轮廓并与牙齿周围缝合固定。这样可以在咀嚼时保护腭黏膜。

经鼻入路

该技术已在其他章节进行过描述[2,3]，由耳鼻喉科及神经外科医生组成的外科团队共同协作完成。首先开放双侧蝶窦，切除鼻中隔后部附着处到蝶嘴。然后电刀切开鼻咽后壁黏膜，暴露其下的椎旁肌肉（头长肌和颈长肌）。继之切除软组织和肌肉暴露咽颅筋膜。通过应用 3mm 的金刚钻头自蝶窦向下逐步切除斜坡骨皮质，致密的咽颅筋膜很容易被切除。术野暴露的范围：外至咽鼓管，上至蝶窦底，下达软腭水平。

影像导航系统有助于确认 C1 环，然后暴露椎骨及斜坡骨质（图 106.4）。用电钻磨薄斜坡下缘，并以 Kerrison 咬骨钳切除之。然后用钻头磨除 C1 前弓中间部分，并用咬骨钳继续予以扩大（图 106.5）。在影像导航系统辅助下确定了深部的齿状突位置，然后磨除齿状突的中间部分。当仅仅残留齿状突外部骨皮质的空壳时，即可将齿状突底部与 C2 椎体分离。钝性或锐分离齿状突与周围的血管翳，以便可以移

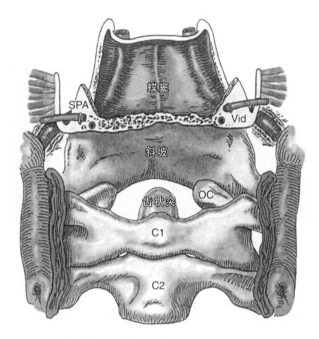

图 106.4 切除鼻咽后软组织，暴露低位斜坡和 C1。OC，枕骨髁；SPA，蝶腭动脉；Vid，翼管动脉。（Reprinted with permission from Kassam AB, Snyderman C, Gardner P, et al: The expanded endonasal approach: A fully endoscopic transnasal approach and resection of the odon-toid process: Technical case report. Neurosurgery 57[1 Suppl]:E213, discus-sion E213, 2005.）

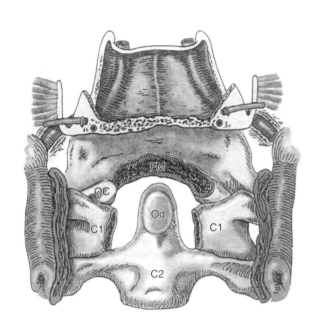 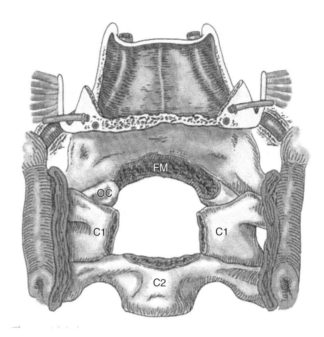

图 106.5 用电钻磨除 C1 环部的中间部分，再用 Kerrison 咬骨钳进行扩大。FM，枕骨大孔；OC，枕骨髁；Od，齿状突。(Reprinted with permission from Kassam AB, Snyderman C, Gardner P, et al: The expanded endoscopic transnasal approach and resection of the odon–toid process: Technical case report. Neurosurgery 57 [1 Suppl]:E213, discus–sion E213, 2005.)

图 106.6 用电钻磨除齿状突和切除其附着的韧带。FM，枕骨大孔；OC，枕骨髁。(Reprinted with permission from Kassam AB, Snyderman C, Gardner P, et al: The expanded endonasal approach: A fully endoscopic transnasal approach and resection of the odontoid process: Technical case report. Neurosurgery 57 [1 Suppl]:E213, discussion E213, 2005.)

动和去除残余的骨质(图 106.6)。

　　尽管切除血管翳并非必须，但我们更倾向用超声吸引器予以部分切除，直到观察到自脑干的搏动。如果硬脑膜未被侵犯，则没有必要施行重建。缺损处使用生物胶覆盖即可。

　　由于这些患者的颅椎结合存在先天不稳定，通常术中应同时行颈椎枕骨后融合术。

术后处理

　　通常患者术后存在着误吸的风险，由于同时施行了颈椎枕骨后融合术，再次气管插管会非常困难。因此术后应考虑暂时维持气管内插管，直到确保呼吸通道安全时再予以拔管，或者行暂时性气管切开术。在经鼻入路的患者中，我们发现气管切开仅仅用于术前具有明显咽功能障碍的患者。

　　术后患者开始应予以流质饮食，当吞咽功能逐渐恢复且无误吸时，可以考虑进食松软的食物。应用改良的钡餐透视检查，有助于客观评估吞咽功能的恢复情况。经鼻入路的患者，术后可以立刻恢复经口

饮食。对于经口入路患者，其吞咽功能的恢复往往会延长数天。

并发症

　　经口或腭入路暴露上颈椎及枕大孔区域，通常存在一些限制，特别是张口受限或口咽部软组织肥厚的患者。尽管 C2 和 C3 区域可以通过牵拉软腭予以暴露，但对于 C1 和低位斜坡的暴露及骨质切除，即使辅以腭部切口，亦较为困难。切除硬腭后缘虽然可以扩大术野及操作空间，但会增加术后腭漏的危险。其他潜在的风险包括牙齿损伤、舌水肿或坏死、继发性水肿导致的上呼吸道梗阻、吞咽困难、吞咽疼痛、鼻腔反流、开放性鼻音、咽后壁水肿或脓肿、颞下颌关节综合征等。由于担心术后气道通气障碍，患者可能需要维持气管内插管或行气管切开。另外因经口入路到达齿状突顶部的角度小于 90°，可能会阻碍显微镜的观察视野，并增加切除分离的难度。尽管通过口腔的内镜技术有可能减少暴露范围和拓宽视野，但并不能解决所有问题。

腭部功能紊乱是经口或腭入路面临的重要问题。腭部切口会导致不同程度的组织萎缩、部分缝合口裂开致腭缘间隙出现痿口。另外,椎骨和咽后软组织的切除会增加软腭和咽后壁间的距离,从而阻碍了鼻咽关闭时的良好接触,导致了开放性鼻音和鼻腔食物反流。经鼻入路上述风险相对较小。因为咽后缺损位于软腭和咽后壁(帕萨万特峰)接处点的上方,故不会出现开放性鼻音或者鼻腔反流的问题。

在经口入路时,关闭咽部切口比较困难,且有发生唾液污染、手术部位发生严重细菌感染之虞。与之相反,经鼻入路产生的缺损位于软腭上方,不会产生同样程度的细菌感染。手术结束时切口无需缝合,使用纤维蛋白胶覆盖保护即可。

颈内动脉的咽旁段,位于咽隐窝外侧及咽鼓管的深部。个别情况下,颈内动脉呈扭曲状走行于咽后区的内侧,此为经口入路的相对禁忌证,而非经鼻入路的禁忌证。

C1 和 C2 水平向外侧过度解剖有可能损伤椎动脉,此时建议在导航下操作。

假如在经口入路时出现脑脊液漏,予以彻底封闭一般比较困难,这取决于能否达到切口的上部区域。经鼻入路时,若在枕骨髁上外侧区域操作,出现硬膜暴露及脑脊液漏的风险会更大。对于该部位的脑脊液漏,可以使用脂肪组织瓣或鼻中隔黏膜瓣予以有效的封闭。

总结

经鼻内镜入路可以直接到达齿状突,且提供了抵达低位斜坡、C1 和 C2 椎体的通路。内镜下视野明显优于显微镜,可以更加方便、彻底的切除血管髒。其仅有的问题在于处理 C2 椎体(硬腭水平)以下平面相对困难。但在联合经口入路时,应注意规避咽部和腭部切口所带来的潜在性气道阻塞和吞咽障碍。由于经鼻入路操作区域位于软腭上方,故可以有效地避免腭部功能紊乱,且没有必要修复局部缺损,迄今尚未观察到术后出现感染的问题。患者术后会有轻微的疼痛,如果术前没有吞咽障碍,术后即刻进食。这样可以使正常生理功能更快恢复,同时避免了术后并发症,可大大减少住院时间和护理费用。

精要

- 通过使用导尿管与悬雍垂基底部缝合,并将软腭牵拉至鼻咽部,通常可以避免行腭部辅助切口。
- 经鼻入路必须切除鼻中隔后部直到鼻底,这样可以拓宽外侧操作的空间。
- 切除鼻咽部黏膜、深部的椎旁肌肉和咽颅筋膜,有利于 C1 和 C2 的暴露。
- 必须切除增厚的血管髒,直到窥及脑干的搏动;完全切除血管髒可能会增加脑脊液漏的风险。
- 经鼻入路因受到硬腭后缘的限制,通常在 C2 以下平面操作相对困难。

隐患

- 术前伴有咽部功能紊乱的患者,会增加术后气道阻塞的风险,因此需要同时行气管切开术。
- 存在颈椎不稳定的患者,在固定体位和整个手术过程中,均需要进行神经功能监测,以避免神经损伤。
- 使用开口器过度牵拉,可能导致舌部的缺血性坏死。
- 咽后壁软组织和骨质缺损,有可能导致术后软腭不全。
- 应避免在咽鼓管外侧解剖分离,以防损伤颈内动脉。

(张秋航 译)

参考文献

1. Kassam AB, Snyderman CH, Mintz A, et al: Expanded endonasal approach: The rostrocaudal axis. Part II. Posterior clinoids to the foramen magnum. Neurosurg Focus 19(1):E4, 2005. Available at http://www.aans.org/education/journal/neurosurgical/July05/19-1-4.pdf.
2. Kassam AB, Snyderman CH, Gardner PA, et al: The expanded endonasal approach: A fully endoscopic transnasal approach and resection of the odontoid process: Technical case report. Neurosurgery 57(1 Suppl):E213, discussion E213, 2005.
3. Kassam AB, Mintz AH, Gardner PA, et al: The expanded endonasal approach for an endoscopic transnasal clipping and aneurysmorrhaphy of a large vertebral artery aneurysm: Technical case report. Neurosurgery 59(1 Suppl 1):ONSE162-ONSE165, 2006.

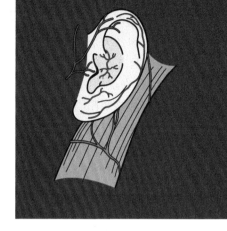

第 12 篇

耳科学

第 **107** 章

耳科诊室治疗

Alyssa Hackett，Yael Raz

与其他手术学科一样，越来越多的耳科微创手术能够在诊室中完成。我们甚至可以期望有一天在诊室中为耳硬化症行镫骨切除术[1]。

诊室治疗有很多优点[2]，如：可在局麻下完成、患者不需要禁食、设备支出及麻醉开销明显减少以及手术时家人或朋友可以陪在身边等。但是，不是每一名患者都适合诊室治疗。像外耳道狭窄、解剖结构异常变异的患者，精神高度紧张的患者，大多数的儿童（尤其是 3~6 岁）以及有神经认知功能障碍的患者就不适合进行诊室治疗[2]。

和其他治疗一样，在治疗前患者与医生间建立相互信任关系是令患者满意的关键。在确定是否对患者进行诊室治疗之前，有必要让患者了解到治疗过程中会发生什么情况。一般来说，操作时间过长，声响过大，疼痛及眩晕等是常见的影响患者整体满意度的因素，术前需向患者及家属充分告知。将显微镜与摄像设备相连，使患者能够从屏幕上直接观看手术过程，可以在一定程度上减轻患者的紧张情绪。

本章会为大家讲解多种耳部麻醉的方法及常见的诊室治疗。至于外耳道异物的取出和鼓膜修补术我们将在 108 章和 113 章为大家详细讲解。

麻醉

操作前选择适当的麻醉方式可以减少患者的不适，保证术中配合不动。具体方式有：表面麻醉（常用于鼓膜修补术）、局部麻醉（常用于耳道肿物活检）和区域阻滞麻醉（常用于耳郭撕裂伤的修复及血肿的切开引流）。

鼓膜的表面麻醉

常用的鼓膜表面麻醉剂有苯酚、利多卡因和丁卡因。由于耳道内的皮屑会阻挡麻醉剂到达鼓膜，降低麻醉的效率，因此，麻醉前需先在耳镜下清理干净皮屑，充分暴露鼓膜，确保能够暴露鼓膜的穿孔、剥离皮肤和内陷囊袋。鼓膜穿孔时麻醉剂进入中耳可能会造成暂时性面神经麻痹或眩晕[3]。

苯酚

如果苯酚作用于鼓膜，可形成小范围的化学灼伤，因此大剂量使用时会造成严重的化学性外耳道炎。但当小剂量直接作用于鼓膜上时可以产生快速、有效、安全的麻醉效果，这是我们推荐苯酚作为表面麻醉药物的原因。

操作时选择合适的耳镜暴露鼓膜，如果鼓膜外表面有皮屑和液体应将其吸除。由于苯酚会沿着鼓膜上的水分蔓延而造成整个湿润区域的灼伤，因此在麻醉前必须保证鼓膜干燥。用苯酚涂抹器蘸取少量的苯酚，轻轻地接触瓶的内壁，去除多余的液体，仅留两个尖头之间的部分(图 107.1)，涂抹在鼓膜上需要进行操作的部位(例如，鼓膜穿刺时应涂成一个小点而鼓膜切开时则需要抹成一条线)。涂抹后操作部位会瞬间变白，同时也提示我们鼓膜已经麻醉完成。此外，这一步骤还可以用卷棉子或成品的海绵装置来完成(图 107.1)。使用苯酚时会给患者带来短暂

的烧灼感，需提前对患者说明。小剂量的苯酚不会对鼓膜造成永久性的损伤。

丁卡因或利多卡因

现有文献没有给出利多卡因或丁卡因的标准浓度。最常见的配制方法是将 4%~10% 的利多卡因(氨基化合物)或 8%~16% 的丁卡因(酯)溶解在异丙醇中使用。

患者采用仰卧位，头偏向一侧。为了避免产生冷热刺激，麻醉剂需事先暖至体温。在鼓膜完整的情况下，将麻醉剂灌满耳道的 1/3~1/2。若使用利多卡因，需与鼓膜持续接触至少 15~20 分钟才能起作用，而丁卡因则需要 1 小时。如果在耳道中缓慢置入浸有麻醉剂的棉片并使其与鼓膜充分接触，可以让患者在麻醉等待的时间里自由活动。置入棉片时应非常轻柔，直至其与鼓膜相接触。在进行治疗操作之前，将棉片移除并用未连接负压的吸引器头尖端轻轻地试探鼓膜是否已麻醉完全。如果患者仍可清楚地分辨吸引器造成的疼痛和噪声刺激，说明还需要再等

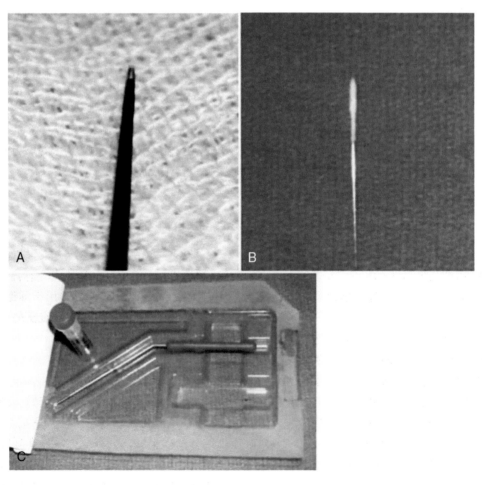

图 107.1 苯酚麻醉鼓膜的工具。(A)苯酚涂抹器。(B)卷棉子。(C)成品的海绵头套装。

一会儿。当鼓膜已完全麻醉成功后就可以用吸引器将耳道内多余的麻醉剂吸出。

恩纳(EMLA)软膏

有文章报道,恩纳软膏(即丙胺卡因乳剂,一种易溶的局部麻醉剂混合物）也可以用作鼓膜表面麻醉的麻醉剂。虽然它使用简单,可以直接涂抹在鼓膜表面并且进入中耳腔的风险较小 , 但是它往往不能达到很满意的麻醉效果[4]。由于它起效时间多在 1 小时以上,等待时间长,所以对于忙碌的诊室来说,它并不是最佳选择。

外耳及外耳道的麻醉

外耳的活检或修复也可以在诊室中于局部麻醉下完成。通常我们选用利多卡因做局部或阻滞麻醉,或者使用多种麻醉剂做表面麻醉。

表面麻醉

表面麻醉多用于惧怕打针的儿童患者。恩那软膏(EMLA)和利多卡因丁卡因肾上腺素软膏(LET)在完整或破损的皮肤上均可使用。

将 EMLA 或 LET 直接涂抹在手术部位,注意预留足够大的范围。暂时的封闭包扎可以将 LET 的麻醉时间缩短至 30 分钟,将 EMLA 缩短至 60 分钟。此外,LET 还可以由以下成分混合而成(1%~4%的利多卡因,1:1000~1:2000 的肾上腺素,0.5%~2%的丁卡因),用棉球涂抹在手术部位进行麻醉。此外,还有很多商品化的贴片,通常含有利多卡因成分,可以用于局部手术操作。无论使用的是何种麻醉剂,都应该用针等工具小心地测试麻醉效果,之后才可进行操作。

局部注射含有肾上腺素的利多卡因

因为肾上腺素有使皮肤缺血坏死的风险, 所以一般情况下,不主张在耳郭、鼻尖、手指、脚趾及阴茎等部位进行麻醉时使用肾上腺素。但是,最近有几项研究表明,在耳部局部注射肾上腺素是安全的[5-7]。

麻醉前使用酒精消毒或按照手术标准进行准备。在浓度为 1%的利多卡因中加入 1:200 000 的肾上腺素,使用 1mL 注射器进行注射。碳酸氢钠可以中和利多卡因的酸性,减少注射部位的灼烧感,因此可以 1:10 的比例加入到麻醉剂中。这种混合试剂必须在混合后一周内使用。注射真皮深部时,使用 25G 或更细的针头与皮肤呈 10°~15°进针,边进边缓慢注射,直到整个术野都被浸润。此时,我们可以看到并摸到注射出的皮丘。减少扎针次数和缓慢推药可以减轻注射的疼痛。小范围的麻醉一针就可以解决。如果皮肤存在破损,那么可以从破损边缘进针。注射剂量以能够完全覆盖手术区域的最小剂量为宜,因为除了局部浸润外,少量的利多卡因还会进入体循环中。因此,对于加入了肾上腺素的1%的利多卡因,使用的最大剂量为 7mg/kg,总量不超过 500mg 或 50mL;而没有加入肾上腺素的利多卡因则为 4.5mg/kg。注射利多卡因后 2 分钟内即可达到充分的麻醉,并且麻醉时间可以持续数小时。

区域阻滞麻醉

区域阻滞麻醉应用范围很广, 既可以用于耳郭手术,也可以作鼓膜手术。耳部的感觉由 4 支神经支配(图 107.2):三叉神经下颌支分支的耳颞神经,支配外耳的上部;从颈丛发出的耳大神经支配耳郭下部;颈丛的另一分支枕小神经支配外耳的中间部分;迷走神经耳支支配外耳道和耳甲腔。此外,部分外耳道也受到耳颞神经及面神经鼓室丛的支配。

熟练地掌握耳部解剖对于选择合适的阻滞方式很重要。在这里我们讨论两种:外耳阻滞和耳道四象限阻滞。单纯的外耳阻滞不能麻醉外耳道及鼓膜,同样,耳道四象限麻醉也不能麻醉耳郭,但却可以很好地麻醉外耳道和鼓膜。

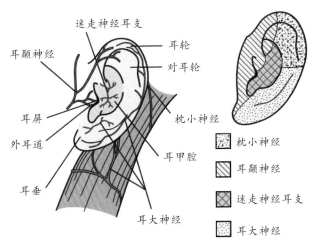

图 107.2 耳郭的神经支配。(Adapted from Roberts R, Hedges JR [eds]: Clinical Procedures in Emergency Medicine, 4th ed. Phila-delphia, WB Saunders, 2004.)

外耳阻滞

注射部位选择在耳郭与头部交线的最高和最低两处,用酒精消毒。用带有 25G 或更小针头的 10mL 注射器抽满加入肾上腺素的 1% 利多卡因,在最高点与皮肤呈 10°~15° 进针(图 107.3),朝向耳屏,走行在皮下。注射时先回抽注射器,如果没有血液抽出,那么说明针尖不在血管中,不用担心麻药会进入体循环,可以放心地注射。注射 2~3mL 后撤回针头但不要完全拔出,朝耳郭的后面方向以刚才的方式继续注射 2~3mL。耳郭下方也以同样的方式进行麻醉。几分钟后麻药就会起效,并且可以持续 1 小时以上。

耳道四象限阻滞

同样使用加入了肾上腺素的 1% 利多卡因进行麻醉。麻醉部位为外耳道骨部与软骨部连接处,即耳道中有毛发生长的最内侧部位。使用连接了 25G 或 27G 针头的小号注射器(带有 Luer-Lok 的 1mL 或 3mL 注射器)分别在该处的前、后、上、下四个位置进行注射(图 107.4)。然后用耳镜在紧邻注射部位处轻压注射部位以外的耳道壁,让麻药均匀地向内渗透,直至观察到骨性外耳道的皮肤变白。如果注射时感到有轻微阻力,说明进针的层次是正确的;而如果耳道中有水泡隆起挡住视野,则说明进针过浅了。仔细观察外耳道骨部皮肤的平整程度可以及时发现水泡并调整进针的部位。

耵聍嵌塞取出术

耵聍嵌塞取出术是在诊室中最常进行的手术。通常,外耳道有自洁的功能,它可以通过上皮细胞逐渐向外移行将耳道中的耵聍、尘土以及脱落的上皮一同清理出来。但是,在某些情况下,外耳道的自洁功能会受到影响,需要医生来帮助清洁。比较常见的患者:有外耳道狭窄又经常佩戴助听器或耳塞的患者,外耳道术后的患者以及经常使用棉签擦拭耳道的患者。

清理时,一般采用外耳道冲洗的方法,由初级保健的全科医生即可完成。但不是每一个患者都可以用这样的方法清理干净,这时就需要在诊室显微镜的直视下手动取出。如果条件允许,我们多推荐后者,这个方法的额外好处是可以同时锻炼术者在显微镜下的操作能力,加强耳科手术技术的训练,如:

练习怎样在不挡住视野的情况下手持器械和使用器械尖端进行操作。大多数情况下,外耳道耵聍都可以被顺利取出而不产生不适和出血。

操作方法

使用非操作手将尺寸合适的耳镜插入耳道并保持不动。在显微镜下使用吸引器、耵聍刮匙或各种形状的小钩将耵聍取出:环形刮匙比较锐利,应小心操作;铲式刮匙创伤较小,操作方便,适合在少到中量耵聍没有完全堵塞耳道时使用。如果耵聍已经堵满了外耳道,我们则需沿着栓子与耳道皮肤之间的间隙小心操作。这要求我们需熟悉外耳道的走行,预计到解剖结构的变化(就是在前方颞颌关节的显著突起),尽量暴露出鼓膜。此时上面提到的工具可能都会被用到,尤其是小的直角钩在分离耵聍与耳道之间的平面时会更顺手。另外,这种小钩也可以用来清除与鼓膜相连的耵聍。但注意当离鼓膜很近时,要将 5F 吸引器换成 3F。只有在必要时才使用 7F 吸引器,因为它产生的噪声很大,会让人很不舒服,而且使用它时很难避免外耳道皮肤不必要的损伤。

在清理术后的乳突腔时也需要遵循上面的原则。清理者应对之前的手术记录非常了解,包括鼓膜的位置以及中耳的解剖结构等。清理工作的难易程度还取决于之前的手术是否做到了一些关键的细节,如:尽量地磨低面神经嵴,做耳甲腔成形术以及磨平外耳道的上壁和下壁以使其与乳突腔上、下壁相平。清理时应确保将各气房的皮屑和耵聍完全清理干净。由于吸引乳突腔常会造成患者头晕,所以应主要借助刮匙和小钩清理。当皮屑是潮湿的时候,对于那些容易眩晕的患者,应使用小号吸引器来清理。

耳郭血肿的切开引流

耳郭血肿大多发生在参与接触性运动的患者,例如橄榄球、拳击和摔跤,因为这类运动造成耳郭皮肤撕裂、软骨与软骨膜分离的风险较高。其中,摔跤又是这些运动中风险最高的,这也是为什么我们用"摔跤耳"来描述耳郭受伤后由于未接受治疗而形成畸形的"菜花样耳"的原因。虽然在摔跤比赛中使用专门的护具可以大大减少耳郭血肿的发生,但是并不能完全避免。

耳郭软骨的血供主要来源于附着在它上面的软

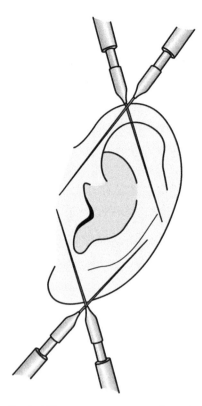

图 107.3　外耳阻滞。(Adapted from Roberts R, Hedges JR [eds]: Clinical Procedures in Emergency Medicine, 4th ed. Philadelphia, WB Saunders, 2004.)

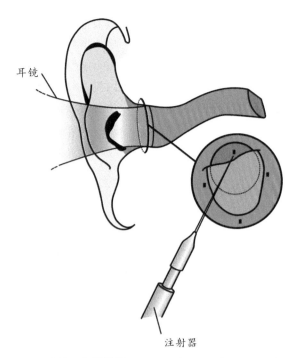

耳镜

注射器

图 107.4　耳道四象限阻滞。(Adapted from Roberts R, Hedges JR [eds]: Clinical Procedures in Emergency Medicine, 4th ed. Phila-delphia, WB Saunders, 2004.)

骨膜。耳郭撕裂后会破坏软骨和软骨膜之间原有的正常解剖关系，使软骨因血供不足而发生坏死。随后，由于伤口组织纤维化、挛缩以及软骨细胞再生等原因，形成了外表独特的菜花样耳。因此，在血肿形成后尽快恢复受伤部位软骨与软骨膜的接触可以降低发生此类畸形的风险。

　　虽然大多数耳郭血肿都发生在软骨和软骨膜之间的潜在间隙中，但是，最近有文献报道说，有些血肿，尤其是复发性的血肿经常发生在软骨内部[8]。软骨内血肿多为多腔隙血肿，当引流不完全时形成菜花耳畸形的风险极高。

术前计划

　　详细的询问病史可以帮助明确损伤的机理以及血肿发生的时间，而仔细的耳镜检查可以帮助排除其他外耳和中耳的创伤。此外，在治疗前还应问清楚耳朵是否可能会再次受伤。因为有些患者，尤其是运动员，在治疗期间他们由于不愿意错过训练或比赛而有可能会造成二次受伤，这时就不能进行笨重的

加压包扎及针孔引流。复发性耳郭血肿可能需要开放探查。

手术技术

切开和引流

　　切开引流血肿是最常用的治疗方法，其复发的风险低于细针穿刺引流。并且对于几乎所有的血肿，包括多腔隙的和软骨内的血肿，这种方法都是十分有效的。术前对耳郭的内侧面和外侧面均进行消毒，耳周使用无菌单将头发盖在术野之外以保证术野无菌。采用区域阻滞的方式进行麻醉。切口部位选择在耳轮和对耳轮的褶皱处，长度一般为 4~5mm 或更长，这样既可以很好地隐藏疤痕又能方便进一步探查(图 107.5)。切开后，可以用手指加压血肿，使血液或积液排出，也可以用止血钳来探查腔隙并充分地引流已形成的小腔隙。引流完全后，在术腔中放入橡胶管或烟卷式引流管以防止积液再形成(图 107.5)。整个操作中成败的关键在于术后充分地加压包扎而不是是否放置引流管。事实证明，将牙垫剪至血肿大小并缝在耳朵上可以有效地防止日常活动甚至相关

运动时血肿的复发[9]。对于累及耳轮和对耳轮的较大血肿,耳郭的两面都需用牙垫。将3-0丝线或尼龙线穿过耳郭外侧面和牙垫。在耳郭的内侧,缝针则需要先穿过另一块牙垫后经过牙垫内侧、耳朵和牙垫外侧返回(图107.5)。最后,在牙垫和缝线上涂上抗生素软膏。

穿刺引流

耳郭血肿也可以通过细针穿刺引流后加压包扎一段时间来治疗。尽管这种方法的创伤较小,但是复发的风险却大大增加。如果血肿触诊起来较硬,应怀疑血肿内有血凝块生成,此时细针穿刺引流可能无效。操作时,对耳郭的内侧面和外侧面都进行消毒,使用区域阻滞的方法进行麻醉,将18G针头穿入血肿并用注射器引流。拔出针头前用手指压迫血肿,确认引流已完全。根据前述方法放置和缝合敷料。有些术者也喜欢用热的夹板或对整个耳郭进行加压包扎。

术后处理

引流后密切观察患者有无复发或感染的征象。伤口使用敷料缝扎的患者,术后应给予抗生素预防感染。大概5天后拆除耳部敷料,密切注意血肿复发的情况。

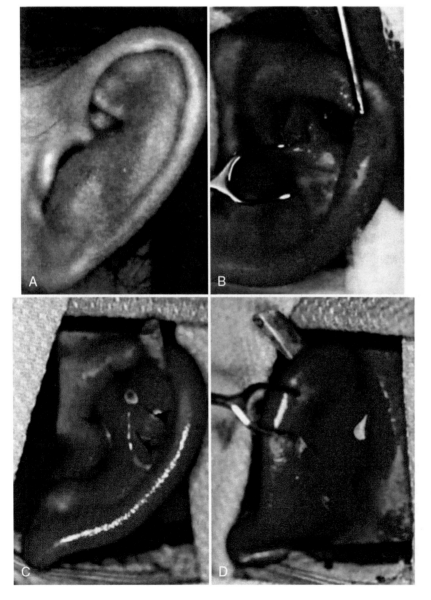

图107.5 耳郭血肿。(A)耳郭血肿导致耳郭变形。(B)平行于耳轮将耳郭切开。(C)术腔中放入橡胶引流管,将修剪过的硅胶固定在耳郭的内侧面和外侧面。(D)将牙垫缝在耳郭表面上。(Courtesy of Barry E. Hirsch, MD.)

耳部脓肿切开引流

耳郭是发生局部感染并且形成波动性脓肿及软组织坏死,需要进行切开引流的常见部位。这些感染灶大小不等,既可为外耳道的疖肿,也可以是骨膜下脓肿。脓肿的切开引流不仅对它们的恢复有帮助,还可以大大减轻耳郭软组织肿胀产生的疼痛和不适。与其他的感染相同,免疫功能不全的患者和糖尿病患者中这类感染的发生率升高。

毛囊堵塞感染、脓液积聚可形成很痛的疖或痈,金黄色葡萄球菌为最常见的致病菌。它们最常发生在外耳道的软骨部。大多可以自然破溃或经人为挤压后破溃,但是个别持续存在的疖肿需要切开引流。除非继发了严重的蜂窝织炎,否则一般不需要使用抗生素抗感染治疗。

尽管疖和痈的发生多与外伤无关,但耳郭的软骨膜炎或软骨炎却多发生于外伤或打耳洞后,这是由于病原菌在皮肤聚集。软骨膜炎和软骨炎往往会导致脓肿形成并需要切开引流。外科切开引流可以很好地控制感染。

由于耳郭软骨的血供相对较少,所以很难使血中的抗生素在软骨中达到最低抑菌浓度,对炎症的清除能力较低。对于经久不愈的引流伤口来说,病灶内局部应用抗生素可以达到一定的疗效[10],但对于全身使用抗生素是否有效这个问题仍有争议[11-13]。有报道表明,经皮离子电渗的方法比通过皮肤或者烧伤皮肤表面的干痂给予抗生素更易被吸收[14],因此对于需要入院治疗的复杂感染患者可以考虑应用此种方法。切开引流的同时需留取标本进行细菌培养并同时使用广谱抗生素。尽管金黄色葡萄球菌是最常见的致病菌,但铜绿假单胞菌在烧伤及穿刺伤的患者中也并不少见。

耳后脓肿是在乳突炎蔓延并侵袭到骨膜下间隙时形成的。治疗上首选乳突切除术,但是在安排手术和静脉抗生素治疗的同时,术前在诊室中进行切开引流可以有效地减轻疼痛和炎症反应。

病例选择

所有急性起病且疼痛明显的耳部波动性肿块均需引流。尽管有些疖肿可以通过局部热敷或人为挤压得到治愈,但除此之外,其他脓肿均需切开才能充分引流。在耳郭感染的初期还未形成脓肿时,大剂量使用抗生素可以起到控制感染、避免进一步软骨损害的作用。应密切观察患者的病情,判断其是逐渐好转还是进展为需切开引流的脓肿。

术前计划

术前应详细地询问病史并有针对性做检查,包括电耳镜检查。对于有心脏瓣膜疾病的患者应适当地进行心内膜炎的预防治疗。对于免疫功能不全的患者也应预防性使用抗生素,以预防菌血症的发生,如:HIV 病毒感染者或艾滋病患者、糖尿病患者、接受激素治疗或化疗的患者、器官移植者以及酗酒者。

疖肿或脓肿的大小和诱因决定了手术的方式。打耳洞引起的小脓肿一般仅需要使用一根小的引流管即可在几天内痊愈。而由外伤引起的范围较大的耳部脓肿则需要更加周密的引流计划。

对于可能会造成软骨损害的感染,需预先设计好切口以免影响到日后的修复手术。通常,为了更好地隐藏伤疤,耳郭修复手术的切口一般都选在耳轮或对耳轮的皱褶部位。

手术技术

疖

耳道疖切开引流前可以在脓肿外测多点注射进行局部麻醉,并在术前用细针穿刺以确定是否有脓液存在。对位置靠外的疖,建议切开时使用 15 号刀片,而对较靠内的疖肿,则可以使用鼓膜切开刀操作。

耳郭脓肿

嘱患者仰卧,患耳朝上,并进行消毒铺巾。一般使用区域阻滞的麻醉方法,但对于较小的脓肿也可以选择局部皮下注射的方法,当区域阻滞的效果不佳时,可以加用局部注射麻醉。由于对脓肿进行操作会造成患者的剧烈疼痛,因此即使配合度再高的患者都应在麻醉下进行手术。注射麻药时,在脓肿中央的皮肤上以尽可能平行皮肤的角度进针,这样既可以保证针尖位于皮下组织的层面而不是进入脓腔,又可以使麻药充分浸润皮肤及皮下组织,达到对敏感部位的最佳麻醉效果。

麻醉完成后,用15号刀沿着耳轮或对耳轮的天然皱褶做切口,同时留取脓液送细菌培养。可以利用止血钳或其他钝头钳子探查脓腔并消灭所有死腔以保证引流充分。随后,仔细地检查软骨,清除其坏死的部分,但要尽可能地减小缺损的范围。有时需要再次或分期清理,但分期进行清理对于减小发生软骨畸形的范围有帮助。如果软骨坏死的范围很大,则需在手术室中进行处理。充分引流脓腔后,用盐水冲洗净残留的坏死组织并保持切口开放。最后,根据切口的大小放置合适的引流管,通过引流管可以进行抗生素灌洗。

骨膜下脓肿

使用加入肾上腺素的1%利多卡因在耳后沟后方大概1cm处按耳后沟的形状进行注射。切开引流的切口需要覆盖在计划进行的乳突切开术的伤口之上(图107.6)。切皮之后,使用止血钳来探查脓腔,充分引流脓液后,使用生理盐水冲洗脓腔。术后应尽快安排有针对性的手术治疗。

术后处理

一般情况下,疖肿不需要随诊,但如果1周内伤口未能痊愈、出现肿块或疼痛加重的话,需要再次就诊。其他类型感染术前的感染范围决定了术后的处理方式。患有软骨炎或骨膜下脓肿的患者需要住院进行密切随诊,使用抗生素,必要时行手术治疗。

对于耳郭脓肿的患者,应向患者告知感染一般需几周才能被完全控制,因此术后几周内感染复发的可能性较大。一旦感染复发,需紧急行外科清创手术去除坏死组织。如果发生了耳郭畸形应将患者转诊以进行耳郭重建。耳郭重建手术应在感染完全清除后6~9个月进行,这样可以保证感染已被完全控制。

外耳道肿物活检

外耳道肿物通常都没有明显的临床症状,大多在常规耳镜检查时被无意间发现。有时也可合并听力减退、耳胀满感、耳痛或耳溢液等症状。外耳道肿物既有良性又有恶性(表107.1)。其中最常见的恶性肿瘤有鳞状上皮细胞癌、基底细胞癌和腺样囊性癌。通过活检对肿物尽快地做出准确诊断是制订恰当治

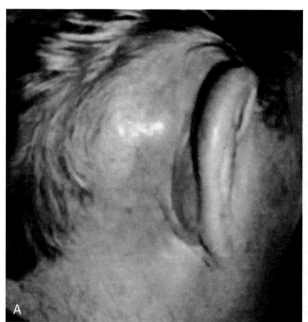
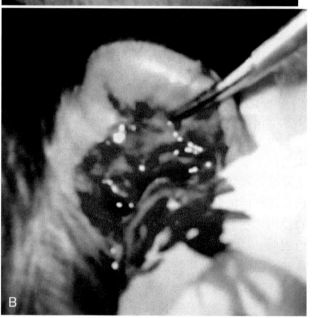

图107.6　耳后脓肿。(A)耳后区红肿伴有波动感。(B)在诊室中通过耳后小切口将脓液清理干净,第二天早上行乳突根治术。

疗和手术计划的第一步。对于外耳道的某些良性肿瘤(如骨瘤和外生骨疣)仅通过其典型的临床表现及生长部位就可以诊断,一般不需要特殊干预,除非患者伴有传导性听力损失或外耳道自洁功能受损无法自行排出耵聍及鳞状上皮皮屑的情况。外耳道胆脂瘤的清理可以在诊室中进行(详见第110章)。新近发生的伴有耳溢液的痛性肿物多考虑为外耳道炎引起的炎性肉芽,一般不需要活检,局部使用含有激素及抗生素成分的滴耳液大多可以控制其生长。当怀

疑肿物为自发炎症并且局部用药无效时，治疗的关键是密切观察肿物消退的情况，如果肿物不能消退应进行活检。

有时也会见到位于外耳道深方的肿物，例如可能会遇到将上鼓室内陷囊袋阻塞的肉芽。首先应清除掉大部分的肉芽，配合激素或抗生素滴耳剂滴耳使肉芽消退，然后再将上鼓室中的耵聍和鳞状上皮皮屑清理干净。若上鼓室囊袋很大，足以看清病变范围并有把握清理干净所有病变，那么进行保守治疗即可。对于病变范围较大的胆脂瘤必须进行手术治疗，但预先在诊室中清除肉芽也可以减轻炎症、帮助手术顺利进行。应使用杯状钳清理这些肉芽。由于这些肉芽可能跟深方的听骨链粘连，因此清除肉芽时应注意避免牵拉。

检查时应特别注意辨别恶性外耳道炎的可能，特别是对于患有糖尿病的患者。这种感染典型的临床表现为外耳道骨和软骨交界处的皮肤呈颗粒状，一旦发现需要积极使用抗生素治疗。有时这种恶性病变易与普通的外耳道炎相混淆，并可能因此延误诊断及治疗。虽然查体所见的典型外耳道皮肤改变可以有效地提示本病的发生，但是仍需活检病理来明确诊断。最后，当碰到饱满的有搏动性的肿物时，应警惕大的血管球瘤（图 107.7）突入耳道的可能。此时不宜活检，否则会造成大出血。

术前计划

由于患者会担心活检后的病理诊断，因此进行活检时的操作氛围要比其他诊室操作紧张很多。如果可能的话，活检应在评估最开始的时候进行，以加快病理诊断的速度。在得到病理结果之前，与患者交流可能的病理结果以及等待时间十分重要。应该花时间并谨慎地回答患者的问题，避免给患者一个过于消极或积极的观点。

手术技术

令患者仰卧位，患耳朝上。使用耳道内四象限阻滞的方法进行麻醉。完成后可使用微型杯状钳咬除病变，或用 Bellucci 剪刀切除带蒂的病变。诊室中应常备肾上腺素，当操作中出血较多时可以将蘸有肾上腺素的棉片置于活检部位进行止血；也可以用鳄鱼钳将硝酸银棒折成小段置于创面处；或使用卷棉子蘸取少量硝酸银溶液对创面处进行烧灼。

表 107.1	外耳道肿物
良性	
胆脂瘤	
嗜酸细胞肉芽肿	
外生骨疣	
纤维结构不良病	
耵聍嵌塞	
神经纤维瘤	
骨瘤	
副神经节瘤/神经鞘瘤	
外耳道狭窄	
颞下颌关节疝	
血管病变	
恶性	
腺样囊性癌	
基底细胞癌	
耵聍腺癌	
恶性黑色素瘤	
转移癌	
软组织肉瘤	
鳞状细胞上皮癌	

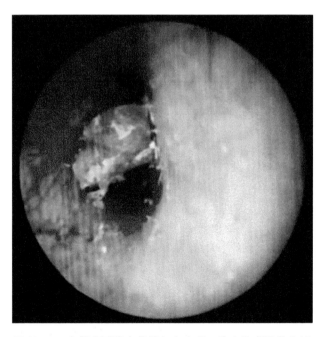

图 107.7　右侧外耳道内的粉红色肉芽。检查发现肿物为搏动性，它充满了中耳腔并从中耳腔中突出来。进一步检查明确了其为巨大鼓室体瘤的诊断。

术后处理

术后 1 周应复诊评估活检伤口的情况以及讨论活检结果。

鼓室内注射

作为梅尼埃病(MD)和突发性感音神经性听力损失(SSNHL)的一种治疗手段,鼓室内注射氨基糖苷类药物或糖皮质激素越来越受到推崇。该操作本身副作用小且易于耐受。穿刺位置多在几周内就可自然愈合,少有继发感染或穿孔不愈的情况。

现在比较公认的药物进入内耳的方式是通过圆窗的吸收。圆窗部位的阻塞会减少药物的吸收。作者更推荐鼓室内注射的方法来给药。除了鼓室内注射的方式外,还可以使用明胶海绵蘸取药物直接置于圆窗龛处,插入带有自动滴药功能的通风管或微导管技术,通过鼓膜置管将棉芯置于圆窗上。但是,如果有结构阻挡药物与圆窗接触则会减低吸收的效率,因此更推荐鼓室内注射的方法来对内耳进行给药。这些方法的详细操作步骤可以参考 Jackson 和 Silverstein 的论文《内耳的药物灌注治疗》[17]。

鼓室内注射庆大霉素(IT-GENT)

由梅尼埃病引起的眩晕往往会使患者卧床不起,并且相当数量患者的眩晕不能通过利尿限盐治疗来缓解。鼓室内注射庆大霉素可以以最小的创伤达到部分或全部前庭切除的目的,有时还可以有效地避免手术治疗。

庆大霉素由于其前庭毒性远大于耳蜗毒性,因此是最常用于鼓室内注射的氨基糖苷类药物。与庆大霉素相比,虽然链霉素的前庭毒性也很强,但在达到更好的眩晕控制效果时庆大霉素所引起的听力损失较小,因此现在已基本不使用链霉素来进行鼓室内注射了[18]。氨基糖苷类药物的耳毒性作用已被证实,其所引起的听力损失随所用药物剂量的增多而增大。虽然有的患者在进行第一次鼓室内注射庆大霉素后就会出现听力损失,但我们惊奇地发现,另一些患者在注射后由于眩晕得到了控制,其听力较前提高了[4,19,20]。一篇关于对梅尼埃病的患者鼓室内注射庆大霉素的综述报道说,约有 90% 的患者经治疗后眩晕症状可以得到很好的控制,同时接近 30% 的

患者会出现听力损失。虽然梅尼埃病本身就会引起波动性的听力损失,但是鼓室内注射庆大霉素后仍然会有很大风险引起与用药剂量相关的重度听力损失。其风险以 3%~15% 概率波动于保守的小剂量策略与更加激进的策略之间。比起以往的定量注射或是以完全消除为目标的治疗,目前更倾向于用滴定疗法治疗,因为这一方法可以尽可能地减小听力下降的风险[4,19,22]。操作前,医生应向患者充分告知操作的风险,并告知患者充分考虑现有听力情况以及注射后可能发生的听力下降对他们日后生活的影响。尽管如此,医生与患者仍然更乐于选择鼓室内注射庆大霉素来治疗药物不能控制的眩晕,以此来避免具有更大创伤的手术治疗。

鼓室内注射地塞米松

鼓室内还可以注射其他激素类药物,尤其是在治疗 SSNHL 时。由于激素本身具有抗炎的作用,因此普遍认为可以治疗由病毒性或自身免疫性原因引起的 MD 或 SSNHL。但是,这可能不是问题的关键所在。最新研究发现伴有自身免疫性听力障碍的小鼠对醛固酮的反应与对氢化可的松的反应同样好,由此推断出这些药物的药理作用可能是通过激活盐皮质激素受体来起作用的[23]。

先撇开药物的作用机制不说,激素治疗的目标是通过达到其在外淋巴中的最大药物浓度来实现最大的用药效果,同时产生最小的副作用。以豚鼠为研究对象的研究证实鼓室内注射给药可以达到比全身用药更高的外淋巴浓度[24,25]。尽管很多研究都将鼓室内注射激素作为 SSNHL 和 MD 的挽救措施,但由于其操作简单、全身副作用小的特点,现在很多医生也会将其作为一线治疗方法。

病例选择

鼓室内注射庆大霉素

鼓室内注射庆大霉素适合于对保守治疗无效的 MD 患者。一般来说使用利尿剂、限盐、限咖啡因等保守治疗措施对大部分 MD 患者都可以起到控制症状的作用。但对于保守治疗 3 个月仍无效的 MD 患者可以考虑向鼓室内注射庆大霉素进行治疗。虽然这项操作在过去的十年里有了很大的发展。但仍存在许多争议:有些医院更倾向于进行手术治疗,或在进

行药物切除前注射组胺或使用美尼特治疗仪进行治疗。尽管鼓室内注射简单易行，但是却有造成永久性感音神经性听力损失和慢性平衡失调的风险。由于 MD 主要通过病史来诊断，因此操作前应详细询问病史（如眩晕发作的周期等），并结合身体检查及影像学检查来排除其他原因引起的眩晕，如：偏头痛相关的头晕、良性阵发性位置性眩晕、上半规管裂以及其他发作性的眩晕。眩晕发作应有间期，并且发作频率很高达到致残的程度，还应与患者讨论非药物切除的其他治疗选择（包括手术和药物治疗）。当患耳残余的少量平衡功能时可能会妨碍前庭的代偿作用，此时也可以通过鼓室内注射庆大霉素来治疗。操作前须告知患者在注射后的几天内可能会存在明显的平衡失调。因此所有患者都应参加前庭功能康复的训练以获得最佳的前庭代偿效果，最好是在注射前就已经获知这些内容。

通常情况下，患耳很容易通过单侧的耳部不适症状来判定，如：耳胀满感、耳鸣及听力下降。但是对于不能确定患耳是哪一侧耳或对于有双侧症状的 MD 患者，我们只有在进行充分的其他治疗后才考虑进行药物切除治疗，并应谨慎操作。对于视力障碍或本体感受器受损（如周围神经病）或高龄的患者来说，其单侧平衡功能丧失后健侧的代偿能力会减低。此外，需与患者说明术后健耳也发生 MD 并可能会伴有眼震的风险。对于只有一侧有听力的患者健耳发生 MD 时应禁用庆大霉素。

鼓室内注射地塞米松

目前对于鼓室内注射地塞米松（IT-DEX）患者的选择还没有统一的标准。现在正在进行的多中心实验有利于帮助解决关于适应证、使用时机、使用频率、激素的类型及使用浓度等多个问题。作者的观点是口服激素仅用于治疗轻度的 SSNHL 患者，对于中度和重度 SSNHL 的患者来说，可以使用 IT-DEX 和口服激素相结合的方法。如果患者不能耐受口服激素治疗（如糖尿病患者），则即使是轻度的 SSNHL 也可以进行 IT-DEX。

术前计划

不管是 IT-GENT 还是 IT-DEX，在每次操作前都应行纯音测听检查。进行 IT-GENT 前还应该进行前庭功能检查。对于健耳有严重功能不全的患者，不

能进行该治疗。部分医生会在术前进行耳蜗电图的检查，若和电位与动作电位的比值（SP/AP）升高则提示有耳蜗积水的可能，但是部分 MD 患者可以表现为 SP/AP 值正常。同样，增高的 SP/AP 值也可以出现在无临床症状的患者当中[27]。此外，MD 患者中，患耳前庭诱发肌源性电位阈值多有升高[28]。对于 SSNHL 患者，应行增强核磁来排除听神经瘤的可能，因为听神经瘤的梗死也可以有类似的临床表现。无论如何，早期应用激素有利于疾病的恢复，因此，可以在发现听力下降后立即进行第一针的注射，然后在此后一周的随诊时间内完善核磁共振的检查。

手术入路

令患者平卧位，头部歪向健侧45°，选择大小合适的耳镜，进行耳镜检查并清理干净耳道和鼓膜上的耵聍及皮屑，然后麻醉鼓膜。如果使用苯酚麻醉，则在鼓膜的前上和后下象限进行（图107.8）。值得注意的是，其他浓度的药物或其他类型的激素也同样有效。使用 25G 针头连接结核菌素注射器进行注射，一般抽吸 0.6mL 的药物。在注射器中抽吸更多的药物会使拇指推注活塞时变得不方便。为了避免注射器挡住操作视野，我们可以将针头在中间部掰弯25°，通过耳镜的暴露在显微镜下进行注射。由于鼓膜前下方向内倾斜，因此进针时针头的斜面向上就可以很容易地将整个针头完全插入中耳，以免注射时药物溢出进入外耳道。如果操作时药物溢出进入外耳道，不仅会给药物用量的计算带来麻烦，而且还会模糊视野，不利于观察注射时液气平面的变化。另外，应在提前用苯酚麻醉过的鼓膜前上象限范围内进行穿刺，这样可以使中耳内的空气及时排出，以减少注射时耳部的不适和胀满感。注射时，进针部位选择在鼓膜的后下方。通常情况下，0.4mL 的药物就可以将中耳腔充满。注射用的庆大霉素要先用碳酸氢钠进行稀释，最终浓度为庆大霉素 30mg/mL，地塞米松为 10mg/mL。当然其他浓度和种类的类固醇激素也可以。如果在穿刺鼓膜时觉得针头很难固定，则可以用非操作手的拇指帮助固定，操作手的拇指推压注射器活塞。这样，针头进入鼓室后就不需要再作调整。这种做法可以避免鼓膜穿刺时撕裂鼓膜，并且在中耳腔填满时在穿刺点周围起到很好的密封效果。推药时应尽量缓慢，并随时观察液气平面是否已到达前上象限的穿刺点。当药物已将鼓室腔灌满并且

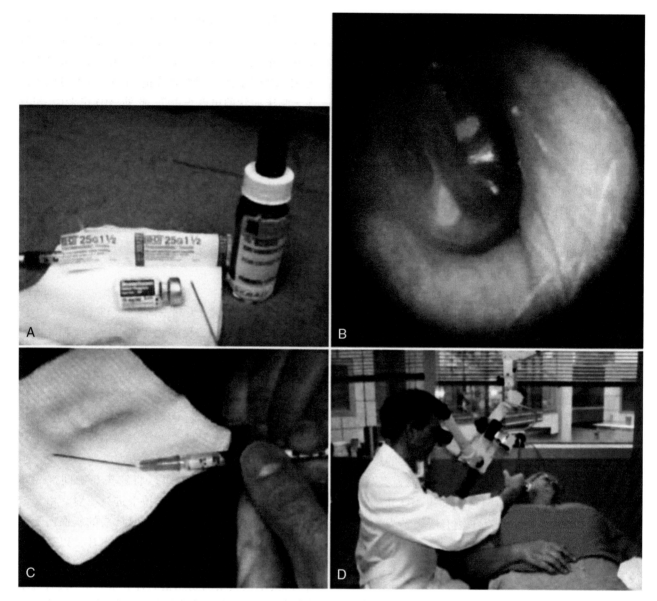

图 107.8 鼓室内注射。(A)苯酚、苯酚涂抹器和抽满药的注射器。(B)使用苯酚进行麻醉。在鼓膜的前上方做针尖大小的切口，使空气可以在注射时通过切口及时溢出。药物注射的位置位于鼓膜的后下方。(C)将针头轻轻掰弯可以使注射时的视野变得更好。(D)操作时，患者平卧位，头部歪向健侧45°，注射完成后，嘱患者继续向健侧偏头使患耳朝上，保持25分钟。

溢出外耳道时，可以退出针头并保持患耳向上 25~30 分钟。事先给患者准备好纱布和盆，嘱患者不要吞咽，而是吐出分泌物，以防止药物从咽鼓管清除出去。这项操作造成的鼓膜穿孔或感染的风险非常低。

术后处理

鼓室内注射庆大霉素

嘱患者术后 3 周复诊，3 周内保持耳内干燥，不能进水。一般情况下，3 周内穿刺伤口即可自行愈合。

有报道说，超过 50% 的患者在一次注射后可以在两年的时间内使发作性眩晕得到控制[20]。另外，应开始前庭康复训练，并在注射 3 周后复诊时为患者复查听力图。如果患者诉在随访的过程中有严重眩晕发作，应考虑进行第二次注射治疗；如果患者症状持续发生，那么需每 3~4 周注射一次，直到症状得到控制为止。这项操作可能会导致患耳持续性的前庭功能障碍。在每次操作前和末次治疗后 2 个月时应复查听力。与注射庆大霉素相关的听力下降可能首次出现在治疗后 1 个月内，但是随着治疗的继续，患者有恢复部分甚至全部听力的可能[4]。在治疗期间，需同时结合利尿和限盐治疗。治疗后眩晕得到控制的患者中大约 70%~80% 的患者在 2 年后仍然可以得到良好的控制。对于眩晕复发的患者,经再次 IT-GENT 治疗后,症状多能获得持续的缓解[19,20]。

鼓室内注射地塞米松

治疗后 1 周复诊并复查听力,这期间应嘱患者保持耳内干燥。如果听力有所提高但还没恢复到基线水平的话,可以考虑再次注射治疗。每周进行注射治疗直到听力恢复至基线水平或到达平台期。

鼓膜切开术和鼓膜置管术

鼓膜切开,伴或不伴鼓膜置管的治疗已经成为像复发性中耳炎、慢性分泌性中耳炎、有并发症的急性中耳炎及慢性咽鼓管功能障碍等疾病的主要治疗手段。有时,通风管也可作为中耳给药的通道,在高压氧治疗过程中为中耳提供通气和方便美尼特仪器的治疗。尽管,儿童的手术多在手术室中全麻下进行,但对于多数成年人来说,都可以耐受在诊室中局麻下完成。这就要求我们应在诊室中配备各种型号的通气管。小号管(也就是小号钛质)适合用于短时间内的通气治疗,但它们可能很容易被堵塞,尤其是当分泌物很黏稠时。中号管(也就是带有斜面的阿姆斯特朗管)一般可以放置 6~9 个月的时间。黏液性中耳炎的患者适合使用内径较大的短管 (也就是 Paparella Ⅱ型管)。对于配合良好并且外耳道较宽大的患者,即使是多在手术室中放置的、可以长时间留置的古德 T 型管也可以在诊室中进行。关于鼓膜切开术和鼓膜切开置管术将在第 112 章中拓展讨论,本节将重点关注当在诊室中操作时对该流程的修正。

病例选择

术前使用耳科显微镜对患者进行仔细的检查。当某些中耳分泌物渗出为浆液性时仅使用耳科显微镜可能体征并不明显,需加用鼓气耳镜检查。音叉试验可以用来确定是否伴有传导性听力损失。即使是病史和体征均明确提示有慢性渗出的患者,从医学法律和诊断目的出发,我们也应在操作前对其进行听力检查。有时,慢性渗出的患者会有正常的听力,因此会导致引流指征的不足。在确诊存在传导性听力损失的前提下对其严重程度进行分析则有助于排除传音结构其他病变引起传导性听力损失的可能。

与其他所有诊室操作一样,术者必须评估患者能否耐受操作时带来的噪声和不适感并保持不动。单侧渗出的患者需进行仔细的鼻咽部检查,排除由于腺样体肥大或肿物堵塞咽鼓管咽口的可能。患者术前需被告知术后需要保持耳内干燥以及术后有鼓膜穿孔的风险。游泳的狂热爱好者和很难保持耳内干燥的患者可能会选择不进行置管或在术前定制合适的耳塞。如果患者有严重中耳气化不良,可能会增加置管的难度,但可以在鼓膜的前下象限置入小的钛制通风管,这通常可以很好地减轻耳胀满感。对于选择单纯行鼓膜切开还是同时放置鼓膜通气管取决于打算保持鼓膜通气的时间。单纯的鼓膜切开可能在术后几天内就可自行愈合,因此只适用于短时间内的通气治疗。由急性上呼吸道感染或坐飞机后引起的浆液性渗出一般可自行吸收,尤其是当患者可以很好地完成捏鼻鼓气或瓦萨瓦动作,因为这些动作可以使得中耳腔很好地通气。因此,在这种情况下需事先使用 3 天鼻减充血剂(如:阿氟林)和鼻喷激素后再决定是否行切开或置管治疗。鼓膜切开术不作为没有并发症的急性中耳炎的一线治疗手段,但是当伴有严重耳痛时,鼓膜切开可以有效地缓解症状。因此,当急性中耳炎使用抗生素无效或合并有感音神经性听力损失、眩晕、面瘫、乳突炎或颅内侵犯、脑膜炎或脑脓肿时可以考虑行鼓膜切开置管术。此外,某些血管畸形(如异位颈动脉、颈静脉球高位)和血管瘤等可能会与分泌性中耳炎混淆,在不能明确排除时,需在鼓膜切开置管前进行影像学检查,以免造成大出血及神经血管并发症。

术前计划

应在术前准备包含各种器械的鼓膜切开术"包"。如果没有,应准备各种型号的耳镜、刮匙、苯酚、苯酚涂抹器、鼓膜切开刀、3F 和 5F 的吸引器、小鳄鱼钳和直角小钩。尽管大多数情况下都出血不多,但是在鼓膜炎症明显时即使使用了足量的苯酚还有可能会出血较多。这时,可以使用肾上腺素来止血。

手术技术

外耳道的解剖结构及前方颞下颌关节突起的程度决定了鼓膜切开的位置,有可能在鼓膜的前下象限或后下象限。操作时应避开听骨链所在的后上象限。在准备进行鼓膜切开的部位使用苯酚进行麻醉,通常呈放射状(图107.9)。麻醉的范围取决于进行何种操作:若是行单纯的鼓膜切开术或中耳内为浆液性的分泌物,则仅需要麻醉很小的范围并且只要做一个线型切口可以容纳一个 3mm 的吸引器进入中耳腔进行吸引即可;若是需要进行鼓膜置管,则切口大小取决于通气管的型号。应注意切口不能比通气管直径大太多,因为切口过长不但没有必要,还会增加通气管掉入中耳腔的可能。使用带角度的鼓膜切开刀可以在操作时更好地暴露鼓膜。由于患者没有处于镇静或全麻状态,因此在鼓膜切开置管时应注意避免损伤外耳道,造成出血和不适。另外,不要过度放大术野,因为这样会无法感知术野的深度,使操

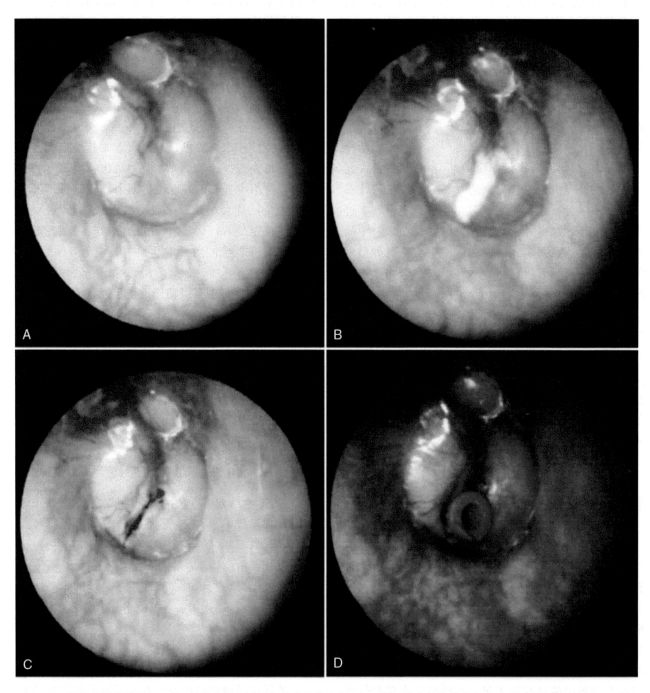

图 107.9　鼓膜通风管的放置。(A)右侧中耳内可见大量黏性分泌物。(B)使用苯酚呈放射状在鼓膜后下象限进行麻醉。(C)行鼓膜切开术。(D)放入 Paparella Ⅱ型管。

作时无法看清和保护外耳道而造成损伤。虽然通气管的种类很多，但每个医生都会在长期实践中形成自己的使用偏好。操作时可以使用鳄鱼钳夹住通气管的侧翼并将其快速置入鼓膜中，但这往往会造成患者较重的不适感；而如果先将通气管的下翼放入切口内，然后选择合适的尖针将上翼戳入鼓膜的话则可以减小患者的不适。由于操作过程中出血会造成通气管的堵塞，因此应对其进行处理。多数情况下，出血可在几分钟内自行停止并可以使用吸引器吸干净。少数流血不止的情况下，需要使用蘸有肾上腺素的棉片来进行止血。

术后处理

手术的目的决定了随访时间，如：有并发症的中耳炎要比其他情况（例如慢性分泌性中耳炎）需要更密切的观察，但它可能不需要 6 个月的随访。在鼓膜切开术后的几周内，患者需回医院复查，如有复发，则需重新切开并进行置管。在鼓膜切口没有愈合或置管在内的时候均应嘱患者保持耳内干燥。若在这个过程中发生感染，则需局部使用抗生素治疗。浆液性的渗出无需使用抗生素滴耳。对于鼓室内黏膜广泛炎症或渗出物为黏液性的患者，使用激素持续滴耳治疗可以获得较好的疗效。此外，对于操作时有出血的患者，为了避免出血结痂造成通风管堵塞，也可以使用滴耳液滴耳。

中耳内镜检查

中耳内镜的使用有助于明确传导性听力损失的原因，包括听骨链的中断、耳硬化症及伴或不伴胆脂瘤形成的慢性中耳炎。据统计，约有17%的患者会因内镜的检查而改变治疗方式[29]。也有的医生几乎不使用耳内镜检查而是选择在手术的时候进一步明确诊断。

病例选择

大多数传导性听力损失的患者都可通过传统评估方法来确定病因（如：病史、耳镜检查、声导抗检查、镫骨肌反射以及听力检查）。适合进行耳内镜检查的患者是那些病因未明的传导性或混合性听力损失的患者，并且确切的诊断有可能影响其是否需要进行手术治疗或手术入路的选择。例如以下两种情况，包括可疑的胆脂瘤、可疑的耳硬化症或其他听骨链异常[29]。

儿童或其他不能耐受本操作的患者需在手术室中全麻辅助下进行。可以使用耳内镜来接触听骨链，但需注意避免突然振动而造成的听骨链损伤或移位。

术前计划

操作前需完善耳镜检查和听力检查，明确是否存在传导性听力损失。术前 CT 不但可以帮助判断是否存在胆脂瘤及病变侵犯的范围，还可以评价听骨链的完整性。若鼓膜已有穿孔，那么可以通过穿孔来使用内镜；若没有穿孔，则可以使用鼓膜切开包进行操作。术前应准备全各种角度的内镜，因为随着鼓膜开窗位置的变化，需变换不同角度的内镜才能评估中耳内的结构。目前奥林巴斯公司有 0°、30°和 90°的镜头可供选择，其外径均为 1.7mm；而 Storz 公司则可以提供外径为 1.9mm 的 30°和 70°镜头。

术前和术中与患者进行充分交流是成功进行耳内镜检查的关键。患者应该明白，在操作过程中必须保持头部不动。应告知患者在内镜接触中耳结构时他们可能会感到不舒服，内镜光源的热量可能会造成患者眩晕。还应告诉患者他们可以在任何时候要求暂停或停止检查，在暂停检查时应立即将耳内镜从耳中取出，否则，可能会因患者移动而造成更大的损伤。

手术技术

嘱患者仰卧位，检查耳朝上，将床升高至方便检查者操作和持镜的合适高度检查外耳道，并将耳道内堵塞的耵聍和皮屑清理干净。如果鼓膜本身存在 2mm 或更大的穿孔，则不需要对鼓膜进行麻醉，可以直接将内镜放入鼓室。相反，如果鼓膜本身完整或原有穿孔较小则需要在鼓膜的后上象限进行适当的麻醉。在圆窗和卵圆窗之间行弧形切口切开鼓膜。切口大小应以能够通过内镜为标准。也可以在这个部位使用激光切开鼓膜。

接下来，将内镜放入耳道，缓慢向鼓膜切开的部位推进。开始先将镜头前端置于鼓膜切开的边缘处，必要时再将镜头放入鼓室。首先选择 0°或 30°的镜头在切口处初步确定内镜的位置。如果开始就选择70°或90°的镜头则会因不能直视耳道而增大放入内镜的难度。当然最终应选择哪一种镜头取决于鼓膜切开的位置以及患者的解剖结构。对于在后上象限做的标准切口，使用0°或30°的镜头即可看到镫骨和部分砧骨，但是如果想要进一步观察评估其他部分的听骨链，则需要换用更大角度的镜头(图107.10)。

操作时应注意观察鼓室内黏膜的情况特别是应观察有无胆脂瘤征象。接下来注意观察听骨链是否完整，有无耳硬化症、听骨链移位、变形或畸形的迹象。对于配合度较高的患者，可以同时将探针在内镜的直视下通过鼓膜切开的部位进入中耳腔，探针接触听骨链来探查鼓室。具体的操作过程是：使用非操作手持镜，将探针沿着镜身滑至前端直到能被看到为止，这样可以避免针尖触及鼓膜上未麻醉的部位引起疼痛或造成穿孔。将探针缓慢向前伸入中耳腔，通过触动镫骨和砧骨长突来判断听骨链的活动是否完好。最后使用纸质贴片对鼓膜切开处进行修补。

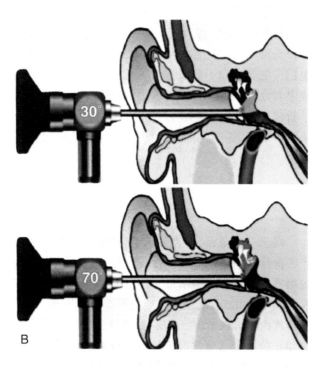

图107.10　30°和70°内镜的视野。(Reprinted with permission from Kakehata S，Futai K，Kuroda R，et al: Of ce-based endoscopic procedure for diagnosis in conductive hearing loss cases using OtoScan laser-assisted myringotomy. Laryngoscope 114: 1285−1289，2004.)

术后处理

在鼓膜切开伤口愈合之前需保持耳内干燥。患者术后需随访3周，以确保鼓膜穿孔愈合。

精要

- 对于任何诊室内操作，成功的关键是与患者进行重复交流，使其尽量舒适。
- 通过安装视频监视系统让患者能够看到正在进行的操作，能够有效缓解诊室内操作导致的焦虑。
- 任何应用于耳道或中耳的液体应事先加热至体温以防止其导致眩晕。
- 当怀疑外耳道肿物为炎症性时，可以使用局部治疗，密切观察肿物的变化是至关重要的，对于持续存在的病变应进行活检。

隐患

- 有很深内陷囊袋、鼓膜穿孔或乳突根治术后的患者容易因局部麻醉造成暂时性面神经麻痹。
- 如果在对外耳进行阻滞麻醉时刺破了颞动脉，应压迫20~30分钟以避免血肿形成。
- 对波动性、血供丰富病变的活检不应在诊室内进行。
- 虽然鼓室内注射庆大霉素的治疗很容易进行，但由于其存在潜在的致残率，应充分向患者告知非药物切除以外的其他治疗方法以及该操作的风险。

(商莹莹　译)

参考文献

1. Krouse JH, Mirante JP, Christmas DA: Office-Based Surgery in Otolaryngology. Philadelphia, WB Saunders, 1999, p 273.
2. Siegel GJ, Chandra RK: Laser office ventilation of ears with insertion of tubes. Otolaryngol Head Neck Surg 127:60-66, 2002.
3. Hoffman RA, Li CL: Tetracaine topical anesthesia for myringotomy. Laryngoscope 111:1636-1638, 2001.
4. Smith WK, Sandooram D, Prinsley PR: Intratympanic gentamicin treatment in Meniere's disease: Patients' experiences and outcomes. J Laryngol Otol 120:730-735, 2006.
5. Hafner HM, Rocken M, Breuninger H: Epinephrine-supplemented local anesthetics for ear and nose surgery: Clinical use without complications in more than 10,000 surgical procedures.

J Dtsch Dermatol Ges 3:195-199, 2005.

6. Gessler EM, Hart AK, Dunlevy TM, et al: Optimal concentration of epinephrine for vasoconstriction in ear surgery. Laryngoscope 111:1687-1690, 2001.

7. Watson D: Torn earlobe repair. Otolaryngol Clin North Am 35:187-205, vii-viii, 2002.

8. Ghanem T, Rasamny JK, Park SS: Rethinking auricular trauma. Laryngoscope 115:1251-1255, 2005.

9. Schuller DE, Dankle SD, Strauss RH: A technique to treat wrestlers' auricular hematoma without interrupting training or competition. Arch Otolaryngol Head Neck Surg 115:202-206, 1989.

10. Bassiouny A: Perichondritis of the auricle. Laryngoscope 91:422-431, 1981.

11. Llera JL, Levy RC: Treatment of cutaneous abscess: A double-blind clinical study. Ann Emerg Med 14:15-19, 1985.

12. Noel SB, Scallan P, Meadors MC, et al: Treatment of *Pseudomonas aeruginosa* auricular perichondritis with oral ciprofloxacin. J Dermatol Surg Oncol 15:633-637, 1989.

13. Margulis A, Bauer BS, Alizadeh K: Ear reconstruction after auricular chondritis secondary to ear piercing. Plast Reconstr Surg 111:891-897, discussion 898, 2003.

14. Kaweski S, Baldwin RC, Wong RK, et al: Diffusion versus iontophoresis in the transport of gentamicin in the burned rabbit ear model. Plast Reconstr Surg 92:1342-1349, discussion 1350-1351, 1993.

15. Doyle KJ, Bauch C, Battista R, et al: Intratympanic steroid treatment: A review. Otol Neurotol 25:1034-1039, 2004.

16. Silverstein H, Rowan PT, Olds MJ, et al: Inner ear perfusion and the role of round window patency. Am J Otol 18:586-589, 1997.

17. Jackson LE, Silverstein H: Chemical perfusion of the inner ear. Otolaryngol Clin North Am 35:639-653, 2002.

18. Blakley BW: Clinical forum: A review of intratympanic therapy. Am J Otol 18:520-526, discussion 527-531, 1997.

19. Horii A, Saika T, Uno A, et al: Factors relating to the vertigo control and hearing changes following intratympanic gentamicin for intractable Meniere's disease. Otol Neurotol 27:896-900, 2006.

20. Wu IC, Minor LB: Long-term hearing outcome in patients receiving intratympanic gentamicin for Meniere's disease. Laryngoscope 113:815-820, 2003.

21. Blakley BW: Update on intratympanic gentamicin for Meniere's disease. Laryngoscope 110:236-240, 2000.

22. Pender DJ: Gentamicin tympanoclysis: Effects on the labyrinthine sensory cells. Laryngoscope 113:343-348, 2003.

23. Trune DR, Kempton JB, Gross ND: Mineralocorticoid receptor mediates glucocorticoid treatment effects in the autoimmune mouse ear. Hear Res 212:22-32, 2006.

24. Parnes LS, Sun AH, Freeman DJ: Corticosteroid pharmacokinetics in the inner ear fluids: An animal study followed by clinical application. Laryngoscope 109:1-17, 1999.

25. Chandrasekhar SS: Intratympanic dexamethasone for sudden sensorineural hearing loss: Clinical and laboratory evaluation. Otol Neurotol 22:18-23, 2001.

26. Kakehata S, Sasaki A, Oji K, et al: Comparison of intratympanic and intravenous dexamethasone treatment on sudden sensorineural hearing loss with diabetes. Otol Neurotol 27:604-608, 2006.

27. Ferraro JA, Durrant JD: Electrocochleography in the evaluation of patients with Meniere's disease/endolymphatic hydrops. J Am Acad Audiol 17:45-68, 2006.

28. Timmer FC, Zhou G, Guinan JJ, et al: Vestibular evoked myogenic potential (VEMP) in patients with Meniere's disease with drop attacks. Laryngoscope 116:776-779, 2006.

29. Kakehata S, Futai K, Kuroda R, et al: Office-based endoscopic procedure for diagnosis in conductive hearing loss cases using OtoScan laser-assisted myringotomy. Laryngoscope 114:1285-1289, 2004.

第 108 章

外耳道异物

Barry E. Hirsch

外耳道异物不仅在儿童患者常见，也会发生在成年人身上，并且有时对耳鼻喉科医生来说确实是不小的挑战。常见的异物有昆虫、植物成分和无机材料等。将异物清理干净不仅可以及时减轻急性疼痛、压力和听力减退，也可以避免潜在的感染、耳道狭窄以及进一步听力减退的风险。

病例选择

患者大多因异物嵌顿在外耳道而引起的急性后果前来就诊。这些患者也包括成年人，他们大多是突然意识到自己用来清洁耳道的工具被嵌顿或遗留在了耳道内，其中，最常见的异物为棉棒的棉头。在清洁外耳道之后，他们突然意识到棉头不在棉棒之上了。另外还有的成年人和儿童喜欢把卫生纸卷成长棍来擦拭耳道或直接塞住耳道。在这种情况下，除非合并了脓肿、感染或异味，否则很难在不查体的情况下发现。

除了清洁耳道的工具会嵌顿在耳道内，有些复发性外耳道炎和鼓膜穿孔的患者会用保护耳朵的工具防止耳道进水。这些保护听力的装置有可能嵌顿在外耳道内。这些产品包括用于隔声或防水的硅胶耳塞或用于隔声的泡沫耳塞。这些情况下，患者一般都能及时地发现异物。

可以被儿童放到耳道里面的东西简直是数不胜数，而且，除非有人亲眼看到了儿童把东西放进去，否则只能是在常规体检中发现，或因出现由此引发问题时才被发现。成年人和稍大的儿童常以异物堵塞耳道后而引起的听力损失为主诉前来就诊。异物引起的炎症反应有导致感染和流脓的可能，如果造成局部耳流液、耳郭及外耳道的蜂窝织炎和耳流血性液体则需要立即进行进一步检查。有些材料会使取出外耳道异物的过程变得非常困难。如果种子等植物性材料嵌入耳道然后又进了水，就会使种子膨胀并引起堵塞、疼痛和浸软。此外，还有小玩具、珠子、橡皮、蜡笔、果核、纽扣电池、坚果和石头等也是常见的外耳道异物。如果是纽扣电池嵌入耳道，应立即将其取出，以防止电池由于环境潮湿和分泌物的存在使电量泄露，导致液化坏死[1]。同时不能进行耳道冲洗以减小漏电的风险。同样，如果在尝试将电池取出的过程中造成耳道损伤和出血的话，也会有电池漏电和造成进一步组织损伤的风险。

成年人和儿童都会有昆虫进入外耳道的情况发生。其中，大部分都是会飞的昆虫，但偶尔也会有昆虫在趁人睡觉的时候爬入外耳道。由于昆虫会发出噪声和造成疼痛，所以一般患者都会马上发现。对于这种情况较之那些无生命的异物需更迅速地做出处理。

术前计划

在绝大多数情况下，外耳道异物取出术是择期手术，因此术前我们有条件确定合适的工具、灯光、麻醉的方式以及取出的方法。对于有耳溢液、听力下降和外耳道堵塞或闭锁的成年人和儿童，当他们对局部和全身治疗无效时，应考虑症状可能是由中耳乳突的病变或异物所引起的。如果药物治疗不能减轻炎症反应所导致的外耳道及鼓膜的暴露受阻时,需行 CT 检查来确定外耳道、中耳和乳突内的情况。

直接将活的昆虫从耳道内取出会比较困难,而且会造成疼痛,因此在治疗时需要额外的材料。可将乙醚、异丙醇、矿物油等滴入耳道,在操作前淹没并杀死昆虫。也可以使用局部麻醉药物如丁卡因(潘妥卡因)或利多卡因(赛罗卡因)也可以用来浸润和麻醉昆虫[2],而且这些药物很容易在急诊室中找到。

外耳道异物不仅应根据它们的化学成分来进行分类,还应考虑到其形状和质地等,这样可以帮助术者选择合适的操作方法。像耵聍这种质软并且较湿的异物可以用吸引器吸出或用水冲出;但较硬的异物则需要使用特殊的器械来处理。球形的异物有时会卡在外耳道狭部或骨与软骨交界处;小的异物可能会进入外耳道内部并嵌顿在鼓膜与外耳道之间前下方的凹沟内。

还有一种根据异物表面是光滑不易抓取还是形状规则易于抓取的分类方法将外耳道异物分为两类。在急诊科的一项研究中表明,儿童患者中最常见的外耳道异物是珠子。如果按上述方法分类,那么将易于抓取的异物成功取出的概率为 64%,而发生并发症的概率为 14%;相反,对于不易抓取的异物来说,成功率仅为 45%,且约有 70% 的患者会发生各种并发症。据统计,一名熟练的急诊科医生可以为儿童取出易抓取的异物,并且并发症的发生率很低;但对于不易抓取的异物,应将其早期转诊至耳鼻喉科医生。

操作前需要准备好所需的各种器械。耳镜检查外耳道(或乳突)以确定外耳道异物的存在,并观察异物的形状和质地。小的异物可以很容易地通过手持耳镜和操作工具取出。

Schulze 等在对 698 例外耳道异物儿童患者进行研究后提出了在耳科显微镜引导下进行操作的适应证。这个指征通过下面几个标准分类:异物的类型(球形或边缘锐利,纽扣电池以及植物性异物)、异物的位置(近鼓膜处)、进入耳内的时间长短(是否>24小时)、患者的表达能力(<4 岁不能清楚地看到异物、或情绪较激动或二者兼有的患者)以及曾经尝试过将异物取出但未成功的患者[4]。

对于形状不规则并嵌顿于外耳道的异物,其取出需要很亮的光线以及更加熟练的操作。手术时使用显微镜不仅可以提供所需的光源,而且还能进行双手操作。同时,我们需要准备以下工具:各种型号的耳镜、冲水装置、大中小号的吸引器、环状和线型

的刮匙、直角小钩以及探针。必要时可以通过逐渐增大耳镜的尺寸来扩张耳道。此外,还需要准备注射用的局部麻醉药物(如加入了肾上腺素的利多卡因),以减轻操作和取出时带来的疼痛。

术前必须先确定异物是否已穿透鼓膜进入中耳,如果患者诉有突然的听力下降和眩晕则应怀疑异物是否有损伤内耳的可能。条件允许时,可以行听力图来确定听力损失的类型和程度。当怀疑听骨链或内耳受损时,需在全麻或静脉镇静药物的辅助下进行探查。此外,对于大部分儿童以及非常紧张、不能合作的成年人患者也需要在全麻下进行操作。

手术技术

昆虫的取出

飞行或爬行的昆虫一旦进入外耳道就需要及时取出。因为活的昆虫会不停地活动且有可能损伤鼓膜而产生疼痛和持续性刺激。这产生的噪声和令人不安的感觉是患者着急前来就医的主要原因。首先,我们应检查患者的外耳道及鼓膜,确定昆虫的种类和已产生损伤的情况,其中要特别留意像翅膀、腿等这些比较不结实的附属物。然后,嘱患者平躺,患耳朝上,向耳内灌满前文提到的溶液(乙醚、异丙醇、矿物油、丁卡因或利多卡因),但这有可能造成昆虫溺死前的活动使患者疼痛加重,此时可以应用局部麻醉药物以减轻疼痛。最理想的情况是可以直接用吸引器将昆虫连带耳道内的液体一同吸出,但有时也需要借助鳄鱼钳来取出。当昆虫被取出后,需仔细检查耳道内是否有残余的部分,并用合适的鳄鱼钳或卷棉子小心取出。最后确认耳道皮肤以及鼓膜是否完整。

植物性异物的取出

豌豆、豆子、坚果和玉米粒这种异物很容易被外耳道皮肤分泌的油脂、游泳洗澡时进的水或冲洗的水泡胀。如果这些异物干燥完整,一般很容易通过吸引取出。也有可能需要使用直角小钩置于异物后侧将其慢慢拨到外耳道外侧。在取出的过程中不主张使用水来进行冲洗,因为这有可能会造成异物的膨胀、变大、变软甚至破碎;但如果异物本身就是软的、易碎的或破碎的,不易被吸引器吸出来,那么就可以用水进行冲洗。对于冲洗的水没有特别的要求,暖的自来水

就可以，但如果将双氧水和水1:1混合后进行冲洗可以增加冲洗的效率。我们认为图108.1所示的冲水系统非常有效，也可以用大号留置针头接注射器进行冲水，注射器可以选用大号的金属耳科注射器。冲洗时需要特别注意避免给鼓膜造成直接的压力。

在给儿童患者治疗异物时更具挑战性。操作前必须要明确异物的性质并估计取出它在技术上的难度。如果异物相对较完整可以用吸引器吸出，或通过小弯钩可以一点点挪动的话，可以尝试不在全麻辅助下进行，但须在家长或助手的配合下将其固定住或像包小婴儿那样用床单将他包起来；如果异物是被牢牢卡住的，那么则需要在手术室吸入麻醉的辅助下进行。

对于卡在外耳道骨与软骨交接处以内异物的取出较难，可以尝试逐渐增大耳镜尺寸来扩张外耳道外部的方法，以方便其取出。将大号吸引器置于异物表面可能可以将其吸出，但要注意不要使它卡的更紧甚至捅得更深（图108.2）。如果这个方法不起效的话还可以使用小直角钩（图108.3）伸入异物后方将其慢慢地拉出。由于耳道的前壁和下壁的皮肤很薄而且很敏感，因此不要试图在这里伸入小钩；耳道的后方和上方的皮肤则相对较厚，更易于压缩皮肤伸入小钩。如果操作引起了耳部不适，可以用小剂量的局部麻药在尽量减轻注射部位水肿的前提下进行麻醉。充分麻醉后，操作就可以在相对放松的环境中进行了。

一个比较新颖的方法是将异物表面粘上一个固定物。Isaacson曾经描述了使用快速起效的环氧黏合剂粘出一个嵌顿在外耳道内表面光滑的球形异物的

例子。这需要两步完成：首先，要提前在异物表面涂上第一层黏合剂，10分钟后再在一个小金属棒（一个8号的带有凹面的机用螺钉）的一端涂上黏合剂，使其与异物黏在一起。1~2天后当金属棒与异物已牢固地粘在一起以后，就可以将它们一起从耳道内取出[5]。

少数情况下，异物较大且通常嵌顿在外耳道软骨部以内的部位时，前面所说的方法都不能将其取出。儿童患者和少数成年人可能需要在全麻下将异物更加完整地取出。术前对外耳道及耳后区域进行消毒铺巾。将外耳道可以容纳的最大号耳镜置入耳道内，如果不能将小钩顺利地放入异物后面的话，可能需要在外耳道12点的位置做切口，深达骨性外耳道，这可以更大地扩张外耳道，方便器械放入（图108.4）。

外耳道异物也可以导致鼓膜穿孔并可能合并听骨链损伤。另外，容易造成穿孔的物体，通常为尖端锐利的细长物体，如卷棉子、铅笔、发夹、树枝或毛衣针等，一般在损伤时即已被取出。

当怀疑患者鼓膜有穿孔时，应进行静脉镇静或全身麻醉。异物取出后需仔细检查鼓膜。小的中央性穿孔或撕裂可以使用明胶海绵置于鼓室内鼓膜内侧缺损处或使用纸片置于鼓膜外表面进行修补（见第113章）。伴有严重传导性或感音神经性听力损失的患者需进一步探查听骨链的完整性和圆窗、卵圆窗的情况，详细的操作方法分别见第114章和第117章。

有时可能需要行耳后切口进行探查，耳后切口深达骨性外耳道后壁，与外耳道外生骨疣的耳后探

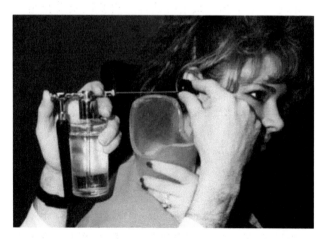

图108.1　DeVilbiss冲水系统（注射器和瓶子DV177）与正压相连，用于将外耳道内软的异物冲出。

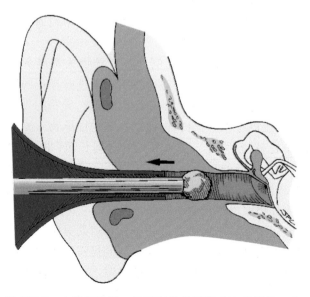

图108.2　大号吸引器一般可以将外耳道中多数异物吸出。操作时需注意不要将异物推向耳道深方。

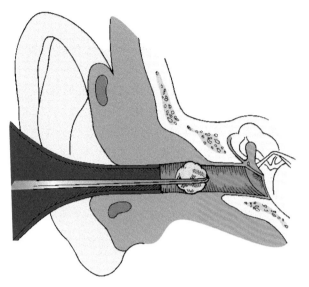

图 108.3　使用小直角钩伸入异物后方将其慢慢地拉出。

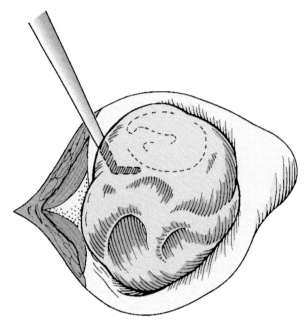

图 108.4　在外耳道骨部 12 点的位置做切口，扩大外耳道，方便器械放入异物深方。

查切口类似（见第 109 章）。经耳道切开外耳道外侧皮瓣，并将其与耳后切口相连，使用气管造口胶带和可以自我固定的牵开器将耳郭推向前方并暴露异物以外的外耳道（图 108.5）。直角小钩可以从异物的前上方越过并将其取出。如果估计在操作时会产生对外耳道皮肤的严重创伤或撕裂的话，则应将耳道皮肤做成蒂在下方的皮瓣将其掀起。异物清除后，将外耳道皮肤及耳郭恢复原位，应填塞外耳道以固定皮瓣皮肤并防止狭窄。需特别注意避免上皮细胞通过打皱的皮瓣边缘被埋在里面，应将皮瓣相互拼接至最佳位置。最后使用明胶海绵或耳科膨胀海绵进行填塞，也可以使用纱条和棉球做成玫瑰花蕾样的填充物进行填塞（见第 113 章）。

术后处理

对于异物取出后没有伴发外耳道炎症和创伤很小的患者不需要进行进一步治疗。但是对于事先就有皮肤浸软或蜂窝织炎的患者，或在取出过程中造成了皮肤撕裂及炎症反应的患者，建议进行局部滴耳治疗。耳科局部使用的抗生素一般都含有激素成分，每日滴耳两次，但需根据炎症的严重程度进行调整。须告知患者避免游泳或洗澡时耳道进水。可以使用蘸有凡士林的棉球保持耳道干燥。

如果并发严重的蜂窝织炎或患者本身患糖尿病，则需全身应用抗生素抗感染治疗。由于常见的致病菌包括金黄色葡萄球菌和绿脓杆菌，因此口服环

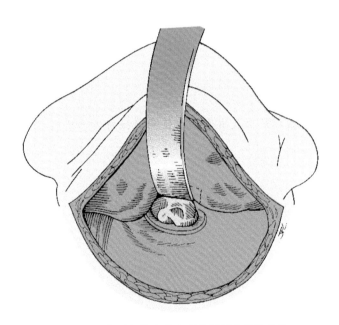

图 108.5　将耳郭推向前方以暴露其内侧的异物。

丙沙星对耳道的蜂窝织炎往往有效。

对于耳道内进行填塞的患者也需要局部使用抗生素滴耳治疗。明胶海绵、耳道填充物或玫瑰花蕾样填充物可以起到将滴耳液引流至耳内的作用。引流条应放置较短的时间，例如 Pope 耳科引流条通常在术后 3 天后取出，除非有非常严重的炎症或耳朵皮肤撕裂，引流条可以放置 1 周时间。在拔除引流后，

患者仍需滴耳治疗。对于耳道内填充了膨胀海绵或玫瑰花蕾样填充物的患者,需观察将近一周的时间,并在取出填充物后对耳道进行检查,并在以后几天中继续使用滴耳液。需告诫患者在接下来的几个星期内应保证耳内不能进水,直到外耳道检查确定伤口已痊愈为止。

精要

- 应避免在去除外耳道异物(除昆虫以外)的过程中使用耳道冲洗,因为异物通常无法被冲出并且常会导致皮肤被浸软。
- 可以使用酒精、矿物质油或表面麻醉剂(丁卡因、利多卡因)将活的昆虫淹死。
- 可以使用大号鼻腔吸引器(9F)以使吸引器与异物有充分的接触,将异物取出。
- 将直角钩平行的通过异物置于其后方,使其更有利于异物取出。
- 局部行注射麻醉,接下来使用由小到大的耳镜来扩张外耳道,可以方便外耳道异物取出。

隐患

- 在活昆虫没有淹死前使用器械将其取出时可引起剧烈疼痛和刺激。
- 沿外耳道后部将器械送入有可能接触和损伤鼓膜。
- 粗暴的操作有可能引起向内侧更大的压力,并有可能损伤鼓膜和听骨链。
- 如果没有很好地辨别和复位撕裂的外耳道皮肤有可能导致上皮被埋在里面,并且将来可能发展为外耳道胆脂瘤。
- 在取出异物过程中反复进行不成功的操作可能导致外耳道损伤,加重阻塞,并使患者的配合度变差。

(商莹莹 译)

参考文献

1. Capo JM, Lucente FE: Alkaline battery foreign bodies of the ear and nose. Arch Otolaryngol Head Neck Surg 112:562-563, 1986.
2. Bressler K, Shelton C: Ear foreign-body removal: A review of 98 consecutive cases. Laryngoscope 103:367-370, 1993.
3. DiMuzio J Jr, Deschler DG: Emergency department management of foreign bodies of the external ear canal in children. Otol Neurotol 23:473-475, 2002.
4. Schulze SL, Kerschner J, Beste D: Pediatric external auditory canal foreign bodies: A review of 698 cases. Otolaryngol Head Neck Surg 127:73-78, 2002.
5. Isaacson G: Two-stage removal of an impacted foreign body with an epoxied anchor. Ann Otol Rhinol Laryngol 112:777-779, 2003.

第 **109** 章

外耳道骨瘤和外生骨疣

Barry E. Hirsch

软骨和骨性外耳道呈 S 型。外耳道前壁与鼓膜形成的锐角可妨碍鼓膜的直接观察。正常耳的清洁是借助上皮从鼓膜向外耳道方向的迁移来实现的。不规律的过度生长会妨碍这个过程而且诱发上皮集聚不能排出并导致反复发作的外耳道炎。

外耳道的外生骨疣是骨膜和其下方骨质的增生。骨疣主要发生于男性患者，可有经常在冷水中游泳的病史。对加利福尼亚冲浪比赛中的 307 名冲浪选手进行检查发现 73.5% 的人有外生骨疣[1]。在最近对美国东海岸 202 位热心冲浪者的研究中，研究者评估了外耳道阻塞的程度和流行病学特点，记录了他们的冲浪习惯(地点/水温)和冲浪的时间以及他们外耳道的暴露情况。大部分的冲浪者(84%)归类为温水(>15.6℃)冲浪者[2]。占总数 38% 的人有外耳道骨疣，其中 69% 为轻度，31% 为中至重度。这些长时间暴露在冷水中的冲浪者其外耳道外生骨疣的发生率更大。此外,中至重度耳阻塞的患者明显比轻度骨疣患者更喜欢在冷水中冲浪[3]。

也有少数情况,患者否认暴露在水中,但仍可表现有骨的过度生长。骨疣常是多个,而且有一个平滑的轮廓,是位于外耳道中部的广基、突起的、上皮覆盖的小结节(图 109.1)。这些损伤的典型表现为双侧病变。在组织学上是致密的薄层骨。

骨瘤是不明原因的良性损害，通常外部是骨皮质而内部呈网状骨小梁。骨瘤常为单侧单发且有蒂,一般位于鼓乳缝或鼓鳞缝。其可小至几毫米,大到 2 厘米(图 109.2)[4]。

骨疣相当常见,平均每 1000 位耳鼻喉科就诊的患者中有 6.36 人患有该病，相比之下骨瘤的发生率则低得多。骨瘤是真正的肿瘤,而骨疣则被认为是对冷水浸泡或外耳道慢性炎症刺激的反应。然而，Fenton 等于组织病理学层面上回顾临床诊断为骨瘤和骨疣的样本后发现,其有许多骨小梁的特征,诸如层状骨质的沉积和纤维血管通道的形成[5]。

骨瘤和骨疣通常无症状。他们经常被内科医师或家庭医生发现,而后咨询耳科。耳道的明显阻塞和皮肤的慢性改变可产生反复发作的耳部症状。骨瘤或骨疣明显侵占耳道腔,这可能阻止脱落上皮的排出,因此导致患者反复发作外耳道炎症。当这两种病变范围较大时,可因直接阻塞耳道或致密的上皮碎屑抑制鼓膜振动而导致听力下降。外生骨疣通常在前后方向上侵占耳道腔。接近松弛部上方的病变可能向下生长并限制锤骨的运动。当反复的外耳道炎及传导性听力下降症状出现时,约 80% 的外耳道截面已经被阻塞了。通常此时才需要手术干预[6]。

当堆积在鼓膜和骨瘤之间的上皮碎屑变软并定植了大量细菌后,就会引起反复发作的外耳道炎。外耳道发生急性炎症时必须进行清创并局部使用滴耳液。这些周期性的感染经常导致慢性皮炎和进一步耳道阻塞。

病例选择

并不是所有的骨瘤和骨疣都需要外科手术切除，但必须定期清理位于病变深方的耵聍和上皮碎屑。建议经常游泳或冲浪的患者预防性使用滴耳液。

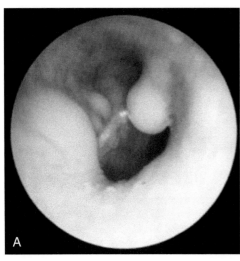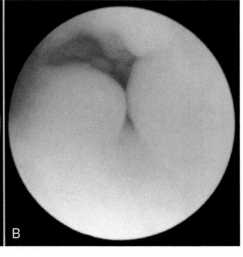

图 109.1 (A)显示右侧外耳道深方靠近鼓膜处的多发广基骨疣。(B)左侧外耳道多发阻塞性骨疣使鼓膜不易窥见。

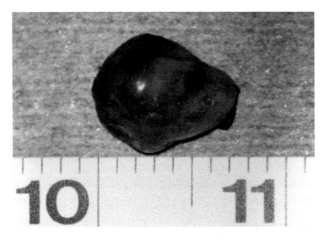

图 109.2 离体的带细蒂的外耳道骨瘤,蒂位于骨瘤的右侧。

如果无耳部防护的游泳是反复耳部感染的诱因,就应该尽量减少该项运动或针对性的进行耳部防护。当患者出现慢性或反复发作的外耳道炎症、致密的上皮碎屑和耵聍反复堆积引起传导性听力下降时,就具备了外科手术的指征。

外科治疗外耳道骨疣可能产生并发症并需要修正手术。首发症状包括听力损失、反复发作的外耳炎和耵聍栓塞。一项相关的研究表明,在接受手术治疗的 136 例外耳道骨疣的患者中, 有21%的患者没有不适症状,但在接受临床检查后仍然在医生的建议下进行了手术治疗。该研究者强调,手术治疗应该针对有症状的患者,因为即便是经验丰富的术者,外科手术也有出现潜在并发症的风险[7]。

伴有鼓膜穿孔或由于听骨链损害而致传导性听力下降的骨疣患者,不得不接受分期手术。外耳道的阻塞及反复感染需首先治疗,痊愈后再行二期手术。

术前计划

对因反复发作的外耳道炎而接受手术的患者,其理想的术前准备应包括清理外耳道和应用滴耳剂控制炎症, 同时需要进行纯音测听来评估传导性听力下降的程度。如果双侧均有症状,则应先治疗症状较重的一侧。倘若双侧症状程度相同,那么手术应分期进行,在一侧痊愈后再进行另一侧手术,避免因双侧包扎而造成的听力障碍。

有时病变可能完全阻塞外耳道,鼓膜检查因此受限。在这种情况下,CT 可以帮助判断病变的范围和来源,特别是外耳道外侧的骨瘤(图 109.3)。冠状位及轴位的骨窗可以帮助外科医生确定病变部位及合理的手术径路(图 109.4)。如何通过影像学特征鉴别骨瘤与骨疣已经描述。骨瘤出现在鼓鳞缝和鼓乳缝,它的密度稍低于正常骨,这提示它的组成主要是网状骨[8]。一个孤立的骨瘤,正如所显示的,很容易在局部麻醉下手术切除。阻塞性的骨疣需要在全麻下用钻来完成。切除多发的、大的、不规则的骨疣可能损伤外耳道的上皮。如果外耳道的皮肤不够修复或在时间上不适合手术, 就必须取裂层厚皮瓣(Thiersch 皮瓣)。同时告知患者外耳道手术有取皮肤移植物的可能性。

手术技术

对于有蒂附着到骨缝的外耳道骨瘤可以经耳道

径路切除。用2%的利多卡因(赛洛卡因)加1:100 000的肾上腺素注射外耳道的四个象限进行阻滞麻醉。在局部麻醉好后，用中耳刮匙或直角勾越过骨瘤勾在后方。如果暴露不够充分阻挡了视野或器械的操作，可以在12点位置的切迹处压迫软组织或切开以使器械到达骨瘤的后部(图109.5)。如果骨瘤是广基的，切下其表面的皮瓣并保留备用(图109.6A 和图109.6B)。如果骨瘤的蒂较窄，可以用刮匙将其折断然后切除。偶尔需要用一个小的骨凿或钻松动其基

部。一旦骨瘤被切除，进一步磨除骨瘤基底至与骨性外耳道相平。放一个小的丝片或一片浸有抗生素药膏的明胶海绵用于填充创面(图109.6C)。

骨疣常常是多发和广基的。全麻下耳后径路是最好的暴露途径。耳后常规备皮同时按常规无菌要求铺单。在外耳道的四个象限及耳后沟皮下注射混有1:100 000肾上腺素的2%利多卡因。暴露方法和径路与耳后鼓室成形术相似(参见第113章)。耳内切口在外耳道12点到6点之间，并垂直向外形成耳甲瓣。皮瓣内侧应越过有毛发的皮肤3~4mm（图109.7)。而后经耳后切口将皮瓣从外耳道后壁掀起，连接耳内耳外切口。用气管切开术的带子来向前固定外耳道耳甲皮瓣(图109.8)。用乳突牵开器将耳郭和耳道后壁的皮瓣向前牵开，从而直接暴露深方的外耳道。

深方的皮瓣要从外耳道前壁和后壁仔细分离解剖。使用中等大小的切割钻由外至内向鼓膜方向切除骨疣，仅留下一层薄骨壳贴附于耳道皮肤。吸引器的尖部用来保护耳道皮瓣，使其和钻柄与钻头隔开。如果空间允许，可放置薄硅胶片或金属片对耳道的皮肤提供额外的保护(图109.9)。切除过度生长的骨质后便可以直接观察鼓膜。之后就可以将皮瓣复位到已经被磨平的外耳道壁，对侧的骨壁也用相同的方法处理。一个新月形的厚骨片常常保留在切开部位的内侧面。掀起该骨片深方接近鼓膜位置的皮片时应更加小心。去除多余的骨质以使外耳道光滑平整，前方磨除的可以更彻底一些。因为磨除前壁骨质时可能会损伤颞颌关节，所以必须小心以免损伤关节囊周围的骨膜。用中等的和小的金刚钻进一步磨

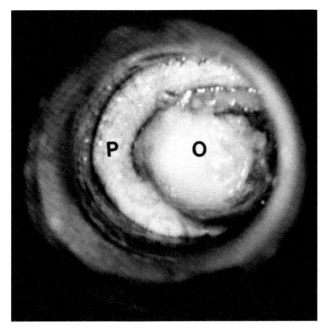

图109.3 右侧外耳道有一个基部在后壁的骨瘤(O)，完全阻塞外耳道以致不能窥及耳道深方及鼓膜。P,后方。

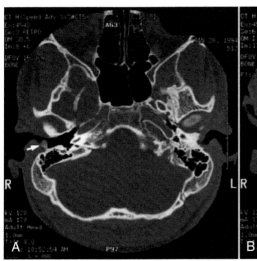
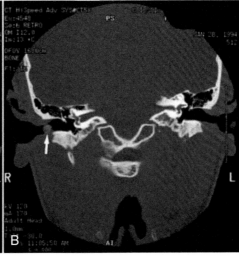

图109.4 轴位(A)和冠状位(B)骨窗 CT 显示肿物有蒂附着于外耳道后壁外侧 (箭头所示)。外耳道余部、中耳及内耳是正常的。

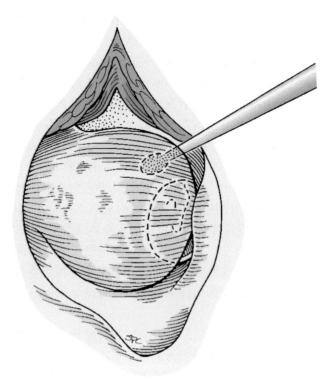

图 109.5　在切迹处切开并扩大切口到外耳道。用一个刮匙放在骨瘤的内侧准备切除。虚线所示结构为鼓膜。

平骨性外耳道壁。小心钻头不要伤及鼓膜、锤骨短突和鼓环。过度磨除后壁骨质会导致乳突气房的损伤，应当尽量避免。

保留前壁或后壁的皮瓣内侧的蒂部可能比较困难。在皮瓣影响视野时应该磨除更多的骨质，以防空间太小致使皮瓣卷入钻头，可以移除一块较大的长方形皮瓣以方便暴露。当骨性外耳道成形术完成后将皮瓣还原覆盖至骨面。

当磨除完成后，将皮瓣恢复原位，但并不需要完全覆盖裸露的骨面。如果皮瓣已经保存，则有足够的覆盖上皮。然而大范围的骨面暴露应当移植皮肤以帮助创面更快更好的愈合。用 10 号刀片在乳突表面徒手取裂层厚皮瓣 1.0~1.5cm，足够用以移植，将皮肤移植物的薄边修整锐利。将移植物放到裸露的骨表面，避免与周围的皮肤边缘相互重叠。必须通过填塞内侧及外侧外耳道腔来固定皮瓣（移植物）。如果原来的皮肤是带蒂的而且保存良好，那么就可以用一个耳用膨胀海绵填塞外耳道（图 109.11）。如果原来的皮肤或皮瓣是被分块替换的，需要用玫瑰花蕾填塞法，将他们紧密对位和制动。玫瑰花蕾填塞是将多个丝带填在外耳道。用抗生素油膏浸润棉球或膨胀海绵放在填塞物的深处并向外到耳道的中段水

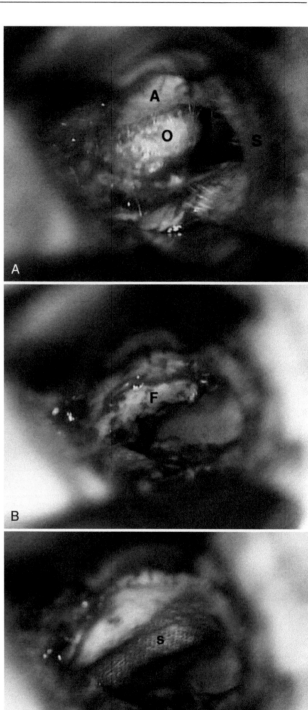

图 109.6　(A)位于左侧外耳道前壁的广基骨瘤(O)。A，前；S，上。(B)制作蒂位于深方的皮瓣(F)用于还原覆盖裸露的骨面。(C)将一条丝带置于外耳道前部用于固定皮瓣。

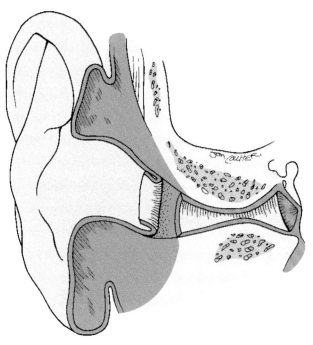

图 109.7 在外耳道内切除耳皮瓣并向后掀起。注意深方狭窄的骨性外耳道。

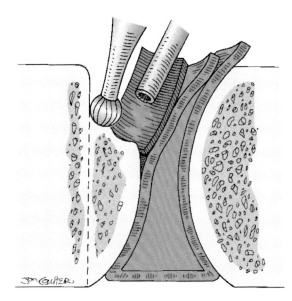

图 109.9 从外耳道的外侧开始掀起后壁的皮肤并用一片缝合的箔或硅胶保护。吸引器的前端用来吸住皮肤以保持一个清楚的外科视野。

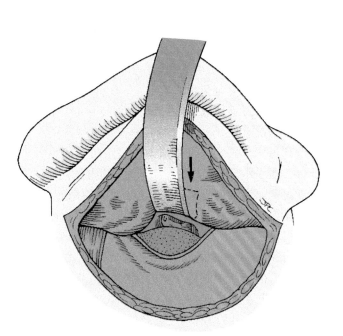

图 109.8 做耳后切口，置入气管切开用的寸带以帮助外翻耳道内的皮瓣(箭头所示)。自固定的牵引器(未示出)能提供足够的视野暴露。

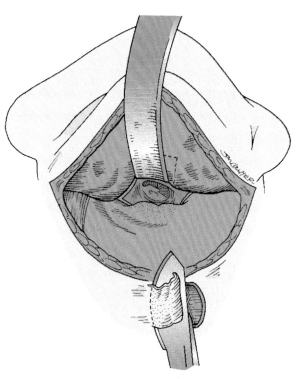

图 109.10 耳道皮肤去除过多时应进行移植修复。在耳后乳突表面徒手取裂层厚 Thiersch 皮瓣即可。

平。恢复耳的正常解剖位置，重置皮瓣，放入第二个玫瑰花蕾状填塞物(图 109.12)(见第 113 章)。耳后的切口用 5-0 的快速可吸收线和 steristrips 关闭。将棉球放在外耳道，覆盖 glasscock 或无菌乳突敷料。

通常用高速耳科钻去除这些骨质病损。一些手术医生主张使用锤和约 1~3mm 的薄骨凿。有人提议骨块可以用这些器械连续去除。这种技术可以降低因为使用钻导致的噪音和振动损伤。

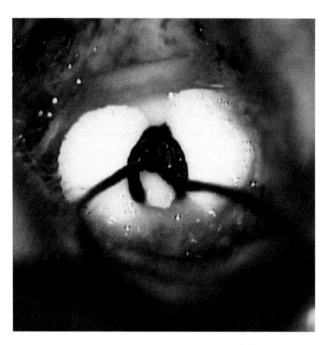

图 109.11 用膨胀海绵填塞固定外耳道内的皮瓣。

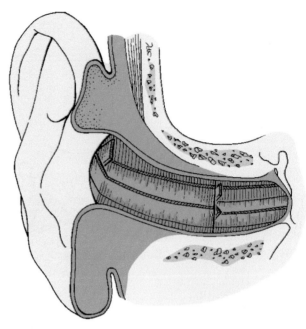

图 109.12 用两个玫瑰花蕾填塞固定分块替代的皮肤。

相比同时磨除外耳道前壁和后壁以完全去除骨疣,另一种策略是仅磨除外耳道前壁处的病变。这仍有损伤颞颌关节的危险,但却将损伤听骨链、鼓索神经和面神经的风险降到了最低[10]。

术后处理

除非考虑到有持续的低度的慢性感染和蜂窝织炎可能,否则我们不推荐全身使用抗生素。经耳后径路手术患者的敷料次日清晨就可去除。必要时可口服镇静止痛药。术后的几天内,根据伤口的渗出量,要经常更换耳道口的棉球。抗生素类固醇滴耳液每日 2 次。在 7~10 天后,患者复诊,对经耳后径路行外耳道成形术的患者应拆除缝线并取出外侧的填塞物。继续每日 2 次的应用抗生素和类固醇滴耳液,随后几周患者再次复诊时取出内侧的填塞物。

在取皮处用抗生素药膏每日涂抹 2 次。患者应在水池中用静态水洗头,以免伤口进水或感染。

经耳内切口切除孤立病变(骨瘤)的患者,需在术后 10 天复诊以取出填塞物。平坦的去上皮化的区域可二期愈合进而痊愈。局部持续使用滴耳液数周直到完全愈合。

虽然试图细心地将外耳道内的皮瓣对位好,但仍然可能在内侧的区域有裸露的骨面或在外侧可见

到未上皮化的皮下组织。当第二个填塞物取出时仔细地清洁耳道并清创。过度生长的肉芽组织用硝酸银烧灼,继续使用抗生素和类固醇滴耳液。经常而仔细的清理耳道可避免术后狭窄。一旦出现耳道狭窄,应在耳道放置支架或膨胀海绵,再保持一周。重新评估耳道状况并给予适当的局部护理。不规则的上皮化、耳道中部狭窄以及耳道内软组织闭塞的患者应进行二次手术。在这种情况下清理增生的软组织,将一个包含填塞物的支架插入耳道。常规使用滴耳液,支架在第 10 天取出。硝酸银通常可以有效地控制肉芽组织过度增长。如果单独使用硝酸银效果欠佳,则可合用 5-氟尿嘧啶霜。

术后的前几周是整个愈合过程的关键阶段。为了更好地监测伤口愈合状态,患者需要每周复查。即使耳道的上皮化过程良好,患者的耳道也应至少在 2 个月内保持干燥。在淋浴时可以用凡士林棉球填塞外耳道,防止进水。术腔完全愈合前禁止游泳。

并发症

骨疣切除术后的患者通常有慢性外耳炎的病史。他们有创口难愈合的问题,而且需要密切观察。过度生长的肉芽组织可能导致耳道中部狭窄或鼓膜层面的外耳道闭锁。

手术过程中容易对外耳道周围的结构造成潜在的伤害。过度钻磨耳道后壁的骨病变易伤及乳突气房。上皮移行进入这些气房后将导致瘘管或胆脂瘤形成,钻磨外耳道前壁可能进入颞颌关节囊。如果骨膜没有损伤,那么小范围的骨裂是可以接受的。然而,大范围骨的切除将导致颞颌关节的软组织脱垂入外耳道。这不仅延迟了术后伤口的愈合期而且产生一系列耳道的清洁问题。当下颌骨运动时可能会产生咔嚓声或其他异常的声音。

当钻磨深方耳道时可能会损伤到鼓索神经、鼓膜和锤骨。当钻磨到后鼓环的深方时,就可能伤及鼓索神经。切除耳道皮肤时,鼓膜可能会被钻或其他的器械撕裂。误伤锤骨短突可能会导致传导性或感音神经性听力损失。

骨质切除不充分可导致术后症状不缓解。而骨质的残留通常发生于外耳道前壁深方与鼓膜的交界处。上皮碎屑堆积在该处可产生持续的症状。

当术中同时涉及耳道前壁和后壁的皮肤时,术后可能就会发生耳道的狭窄。在术中必须小心操作,术后加强预防意识。当发现问题时要及时清理过度增生的肉芽组织并重新进行耳道的填塞。

有持续炎症或慢性外耳道炎存在的患者应当怀疑滴耳液引起的过敏性皮炎。应停用含有氨基式类的制剂并换用其他的滴耳液。如果过敏反应继续加重,则需使用类固醇乳膏。

骨疣术后面神经损伤是一个严重的破坏性并发症。面神经相对靠近鼓环后下方。走形变异的面神经较正常位置更向外和向前,这就可能有潜在的损伤风险并导致面神经麻痹。外科医生在钻磨骨性外耳道后下壁时应首先考虑到这个问题。在手术过程中使用面神经监护仪能将这类不良事件的可能性降至最低。

精要

- 如果外耳道骨瘤和骨疣没有症状则不必进行外科干预。
- 当检查不能全面的观察外耳道和鼓膜时,应当行颞骨 CT 检查。

- 当骨瘤位于外耳道外侧且蒂窄时,可在局麻下用刮匙切除。
- 因外耳道后下壁接近神经,故钻磨该处时必须谨慎。
- 建议切除骨疣时使用面神经监护仪。

隐患

- 对于症状不明显的患者,外科术后可能产生比术前症状更严重的问题。
- 过度的钻磨外耳道后下壁可能损伤面神经。
- 磨钻接触到听骨链可引起感音神经性听力损失。
- 外耳道皮肤牺牲或损伤过多时,可能会引起外耳道狭窄。
- 未能认识并干预术后早期出现的外耳道显著狭窄,将会导致外耳道炎性狭窄和传导性听力损失。

(喻妮 赵宇 译)

参考文献

1. Wong BJ, Cervantes W, Doyle KJ, et al: Prevalence of external auditory canal exostoses in surfers. Arch Otolaryngol Head Neck Surg 125:969-972, 1999.
2. Kroon DF, Lawson ML, Derkay CS, et al: Surfer's ear: External auditory exostoses are more prevalent in cold water surfers. Otolaryngol Head Neck Surg 126:499-504, 2002.
3. Nager GT, Hyams VJ: Pathology of the Ear and Temporal Bone. Baltimore, Williams & Wilkins, 1993, p 1341.
4. Senturia BH, Marcus MD, Lucente FE: Diseases of the External Ear: An Otologic-Dermatologic Manual, 2nd ed. New York, Grune & Stratton. 1980, p 204.
5. Fenton JE, Turner J, Fagan PA: A histopathologic review of temporal bone exostoses and osteomata. Laryngoscope 106:624-628, 1996.
6. Whitaker SR, Cordier A, Kosjakov S, Charbonneau R: Treatment of external auditory canal exostoses. Laryngoscope 108:195-199, 1998.
7. Vasama JP: Surgery for external auditory canal exostoses: A report of 182 operations. ORL J Otorhinolaryngol Relat Spec 65:189-192, 2003.
8. Hsiao SH, Liu TC: Osteoma of the external ear canal. Otol Neurotol 24:960, 2003.
9. Hetzler D, Longridge NS: Exocytosis of the external auditory canal. Otol Neurotol 24:523, author reply 523, 2003.
10. Longridge NS: Exostosis of the external auditory canal: A technical note. Otol Neurotol 23:260-261, 2002.

第110章

阻塞性角化病和外耳道胆脂瘤

Yael Raz

阻塞性角化病和外耳道胆脂瘤最初被认为有着相同的病理过程，以前这两个术语在使用上是可互换的[1]。两种疾病都与外耳道上皮不能正常向外排出有关[2]。而后 Piepergerdes 等区分了这两种截然不同的疾病[3]。然而，在最近的文献中，因这两种疾病存在部分交叠而导致对它们的恰当命名问题仍存在争论[4,5]。

阻塞性角化病的患者，其外耳道四周的皮肤自洁功能障碍，导致形成层状的角质栓，且经常能完整的从外耳道中取出（图110.1和图110.2）。角质栓可逐步向鼓膜延伸。耳道的阻塞可导致传导性听力损失。该病典型表现为双侧发病并伴有耳痛。当外耳道四周的骨质发生再吸收时，会使外耳道变宽，这可能是由于角质栓持续对外耳道产生压力所致。外耳道上皮通常是完整的，但可能变厚或者发炎。早期的报道提示其可能与支气管扩张和鼻窦炎有关，特别是在儿童群体中[6,7]。偶尔发生耳溢液。

外耳道胆脂瘤与阻塞性角化病不同，最经常表现为角蛋白"珠"，通常位于外耳道的底部（图110.3）。外耳道胆脂瘤通常是单侧发病并具有耳道皮肤的溃疡和局部骨侵蚀的特点（图110.4）。在外耳道完全堵塞或中耳受累之前，听力通常不受影响。去除胆脂瘤的主体后，骨性外耳道暴露，而且经常已被侵蚀。即便偶尔有出血和肉芽组织生长，围绕骨性缺损的上皮也通常可以看到清楚的边界。然而阻塞性角化病的表现与外耳道胆脂瘤截然不同，难于混淆。如果怀疑是癌，那么必须常规在外耳道肿物的安全缘取活检。外耳道内骨的裸露和肉芽组织的存在可能

与急性坏死性外耳炎混淆（恶性外耳道炎）。然而后者常发生于糖尿病患者群体，并伴随明显的疼痛和红细胞沉降率的显著升高。此外，急性坏死性外耳道炎患者的细菌培养结果中可发现假单胞菌，而在外耳道胆脂瘤患者的样本中也常能培养出正常的外耳道菌群。

阻塞性角化病和外耳道胆脂瘤的主要差别在于：前者的骨性外耳道呈环形扩大，且外耳道上皮完整；而后者存在骨面的暴露和局部的骨质破坏。外耳道上皮的自洁功能异常作为阻塞性角化病和外耳道胆脂瘤的特征，其原因至今仍不清楚。然而最近相关的病因学研究，从细胞间黏附的调节和细胞增殖的调节已经开始研究其分子学的机制[8,9]。这个讨论局限于突发性外耳道胆脂瘤。因为先天性和获得性的外耳道闭锁、颞骨外伤或颞骨手术后也可发生鳞状上皮的堆积。

病例选择

外耳道成形术已经很少用于难治性的阻塞性角化病[10]，大多数病例采用保守治疗即可。使用软化剂和润滑药物可以帮助取出角质栓，但没有药物能彻底解决这个问题。类固醇和表皮剥脱因子被认为有部分效果，但在去除角质栓之前予以润滑剂仍然是最有效的方法。随着时间的推移，每位患者将对连续清理耳道的时间间隔有一个正确的估计，以预防听力下降、阻塞和继发感染。

当患者没有耳痛，全部病变范围都可见并易于

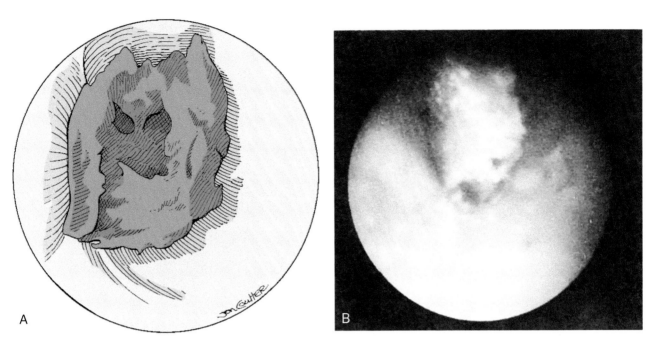

图 110.1　(A 和 B)显示外耳道被角质栓完全堵塞。

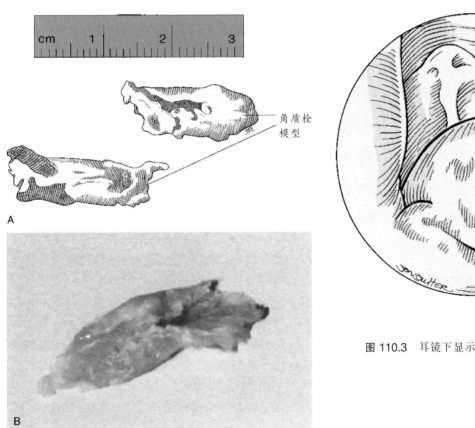

角质栓模型

图 110.2　(A 和 B)从外耳道取出的角质栓。

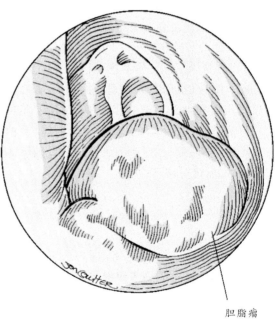

胆脂瘤

图 110.3　耳镜下显示外耳道下壁形成的胆脂瘤。

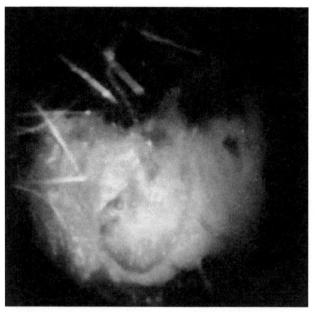

图 110.4　耳镜下显示去除胆脂瘤后裸露和被腐蚀的骨质。

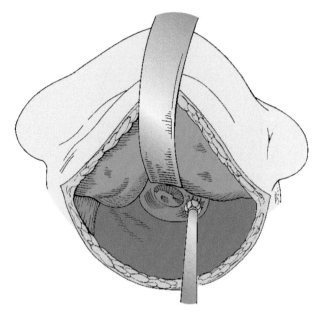

图 110.5　耳后径路重建外耳道和用移植物修复外耳道缺损。

清理时,小的外耳道胆脂瘤可以采用保守治疗。甚至对有广泛的骨侵蚀并伴有骨裸露的老年患者可以长期采用保守治疗而不必进行外科干预。严重的耳痛很少见。患者出现下列情况时应考虑外科干预:①居住较远且交通不便不能定期清理外耳道;②由于溃疡皮肤边缘反复出血和继发感染;③有强烈愿望希望长期保持耳道清洁的患者;④较大病变累及中耳、面神经或乳突气房。保险起见,对于有外耳道骨质破坏的保守治疗患者,应进行病理检查。

术前评估

对于较大的外耳道胆脂瘤,术前颞骨 CT 有助于发现病变是否累及乳突气房或面神经管,以帮助我们决定术中是否需要用面神经监护仪。

手术入路

手术可采用局部麻醉。手术的目的是清除感染和不健康的皮肤,除去死骨,使骨性外耳道变光滑,再用皮瓣修复裸露的区域。

对患病耳道而言,耳后径路可以提供最好的手术视野。耳后切口的同时需要做一个可以延伸至耳道皮肤缺损处的皮瓣。然后将耳郭软骨向前方牵拉,如标准的鼓室成形和乳突根治术式(图 110.5)。暴露

外耳道受侵蚀的区域后,将不健康的组织从上皮的边缘清除,向内侧翻折缺损临近处的皮肤以便充分暴露。用大小合适的切割钻和金刚钻去除死骨并磨平缺损的外耳道。持续磨骨直到出现出血的健康骨质(图 110.6)。耳道后下的损害可累及乳突气房。当气房较大时,应当在移植皮瓣前用脂肪或筋膜进行填塞。此时,确定被侵蚀的骨质。如需要覆盖的区域较小,可用颞肌筋膜修复。范围较大的裸露骨质可用裂层的约 0.012 英寸厚(1 英寸=2.54cm)的皮瓣植入铺平。作者喜欢采用手臂内上方的皮肤作为供体,但是其他方便的供区也可采用。很少使用超过 1 平方英寸(6.46cm²)的皮瓣来修复这种类型的外耳道缺损。将先前掀起的外耳道内皮瓣放回原处。用皮瓣覆盖缺损后,将丝带或网状人造纤维置于移植物上保护并预防其移位。最后将浸有抗生素药膏的填塞物置入外耳道(图 110.7)。关闭耳后切口按常规包扎。

伴有乳突气房破坏较大的外耳道胆脂瘤可能需要重建外耳道壁(如用羟磷灰石)或者改良乳突根治术。因这样的胆脂瘤可能侵犯面神经管,故手术处理时需要使用面神经监护仪。

术后处理

填塞物在术后 10~14 天取出,并简单地清理皮肤边缘直到伤口完全愈合。外耳道胆脂瘤很少复发,

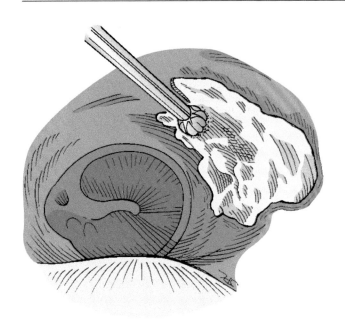

图 110.6　使用切割和金刚钻磨除腐骨并暴露新鲜可存活的骨质。

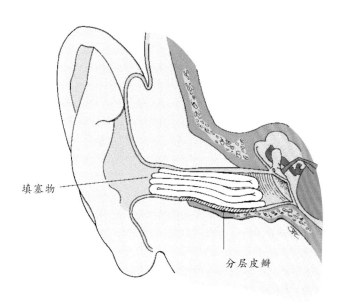

填塞物

分层皮瓣

图 110.7　在耳道中放置填塞物使裂层的分层皮瓣保持稳定。

但是移植物脱皮可持续数月。在这段时间使用少量的矿物油预防脱落上皮的聚集。完全愈合通常需要 6~10 周。

并发症

　　并发症包括面神经受损、胆脂瘤复发、鼓膜和锤骨受损以及长期的骨裸露。钻磨外耳道深方后下部

时应特别注意面神经。如果进入了乳突气房,皮肤向缺损内生长将形成瘘管或导致胆脂瘤复发。这可以通过使用脂肪、筋膜或软骨填塞乳突腔进行预防。如果病变较深,钻磨骨性外耳道时可能会伤及鼓膜或锤骨。手术医生必须留意钻头的深方,并适时的缩小钻头尺寸以避免造成医源性的听力下降或穿孔。确保去除所有的死骨,选取合适大小的移植物并小心对位,对预防不完全上皮化有帮助。

精要

- 最重要的是去除所有的死骨,因为一旦有死骨残留,将导致其上的皮肤移植物无法成活。必须看到新鲜骨表面的渗血以保证移植物的营养及血供。
- 必须进行皮肤边缘的组织学检查以排除恶性肿瘤。
- 术后移植物的上皮脱落可能持续数月,需要经常清创直到伤口完全愈合。

隐患

- 过度磨外耳道的后下壁可能暴露面神经的垂直部,因此在这个区域必须谨慎。
- 如果没有用脂肪或筋膜在移植皮肤前填塞乳突气房,就可能导致耳漏或外耳道胆脂瘤复发。
- 术前预备好足够大的皮瓣以免手术室工作人员没有准备好,那样可能会导致骨的广泛裸露。

(喻妮 赵宇 译)

参考文献

1. Paparella M, Shumrick D: Otolaryngology, vol 2. Philadelphia, WB Saunders, 1973, p 37.
2. Naiberg J, Berger G, Hawke M: The pathologic features of keratosis obturans and cholesteatoma of the external auditory canal. Arch Otolaryngol 110:690-693, 1984.
3. Piepergerdes MC, Kramer BM, Behnke EE: Keratosis obturans and external auditory canal cholesteatoma. Laryngoscope 90:383-391, 1980.
4. Persaud RA, Hajioff D, Thevasagayam MS, et al: Keratosis obturans and external ear canal cholesteatoma: How and why we should distinguish between these conditions. Clin Otolaryngol 29:577-581, 2004.
5. Kuczkowski J, Mikaszewski B, Narozny W: Immunohistochemical

and histopathological features of keratosis obturans and choles-
teatoma of the external auditory canal. Atypical keratosis
obturans. J Laryngol Otol 118:249-250, author reply 250-251,
2004.

6. Black JIM, Clayton RG: Wax keratosis in children's ears. BMJ
2:673-675, 1958.

7. Morrison AW: Keratosis obturans. J Laryngol Otol 70:317-321,
1956.

8. Naim R, Riedel F, Bran G, Hormann K: Expression of beta-
catenin in external auditory canal cholesteatoma (EACC). Biofac-
tors 19:189-195, 2003.

9. Adamczyk M, Sudhoff H, Jahnke K: Immunohistochemical inves-
tigations on external auditory canal cholesteatomas. Otol Neu-
rotol 24:705-708, 2003.

10. Paparella MM, Goycoolea MV: Canalplasty for chronic intractable
external otitis and keratosis obturans. Otolaryngol Head Neck
Surg 89:440-443, 1981.

第 **111** 章

先天性和后天性外耳道闭锁

Elizabeth H. Toh, Barry E. Hirsch

外耳道闭锁分为先天性或后天性(图 111.1 和图 111.2)。先天性闭锁更多见,有报道发病率为新生儿 1/10 000~1/20 000,通常伴随耳郭和中耳畸形。胚胎前三个月内第一、第二腮弓发育障碍致使外耳道先天性闭锁。虽然这些生理缺陷大多数临床表现单一,但也有 10% 视为发育异常综合征的一部分。外耳道后天性闭锁相对少见,外伤、慢性炎症、放射治疗或手术后医源性损伤是其常见原因。临床也有诊断为:炎症性后天性外耳道闭锁、炎症性耳道纤维化和慢性狭窄性外耳道炎[1-3]。

先天性外耳道闭锁多发生在男性,单侧、右耳为主,骨性闭锁较膜性闭锁发病率高,伴随内耳发育异常低于 20%,大部分病例适合外科手术。耳郭极少完全正常或完全缺失(无耳畸形)。至少存在胚胎发育不完全导致的软骨或软组织残余部分。轻度畸形或小耳畸形常见(图 111.3)。一般来说,外耳道形态与中耳发育程度密切相关[4]。

由于第一和第二腮弓发育障碍,面神经解剖异常普遍存在。中耳发育不全表现为锤骨固定、锤-砧融合、镫骨底板固定、鼓索神经异常走行和永存镫骨动脉。内耳发育异常累及耳蜗、前庭、半规管以及内听道。

个别情况下,脑积水、后颅窝发育不全、半边小脸症、腭裂、泌尿生殖器发育异常合并先天性外耳道闭锁。作为某些综合征的一部分,如:特-柯二氏综合征(Treacher-Collins)、戈氏综合征(Goldenhar)、染色体 22 综合征 (trisomy 22)、克利佩尔-费尔综合征(Klippel-Feil)、颅骨锁骨发育不全综合征、凡可尼综合征(Fanconi)、克鲁松氏综合征 (Crouzon's)、迪格奥尔格综合征 (DiGeorge) 和萨力多胺中毒等合并先天性外耳道闭锁。

病例选择

先天性闭锁

耳闭锁重建的目的包括改善听觉功能和获得一再造的、干燥的外耳道。1992 年,Jahrsdoerfer 等设计了一项评分标准,用于评估矫正外耳道闭锁手术的可行性[5]。根据术前 CT 扫描,发现以下八种因素之一为 1 分(表 111.1),镫骨正常加 2 分。得 10 分的患者预后会非常满意,即语言接受阈提高 15~20dB,反之,CT 显示正常结构数量愈少疗效愈差。听力改善的预后通过特定 CT 得分的百分比来表示。如果每项得分为 0,预示无法改善听力。5 分或以下得分通常不建议手术。在应用这一评估标准的同时,手术医生的经验以及一些其他问题 (如患儿一般状况和耳科情况)也必须认真考虑。

大多数先天性外耳道闭锁患者也需要耳郭再造,多与闭锁修复的同时进行,在颞骨区域血供没有破坏之前应该完成耳郭再造手术或至少应该开始。耳郭再造是复杂的,通常要经过多个阶段、步骤,伴随外耳道闭锁的耳郭再造手术往往利用肋软骨或合成材料。肋骨或肋软骨对外伤、炎症、挤压伤具备更好的抵抗能力,而复合硅胶或多孔聚乙烯材料可以使再造耳郭形态更加完美。不管应用何种方法,耳科

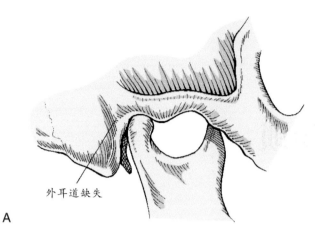

A

外耳道缺失

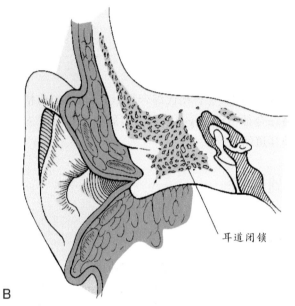

B

耳道闭锁

图 111.1　先天性耳道闭锁患者颞骨侧位(A)和冠状位(B)。

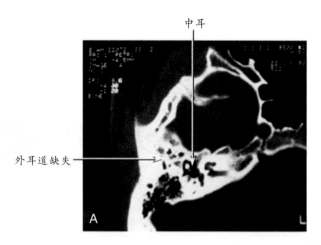

中耳

外耳道缺失

A　　L

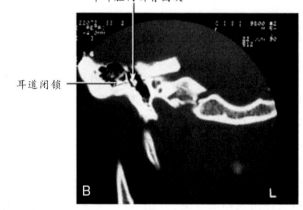

中耳腔内听骨团块

耳道闭锁

B　　L

图 111.2　耳道闭锁患者 CT 扫描影像:轴位(A)和冠状位(B)。

表 111.1	先天性外耳道闭锁手术候选者评分系统
参量	**得分**
镫骨存在	2
卵圆窗暴露	1
有中耳腔间隙	1
面神经正常	1
锤-砧复合体	1
乳突气化	1
砧-镫连接	1
圆窗可见	1
有外耳道	1
总分	10

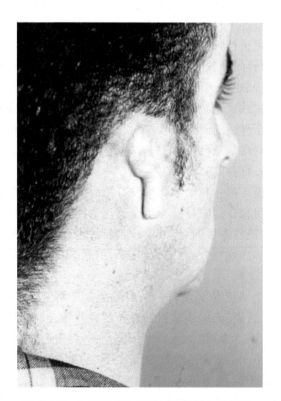

图 111.3　合并耳道闭锁的小耳畸形典型外观。

医生必须明确，外耳道成形手术不能影响耳郭再造的血液循环。

外耳道闭锁成形手术选择 5 岁或 5 岁以上的患儿，因为需要考虑乳突充分发育、小耳症初始修复时机成熟和患儿能够配合手术后的后续治疗等因素。如果超过儿童阶段没能施行单侧外耳道闭锁成形手术，通常情况下矫正小耳畸形的美容外科手术也应该完成。推荐小耳畸形再造手术和外耳道闭锁修复手术之间间隔 4~6 个月。闭锁的耳道内可能存在胆脂瘤，术前 CT 如果显示骨质破坏提示需要尽快手术。

后天性闭锁

后天获得性外耳道闭锁主要指外耳道软组织闭塞。耳道口与鼓膜之间间隔部分由纤维组织构成，慢性耳道炎和慢性化脓性中耳炎是最常见刺激原因。伴有外耳道前、后壁骨折的严重外伤性颞骨骨折可能造成外耳道闭锁。炎症（例如长期严重脂溢性皮炎）和其他皮肤病变使得外耳道瘢痕形成和软组织闭塞。烧伤后或鼓室乳突手术后纤维组织增生可能引起外耳道各段闭锁。由于炎症反应纤维结缔组织增生活跃最终导致外耳道闭锁逐渐加重，典型过程需要数年之久。

在该病的炎症早期阶段，一些药物性保守治疗（如含类固醇的抗生素滴耳液滴耳和局部换药）对于控制潜在感染和抑制肉芽组织增生起到一定的作用。一般来说，一旦耳道纤维组织增生修复完成，耳可保持干燥并保留现有听力。由于单侧病变占后天性外耳道闭锁病例的大部分，手术目的是提高听力，应该允许患者选择是否接受手术。手术前需要控制皮肤病变至稳定状态，伴随脱屑、渗出等活动性脂溢性皮炎时不具备修复手术条件。当增厚的皮肤堵塞外耳道，但无活动性炎症反应的情况下，理论上重建手术可以达到改善听力的目的。对于某些患者既拒绝手术，又由于听觉反馈引起啸叫不适或配件消耗等问题无法佩戴传统助听器，骨锚式助听器（BAHA）或许有助于提高听力。患者应用 BAHA 的条件是较好一侧耳听力至少达到 40dB。

术前评估

先天性外耳道闭锁

在开始评估一个先天性外耳道闭锁患儿时，首先内科医生必须获得全面综合的病史，施行全身检查，确定闭锁是否属于孤立现象、综合征的一部分或者遗传问题，后者应该进行基因咨询、筛查等工作，以便在家庭生育计划方面予以提示。

要考虑患儿未来的受教育、人生道路。因为绝大多数患儿属于单侧外耳道闭锁，一定要明确对侧耳听力是否正常，偶尔可见对侧耳感音神经性耳聋，必须随诊。当对侧耳听力正常时，相对于手术风险，应更多考虑保守治疗。如果手术推迟到十几岁或决定不接受手术，这些孩子要确保获得语言能力。出生时存在耳道闭锁的患儿在婴幼儿时期必须测试听力，非常小的儿童通过听觉脑干反应测试（ABR）获得近似听阈。直至 4~5 岁时可以接受听力行为测试。在耳蜗功能正常的单侧耳道闭锁患儿，典型可靠的反应接近实际传导性听力损失的听阈。以前建议单侧外耳道闭锁手术时机推迟到患儿达到了能够自我作决定的年龄。当患儿父母充分了解风险仍有强烈手术愿望时，可以选择外科手术。术者必须具备丰富的经验，术前详细阅片，术中应用面神经监测仪。

如前所述，双侧耳道闭锁患儿应接受相同的听力评估，应用骨导 ABR 测试时由于"近场效应"，为保证显现同侧更大的 I 波，主机位置应置于身体同侧。骨导助听器产生的直接放大作用能为低龄儿童更好地接受，保证接受正常言语习得和语言发育，直到患儿足够大完成手术。一般共识，通过前期准备工作，双耳道闭锁患儿应该在 5 岁之前手术，听力损失严重一侧先行。

耳畸形患者检查必须包括高分辨率薄层 CT 冠状位和轴位扫描，更新的螺旋 CT 提供经轴位重建高品质冠状位影像，从而减少放射性摄入。这些影像可以完成全面评估：包括乳突气化程度、中耳含气腔形成状况、内耳形态学改变、面神经解剖和听骨畸形。内耳发育不良，如 Mondini 畸形或大前庭水管增加感音神经性听力损失的风险。这些情况必须术前向家属告知。CT 扫描也可以通过显示外耳道膨胀性软组织影像并伴有周围骨质吸收提示外科医生存在外耳道胆脂瘤。

关于 BAHA，如果考虑小耳症修复手术的话一般不推荐 BAHA，因为植入性手术必然会影响局部血供，从而影响重建耳郭的美容手术。CT 评估良好的患儿有机会获得较理想的听力。此外，达到语言分辨阈值的患儿，即较正常听阈稍差，施行重建手术后更适合通过耳道内助听器提高听力。BAHA 为术前影像评估差、考虑难以通过手术明显提高听力的患儿提供一线希望。建议植入 BAHA 装置手术的时机一般不低于 5 岁。

后天性外耳道闭锁

后天性外耳道闭锁手术主要目的是改善听力。需要听力学测试确定患耳病变性质和程度。纤维性闭锁通常表现为纯音听力 25~30dB 范围的传导性听力损失。建议伴随感音神经性听力损失患者一旦耳道闭锁治愈应该常规应用助听器。

术前颞骨冠位、轴位高分辨率 CT 扫描用于区别骨性或纤维软组织闭锁,发现潜在的胆脂瘤、评估中耳形态及听骨链状态。

手术入路

先天性外耳道闭锁

在耳郭再造和确定耳道重建位置之前不要急于外科处理。确定重建外耳道位置的简单方法:确定乳突尖和颞颌关节连线,保证拟建的外耳道准确位于颞颌关节后面。术前再次阅读 CT,要特别注意面神经颞骨内走行、天盖水平、中耳腔距颅骨表面的深度。所有病例都要术中监测面神经。

加入肾上腺素(1:100 000)的 1% 利多卡因溶液浸润局部,行标准的 C 型耳后切口,以保证耳郭前方、下方、上方来源的血液循环不被破坏(图 111.4),偶尔需要切口位置较常规乳突手术切口靠后。切开乳突皮下组织及骨膜并翻向前,直到暴露下颌窝(图 111.5)。切取颞肌筋膜瓣,削薄、干燥,为重建鼓膜备用。在颞线下方、下颌窝后方重建外耳道(图 111.6)。有时颞骨表面小低洼处或筛区部分提示了未发育的外耳道位置。在某些病例存在软组织闭锁,可以直接深入到达骨性闭锁板或鼓膜。当外耳道标志缺失时应该紧贴着下颌窝及颅中窝脑板处钻孔,注意保留下颌窝后方薄骨质以便形成外耳道前壁。通过颅中窝脑板深度大约 1.5cm 一般可达闭锁板。不同于常规乳突手术,磨钻应该限制在涉及的小范围内,如果手术目的仅限于扩大外耳道,应该最低限度暴露可能遇到的乳突气房,避免制造出乳突腔。重建的外耳道直径一般仅为正常耳道直径的 1.5 倍(大约直径 1.3cm)。

虽然术中监控有助于最大限度减少面神经损

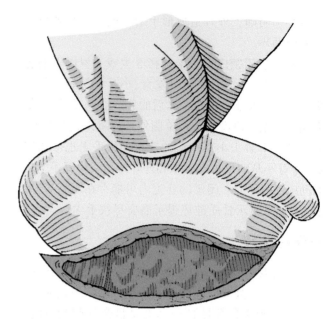

图 111.4　耳后切口有利于维持耳郭血供。

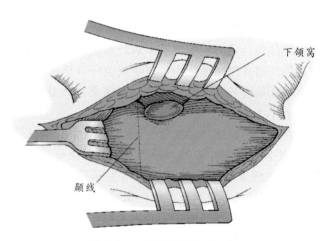

图 111.5　暴露下颌窝(右耳)。

伤,但术前仍要反复阅读 CT 了解面神经位置。大多数病例,面神经水平段和第二膝部相对走行正常。最多见的异常是垂直段前行,有时是横向偏离(图 111.7),这种情况出现率大于 25%。面神经可能横穿过鼓岬、圆窗或下鼓室,如果存在鼓环也许向下至鼓环水平。如果限制在预先设计的区域钻孔,手术通常可以在不暴露神经的情况下到达闭锁板。切开皮下软组织后应用金刚石钻头磨除该区域骨皮质,磨薄闭锁板至纸样薄,可用有角度的剥离子或刮匙从残存的鼓膜和听骨链上轻轻移除闭锁板(图 111.8)。在用钻过程中必须避免损伤听骨链,防止感音神经性听力损失。听骨发育异常以锤-砧骨融合固定为主,其他像砧镫关节纤维连接和镫骨弓不连续、镫骨底板固定也偶尔可见。要在鼓室成形术中应用骨或软骨自体移植物或各种 PORP（部分人工听骨）和 TORP（全部人工听骨）完成听骨链重建。锤-砧复合体不必分离，因为其通常并非固定。偶尔，锤骨颈由

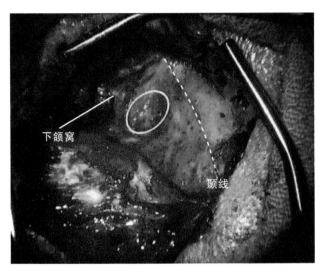

图 111.6　在颞线下方、下颌窝后方重建外耳道。

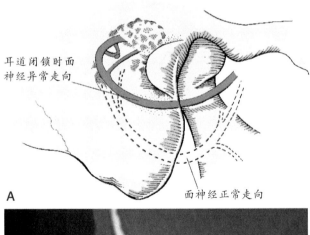

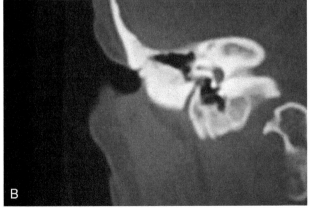

图 111.7　(A)面神经正常走向和闭锁情况下常见的异常走向。(B)CT 冠状位显示面神经乳突段前移。

骨刺固定于闭锁板上，这种情况下听骨链可能多处固定，需要使听骨链整体活动，确保术后获得最佳听力。应用氩激光器消除附着在骨表面的软组织，有助于最大限度降低由于手术中触动听骨链导致的感音神经性听力损失的风险[6]。

听骨链重建完成后，用 1.5mm 钻头制造一骨性环和槽，放置筋膜再造新的鼓膜，应最大限度避免鼓膜前部与耳道之间夹角变钝。彻底冲洗中耳腔、耳道对防止听骨链再固定很重要。如果应用 PORP 或 TORP 成形听骨链，应该在放置人工听骨之前冲洗中耳腔。颞肌筋膜覆盖于听骨表面，力求达到最完善的听力结果（图 111.9）。由新建骨环处向外延展筋膜 1~2mm，确保固定筋膜前、下方，避免重建鼓膜位置偏斜。任何手术中暴露的气房都应用结缔组织填塞封闭，防止皮肤向内生长进入乳突腔导致医源性胆脂瘤。

可以经几处部位，包括上臂内侧、臀部上外象限和下腹部切取游离皮瓣 0.008~0.010 英寸厚（1 英寸=2.54cm）直径大约 2×3 英寸，沿边缘卷曲覆盖重建的耳道，这种薄皮瓣对防止术后耳道狭窄必不可少。用缝合线测量鼓膜周长、耳道长度和周长，然后修整皮瓣至大小合适(图 111.10)。重建外耳道口必须通过切开耳甲腔皮肤和其下暴露于该区域的肋软骨移植物或假体。成形的耳道口宽度应该能通过外科医生的手指，防止术后挛缩(图 111.11)。放置预先

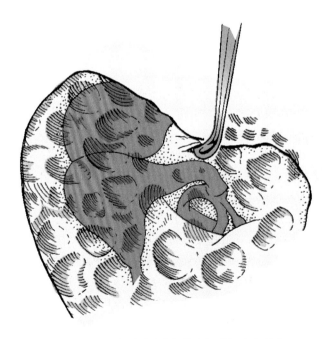

图 111.8　刮除听骨链外侧骨性闭锁板残余部分。

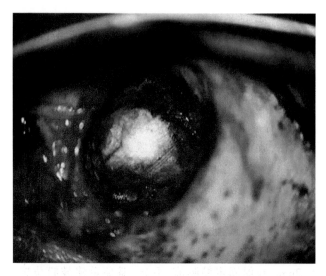

图 111.9　筋膜移植片覆盖听骨链并置于鼓环及耳道。

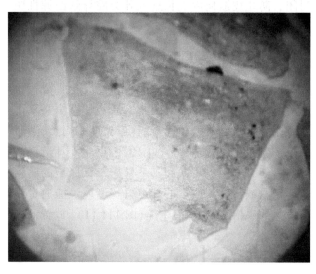

图 111.10　测量裂层皮瓣，沿内缘剪成波浪形并部分置于筋膜表面。

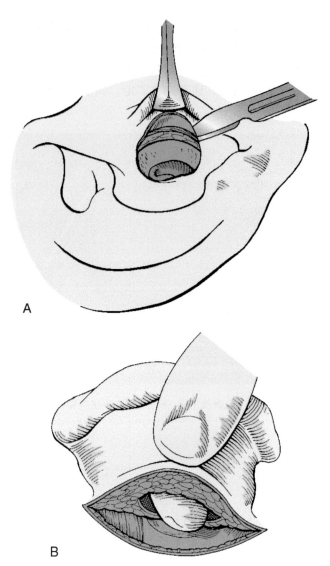

图 111.11　(A)于耳甲腔做一切口。(B)保证切口足够大避免挛缩。

测量好的皮瓣于硅胶薄片上，皮肤面向下，修薄至0.04 英寸(1 英寸=2.54cm)，在硅胶薄片上涂抹杆菌肽软膏提高皮瓣黏附力，按照皮瓣形态修剪硅胶片后置于术腔，展开使皮瓣贴附于耳道骨壁，由内缘延展覆盖重叠筋膜瓣 1mm 以上(图 111.12)。放置另一个比外耳道直径小的圆盘状硅胶片固定鼓膜，防止重建鼓膜前角变钝(图 111.13)。皮瓣的外侧缘用 4-0 可吸收线与耳道口皮肤缝合(图 111.14)。耳道填塞物为膨胀海绵，可以接触滴耳液后膨胀固定皮肤，或者耳道内层覆盖杆菌肽油纱条后充填浸润滴耳液的膨胀海绵(图 111.15)。通常用 4-0 薇桥、或敌克松缝合切口，再用柔软的乳突敷料包括。

治疗先天性外耳道闭锁，有些外科医生常常更喜欢"断壁"式乳突切除术，这种做法可能获得听力提高，但是会遗留乳突腔问题，我们不提倡。

后天性外耳道闭锁

外耳道软组织闭锁绝大多数由前期手术或长期慢性炎症导致。切除增生的纤维组织、暴露鼓膜和利用正常皮肤重建外耳道是手术目的。需要术前 CT 扫描明确是否存在骨性闭锁。如果存在骨性闭锁应用磨钻，术中应该面神经监测。一般推荐耳后入路，有共识认为经耳内切口修复难以成功[7]。

加入肾上腺素(1:100 000)的 1%利多卡因溶液浸润麻醉耳后沟及外耳道。首先在正常耳甲腔内缘皮肤与狭窄或闭锁部位之间环形切开，然后做标准

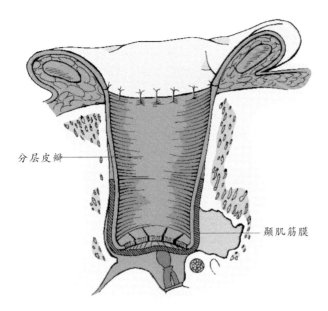

图 111.12 分层皮瓣内缘覆盖筋膜,重叠 1mm。

分层皮瓣

颞肌筋膜

耳后切口,上部分深达颞肌筋膜层,下部分深达骨膜。沿颞线切开骨膜并向下达乳突尖,骨膜下分离暴露耳道软骨和骨性外耳道(图 111.16),向内分离直至暴露鼓膜纤维层(图 111.17)。通常外耳道增生的纤维组织与鼓膜纤维层之间存在可辨认的正常结构。如果发生骨性狭窄,要切削钻和磨光钻结合使用,小心地扩大骨性外耳道并注意避免暴露乳突气房。术中彻底冲洗清除骨粉。耳道成形应该达到耳道无阻碍,经耳道口直视全部鼓膜。单纯外耳道闭锁存在 20~30dB 传导性听力损失,如果术前测试听力下降较此严重,建议行中耳探查。通常情况下,由于纤维结缔组织增生、瘢痕形成,耳道基本上无可利用皮

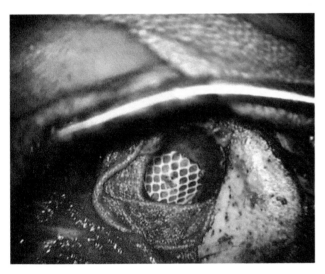

图 111.13 放置裂层皮瓣后,在筋膜表面加固一硅胶圆片。

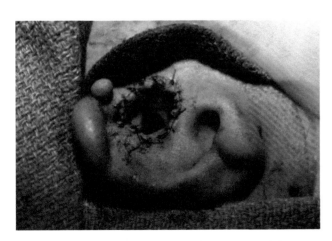

图 111.14 分层皮瓣外侧缘与外侧皮肤切口缝合。

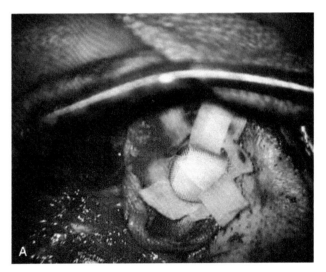

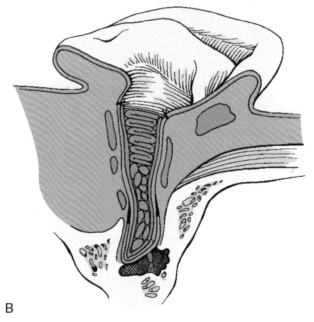

图 111.15 (A)耳道内放置纱条。(B)以纱条为内衬,中间填塞保持移植皮瓣不移位。

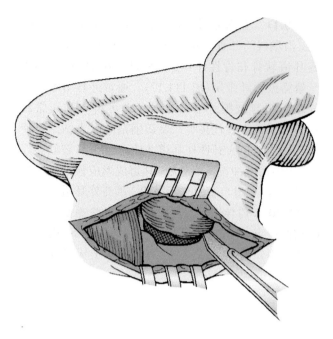

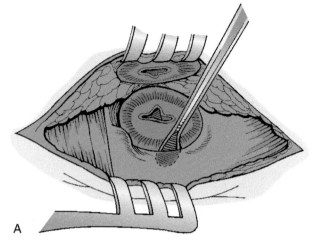

图 111.16　耳后切口到达闭锁部位。

肤,因此,可以按先前描述的先天性耳道闭锁手术方法植皮重建外耳道。再次重申,为避免同样的问题出现,不能利用因炎症受累的皮肤重建外耳道。实施手术前应该排除急性炎症。

术后处理

应用可吸收线缝合皮瓣和耳后切口。术后 24 小时去除包扎敷料,保持耳干燥,连续抗生素滴耳液滴耳。术后 7 天复查,检查耳内填塞物状况,10~14 天去除耳内填塞物后患者每两周复查一次,直到植皮完全恢复。这期间脱屑常见,需要频繁清理。有时移植皮肤边缘粗糙呈颗粒状,任其发展会发生阻塞,应该经常检查、及时清创、烧灼处理。这种情况下含类固醇药物耳局部外用有效。听力检查一般在术后 6~8 周进行,此时大部分患者完全康复,其后,每间隔 6~12 个月例行耳道清理。

一般来说,术后患者听力立即改善,但随着时间的推移也有患者出现听力下降。Jahrsdoerfer 等报道最佳听力结果:67%的患者言语接受阈达到 30dB 或更好[5],与 Tuefert 和 De La Cruz 的报告相似[6]。随访显示,维持骨–气导差距在 30dB 以内的患者数量从 63.1%下降至 50%,但我们的经验支持这样一个事实,即大约 2/3 的患者可以达到该阈值。因外科手术导致严重感音神经性听力损失的风险是 2%~

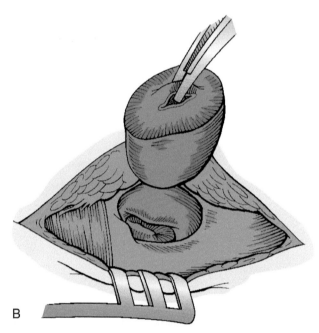

图 111.17　(A,B)耳道狭窄部位的提离和切除示意图。

7.5%[5,6]。

如果术后言语接受阈没有超过 30dB,部分患者选择接受耳内式助听器,往往较小的增益即可达到实用听力水平。

并发症

到目前为止,耳道狭窄复发和鼓膜位置侧偏是耳道闭锁手术后最常见的并发症。其他并发症包括:鼓膜变钝、感音神经性听力损失和面神经损伤。对于没有经验的外科医生来说,中耳腔的侧面(即闭锁骨质的下、后方)损伤面神经的风险最大[8]。目前术中面神经监测已成为常规,出现问题的概率下降。

耳道中段狭窄往往仅在骨质裸露未上皮化部位发生。术后随访如果发现狭窄早期迹象,有限度地应用支架膨胀扩张可以限制其发展,也可用硝酸银溶液烧灼新生肉芽组织和局部应用类固醇。至于在先期中耳成形术或乳突切除术后发生耳道中段和深部狭窄,要警惕并阻止其加重。建议含类固醇滴耳液浸润敷料填塞压迫耳道并术后立即短期口服类固醇。曲安奈德(丙酮化去炎松)10mg/mL 注射于狭窄部位再生结缔组织常常有效。

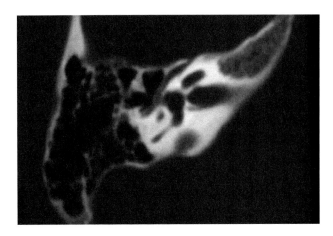

图 111.18　CT 轴位显示面神经跨越卵圆窗。

精要

- 在缺乏可辨认的耳道标志时,总是在颞线之下、下颌窝后方开始磨除骨质。
- 由新建骨槽处向外延展筋膜边缘并固定,避免鼓膜侧偏。
- 重建骨性沟槽(骨环)固定筋膜瓣,使之尽量与皮瓣重叠并用硅胶圆片压紧,最大限度避免鼓膜前角变钝。
- 重建耳道应为正常耳道 1.5 倍。对位仔细缝合移植皮瓣与切口皮肤,避免术后狭窄,促进愈合。
- 术前评估差的外耳道闭锁患者,有可能通过应用 BAHA 改善听力。如果相对健侧耳耳蜗状态为 40dB 或更差,不建议手术修复小耳症。

隐患

- 鼓膜移植前要保证听骨链完整、活动,否则术后遗留传导性听力损失。
- 术后发生感音神经性听力损失,最主要原因是电钻伤及听骨链或在听骨链上过度操作。

- 任何累及耳道的活动性皮肤病变都将影响手术痊愈以及导致狭窄复发。
- 耳道骨质未上皮化常导致耳道软组织狭窄。

(刘丹丹　译)

参考文献

1. Becker BC, Tos M: Postinflammatory acquired atresia of the external auditory canal: Treatment and results of surgery over 27 years. Laryngoscope 108:903-907, 1998.
2. Slattery WH, Saadat P: Postinflammatory medial canal fibrosis. Am J Otol 18:294-297, 1997.
3. Birman CS, Fagan PA: Medial canal stenosis—chronic stenosing external otitis. Am J Otol 17:2-6, 1996.
4. Kountakis SE, Helidonis E, Jahrsdoerfer RA: Microtia grade as an indicator of middle ear development in aural atresia. Arch Otolaryngol 121:885-886, 1995.
5. Jahrsdoerfer RA, Yeakley JW, Aguilar EA, et al: Grading system for the selection of patients with congenital aural atresia. Am J Otol 13:6-12, 1992.
6. Teufert KB, De La Cruz A: Advances in congenital aural atresia surgery: Effects on outcome. Otolaryngol Head Neck Surg 131:263-270, 2004.
7. Jacobsen N, Mills R: Management of stenosis and acquired atresia of the external auditory meatus. J Laryngol Otol 120:266-271, 2006.
8. Jahrsdoerfer RA, Lambert PR: Facial nerve injury in congenital aural atresia surgery. Am J Otol 19:283-287, 1998.

第 13 篇

鼓膜,中耳和乳突

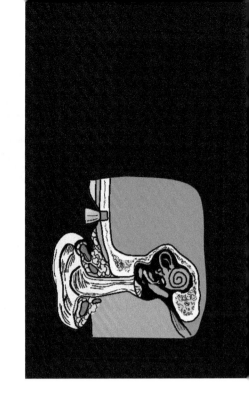

第 **112** 章

中耳炎,鼓膜切开术和鼓膜切开置管

Barry E. Hirsch

中耳是一个含气的空腔,该空腔通过咽鼓管保持其内的压力与外界大气压相平衡。咽鼓管功能障碍是大多数中耳和乳突疾病的原因所在。通过鼓膜切开或鼓膜切开置管,使中耳获得短暂或持续的通气,可以逆转或预防某些急性或慢性中耳疾病。

恢复正常的中耳通气功能对于儿童患者尤为重要。儿童容易罹患中耳疾病,咽鼓管功能障碍能继发分泌性中耳炎和反复发作的急性中耳炎。但是,儿童鼓膜切开置管的适应证至今仍有很多争议。对于分泌性中耳炎的儿童,有些医生建议预防用抗生素,有些建议多疗程使用抗生素,有些则只建议观察。这些治疗也是有争议的,因为在儿童发育时期,治疗不及时将面临语言发育延迟的风险。

十年前,就有关于分泌性中耳炎的治疗指南面世。但是直到现在,鼓膜切开或鼓膜切开置管治疗分泌性中耳炎的适应证仍没有明确的规定。该临床操作指南由来自美国儿科学会、美国家庭医生学会和美国耳鼻咽喉头颈外科学会的专家组成的一个小组委员会提出。指南中指出:确诊为分泌性中耳炎的患儿不需要抗生素和排出液体,但是医生们应努力识别有言语、语言和学习障碍风险的患儿,并进行合适的干预。没有上述风险的患儿可以从诊断或发病之日起观察 3 个月,如果怀疑有听力下降、语言迟缓、学习障碍等问题出现,应该对患儿进行听力测试。如果没有发现上述问题,患儿可以在 3~6 个月后复查。一旦有手术适应证出现,鼓膜切开置管应是首选的治疗。对于需要再次手术的患儿,可考虑行腺样体切除术。该指南还指出,抗组胺药和减充血剂对分泌性中耳炎是无效的。另外,抗菌药和糖皮质激素对分泌性中耳炎没有长期疗效,不建议作为常规治疗[1]。

激光鼓膜切开术

激光可直接在耳科临床中使用。有学者提出,激光鼓膜切开术是使中耳通风换气的安全方法,但是激光鼓膜切开术是否是鼓膜置管的有效替代尚不清楚。Koopman 等进行了一项随机研究[2],比较激光鼓膜切开和鼓膜置管治疗儿童的分泌性中耳炎,结果提示激光切口的平均愈合时间为2.4周,鼓膜置管则为4个月。激光鼓膜切开术的成功率为40%,鼓膜置管则为78%,没有证据表明激光鼓膜切开术治疗咽鼓管功能障碍有临床优势,因此我们仍在使用鼓膜切开刀为中耳通风换气。

有些临床机构认为应该排出中耳液体或改善中耳通气。影响上述治疗的因素包括:患者的年龄、病变的性质、咽鼓管持续功能障碍的可能性和鼓膜的性状。行单纯鼓膜切开还是鼓膜切开置管取决于临床情况。在本章中,将总结中耳通气和引流的常见适应证。

接种

对口服抗生素的抵制激发了对预防急性中耳炎的方法的需求。预防接种可能增加人群对中耳炎相关细菌的免疫力,由此产生一个问题,免疫接种是否能减少鼓膜切开和置管的需求。肺炎球菌联合菌苗是一种用于24个月以内儿童的七价肺炎球菌结合疫苗。Caspary等研究表明,接种过肺炎球菌联合疫苗的儿童中耳中检出非肺炎链球菌的可能性要低2倍,但这些儿童感染流感嗜血杆菌的可能性要高3倍,不过这些菌株很少产生β-内酰胺酶[3]。

从中耳渗出液中分离出的最常见的微生物是肺炎链球菌和卡他莫拉菌,常规培养方法阳性率可达25%。有证据表明,即使细菌培养阴性,分泌性中耳炎仍与长期细菌感染有关。

生物膜的形成是分泌性中耳炎对抗生素治疗耐药的可能原因。生物膜是一种由细胞外基质包裹的细菌团,其细胞外基质能有效保护细菌不被抗生素穿透。一项近期研究调查了慢性中耳炎是否与生物膜有关,对26名行鼓膜置管的患儿,取其中耳黏膜和分泌物,用多聚酶联免疫的方法,在24份标本中检出至少一种中耳炎致病菌。同时行中耳黏膜的激光共聚焦扫描,用最常见的三种细菌的微生物特异探针,在46份标本(46/50,92%)中检出黏膜的生物膜。这些结果可能会改变慢性中耳炎的治疗理念[4]。

病例选择

由于咽鼓管功能障碍和中耳病理的不同,鼓膜穿刺、鼓膜切开、鼓膜切开置管的选择需要因人而异。鼓膜切开置管是基于对患者中耳问题的预期需求而做的选择。听力下降是中耳需要通风的首要和主要症状,其他临床表现可能因分泌性中耳炎的类型不同有相应的表现,如儿童和成年人分泌性中耳炎、急性中耳炎、颅面畸形、气压损伤、中耳炎和脓毒症和慢性咽鼓管功能障碍等。

分泌性中耳炎

儿童

分泌性中耳炎是最常见和最有争议的疾病,因为关系到是否行鼓膜切开置管。儿童咽鼓管发育的不完善和对病理性微生物的高暴露导致了这个年龄段的分泌性中耳炎的高发病率。

家长可能会注意到患儿拉耳朵,大一点的儿童可能会诉说耳朵不适。托儿所和学校的听力测试和鼓室压力测试会发现听力下降和鼓膜活动异常。儿科或耳鼻喉科医生的检查能判断是否有鼓膜、中耳或内耳的问题。耳科检查多可见鼓膜模糊、浑浊或琥珀色。鼓气耳镜是判断鼓膜活动差最有帮助的设备。平坦型鼓室压图也支持分泌性中耳炎的诊断。但是,我们主要依靠体检判断,对于诊断来说,辅助检查并不是必须的。听力图主要用来判断听力损失的类型和程度(传导性、感音神经性或混合性)。

中耳炎在学龄前儿童中的发病率可高达40%~70%,但是无论是否使用抗生素,分泌性中耳炎多在发病3个月内缓解[5]。文献中有几个治疗分泌性中耳炎的方案,一个方案包括3个疗程的抗菌治疗,每次10天,每月1次。另一个治疗方案是长期、小剂量预防性使用抗生素。双侧中耳炎伴听力损失、药物治疗无效的儿童建议行鼓膜置管。小于6个月的患儿很难判断其听力阈值。其他判断听力损失的方法包括:家长观察患儿的行为,如坐在离电视近的位置、要求听大点声音、在学校表现差、注意力不集中或语言发育慢。小于3岁的儿童,如果发现一侧耳朵患病,另一侧正常或听力损失很轻,应谨慎选择继续观察。

成年人

分泌性中耳炎既可以发生在儿童,也可以发生在成年人。童年时有反复感染病史的患者,成年后的咽鼓管功能可能始终处于临界状态。这些人往往在乘坐飞机后,或者更多的是在上呼吸道感染之后,难以获得中耳的有效通气,他们往往抱怨单耳或双耳的堵塞感,有时有爆裂感和听力下降。查体可见鼓膜内陷、模糊或琥珀色。鼓气耳镜(特别是在显微镜辅助下)能看到中耳的液面。音叉试验可以证实为传导性听力损失。如果患者近期听力下降是传导性的,但是不确定是否有中耳积液,可以行诊断性鼓膜切开帮助诊断。

有近期单侧或双侧中耳浆液渗出的患者需进行头颈部的详细检查。为了更全面的治疗,医生必须明确渗出的原因。近期出现单侧或双侧中耳浆液渗出也可能由鼻咽部疾病造成的咽鼓管功能障碍导致(如显著的腺样体增生、鼻咽部肿物比如鼻咽癌或淋巴瘤等都可以堵塞咽鼓管咽口,引起浆液渗出)。颞下窝或岩尖肿物也可能压迫咽鼓管。中耳的液体也可能由鼻腔鼻窦过敏性鼻炎造成。特别强调的是,一定要注意鼻咽部。简单的鼻咽镜检查是不够的,必须要行可弯曲的纤维内镜或硬性鼻咽镜检查。

如果鼓膜检查能看到气泡或气液平面,可以尝试 Valsalva 动作或中耳吹气法。这些检查可以在鼻腔黏膜局部使用羟甲唑啉收缩血管后进行。如果中耳能通过上述动作通风,建议观察,辅助使用口服减充血剂、短期鼻用血管收缩剂喷雾或鼻内激素喷剂。但是,如果中耳不能通风,可以行单纯鼓膜切开术。初次出现分泌性中耳炎的患者不需要行鼓膜置管。对于有长期或慢性咽鼓管功能障碍的患者,可能需要行鼓膜置管。

急性中耳炎

尽管成年人和青少年会出现急性中耳炎,但是急性中耳炎是最常见于儿童的疾病。其典型症状包括:听力下降、单侧耳痛、发烧等,全身使用抗生素对改善炎症有效,但是一般需要 24~72 小时缓解症状。单纯鼓膜切开术能迅速缓解中耳脓肿导致的鼓膜膨隆,而不需要鼓膜置管。

儿童咽鼓管功能障碍的另一个表现是反复发作的急性中耳炎。这种情况下,患儿一般对抗生素反应较敏感,浆液性渗出能随后吸收,可选择每天使用预防剂量的抗生素。虽然给予了适当的药物治疗,仍有反复发作的急性中耳炎的患儿,可行鼓膜置管。另外,如果这种炎症成为患儿或家属的负担甚至影响患儿的学习能力、学校出勤率和身体健康,建议行鼓膜置管。

有并发症的急性中耳炎

急性中耳炎很常见,但这种感染的并发症较少见。其并发症包括乳突炎、脑膜炎、脑脓肿和面瘫。对于出现并发症的急性患者,建议除了全身使用抗生素,还要行鼓膜切开置管,以改善中耳通风、促进减压和毒素引流,以免影响面神经。

颅面畸形

很多颅面畸形会影响咽鼓管功能。扁平的颅骨使咽鼓管沿水平面走行,容易妨碍咽鼓管功能。21-三体综合征患者的咽鼓管功能都比较差,一般需要鼓膜置管。同样,因腭裂或肿瘤手术影响软腭功能的患者也容易患中耳疾病,因为他们的咽鼓管开口功能较差。有这些畸形的患者需早期行咽鼓管功能筛查。

气压创伤

除了一氧化碳中毒,因为其他疾病接受高压氧治疗的患者容易有咽鼓管功能障碍。高压氧治疗过程中,有耳痛或听力下降的患者需要看耳科医师。这些患者的典型表现是创伤愈合一般需要 2~3 周时间。对这种"中耳挤压伤"的治疗包括:口服或局部用减充血剂,减慢氧气舱内气压上升的速度。如果耳痛或听力下降持续出现,需要行鼓膜置管。

脓毒症和中耳炎

对于不明原因发热的住院患者,耳朵和鼻窦往往是潜在的感染源。如果 MRI 或 CT 发现头部或颞骨有液体信号,需要为患者会诊。一旦确定有渗出或明显的炎症,应行鼓膜穿刺放液或鼓膜切开和细菌培养。

慢性咽鼓管功能障碍

长期有咽鼓管功能障碍的患者的鼓膜往往萎缩、内陷、松弛、活动幅度过大。鼓膜内陷易于向后到鼓室窦,向上到上鼓室形成囊袋。鼓膜则包裹在听骨链上,形成自然的 II 型或 III 型鼓室成形(图 112.1)。

术前计划

分泌性中耳炎

儿童患者术前需向其父母告知鼓膜置管术的适应证、手术步骤和术后处理。除非患儿年龄较大或已成年,一般应在口服药物全身麻醉后,为患儿手术。

术前最好有听力图。但是,年龄太小的孩子可能难以行听力测试。急性中耳炎需要鼓膜置管的患儿,其处理与分泌性中耳炎类似。

外耳道非常狭小的患儿需要特殊的置管,有时只能用带小内边的鼓膜通气管(鼓膜切开管)。如果术前考虑到需要小的通气管,应事先与手术室联系,检查存货单。 成年人的鼓膜置管可在门诊局部麻醉下进行。手术器械和技术将在本章中介绍。

急性中耳炎

急性中耳炎的患者,无论是成年人还是儿童,鼓膜切开术都能缓解其明显的疼痛,对于这种炎性鼓膜,表面麻醉剂可能没有明显的效果。当然,成年人能更好地配合鼓膜切开术,儿童则配合较差,有时有必要让护士用被单裹住儿童以制动。

鼓膜切开术也可以作为中耳炎的诊断性治疗,其主要适应证是:持续急性中耳炎、抗生素治疗无效的儿童,或者有免疫缺陷、需要明确致病菌以做相应治疗的患者。对于急性中耳炎、抗生素治疗无效的患者,鼓膜切开能迅速缓解其胀满感、压力感、疼痛和听力下降。如果明确致病菌是关键问题,则用 Senturia 曲管做诊断性鼓膜穿刺。在必须明确中耳渗出液致病菌的临床机构,适当的治疗计划很有必要。与患者的医生以及微生物实验室进行充分的沟通,能加快处理标本。

出现并发症的急性中耳炎患者(如面瘫、乳突炎、脑膜炎等)需要行影像学检测以排除其他颅内并发症。除了 CT 和 MRI,如果怀疑颅内脓肿,则需要请神经科会诊,静脉使用抗生素和密切监护病情。如果同时有乳突炎,则应行乳突切开、鼓膜切开置管。

置管的选择

鼓膜切开置管是通过鼓膜切口放置通气管,给中耳通风。鉴于中耳病理不同,可行短期或长期置管。根据患者的临床体征、病史和预期需要,医生可确定置管的时间。鼓膜置管的设计和材料不同,可通风的时间也可在几周到不定期之间。有新发中耳炎、中耳积液的成年人可能需要置管几周到 3 个月不等,其适应证是有持续分泌性中耳炎,鼓膜穿刺无效的成年患者。除此之外,近期行耳部手术、中耳和咽鼓管功能未恢复、中耳通气差的患者也需要短期置管通气。这种置管是一个直的聚乙烯管,内侧凸边被去除(图 112.2),管子尖部倾斜变尖,利于插入。

有内侧凸边的通气管可以较长时间放置于鼓膜和中耳内。Tytan 管可以保持中耳通气 4~6 个月。如果需要放置更长时间,可使用内外都有凸边的通气管。Lindstrom 等报道了儿童患者长期使用 Armstrong 通气管的效果,其排出时间的中位数和平均数是 16.5 个月和 15.5 个月。遗留穿孔率是 1.32%。其中有 12.2% 的患者置管时间超过 2 年[6]。我们更推荐使用 Armstrong 通气管(图 112.2)。

如果中耳通风时间要求无定期延长,有另外一些置管可以选择。Per-Lee 管,有软的硅橡胶柄和一个大的可弯曲的中耳凸缘,经鼓膜放入后,可持续很长时间。Goode T 型管也能提供长时间通风。 图 112.3 展示了 Per-Lee 管和 Goode T 型管。医生和患

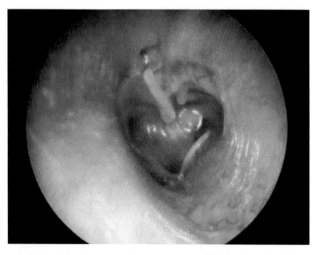

图 112.1　严重鼓膜塌陷伴自然 Ⅱ/Ⅲ 型鼓室成形。中耳通气目的是将鼓膜从鼓岬和听小骨上外移。

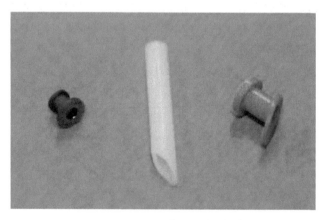

图 112.2　常用的鼓膜置管：左 :Tytan 管 ,0.76mm 内径 (Medtronics 公司);中 :直管 (Micromedics);右 :Armstrong 改良斜面鼓室通气管 ,1.14mm 内径。

者都必须了解,通气管排出后可能遗留鼓膜穿孔。本书第一部分我们还描述了一种现在不再使用的羟磷灰石通气管[7]。

手术技术

鼓膜穿刺

当认定中耳炎的病因是感染时,可行鼓膜穿刺术。清理外耳道的耵聍和角化物,同时合并有外耳道炎、伴有浆液性渗出时,需要用小吸引器和(或)卷棉子清理渗出。如果怀疑外耳道有细菌或真菌菌落,需要用95%酒精冲洗外耳道。外耳道清理干净、干燥后,可以行鼓膜穿刺。对于能配合的患者,可以在鼓膜表面用一点苯酚做表面麻醉,在鼓膜前或后下象限做穿刺(图112.4)。

儿童患者

儿童患者做鼓膜置管一般需要全身麻醉。口服全身麻醉药后,手术显微镜定位,检查患耳,用耳镜、卷棉子、吸引器或鳄鱼钳清理外耳道耵聍,我们倾向于在鼓膜前或前上象限置管(图112.5),因为鼓膜上皮的移行方式,这些部位置管能持续较长时间。鼓膜切开后,用5F吸引器吸出中耳液体,如分泌物粘稠,可能需使用7F吸引器。如果分泌物难以清除,需要在后下象限切开鼓膜,以便中耳更好地通风。清理完中耳液体后,可看到鼓膜切开的大小,如果切口不够大,可用鼓膜切开刀扩大切口,放置内外均有凸缘的鼓膜置管(图112.6)。置管后,确认通气管的位置和方向正确。避免将通气管放置于鼓环或紧贴着锤骨,

前者易导致边缘性穿孔,后者易引起波动性耳鸣。

中耳有黏液、过多浆液或脓性液体,可用抗生素–激素滴耳液。另外,如果有出血,可以使用滴耳液,以免通气管堵塞。

成年人患者

绝大多数青少年和成年人能耐受局部麻醉下鼓膜切开置管。事先需向患者告知鼓膜置管的适应证

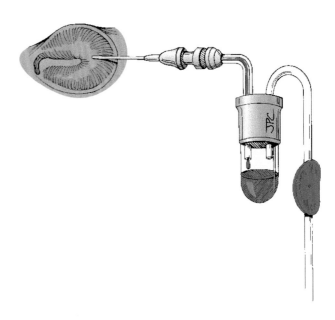

图 112.4 用 Senturia 曲管行鼓膜下部穿刺。(From Bluestone CD: Otologic surgical procedures. In Bluestone CD, Stool SE [eds]: Atlas of Pediatric Otolaryngology. Philadelphia, WB Saunders, 1995, p 31.)

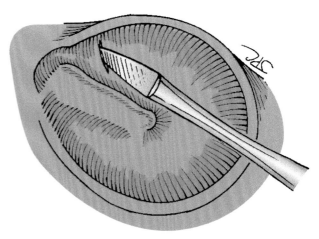

图 112.5 前上象限鼓膜切开。(From Bluestone CD: Otologic surgical procedures. In Bluestone CD, Stool SE [eds]: Atlas of Pediatric Otolaryngology. Philadelphia, WB Saunders, 1995, p 33.)

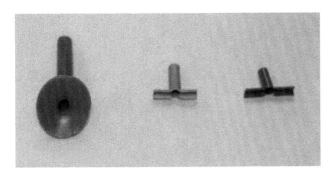

图 112.3 长期通气管:左:Per-Lee 600 凸边带角度通气管,1.5mm 内径(Medtronics 公司);中:T 形管,1.14mm 内径,6mm长;右:Goode 改良 T 形管,1.27mm 内径,4.5mm 长(Medtronics公司)。

和可能的风险。需要签署术前知情同意书。准备好相应器械(包括卷棉子、表面麻醉剂苯酚、鼓膜切开刀、吸引器、鳄鱼钳),必要时,准备尖针,用来调整置管方向(图112.7)。

显微镜下清理外耳道。最理想的置管位置是前半部分。有时候,由于外耳道骨壁隆起,前半部鼓膜难以暴露,可以在后下象限置管。鼓膜表面放置表面

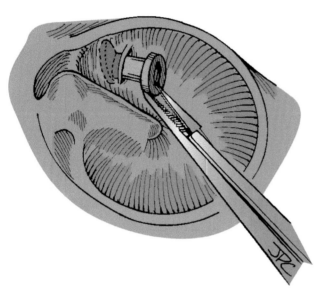

图112.6　吸出中耳积液后,放置 Armstrong 斜面鼓室通气管。(From Bluestone CD: Otologic surgical procedures. In Bluestone CD, Stool SE [eds]: Atlas of Pediatric Otolaryngology. Philadelphia, WB Saunders, 1995, p 35.)

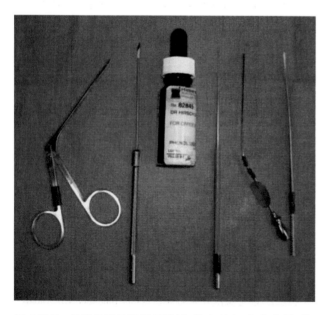

图112.7　鼓膜切开置管所需器械(从左到右):细鳄鱼钳,鼓膜切开刀,苯酚,尖针,吸引器,卷棉子。

麻醉剂(卷棉子),切开鼓膜,吸出中耳内液体,置入通气管,调整合适位置。

有些情况下,由于患者对耳部操作耐受差或耳道狭窄,单用表面麻醉剂不够,在征得患者同意的前提下,可以使用加有 1:100 000 肾上腺素的 1%的利多卡因(昔罗卡因)行外耳道浸润麻醉。表面仍使用苯酚麻醉鼓膜,减少出血。患者可能出现患侧的舌部麻木,需事先告知。

需要不限期中耳通风的患者通常需要在手术室置管,在手术显微镜下操作。首选 T 型管,因为放置方便,脱管后不易遗留穿孔。Per-Lee 管能长期通风,但是凸缘较大,需要修剪后使用。在鼓膜前部切开,用鳄鱼钳折叠 Per-Lee 管的凸缘后,放入中耳(图112.8)。有时经常需要用尖针或拉钩把凸缘挤入鼓膜内侧。本文第一部分,我们提到羟基磷灰石管能长时间通风,但是羟基磷灰石管需要较长时间手术,将下半鼓膜外耳道皮瓣上翻,在骨性鼓环上磨出一条沟,才能放置通气管。而且,容易出现通气管堵塞、中耳通风无效等问题。一旦通气管柄与鼓环不合适,需要手术钻头取出通气管。

术后处理

分泌性中耳炎的成年人一般在门诊行鼓膜切开和鼓膜切开置管。告知患者可能有耳部渗出,可在外耳道口放置棉球,干耳后,即可取出棉球。

所有患者,无论成年人还是儿童,均需保持外耳干燥。沐浴或游泳时,尽量避免耳部接触水。洗澡时,

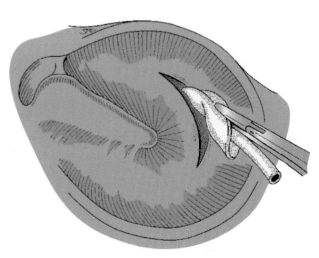

图112.8　用鳄鱼钳把 Per-Lee 管的边缘折叠、修整、夹持,准备放入置管。用大口径导管加大鼓膜切口。

可将外耳用凡士林棉球堵塞。患者可以游泳,但需尽量避免接触水,建议使用耳塞(如硅塑酯,一种可塑性的耳塞,Doc Proplugs),效果更好。

化脓性中耳炎鼓膜置管的患者和置管后有黏液渗出或出血的患者,需要用抗生素滴耳液,以免渗出物浓缩或出血堵塞通气管。建议使用喹诺酮类滴耳液,每日 2 次,每次 4~5 滴。儿童患者一般需要在几周后复查,确认通气管的位置和通畅性。成年人患者根据耳部疾病不同,需要每 4~6 个月复查一次。

术后,无治疗的患儿大概有 20%发生鼓膜置管流脓。有研究对比了术后局部使用环丙沙星/氢化可的松和新霉素/多粘菌素 B/氢化可的松和不使用药物治疗的效果,发现用药组的患者,患耳流脓的明显少于不用药组。鉴于滴耳液的预防作用,建议使用喹诺酮类滴耳液,因为其没有耳毒性[8]。喹诺酮类的抗菌谱较广,是治疗鼓膜置管流脓的选择。其他可能引起中耳炎和流脓的因素有在幼儿园接触别的儿童和接触二手烟。

保持引流持续通畅除了使用滴耳液之外,还要有显微镜检查。鼓膜置管后有脓性引流液的患者需要做细菌培养和药敏。有息肉样组织提示异物反应或管内、管周有角化物碎片。含激素的滴耳液可以有效逆转上述反应,但持续肉芽组织或息肉样物形成,则需要活检和取出通气管。CT 可用来除外中耳胆脂瘤。

有时,鼓膜置管外缘出现肉芽组织,表现为耳部流血和局部感染。其治疗包括用吸引器或杯状咬钳去除息肉,用卷棉子蘸硝酸银液烧灼肉芽样组织,局部用滴耳液 1 周。

并发症

鼓膜切开和(或)鼓膜切开置管一般很少有并发症。然而,任何手术操作都可能有并发症。医生必须确定观察到的病变是否源于鼓膜切开或置管或两者兼而有之。上述适应证包括:内陷袋置管、中耳渗出置管、气压创伤置管、传导性耳聋伴中耳问题的置管。如果鼓膜浑浊、不透明或动度差,可行诊断性鼓膜切开。但是,必须注意排除中耳的先天性或移位性血管合并积液。特别值得注意的是,高位的颈静脉球或颈动脉移位可能看起来很像蓝色或肉色液体。需要详细检查鼓膜以排除这些异常疾病。同样,血管性肿物也容易和急性中耳炎混淆。

鼓膜切开和置管过程中,需要注意勿损伤外耳道壁,特别是外耳道前壁的皮肤较薄,容易擦伤或破裂。一旦发生损伤,可用肾上腺素棉球压迫 5 分钟,局部使用滴耳液 5 天。

鼓膜切口过大也会产生并发症,如通气管易脱到中耳腔,如果能从置管处取出通气管,可以将管取出。在完整的鼓膜后方辨认通气管并不能指引取管(图 112.9)。有时,通气管落入下鼓室,很难暴露,除非掀起大的鼓膜外耳道皮瓣。如果看不到通气管,最好不要盲目寻找,需要告知患者及其家属其并发症以及潜在但很少见的风险(包括慢性中耳炎,或者头部活动时有物体移动感)。这些情况很罕见,如果患者有症状,可以手术干预。术前影像对计划手术很有帮助。

如果在严重萎缩的鼓膜上用大的吸引器,可能出现大的鼓膜缺损。出现这种情况,有两种处理方案。一种是在鼓膜内侧放置明胶海绵,并用纸片修补缺损,并在后半部或后下象限鼓膜置管。另外一种是在缺损一侧置管,另一侧用纸片修补缺损。

有些患者的外耳道非常狭小,常见于 21-三体综合征的患儿。如果外耳道很窄,有必要用更小的通气管。如果需要用斜头的 Grommet 管,建议用更小的。这种小号的通气管一般用于 3 个月以下的患儿或外耳道非常窄的患者。某些罕见情况下,外耳道过于窄小,则只能使用直的通气管。

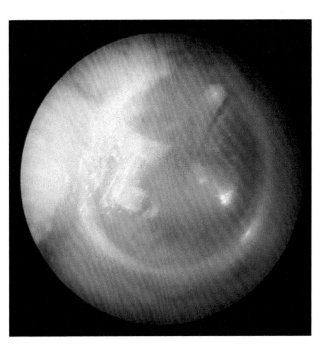

图 112.9　右耳,鼓膜置管陷入中耳。

通气管不能置于鼓膜后上象限，以免损伤听骨链。如果外耳道过于窄小，只有该象限能暴露，必须小心放置较短的 Tytan 管。

鼓膜通气管容易堵塞，对于可能出现堵塞的患者，应注意护理，特别是使用羟基磷灰石通气管的患者。正是由于这个原因，我们不再使用羟基磷灰石通气管。3F 吸引器的直径刚好和这个通气管的内径匹配，经常可以吸出干燥的黏液栓。不然，需要用直针或弯针撼动黏液栓，才能吸出。有时黏液栓可能被推到中耳腔。有黏液渗出、易堵塞的患者可以使用含激素的滴耳液预防堵塞。

咽鼓管功能差、鼓膜内陷的患者可以行鼓膜置管改善中耳通风。有时，在砧骨和镫骨之间有纤维连接，置管前，可能是自然的 III 型鼓室成形（见第 114 章），即鼓膜直接粘连在镫骨上。置管后，鼓膜外移，引起听骨链关节部分移位，气骨导差增加。仔细检查砧镫关节能发现这一问题。尽管很少发生，但是需向患者讲明置管后可能有听力下降。

除了中耳内有积液和轻度传导性耳聋，患者也可能在置管后没有听力改善的感觉。置管后，有的患者可能主诉空洞的声音或者描述"像在桶中"的声音，需要告知患者这是短时间的问题，第二天听到的声音会更正常。

通气管脱出后，可能有长时间鼓膜穿孔。如果仍需要长时间中耳通风，则穿孔起到了置管的作用。但是，长期的鼓膜穿孔可能需要用纸片或常规鼓室成型术修补（见第 113 章）。

置管后 2 周内出现耳漏（PTTO）属于早期并发症，发生率在 5%~49% 之间。迟发性 PTTO 发生于术后 2 周以上，可能由于急性中耳炎相同的致病机理和外源性感染，见于 26% 的患者。慢性 PTTO 指耳漏持续 8 周以上，发生率 4%。PTTO 的诱因包括：患儿生活在农村、社会经济地位差、反复和其他孩子接触（托儿所）、置管时有黏性或脓性分泌物。3 岁以上的患儿的引流液的细菌学培养显示以下常见的急性中耳炎细菌：肺炎链球菌、流感嗜血杆菌、卡他莫拉菌和化脓性链球菌。假铜绿单胞杆菌和葡萄球菌的发生率在 3 岁以上的患儿更多见，而且夏天多见[9]。

精要

- 如果中耳通气差的时间较短，鼓膜切开不置管

更合适。
- 不要在鼓膜后上象限置管，以免损伤听骨链。
- 如果中耳内有黏液，建议使用粗的通气管和局部使用带激素的滴耳液。
- 门诊行鼓膜置管时，建议准备 1mm 的带合适弯度的细针调整置管位置。
- 持续耳漏，特别是管周出现肉芽时，建议取出鼓膜置管。

隐患

- 使用苯酚或在萎缩松弛的鼓膜表面置管容易导致残余鼓膜穿孔。
- 在鼓环或锤骨柄旁置管分别易导致边缘性鼓膜穿孔和波动性耳鸣。
- 在萎缩鼓膜的切口用大吸引器可能引起鼓膜其他部分穿孔。
- 严重内陷鼓膜、砧骨有损伤和自然 III 型鼓室的通气重建，可能引起鼓膜偏离镫骨，造成更严重的传导性听力损失。
- 严重内陷鼓膜可在前上鼓室、咽鼓管开口处置管，能避免损伤鼓岬。

（韩红蕾 译）

参考文献

1. Rosenfeld RM, Culpepper L, Doyle KJ, et al: Clinical practice guideline: Otitis media with effusion. Otolaryngol Head Neck Surg 130(5 Suppl):S95-S118, 2004.
2. Koopman JP, Reuchlin AG, Kummer EE, et al: Laser myringotomy versus ventilation tubes in children with otitis media with effusion: A randomized trial. Laryngoscope 114:844-849, 2004.
3. Caspary H, Welch JC, Lawson L, et al: Impact of pneumococcal polysaccharide vaccine (Prevnar) on middle ear fluid in children undergoing tympanostomy tube insertion. Laryngoscope 114:975-980, 2004.
4. Hall-Stoodley L, Hu FZ, Gieseke A, et al: Direct detection of bacterial biofilms on the middle-ear mucosa of children with chronic otitis media. JAMA 296:202-211, 2006.
5. Bluestone CD: Eustachian Tube: Structure, Function, Role in Otitis Media. Ontario, BC Decker, 2005.
6. Lindstrom DR, Reuben B, Jacobson K, et al: Long-term results of Armstrong beveled grommet tympanostomy tubes in children. Laryngoscope 114:490-494, 2004.
7. Hirsch BE: Otitis media, myringotomy, and tympanostomy tubes. In Myers EN (ed): Operative Otolaryngology: Head and Neck Surgery. Philadelphia, WB Saunders, 1997, pp 1236-1245.
8. Morpeth JA, Bent JP, Watson T: A comparison of Cortisporin and ciprofloxacin otic drops as prophylaxis against post-tympanostomy otorrhea. Int J Pediatr Otorhinolaryngol 61:99-104, 2001.
9. Oberman JP, Derkay CS: Posttympanostomy tube otorrhea. Am J Otolaryngol 25:110-117, 2004.

第 **113** 章

鼓膜成形术和鼓室成形术

Barry E. Hirsch

鼓膜成形术和鼓室成形术是分别对于鼓膜和中耳病理状态下进行手术治疗的描述性术语。鼓膜成形术旨在修复鼓膜穿孔,而中耳腔、中耳黏膜及听骨链均无活动性病变。透过鼓膜能够进行中耳的检查,但只有将鼓膜外耳道皮瓣掀起才能够充分暴露中耳腔。这个过程在鼓膜重建中直接进行。相比而言,鼓室成形术涉及鼓膜的重建及清除中耳病变（如慢性感染、胆脂瘤或听骨链等)问题。Zollner[1]和 Wullstein[2]主要根据听骨链重建的需要，提出了鼓室成形术的五种分类。这种分类方法具有历史价值,因为听骨链重建术在当时尚未开展，但它提供了一种分析听骨链病理学及描述中耳重建结果的标准方法。从 I 型到 V 型是分别描述保留听骨链的连续状态。I 型:听骨链完整,只需要鼓膜成形术。V 型:无听骨链,需要通过外半规管或卵圆窗开窗术与内耳连接。

不同的症状和体征预示着是需要鼓膜成形术还是鼓室成形术。急性鼓膜穿孔或裂伤可能发生于耳部外伤,例如耳部掌击伤,棉签插入外耳道涂药时的损伤、气压伤,以及鼓膜因水压力所致的穿孔损伤,常发生在跳水或坠落水中时鼓膜直接接触,这种情况也发生在游泳时水波冲击耳部或是用强压冲洗外耳道耵聍的过程。鼓膜创伤患者最常主诉是突发性耳痛伴听力下降,偶有血性耳漏。有些患者鼓膜可自愈或仅需鼓膜成形术，而需要进行鼓室成形术的患者常有长期听力损失、鼓膜穿孔及伴有间断性耳漏的慢性中耳炎。持续性耳漏常表明存在慢性乳突疾病,可能还需要行乳突切开术。

本章重点为鼓膜修补。第 114 章介绍听骨链重建术的适应证和技术。第 115 章描述行乳突切开术的伴有或不伴有胆脂瘤慢性中耳炎的病理过程。

病例选择

中耳重建和鼓膜重建术的目的是消除复发性耳病，能够提供干燥的外耳道和完整鼓膜的干燥中耳腔,维持或是提高听力。获得一个完整的鼓膜,应注意避免水污染中耳的可能性以及继发性耳漏。

耳科处置方式由患者的症状及检查结果决定。鼓膜和咽鼓管功能的状态很大程度上影响着耳科处理的选择。具有完整鼓膜或鼓膜穿孔洁净且中耳无病变的传导性听力损失患者有三种选择：①定期观察,监测听力变化;②手术重建鼓膜;③利用助听器。一个干燥的鼓膜穿孔如果不选择继续治疗，有可能因上呼吸道感染或中耳进水污染导致反复耳漏的风险。患者应避免游泳或耳部进水。如果传导性听力损失超过 30~35dB,常表明存在功能性损伤。除同侧听力下降外，可能还存在对声源定位困难。不愿意接受手术的患者可以选择助听器。尽管这样避免了麻醉及手术可能存在的风险，但却避免不了使用助听器存在的固有问题,包括需要频繁地更换电池、仪器故障、不能避免放大的环境噪声,而在睡眠时取下助听器后听力也减退,偶尔还会有反馈噪声。

鼓膜穿孔不一定会伴随有传导性听力损失。例如鼓膜通气管排出后的鼓膜小穿孔，可能就有正常的听力，而在几乎鼓膜全部穿孔的患者可能会有 35~40dB 的听力损失，还有一些小穿孔可能同时伴有听骨链不完整的,可表现为混合性听力损失。这就必须进行手术治疗重建听骨链，根据手术情况采用适当的外科装置或人工假体。

由于存在混合性听力损失，对于手术的建议存在变化。尽管手术治疗可以封闭传导性听力损失的气骨导差距，但感音神经性成分可能仍需放大处理。在这种情况下，手术可能就不是耳聋患者的首选。但是，严重的混合性听力损失，是无法通过助听器获得有效的帮助，而外科手术治疗对于传导性听力损失部分将有更好的帮助。对于耳硬化症的诊断，必须考虑慢性进行性听力损失病史，呈现为双侧发病，具有家族遗传性。关于镫骨底板固定的手术治疗请见第117章。

伴有鼓膜穿孔的患者，通过耳显微镜检测，能够充分暴露病变的特点。对于外耳道和中耳腔的检查能够初步判断是复发性中耳炎或是慢性中耳炎。鼓膜穿孔的部位也为手术医生判断是否有胆脂瘤提供参考。边缘性穿孔，可以使薄的角质通过边缘区迁移进入中耳，提示可能在中耳内存在鳞状上皮或是胆脂瘤。如果存在上述表现，并伴有黏膜增生或大量的肉芽组织，表明需要进行乳突根治鼓室成形术。如果不常出现反复性耳漏，也可以考虑进行非乳突根治性的鼓室成形术。

对于乳突根治术是否提高鼓膜移植成功率仍存在争议。近期有一项关于这个问题的研究工作，针对是否在鼓室成形术同期进行乳突根治术而分为两组，发现鼓膜移植成功率相似。这两组患者都不存在如下症状：①活动性感染（活动性耳漏、中耳黏膜病变或者肉芽组织）；②听骨病变（听骨固定、听骨中断、听骨畸形或听骨缺失）；③胆脂瘤；④鼓膜修补病史（曾行鼓室成形或乳突根治术）。这项研究者们注意到行乳突根治术的患者组需要再次进行修复手术的人数减少[3]。我们也认为那些中耳黏膜正常的患者可仅作不包括乳突根治术的单纯鼓室成形术。但是无论做了多好的术前计划，术者依然要根据手术中的实际情况来矫正手术路径和方法。

还有其他方面包括患者病变的种类及其对于典型干预方法的意愿都影响治疗方案的制定。与此同时，身体检查和患耳的对侧耳听觉状态也影响听觉康复治疗方法的选择。除非具有保守药物治疗无效的活动性中耳疾病，对于混合性或传导性听力损失及对侧耳无听力的患者建议佩戴助听器。

综合其他包括物理检查所见，也可以影响是否进行外科干预的决定。关于进行鼓室成形术的手术时机（尤其是儿童），仍存在争议。对侧耳的状态可以提供患耳咽鼓管功能正常与否的信息。最近的一项儿童研究中表明：对侧如果存在干性穿孔或曾行鼓膜切开置管术的，并不一定对于手术耳鼓膜修补术

的成功率有负面影响。但对预后产生负面影响的因素包括对侧耳咽鼓管功能异常所表现出的分泌性中耳炎或中耳负压（鼓膜内陷）。对于这些患儿很少术后能够拥有完整的鼓膜和正常的中耳腔[4]。

以前都有过关于耳科手术记录的描述。这能够帮助深刻理解咽鼓管功能状态，因为那些已经反复接受过鼓室成形术的患者，通常咽鼓管功能都很差。此外，评估对侧中耳充气情况和咽鼓管功能状态是可以推测另一耳行鼓室成形术成功的可能性。

还有其他的症状及查体所见也可能影响是否进行鼓膜及中耳外科手术治疗的决定。伴有腭裂畸形的患者易出现复发性慢性中耳感染。伴有眩晕症状的患者也应该建议避免可能诱发眩晕加重的耳科手术治疗。如果一个患者存在持续性湿耳，应该通过局部滴耳药或是全身系统抗生素治疗努力保持干耳。术前干耳将会增加手术的成功率。

进行手术的利弊在术前必须要向患者解释清楚。潜在的并发症，包括听力进一步减退或完全听力丧失，眩晕、手术同侧味觉改变，移植物不能存活等，尽管临床并不多见。当鼓索神经被牵拉损伤后，会出现味觉障碍，这种症状可能将存在4~6个月，而在有些患者可能会出现永久性的味觉障碍。拟行耳后入路的患者应该被告知，术后耳后上部可能常会感觉麻木或者中部有针刺感。这种异常感觉通常大约3个月左右就会消失。

术前计划

通常在制订鼓膜成形或鼓室成形术方案之前，影像学结果尚未获得。如果已有影像学检查结果，并有以前患耳的手术操作记录，那么需要仔细阅读手术记录。然而，以前的手术记录并不能反映目前的中耳及乳突情况。在多次的耳科操作之后，可能局部用作移植的组织无法再使用。如果出现这种情况，可考虑利用软骨膜、骨膜，甚至筋膜作为替代移植物。皮肤的完整性和外耳道的通畅性也应该评估。如果以前的耳科手术造成外耳道闭锁或狭窄，可能在进行组织移植物时需要分离出的一块皮肤较厚的移植物。无论进行何种外科手术，术前必须签署知情同意书。

麻醉

鼓膜重建及传导性听力损失矫正的中耳整复术

的经典手术入路,是通过耳后入路,尤其是对于伴有鼓膜前方的大穿孔的修复手术。大部分手术过程需要进行外侧移植技术,所以通常需要全身麻醉。对于不愿意接受全麻的成年患者可考虑给予局部麻醉和静脉诱导区域阻滞麻醉。对鼓膜小穿孔的传导性听力损失患者,需要一块中等大小的移植物,可采用经外耳道入路的手术方式,对于这些病例可以考虑局部麻醉也可考虑全身麻醉。可是,静脉诱导的局麻方式更容易被患者接受。静脉诱导区域阻滞麻醉患者在进行听骨链重建手术中,外科医生能够在手术的操作过程中评估患者的听力变化并早期发现任何意外症状(如头晕)。预防性的抗生素使用并不是鼓膜成形术和鼓室成形术的常规步骤。

手术技术

　　使用内侧和外侧移植物对于有经验的外科医生来说成功率相同。然而,我们常规会选择外侧移植物,部分原因是通过这种方法能够更好地暴露术野。如果患者无耳流脓史,鼓膜穿孔小且非边缘性穿孔,穿孔位于鼓膜后半部分,中耳病变极轻,移植物可放置于内侧。鼓膜成形术的概念是患者听骨链完整的鼓膜手术。鼓室成形术包括中耳探查和必要时的听骨重建术。

　　最近有一项关于鼓室成形术的手术入路,描述了难点或失误点（包括软骨和软骨膜栅栏样技术）。在严重鼓膜内陷的患者中,有发生穿孔的高风险性。所谓鼓膜穿孔高风险性是指在一项不成功的外科修补术后,在锤骨前方的穿孔面积达到 50% 大小,或是鼓膜两边穿孔[5]。由于中耳胆脂瘤的发生或是复发可能与移植软骨有关,因此我们不建议用软骨作为鼓膜修补材料的首选。当盾板被破坏时,表明上鼓室隐窝出现黏膜病变及胆脂瘤,采用耳屏软骨及其软骨膜作为移植物能够固定在目标位置上。

鼓膜成形术

　　对于小型或急性外伤性鼓膜穿孔可实施鼓膜成形术。急性外伤性鼓膜裂伤或穿孔需要将穿孔边缘的鳞状上皮去除并铺平。止痛通常是必要的,可以在外耳道软骨及骨部交界处的四个象限注射混合有1:100 000肾上腺素2%利多卡因(图 113.1)。鼓膜穿孔边缘无褶皱,展开鼓膜穿孔边缘,去除鼓膜内侧鳞状上皮(图 113.2),经常也很难精确估计,可以

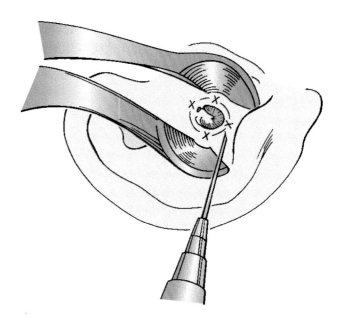

图 113.1　用 Lempert 耳镜撑开外耳道口,在外耳道四个象限进行麻药注射。进针部位在骨软骨交界处靠外侧,注射至局部皮肤隆起。(Redrawn from Bluestone CD, Stool S: Atlas of Pediatric Otolaryngology, 3rd ed. Philadelphia, WB Saunders, 1996.)

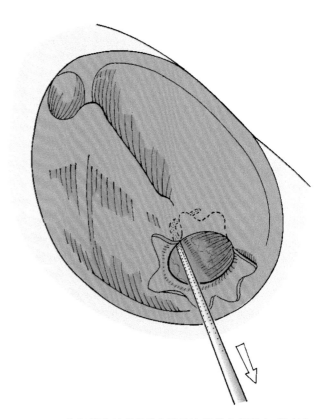

图 113.2　将新鲜的星形鼓膜穿孔的边缘从内侧翻出,鼓室内不再有鳞状上皮,穿孔边缘可以重新接近。(Redrawn from Naumann HH: Head and Neck Surgery, vol 3: Ear. Stuttgart, Germany, Georg Thieme, 1982.)

将小块的明胶海绵浸渍环丙沙星和氢化可的松或纯环丙沙星溶液放置穿孔内侧,一块小纸贴片、无菌切口胶布或丝绸补丁放置在鼓膜外侧(图 113.3)。

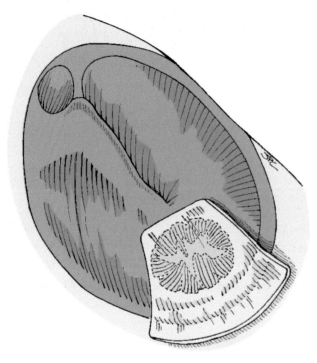

图 113.3　估计星形穿孔大小,用小纸贴片或免缝胶带贴敷修补穿孔。

小穿孔可能通过外侧修补技术也能够治愈。在这种情况下,通过工具将一束沾有苯酚或三氯乙酸的棉花放在穿孔边缘。然后用尖针将鼓膜穿孔边缘去除,以露出新鲜创面,这种方法是将已进入鼓膜内侧的鳞状上皮去除,并刺激局部血供利于穿孔愈合(图 113.4)。如果穿孔较小而且边缘整齐干净,明胶海绵并不需要放置入中耳,可将一片小纸片放在鼓膜外侧面。

中央型小穿孔如果用小纸片不能修补成功,可以移植自体组织来重建鼓膜。这种方法需要较小鼓膜修补物以确保没有鳞状上皮迁延至穿孔鼓膜的内侧。根据患者的年龄,鼓膜成形术也可以在局部麻醉下操作。从耳垂获取脂肪组织或从耳后获取结缔组织,压平晾干。将鼓膜穿孔边缘制作新鲜创面后,把明胶海绵经穿孔塞入中耳腔,然后将大小适合的组织移植物通过穿孔夹放在鼓膜内侧和中耳明胶海绵之间(图 113.5)。使用这种修补小穿孔的方法不会产生明显的传导性听力下降,而且也不需要掀起鼓室外耳道皮瓣,手术损伤较小。将一小块止血纱布放置在移植物修补的穿孔外侧,可以对移植物起到保护作用。将浸泡有抗生素溶液的明胶海绵逐个填塞到鼓膜外侧的外耳道中。

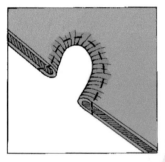

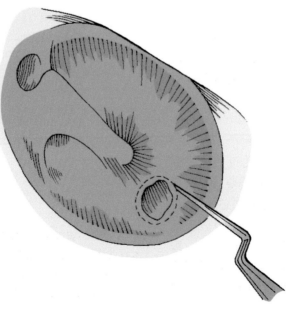

图 113.4　去除穿孔内缘上皮,制造新鲜的创面并促使局部出血。插图中重点说明的是必须将穿孔内侧边缘去除,同时也将中耳内的鳞状上皮清除。(Redrawn from Naumann HH: Head and Neck Surgery, vol 3: Ear. Stuttgart, Germany, Georg, Thieme, 1982.)

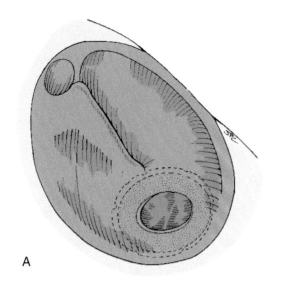

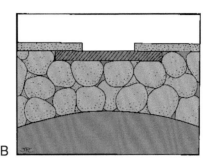

图 113.5　**(A)** 右侧鼓膜后下方穿孔的鼓膜成形术。将穿孔边缘重新处理,明胶海绵填入中耳以支撑接下来放入的鼓膜移植物,将筋膜或压缩的脂肪组织移植物通过穿孔放在鼓膜内侧点状区域内。**(B)** 明胶海绵在鼓膜内侧支撑置入的鼓膜移植物。

鼓室成形术

外侧移植技术

患者头部被转向患耳对侧,刮除耳郭上方及后方约 1~2cm 区域的头发。全麻成功后,包头铺巾,准备好手术区域。外耳道局部注射混合有 1:100 000 肾上腺素的 2% 利多卡因。在外耳道软骨部的四个象限分别进行注射,注射剂量约 1mL。在颧骨根切迹下方的 12 点位置可额外进行渗透麻醉(图 113.6)。同样的麻醉药物还可以在耳后沟后方几毫米的区域内进行注射。

通过手术显微镜,用 64 号 Beaver 刀片在外耳道皮肤 12 点和 6 点处做切口,Lempert 耳内镜插入外耳道暴露这些切口。在锤骨外侧突外约 1cm 处将切口向耳屏切迹延伸。在骨性外耳道 6 点处做一个小切口至软骨性外耳道。这两个切口约距离骨–软骨连接内侧 3mm 的骨性后壁处连接,形成单向皮瓣(图 113.7)。通过向后翻起分离外耳道皮肤,进行耳内入路操作(图 113.8)。将皮瓣 12 点拐角处完全分离,以利于耳后入路时此处皮肤的移动。

在距离耳后沟几毫米处做皮肤切口标记。用 15 号刀片切开皮肤及皮下组织,耳后肌肉用手术刀或电刀切开(图 113.9)。皮下组织沿着耳甲软骨的后方进行分离,形成耳甲皮瓣。通过耳后入路,将外耳道皮肤从后方掀起并向前方分离,Henle 器能够易于软组织分离。耳内 12 点切口与耳后切口在颧骨根处通过皮下组织相贯通。耳后入路时刀刃斜面向骨性外耳道壁,制作耳甲腔软骨皮瓣(图 113.10),将这个皮

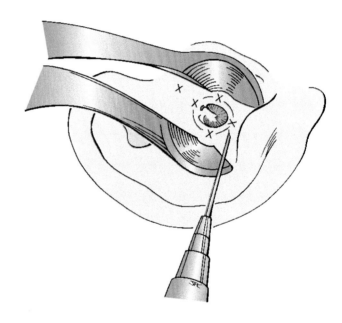

图 113.6　在外耳道及切迹处的四个象限进行局部麻药注射。

瓣向后翻至耳道后方。将这两个切口连接,耳甲皮瓣用 Perkins 牵开器或自动牵开器撑开(图 113.11)。当切口切至外耳道软骨时有可能导致疼痛以及发生软骨炎。

颞肌筋膜是常用的鼓膜移植物。首先将颞肌区域用自动牵开器撑开。用 Army-Navy 牵开器将颞区皮肤撑开使颞肌筋膜能够更好地暴露。用 15 号 Bard-Parker 刀片在结缔组织表层切开,用 Freer 剥离子将筋膜与其下方组织分离,剪取一块 2cm×2cm 的筋膜组织(图 113.11A)。如果所留取的筋膜组织不够薄、不够大,就需要用同样的方法再次取得移植组织

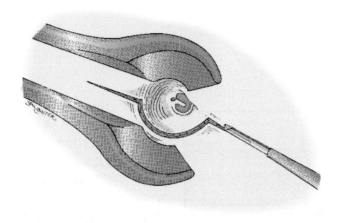

图 113.7   用 Lempert 耳镜撑开外耳道口，用 64 号 Beaver 刀片将 12 点和 6 点位置做切口，并沿着后壁将两处切口连接，切口在耳软骨内侧。

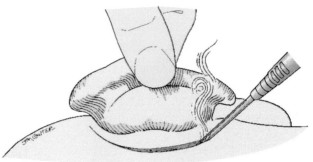

图 113.9   用 15 号刀片在耳后沟后方做切口,电刀用来处理切口出血。

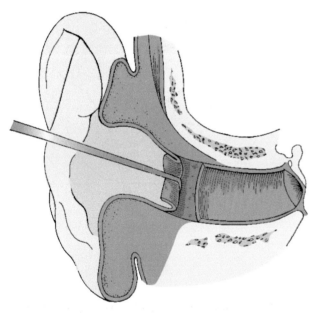

图 113.8   用一个大的鸭嘴性剥离器将皮瓣向外侧分离,方便接下来的操作。

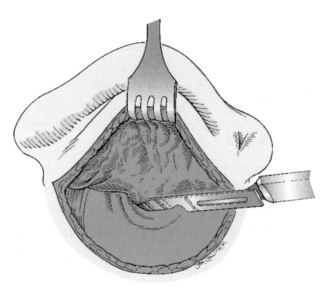

图 113.10   通过耳后切口，用刀将外耳道皮肤与后方骨壁分离。刀刃朝向骨壁,避免切破外耳道皮肤。

（图 113.11B）。局部血管需要进行止血。将筋膜铺展在砧板上,用刀片刮除附着的肌肉纤维和脂肪组织,然后晾干。

从外耳道前壁凸起处环形切开皮肤，并将耳道内侧皮肤分离,向鼓环方向掀起(图 113.12)。将骨性外耳道内侧皮肤和鼓膜上皮层分离形成完整的套筒。最容易进行分离的通道是在耳道后下方内侧的环形区域,右耳是 8 点的位置(图 113.12)。要小心将鼓膜的鳞状上皮层全部掀起，这更有利于通过杯状镊子将松弛部从锤骨外侧突剥脱，纤维环后下方容

易分离(图 113.13)。鼓膜小穿孔经常在掀起上皮层后穿孔变大,是由于下方的纤维层损伤。

外耳道前壁凸起可以阻挡鼓环前方视野，外耳道前方皮肤由内向外剥离暴露前部骨壁。前壁凸起的骨性部用耳钻磨除以暴露鼓环前部，减少术后检查和清理外耳道时骨壁对视线的影响，如果在鼓沟外侧的骨性凸起阻碍了视线，在术中需要进行磨除骨质以扩大视野。在鼓沟外侧前部和下部残余的皮肤可能保留，但保留的这些皮肤组织也可能是日后中耳或上鼓室胆脂瘤发生的原因。若担心所有皮肤尚未被清除，使用一个直角刮匙进一步将鼓沟前下方外侧的皮肤清除。

中耳成形术需要探查中耳腔，必要时需进行听骨链重建。用镰状刀或弯针将鼓沟后方纤维挑起，注意保护鼓索神经。必须要检查听骨链的完整性和活

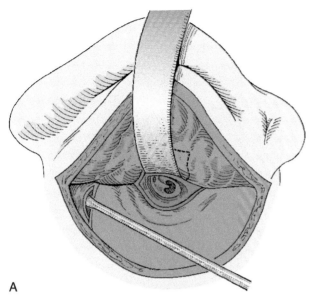

A

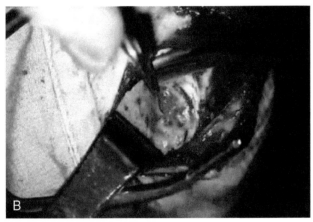

B

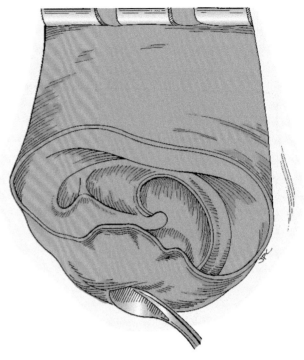

图 113.12　用鸭嘴样剥离子将骨性外耳道皮肤向内侧进行剥离至鼓环,沿着周边进行鼓膜纤维层分离。

图 113.11　(A)耳甲皮瓣被分离并转向外侧(虚线所示)。用一个气管切开压板将分离的耳道软组织固定,用自动牵开器撑开。用 Freer 剥离子进行结缔组织或颞肌筋膜的留取。(B)用 Army-Navy 牵开器将颞区皮肤撑开,切取颞肌筋膜。

动性(图 113.14)。假如砧镫关节和镫骨底板暴露不充分,可以用刮匙或耳科钻将骨性外耳道壁的后上方去除(图 113.15)。如果检查发现听骨链外侧的锤砧关节活动受限以及砧镫关节固定时,都需要将砧镫关节分离。如果存在中耳胆脂瘤,砧骨需要去除,并评估镫骨的完整性。听骨链修复内容见第 114 章。

中耳疾病

中耳常见的病理过程包括肉芽组织、黏膜增生、胆脂瘤、鼓室硬化。对于每一种病变的处理方法截然不同。

对于中耳肉芽组织和黏膜增生都需要重建一个气化的中耳腔。首先进行咽鼓管开放功能评估,才能确定具体重建术的方案。不成功的鼓室成形术可能与不可逆的黏膜病变或是存在咽鼓管闭塞有关。判定咽鼓管是否已丧失功能是很困难的事,很大程度上依赖于术者的经验。如果中耳及咽鼓管上皮增生显著,将增厚的黏膜去除,通常可以减少移植后鼓膜和锤骨脐与内侧鼓岬发生粘连。将一片薄硅胶片(0.005~0.01 英寸,1 英寸=2.54cm)置于中鼓室鼓岬上,可永久留存。若中耳病变已牵连鼓室上隐窝,就需要进行乳突根治术。在进行听骨链重建术前,用较厚的硅胶薄片(0.02~0.04 英寸)帮助中耳腔气化,这为听骨链重建术的成功创造有利条件,4~9 个月后根据需要可进行听骨重建术。

如果考虑到仍有胆脂瘤残存,手术需要分期进行。将砧骨去除有利于减少中耳病变(如胆脂瘤、肉芽组织、黏膜增生)。包绕镫骨底板的大量胆脂瘤,在进行抗感染治疗后可能更易被清除。胆脂瘤可能聚集在一起形成球样或珍珠样,在后续手术中完全清除。硅胶片仍保留在鼓岬与移植的鼓膜之间。将放在中耳内的硅胶片卷曲伸向咽鼓管口方向,向上跨过面神经伸向鼓室上隐窝,如果硅胶片放置在完整的镫骨上结构上,可能使传导性听力损失成分近乎封闭。

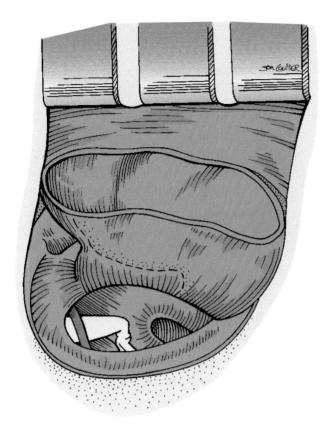

图 113.13 鼓膜大部分上皮层向前、向后分离。剥离至锤骨柄处,可用杯状钳将其分离。

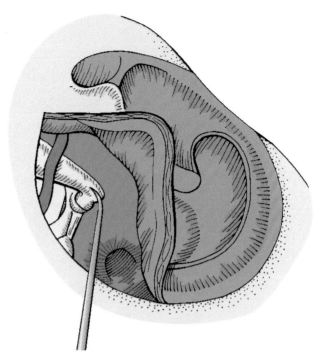

图 113.14 将纤维鼓环后部掀开以探查中耳腔及听骨链的完整性。(Redrawn from Naumann HH: Head and Neck Surgery, vol 3: Ear. Stuttgart, Germany, Georg Thieme, 1982.)

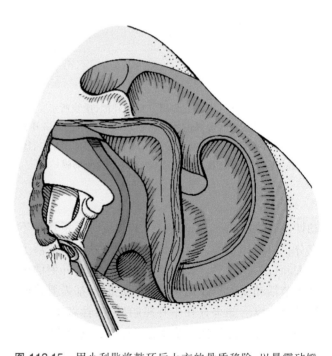

图 113.15 用小刮匙将鼓环后上方的骨质移除,以暴露砧镫关节和镫骨底板。(Redrawn from Naumann HH: Head and Neck Surgery, vol 3: Ear. Stuttgart, Germany, Georg Thieme, 1982.)

　　胆脂瘤必须全部清除干净,胆脂瘤团块容易移除,覆盖在镫骨上结构或镫骨底板及鼓窦的层状上皮必须仔细清除。侵袭到鼓室上隐窝的病变需要通过乳突切开术来清除(见第 115 章)。近来,内镜的使用能够最近检查鼓室上隐窝[6]。

　　鼓室硬化症被认为是中耳炎继发性修复反应。鼓室硬化的典型特点是透过鼓膜可见中耳内侧壁上有像碎粉笔一样的斑块,影响听骨功能。逆转性的炎症过程被认为会减少鼓室硬化的进一步发展。鼓室硬化可以造成听骨链固定及被侵蚀。有时镫骨底板也出现固定。鼓膜重建术时可将硬化斑去除,可增加锤骨柄与鼓环之间鼓膜的活动性,如果鼓膜穿孔,不易进行镫骨成形术。如果因鼓室硬化而出现镫骨固定,手术操作可能会导致镫骨底板裂损或从环状韧带脱出移位。镫骨固定修复手术应当只有在鼓膜完整的前提下才能进行。

　　听骨链必须充分暴露在视野中,触诊探查其活动性,进行听骨链重建术。具体手术细节在第 114 章有详细讨论。

　　中耳及听骨链探查清理术后,将纤维鼓膜后部及鼓膜软骨环复位。将之前留取的结缔组织或筋膜组织修剪成适合大小，通常需要 11~13mm 的椭圆形。假如后方鼓环缺损或后壁大量骨壁已被去除，此时需要修剪一个更长更大的椭圆形鼓膜移植物，加长的部分平铺在鼓环边缘及锤骨柄外侧（图 113.16）。

但鼓膜几近全部缺失的穿孔，没有任何残留的纤维鼓膜支持着锤骨，鼓膜移植物仍要置于锤骨外侧。可是，当锤骨朝向中间，接近鼓岬，鼓膜移植物应该铺在距锤骨脐内侧的位置以避免向外侧移位。鼓膜移植物从 12 点位置开始呈放射状剪切几毫米长，铺在锤骨柄远端与脐部内侧的位置，移植物上方遮盖鼓膜松弛部区域(图 113.17)。鼓膜移植物必须被固定在鼓环软骨区，而不能覆盖骨性外耳道的前下方。若移植物太厚，放置时将超出纤维鼓环，而在鼓膜和骨性外耳道壁之间形成钝角，要避免产生这种问题，需要将移植物形状和大小修剪合适。鼓膜移植物必须能够包住锤骨内侧面，同时修剪后移植物的上缘也要能够相互盖住。

耳显微镜下检查外耳道皮肤，用剪刀将内侧外耳道皮肤套管剪开，必要时将皮下组织去除，使其变薄，然后切割成矩形，皮肤不规则及非常薄的边缘切除后铺在外耳道中。而修整皮肤的过程需要在显微镜下完成，形成大小合适的皮肤移植物应能够遮盖住鼓环的前方而同时又不与外耳道壁形成钝角。

每块皮肤要仔细铺在结缔组织(或筋膜)移植物

的外侧，上皮表面朝向外。特别需要注意，用较薄的皮肤边缘铺在鼓沟区移植物外侧(图 113.18)。假如没有足够的皮肤能覆盖住骨性外耳道，就需要用 10 号刀片在耳后取一块薄层皮肤组织来盖住。

将外耳道填塞压好十分必要，这样才能使外耳道皮瓣、上皮移植物保持在适当的位置，有利于愈合，避免因出血产物和肉芽组织增生使外耳道圆柱状通道变窄。当外耳道轮廓成形后，内在填塞物可以去除。用明胶海绵、油纱、膨胀海绵或玫瑰花蕾样丝织物等任何一种进行填塞，对防止鼓沟前方形成钝角都起到重要作用。我们有两种填塞方法，由术者来选择。第一种填塞方法是用浸有抗生素溶液的明胶海绵，将其剪成约长 5~7mm、宽 4mm 的小块折叠填塞，将明胶海绵紧密压塞在外耳道前部的鼓膜耳道夹角处，外耳道其余部分用越来越大的明胶海绵填塞。

另一种填塞技术，是用 4×25mm 长的纱条，以花蕾形式逐层填塞，在外耳道内形成兜状(图 113.19)。将浸润抗生素药膏膨胀海绵小球放在做好的兜内，然后外侧纱条折叠彼此压住形成一个耳道内的模子。仔细压好鼓沟前方区域，可减少鼓环与外耳道壁形成钝角的可能性(图 113.20)。

去除耳部牵开器，将翻起的耳朵还原至解剖位置。耳甲皮瓣如果存在太多皮下组织需要去除，然后翻入外耳道内。外侧用包裹膨胀海绵的 7~10mm×

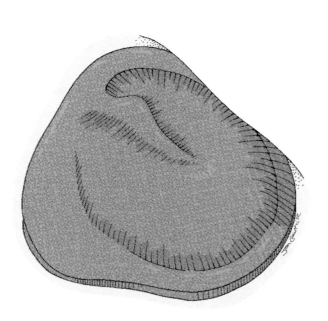

图 113.16　常规将筋膜组织置于鼓环外侧和残留在锤骨的纤维鼓膜的外侧。

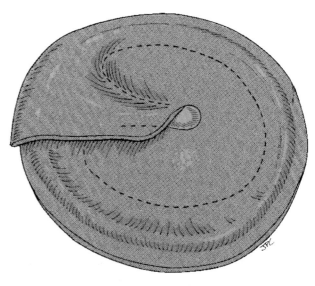

图 113.17　如果锤骨柄向内朝向中耳，移植的筋膜组织需要在 12 点位置垂直切开，并置于锤骨柄内侧及纤维鼓膜和鼓沟的外侧。用移植的筋膜组织边缘盖住锤骨柄近中央区的上、外侧区域及锤骨短突和松弛部区域。

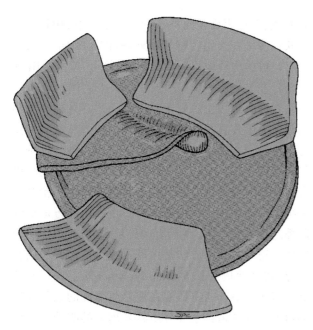

图 113.18　骨性外耳道壁的内侧及鼓膜外侧的皮肤要薄,切成矩形。皮瓣较厚的部分从外耳道前壁开始放置,较薄的边缘放置在网状结缔组织上。根据可利用的皮片情况,可多片放置。

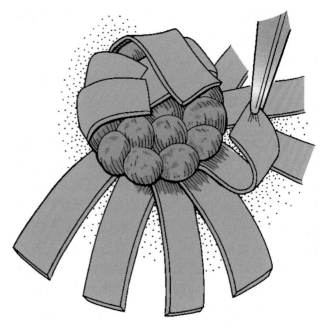

图 113.20　用小棉球或膨胀海绵块填塞入纱条形成的兜内,然后将纱条边缘逐一折叠填塞。

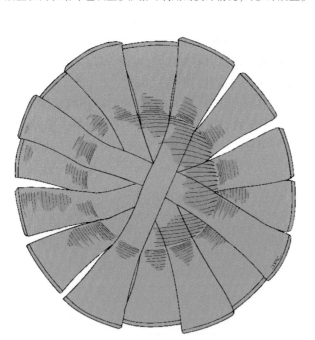

图 113.19　用纱条形成的放射状花蕾样填塞物完全填压住移植组织。

30~35mm 纱条填塞(图 113.21)。在外耳道最外侧用一小块滴有抗生素滴耳液的膨胀海绵填塞。耳后切口用 4-0 Monocryl 和 5-0 可吸收铬缝线和 Steri-Strips 缝线间断缝合。用棉球堵塞外耳道口,用无菌 Glasscock 敷料包扎伤口,术后 24 小时后可将外侧包扎物去除。放置在外耳道口的棉球每隔几小时就应

当进行更换。

内侧移植技术

　　早前已描述过关于外耳道注射的内容。麻醉成功后,用镰状刀或穿孔铲将穿孔边缘进行修整(见图 113.4)。准备移植物。小穿孔可以用耳垂的脂肪组织或耳后区域的结缔组织来修补。对于较大的穿孔,需要用耳郭后上方的颞肌筋膜（如果需要通过耳后入路更大范围地暴露鼓膜,取颞肌筋膜的步骤可以与做耳后切口时同步进行）。在锤骨外侧突上方的外耳道皮肤切开,将鼓膜耳道皮瓣掀起,在距离鼓环约 4~5mm 处,将切口向后方延伸,然后向下弧形切开,切口与鼓环平行,划向 6 点位置。沿着鼓环将鼓膜外耳道皮瓣掀起,接着探查听骨链并探查其活动性。将鼓膜移植物放入中耳,置于鼓膜穿孔的内侧,中耳内填塞明胶海绵垫起鼓膜(图 113.22),然后将掀起的皮瓣复位,用包裹抗生素棉球的纱条或明胶海绵填塞外耳道。

术后处理

　　鼓膜穿孔修补术后,耳道内填塞物在术后 7~10 天取出。在鼓膜修补的外表面贴上小纸片,观察其向骨性外耳道壁迁移情况,这个过程可能需要 6~12

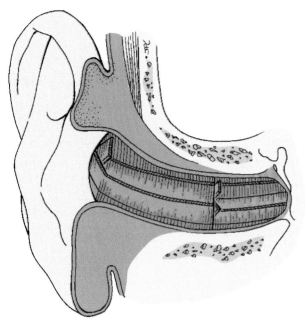

图 113.21 外耳道内侧的鼓膜移植物用层叠的纱条填塞,耳道外侧填塞物用来压住外侧耳道和耳甲皮肤。

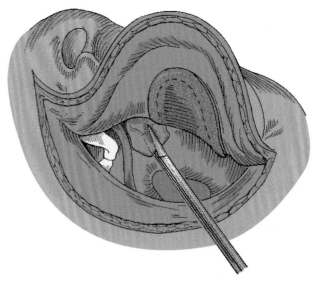

图 113.22 内侧移植技术。将鼓膜穿孔边缘处理干净,掀起鼓膜外耳道皮瓣。组织移植物(阴影区域)放于穿孔内侧,然后将明胶海绵填塞于中耳内以固定移植物的位置。(Redrawn from Naumann HH: Head and Neck Surgery, vol 3: Ear. Stuttgart, Germany, Georg Thieme, 1982.)

周,在此期间要求患者耳道内避免进水。

用外侧移植技术时,Glasscock 或包裹乳突区的敷料在术后第 1 天即可摘除,患者也可以洗澡,但是要避免伤口沾水,并保持切口干燥 1 周。每日 2 次向耳道内填塞的明胶海绵滴入耳液,而其外侧的花蕾样填塞物要保持干燥。在术后第 1 周并不需要进行局部滴耳,涂裹一层药膏的无菌棉球能够保持外侧填塞物潮湿。外耳道产生的分泌物需要频繁更换外耳道棉球也属于正常,避免使用止痛药。术后 7~10 天,耳后切口包扎的敷料和外耳道靠外侧填塞的敷料都可去除。抗生素-类固醇滴耳液每日 2 次滴耳治疗。

再 1 周后外耳道靠近内侧的填塞物可以陆续取出。用卷棉子清理外耳道,将残留的血液吸干净,清理外耳道内侧将有利于避免产生肉芽组织、瘢痕、鼓膜与外耳道间形成钝角。用 3F 吸引器或卷棉子移除渗出的血液或血清,但在操作过程中一定要注意不要将重新铺展的皮瓣吸走。外耳道可能会出现瘢痕组织引起外耳道中部狭窄,如果没有早期发现,将可能变成完全狭窄,出现鼓膜外移。在术后短时间内,大多数患者外耳道无明显感觉能够忍受进行清创术和填塞术,偶尔患者也需要返回手术室进行清创及重新填塞术。长出的肉芽组织可用硝酸银烧除,大量肉芽组织则需要用刮匙去除,局部也可涂抹 5-氟尿嘧啶。在耳道内放置一个抗生素棉芯 1 周可以帮助

创面愈合平整。

修补后的鼓膜应该即完整又活动良好,进行音叉检测并与术前结果对比。如果中耳腔尚未完全气化,偶尔经过瓦氏操作法(Valsalva maneuver)帮助中耳气化,如果外耳道及鼓膜已经上皮化了,可停止使用滴耳液,否则需要继续滴耳 2~3 周,在此期间耳道内仍避免进水直至完全愈合(通常需要 1 个月)。可推荐患者使用凡士林棉球堵塞耳道口,避免进水。

采用内侧移植技术的术后护理与鼓膜成形术相似。外侧填塞物在术后 7~10 天去除,每日使用 2 次滴耳液,嘱咐患者保持外耳道干燥。对于所有手术,患者恢复大约需要 3~4 周或是 5~6 周的时间。完全康复后可同时进行听力学检测。

精要

- 预期并告知患者,其鼓膜或修补也可能不成功,这些患者包括:曾多次接受过鼓室成形术仍不成功的患者,对侧鼓膜严重内陷的患者,分泌性中耳炎或中耳流脓患者,咽鼓管功能明显异常患者,例如软腭异常。
- 准备和修整皮肤都应在显微镜下进行,以确保边缘平整。
- 假如没有足够的皮肤能够覆盖住骨性外耳道,

需要从耳后取皮肤用做移植皮瓣。

- 放置一个大小适中的皮瓣能够完全遮盖前鼓沟且不与外耳道壁形成钝角。
- 一旦将外耳道中间填塞物撤除后,外耳道必须定时清理换药,避免外耳道中部狭窄。

隐患

- 如果手术切口切至外耳道软骨区域,可能会导致疼痛并有发生软骨炎的可能。
- 若将鼓膜上皮或在掀起外耳道内侧皮肤时将鼓沟前下方上皮残留时,都可能会导致鼓膜或外耳道胆脂瘤。
- 损伤鼓索神经导致舌部感觉异常,尤其是味觉障碍。
- 术后外耳道瘢痕组织可导致外耳道狭窄。
- 未发现有意义的黏膜病变或咽鼓管功能异常都将可能导致手术移植不成功。

(关静 译 倪道凤 审)

参考文献

1. Zollner F: The principles of plastic surgery of the sound-conducting apparatus. J Laryngol Otol 69:637-652, 1955.
2. Wullstein H: Theory and practice of tympanoplasty. Laryngoscope 66:1076-1093, 1956.
3. McGrew BM, Jackson CG, Glasscock ME 3rd: Impact of mastoidectomy on simple tympanic membrane perforation repair. Laryngoscope 114:506-511, 2004.
4. Collins WO, Telischi FF, Balkany TJ, Buchman CA: Pediatric tympanoplasty: Effect of contralateral ear status on outcomes. Arch Otolaryngol Head Neck Surg 129:646-651, 2003.
5. Dornhoffer J: Cartilage tympanoplasty: Indications, techniques, and outcomes in a 1,000-patient series. Laryngoscope 113:1844-1856, 2003.
6. Tarabichi M: Endoscopic management of limited attic cholesteatoma. Laryngoscope 114:1157-1162, 2004.

第114章

听骨链重建

Barry E. Hirsch

传导性听力损失是由于声能传递到 Corti 器基底膜上受到了限制。非中耳或鼓膜原因的传导性听力损失可能缘于外耳道的堵塞，还可能是内耳内液体的膨胀（如梅尼埃病）。当听囊存在"第三窗"时也可以发生内耳性传导性听力损失。上半规管裂提供了一个内耳液体扩张的部位，其影响了液体波对整个耳蜗基底膜的刺激。即使声反射依然存在,这也可以引起传导性听力损失。

中耳原因的传导性听力损失可能是先天的，也可能是后天的（由于听骨链固定、坏死、脱位或骨折）。听骨链重建再建了声音传递的机制，提供从鼓膜通过中耳含气腔到外淋巴液活动的连接。本章集中讲听骨链重建的手术技术。鼓膜移植、耳硬化症引起的镫骨固定手术和有胆脂瘤的慢性中耳炎将在其他章中叙述。

鼓室成形术的术语是描述关于从鼓膜到前庭的中耳状态的手术过程。听骨链重建常是和鼓膜移植一起完成，以消除中耳和乳突的病变。Zollner 和 Wullstein 是早期从事中耳重建手术方面的先驱[1,2]。Wullstein 提出了鼓室成形术 V 型的分类系统，这 V 型聚焦于残余听骨链的重建。每一型涉及最外侧完整的结构，或者是鼓膜成形，或者是听骨链重建，以维持连接到内耳。Ⅰ型鼓室成形术是指全部三块听小骨存在并是活动的。这样，就不必做听骨链重建。在Ⅱ型鼓室成形术中，鼓膜移植到完整的砧骨和镫骨上。实际上，Ⅱ型鼓室成形术是很少遇到的。根据 Wullstein 的意见，Ⅲ型鼓室成形术是用于有完整活动的镫骨上结构时，鼓膜或移植物直接附着在镫骨上结构上。Ⅳ型鼓室成形术是指镫骨上结构缺失或

坏死,移植物或鼓膜覆盖在活动的镫骨足板上。V型鼓室成形术是在水平半规管上开窗(图 114.1)。

这个分类系统的应用后来为 Farrior 所赞同[3]，他用基于完成手术时相应的病理解剖所作的听骨链重建的类型说明了这个术语，而不是基于重建的方法。根据 Farrior 的意见，Ⅲ型鼓室成形术是插入一块修整的小骨、骨头或其他成形材料建立镫骨到更外侧鼓膜或锤骨的连续性。Ⅳ型鼓室成形术是指从活动的镫骨底板到锤骨、鼓膜、移植物或罕见的到砧骨的听骨链重建。V型鼓室成形术已被分为 Va型和 Vb型。Va型是真的在水平半规管上的开窗术，而 Vb型意味足板固定或缺失，在前庭被组织移植物封闭后，卵圆窗到砧骨、锤骨、鼓膜或移植物的连续性被恢复。在技术上，镫骨切除术是 Vb型鼓室成形术的特征,但这一技术不建议用于耳硬化症手术。

这个分类系统得到每一例所用的重建方法的补充，特别是Ⅲ型鼓室成形术。最常完成的Ⅲ型鼓室成形术是用患者自己的砧骨做砧骨插入（自体移植）。我们过去用同种听小骨移植物（尸体），但担心可能引起感染、病毒或朊病毒颗粒的污染而停用。在乳突根治术时去除了外耳道后壁并且锤骨缺失的患者用镫骨加高的Ⅲ型鼓室成形术以增加在面神经管上镫骨高度。这个技术常用砧骨体、锤骨头或骨皮质移植物。当用人工生物相容的假体放在镫骨上结构到鼓膜、移植物或锤骨之间时，我们用部分听骨链替代假体(PORP)这一术语。Ⅳ型或 Vb型鼓室成形术是在镫骨足板或卵圆窗移植物和锤骨、鼓膜或移植物之间或者用全听骨链替代假体(TORP)，或者用患者自体砧骨。

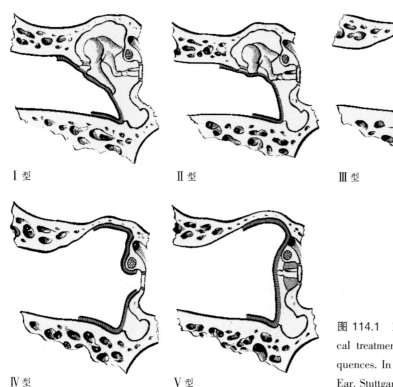

I 型

II 型

III 型

IV 型

V 型

图 114.1 鼓室成形术 Wullstein 分型。(From Kley W: Surgical treatment of chronic otitis media and its immediate consequences. In Naumann HH [ed]: Head and Neck Surgery, vol 3: Ear. Stuttgart, Germany, Georg Thieme, 1982, p 221.)

病例选择

传导性听力损失或为处理中耳病变必须脱位听骨链时需完成 OCR。听力损失主要原因可能是:外伤、慢性咽鼓管功能障碍、先天畸形、慢性中耳炎、中耳腔肿瘤或由于鼓室硬化的听骨链固定。身体检查显示鼓膜完整或鼓膜穿孔。重要的是要检查对侧耳,以预估在咽鼓管功能受影响的情况下鼓室成形术和 OCR 成功的可能性。

有颞骨骨折的头颅外伤患者可能有传导性、感音神经性或混合性听力损失。常发生血鼓室,一般在4~6 周内吸收。这个时间段对于确定中耳通气恢复后残余听力损失的类型和程度是必要的。应检查外耳道解剖以及鼓膜是否完整。为证实小的鼓膜穿孔应用鼓气耳镜检查观察鼓膜的活动度,鼓膜硬化也可以限制鼓膜的活动。相反,过度活动提示鼓膜松弛或可能有锤骨柄骨折。可用音叉试验证实存在传导性听力损失并估计传导性听力损失的程度。

做纯音测听确定传导性听力损失的程度及耳蜗功能的性质。持续稳定的听力损失显示为典型的听骨链中断。可以选择修复或用听觉放大康复。有大

的混合性听力损失者应考虑选择 OCR 手术 (图114.2)。有明显混合性听力损失者,骨窗薄层 CT 有助于确定耳蜗、听骨链和中耳腔的情况。在这个扫描中听骨链中断可以得到证实(图 114.3)。 重度和极重度混合性听力损失者可能有助听器耐受问题,消除气骨导间隙恢复听阈到常规助听器放大水平是更可行的。对有耳蜗震荡或言语辨别率极差者可能不宜做 OCR。

伴或不伴乳突根治术的中耳成形的患者并且有明显中耳黏膜病变的患者不适合马上做重建。有时,分期手术预期可以获得一个黏膜更健康的含气中耳腔。我们分期的观点是在过去 20 多年里发展起来的。我们常规路径是在一次手术中切除病变,重建听骨链并移植鼓膜。我们相信,通过发现随后的进行性传导性听力损失、复发的耳漏、或原发病变为胆脂瘤的耳又有胆脂瘤的证据能更明显地提示复发或持续性病变。基于中耳内的发现和患者年龄,我们的路径稍作修改。在年轻患者初始治疗或手术中切除外耳道壁减少病变持续的可能性,除非计划 6~12 个月后再探查这一耳而保留外耳道壁完整, 我们试图全部切除病变。

当胆脂瘤混在镫骨足板和上结构周围的肉芽组

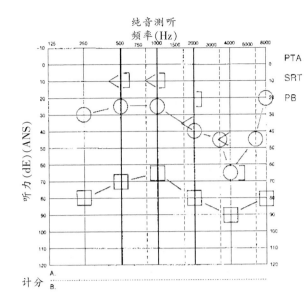

纯音测听
频率(Hz)

语音测听

	RE	LE	得分
PTA	30 dB	72 dB	
SRT	26 dB	72 dB	
PB	86 %@66dB	62 %@02dB	
	% @ dB	% @ dB	

MCL _____　MCL _____
UCL _____　UCL _____

图 114.2　听力图显示左耳中到重度听力损失,词识别好,康复的意见包括放大或听骨链重建。ANSI,美国国家标准局;LE,左耳,MCL,最适响度级;PB,语音平衡;PTA,纯音平均听阈;RE,右耳;SRT,言语接受阈;UCL,不适响度级。

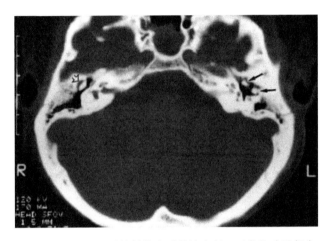

图 114.3　CT 显示颞骨创伤有听骨链中断。正常的砧锤复合体(空心箭头所示),锤砧骨分离(箭头所示)。

织中时采用分期手术。另一种情况是在需要在鼓膜做大的移植时切除鼓岬和咽鼓管口增生肥厚的黏膜之后,如果砧骨或锤骨可用,且无病变(胆脂瘤),将其切除并保存以备后续重建时使用。把一片修整好的有圆尖的薄(0.02~0.04 英寸,1 英寸=2.54cm)硅胶片伸进上鼓室放在鼓岬上。活动的镫骨上结构上硅橡胶块的放置有时可提供镫骨和鼓膜之间有效的柱状连接,可致气骨导间隙近乎封闭。如果初始的治疗取得了好的听力,不必强行再探查,除非考虑有残留或复发的病变。

罕见情况下,在后续的分期手术中重建不必经外耳道和鼓膜,如果最初的鼓室乳突切除手术开放了面隐窝,有可能从耳后径路重建听骨链。为全面评估上、中鼓室,可能需用内镜。这个技术可改善听力

并避免切开外耳道、中耳填塞和减少水的接触[4]。

作为耳科学原则,拥有较好听力的耳外科手术,医生要谨慎。像所有规则一样,也有一些例外,如果还存在其他病变(如受累耳存在胆脂瘤)对较好听力耳可考虑手术干预。然而,考虑对侧耳的情况也是最重要的。

对鼓室成形术或听骨链重建年龄不受限制,对最近中耳炎没有反复发作、检查见同侧干性穿孔对侧耳正常的儿童,如果他们的咽鼓管功能能够承受,可以选作中耳成形术。同样,健康状况好的老年患者可以选择放大或中耳重建。

传导性听力损失是否选择重建由患者自己决定。如果没有急性感染、肿瘤或胆脂瘤存在的迹象,助听器放大也可以考虑。如果有鼓膜穿孔的慢性中耳炎,助听器有可能加剧基础疾病和影响引流,应给出适当的提示。

受累耳听力损失很大而对侧耳听力正常需要进一步讨论。尽管手术成功,在一些Ⅲ型鼓室成形术和更复杂的重建手术常常不能完全封闭气骨导间隙。虽然听力可有实质性改善,但两耳差可能被患者认为是不成功的结果。在讨论手术目的时必须告知患者现实的期望值。

为以前经历过 OCR 的有传导性听力损失的患者推荐什么方案很困难。虽然以前的手术记录有时并不可靠,但是在这种情况下回顾手术记录通常是有帮助的。Ⅰ型鼓室成形术可以预期几乎完全封闭气骨导间隙。对侧耳听力正常,患耳残余 15~20dB 传导性听力损失的Ⅲ型或Ⅳ型鼓室成形术患者预期可

有进一步的改善。术者在打算做修正手术前必须对听力结果做出正确的评估。

术前计划

在确定术耳的状况方面外耳道和鼓膜的检查很重要。外耳道皮肤以前的炎症或继发于中耳疾病的炎症需做医学处理以促进术后恢复,需要数周局部或系统的抗生素治疗。要注意鼓膜和中耳腔的完整性。做256Hz、512Hz和1024Hz的音叉试验以确定是否为传导性听力损失,并估计听力损失的程度。普通常用512Hz的音叉。必须获得听力图以确定传导性听力损失的性质、程度以及耳蜗功能。鼓膜完整、没有慢性耳病的病史、进行性传导性听力损失最有可能是耳硬化症。外侧听骨链固定相对少见,有经验的医生可用鼓气耳镜发现锤骨活动减低。通常是在做鼓室探查术时才做出诊断。病因可能是先天性的。迟发的外侧听骨链固定可能是由于继发于中耳慢性炎症的鼓室硬化。在中耳内病变引起的传导性听力损失情况下声反射引不出。上半规管裂可能引起内耳源性传导性听力损失。这种情况下传导性听力损失的特点是声反射仍存在。现在对传导性听力损失并且鼓膜完整的患者我们要求做声反射试验。

除非有慢性中耳炎和胆脂瘤的复杂症状和体征(包括耳蜗功能不对称、眩晕、严重头痛、面瘫或脑脊液耳漏),不必常规做CT。先天性外耳道闭锁需用CT确定耳囊、中耳腔、听骨链、骨板和面神经走行。这部分内容在第111章中会做详细叙述。

选择麻醉的方法取决于鼓膜的状态、预估的听骨链的情况、是否存在炎性中耳疾病、选择的径路、患者对镇静状态下操作的耐受程度和术者的经验。鼓膜完整的传导性听力损失患者可以耐受在局部麻醉和静脉镇静的情况下耳内入路的手术,对儿童和需要做耳后进路鼓膜穿孔的患者推荐全身麻醉。对常规的鼓室成形不必做面神经监测,但是,对有面神经弱的体征、自发性收缩和面肌痉挛表现者以及先天性外耳道闭锁修复过程中建议做面神经监测。围术期不必给予抗生素。所有的操作,都要告知患者风险、益处和替代治疗。

假体选择和附加技术

在过去的60年里在听骨链重建的新材料研发

和应用方面取得了有意义的进展。在2001年发表的美国耳科学会会员的民意调查中,羟磷灰石是受欢迎的异体材料,因为它有较好的生物相容性、传声的硬度、耐久性、使用寿命长、使用方便和好的听力效果[5]。在20世纪后期广泛使用的塑料孔(plastipore)假体满意度最低。

现在最新的材料是钛,其重量最轻,有大的抗张强度和轻度延展的刚性。在假体和鼓膜之间需要一个软骨界面。部分假体设计成钟形扣在镫骨上结构上(图114.4)。Jackson等比较了钛和非钛假体,显示钛假体能改善听力,但要成功封闭气骨导间隙需要经验的积累[6]。来自美国不同地区的耳科专家协会有相似的意见,支持钛假体能获得好的听力结果,且排出率低[7]。我们唯一的保留意见是用这个材料需要在鼓膜下放软骨移植物。这会影响胆脂瘤术后对中耳的视觉监控。

在颅底手术和头颅成形术中用的骨水泥也被引用于耳科和听骨链重建术。这些产品的化学成分包括:羟磷灰石、氰基丙烯酸盐黏合剂、聚甲基丙烯酸甲酯和玻璃离子交联聚合物。使用这些产品要非常仔细,避免与任何神经组织接触,因为从产品中析出的铝可引起严重的神经并发症。一个用SerenoCem(Corinthian Laboratory, Nottingham, UK)修复腐蚀的砧骨的研究证实,在重建时产品是不发热的,但在干燥的手术野里至少需要20分钟才变硬[8]。

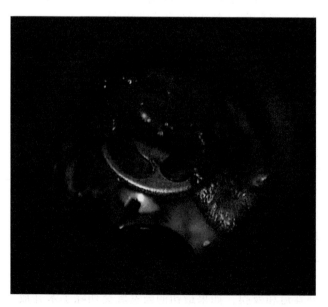

图114.4   带有适合扣在镫骨上结构上的笼子或钟形的钛部分听骨替代假体。

羟磷灰石骨水泥可以从许多制造商处获得。发热小，几分钟内有延展性，在 4~6 分钟内放置调整，在这个时间内可以与骨融合。可以用预成形的假体做听骨链成形术的附件或选择。Goebel 和 Jacob 报告使用了羟磷灰石骨水泥成功完成了听骨链重建困难的有挑战性的病例 [9]。现在可以从 Mimix (Walter Lorenz Surgical，Jacksonville，FL)、BoneSource (Stryker Leibinger，Portage，MI) 和 Morian (Synthes USA，Paoli，PA) 获得这些产品。

手术技术

第 113 章中复习了鼓膜移植的径路和方法。在试图修正传导性听力损失时，术前通常并不知道听骨链的状况。手术医生必须准备探查全部听骨链。在掀起鼓膜瓣时，切口的上支应到松弛部的上方鼓环后上约 4~5mm (图 114.5)。这个较长的瓣允许从这个区域切除骨质以暴露锤骨颈和全部镫骨足板，并在必要时取出砧骨。

鼓膜和听骨链重建需要鼓膜和镫骨或足板之间精确又稳定的连接。重建的听骨或假体不应和周围的鼓环有直接的接触，这会影响声音到耳蜗的传递。太短的假体有脱落或移位的倾向。另一方面，假体过长或咽鼓管功能不好会使假体排出。假体不仅要与鼓膜接触还应有轻度张力，使覆盖在假体的鼓膜稍稍隆起一点 (图 114.6)。下文将集中于 OCR 中遇到的各个单独的问题及重建的方法和技术。

与砧骨有关的问题

听骨链中最常遇到的畸形跟砧骨有关。砧锤融合或固定罕见。更常见的是砧骨的长突和豆状突被腐蚀或由纤维连接 (图 114.7)。对锤骨和镫骨完整活动的患者，砧骨插入是最常用的 OCR 方法。这种技术过去已用了将近 50 年。技术的变化是修整整骨以保证镫骨上结构和锤骨之间活动而稳定的连接。手术医生应注意中耳黏膜的状况和锤骨与镫骨的关系。

镫骨可能直接位于锤骨柄的内侧。当锤骨位于镫骨垂直面前方时可能有其他变异。锤骨和镫骨的相对关系对于确定如何修整砧骨使其能够很好地置入镫骨和锤骨之间很重要 (图 114.8)，另外，要注意镫骨相对于鼓岬和面神经的高度。当中耳和乳突有病变需作削低外耳道后壁的乳突切除术时这个问题更重要。患者的砧骨常被用于重建 (自体移植)，但可能需要去除外耳道后上的骨质以取出砧骨。用直角钩或弯针分离砧骨体和锤骨头之间的所有附着物。用杯状钳抓紧砧骨长突的近端。手术医生用一个向下的旋转动作从中耳进入上鼓室内取出砧骨 (图 114.9)。小心避免镫骨上结构移位和损伤鼓索神经。

为放在镫骨和锤骨之间修整砧骨的各种设计 (图 114.10)。应用一个器械把持住砧骨，如专门为夹

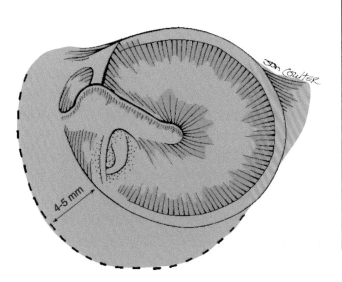

图 114.5　探查鼓室的鼓膜外耳道切口应距离鼓环后上 4~5mm。

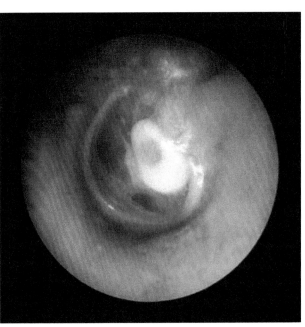

图 114.6　羟磷灰石部分听骨替代假体直接和鼓膜接触。注意覆盖假体处轻微隆起。

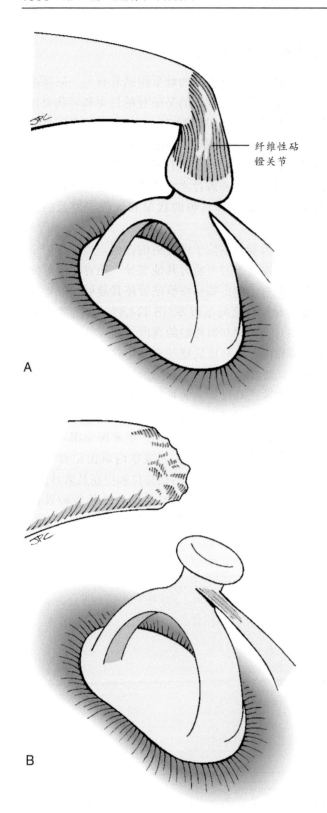

纤维性砧
镫关节

A

B

图 114.7　(A)长突腐蚀由残余纤维连接。(B)砧骨长突腐蚀。

持听小骨设计的细止血钳或钳子(图 114.11)。如果砧骨被腐蚀或胆脂瘤浸润就不适合使用,过去我们用砧骨作自体移植物,现在用人造 PORP 假体。如果已经完成了乳突根治术,可用同样变速的高速钻修整砧骨,另外,也可用电池供能的显微钻。

在镫骨和锤骨接近垂直面时,连接两个听小骨需要一定的高度,在砧骨短突上钻个镫骨头的窝,在砧骨体的关节面做一个锤骨柄的凹槽。这先放到锤骨柄的下面,然后抬起这个锤砧复合体并滚到镫骨上(图 114.12)。一个很常见的特征是增加一些高度和跨度。在砧骨体接近与长突连接处做一个镫骨的窝(图 114.13A)。做一个卵圆形孔扣在镫骨上(图 114.13B)。必须仔细确保砧骨短突的下面不靠在鼓岬上。所有的插入技术中,砧骨放在鼓索神经的上面或下面可以给修整的听骨进一步的支撑(图 114.13C)。在考虑高度以架桥时,砧骨要修整成图 114.14A 的形状。在鼓膜萎缩和半透明时可以看到这种关系(图 114.14B)。

少数情况下,砧骨刚好在砧镫关节处被腐蚀了(图 114.7),重建这个关节的替代方法是用一个 Applebaum 羟磷灰石假体,而不要去除砧骨。这个假体放在镫骨上结构上支撑残留的砧骨长突(图 114.15)。

Ⅲ型鼓室成形术也可以用人工假体完成。含羟磷灰石的产品可以很好地耐受。致密的羟磷灰石假体头部和鼓膜之间不一定需要一个软骨界面或移植物。杆状物由羟磷灰石和聚乙烯或氟塑料制成。在相似于砧骨插入的技术中,PORP 可以放在镫骨和活动的鼓膜之间(图 114.16),很容易切短以满足于镫骨到锤骨柄和鼓膜之间的距离。我们并不严格地用 PORP 和 TORP 术语显示听骨链重建到鼓膜或其移植物上。我们用 PORP 和 TORP 分别作为砧骨替代假体和砧-镫骨替代假体的同义词。锤骨可能存在并给假体提供进一步的支持。

切除外耳道后壁的乳突根治术后的患者听骨链重建也需要Ⅲ型鼓室成形术,切除锤骨头以后必须做镫骨到锤骨柄的连接,可以用砧骨或人工假体插入技术实现。在锤骨缺失鼓膜水平内移时,可对镫骨做小的加高以接触鼓膜。鼓膜可以像 Wullstein 描述的那样直接移植到镫骨上结构上。然而,如用听骨移植物放到镫骨上时可以获得更多的表面接触面积。用砧骨体、锤骨头、或取自颧弓根部或颞骨鳞部外板的皮质骨移植物,要磨一个圆的窝容纳镫骨上结构(图 114.17)。

在高倍放大情况下可以鉴识面神经、水平半规

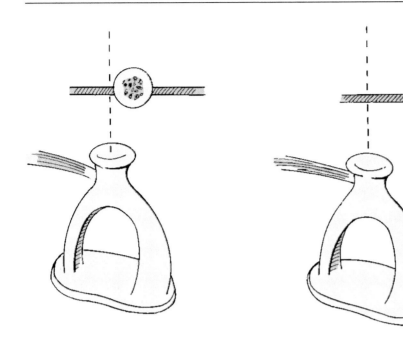

图 114.8　锤骨相对于镫骨的位置决定如何修整砧骨以便插入。左，锤骨位于镫骨外侧。右，重建需增加镫骨的垂直高度和向前到锤骨的跨度。

管和镫骨的高度之间的关系，当鼓膜或移植物复位回中耳时，外侧靠外半规管和面神经嵴支撑，必须增加镫骨的高度以更好地和鼓膜接触(图 114.18)。在这种情况下 PORP 的垂直高度太大，不能被修整成可以提供必要的 2~3mm 的高度。

少数情况下，锤骨可直接接触镫骨上结构，这种情况发生在去除外耳道后壁、砧骨缺失而镫骨上结构完整时。如果锤骨仍沿着远端的柄和脐部附着在鼓膜，可将鼓膜张肌的附着分开，锤骨向后旋转放到镫骨顶上。

与镫骨有关的问题

如果镫骨上结构部分腐蚀，从镫骨弓或其一个足插入听骨或假体可能不成功。从锤骨下面到活动的镫骨足板间重建能提供更可靠的听骨链连接。

自体砧骨有时可提供满足这个需要的适当长度。修整砧骨前先测量这个距离，砧骨从短突到关节面的长度一般能满足从足板到锤骨下表面所需的长度。

砧骨短突被雕平放在镫骨足板上，将砧骨关节面的槽进一步修整确保砧骨和锤骨内侧面连接 (图 114.19A)。当砧骨长突存在时，有增加的长度可利用，去除长突，在砧骨上表面磨一个槽以容纳锤骨柄(图 114.19B)。修整好的听骨放在残留足弓之间的足板上，抬高锤骨柄将砧骨旋转到位(图 114.20)。可用鼓索神经帮助保持听骨的位置。

当卵圆窗窄且深时，需将宽的砧骨体削薄以适

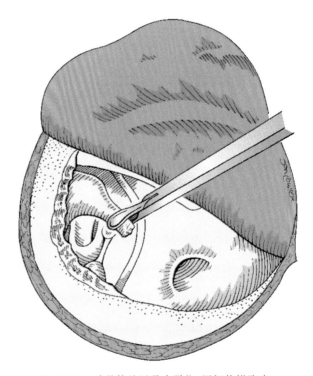

图 114.9　砧骨体从锤骨头脱位，用杯状钳取出。

合放在鼓岬和面神经之间。更多的情况需用人工假体。重建的原则是锤骨和镫骨足板之间的连接，任何柱状假体都可以用。过去，不锈钢丝砧骨替代假体形成锤骨颈到足板之间的连接，但这种替代假体在技术上难度大，有时被排出。现在使用聚四氟乙烯、钛、有金属丝的 polycel 和羟磷灰石预制的假体等材料。

我们现在用钛假体或者用一种容易修整的杆状

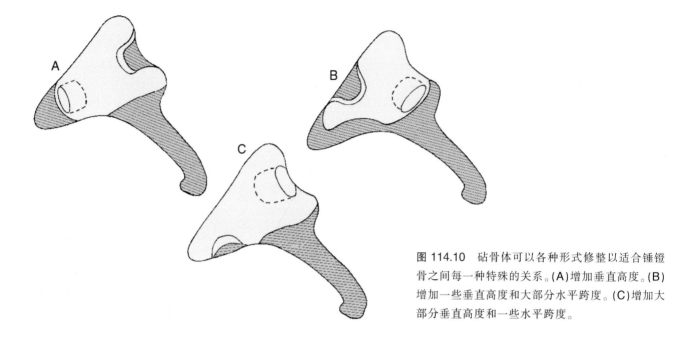

图 114.10 砧骨体可以各种形式修整以适合锤镫骨之间每一种特殊的关系。(A)增加垂直高度。(B)增加一些垂直高度和大部分水平跨度。(C)增加大部分垂直高度和一些水平跨度。

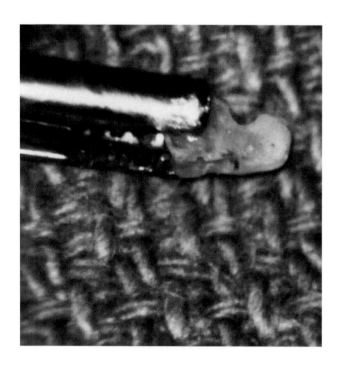

图 114.11 持骨器稳固地抓住修整后的砧骨。

羟磷灰石材料。这和 PORP 成分相同。TORP 是和用砧骨做Ⅳ型鼓室成形术相似的方法放在镫骨足板和锤骨之间(图 114.21)。也有用直的羟磷灰石小柱放在镫骨足板和锤骨之间，长度必须适当截短以适合放置这个假体。当用致密的羟磷灰石制成的杆状物时，我们遇到一些问题，在长度要截短时陶瓷材料有粉碎和破裂的倾向。将假体用一只手的拇指和食指牢固地固定住可以避免这个问题的发生，然后用细

钻石钻头磨短,同时要冲水。我们现在用的假体小柱是由羟磷灰石和聚四氟乙烯(特氟隆)混合制成的,这种材料容易修剪,且与鼓岬接触时不会骨化。

有固定长度或可修整的柱状假体,可用测量器测定所需的合适长度。

Ⅳ型鼓室成形术常需对假体暂时的支撑,湿的明胶海绵放在柱基周围,如果锤骨存在,可以放到面神经水平;如假体直接和鼓膜接触时,明胶海绵放在

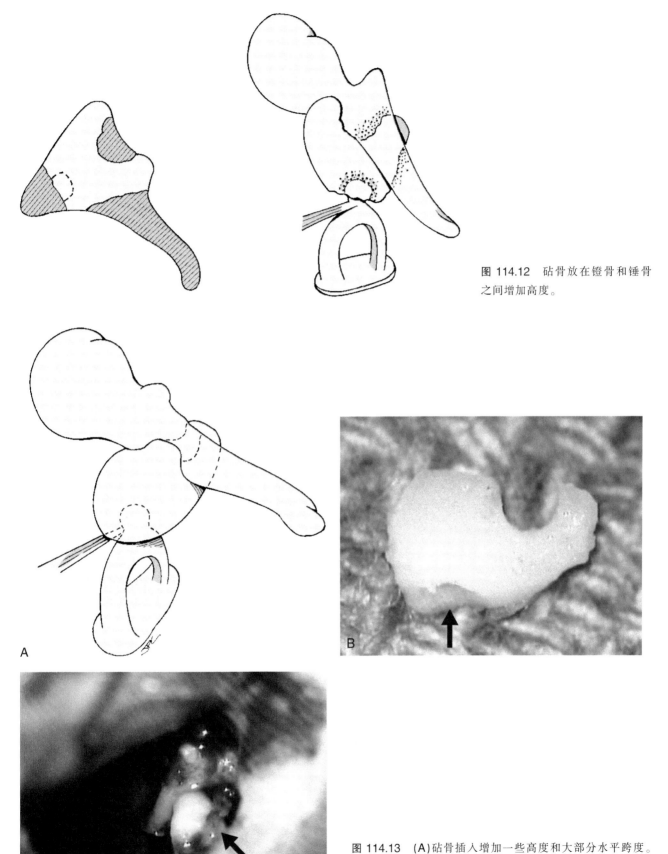

图 114.12 砧骨放在镫骨和锤骨之间增加高度。

图 114.13 (A)砧骨插入增加一些高度和大部分水平跨度。(B)修整的砧骨有一卵圆形孔合适地扣在镫骨上(箭头所示)。(C)在左耳,砧骨已被放在镫骨上于锤骨柄内侧,鼓索神经提供了额外的支持(箭头所示)。

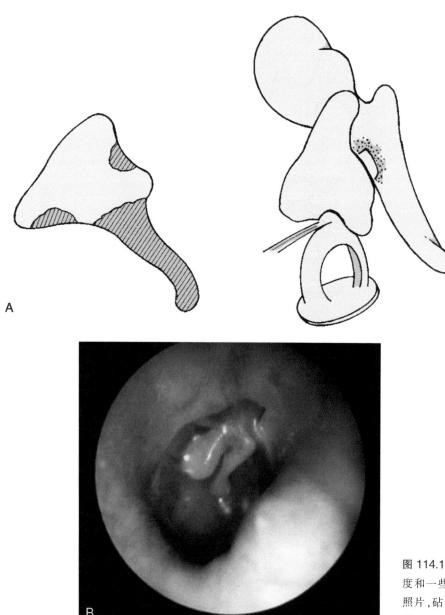

图 114.14　(A)砧骨插入大部分为增加垂直高度和一些水平跨度。(B)半透明的鼓膜的右耳照片,砧骨短突上钻一个槽使它能靠在锤骨颈部。

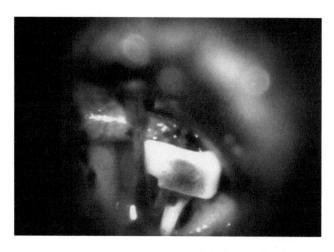

图 114.15　Applebaum 假体放在镫骨和腐蚀的砧骨长突之间的术中照片。

整个假体周围直到鼓膜水平。

与锤骨有关的问题

由锤骨和砧骨固定引起的传导性听力损失相对少见,也被称为听骨链外侧固定。这可能是锤骨头和砧骨体胶着到盾板上,砧锤关节不活动,或锤骨前韧

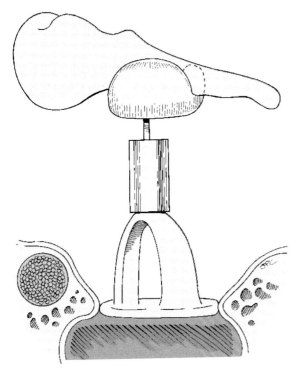

图 114.16　部分听骨替代假体放在镫骨和锤骨柄之间。它也可以直接放在鼓膜或移植物的内侧,如假体的圆顶是羟磷灰石制成中间无须插入软骨。

带钙化限制了其活动。

近来叙述的松解外侧听骨链的技术是强调在上鼓室内的锤骨头和砧骨体。从锤骨前开始向上延伸,抬起鼓膜耳道皮瓣以便处理盾板。用激光松解骨固定区域,前到锤骨头,上到砧骨体。用小钻在听骨链和周围骨质之间形成较大的空间,放块小的薄硅胶片防止再固定[10]。与这个技术有关的问题是钻可能接触听骨链引起感音神经性听力损失;切除盾板暴露上鼓室也可能导致松弛部内陷和后天性胆脂瘤。

我们处理听骨链外侧固定的方法是不需过多暴露上鼓室,但鼓膜耳道皮瓣必须到松弛部上方,抬起瓣到锤骨颈前方,轻触锤骨证实外侧听骨链不活动,必须分离砧镫关节以确保活动受限不是由于耳硬化症所致。用弯钩针脱位锤砧关节以取出全部砧骨。

典型的锤骨固定很牢,用 1mm 显微钻自锤骨颈将锤骨柄离断,必须仔细操作避免损伤鼓索神经,其恰好在锤骨颈内侧走行。这个技术得到一个活动的锤骨柄,并由其附着的鼓膜和鼓膜张肌支持。这时,将砧骨修整后插入镫骨头和锤骨柄之间。

少数情况锤骨柄缺失或不完整。这种情况下产生一个难题,锤骨柄短了,术者要判断其长度是否足以用于重建。作为一般规则,缩短到超过其长度的 1/3 就不能很好的封闭气骨导间隙。这种情况使重建更难决定,并能重建造成困难。需再次做砧骨插入。但砧骨应作修整以保持足够高度才满足连接镫骨上结构到移植的鼓膜。直接将砧骨短突转向鼓膜中央以改善鼓膜振动的传递。

在锤骨柄缺失时我们更常用人工假体。在完壁

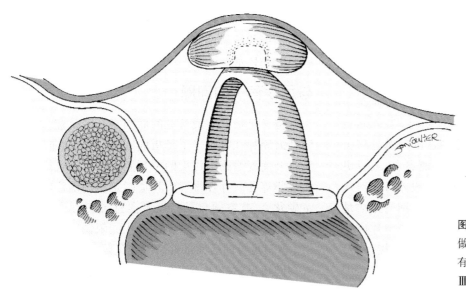

图 114.17　在削低外耳道壁的腔内做听骨链重建。镫骨和鼓膜或移植物有更大的接触面积。这是镫骨加高的 Ⅲ 型鼓室成形术。

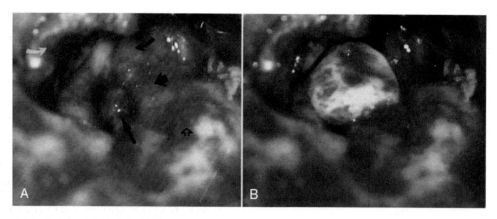

图 114.18　(A)左耳,在准备听骨链重建时削低外耳道壁的乳突根治术。注意镫骨头(长箭头所示)在面神经鼓部水平(短箭头所示),鼓膜(弯的白箭头所示)将靠在面神经嵴和外半规管(空心箭头所示)上。确定匙突(弯黑箭头所示)。(B)修整的皮质骨移植物放在镫骨的圆顶上。这增高了镫骨的高度并提供了和鼓膜更大的接触面积。

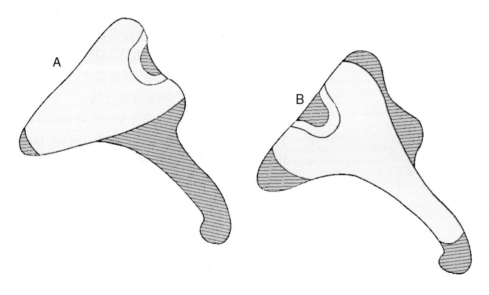

图 114.19　Ⅳ型鼓室成形术修整砧骨的技术。(A)砧骨短突被磨平,长突被切除,为和锤骨柄连接磨了一个槽。(B)长突被磨平,在砧骨上表面做个和锤骨柄连接的凹口。

式的手术中，放弃残余锤骨头，如果镫骨上结构存在,用 PORP (图 114.22);如果镫骨上结构缺失,但足板存在且活动,用 TORP(图 114.23)。

特殊情况是鼓膜全部或接近全部穿孔,全部听骨链缺失,仅留活动的足板。重建的意见:①移植鼓膜,在足板和移植的鼓膜之间放一个 TORP,或在中耳内放一片厚硅胶片(0.04 英寸,1 英寸=2.54cm);②移植鼓膜并分期手术。第一个方法的问题是移植的鼓膜最终位置不清楚,它可能偏外侧愈合,或者更可能是偏向内侧的位置。这导致在放假体时如何选择适当的长度具有不确定性。后一个分期的方法是围绕这个问题的,但患者需二次手术。若中耳病变小,听骨链能重新获得和移植的鼓膜适当连接,我们选择分期完成鼓膜移植和重建。

一种罕见的情况是锤骨柄可能骨折了,术前用鼓气耳镜检查可显示鼓膜和锤骨过度活动。如果锤骨的探查和触诊证实这种病理情况,或用砧骨插入,或用 PORP 完成重建。

与足板有关的问题

镫骨足板固定最常见的原因是耳硬化症。如在修补鼓膜穿孔时确定了足板固定,最好分期重建,避免打开前庭暴露于污染的中耳腔。同样的道理适用于鼓膜穿孔或存在慢性中耳炎时足板周围广泛的鼓室硬化。鼓室硬化是指反复急性或慢性中耳炎以后硬化灶的沉积。这种脆性钙化能限制鼓膜和听骨链。镫骨足板的活动也被鼓室硬化限制,可轻触镫骨观察圆窗反射证实。如有鼓膜穿孔,应修补穿孔,分

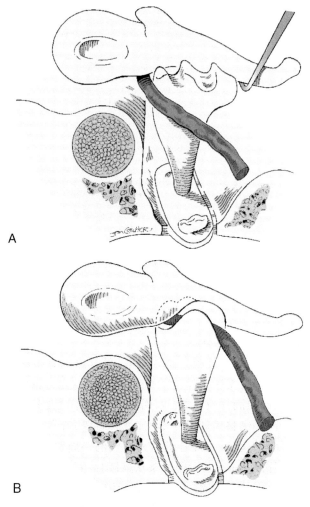

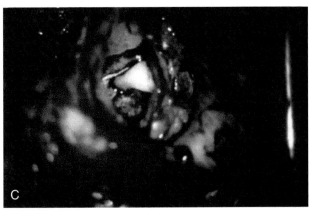

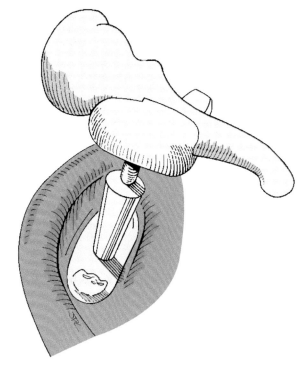

图 114.21 从足板到锤骨之间用砧-镫骨替代假体（全听骨替代假体）做Ⅳ型鼓室成形术。

图 114.20 有砧骨的Ⅳ型鼓室成形术。(A)修整后的砧骨短突放在镫骨足板上。注意为鼓索神经做了个小凹槽（以红色显示）。锤骨向外侧抬起使砧骨可以旋转到位置上。(B)砧骨被放在足板和锤骨柄近端之间，鼓索神经提供了额外的支持。(C)用砧骨做Ⅳ型鼓室成形术术中照片。

期手术做后续处理。完全愈合一般在 4~6 月内，那时可安全处理足板。这种过程中如何最佳处理镫骨固定存有争议。意见包括：不做手术干预，并提供放大；完成镫骨撼动；切除足板（镫骨切除术）并放假体。撼动的隐患是镫骨有被新形成斑块再固定的可能。如耳部病变稳定，短期和长期的听力结果相似，那就预示撼动之后不大可能发生再固定。这也显示当鼓室硬化影响镫骨足板时，在无菌（消毒的）中耳内做镫骨切除是安全有效的手术[11]。

在有胆脂瘤慢性中耳炎情况下，镫骨足板有可能被腐蚀。如果意外打开前庭或由于病变破坏所致，此时 OCR 是必要的。有如此广泛的病变且仍有完整的砧骨的情况比较罕见。因此，常要做从前庭到锤骨、鼓膜或移植的鼓膜的重建（Vb 型鼓室成形术）。用薄而强的移植物覆盖前庭，这个移植物将要支持假体。当中耳腔是负压时移植的鼓膜可能在偏内侧的位置愈合，这就对卵圆窗移植物提出了进一步支持的需求。如果担心假体可能脱位进前庭，可以从耳甲软骨后或耳屏取软骨膜移植，或者从颞肌上取真筋膜。移植物在空气中晾干，修剪成约 3×4mm，放在前庭上，假体杆放在移植物中央，圆顶放在锤骨柄下或直接到移植的鼓膜上（图 114.24）。

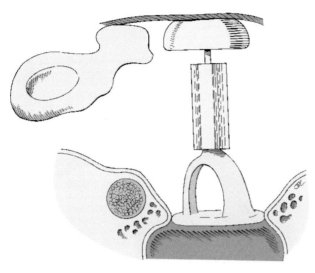

图114.22　在锤骨缺失时用部分听骨替代假体做Ⅲ型鼓室成形术(镫骨到鼓膜或移植物)。

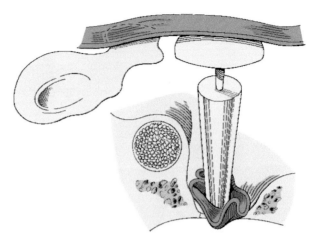

图114.24　用全听骨替代假体做Ⅴb型鼓室成形术。移植物覆盖在前庭上,假体杆包埋在移植物上。假体的圆顶支在移植的鼓膜下。锤骨柄缺失。

须注意的中耳疾病。

　　作OCR的鼓膜完整的患者,外耳道内有小棉球或明胶海绵支撑的丝包。术后7~10天取出。如有炎症,局部用滴耳液一周。四周时再复查耳和做听力测试。需外侧移植鼓室成形术(鼓膜重建)者常放二个花蕾样的丝包(在外耳道内),外侧的一周取出,局部用滴耳液。耳后的无菌纱条从鼓膜移植物供区取除。第二个小包下一周(术后两周)后取除。局部滴药,每天二次,持续二周。其后患者随诊几周,以估计外耳道及鼓膜愈合情况。鼓膜炎症消退后,鼓膜是薄且活动的,完成听力测试(见第113章)。

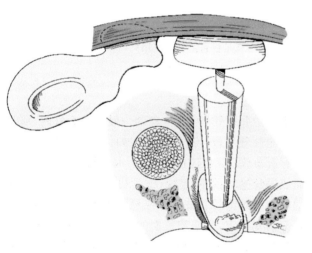

图114.23　在锤骨柄缺失时用全听骨替代假体做Ⅳ型鼓室成形术(镫骨足板到鼓膜或移植物)。

术后处理

　　术后患者护理的原则与鼓室成形术相似。告诉患者术耳不接触水,避免擤鼻或其他形式的Valsalva式动作。还要告知术后几周内避免气压的显著改变,如乘飞机。虽然不易做到,在术后康复期间尽量减少剧烈头部活动。鼓励父母限制儿童患者参加剧烈体育活动或其他过度体力活动。

　　对鼓膜完整的OCR患者要求较少。在这种情况下很少存在咽鼓管功能不良,故中耳通气更可预知。鼓膜穿孔的患者更可能咽鼓管功能受损,或存在必

精要

- 如果有未曾预料的问题出现,手术医师应准备用各种熟练的OCR技术处理耳内的各种重建问题。

- 仔细触动加上对鼓膜和整个听骨链的观察是确定传导性听力损失是鼓膜硬化和鼓室硬化引起的还是二者兼而有之的关键。

- 为避免活动受限,放听骨或假体时不能直接和周围的鼓环接触或靠在(耳蜗的)鼓岬上。

- 鼓膜和听骨链的重建需要鼓膜和镫骨或足板之间精确的连接。

- 术后期间,如果鼓膜明显内陷并覆盖在假体上,鼓膜切开置管可防止排出。

隐患

- 必须用触动锤骨和砧骨证明其活动正常，因为外侧听骨链固定可能会被不熟练的术者漏诊。
- 部分腐蚀的镫骨重建（Ⅲ型鼓室成形术）可能不能提供部分听骨替代假体的支持，需重建到足板中间。
- 如足板存在鼓室硬化时对镫骨过度操作可能导致骨折或不当的镫骨切除。
- 如果在假体内侧接触点（足板或镫骨）和鼓膜或移植软骨之间没有足够的张力，假体可能移位。
- 过度去除盾板没有软骨块的支撑可导致上鼓室内陷和胆脂瘤。

（倪道凤　译）

参考文献

1. Zollner F: The principles of plastic surgery of the sound-conducting apparatus. J Laryngol Otol 69:637-652, 1955.
2. Wullstein H: Theory and practice of tympanoplasty. Laryngoscope 66:1076-1093, 1956.
3. Farrior JB: Classification of tympanoplasty. Arch Otolaryngol 93:548-550, 1971.
4. Blevins NH: Transfacial recess ossicular reconstruction: Technique and early results. Otol Neurotol 25:236-241, 2004.
5. Goldenberg RA, Emmet JR: Current use of implants in middle ear surgery. Otol Neurotol 22:145-152, 2001.
6. Gardner EK, Jackson CG, Kaylie DM: Results with titanium ossicular reconstruction prostheses. Laryngoscope 114:65-70, 2004.
7. Krueger WW, Feghali JG, Shelton C, et al: Preliminary ossiculoplasty results using the Kurz titanium prostheses. Otol Neurotol 23:836-839, 2002.
8. Chen DA, Arriaga MA: Technical refinements and precautions during ionomeric cement reconstruction of incus erosion during revision stapedectomy. Laryngoscope 113:848-852, 2003.
9. Goebel JA, Jacob A: Use of Mimix hydroxyapatite bone cement for difficult ossicular reconstruction. Otolaryngol Head Neck Surg 132:727-734, 2005.
10. Seidman MD, Babu S: A new approach for malleus/incus fixation: No prosthesis necessary. Otol Neurotol 25:669-673, 2004.
11. Teufert KB, De La Cruz A: Tympanosclerosis: Long-term hearing results after ossicular reconstruction. Otolaryngol Head Neck Surg 126:264-272, 2002.

第115章

乳突切除术

Michele St. Martin, Yael Raz

乳突切除术是目前最常见的耳科手术之一。乳突切除术的指征涵盖了从慢性炎症或胆脂瘤的根治到为各种神经耳科手术提供入路。早在18世纪，Louis Petit最先描述了乳突切除术，但直到获得von Troltsch和Schwartze的赞成后才被广泛认同[1,2]。之后出现了改良的根治性手术。1910年Bondy提出了一种术式，在切除乳突和外耳道后壁的同时保持鼓膜紧张部和听骨链的完整性[3]。这种术式是现代改良乳突根治术的雏形。

尽管开放式乳突切除和改良乳突根治的术语在应用中有时可以互换，但实际上他们之间是有区别的。改良乳突根治术常常用于上鼓室胆脂瘤，不进入中鼓室[4]。手术去除外耳道壁以暴露胆脂瘤，而不用剥离鼓耳道皮瓣去处理中鼓室病变或暴露听骨链。进入中耳后，这个过程即为鼓室成形合并开放式乳突切除术。

1958年，Willian House推广了完壁式乳突切除术[5]。该术式力图避免乳突根治术的一些常见问题，例如需要终生清理外耳道，容易受冷水或空气带来温差刺激的影响，洗澡或游泳时需要防水。此外，听力改善要优于标准改良乳突根治术。完壁式乳突切除具有保留耳正常解剖的优势，一般而言，无需保持外耳干燥。然而，该术式术野的暴露更为有限，完全清理胆脂瘤技术上更加困难，常常需要二次手术以排除复发或病变残留，且更易复发。

切除外耳道后壁能得到更好的暴露，使得能一期完成胆脂瘤的处理，技术上更容易完全根除胆脂瘤，复发率更低。开放式手术的缺点是术后恢复期更长，乳突腔需不定期地清理，再发耳漏的概率更高，听力更差，并且需要更严格地防水。

多年来切除和重建骨性外耳道后壁的技术得到很多医生的支持[6-8]。理论上讲，这项技术在改善手术视野及降低复发率方面的优势接近开放式手术，并且避免了开放乳突腔带来的不利。MeElveen和Chung[8]描述了用一种微型摆锯整块切除外耳道后壁的方法。在某些病例，术者可用该技术保留完整的听骨链，较之应用部分或全听骨链重建假体，能获得更好的听力。用骨水泥复位并保护外耳道壁。Dornhoffer[7]提倡去除外耳道的上1/3，用舟状软骨修复缺损。Gantz等[6]进一步优化了该技术，他们将乳突腔用骨粉封闭，用一块骨片造成封闭的上鼓室，从而将上鼓室和乳突腔与中鼓室分隔。这样做减少了吸收氮上皮细胞的数量，从而阻止内陷袋的形成。他们都提倡在重建外耳道时采用二次手术方式。

病例选择

乳突切除术用于治疗复杂的急性中耳炎、药物治疗无效的慢性中耳炎、胆脂瘤、颞骨肿瘤、修复脑脊液漏、面神经减压，以及暴露颞骨及后颅窝的深层结构(图115.1)。决定采用完壁式还是开放式手术取决于患者的个体情况。重要因素包括：胆脂瘤的位置和范围、骨性外耳道后壁是否缺损、患者的依从性、有无中耳炎并发症或胆脂瘤、是否恶性肿瘤、听力状况、全身一般情况。

如果病变明显破坏了外耳道后壁，则应切除。小的缺损可以修复，但如果胆脂瘤造成外耳道后壁大的侵蚀，最好的办法还是将残留的外耳道后壁切除。处理水平半规管瘘(图115.2)最好的办法是将该处的上皮保留，基质将覆盖开放的乳突腔。但有报道用

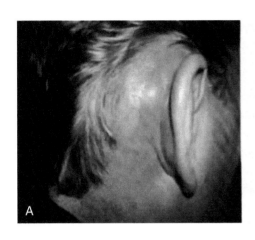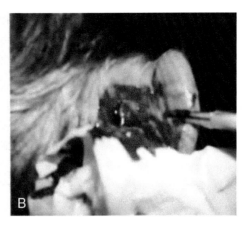

图 115.1　（A）继发于骨膜下脓肿，右侧乳突表面的红肿和波动感。患者有慢性中耳炎乳突切除术病史。（B）切开引流显示大量脓性分泌物。治疗包括抗生素和修正乳突切除术。

完壁式技术完全切除瘘管表面的上皮基质能成功地保留听力[9]。硬化型乳突有必要采用开放式手术（图 115.3）。有广泛胆脂瘤并有明显伴发疾病的患者，可能需要二期手术，但切除外耳道后壁则可能一期根治病变。多次尝试完壁式手术仍不能避免胆脂瘤复发，是开放式乳突手术的指征。有些作者认为唯一听力耳的胆脂瘤应该是开放式手术的适应证，然而这取决于胆脂瘤的范围和术者的经验。最后，患者依从性差常常也被作为开放式手术的适应证。

术前评估

　　术前，除影像学检查外患者应进行常规听力检查。绝不建议在不清楚听力状况的情况下进行手术。术前听力检查将帮助术者决定是听力好的耳还是听力差的耳需接受手术，这将影响手术决策。此外，术者需关注任何传导性听力损失的存在及其程度，手术时需充分考虑传导性听力损失的来源。

　　单纯乳突切除术前影像检查并非必须。但高分辨率 CT 有助于评估乳突气化的范围和程度，以及乳突天盖和乙状窦的位置。此外，还可通过 CT 评估天盖、面神经管和外半规管的裂隙。人工耳蜗植入前的颞骨 CT 常常用于评估耳蜗先天异常或骨化。

　　除非特殊情况（例如严重的共病状况），乳突切除术应在局部麻醉下进行。避免使用长效肌松剂以利面神经检测和电刺激。初次乳突切除手术时面神经监测并非必需，在意外情况出现时，可使用一次性神经刺激装置。在先天性耳畸形、人工耳蜗植入和修正的乳突手术，乳突切除术时应进行正规的面神经监测。尽管神经电生理监测不能取代对面神经在颞骨内实际解剖走行的认识，但确实是一个有用的工

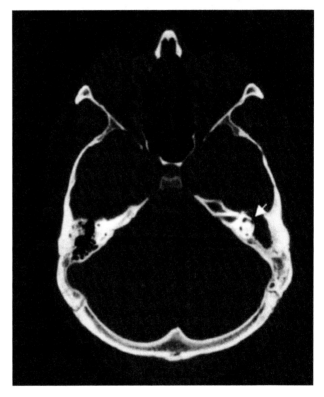

图 115.2　左侧乳突胆脂瘤合并水平半规管缺损（箭头所示）。基质留在缺损区域表面，病变经开放式乳突切除术清理。

具，特别是术中遇到意料之外的解剖异常时。我们对所有乳突切除术都监测面神经。尽管术中面神经监测并非医疗常规，但平常使用它们能保证在需要时具备对设备的熟悉程度，并且从法医学角度具有合理性。

　　尽管支持乳突切除术围术期使用抗生素的证据十分有限，我们常规术前使用一次抗生素（一般是 2g 头孢唑林）。由于大多数慢性中耳炎有着多重细菌感染，这将有助于降低术后伤口感染的机会。对于修正

的乳突切除术,术前准备有一点需要注意,不管患者先前的手术是否为同一术者所做,术者必需复习手术记录以预估潜在的风险,如天盖或面神经管的缺损。通常建议在所有修正的乳突切除术中使用面神经监测,因为这类患者存在潜在骨质缺损的风险更大。建议术前CT扫描以显示之前手术造成的改变。修正的手术应仔细操作,因为一些正常的解剖标志已消失。

手术入路

　　患者仰卧手术台上,通常头置于手术台脚端,这样术者膝部能舒适地放置于手术台下。头转向术耳的对侧,注意不要压迫到对侧耳郭。剃去耳郭后方一小块区域的头发以保证手术区域的清洁。耳后剩余的头发用胶带固定于术野之外,耳郭后沟用酒精消毒并注射含肾上腺素的利多卡因。如要使用面神经监测,此时应安置电极。由于术中需要旋转手术台,患者应用束带固定于手术台上。由麻醉师掌握手术台控制器,或将其置于消毒的塑料袋中放在手术台上由术者控制。手术台可根据术者偏好旋转90°或180°。

　　术野用聚乙烯吡酮碘(碘附)消毒,外耳道灌注

消毒液。术者根据个人喜好铺巾,通常需要一个塑料袋收集冲洗液,以防其流到地板或术者膝上。安置好吸引器和冲洗管,连接好电钻和脚踏开关,器械台和手术显微镜就位。手术开始前,术者应确认显微镜已调平衡并接上正确的镜头(通常为225~300mm)。

　　显微镜下检查外耳道(EAC)和鼓膜(TM)。去除其中的耵聍和碎屑时注意不要引起出血。

外耳道四象限注射

　　如果行乳突切除术时要掀起鼓耳道皮瓣,就要在骨–软骨交界处注射含肾上腺素的利多卡因。在外耳道皮肤有毛发和无毛发交界处最内侧是注射的大致位置。用1.5英寸、25号的注射器,针头斜面朝向骨面,在外耳道四个象限注射。用耳镜轻压外耳道造成一个局部增厚作为注射的部位,将局部麻醉药注射向外耳道内侧。注射在正确的层面会遇到中等大小的阻力。注射时注意观察骨性外耳道,确认从外耳道到鼓膜的皮肤变白并没有起泡。

建立带蒂血管皮瓣

　　如果在乳突切除术中建立鼓耳道皮瓣,这时就要经耳内切口建立一个带蒂血管皮瓣。做一个H形的外耳道切口(图115.4)。可以先建立带蒂血管皮瓣(H的外侧部分),待经耳后切口暴露外耳道后再建立鼓耳道皮瓣(H的内侧部分)。上方切口(12点)在

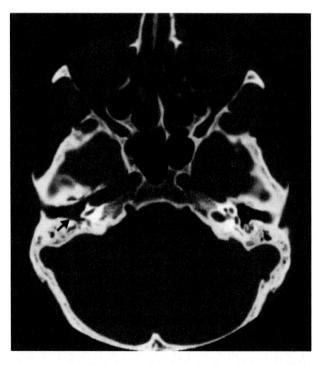

图115.3　右侧缩小乳突腔内的胆脂瘤(箭头所示)。计划首先采用开放式乳突切除术。

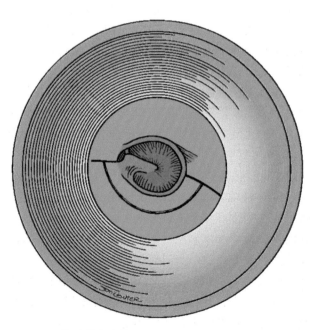

图115.4　外耳道内皮瓣。H形皮肤切口,外侧是带蒂血管皮瓣,内侧是鼓耳道皮瓣。

锤骨外侧突线上,用皮刀或 Beaver 刀做上方和下方的切口。用弯的 Beaver 刀或圆刀在接近鼓环和骨-软骨交界处的中间位置做连接上下方的切口。需要时在外耳道放入一个浸有肾上腺素的棉球以辅助止血。此外,也可经耳后切口入路做外耳道切口。这种情况下,在外耳道放入棉球或明胶海绵用以提供支撑和保护外耳道前壁。此种入路可用 11 号刀片。

设计耳后切口

移开显微镜,用 15 号刀片做耳后切口。切口从耳轮脚后上方向下延伸至乳突尖(图 115.5),位置在耳郭后沟后方数毫米处。如果欲经乳突切除术进入更深的结构,更向后的切口能更好地暴露乙状窦和后颅窝(图 115.6)。儿童乳突尖尚未良好发育,切口下方更靠后,并不能太靠下以免损伤面神经(图 115.7)。切口深度到达颞肌筋膜表面的疏松结缔组织层(图 115.8)。在做切口时将耳郭向外侧牵拉更容易显示这一层面。一旦进入正确的层面,则将刀片放平

向前切开直到外耳道后方,当心此时不要进入外耳道。如果需要修补鼓膜,此时可取颞肌筋膜。取颞肌筋膜最下方的部位至少在颞线上 1cm。保留颞线处的筋膜以便更牢固地关闭上方的骨膜切口。

沿颞线切开骨膜暴露乳突皮质,起自骨膜切口后方的垂直切口向下延伸至乳突尖。切口可以做成一个尖端向后上方的"T"形(图 115.9)或"7"形。用大刮匙或 Fisch 骨膜剥离子去除骨皮质表面的软组织。用大的扁平剥离子或 Joseph 剥离子暴露外耳道后部。如果已经做了带蒂血管皮瓣,则可用圆刀将其从骨面剥离。将气管套管束带或 1/4 英寸的引流管从

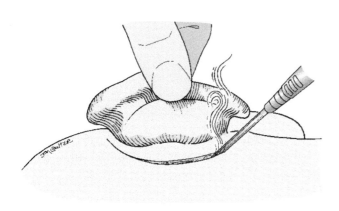

图 115.5　成人耳后皮肤切口。

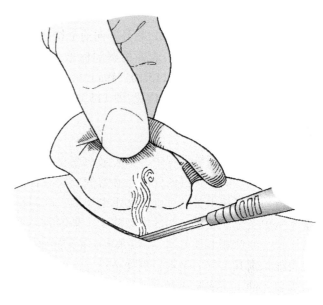

图 115.7　儿童耳后皮肤切口。

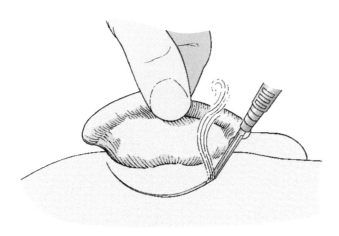

图 115.6　用于经乳突耳神经科手术的皮肤切口。

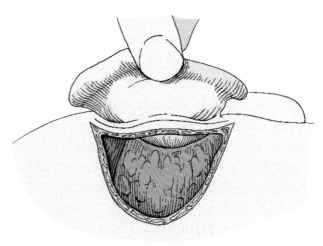

图 115.8　切开皮下组织暴露乳突皮质表面的颞肌筋膜和肌骨膜组织。

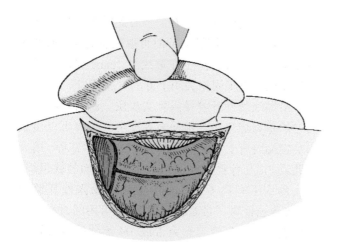

图 115.9　用于暴露乳突皮质的切口。

外耳道放入从耳后切口取出,将耳郭向前牵拉。放置自固定牵开器,暴露乳突表面的解剖标志,包括:Henle 棘、筛区和颞线(图 115.10)。MacEwen 三角(外耳道上三角)是鼓窦的大致位置(图 115.11)。

完壁式乳突切除术

在耳科手术训练课程中,术者最初在实验室中通过训练获得颞骨暴露的经验是必需的。这一看似无价值的步骤使术者熟悉解剖和手术器械,以利在手术室中实施安全快速的乳突切除术。足够的冲水对于安全的钻磨十分关键。持续水流防止骨粉聚集,使得能识别其下方的结构,例如透过完整的骨壁确定天盖。冲水还能防止对下方结构(如面神经)的热损伤。可使用带吸引的注水装置或带自动注水的电钻。通常采用电钻方向向前,顺时针方向进行钻磨。在电钻方向向前时采用逆时针方向钻磨会导致钻头跳动,有损伤下方结构的潜在危险。平行于下方结构进行距离较长的平滑而轻触式地钻磨,更为安全和有效,视野更好。较大的钻头更安全,因为突然滑入重要结构的可能性较小,一般原则是在特殊手术区域使用最大号的钻头以确保安全。通常从大号(6mm)切割钻开始,向内进入鼓窦后,减为 4mm 切割钻。金刚石钻头用于最后磨薄结构表面的骨质,如中颅窝天盖、乙状窦或靠近面神经的地方。用金刚石钻头逆时针方向钻磨能止骨内的小出血。钻磨的方向应该平行于下方将要暴露的结构,以降低意外损伤的概率。在此过程中,"碟形化"乳突腔的边缘十分重要,会使得暴露其中结构时能获得良好的视野,防止发生意外的损伤。这种碟形化在人工耳蜗植入手

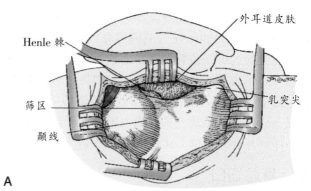

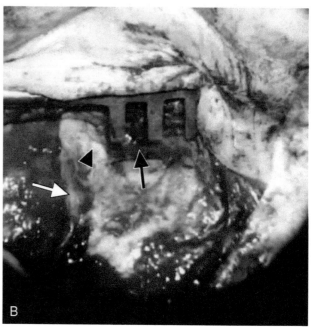

图 115.10　(A)颞骨外侧面的手术解剖标志。(B)术中所见。乳突骨膜已切除,向前暴露颞线(白色箭头所示),Henle 棘(三角箭头所示)以及外耳道后方(箭头所示)。

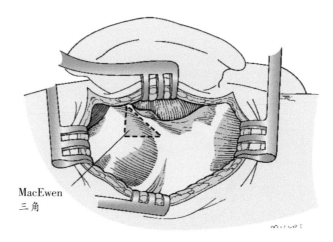

图 115.11　MacEwen 三角(外耳道上三角)。

术中是个例外,此时外侧突出的骨质有助于在乳突腔内安置盘绕的电极。通常,欲避免损伤最好是清楚地显露这些重要结构,如天盖、面神经、乙状窦、水平半规管和砧骨。通过这种方式,能在乳突内按解剖顺序逐一找到这些结构,而不是因偶然地发现它们而导致危险的损伤。

钻磨开始时常常较为容易,无需手术显微镜。如果术者选择使用手术显微镜,应该用低倍视野以便能看到整个乳突骨皮质。开始时用大的切割钻,先在平行颞线处做第一切口,然后在外耳道后方做一个90°角的切口,构成三角形区域,三角的第三边的后方大致是乙状窦的走行(图 115.12)。切除乳突皮质,暴露乳突气房(图 115.13)。继续钻磨会透过骨质发现乳突天盖。当乳突腔上方骨质出现粉红色改变时将看到天盖,有小血管出现表明已接近硬脑膜。当骨质变薄时电钻声会变为高调。天盖应保留被覆一层薄的骨质,从而避免损伤硬脑膜或将来发生脑膨出。磨薄外耳道后壁时应避免进入外耳道。钻磨应在一个较宽的平面进行而不要在洞里钻磨,边缘应磨成碟形,这样不会去磨边缘下方看不到的结构。解剖最深的部位始终位于鼓窦上方,接近 MacEwen 三角,这将确保在到达面神经所在层面之前显露鼓窦及其重要解剖标志。去除气房后在乳突腔后部可看到乙状窦。必须小心去除窦脑膜角和乳突尖的气房。在乳突腔后下方可看到二腹肌棘,二腹肌棘的头端是面神经垂直段走向的重要解剖标志。

在乳突窦外侧的 Körner 隔可以有各种角度。以天盖作为上部标志,外耳道后壁作为前部标志,切除 Körner 隔进入鼓窦(图 115.14)。这一步骤突出了识

别天盖并沿着天盖向前到达鼓窦的重要性。未正确辨认天盖可能会导致进入鼓窦时过低并损伤外半规管和面神经。沿 Körner 隔钻磨能看到外半规管。一旦进入鼓窦,则可清除胆脂瘤基质或黏膜病变,找到外半规管。清楚地暴露外半规管和天盖后,就可找到砧骨短突。此时应更换小号钻头,并向颧弓根方向继续钻磨,直到看到砧骨窝里的砧骨。将床向远离术者的方向转动将有助于术者看到砧骨。通常,由于水折射的原因,在能直视砧骨之前先通过气房内注满的水看到砧骨。小心电钻不要碰到砧骨,否则可能导致高频感音神经性听力损失。一个完壁式乳突切除术完成后,术腔由薄而完整的中颅窝脑板包绕,透过完整的骨壁可见乙状窦,外耳道后壁被磨薄但完整,经鼓窦入口到鼓窦能看到砧骨短突,能清楚地看到水平半规管(图 115.15),之后的工作是清理 Trautmann 三角、乳突尖,必要时还应清理面后气房。如果在鼓窦入口至鼓窦区域有胆脂瘤,则有必要分离砧镫关节

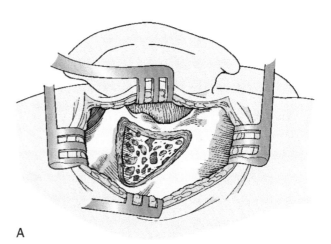

A

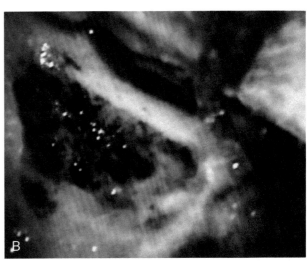

B

图 115.12　在乳突皮质表面开始切割的位置和方向。

图 115.13　(A)去除乳突皮质暴露乳突气房。(B)术中所见。

和去除砧骨,以利于从乳突腔和中耳彻底清除外耳道壁内侧的胆脂瘤。进一步清除鼓窦的鳞状上皮可用纱条实施一种"牙线"技术。将纱条从乳突腔经鼓窦放入中耳,然后从外耳道取出,在外耳道的内侧面来回拉动。某些手术(如内淋巴囊减压或迷路切除术)需要通过清除迷路后气房来暴露后半规管。

钻磨面隐窝

　　面隐窝是由砧骨附着壁、面神经和鼓索神经构成的三角。开放面隐窝可进入后鼓室,经此可清除炎性组织或胆脂瘤。此技术也称后鼓室切开术,用以在

人工耳蜗植入术中获得进入圆窗龛进行内耳开窗的入路。安全进入面隐窝有赖于辨识面神经的标志,包括:砧骨、水平半规管、外耳道后壁和二腹肌嵴(图115.16)。外耳道后壁应自外向内磨薄,以更好地暴露鼓索神经和面隐窝。砧骨水平外侧的气房应被清除。砧骨短突指向面神经的第二膝部,由于砧骨和面神经在同一水平,砧骨成为定位面神经的一个非常有用的标志。水平半规管是另一个重要标志,面神经第二膝部恰在水平半规管的前内侧。二腹肌嵴也有助于定位,二腹肌嵴的头端导向茎乳孔,而茎乳孔是定位面神经垂直段下方的良好标志。

　　应用2mm或3mm直径的金刚石钻头钻磨砧骨平面的内侧。钻磨应从砧骨短突的下方开始。砧骨和面隐窝之间的骨桥称为砧骨附着壁。恰在砧骨附

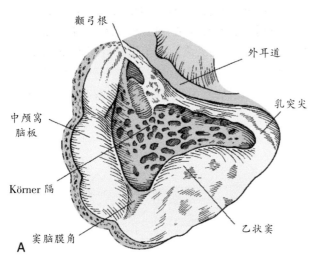

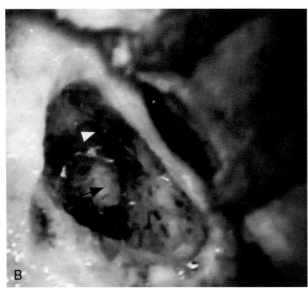

图 115.14　(A)Körner隔。外半规管和乳突窦位于Körner隔下方。(B)暴露乳突气房根据手术性质而不同。在这例右侧人工耳蜗植入术,乳突切除术腔的后缘和上缘没有碟形化。可见水平半规管的隆起(箭头所示),在砧骨窝内可见砧骨短突(三角箭头所示)。

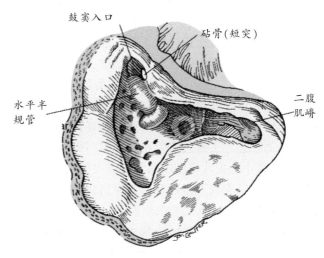

图 115.15　已完成的外耳道壁完整的乳突切除术腔。

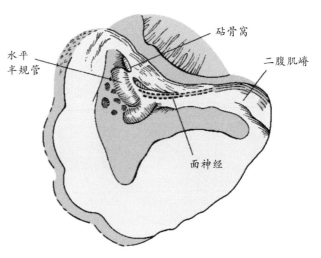

图 115.16　识别面神经的解剖标志。

着壁下方,平行于面神经走向,磨除鼓索神经和面神经垂直段之间的骨质。大量冲水能防止热损伤和改善视野。由于面隐窝的上方要比下方大,从它的上方进入最安全(图 115.17)。一旦进入面隐窝,可以在鼓索神经的内侧小心地扩大通向圆窗龛的视野。为了获得中耳足够的视野,必要时面神经表面的骨质应磨薄 (图 115.18),表面保留一个薄的骨鞘。应当心不要让钻头的杆接触到面神经,因为这种接触会导致神经的热损伤。进入中耳后,可扩大面隐窝以暴露砧镫关节、圆窗龛、鼓岬和其他中耳结构(图 115.19)。

一旦钻磨完成,充分冲洗乳突和中耳以去除骨粉和碎屑。以完壁式手术的步骤关闭耳后切口,乳突表面的骨膜应对位缝合以免耳后皮肤向骨质缺损处塌陷。我们用 3-0 的薇乔线间断缝合骨膜。皮肤深层的间断缝合用 3-0 或 4-0 的薇乔线,这取决于皮肤的厚度。如果术中分离带蒂血管皮瓣,则用包裹着杆菌肽软膏的 Telfa 纱条卷支撑外耳道。皮肤表层用5-0 快速可吸收普通肠溶线连续缝合。伤口用杆菌肽软膏、干仿 (Xeroform)、Telfa 和 Glasscock 耳罩包扎。术后 24 小时可去除包扎,告诉患者应保持术耳干燥。

再次强调对修正手术的病例一定要特殊处理。做骨膜切口进入已磨过的乳突腔时,可能会在天盖、乙状窦或面神经遇到骨质缺损。术者必须小心防止对这些结构造成无意损伤。在先前磨过的乳突腔内常常有一定程度的骨皮质再生,一定要遵循前述的一些原则予以去除,以获得足够可供识别的解剖标志。

开放式乳突切除术

一个去除所有病变的乳突腔是从全部皮质乳突切除术开始,显露乳突天盖、砧骨短突(如果有)和水平半规管。成功的开放式乳突切除术所要求的远比简单磨除外耳道后壁要多。特别重要的是将乳突切除上方和后方骨性边缘碟形化,使得周围软组织能填补乳突腔的缺损,最终形成一个较小的腔。可能引

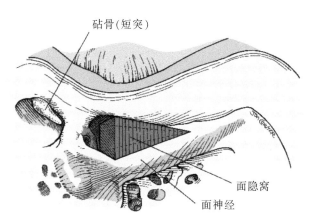

图 115.17　面隐窝的解剖。

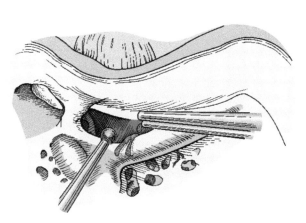

图 115.18　磨除气房开放面隐窝。

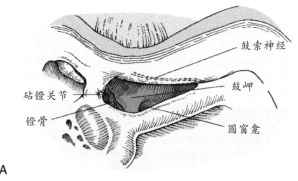

A

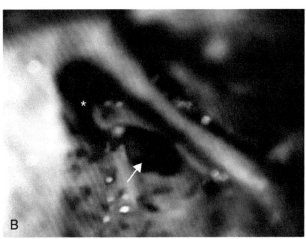

B

图 115.19　(A)通过开放的面隐窝暴露中耳结构。(B)以砧骨短突(星号所示)、水平半规管和磨薄的外耳道后壁作为标志,进入面隐窝,可见鼓岬和圆窗龛(箭头所示)。

起术腔潮湿的问题存在于窦脑膜角和乳突尖。通过辨别后下方的二腹肌嵴并沿着其头端至茎乳孔完成乳突尖的切除。一旦完成,可安全地用电钻磨除二腹肌嵴外侧的骨壁。

磨薄外耳道后壁,保留其作为有用的标志直到面隐窝开放。磨除鼓索神经和面神经之间的骨质时逐渐减小钻头。对面神经的定位非常重要,在其表面应保留一层薄的骨质。之所以要找到面神经有 2 个重要的原因。首先,保护面神经的最好办法是主动对其定位。其次,为了保护神经而在其表面留下过多的骨质会造成一个骨嵴,即所谓"高面神经嵴",将对日后乳突腔的护理带来麻烦,可能最终需要修正手术(图 115.20)。

一旦找到面神经的层面,可以切除外耳道后壁。要切除的区域包括:前拱柱(包括鼓鳞裂、上鼓室外侧壁或盾板)、后拱柱(包含面神经嵴)和中间的骨桥(图 115.21),用 4mm 切割钻切除(图 115.22)。需要接受开放式鼓窦切除术的病变常常需要切除砧骨。这种情况下在切除外耳道壁前,最好分离砧蹬关节并取出砧骨。然而,如果听骨链活动且病变情况允许保留砧骨在原位,可以在砧骨短突上面保留一个薄如蛋壳的小骨桥。砧骨短突表面剩余的骨质可用钩针或刮匙去除(图 115.23)。一旦切除外耳道,则必须

在外耳道顶壁和位于前拱柱的乳突天盖之间建立一个平滑的连续。同样,一定要使下方外耳道底壁的高度和位于后拱柱的面神经嵴之间形成一个平滑的连续。在有乙状窦前移或低位天盖的狭小乳突腔的情况下,有时外耳道壁必须切除以便更安全地找到深

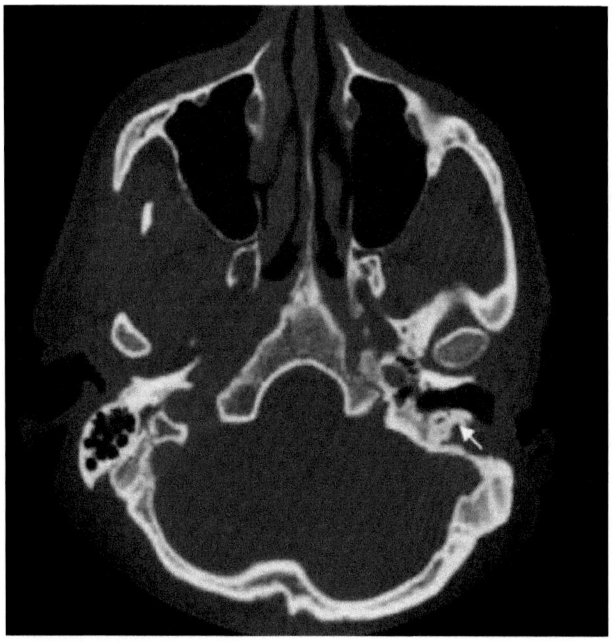

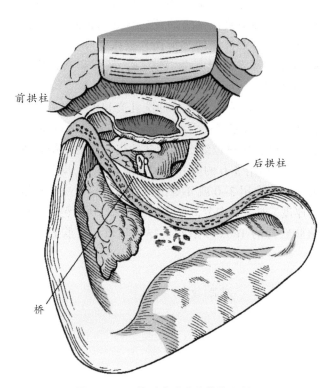

图 115.21　外耳道后壁的拱柱和桥。

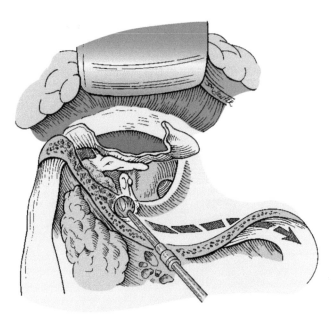

图 115.22　去除外耳道后壁的技术。

图 115.20　较高的面神经脊。在面神经管(箭头所示)外侧留下过多的骨质,会导致耵聍和鳞状上皮碎屑过多聚集,难以在诊室内清理。

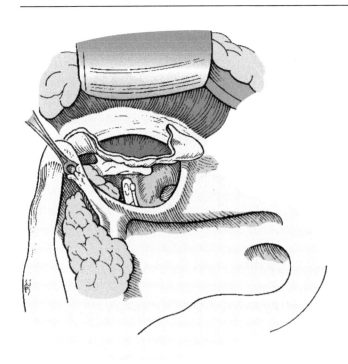

图 115.23 用刮匙去除外耳道后壁剩余的骨桥时,保护听骨链和面神经。

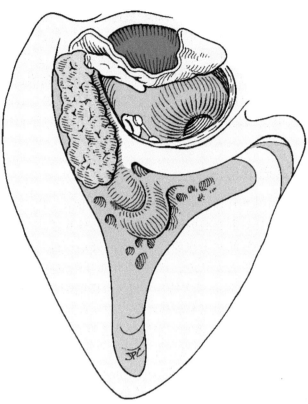

图 115.24 已完成的开放式乳突切除和鼓室成形术。

部结构。之后应检查乳突腔,确保已清除所有的病变气房并获得一个光滑的轮廓化表面(图 115.24)。一旦处理完中耳病变(如果有的话),中耳用明胶海绵填塞。事先准备的、经压平干燥后的筋膜,可用内置法修复鼓膜,将移植物在上方平铺于面神经水平段表面,后方在面神经嵴表面,之后在鼓膜和移植物外侧填塞。

Bondy 改良的乳突根治术

Bondy 乳突根治术是指为清除上鼓室病变切除外耳道后壁而不用进入中耳腔。此技术用于听骨链完整、听力正常或接近正常的上鼓室胆脂瘤。手术不扰动鼓膜紧张部且不进入中鼓室。经耳内入路切除上鼓室胆脂瘤,切除前拱柱并削低外耳道至砧骨水平。此情况下,胆脂瘤基质被留在原处,上皮长入已经清理完成的上鼓室(图 115.25)。有必要做外耳道成形以利于清理 Bondy 乳突腔。

根治性乳突切除术

开放式乳突根治术中,当中耳病变不能被完全和安全地处理时,术者可选择采用移植鼓膜并按计划回访观察。例如,当卵圆窗有明显的鳞状上皮残留且术者认为不能完全清理时,有时要等 6~9 个月上

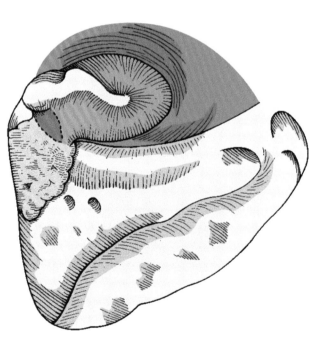

图 115.25 已完成的 Bondy 改良乳突根治术。

皮形成胆脂瘤珠后回访,此时更适宜手术。然而,有时当认定中耳病变不可逆转,就要行根治性乳突切除术。钻磨的过程和开放式乳突切除术一样。去除锤骨,砧骨和鼓膜,不考虑保留听力。去除中耳黏膜(包括咽鼓管口的黏膜),用肌肉和骨封闭咽鼓管口,将上、中、下鼓室与外耳道合并(图 115.26),然后行外耳道成形。

外耳道成形术

切除外耳道壁后必须行外耳道成形术,这一步骤对于日后乳突腔的护理非常关键。外耳道成形不充分会导致鳞状上皮残留或耵聍的聚集,以及慢性耳漏。为扩大外耳道,一定要切开外耳道皮肤,去除软骨。另一方面,过大的外耳道又会影响美观。外耳道成形的大小应与术腔相匹配,并允许进入乳突腔的最上、后和下方清理。术后外耳道腔会有些缩小。

外耳道成形应先切除一条新月形的耳甲腔软骨。用一个 Senn 拉钩或双齿皮钩牵拉耳郭,中指或无名指放在耳郭外侧牵拉,能够为经耳后切除耳郭下方的皮下组织提供阻力,下方的软骨暴露在其内侧缘(图 115.27)。用 15 号刀片切除耳郭软骨,用圆刀或 Freer 剥离子将软骨从耳郭皮肤上剥离(图 115.28)。用 15 号刀在耳道内,12 点到 6 点切开耳道皮肤和皮下组织(图 115.29)。2 或 3 根 3-0 的薇乔线置于真皮下,用于将外耳道后方的皮肤固定于乳突切除术腔后方的深层骨膜上。打结后,缝线将造成一个大小与乳突腔匹配的开放的外耳道(图 115.30)。保留的缝线将附着的带蒂血管皮瓣向后方牵拉,平铺在乳突腔的后下方。术后用杆菌肽包裹的 Telfa 卷填塞 10~14 天,乳突骨膜不用还原。与完壁式手术一样关闭耳后皮肤切口。

术后处理

术后 2 天内要求患者用 Glasscock 包扎术耳。去

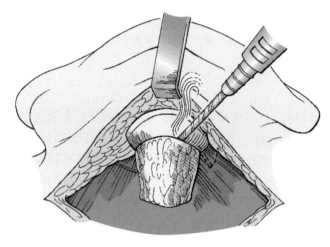

图 115.27　向上暴露耳郭软骨至在外耳道骨–软骨交界处软骨的内侧缘。

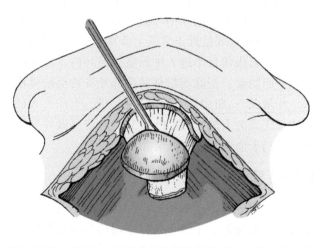

图 115.28　用 Freer 剥离子将耳郭软骨从其上方的皮肤上剥离。

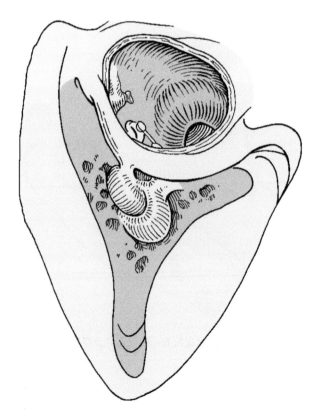

图 115.26　已完成的乳突根治术。

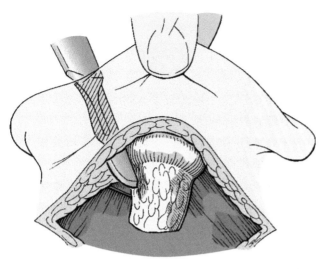

图 115.29　做一个上方的耳道切口与耳后切口相通,形成一个长的 Koerner 皮瓣。

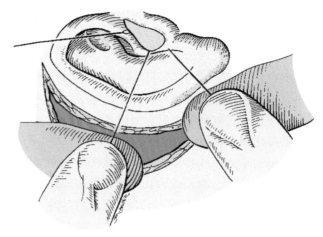

图 115.30　用预留的缝线使外耳道大小与乳突腔大小正好匹配。

掉包扎后,患者可以淋浴但要保持术耳干燥,术后在耳后切口涂杆菌肽每日 2 次,持续 1 周,7~10 日后患者首次术后回访,检查伤口并取出外耳道内所有填塞物。如果做了外耳道成形,则填塞要保留 10~14 天,3~4 周后进行第 2 次随访。通常此时鼓膜已愈合,可进行早期术后听力学检查。这之后,可根据手术者的日常经验定期检查患者。开放式乳突切除术在术后最初的数月内需更频繁地随访,直到术腔覆盖正常上皮。在愈合过程中,有必要使用硝酸银烧灼来处理肉芽组织。

并发症

鼓室乳突切除术潜在的并发症包括:鼓膜穿孔、味觉变化、眩晕、感音神经性听力损失、面瘫、天盖或其下方的硬脑膜损伤、听骨链医源性损伤、乙状窦损伤所致的出血、不慎进入外耳道。鼓室乳突切除术在分离外耳道皮瓣时,可能造成原本完整的鼓膜穿孔,尤其在鼓膜萎缩或与中耳结构有牵连时。如果穿孔发生,在手术结束时应用移植物修补撕裂的鼓膜。牵拉或切断鼓索神经会致味觉减退。如果发生味觉变化,症状通常数月内缓解。

不慎造成镫骨脱位或进入水平半规管可引起眩晕或感音神经性听力损失(或二者兼有)。乳突切除术中电钻触及砧骨可能致高频感音神经性听力损失。如果患者苏醒后有严重眩晕表现,则需住院治疗以控制恶性呕吐以及支持治疗。如果发生感音神经

性听力损失,则要考虑给予大剂量的皮质类固醇激素。术后进行音叉试验有助于诊断感音神经性听力损失,高度怀疑的患者应进行紧急听力图检查。

面神经的损伤可能来自于直接损伤,要么是电钻,要么是面神经管的缺损,抑或是旋转的钻头接触到神经表面的薄层骨质造成热损伤。在术后监护室中,应持续评估患者面神经功能。如果出现术前没有的面神经功能减弱,术者应观察患者直到局部麻醉完全消失,以确定面瘫不是由于局部注射造成的神经浸润所致。此外,如果用了加压包扎或耳内填塞,应立刻松解。如果面神经功能减弱持续,术者需要留意这是部分还是完全面瘫。如果是部分,应给予患者大剂量皮质类固醇激素,并密切观察其向完全面瘫发展的趋势。在术后出现即刻完全面瘫的情况时,合理的处理方式取决于术者是否确信术中看到了面神经并完整保留。如果是这样,应给予患者类固醇激素治疗并观察。如果术中没有看到神经,应进行神经电图和颞骨 CT 检查。在 CT 或电生理检查的指导下,应进行术腔探查行神经减压或吻合术。应认真考虑与其他手术医生商讨对策,因为术者面对如此重大的并发症时会异常焦虑,影响其以最佳能力处理这种状况。

天盖的骨质缺损来自于过多地磨去乳突腔顶部表面的骨质。有时,伤及脑膜会导致脑脊液漏。如果骨质缺损较小(<1cm)并且术者确信脑膜未损伤,缺损无需修复因为发生脑膨出的风险很低。相反,较大的骨质缺损或损伤硬脑膜则需修复。术中用筋膜或

肌肉从下方移植在缺损表面，可以将颞肌翻转入术腔覆盖缺损。

上鼓室或中鼓室的手术操作可能会导致任一听小骨的移位,尽管砧骨和镫骨移位的风险更大。当从听小骨上剥离胆脂瘤或炎性组织的时候,一定当心不要过分用力。在镫骨上操作时应利于镫骨肌腱所提供的反作用力,循从后向前的方向进行。

如果由于大的导静脉或损伤乙状窦导致明显的出血,用浸有肾上腺素的明胶海绵在出血部位加压常能止血。否则,就要在损伤表面放置止血纱布并按压,直到出血被控制。

最后,在完壁式乳突切除术中,磨薄外耳道后壁时可能会意外损伤外耳道。为防止皮肤陷入乳突腔,继之发生外耳道胆脂瘤,应剥离缺损周围的皮肤,采用内置方法用筋膜修复缺损。大的骨质缺损应用耳郭软骨或耳屏软骨修复来加固皮肤。

误区

- 高速转动的钻头碰到听骨链会造成感音神经性听力损失。
- 面神经损伤可能源自未能明确找到面神经或面神经管缺损。
- 不慎损伤天盖和其下方的硬脑膜可致脑脊液漏或脑膨出,或二者兼有。
- 在开放式手术中损伤外耳道后壁应通过分离外耳道皮肤、用筋膜覆盖缺损面来修复,软骨用于修复大的缺损。
- 不充分的外耳道成形是造成开放式手术后各种问题的最常见的原因。应造成一个大的外耳道腔并在术后填塞至少10天。

（张剑宁 李明 译）

精要

- 采用长距离轻触、平行于重要结构的方向钻磨（如面神经、天盖和乙状窦）,便于对这些结构的辨认及减少损伤。
- 持续冲水防止骨粉影响观察下方结构,防止热损伤,尤其是对面神经的热损伤。
- 应积极辨认重要结构而不是为防损伤而刻意规避。
- 切除乳突尖、磨低面神经嵴、切除窦脑膜角气房以及适当的外耳道成形,可防止在开放式乳突切除术后需修正手术。
- 开放式乳突切除术时,在所有解剖标志找到之前应保留完整的外耳道。磨薄的外耳道后壁是另一个解剖标志,循着该标记向内寻找鼓索神经并进入面隐窝。

参考文献

1. Von Troltsch AF: Lehrbuch der Ohrenheilkunde mit Einschluss der Anatomie des Ohres. Leipzig, Germany, Foegel, 1873.
2. Milstein S: The history of mastoid surgery. Am J Otol 1:174-178, 1980.
3. Bondy G: Totalaufmeisselung mit Erhaltung von Trommelfell und Gehorknockelchen. Monatsschr Ohrenheilk 44:15, 1910.
4. Sheehy JL: Surgery for chronic otitis media. In English GL (ed): Otolaryngology. Philadelphia, JB Lippincott, 1989.
5. Sheehy JL, Patterson ME: Intact canal wall tympanoplasty with mastoidectomy. A review of eight years' experience. Laryngoscope 77:1502-1542, 1967.
6. Gantz BJ, Wilkinson EP, Hansen MR: Canal wall reconstruction tympanomastoidectomy with mastoid obliteration. Laryngoscope 115:1734-1740, 2005.
7. Dornhoffer JL: Retrograde mastoidectomy with canal wall reconstruction: A follow-up report. Otol Neurotol 25:653-660, 2004.
8. McElveen JT Jr, Chung AT: Reversible canal wall down mastoidectomy for acquired cholesteatomas: Preliminary results. Laryngoscope 113:1027-1033, 2003.
9. Copeland BJ, Buchman CA: Management of labyrinthine fistulae in chronic ear surgery. Am J Otolaryngol 24:51-60, 2003.

第116章

先天性中耳畸形

Arpita I. Mehta，Yael Raz

中耳畸形的临床表现多样，对医师而言是一个值得关注的难题。对拟诊耳硬化症的成年患者进行鼓室探查手术时，发现此类解剖畸形总是让人感到措手不及。耳外科医师必须有心理准备去处理手术中遇到的意外情况，例如听骨链结构部分或完全缺失、听骨链侧方固定、永存性镫骨动脉、面神经走行异常或前庭窗缺失。掌握有关中耳结构胚胎起源的知识有助于理解各种畸形的产生，并预见与其相关联的缺陷。例如，鳃弓畸形可能会伴有听骨链缺陷，因为听骨链部分起源于第一、第二鳃弓。此外，镫骨与面神经是同时发育的[1]。面神经位置下移可能会阻止发育中的镫骨与内耳相接触，因此抑制了镫骨的进一步发育，并阻碍了前庭窗的诱导产生[2]。所以，当遇到镫骨或前庭窗畸形时，应怀疑面神经走行异常。

儿童传导性聋的鉴别诊断一定要考虑到中耳畸形。先天性耳畸形的发生率大约是 1/11 000~1/15 000[3,4]。有正常耳郭和外耳道的孤立性中耳畸形仅占一小部分[5]。大约 1/4 的先天性中耳畸形发生在以下情况的疾病中：特–柯综合征（Treacher Collins），先天性颈椎缺少或融合综合征（Klippel-Feil）或鳃–耳–肾综合征（branchio-oto-renal syndrome）[6]。对于没有中耳炎病史的成年患者，如果自幼即存在听力下降，耳硬化症的可能不大，应该考虑先天性中耳畸形。

本章的重点是孤立性中耳畸形的手术治疗。耳道闭锁的治疗参见第 111 章，小耳畸形的修复参见第 85 章。

病例选择

聋的程度取决于中耳畸形的情况，可能仅表现为传导性或混合性，单耳或双耳，从轻度到重度。双侧的中耳畸形通常在幼儿期即被发现。在过去，单侧的中耳畸形往往要到学龄期进行听力筛查时才能发现。然而，随着新生儿听力筛查近期在绝大多数州普遍推广，确诊发育相关中耳畸形时的年龄有望显著降低。非中耳炎相关的单侧传导性聋的治疗应该谨慎对待，建议至 5~7 岁以后再行处理。对每一个患者都应该具体分析，何时进行何种手术最为合适，并依赖咽鼓管的功能和行为测听结果的可靠性。在重度聋损失的情况下，应尽可能追求对声音的放大效果。考虑到遇到镫骨固定的可能性极大，在存在显著中耳炎风险的情况下，继续进行手术是不明智的。儿童早期行镫骨手术存在着不必要的围术期迷路炎的风险，并会导致感音神经性聋。只有在听力有中到重度的下降，并且言语接受阈大于 35，平均纯音听阈超过 30dB 时才考虑手术治疗[7]。一旦儿童达到可获得可靠的听力检查结果的年龄，并不再对中耳炎有易感性时，此时再行镫骨手术会相当安全[8,9]。

手术治疗前，音叉试验通常可以确诊传导性聋。对音叉试验检查结果不可靠的儿童，其行为骨、气导检查结果也可能不可靠。更准确的方法是在听力测试中增加声音强度直到获得可靠结果。传导性聋的患者如果耳道形状正常，手术只是治疗选择之一。佩戴助听器可以有效改善听力，对儿童患者，特别是面神经或内耳损伤风险较高的（即，先天性镫骨固定或前庭窗缺失）患者，进行鼓室探查手术前，让患儿父母了解手术只是其中的一种治疗方式是非常必要的。一些学者认为，在儿童患者尚无能力参与决定是否需要手术以前，对非中耳炎引起的单侧传导性听力损失手术是不合适的。

当确定儿童患者是稳定的传导性聋时,一定要考虑先天性镫骨固定的可能。该病是由镫骨底(lamina stapedialis)向环韧带分化失败而导致的镫骨足板僵硬(ankylosis)引起。此类病例在足板开窗时主要的风险是外淋巴井喷。虽然尚不了解外淋巴井喷的真实发生率,但既往报道要显著高于在耳硬化症手术中的发生率(<1%)[10]。先天性镫骨固定可发生在X 连锁遗传疾病中,其特点是伴有内耳畸形的进行性混合性聋,包括 Mondini 畸形和内听道扩张(见图116.1)。在该类患儿中,大量的外淋巴从足板上开口流出被认为是由于明显的耳蜗导水管引起或扩张的内听道外侧端缺陷导致。编码 POU3f4 转录子的基因突变至少与一种类型的 X 连锁遗传疾病进行性混合性聋有关[11,12]。外科医师应对混合性聋注意,特别是男性患者,手术中有外淋巴井喷的可能。CT 显示耳蜗导水管或内听道扩大的征象应该认为是手术的相对禁忌证,即使一些外科医师已经取得了满意的听力结果,但通常情况下不应该手术。

前半规管裂综合征是由于覆盖前半规管骨质缺损所致,可以表现为传导性聋,有一部分患者镫骨手术后骨、气导差并不能改善就是根源于此[13]。术后聋无改善是因为此类传导性聋并不是由镫骨固定引起,而是因为耳囊骨质缺损导致的“活动性第三窗效应”。在鼓室探查手术前,如果能够确定中耳反射未引出即可避免上述问题的发生。听小骨固定时镫骨肌反射阈提高或引不出,而上管裂综合征时,该反射是存在的。另一个值得关注的情况是既往史提示梅尼埃病,有传导性聋的成年患者。内淋巴囊水肿状态下的镫骨手术,发生感音神经性聋和眩晕的风险较高,可能与扩张的球囊上皮接近镫骨足板有关。

术前评估

病史和体格检查

一份完整的病史应该来自于患者本人和(或)护理者。对儿童患者,明确症状的出现时间非常重要,有助于鉴别先天性疾病和青少年期发病的获得性疾病。应该评估产前史,上学表现,社交活动和言语发育情况。应该评估既往的耳科病史,特别是中耳炎的发作频率和需要进行鼓膜置管的。儿童患者的病史通常较为有限,如有可能,应提及耳部症状,例如耳痛、耳漏、耳鸣或眩晕。对症状的仔细评估,可能会揭

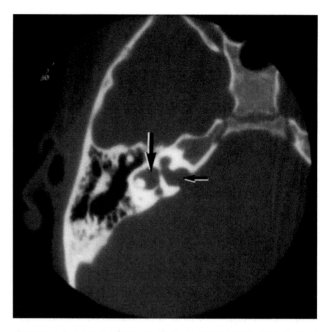

图 116.1　内耳发育异常的 CT 扫描显示扩张和弯曲的内听道。短箭头:内听道;长箭头:Mondini 畸形。

示伴随的心、肾或其他医学问题,提示综合征的诊断。有无聋家族史是非常重要的。

体格检查应包括对其他系统发育异常的检查,尤其是起源于第 1、第 2 鳃弓部位。畸形影响下颌弓的儿童(例如 Treacher Collins 综合征),可能有危及气道的风险,所以在手术室应采取必要的预防措施。发现耳郭或周围区域的极小缺陷,如耳前赘生物或瘘管,将警示外科医师可能存在更复杂的畸形。外耳正常的传导性聋患者,对侧耳道闭锁或小耳畸形应假设存在中耳畸形。极少数情况下,听骨链畸形,特别是累及锤骨的,可能通过耳显微镜观察到。然而,绝大多数的耳镜检查是非特异性的。一定要进行韦伯试验和林纳音叉试验,其结果应该与测听检查结果一致。

听力学检查

识别并治疗儿童显著的听力损失对其言语和语言的适当发育是非常重要的。对此类人群评估听力损失程度可能是具有挑战性的,因为这些患儿的病史是否存在固有的缺陷及听力检查结果的可靠性值得商榷。因为传导性聋常与中耳炎有关,所以由听小骨畸形引起的聋偶尔被归因于反复感染和咽鼓管功能障碍。一旦一名儿童中耳置通气管,确认气-骨导差缩小是非常重要的,以免忽略先天异常的存在[7]。

应根据患儿年龄情况做适当的听力学检查方法。两岁左右的儿童经过训练，多次重复检查，对掩蔽的骨、气导测试做出可靠的反应。也应该进行声导抗测试，因为即使最有经验的医师也可能漏诊中耳积液，特别是在患儿不配合的情况下。适当情况下，也应该进行声反射检查。

进行性与稳定性聋

在儿童患者一项重要的步骤就是要区分进行性和稳定性的聋。耳镜检查没有阳性体征的进行性传导性聋，最常见的适合的诊断就是儿童期耳硬化症。虽然并不常见，特别是在 12 岁以前，采用与成年人镫骨手术相同的技术可以治疗该种疾病（见第 117 章）。几位作者已经证明了儿童镫骨手术的安全性[14]。相反，先天性镫骨固定，有较高的感音神经性聋的风险，需要额外的准备。耳硬化症可以根据其进行性聋的特点而诊断，而先天性镫骨固定的聋是稳定性的。家族史可以提供重要的线索建立该诊断，CT 可以确定耳囊特征性的透光现象。

影像学

颞骨放射学评估的发展已经促进了中耳畸形的治疗。对放射信息的细致评估将会使外科医师能够评估听力重建手术成功的概率，并在与患者交代病情、手术知情时提供更多的特别细节。内听道扩张或耳蜗导水管扩大在术前即可确认，并指导医师向患者推荐保守治疗(图 116.1)。所有儿童患者的传导性聋不能归因于中耳炎的，均应行高分辨率颞骨 CT 检查。成年患者为治疗传导性聋而行探查术时，放射影像不是必需的，除非高度怀疑先天性中耳畸形或肿瘤。

手术入路

绝大多数治疗中耳畸形的手术技术均与鼓室成形术的方法类似或稍有不同。在清除慢性炎性病灶后成功进行中耳重建的手术步骤也高度适用于处理各种各样的先天性听小骨疾病。可以使用各种重建传音结构的手术方法，而不同的技术细节由外科医师的偏好和患者的解剖决定。因此，采用固定的一种手术模式修正中耳畸形可能会很困难，在重建材料和手术方式上，医师最终会形成各自的习惯和喜好。

重建材料一定要在手术室内供应充足，以足够替代或重建各种听小骨畸形。在这些病例中自体砧骨重塑是一种可行的备选方案。部分和全部听骨替代物，与镫骨假体一样，也应该在术中方便、易得。雕刻砧骨使用的微型钻也应备用，也可用来对增厚的镫骨足板开窗。根据外科医师对镫骨处理的不同偏好，二氧化碳、氩或其他应用于耳科的激光均能在损伤较小情况提供进入前庭的途径。

在不考虑选择重建材料的情况下，中耳传音结构重建的基本原则包括，在充分含气的中耳腔中使用适当大小的材料，建立一个稳定的圆柱状传导系统，使声音从最外侧的可活动结构(镫骨小头或足板)传导至锤骨或鼓膜。合适大小的重建需要耐心和经验——短的假体易于滑脱，而过长的假体可能会半脱位至前庭。假体角度越大，滑脱的概率越高。一些假体材料(例如，钛)要求在假体与鼓膜之间放置小软骨片，以防脱出。软骨可以经小切口从耳屏或耳甲腔获取。耳后切口通常对儿童患者是必要的，取耳甲腔软骨更为方便，因为无须再另外做切口。

麻醉

对于成年患者，如有可能应尽量通过静脉给予镇静剂，在局部麻醉下行探查手术。局麻具有出血少，费用经济，术后疼痛轻，卧床时间短，减少呼吸系统风险，能术中监测听力并及时反馈前庭损伤可能等优势[15]。幼儿患者需全麻手术。外科医师必须要平衡深度麻醉可提供更大的手术范围与失去患者反馈信息之间的利弊。如果术前 CT 发现面神经走行明显异常，已经证实，应用面神经监护仪的全身麻醉要比使用镇静剂的局部麻醉更为安全。

掀起鼓膜耳道皮瓣和中耳探查

无论何种麻醉方式，含肾上腺素的局部麻醉药 4 个象限的注射有助于在掀起鼓膜耳道皮瓣的步骤时使出血减至最少。在拟行鼓膜耳道皮瓣时，必须确保鼓膜耳道皮瓣的上方切口向上扩张足够远，以便在处理外侧听骨链的步骤时允许去除足够多的鼓室盾板(图 116.2)。在成年患者，经耳道径路尤其可提供足够的视野暴露。幼儿患者可能需要经耳后径路。一旦进入中耳，每一听小骨成分均应单独探查。认识到可能共同存在多种畸形是非常重要的——值得重视的是，在一次镫骨手术失败后再次探查，发现外侧听

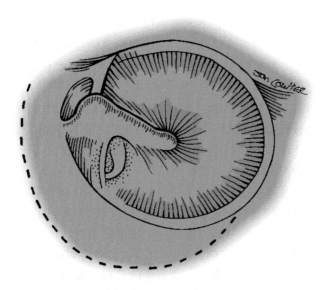

图 116.2 为评估传导性聋而行中耳探查的正确切口。

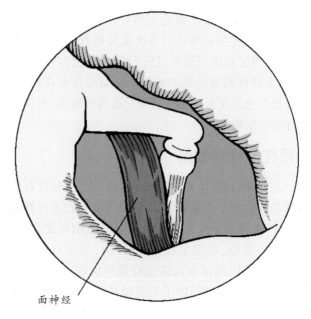

面神经

图 116.3 骨管缺损和悬空的面神经。

骨链固定的概率会更高[14]。

预见面神经畸形

对畸形耳的探查术中，确认面神经是关键。应仔细研究术前 CT 扫描并掌握神经走行。手术医师必须熟悉的不仅是面神经鼓室段的常规标志，还有最常出现异常的部位。神经水平段骨裂是一个常见的发现，也可以认为是正常的变异。一般，仅需要手术医师识别出畸形并避免损伤神经。另一方面，悬垂的面神经会为探查前庭窗增加一些困难(图 116.3)。在前庭窗区域操作时，对悬垂的面神经可以轻柔地向后牵拉。镫骨假体可以安放在与神经紧密接触的位置，甚至偶尔可引起神经外膜压痕。当此类神经变异伴有砧骨长脚缩短时更为困难。通常可采用适当弯曲假体绕过面神经来解决(图 116.4)。

面神经可能会有几个分支，在某些病例中可能不会走行在面神经骨管内。个别情况下，神经走行经过前庭窗会妨碍进入前庭的手术径路；为避免损伤面神经，对这些病例应放弃手术而去寻求助听器的帮助。面神经垂直段向前移位常伴有先天性耳道闭锁，但也可能单独存在；神经走行于下鼓室时可以被识别。在一项 94 例先天性耳畸形病例的研究中(其中 50 例为局限于中耳的畸形)，Jahrsdoerfer 报道了 12 例面神经走行异常[16]。最常见的是面神经鼓室段下垂遮掩前庭窗。神经在中耳常有骨质缺损。有两个病例，在外院手术中，因为面神经缺乏骨管的保护和约束，被误认为纤维组织，导致神经损伤。

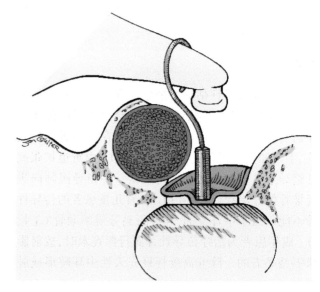

图 116.4 使用塑形的弯曲活塞状假体绕过悬垂的面神经。

鼓索神经解剖变异比较常见，直径可大可小，相对于耳道后上壁的位置，可以在上方，也可以在下方。偶尔，鼓索神经可以从鼓环外侧(鼓膜边缘的侧方)进入鼓室内。此种情况下，神经在耳道后壁皮肤下方走行较短距离，掀起鼓膜耳道皮瓣时可能会受到损伤。

对可疑存在中耳畸形的病例，术中面神经监护提供了确定性的优势。不幸的是，这些问题常常在术前不能确定。当术中遇到术前未预见到的面神经位置的问题,可应用一次性的神经刺激仪。如果术中的发现提示神经功能可能损伤,应中止手术,重新研究合适的影像资料,并在接下来的操作中使用正式的神经监护仪。

下面的讨论对中耳畸形与其临床表现的一致性进行综述。砧骨或锤骨先天畸形而镫骨活动的情况(例如,上鼓室固定或听骨链中断),非常适合听骨重建手术。与锤砧复合体结构正常而先天性镫骨足板固定情况一样。然而,当镫骨固定发生在外侧听骨链畸形时,缩短骨–气导差距的概率就显著下降[14,17,18]。圆窗或前庭窗严重的发育不良或未发育,听力恢复的预后更差,此种情况下是否考虑尝试重建手术还有争议。然而,一些学者已经有在这些严重畸形情况下听力重建获得成功的报道[16]。

镫骨畸形

虽然镫骨畸形是所有听骨畸形中最常见的,但已知的畸形种类通常数量较少,没有很大意义。镫骨上结构的形状和倾斜度的差异是常见的。Hough 已经对此类型变异有完整的总结[19]。闭锁孔的大小与足弓的形状经常变化。即使镫骨单侧足弓这类严重的畸形在临床上也意义不大,除非存在听力下降(图 116.5)。

需要手术治疗的畸形与镫骨固定和砧镫关节结构不完整有关。骨桥可使镫骨上结构与鼓岬(图 116.6)或面神经接触,或镫骨肌腱可以骨化。这些骨桥可能表明镫骨发育时从 Reichert 软骨(第二鳃弓)

分离失败[20]。这些骨桥可以通过骨折或二氧化碳激光分离。偶尔,镫骨上结构与足板分离(图 116.7)。应该去除缺陷的足弓安放假体。根据镫骨的活动情况,可采用全听骨假体或镫骨假体进行重建。

足板的厚度不是恒定的,与固定有关才是重要的。可以通过发现足板骨质与周围耳囊骨质先天性固定混合以及缺乏可见的环韧带(图 116.8)来识别先天性固定。先天镫骨固定可以是散发的畸形,或在各种综合征中表现出来。固定的镫骨通常是畸形的。

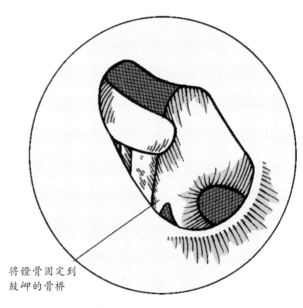

将镫骨固定到鼓岬的骨桥

图 116.6　使镫骨与鼓岬固定的骨性连接。

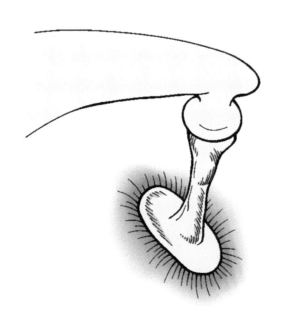

图 116.5　镫骨上单足弓。

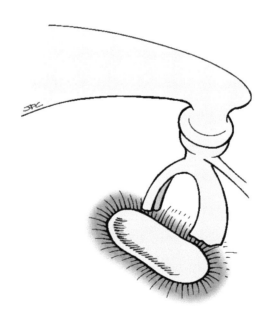

图 116.7　先天性镫骨上结构与足板分离脱位。

在既往的一项研究中，一半的镫骨足板固定病例伴有锤砧复合体的畸形[18]。虽然报道的孤立性镫骨固定情况下镫骨手术的结果相当满意，但是存在外侧听骨链畸形则提示术后听力恢复令人满意的机会较少。根据 De la Cruz 等的研究,在锤砧复合体结构正常时,71%的患者骨–气导差可以缩短至 10dB 以内,相反,畸形累及外侧听骨时,只有 12.5%的患者达到上述疗效[14]。听力效果下降可能归因于,当假体必须要连接足板与锤骨或鼓膜时,重建的稳定性下降。足板的厚度在钻磨开窗时很关键。这一步骤与耳硬化症足板闭塞时的操作非常相似。用微型钻对前庭窗逐渐碟型化,直至足板出现"蓝线征"。此时以常规方法开窗后,以合适的假体替代镫骨。镫骨完全缺失罕见,其他听骨完全缺失也很罕见。

外淋巴井喷的处理

进入前庭的外淋巴液过量流动的情况在先天性镫骨固定较耳硬化症更为常见[10]。外淋巴瘘可以通过抬高床头或结缔组织填塞前庭窗治疗。处理该情况必须要有极大的耐心。避免去吸引前庭窗是非常关键的。有时,腰大池引流对控制前庭窗的淋巴瘘是必需的;然而仅在保守治疗无效的情况下采用。患者可能会出现脊源性头痛。术前应仔细阅读 CT 以确定是否存在神经孔不够清晰的扩张的内听道,增大的耳蜗导水管,或存在 Mondini 畸形,这些情况均提示外淋巴井喷的风险,用助听器代替手术重建可能更为适合。

砧骨畸形

长脚或豆状突发育不良或被纤维组织替代是最常见的砧骨畸形(图 116.9)。表现与慢性化脓性中耳炎导致砧骨破坏、鼓膜内陷非常类似。砧镫关节完全缺失罕见。这种畸形通过砧骨转位最容易被纠正,提供锤骨和镫骨的正常运动。这种经受过时间考验的技术很少有排出或吸收的风险。有很多种砧骨塑形的方法,外科医师有不同的偏好选择。图 116.10 图示了两种加工和放置砧骨的方法,取决于锤骨和镫骨间前后的距离。另一种处理这种情况的选择是采用部分听骨假体(PORP)。

存在于上鼓室内的,或来自于外半规管的骨质粘连可以引起继发性的砧骨固定。锤砧关节发育不全(融合)在耳道闭锁时较为常见,但也可孤立存在(图 116.11)。有时砧骨长脚可能会存在小的骨刺或突起,罕见情况下会出现连接长脚与锤骨柄的骨桥。后者通过锤骨钳将骨桥从锤骨分离很容易解决。然而固定发生在上鼓室,应该通过分离砧镫关节,移除砧骨,在镫骨和锤骨柄之间砧骨转位来纠正。在此种情况下,转位后再次固定风险的较高。

在此类先天畸形中,长脚末端角度和大小的变异很常见。这种变异可能会影响某种特定模式镫骨假体的使用,特别是桶柱状的假体。大口径的桶柱状假体可能是必需的,但放置失败也是有可能的。

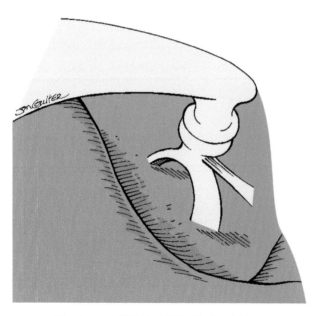

图 116.8　先天性足板固定,伴环韧带缺乏。

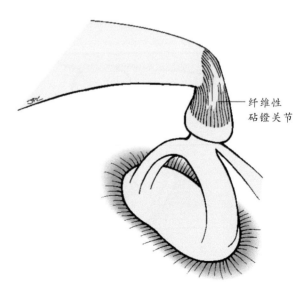

纤维性砧镫关节

图 116.9　纤维性砧镫关节。

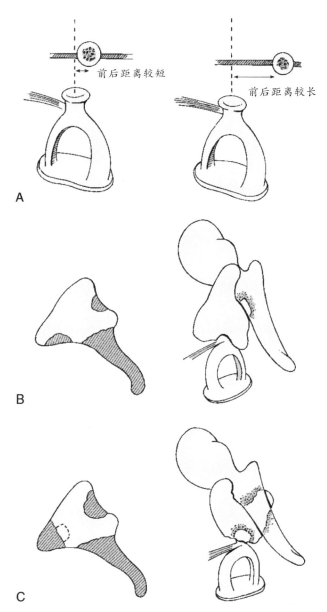

前后距离较短

前后距离较长

A

B

C

图 116.10　(A)锤骨和镫骨头前后空间的变异。(B)前后距离较长时砧骨转位的方法。(C)前后距离较短时砧骨转位的方法。(待续)

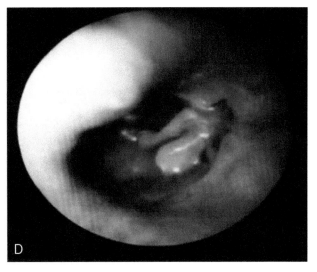

D

图 116.10(待续)　(D)续前砧骨转位术后左鼓膜的照片。

锤骨畸形

锤骨发育异常在听骨链畸形中最少见。锤骨完全缺失非常罕见,仅在有多种畸形存在时有报道。锤骨柄与锤骨颈和头的分离偶见报道[21],有时锤骨柄也会扭曲或从正常的位置向前或向后旋转。锤骨柄缺失或中断(图 116.12)会导致显著的传导性聋,可通过取出砧骨,在鼓膜与镫骨之间放置 PORP 轻易解决。在这些病例中保留砧骨会增加重建的难度。PORP 的应用应确保鼓膜中央对听骨链提供最大的

推力。作者选择的假体是杆可弯曲的羟基磷灰石 PORP。另一种罕见的畸形是锤骨柄与鼓膜间未接触(图 116.13)。该畸形可通过侧方鼓室成形的方式处理,将移植物置于锤骨柄中央。另一种方法是,取出砧骨,将 PROP 置于鼓膜与镫骨之间做桥。

锤骨头固定在传导性聋行探查手术中的发现率为 1%(图 116.14)[21]。与盾板的骨质粘连可能表现为向上和或外侧移位;与砧骨融合文献中很早就有描述。早期的治疗尝试是仅仅将这些骨质连接骨折,然而再固定的发生率相对较高。因此,应该在分离砧镫关节后,用锤骨钳或微型钻将锤骨头去除。接着取出砧骨,重新塑形后置于镫骨与锤骨之间。所以,无论累及锤骨或砧骨,听骨链侧方固定的处理方式是一样的。

血管畸形

中耳探查术中通常会注意到小的镫骨动脉残余。这些微小的的血管一般不会有症状,产生少量出血也会自止。镫骨动脉大的残余则需谨慎处理(图 116.15)。在这些血管的前方或后方进行操作通常可以完成对足板的处理,甚至去除足板。应该避免用血管夹或激光止血来结扎、处理大的血管,因为有潜在损伤面神经的可能。永久性镫骨动脉替代脑膜中动脉时,棘孔缺失是先天性的[22]。

颈静脉球高位相对较为常见,可能伴有裂隙存在而突入中耳。颈静脉球高位的定义是颈静脉球部最高的部分达到或超出内听道底壁水平[23]。偶尔,高

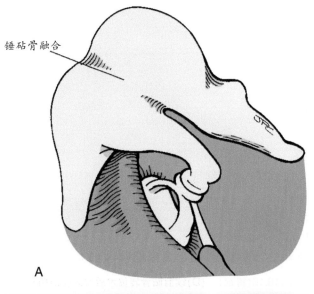

锤砧骨融合

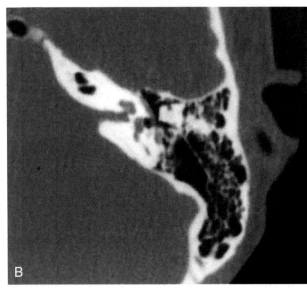

图 116.11 (A)锤骨砧骨融合。(B)锤砧融合的影像学表现。

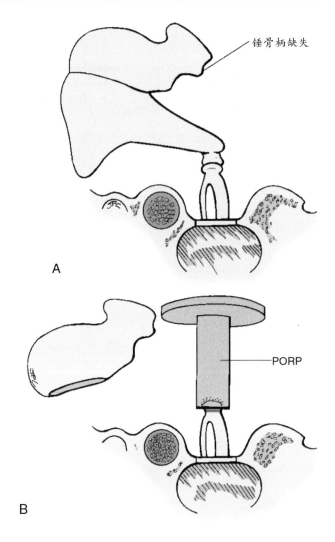

锤骨柄缺失

PORP

图 116.12 (A)锤骨柄缺失。(B)应用 PORP 修复。

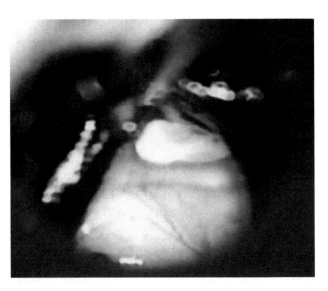

图 116.13 锤骨长柄未与鼓膜相接触。

位颈静脉球可能含有憩室, 甚至更向头位突出 (图 116.16)。这种畸形通常是无症状的,不需要处理。如果高位颈静脉球出现症状(搏动性耳鸣,传导性聋), 可能需要轮廓化乳突腔, 植入耳屏软骨或皮质骨将颈静脉球压入圆窗下方。

最罕见的血管畸形是迷走的颈动脉。正常的岩部颈动脉从垂直段转为水平段,向内侧走行时。该转弯处正常时恰在耳蜗的前内侧。迷走的颈动脉源自于颈段颈内动脉发育不全。血流通过正常的、非常细的咽升动脉下鼓室支改道至颈鼓室动脉[24]。迷走的血管经过中耳,并在 CT 上表现为沿着鼓岬走行的条索状的软组织团块, 通过颈动脉骨壁侧方的裂隙进入颈动脉水平段(图 116.17)。迷走的颈动脉不需要

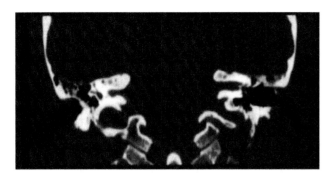

图 116.14　CT 显示左锤骨头固定。

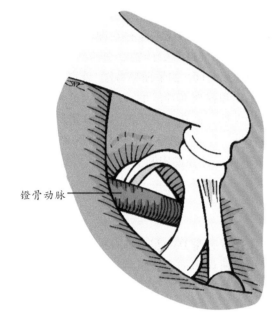

镫骨动脉

图 116.15　镫骨动脉残余恰好通过镫骨足弓与足板之间的闭孔。

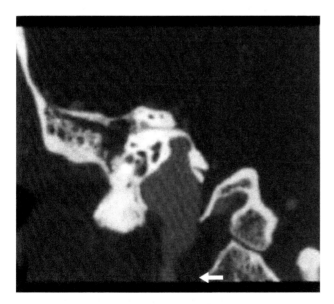

图 116.16　冠状位增强重建 CT 显示高位颈静脉球伴源自上表面的小憩室(箭头所示)。

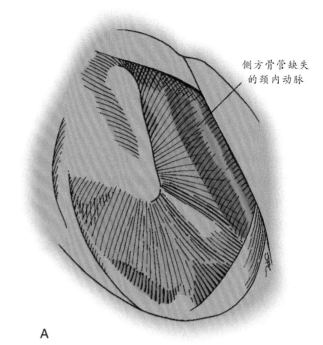

侧方骨管缺失的颈内动脉

A

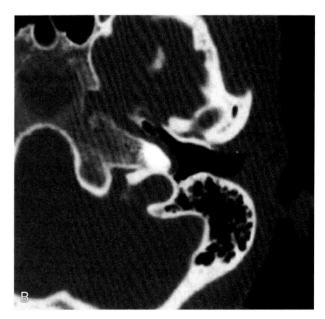

B

图 116.17　(A)透过鼓膜所见的迷走的颈动脉。(B)CT 扫描显示的迷走的颈内动脉。

治疗。该病最大的危险是未能识别颈内动脉而误认为血管球瘤而手术。误诊而对血管进行穿刺或活检可导致显著出血,并出现可能的神经后遗症[25]。

圆窗

　　圆窗完全缺失可能是最罕见的中耳畸形。因为在发育过程中耳囊骨化时,在原始圆窗膜的位置有一软骨环存在可以防止骨质沉积[26]。圆窗缺乏常被假定为继发于该软骨环形成异常。Jahrdoerfer 曾报道了 3 例先天性前庭窗发育异常伴无明显圆窗,患者治疗后听力结果较为满意,因此该疾病并不一定是听骨重建的禁忌证 [16]。因为导致感音神经性聋的风险较高,所以磨穿鼓岬再造一个圆窗并不明智。

其他疾病

先天性胆脂瘤在第 126 章讨论。该疾病通常可以透过鼓膜看到或在鼓膜切开时偶然发现,然而极少在中耳探查的过程中意外遇到。迷离瘤是一种少见的疾病,由异位的组织构成,也可能在中耳里发现。以上两种情况的治疗,要求在彻底手术切除后,采用与鼓室成形术相同的听力重建方式。其他的软组织疾病,例如血管瘤和腺瘤,很罕见。

术后处理

先天性中耳畸形患者术后的处理通常与行听力重建的鼓室成形术后一致。但外淋巴井喷除外。发生外淋巴井喷时,头位保持抬高至少 30°,并维持 48 小时。术后行持续性腰椎蛛网膜下腔插管外淋巴引流时,在成人和大龄儿童每 8 小时脑脊液引流量 50mL。而年幼儿童的引流量要小于上述值。每日维持最低限度的补液量,通常可以在 48~72 小时内去除引流管。2~3 周内应禁止剧烈活动。应避免擤鼻和耳内进水。

外耳道填塞物由鼓膜外耳道瓣表面起固定作用的小丝条,及其外面起支撑作用的几个浸有抗生素软膏浸湿的小棉球或膨胀材料球在外面组成。术后 1 周去除填塞物,但在耳道完全愈合之前应避免接触水。一般在术后 3~4 周内,确定皮瓣完全愈合,中耳不再有液体或血之后,可以考虑行听力检查。中耳手术后无须常规使用抗生素,止痛药的应用仅需数日。

并发症

修正中耳畸形的术后并发症包括:听力下降,眩晕,外淋巴瘘和面神经麻痹。外淋巴瘘行引流的治疗方法前面已经提到。

术后早期阶段,听力下降通常可以通过音叉评估。因外耳道填塞和中耳渗液引起的传导性聋是正常的,但是感音神经性聋可能与钻磨引起或与外淋

巴井喷有关。防止永久性聋最有效的方法是阻止脑脊液漏。尚不能证明类固醇激素治疗对此类患者有效,但在成人常应用强的松,每次 60~80mg。

任何中耳操作均能产生轻度眩晕,但最常见的是在开放前庭窗后出现。术前未预计到的严重眩晕,尤其不是在局麻手术中发生的,可能预示存在严重问题。手术医师应考虑足板瘘、足板半脱位或者假体深入前庭太深。感音神经性聋常伴随此并发症出现。一旦考虑以上列出的原因存在,应立即进行手术探查,以解决相关问题。

暂时性面神经麻痹可能是由于局麻药物向茎乳孔的聚集,或较为少见的是存在面神经骨管裂隙情况下,中耳应用局部麻醉药物。在这些病例中,应制定合适的观察时间。如果面瘫持续,外科医师必须考虑术中暴露和损伤面神经的可能性。这种情况在中耳手术后少见,而在乳突根治术或耳道闭锁的手术后更为常见。当面瘫出乎意料并无法解释,须再次探查手术,以除外神经的中断。

致谢

本文作者感谢 Donald B. Kamerer 医师对本章的第一次编辑所做出的主要贡献,和 Barton Branstetter 将先天性颞骨畸形的影像资料无私的分享。

精要

- 每个耳科医师都有遇到中耳畸形病例的可能。
- 传导性或混合性聋儿童的鉴别诊断总是要考虑到中耳畸形。
- 所有存在非中耳炎性传导性聋的儿童患者术前均应行 CT 检查,以充分评估中耳是否有面神经走行变异和听骨链畸形。
- 传导性聋的中耳探查术中应备有各种材料,使耳科医师能够处理遇到的各种意外情况。
- 如果遇到外淋巴井喷,避免在前庭窗吸引,抬高床头直至流动停止,并应用结缔组织填塞前庭窗。

隐患

- 中耳畸形伴有面神经异常的风险更高,需要警

惕。

- 当存在内听道或耳蜗导水管增宽的影像学证据,不应行镫骨手术。
- 未能识别类似颈动脉走行异常的血管畸形并试图行鼓膜切开或活检可能导致严重的并发症——颞骨 CT 可很容易发现该类情况。
- 术前明确镫骨肌反射缺失应可以避免不恰当的鼓室探查手术。
- 预期外的术后眩晕应高度怀疑淋巴瘘、足板半脱位或假体深入前庭过深的可能。

(柴亮　译)

参考文献

1. Gulya AJ, Schuknecht HF: Phylogeny and Embryology. In Anatomy of the Temporal Bone with Surgical Implications. New York, Parthenon, 1994, pp 235-273.
2. Lambert PR: Congenital absence of the oval window. Laryngoscope 100:37-40, 1990.
3. Farrior JB: Surgical management of congenital conductive deafness. South Med J 80:450-453, 1987.
4. Nager GT, Levin LS: Congenital aural atresia: Embryology, pathology, classification, genetics, and surgical management. In Paparella M, Shumrick D (eds); Otolaryngology. Philadelphia, WB Saunders, 1980, pp 1303-1344.
5. Stewart JM, Downs MP: Congenital conductive hearing loss: The need for early identification and intervention. Pediatrics 91:355-359, 1993.
6. Cremers CW, Teunissen E: The impact of a syndromal diagnosis on surgery for congenital minor ear anomalies. Int J Pediatr Otorhinolaryngol 22:59-74, 1991.
7. Briggs RJ, Luxford WM: Correction of conductive hearing loss in children. Otolaryngol Clin North Am 27:607-620, 1994.
8. House JW, Sheehy JL, Antunez JC: Stapedectomy in children. Laryngoscope 90:1804-1809, 1980.
9. Cole JM: Surgery for otosclerosis in children. Laryngoscope 92:859-862, 1982.
10. Dornhoffer JL, Helms J, Hoehmann DH: Stapedectomy for congenital fixation of the stapes. Am J Otol 16:382-386, 1995.
11. Vore AP, Chang EH, Hoppe JE, et al: Deletion of and novel missense mutation in POU3F4 in 2 families segregating X-linked nonsyndromic deafness. Arch Otolaryngol Head Neck Surg 131:1057-1063, 2005.
12. de Kok YJ, van der Maarel SM, Bitner-Glindzicz M, et al: Association between X-linked mixed deafness and mutations in the POU domain gene POU3F4. Science 267:685-688, 1995.
13. Minor LB, Carey JP, Cremer PD, et al: Dehiscence of bone overlying the superior canal as a cause of apparent conductive hearing loss. Otol Neurotol 24:270-278, 2003.
14. De la Cruz A, Angeli S, Slattery WH: Stapedectomy in children. Otolaryngol Head Neck Surg 120:487-492, 1999.
15. Caner G, Olgun L, Gultekin G, et al: Local anesthesia for middle ear surgery. Otolaryngol Head Neck Surg 133:295-297, 2005.
16. Jahrsdoerfer R: Congenital malformations of the ear. Analysis of 94 operations. Ann Otol Rhinol Laryngol 89:348-352, 1980.
17. Teunissen B, Cremers CW: Surgery for congenital stapes ankylosis with an associated congenital ossicular chain anomaly. Int J Pediatr Otorhinolaryngol 21:217-226, 1991.
18. Teunissen EB, Cremers WR: Classification of congenital middle ear anomalies. Report on 144 ears. Ann Otol Rhinol Laryngol 102:606-612, 1993.
19. Hough J: Malformations and anatomical variations seen in the middle ear during the operation for mobilization of the stapes. Laryngoscope 68:1337-1338, 1958.
20. Tos M: Embryology of Stapes Ankylosis. Surgical Solutions for Conductive Hearing Loss. Stuttgart, Germany, Thieme, 2000, pp 240-246.
21. Bergstrom L: Anomalies of the ear. Otolaryngology 1:24-28, 1994.
22. Silbergleit R, Quint DJ, Mehta BA, et al: The persistent stapedial artery. AJNR Am J Neuroradiol 21:572-577, 2000.
23. Swartz JH, Harnsberger HR: Temporal Bone Vascular Anatomy, Anomalies, and Diseases, Emphasizing the Clinical-Radiological Problem of Pulsatile Tinnitus. In Imaging of the Temporal Bone. New York, Thieme, 1998, pp 170-239.
24. Fisher NA, Curtin HD: Radiology of congenital hearing loss. Otolaryngol Clin North Am 27:511-531, 1994.
25. Sauvaget E, Paris J, Kici S, et al: Aberrant internal carotid artery in the temporal bone: Imaging findings and management. Arch Otolaryngol Head Neck Surg 132:86-91, 2006.
26. Martin C, Tringali S, Bertholon P, et al: Isolated congenital round window absence. Ann Otol Rhinol Laryngol 111:799-801, 2002.

第117章

耳硬化症

Barry E. Hirsch

耳硬化症有两个阶段，是以骨质吸收（耳海绵化）及再钙化（耳硬化）为特征的耳囊代谢性骨质重塑过程。耳硬化症这一名词最早由 Politzer 在 1894 年描述[1]。其病因被认为是家族性的、具有差异外显率的常染色体显性遗传。Konigsmark 与 Gorlin[2]报道，虽然颞骨样本中该病的组织学依据可多达 8%，但临床耳硬化症的发病率在白人为 3‰，黑人中则更少。

过去数年的研究集中于包括病毒感染在内的引起镫骨固定的其他原因。据推测全身性病毒感染可引起炎症性血管反应并导致耳硬化的发生。反转录聚合酶链反应（RT-PCR）研究提供的证据提示，一种可致麻疹的副黏病毒可能是耳硬化症的病因。Ferlito 及其同事[3]发表过病毒作为耳硬化症病因相关性的精彩综述。

成人中，耳硬化症是传导性聋的首要原因，具有几个众所周知的特点。最常在青年期起病，但亦可在青春期至老年的任一阶段发病。女性中更为常见，男女比为 1:2 或 1:3；50% 的患者有阳性家族史，意味着其余 50% 耳硬化症患者的疾病发展为自发性。

虽然典型的临床表现是镫骨固定引起的传导性聋，但是耳囊受累可引起混合性聋，甚至纯粹的感音神经性聋。另外，聋的类型在病程中发生改变并不罕见。传导性聋的患者可以出现感音神经性聋，而以感音神经性聋起病的同样可以继发传导性聋。

自 19 世纪晚期，外科医生开始认识到耳硬化症对声音传播的机械阻碍。从此，治疗耳硬化症的手术方法不断被修改、摒弃，继而重新确立，成就了耳鼻咽喉科学一段引人入胜的故事。在今天，适应证选择合适的患者在经验丰富的耳外科医生手中，听力恢复的概率超过 95%，气–骨导差缩小的同时并发症的

发生率较低。与治疗耳硬症的其他手术方式相比，正因为这些优势，使镫骨手术毫无疑问地成为恢复听力的最为成功的手术方法。

病例评估与选择

患者典型的主诉是单侧或双侧耳缓慢、渐进性的听力下降，可由本人或周围的同事、朋友及家人发现。相关主诉可以包括耳鸣，偶尔表现为单耳或双耳"听到自己的心跳"。此类搏动性耳鸣可在耳硬化症中发生，尤其在骨质吸收活跃时。疾病活动期患者可能出现轻度眩晕或运动不耐受。这些症状可能较难处理，因为如果是其他原因导致的前庭功能异常，应当避免镫骨手术。前半规管裂可以表现为压力诱发的眩晕和传导性聋。这些将在本章节稍后讨论。如果平衡障碍、头昏目眩或运动不耐受是由耳硬化引起，手术可能解决这些问题。患者存在不同程度的听力损失，可由听力测试证实。一些患者能准确地感受到两耳之间 10~15 dB 的听力差异。其余患者可能要等到听力损失程度很大时才会注意。个体间对听力受损的耐受性差异极大。因此听力损失进展到中等程度并不罕见，尤其是患者一直生活在对听力需求要求不高的环境中。患者对听力损失的主观感觉并不总是与医生的客观评估一致。

耳部检查应是耳道与鼓膜正常，无中耳病变。音叉试验仍是有助判定听力损失类型及程度的一个基本因素。如果听力测试证实存在气–骨导差，而 256Hz 和 512Hz 音叉 Rinne 试验的阳性（气导大于骨导），提示气–骨导之间的差值可能小于 15 dB。在这种听力情况下，此类患者通常并不作为手术治疗

的候选者。他们将被告知其听力水平，并建议 6 个月后再次随访，以监测听力学及音叉试验结果。听力图在评估耳硬化手术候选者中是必需的。患耳存在 25dB 的气–骨导差可考虑手术以改善听力损失。听力测试中发现传导性聋应始终由音叉试验证实。外科医生对混合性聋应考虑 Carhart 切迹现象（图 117.1）。在 2000 Hz 时最大允许 15 dB 的"过度闭合"，在 1000 Hz 和 3000 Hz 时最大允许 10 dB，在 500 Hz 时最大允许 5 dB。

理想情况下，成功的手术可将听力恢复至正常水平，但是很多患者对手术能够适当改善、减少对助听器依赖度即感满意。每一位患者除对备选疗法咨询外，需深入讨论对听力提高程度的实际期望值。对自己难以确定选择哪种方法治疗的患者，应建议先佩戴助听器试验治疗。

在一些临床情境下获得准确的听力学资料非常具有挑战性。首先是存在巨大气–骨导差情况下，尤其当不对称时。在此类病例中正确使用适当的掩蔽是必需的，以避免对侧耳交叉听力引起的错误。同样，单侧感音神经性聋可有类似传导性聋的"影子曲线"。经音叉试验确认的听力学资料可使医生免于被误导。

极重度混合性聋对听力学家与耳鼻咽喉科学家同样是个挑战。在这种情形下，骨导阈值可能超出听力计的最大输出值，而难以确定气–骨导差数值。但是一些线索将会帮助诊断耳硬化症，包括耳硬化症的阳性家族史、进行性听力下降的记录、既往听力图传导性聋的证据以及使用助听器后检查听阈超出预

期的听力改善。言语识别评分适中却合并重度至极重度的感音神经性聋，应同样促使临床医生高度怀疑存在传导性聋。对于这些患者，手术后即使 20 dB 的听力改善也会使他们非常感激。因为可以更好地在较低的放大水平顺利使用助听器，而避免了声反馈的问题。

在耳硬化症手术中仅有两条相对不容变更的金科玉律：①绝不对唯一有听力耳施行手术；②总是对听力更差耳施行手术。业已证明这些简单的原则能最好地服务患者利益。然而与其他规则相同，总会有鲜见的例外。如果某人一侧耳有极重度混合性聋，另一耳无听力，并且使用助听器无效，尝试恢复部分听力的决定是合理的。仅剩的选择将是耳蜗植入。以相似的角度来看，如一个成功施行镫骨手术的患者已然丧失了对侧耳的听力，而术侧耳发生了诸如外淋巴瘘等严重的并发症时，手术干预是正当的。

鉴别诊断与并发的耳部疾病

传导性聋并不总是能确保耳硬化症的诊断，尤其在仅有单侧耳受累时。这是在向手术患者提供咨询时需要牢记的重要原则。外科医生在手术探查患耳时必须时刻寻找并准备处理镫骨固定以外的问题。先天性中耳畸形、鼓室硬化及听骨链侧方固定等都是传导性聋的其他原因。

最近一种新的临床疾病实体被描述出来，对"内耳传导性聋"提供了解释。少数学者注意到伴有前半规管裂的患者所表现出的临床症状和体征，提示在耳囊中存在第三个窗口，包括：Tullio 征阳性（声音诱发的眩晕）；Valsalva 动作时头晕、咳嗽、嗳气或喷嚏；搏动性或重击样耳鸣；及偶尔的传导性聋。音叉测试仍然显示 Rinne 试验阴性（骨导大于气导）。中耳来源的传导性聋通常表现为诱发性声反射的缺失。相反，由前半规管裂引起的传导性聋，声反射往往存在[4]。怀疑耳硬化症的患者应在术前行声反射检查，可有助于避免对其他原因导致的传导性聋施行中耳手术。

在一些情况下必须考虑同时伴发的疾病。患耳存在梅尼埃病一般认为是手术的禁忌证，因为术后耳蜗损伤发生率较高。对侧耳有活动性梅尼埃病同样是相对禁忌证，因为无法预测该耳最终的听力情况。鼓膜穿孔需要在镫骨手术前修补，因为存在外耳道致病菌感染中耳及前庭的风险。鼓膜存在通气管时适用于相同的策略。需要拔除通气管并修补鼓膜。

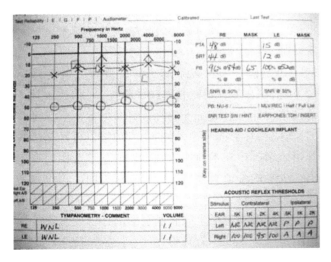

图 117.1　听力图显示右耳混合性聋，2000 Hz 感音神经性的下降，提示 Carhart 切迹。

成骨不全症(van der Hoeve 综合征)经常与传导性聋相关,但更常见的是继发于砧骨与镫骨足弓的侵蚀。同样,Paget 病患者可能有镫骨固定,但由于感音神经性聋的发展其长期预后不佳。

儿童年龄组的耳硬化症

传导性聋的儿童患有耳硬化症的可能性相比听骨链的其他问题来说较小。镫骨固定可能与生俱来是先天性固定的结果,或由鼓室硬化、耳硬化引起。术后结果因各种情况而异,也因不同术者而异。Welling 和合作者综述了相关文献并报道了他们对于儿科镫骨手术的经验。一般而言,儿童与成人耳硬化症镫骨手术后应可期望有相似的结果,这意指那些听力损失出现在 10 岁左右并不伴有反复中耳炎病史的儿童。继发于鼓室硬化的镫骨固定手术治疗不能获得与继发于耳硬化者类似的较好或持久的结局[5]。对传导性听力损失儿童患者计划手术探查前都必须行 CT 检查,该检查是为了除外耳囊异常如大前庭导水管,耳蜗发育不良如 Mondini 畸形或内听道增宽。这些异常可能与外淋巴井喷相关,对术后听力有灾难性的影响。我们同样推荐直接关注颞骨内面神经走行以保证不存在解剖异常。上述这些异常的存在应使外科医生的判断倾向于使用助听器。

选择正确术耳通常是简单的,因为选择听力较差的一侧耳便可。在耳硬化症中很少考虑言语识别得分。但在极少数情况下,患者面对选择和风险时,该得分与其他耳蜗储备不足的缺陷必须被考量。当双耳听阈相似时,询问患者自身判断哪侧损害最大是有帮助的,同样地选择听力较差耳进行初次探查。如果患者无法做出判断,考虑经常接听电话的一侧耳是有益的。最后,如果既没有充分信息又没有患者偏向来选择先行哪侧手术,那么外科医生就有了选择权。对右利手外科医生来说对患者左耳施行手术更容易,特别当患者胸大颈短时。相反情况适用于左利手外科医生。

在过去,一些医生主张在成功手术后,另一耳不应接受手术。今天,最有经验的外科医生相信对另一耳的选择性手术是合乎需要的,并且手术风险与第一次相同。他们认为两耳听力在消除噪声和提供声音定位方面的优势胜于感音神经性听力损失的小风险。虽然没有确切的时限施行另侧耳手术,但是多数外科医生偏向于等待至少 6 个月。当然在这段时间内术耳的听力应该有提高,且没有并发症表现。

对考虑手术患者的咨询必须一直基于手术只是治疗选择之一的信条。即使外科医生和家属相信患者对听力改善的有明显需求,但一些患者仍然会选择不接受治疗。每个个体都有权做出知情选择,不管看起来明智与否。没有哪个外科医生愿意站在为起初不情愿接受手术患者的不良结局辩护的位置上。这就是从容、仔细的术前咨询那么重要的原因。对期望结果和潜在风险的坦白讨论需要包括术者的经验,而不仅仅是引自文献的统计数字。

虽然不可能预料每一个潜在并发症,但必须详述那些带来最大危险及发生率最高的并发症。需要关注的特异风险包括听力损失进一步恶化或全聋,可能的感染,眩晕,味觉障碍,鼓膜穿孔及面肌无力。说明术后限制活动同样重要,从而使患者可以正确规划术后的几个星期,包括避免紧张繁重的工作或运动,及保持耳部干燥避免进水。

术前准备

每一例患者的完整病史及药物史都是重要的。背痛,或颈部痛,或头颈部活动受限都可能影响外科医生的手术操作,尤其在局部麻醉下。对这些潜在问题的深入了解将省去大部分术中延迟时间。虽然活动极度受限的患者技术上来说或许不能够接受手术,但是当侧颈转动受限时,患者可以小心地固定捆绑在电控可倾斜手术台上,从而为耳部提供充分的入路。不能平躺或需要特殊体位的患者在全身麻醉下更佳。所有影响血小板功能和凝血的药物都应在术前停用 10 天。暂时停用维持量华法林需要与患者的基础保健医生共同商讨可能策略。对于所有患者来说,详细的药物过敏史及敏感史对于手术医生和麻醉师都是必要的。

初始检查应当识别与个体解剖相关的特殊问题,包括存在外耳道软骨部或骨部狭窄。取决于耳道的结构,可容纳 4.5 mm 的耳镜对于手术一般是足够的。耳轮、耳屏间耳道外侧 12 点钟切口可轻松缓解耳道狭窄。应在术前注意到罕见的耳道壁倾斜或突出。少见的耳道直径较小或中耳相关的前移位则需要耳郭后入路。存在极菲薄的萎缩鼓膜,尤其在后部时,应警醒外科医生鼓膜撕裂的潜在可能及弥补性组织移植修复鼓膜的需要。

过去我们的麻醉方法是术前镇静和局部浸润阻滞。例外情况为儿童,有特殊疼痛或体位问题的成人，及因为紧张需要全身麻醉的患者。我们认可局部麻醉的优势，因为外科医生可以在手术台上检验患者的听力是否提高。外科医生同样可能对清醒患者监测眩晕的发生。眩晕的主诉应警醒外科医生正在进行的操作或手法。后来我们的方法转变为由麻醉师操作的静脉注射式睡眠麻醉的应用。过多采用这种形式的意识镇静会带来不同水平的镇静状态。麻醉可能"太浅"甚或"过深"，并且患者可能突然惊跳。他们也会经历到偶尔的反常骚动和难以静止。过去几年我们一直应用全身麻醉。我们的想法是少动的患者发生并发症的可能性小。我们对自己的技术能力有自信，不论患者是清醒或镇静，都能以同样的方式完成手术。外耳道仍采用含有 2% 利多卡因及 1:100 000 稀释肾上腺素的牙科卡普耳注射器以 27 号针局部注射浸润。

影像学

　　除非存在传导性聋，影像学在耳硬化症的常规评估中并不必要。在耳海绵化的活动期，窗前裂足板前方可见骨质脱钙。感音神经性聋患者可能有耳囊骨质脱钙的证据，表现为双环征或晕轮征。核磁共振成像（MRI）中可见耳囊，一般表现为骨质特征性的信号空隙。钆增强后扫描可显示耳海绵化的活动病灶。在耳蜗硬化的严重病例中，当考虑施行人工耳蜗植入术时，高分辨率 T2 像 MRI 序列可对耳蜗底转的空间提供有用信息[6]。

假体与手术技术

　　采用何种技术植入镫骨假体对假体的设计和材料构成有很大影响。小窗技术镫骨足板造孔需要有延长金属丝能缠绕在砧骨长脚远端的窄柱状活塞。它应当相对坚固且质量轻，以避免对砧骨的过度张力。可用夹持钳使金属圈闭合在砧骨周围，确保挂钩部分固定在砧骨上。由于沿着砧骨长脚的血供较差，砧骨周围假体过紧可能导致听小骨坏死。由于砧骨与金属圈的往复振动所发生的"拉锯"运动，假体过松也会导致砧骨创伤性侵蚀。通过对设计和材料的改变而努力避免这些镫骨手术的并发症。最初的固定在砧骨上的圆形金属丝由圆柱状改进为扁平长带，以分散表面接触面积。不锈钢是早期应用在卷曲固定假体的材料，后来采用钛，更轻并且更具延展性。

　　使弯曲的挂钩部分固定在砧骨上的过程必须要手持器械做合闭剪刀样动作完成，该器械末端有裂隙，钳口不能完全闭合。这一手法可能需要手有微小弧度的旋转，所以关闭器械时要保持同一水平会稍有难度。关闭钳口用力可能过大，从而使挂钩部卷曲过紧。同样，闭合不充分可能会导致患者主诉声音失真和震动感。如果假体过于松弛，最终会发生砧骨侵蚀，伴传导性聋再发（图 117.2）。

　　众多学者对应用于镫骨活塞式假体使用材料的预后进行了研究。Massey 及同事完成了一项耳硬化症镫骨手术患者植入钛与 Teflon（聚四氟乙烯）金属假体后的听力改善情况的比较研究。86% 的植入聚四氟乙烯假体的患者气–骨导差减小至低于 10 dB，植入钛假体者则为 71%[7]。当砧骨直径更小时，小部分患者采用钛假体植入，这种假体的设计可使围绕在砧骨的周径更大。Tange 及同事报道了金与钛假体比较的相似研究[8]。他们发现更重的金活塞比更轻的钛假体使气–骨导差变得更小（增益）；但是，他们认为更轻却更硬的钛活塞缩小气–骨导差至 10 dB 以内的比例更大[8]。

　　过去数十年冶金学的发展带来了新的合金应用于耳科学中。Nitinol（镍钛记忆合金）是由镍和钛构成的可塑形记忆合金。为了从闭合过程中除去钳子的使用，如今 Nitinol 已适用于镫骨假体。应用热量激活金属的相位变形使其恢复到包围砧骨的闭合状态。热量通常由低能量设定的激光传递。这种材料技术的使用避免了在砧骨系附处的过度卷曲。装置的活塞部分由 Teflon（Gyrus Corp., Jacksonville, FL）制成。Knox 与 Reitan 发表过有关 Nitinol 的历史、化学和机

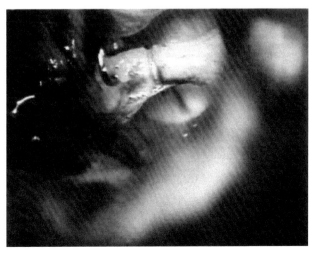

图 117.2　左耳显示卷曲固定的假体侵蚀砧骨长突。

械特性以及体内、体外试验的精彩综述[9]。

治疗耳硬化症的外科方法一直以来变化甚小。早些年镫骨撼动术起初是成功的，但终归于再固定。过去50年来，术后疗效一致性表明部分或全部切除镫骨足板（镫骨切除术）或通过在闭塞处开窗植入柱状假体搭桥（镫骨切开术）成功解决了传导性聋的源头问题。Silverstein介绍了一种新奇的技术来攻克病变局限于足板前部（窗前裂）而剩余足板是蓝色、薄且无固定的耳硬化症。他描述了一种称为镫骨切开无假体术（STAMP）的微创镫骨手术方法。前足弓由手持氩激光汽化。接着以从上到下的方向线性汽化前足板，以使后足板可动并仍由镫骨肌腱附着。是否可行此种术式需在术中探查中耳决定。术前听力图不能预测耳硬化症的程度与定位。统计分析提示与传统激光镫骨切开术相比高频听力有提高。镫骨再固定率为9%，但不排除修正手术的可能[10]。

患者体位

手术台上患者的体位必须为外科医生手术野的合适暴露提供最佳帮助。患者应在手术台所允许的舒适度范围尽可能接近外科医生。应尽可能减少头部抬高；颈短或胸大的人，保持躯体部分水平位而轻微降低手术台头部可能是有帮助的。必要时应给手臂护垫、抬高膝部或在腰部下放置支撑物以获得舒适体位。没有必要理发，但必须保证畅通无阻的耳道进路。与术耳相反一侧的手臂应放置在手板上，并辨认手背合适的静脉作为前庭窗组织移植之用。外科医生可选择酒精或聚维酮碘（Betadine）溶液进行术前准备。在经耳道手术的常规铺巾后，从耳道轻柔地抽吸去溶液，必要时去除耵聍。

麻醉

以含2%利多卡因及1:100 000稀释肾上腺素的27号针和牙科卡普耳注射器行麻醉阻滞。在耳道6点钟部位开始注射，因紧附于软骨或骨，皮肤有阻力，注射应缓慢进行。耳道皮肤逐渐变白提示注射成功。注射过快也可能导致耳道皮肤囊状隆起、皮下液体积聚。当这种情况发生时，应立即以针尖穿刺囊状隆起区域。接着由6点钟部位向两侧进行缓慢注射，直到完成环形麻醉。在患者清醒的情况下，这种方式的缓慢注射往往使他们仅能感觉到第一次注射。需注意仅注射少量溶液，因为过量注射会导致耳道口径减小。当给予全身麻醉后，注射相同的局部麻醉剂可因

肾上腺素的血管收缩作用使手术视野出血较少。

暴露

做切口提供最大暴露在每一个手术中都是重要的。但当探查有传导性聋的患耳时，预料会有其他情况出现是明智的。例如发现侧方听骨链固定，可能需要扩大切除盾板骨质并导致难以用较短的鼓室耳道瓣闭合的缺损。正确的耳道切口是三维的，由鼓环后下方延伸至鼓膜松弛部正上方一点儿（图117.3）。耳道瓣长度为5~7 mm，应轻柔解剖分离以避免撕裂边缘。掀起皮瓣直到下方良好暴露纤维鼓环、上方可见鼓切迹（图117.4）。接着锐性分离向前掀起鼓膜。切断后皱襞（锤骨褶）可使鼓膜完全反折。如果不能完全反折鼓膜，上端切口一般不能向前延伸足够远。

为充分暴露视野，去除耳道后壁骨质的多少需视情况而定。当必须去除骨质时，应从Rivinus切迹开始刮除，并小心向下进行以保护鼓索神经（图117.5）。在因鼓室硬化症或任何传导性聋探查中耳时，外科医生应可见以下解剖标志从而确保充分暴露（图117.6）：

- 向前——锤骨颈和锤骨柄；
- 向下——圆窗；
- 向后——锥隆起；
- 向上——面神经水平段。

良好显示这些结构可保证手术纠正遇到的任何传导性病变。骨质去除一般由显微刮匙操作，但也可由小型切割钻完成。后者对鼓索神经损伤的风险更大。

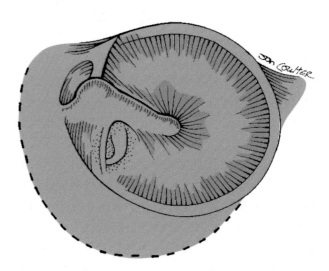

图117.3 正确的耳道切口可提供充分的骨质去除和听骨链暴露。

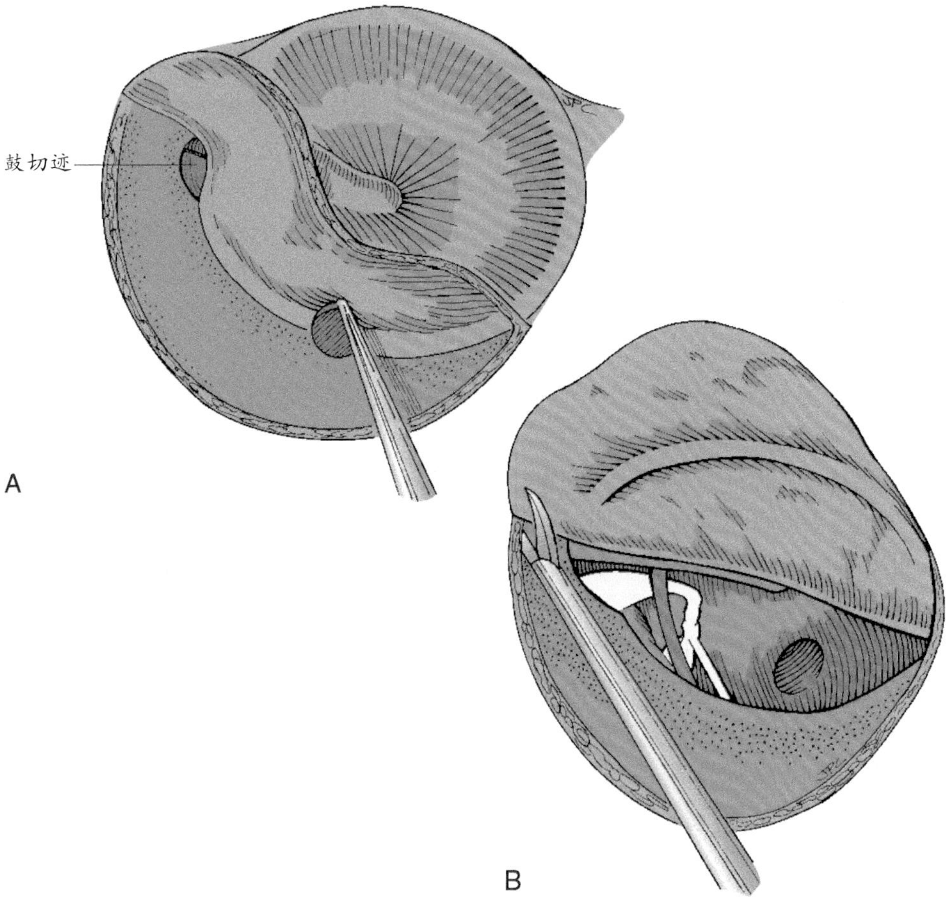

图 117.4 (A)掀起鼓室耳道瓣。(B)确保瓣前方充分分离以扩大中耳的暴露。

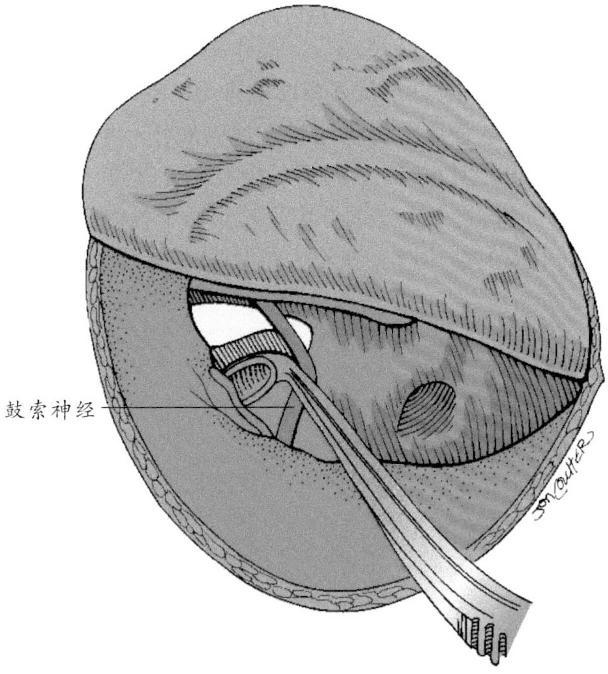

图 117.5 刮匙刮除后上方骨性耳道壁并保护鼓索神经。

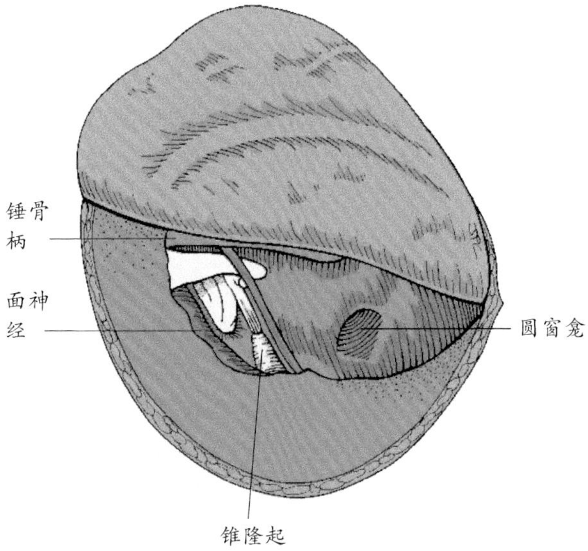

图 117.6 显示充分的中耳暴露以处理任何遇到的传导性问题。

超过 90%的病例可以保护鼓索神经。如遇部分切断,应重新接合纤维,因为常能恢复良好功能。一些学者建议当部分损伤发生时行神经完全切断,但这不为我们的经验所证明。即使当有必要完全切断神经时,患者罕有主诉味觉障碍超过数月。

确定病变

充分显露术野后,应检查全部的听骨链及中耳结构。可以迅速识别如白垩色的耳硬化灶。鼓岬可有增生血管,但这一疾病的识别有时非常困难。以稍带有角度的探针轻触听骨链。触诊应自锤骨柄开始,再向中间的砧骨长突,最后是镫骨上结构。听骨链完全固定有时会影响判断病变部位。此时,应以直角钩针或关节刀分离砧镫关节。此法可分别触诊侧方听骨及镫骨,从而可以辨别固定部位。

除了证实病变位于镫骨足板,还需观察耳硬化的受累程度。手术医生必须确定足板是否足够薄以便打孔或是否存在闭塞。诸如面神经裂开或悬垂等解剖变异也应在此时注意。最好在开始分离听骨链前完全了解潜在的困难。不能在足板中央发现任何"蓝色区域"可能提示部分或完全闭塞性病变。这种情形下,手术医生必须判断是否有足够的把握能够妥当处理后续的所有问题,例如浮动足板或需要行钻孔操作。

足板切除的原则

自 20 世纪 50 年代,John Shea Jr. 医生复兴镫骨手术以来,完整切除镫骨足板被视为标准,并在高比例的病例中获得了满意的听力改善结果。最近几年,因为对术后听力改善的结果认可,尤其在 4 kHz 及以上的高频区域,"小窗"技术有许多支持者。在对许多文章的正、反两面仔细研究后,发现病例研究结论存在明显的漏洞。几乎所有研究中,超过一个手术医生或超过一种假体的病例被整合起来而得出针对听力结果的结论。Rizer 与 Lippy 著述了一篇关于方法学的重要文章[11],他们比较了 3 组患者的结果,所有患者均由 Lippy 手术。3 个组别包括足板全切除,足板部分切除和小窗镫骨切开术。所有病例都使用 Robinson 假体和同样的组织移植物。虽然没有统计学显著性,所有频率最好的听力结果实际上出现在足板全切除组中。因此,可以得出结论:切除足板的大小与手术医师的技术相比是无关紧要的。考虑到这些事实,以下将叙述两种镫骨手术的技术。第一种

为不使用激光的经典手术方法,第二种则包含了对耳外科医生适用的更新的激光技术。两种技术都为我们的团队所使用,并且听力结果是相当的。

可以做出几个一般性评论:常规镫骨手术避免了在中耳和内耳使用高能激光的风险。另一方面激光技术能更好地控制出血,并避免浮动足板的潜在并发症。激光手术不能应用于闭塞性疾病。

常规镫骨切除术

在仔细评估耳硬化症的程度及部位后,分离砧镫关节(图 117.7)。此时,切取结缔组织以备应用于前庭窗。因为靠近术野,手术医生可选用耳屏软骨膜,疏松结缔组织或颞肌筋膜。另一备选策略是在不中断耳外科医生进行中耳手术的同时,由助手采集术耳对侧手背的静脉移植瓣(图 117.8)。用于封闭前庭窗的结缔组织类型并不重要,以薄为准。当使用静脉时,既可使用外膜,也可使用内膜来封闭前庭窗。静脉移植瓣的短暂干燥,如同处理颞肌筋膜,可使移植瓣更方便处理,从而易于引入并放置于前庭窗。由于组织移植物与外淋巴液接触,它又会变得柔软易弯曲。组织移植物的制备应在打开足板前完成,以缩短前庭暴露的时间。

接下来,以尖锐的细针穿透足板(图 117.9)。虽然理想情况下应在足板中央开窗,也可在提示骨质最薄的任何蓝色区域进行。操作中镫骨肌腱应保留完整,以提供阻力对抗开窗时的推力。如果轻柔的压力没有穿透骨质,针尖缓慢来回的旋转一般可完成这一步骤。当针尖轻微失控时视为开窗成功。入口处可见到外淋巴。成功的开窗可达到两个目的。第一,骨折足板上结构时,在不太可能发生足板完全撕脱

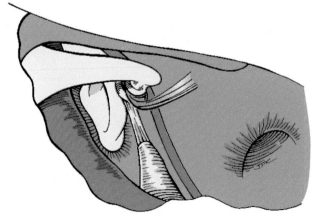

图 117.7　分离砧镫关节的同时注意保护砧骨豆状突。

的情况下,前庭已经减压。第二,在足板浮动病例中,开窗区域已适合安放假体。切断镫骨肌腱 (图 117.10),接着朝向鼓岬迅速向下用力完成镫骨上结构骨折(图 117.11)。偶尔,上部结构与鼓岬固定需要仔细向上朝向面神经水平段方向骨折。无论在哪种病例中,接着去除整个的镫骨足弓。

接着使用小角度足板钩去除足板中央区域适当的骨质,以安放移植瓣并插入假体(图 117.12)。足板

去除的骨质应容易取出,范围一般大约占足板表面积的 1/4。偶尔,在扩大窗口时更多的足板骨质被撬起,这种情况下应予以去除,不要害怕出现并发症。

下一步是测量假体的合适长度,虽然对 Robinson 型桶柄状假体来说 4mm 几乎总是正确的 (图 117.13)。Robinson 假体的优势在于:
1. 它能自动定位于窗孔的中心;
2. 它的重量利于得到良好的听力结果;

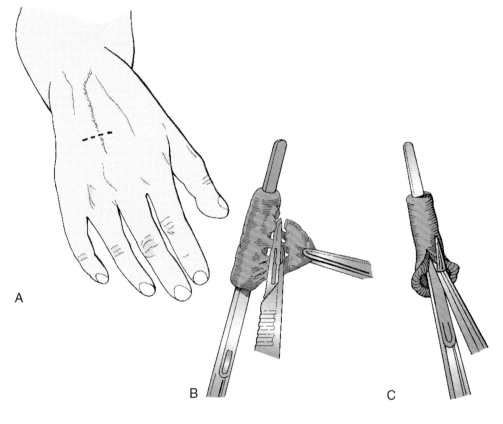

图 117.8 (A)手背 2 cm 横行切口以获取静脉瓣。(B)静脉瓣上去除结缔组织。(C)剪开静脉瓣。

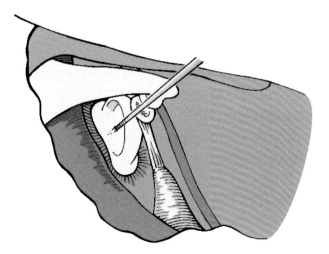

图 117.9 用尖针在镫骨足板中心区域开窗。

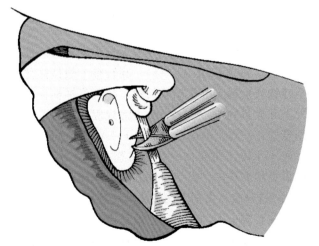

图 117.10 切断镫骨肌腱。

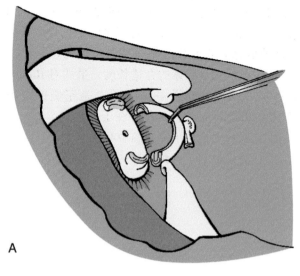

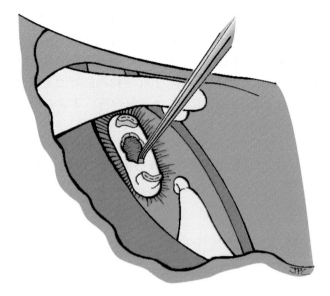

图 117.12 去除足板中心区域。

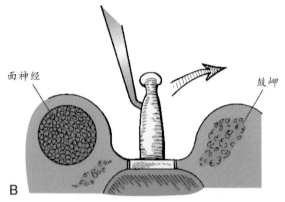

图 117.11 (A,B)向下朝向鼓岬方向骨折、去除镫骨上结构。

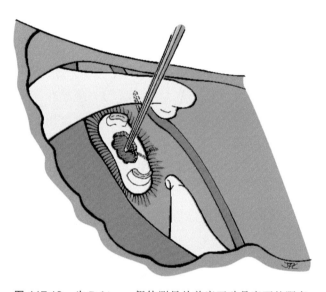

图 117.13 为 Robinson 假体测量从前庭至砧骨底面的距离。

3. 因为不是"线圈"型假体,砧骨缺血性受压坏死的机会可忽略不计;

4. 它在足板切除最少情况下也能使用。

静脉移植瓣放置在前庭窗上,轻柔地压入窗孔中以识别假体末端放置的具体位置(图 117.14)。下一步准备安放假体,将假体倾斜插入窗孔中,与砧骨后表面相接触,通过毛细引力保持原位。接着一手用直角镫抬起砧骨长突,同时另一只镫将桶滑向前方并在豆状突之下(图 117.15)。旋转整个假体体部直至挂钩或桶柄对准了砧骨长轴。接着将桶柄挂在砧骨上并放置到位(图 117.16)。常规假体放置及将桶柄悬挂在砧骨上的操作由录像 117.4 演示。可能需要一些小手法来将假体的杯桶放置在砧骨豆状突下。如果豆状突缺失,需使用 Robinson 假体的 Bailey 改良型。这种改良由桶上的椭圆形切迹构成,允许假体桶柄在长脚上滑动直到很好地稳定下来。如果认为桶柄放置在砧骨上过松,可放置一小片组织移植物(残余静脉)覆盖它和砧骨远端。这提供了一个"辅助

带"以保证桶柄在位。

下一步,在锤骨柄触诊,以确保听骨链连续性;轻柔按压砧骨以确保假体良好的"反弹"。这一手法能帮助假体的中心置入。如没有反弹,支柱的中间部分可能不在窗孔中。最后,将鼓膜耳道瓣复位,用单个丝条和几个抗生素软膏浸透的小棉球填塞(图 117.17)。

因为偶尔会遇到意外情况,在行镫骨手术时,手术医生应准备一种以上的技术手段。砧骨长脚缩短或缺失可能需要金属丝活塞装置,甚至于使用连接锤骨到前庭窗的假体。同样,侧链固定可能需要砧骨

转位或使用部分听骨链重建/代替假体。

CO₂ 激光辅助镫骨切开术

　　激光应在安全能量参数范围，并试验以确定指示光束的精确性。氦氖指示光束可设置为自动，以便压下脚踏开关时，指示光束保持关闭，从而允许最后的激光开窗时视野不失真。当使用激光时，不得使用酒精作为备皮液。

　　以 CO₂ 激光设置在连续模式，200μm 光斑大小，0.1s 时程及 1.25 W，在足板表面中心区域开窗。如前

庭窗龛较窄或过于紧密而不能打通足板，应首先气化镫骨肌腱以去除上部结构。录像显示首先气化镫骨肌腱和后足弓及之后的足板开窗。应使用吸引器以去除激光烟雾。后足弓应在尽可能靠近足板处汽化(图 117.18)。沿后足弓骨质形成的焦痂一旦形成应立即以尖针或吸引器去除。在先前碳化的组织中应用激光是无用的。在分离后足弓时，注意其为马蹄状拱形很重要。就是说，足弓的上方及下方部分比中间部厚得多。

　　接着用关节刀分离砧镫关节，去除镫骨上结构。

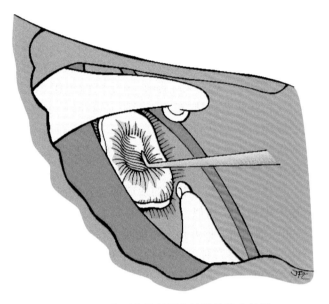

图 117.14　在开窗的足板上放置静脉移植瓣。

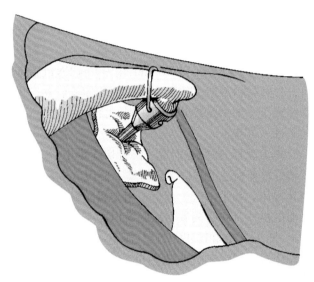

图 117.16　假体在位，柄挂于砧骨上。

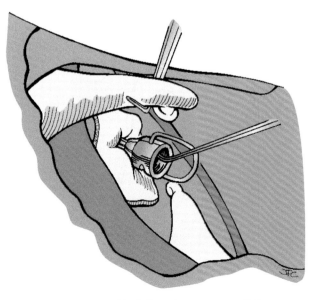

图 117.15　双手操作技巧放置 Robinson 假体。

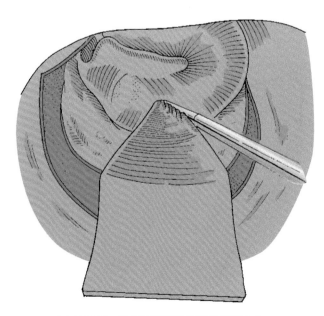

图 117.17　填塞鼓膜耳道瓣以保持其在位。

直接用激光分离前足弓并不必要，因为通常前足弓比后足弓薄，且耳硬化灶一般牢固地固定住足板前部。接着激光聚焦于足板。使用较高放大倍数(25×)暂时聚焦于足板有助于确定适当的聚焦深度，随后转换回舒适的工作放大倍数。向足板上发射激光以玫瑰花瓣状打孔(图 117.19)。一般需要 6~8 次激光冲击形成直径约 0.8 mm 的窗孔。窗孔的适当大小可以使用尖部直径 0.6 mm 的 26 号吸引器确定或以 200 μm 大小激光束估计。一旦打开前庭，在较大孔的边缘形成小窗比扩大窗孔本身的大小更容易。如果镫骨切开不充分，可用激光或足板器械扩大。务必不要在开放的前庭内使用激光。下一步，用 Farrior 镫骨锉或 45°尖针去除焦痂。锉有一圆盘样形状(每一样式)，从而可以任何方向去除焦痂小碎片，避免了使用角度针时必须做的器械转向或扭动。这一器械有两种大小，0.5 mm 和 0.6 mm，由 Gyrus ENT(孟菲斯，田纳西州)制造。焦痂一经去除，小窗镫骨切开术就完成了。如果足板开口不规则，可使用低速 6 mm 钻头进一步修正。

作为选择，在所有的常规镫骨切除术中，作者仍旧偏好之前所述的在静脉移植瓣上使用 Robinson 桶柄状假体。如手术医生喜欢采用金属丝-柱状假体，以前的操作是将它放置在前庭窗内并小心环绕在砧骨上(图 117.20 和图 117.21)。而新一代假体无需用手操作将其固定在砧骨周围(Smart；Gyrus ENT)。在放置金属丝-Teflon 假体后，用激光加热假体的挂钩部即可保证其环绕砧骨。

多次使用 200 μm 激光打窗的另一选择是在足板中间使用 0.6 mm 激光打孔。前庭窗可被凝固的血液或组织封堵。接着如前述复位鼓膜并固定。如上所述，激光不仅在前庭窗龛狭窄时非常有用，同样可适用于避免足板浮动。

修正性镫骨手术

在两种情况下需在镫骨切除术或镫骨切开术 (stapedotomy)后行修正性手术。第一个适应证是纠正术后并发症。这些并发症典型地发生在初次手术后最初几周内。患者主诉听力下降或头晕，或两者兼具。其他主诉可能包括耳鸣加剧，声音失真，运动不耐受，及与咳嗽、用力、喷嚏、气压或中耳压力急剧改变或体位变化相关的眩晕。术后早期发生的并发症可能是肉芽肿形成的结果。过去，肉芽肿的形成被认为与使用吸收性明胶海绵作为前庭窗封闭物有关。目前镫骨切除术中，已不再使用合成材料覆盖前庭。各种自体组织，如静脉、筋膜、疏松结缔组织、软骨膜、骨膜、脂肪及血液，被用来封闭前庭开口。其他可能的原因包括对外科医生乳胶手套上的滑石粉起反应而形成的炎性组织。罕见的原因为，人们可能对构成假体金属中的一种成分过敏。

其他需紧急手术干预的适应证是外淋巴瘘。与前述表现和症状相似，患者可有听力或平衡 (或兼具)相关的主诉。听力损失可能是突然性的或快速进行性的，并以感音神经性为特征。瘘管试验(观察眼球运动或鼓气耳镜检查)并不可靠，因为在行镫骨切

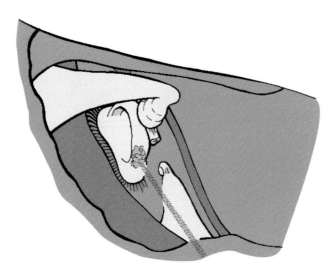

图 117.18　CO_2 激光气化后足弓。

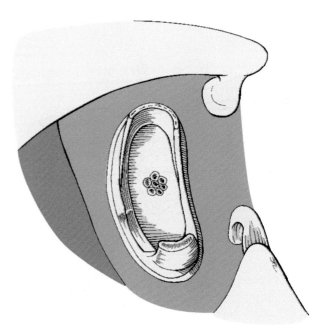

图 117.19　足板中心玫瑰花瓣状排列的激光开窗。

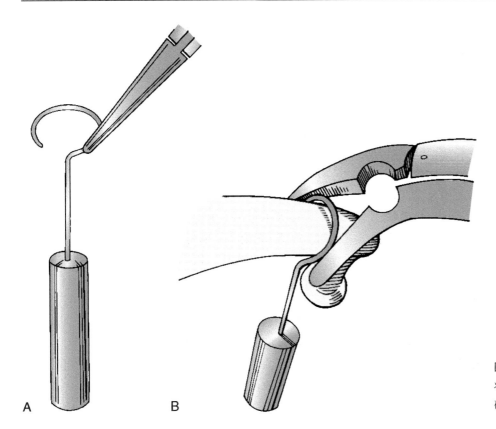

图 117.20 (A)用鳄嘴钳抓持柱状假体挂上砧骨的方法。(B)在砧骨长脚上夹紧假体。

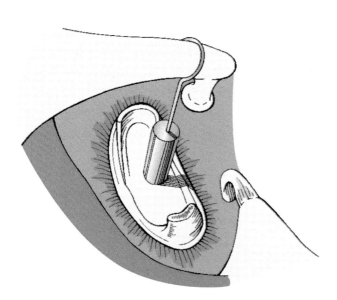

图 117.21 柱状假体在位,插入开窗足板。

除术的患者中可以为假阳性。

修正性手术的第二个适应证是传导性聋持续或逐渐加重。必须强调的是,与针对初次手术的讨论相似,这是一种恢复听力的选择性手术。另一个选择可以是佩戴助听器。必须明确对侧耳的听力状况并告

知患者最佳的治疗方案。修正性镫骨手术后完全听力损失的风险较小但仍确实存在,对侧耳无听力是选择性修正手术的禁忌证。对唯一听力耳手术的可能性例外是首次手术后的严重并发症(进行性听力损失和头晕)或极重度混合性聋助听器不能和不足以提供足够的增益。

这种类型的修正手术应留给有相当经验的外科医生完成,因为即使在最好的医生手中,听力结果也达不到那些只经过一次手术的病例水平。Lesinksi 回顾了他使用激光施行的 279 例修正性镫骨手术。失败的原因包括未识别的侧方听骨链固定,砧骨侵蚀,假体从前庭窗移位,及耳硬化灶再生。最常见的发现是假体移位或出故障的(81%),其次是砧骨侵蚀(30%)。目前认为砧骨侵蚀是由于假体在与耳囊连接处不动,而砧骨却持续振动所引起。14%的患者在前庭窗中心发现残余固定的镫骨足板,4%发现锤骨完全固定[12]。

纠正滑移的假体和与砧骨有关的问题,与骨性窗口闭合后再开放相比较,在统计学上有更高的成功率。存在中耳纤维化或瘢痕的情况下,激光有明确的优势,并且去除前庭窗龛软组织过程中,在内耳创伤

最小化方面有难以估量的价值。Lippy 与其同事强调了修正性镫骨手术中使用激光的益处。使用氩激光时气骨导差减小到 10 dB 内的成功率增加至 80%。在砧骨不能用来重建时听力恢复的结果最差[13]。

闭塞性病变

对手术医生来说,正常的足板解剖结构被闭塞性耳硬化病变替代是一个巨大的但并非难以克服的挑战。Schwartze 症阳性可能会预先警示闭塞性耳硬化病变,即鼓膜后的粉红色征象,提示血管形成增加。不幸的是,没有典型的听力曲线特征提示它的出现。这种手术必须具备使用微型钻的经验,如缺乏经验需要放弃手术(图 117.22)。骨折并去除可见的上部结构,而不要惧怕足板浮动。使用带角度手柄的小微型钻对前庭窗骨质碟形化(图 117.23)。首先使用切割钻,接着使用小型金刚钻去除足板中心多余骨质,直到通过薄薄的足板可见外淋巴的蓝线。磨骨区域的周边保持同样深度的碟形是非常重要的。当磨开部位足够薄时,以通常方法行开窗,如前所述进行手术。虽然电钻开窗操作可能有更大的感音神经性聋的风险,但对一位有经验的操作者来说风险是小的。

预期结果

没有其他耳科手术(可能除外鼓膜切开术)的听力提高可以超过镫骨手术。保守估计,至少 90% 的患者成功地使传导性聋恢复至气骨导差小于 10 dB,该结论是现实可行的并可见于几乎所有病例报道。对一些结论有显著差异的病例报道,原因在于患者选择缺陷或手术技术的问题。偶然的听力减退或灾难

性损失即使对于最有经验的外科医生都是难以避免的,但发生率应在 1% 或更少。对大多数寻求听力提高的患者来说,这些统计数据使手术成为可接受的风险。虽然耳鼻咽喉科医生必须判定他们自己作为镫骨外科医生的资质,丰富的经验显然会有更好的听力结果。

术后处理

过去十年第三方保险的要求极大缩短了住院时间。今天,无论所受麻醉类型如何,耳硬化症手术均作为门诊手术施行。幸运的是,大多数外科医生发现住院时间的缩短没有影响耳硬化症手术的预后。然而,每位医生必须有能力从众多因素中,判断出患者需要过夜观察的理由,包括年龄、一般健康状况、并发的医学问题以及与到医院的距离。手术期间遇到的并发症或术后出现的症状也应当是延长住院时间的充分理由。

允许患者术后早期下床,但建议他们 24 小时内不要向术侧卧位。小心突然的头部运动以避免头晕,并禁止鼻子鼓气、用力或抬物或术耳进水。必要时外耳道留置干洁棉球直到近 1 周时去除包扎。鼓励患者在出现任何眩晕加剧时及时报告,出现耳聋时也同样处理。48 小时内允许案头工作,但应禁止更繁重的工作至少 3 周。禁止航空旅行直至中耳充气良好,虽然这一限制对于一些居住较远的患者是不实际的。不常规开具抗生素。必要时给予含可待因的止痛药。

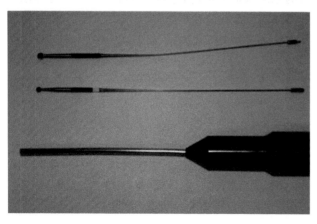

图 117.22　微型耳钻可通过耳窥镜且仍旧提供良好视野。

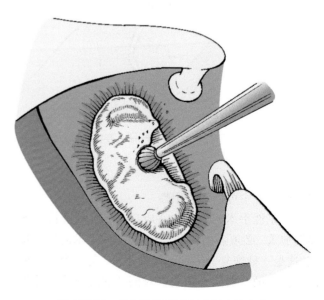

图 117.23　使用微钻碟形磨开闭塞性病变。

并发症

手术中会遇到各种并发症,轻者无关紧要,严重者可能需要终止手术。当不可能完成手术时,在任何可能的情况下保留听神经功能是最为重要的。退一步依靠助听器远远比耳蜗功能严重损伤更可取。并发症在以下部分单独论述。

鼓膜穿孔

鼓膜撕裂的最常见的原因是在将纤维鼓环从鼓沟内分离之前,分离皮瓣的宽度不足(图 117.24)。小的裂口可由穿孔处插入小片吸收性明胶海绵轻松修补。更大的缺损应当使用任何剩余的切取的组织作为垫衬移植物来加固。偶尔术前会发现极度萎缩变薄的鼓膜,手术时应预备行鼓膜成形术。鼓膜问题极少会影响到手术预后。

鼓索神经损伤

从外耳道后壁小心去除骨质在约 90% 的病例中可使鼓索神经得到保护。神经牵拉或部分切断的神经小于直径一半应行纤维复位以尽可能保留功能。在小部分病例中,完全或近乎完全切断神经是不可避免的。即使完全切断神经,最常见地仅仅造成暂时性的味觉异常。虽然有少数可能不确定主诉,大多数患者在 6 个月内似乎对味觉异常有代偿。当味觉对患者极度重要及对侧耳手术致味觉异常时,应建议该耳使用助听器。

听小骨脱位

这一不常见的并发症包括锤砧骨脱位。它由砧骨长突的不慎侧方移位导致。尽管由于砧骨不稳定,放置假体的难度增大,但小心将砧骨复位后一般会有好的听力结果。

镫骨足板浮动

当去除镫骨上结构且整个足板与前庭窗周围的环形附着松开时会发生足板浮动。这种事件相对罕见,发生率小于 1%。应通过识别其成因来最好地避免它。在开窗或扩大窗孔前骨折镫骨上结构可能导致这一问题。在增厚的足板上施加过度压力也可能导致足板周缘移动。当足板可移动和漂浮时取出足板是必要的。如果起初已完成开窗,可使用足板钩钩住足板,从侧方取出。当不可行时,最好在足板鼓岬侧通过钻孔或用刮匙刮出小开口进入足板底面,细的直角尖针插入足板下并转向出取出足板(图 117.25)。另一种取出较大浮动碎片的方法是在窗口置入几滴血液,一旦形成血凝块就去除接合了的碎片。如果足板

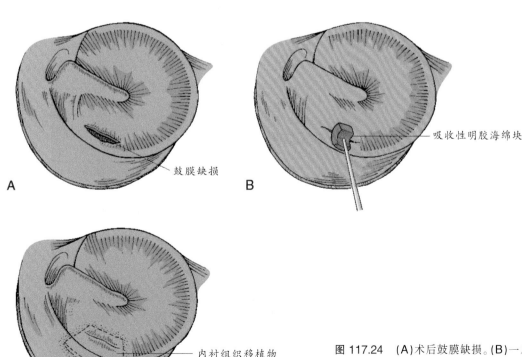

A 鼓膜缺损

B 吸收性明胶海绵块

C 内衬组织移植物

图 117.24 (A)术后鼓膜缺损。(B)一片湿润的吸收性明胶海绵块通过缺损伸入鼓室以从内侧面支持鼓膜。(C)使用衬垫的组织移植物以修补缺损。

半脱位深入前庭内,不应尝试捞取以避免内耳创伤性损伤。金属丝或桶柄假体应放置于组织移植物上[14]。不用处理小碎片的轻微移位,因为它们极少引起听力损失。较大碎片可能引起持续的体位性眩晕。

外淋巴井喷

儿童应进行术前 CT 扫描以确定耳囊异常及井喷的可能性。偶尔在成年人中遇到外淋巴井喷。问题在于扩大的耳蜗水管或内听道内侧(底部)与内耳间交通造成过量的外淋巴流入中耳(图 117.26)。最好通过抬高手术台头部及持续吸引外淋巴直到桥小脑池储存耗竭来获得控制。在耳垂获取脂肪并在去除足板后紧贴放置在前庭窗上。且由镫骨假体固定在位。术后持续抬高头部,并可铺以腰大池引流。这种情况提高了感音神经性聋的发生率。

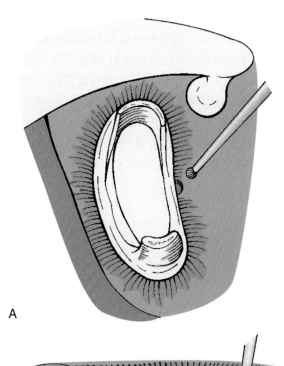

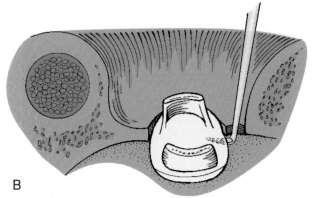

图 117.25 (A)在前庭做一小的"救援孔"以去除浮动足板。(B)通过救援孔插入细的直角尖针取出足板。

圆窗硬化

虽然偶尔会发生部分狭窄,但受耳硬化症影响,圆窗龛完全闭塞是罕见的。对于完全闭塞的病例应放弃手术,因为圆窗钻孔引起感音神经性聋的比率较高。部分闭合时可照常进行手术。

永存的镫骨动脉

第二鳃弓血管的小部分残余经常穿行经过镫骨足板(图 117.27)。在少数病例中,动脉大到在破裂时足以造成潜在的出血问题。在完整的血管前方或后方行足板开窗及放置假体,很多时候可在甚至更大的动脉周围操作。如果闭孔处由动脉闭塞,明智的选择可能是终止手术,并使用助听器放大声音。

面神经骨管裂隙与移位

面神经水平部骨管部分或全部裂隙是中耳手术中相当常见的发现。识别这一异常通常仅对避免可能损伤神经的操作比较重要。较少见的是面神经可能悬于前庭窗之上,在罕见病例中甚至直接走行经过其表面(图 117.28)。存在中度面神经悬垂时通常可以成功完成镫骨手术,虽然暴露前庭窗可能更困难些。以吸引器头边缘轻柔牵引神经一般可以完成足板开窗及假体放置。在悬垂更明显时,可能要弯曲钽或铂的金属假体绕过裂开的神经。镍钛记忆合金假体同样适用,但应非常注意以确保用激光绷紧金属合金时不损伤暴露的神经。前庭窗也可能为岬部骨质突出所累。这一情形可用微钻纠正,直到显露充分(图 117.29)。神经移位覆盖足板的极端情形需要放弃手术。

术中眩晕

术中发生眩晕与刺激迷路受体相关,可能因为镫骨的过度操作或前庭液体腔清空而发生。局部麻醉下允许手术医生依靠这一症状来作为内耳急性损伤的征兆。全身麻醉则排除了这一重要信号。眩晕经常是短暂或轻度的,但当其持续时,可能因为伴随的恶心呕吐影响手术的完成。这种情形下,应采取迅速措施以缓解症状并允许完成手术。在这一急症中氟哌利多是起效最迅速的药物;直接静脉缓慢推注 1.25 mg,必要时可使用更大剂量。症状迅速缓解,允许在患者舒适的情况下完成手术,使用这一药物时需要术中监测,因为有潜在的心脏并发症和低血压。

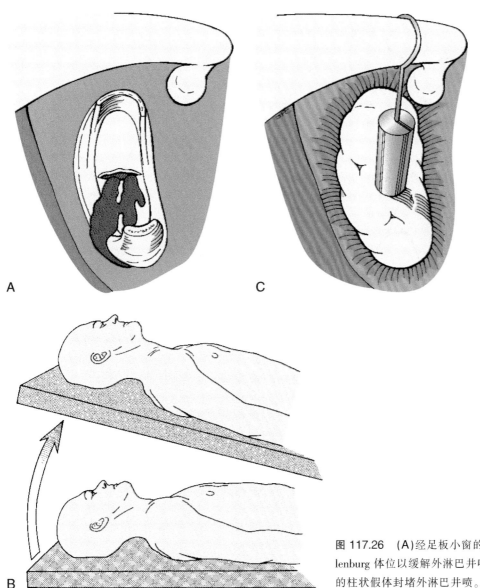

图 117.26　(A)经足板小窗的外淋巴井喷。(B)反向 Trende-lenburg 体位以缓解外淋巴井喷。(C)使用带脂肪组织移植物的柱状假体封堵外淋巴井喷。

关于这种情况静脉用昂丹司琼(4 mg)同样有效。

　　全身麻醉的使用不允许外科医生监测内耳并发症。但是在全身麻醉下患者不会活动或对轻微的中耳刺激难以耐受。对于镫骨手术,相比局部或静脉镇静,我们更偏好使用全身麻醉。

修复性肉芽肿

　　前庭窗内和前庭窗周围反应性肉芽组织的形成是镫骨手术灾难性的并发症, 在今天已越来越不常见。一些人认为是假体或外科医生手套上的颗粒异物所致,但这一假说仍旧未经证实。清洗外科手套上的粉末、使用无粉手套、植入前漂洗假体可能减少了肉芽肿的发生率。肉芽肿典型地发生于术后近 1 周。

早期无明显症状,患者主诉听力下降和头晕。检查发现鼓膜后上象限紫罗兰色隆起。听力检查证实感音神经性聋,通常伴有言语识别下降。

　　虽然一些学者提倡高剂量激素全身性治疗,普遍接受的治疗是立即外科干预去除肉芽肿。去除假体和组织移植物,并植入新材料是必需的。这种情况的迅速识别和外科干预可能逆转听力损失, 但更可能为永久性的感音神经性聋。在极个别病例或识别延误时, 可能显示肉芽肿性组织侵入前庭窗并充满前庭。

外淋巴瘘

　　在修复性肉芽肿之外, 术后外淋巴瘘是较差听

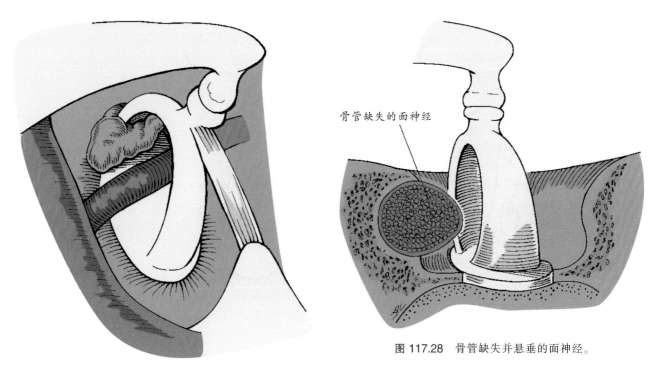

图 117.28 骨管缺失并悬垂的面神经。

图 117.27 持续存在的镫骨动脉。

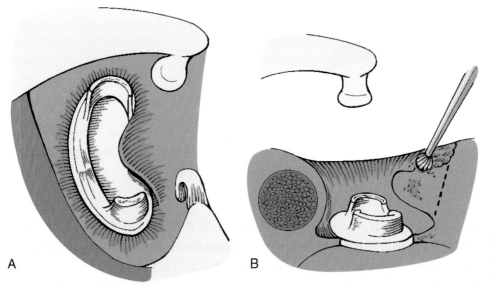

图 117.29 (A)鼓岬的耳硬化病灶。(B)使用微钻去除鼓岬突出部。

力结果的另一主要原因。虽然每个患者在足板开窗后都有暂时的瘘,通常,短时间内愈合会封堵液体泄漏。愈合后瘘持续或再发可能是组织移植物放置不佳、假体移动或咳嗽打喷嚏引起的液体突然排出的结果。典型的外淋巴泄漏相关症状是波动性听力下降和头晕。虽然耳部物理检查无显著发现,听力图证实耳蜗功能恶化。当怀疑这一并发症时,如要补救听

力,应立即手术探查。如证实瘘存在,重新行组织移植和假体放置。

术前鼓膜问题

当鼓膜非常菲薄或萎缩时,术前咨询应包括鼓膜移植术的计划。纵使手术中这种移植并不必要,最好预先警告患者。如要使用组织移植物来闭合前庭

窗,可采集大片的筋膜、静脉或软骨膜。严重的萎缩或不张可从耳屏采集软骨支持。

磁共振成像

除极少数例外,今天使用的几乎所有中耳假体都是非铁磁性的,可安全应用 MRI 检查。Robinson 假体也包括在其中。针对患者面对的将来关于扫描适应证的问题,应对此进行教育。预期未来会提高磁力强度。Robinson 假体早期是由不锈钢构成,现在采用钛。钛在磁场中是安全的金属。行 MRI 时镍钛记忆合金制成的假体同样是安全的。

精要

- 中耳探查诊断耳硬化症的适合候选者是耳部检查正常、Rinne 试验阴性、25 dB 传导性听力损失、声反射消失并了解手术风险及获益的患者。
- 对听力较差耳施行手术,不要对仅有听力耳施行选择性手术,除非已尝试助听器最大增益并认为不成功。
- 处理镫骨病变前确保获得充分的手术暴露。
- 分离砧镫关节后触诊侧方听骨链,证实侧链无固定,接着检查镫骨活动度。
- 不要在镫骨切开处或前庭处直接吸引。
- 如果出现足板浮动并沉入前庭,在前庭窗上放置组织移植物,并以金属丝或桶柄假体重建。

隐患

- 在获得前庭窗龛最佳暴露前进行足板手术操作可能造成手术时间延长及不利结果。
- 试图取出掉进前庭的足板碎片可能造成医源性感音神经性聋。

- 拟诊的耳硬化症术后气骨导差难以减小可能是由于侧方听骨链固定或前半规管裂。
- 尽管气骨导差减小,如果残留的感音神经性聋的言语识别阈超过 35dB 可能仍旧需要助听器放大。
- 在单侧耳硬化症,患者对完全成功的理解是将术耳气导值提高到听力较好侧耳的 15 dB 以内。

(李全成 译 柴亮 审)

参考文献

1. Politzer A: Über primäre Erkrankung der knöcheren Labyrinthkapsel. J Ohrenheilk 25:309-327, 1894.
2. Konigsmark BW, Gorlin RJ: Genetic and Metabolic Deafness. Philadelphia, WB Saunders, 1976.
3. Ferlito A, Arnold W, Rinaldo A, et al: Viruses and otosclerosis: Chance association or true causal link? Acta Otolaryngol 123:741-746, 2003.
4. Minor LB: Clinical manifestations of superior semicircular canal dehiscence. Laryngoscope 115:1717-1727, 2005.
5. Welling DB, Merrell JA, Merz M, Dodson EE: Predictive factors in pediatric stapedectomy. Laryngoscope 113:1515-1519, 2003.
6. Sakai O, Curtin HD, Fujita A, et al: Otosclerosis: Computed tomography and magnetic resonance findings. Am J Otolaryngol 21:116-118, 2000.
7. Massey BL, Kennedy RJ, Shelton C: Stapedectomy outcomes: Titanium versus Teflon wire prosthesis. Laryngoscope 115:249-252, 2005.
8. Tange RA, Grolman W, Dreschler WA: Gold and titanium in the oval window: A comparison of two metal stapes prostheses. Otol Neurotol 25:102-105, 2004.
9. Knox GW, Reitan H: Shape-memory stapes prosthesis for otosclerosis surgery. Laryngoscope 115:1340-1346, 2005.
10. Silverstein H, Hoffmann KK, Thompson JH Jr, et al: Hearing outcome of laser stapedotomy minus prosthesis (STAMP) versus conventional laser stapedotomy. Otol Neurotol 25:106-111, 2004.
11. Rizer FM, Lippy WH: Evolution of techniques of stapedectomy from the total stapedectomy to the small fenestra stapedectomy. Otolaryngol Clin North Am 26:443-451, 1993.
12. Lesinski SG: Revision stapedectomy. Curr Opin Otolaryngol Head Neck Surg 11:347-354, 2003.
13. Lippy WH, Battista RA, Berenholz L, et al: Twenty-year review of revision stapedectomy. Otol Neurotol 24:560-566, 2003.
14. Jaisinghani VJ, Schachern PA, Paparella MM: Stapes mobilization in otosclerosis. Ear Nose Throat J 80:586-590, 2001.

第 118 章

骨锚式助听器

Yeal Raz

传导性及混合性聋大多可以通过手术及佩戴传统助听器进行治疗。然而，对于一侧颞骨切除后进行了外耳道封闭、术后持续不干耳以及先天性外耳道闭锁不宜行外耳道再造手术的患者，常规手术治疗或佩戴助听器往往不能很好地解决听力问题，这时可以考虑佩戴骨锚式助听器。尽管传统骨导助听器也可对这些患者起到听觉放大作用，但是固定带的压力作用却常常会给佩戴带来不适感并造成皮肤的磨损。而骨锚式助听器是通过钛植入体与颅骨融合来固定装置、通过颅骨的振动来传递声波，因此它可以有效地避开中耳的传音结构并且不会对周围皮肤造成压力损伤。此外，在单侧感音神经性聋的治疗方面，骨锚式助听器也是除了信号对传线路助听器之外令人动心之选，它可以将患侧传来的声音以最小的损失传到健侧耳蜗。多项研究表明，骨锚式助听器比信号对传线路助听器更易被患者接受[1,2]。

早在 20 世纪 70 年代，瑞典科学家就已经将骨振动装置与骨融合的植入体合为一体[3]。虽然市场上也曾出现过多家骨锚式助听器的厂商，但是现在 BAHA（由新近合并了 Entific 公司的 Cochlear 公司制造生产）是当今市场的主导者。BAHA 由三部分组成：一个钛制的植入固定螺钉（植入体），一个声音处理器以及一个外露的连接声音处理器和钛制螺钉的基座（图 118.1）。BAHA 成功使用的关键在于能否在植入体与外部声音处理器之间建立一个健康持久的经皮连结结构。其中，植入体与骨皮质的骨融合极为重要。植入的固定螺钉为生物相容性良好且不易受腐蚀的金属钛所制。其表面为磨砂设计，加强了植入体和骨组织之间的相互作用，最大限度地增加了骨融合的强度和植入体的稳定性[4]。

操作时使用高扭矩电钻以低速打孔并及时冲水，可以有效地减轻磨钻对钻孔周围颅骨细胞的热损伤。采用一次性钻头可以确保在打孔时钻头足够锐利。除了骨融合外，避免感染和炎症是另一个关键因素。如同指甲与周围皮肤、牙齿与牙龈之间的自然连接一样，植入体所在处的皮肤也是应该没有毛发覆盖并且是固定不动的[5]。如果植入体–皮肤交界处的皮肤可以移动或有毛囊存在，则会使细菌和炎症有机可乘。因此，在处理软组织时需要注意一些操作细节，确保周围皮肤的稳定。在植入钛制螺钉时，使用特制的电钻手柄通过与不同的接头连接来完成掀起皮瓣、打导引钻孔、扩孔以及安装植入体的一系列操作。同时操作时应注意使用钛制的器械来夹持钛制组件、选择适当的钻速以及在打孔时冲水（译者注：在实际操作中，开始钻孔时要冲水，最后固定钛植入体时不能冲水以确保钛植入体与骨质之间密闭，此处需要注意），只有这样才能在最大限度上确保骨融合顺利和经皮处伤口愈合良好。BAHA 植入后常见的并发症包括周围皮肤的不良反应和骨融合不良[6,7]。

病例选择

当传导性或混合性聋患者的纯音测听检查（PTA）平均骨导在 45dB（0.5、1、2、3kHz）以上且言语识别率大于 60% 时，可以考虑行 BAHA 植入。当骨导大于 45dB 时，则体佩式声处理器更合适。单侧感音神经性聋的患者，还需要满足健耳气导阈值小于 20dB 的条件。尽管钛制螺钉的植入是一个相对安全又快捷的操作，可以在局麻下完成并且禁忌证相对

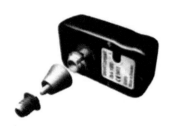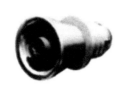

图 118.1　BAHA 系统包括一个植入固定螺钉、一个外置基座和一个与基座相连的声音处理器。成人可行一期植入,即事先将植入体与外置基座相连接,然后将二者作为一个整体进行植入。(Permission granted from Cochlear Corporation.)

很少,但是我们仍需在术前充分地告知患者今后将装置佩戴在皮肤表面所造成的外观改变。某些患者使用后感觉与传统助听器相比 BAHA 可以很好地隐藏在头发之中,其外形更让人满意。另外,术前还应与患者说明手术会将皮瓣上的毛囊全部永久性地清除,从而使基座周围的皮肤形成凹陷以起到更好的固定作用。术前给患者看术后患者的照片可以增加患者的满意度。虽然将头带与声音处理器连接后佩戴也可以模拟BAHA的声音输入,但是由于接触部位软组织对声波的衰减,其保真度明显没有 BA-HA 好。

衡量患者能否行 BAHA 植入手术的另一个因素是其自身对植入部位的护理能力。某些患有精神疾病或由于其他疾病而不能保证自身卫生的患者,因为不能保持术后植入部位的清洁,应慎行手术。而头部外放疗、糖尿病、银屑病等皮肤疾病病史则可能会增加术后皮肤并发症的风险,但不会导致手术失败[8]。此外,还应在术前由听力学专家评估后为患者选择一个合适的声音处理器。

术前评估

术前颞骨 CT 对儿童患者、尤其是对那些发育畸形导致颅骨厚度有问题的儿童的手术评估帮助很大,而成人则没有行影像学检查的适应证。但是,BAHA 植入前的审批程序面临潜在困难。BAHA 目前正处在保险可以覆盖的人工耳蜗与保险不能覆盖的助听器之间的灰色地带,在美国不同的州和不同的保险公司之间支付政策不同。因此,术前还需考虑保险公司能否支付除手术本身费用之外的装置费用。在某些情况下,如果我们站在患者的立场上为其

出具一份说明该患者不适合佩戴传统助听器的医疗证明,并对 BAHA 和传统助听器之间的区别进行详细解释的话,可能会为患者获得保险支持。

手术方法

手术通常在全身麻醉下进行。但是当患者不能耐受全身麻醉时,也可以在静脉镇静药物辅助下局麻进行,甚至只在局部麻醉下进行。成人可以通过一期手术将植入螺钉和连接基座同时完成,等伤口愈合、骨融合后就可以安装声音处理器开始使用了。但是儿童和皮肤、骨质较差的成人则需要在骨融合良好后行二期手术连接基座。

皮瓣的设计

术前依照模具在皮肤上画出装置的轮廓,一般将皮瓣蒂保留在下方。现有的模具将植入点定位在皮瓣偏上的位置,但我们发现皮瓣的中央处才是植入的最佳点;如果植入点过于靠上,其上方的软组织会因重力作用悬垂下来并与声音处理器接触。植入点应距外耳道 5~5.5cm 以避免声音处理器压迫耳郭(图 118.2)。将装置固定在颞线处可以保证骨皮质足够厚。虽然手工制备的皮瓣也可以很薄很均匀,但是我们推荐使用皮刀来制备皮瓣,因为它可以快速连贯地切出又薄又均匀的皮瓣(厚 0.6mm,宽 24mm)。但二期手术时,为了防止皮刀将覆盖螺钉表面的皮肤撕裂,应手工制备和修薄皮瓣。

术前耳后区域常规备皮并进行局部麻醉。使用皮刀时,应使麻药提前充分浸润以便皮肤在制备前能够恢复平滑规整。手术时,可以事先在皮瓣上方做一个浅薄的切口以方便皮刀进入皮肤。在皮肤上涂抹矿物油和提前用压舌板按压皮肤也有利于操作的顺利进行。制备时,需对皮刀施加一个稳定向下的压力,均匀缓慢地前进,直到形成一个大小合适的蒂在下方的皮瓣。如果在皮刀前进时过早解除了向下的压力,那么就会使皮瓣从根部断掉。但是,断掉的皮瓣仍然可以继续使用,它可以被保存在湿纱布中,最后作为游离皮瓣缝在移植区。掀开皮瓣后,我们要使用手术刀平行刮除皮瓣内表面的毛囊(图 118.2),即便是皮刀制备的薄皮瓣也不例外。这样做可以保证经皮连接的洁净,避免感染。最后将皮瓣掀开,并在上面盖上湿纱布。

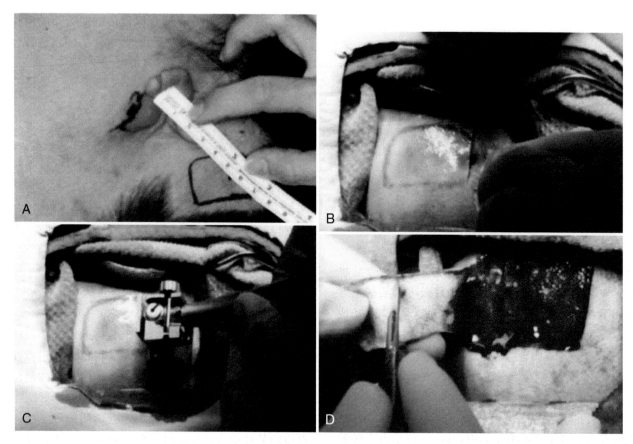

图118.2 (A)使用模具计划皮瓣的大小,植入点应在距外耳道5~5.5cm处,以避免声音处理器压迫耳郭。(B)事先在皮瓣上方做一个浅薄的切口以便皮刀进入皮肤。(C)使用皮刀来制备一个蒂在下方的皮瓣。(D)刮除皮瓣内表面的毛囊。

打孔

沿着皮瓣的切缘分别将皮下软组织从前、后、上3个方向切断,并将其及下方的骨膜分别向下翻起。直到我们在足够厚的骨皮质上钻好孔以后才能将软组织完全断开。因为如果我们需要大幅度地更改打孔的位置,这些软组织可以起到填充的作用,避免产生不必要的瘢痕。钻孔时先将骨膜掀开,直到钻孔(包括导引钻孔和钻孔)达到足够深度后,才能移除更多的周围软组织。

打导引孔时,应选择引导电钻以高转速辅以冲水进行。值得注意的是,打孔过程中,钻头应始终垂直于乳突的骨质,同时使用塑料垫片来确保孔深不超过3mm(图118.3)。如果打孔时钻头与骨质之间没有完全垂直,就会导致植入螺钉的倾斜,使声音处理器与周围组织接触,产生不适感和声反馈。在钻头上连接一个指示器可以更直观方便地帮助确定钻孔的轨迹(见图118.3)。导引孔可以用来确保钻孔没有累及乙状窦、脑膜及乳突气房。将塑料垫片取出后,辅助冲水情况下继续将钻孔钻深至4mm。有些学者认为,在脑膜或乙状窦受损的情况下仍然可以继续植入,原因是固定螺钉本身可以很有效地阻断脑脊液漏和出血,但是,也有关于BAHA术后发生脑脓肿的报道[9]。而且,如果植入体深面骨质缺损可能对骨融合不利。如果各种迹象都提示骨质厚度不够,无法使用4mm长的植入体,那么可以考虑3mm的植入体,尽管3mm的螺钉会更容易导致骨融合的失败[10]。对于颅骨较薄的儿童来说,很多时候脑膜暴露在所难免,因此多需选用3mm的植入体[11]。

打好导引钻孔后,根据导引孔的深度选择换上3mm或4mm的皿锥钻头。在打皿锥孔和导引孔的时候,均不能一味地将电钻压向骨质而应该上下移动钻头让冲洗的水可以进入到钻孔里面,起到保护周围骨质、减少热损伤的作用。皿锥钻可以将导引孔扩大到适当的直径,使钻孔骨质表面平整以加强植入体与周围骨质的融合。沿着钻的轴线磨除多余的骨质时应格外仔细。如果导引钻孔是完全垂直于骨质表面的,那么在同一轴线上的皿锥孔自然就是在导引孔的基础上向周围扩大。随

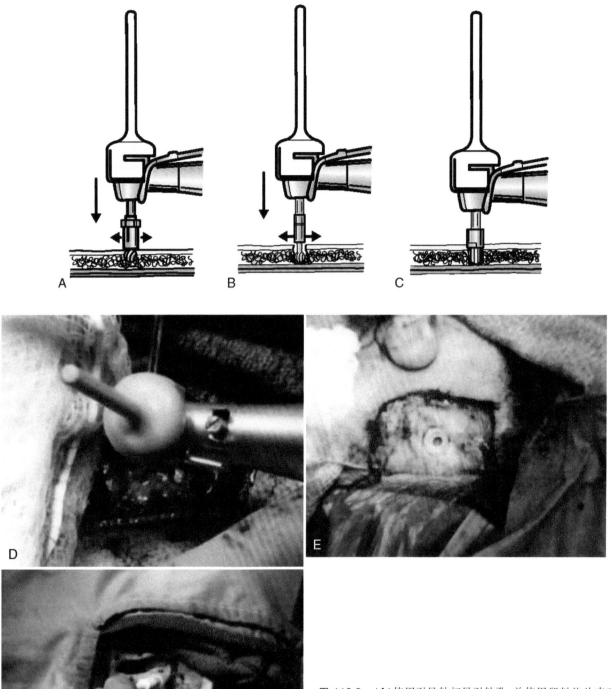

图 118.3 （A）使用引导钻打导引钻孔，并使用塑料垫片来确保钻孔深度不超过 3mm。（B）去除塑料垫片，在骨皮质足够厚的情况下将导引钻孔加深到 4mm。（C）选用合适大小皿锥钻高速打孔并辅以冲水，转速约 2000rpm。（D）使用钻头指示器来指示钻孔的轨迹。（E）如果打导引钻孔时是完全垂直于骨质表面，那皿锥孔就和导引孔在同一轴线上。（F）使用直径 4mm 的活检穿孔器为钻孔上方的皮瓣打孔。

后,我们将钻孔处的皮瓣做一个十字形的切口或者直接用直径 4mm 的活检穿孔器打孔(见图 118.3)。

软组织的去除

钻孔完成后将皮下软组织在下方的蒂断掉,而除钻孔表面以外其他地方的骨膜则保留。去除骨膜和皮瓣间的软组织对固定植入体周围皮肤和预防感染及炎症非常重要。用二齿拉钩拉开皮瓣的边缘,除去皮瓣周围前、后、上方的软组织(图 118.4),修剪这三处的皮肤及软组织,由边缘到钻孔处逐渐变薄,形成一个小斜坡。这一点在肥胖的患者身上较易实现,并且这种设计对于他们而言可以更好地避免声音处理器与周围软组织的接触。

装置的植入

对于行一期手术的成人来说,需使用专门的基座连接装置,以低转速将基座和植入固定螺钉事先进行连接(图 118.5)。螺钉自身带有螺纹,在螺钉的第一道螺纹旋入骨质之前不要冲水,否则就会将水积存在螺钉和骨头之间排不出来。在旋入螺钉的过程中,装置会自行沿钻孔进入,不需要向下施加任何压力。最后几转时可以手动旋入以确保装置已拧紧,但又要注意不能拧得过紧,不然会损伤周围的骨质。植入体植入后必须保持固定,否则结缔组织会长入骨头和植入体之间而影响骨融合。如果已事先在皮瓣上打了孔,则还需要在孔边做一个小切口或者直

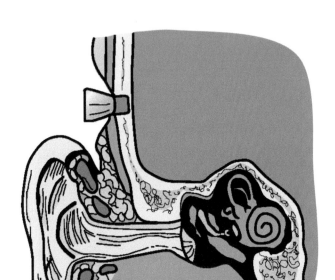
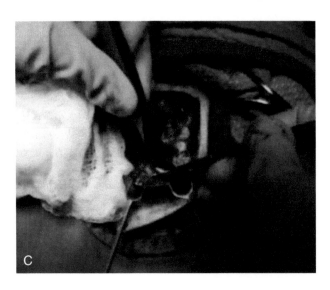
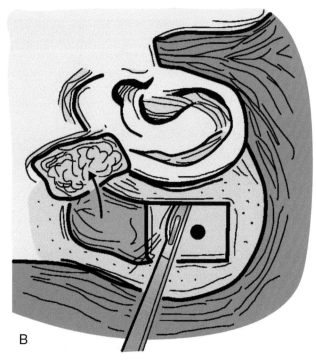

图 118.4 (A)皮瓣下方的骨质上应只留骨膜覆盖,不应有软组织残留。(B,C)修剪皮瓣及周围的软组织,使它们由边缘到钻孔处逐渐变薄,形成一个小斜坡。

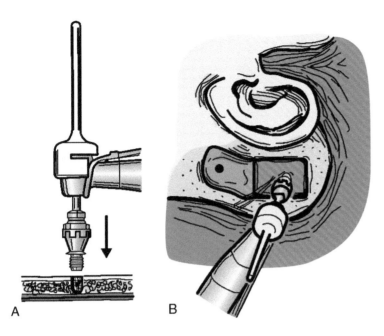

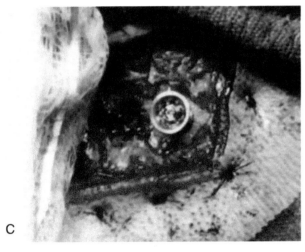

图 118.5 （A）将电钻与专门的基座连接装置相连,然后进行基座和植入固定螺钉的连接。(B)用低转速植入植入体。(C)植入的固定螺钉是自身带有螺纹的,完全植入后电钻会自动停止。

接行十字切口使基座穿过。

　　皮瓣的皱缩和新增的倾斜切缘可以使皮瓣贴合得更紧密。将切缘处的皮肤与下面的骨膜缝在一起,尤其注意缝合转角处,可以减小皮瓣的张力。所以,宁可让皮瓣和倾斜面中间裸露形成肉芽也不要在张力很大的情况下强行将它们对合。切口及皮瓣下方的骨膜使用铬制羊肠线进行间断缝合固定（图118.6）。这些缝线,尤其是在皮瓣下方的缝线和位于皮瓣中间的小切口可以预防血肿形成和继发皮瓣与骨膜分离。完成后在基座上扣上一个愈合帽。将三溴酚铋纱条剪成 Y 形切口垫在愈合帽的下方。使用敷料包扎伤口 1~2 天。

儿童患者的注意事项

　　尽管其他国家有报道说 BAHA 的第一阶段手术可以在更小的患儿身上成功实施, 但是美国食品和药品管理局仍然将 BAHA 的适用年龄定在 5 岁及以上[12]。BAHA 的最适年龄取决于颅骨的厚度,因此在评估方面,体重比年龄更重要。儿童患者,尤其是颅骨厚度小于 3mm 患者的手术应分期进行,并且需要更长的大概 6~12 个月的时间进行骨融合。9~12 岁以后则可以行一期手术。若手术是分期进行的,需记得将覆盖螺钉旋进植入体内的螺纹中, 以便保证以后连接基座时植入体螺纹不会长入肉芽。二期手术时将覆盖螺钉取下并在皮肤表面装入基座。术后 4 周就可以连上声音处理器了。在儿童,由于受颅骨厚度的限制,植入螺钉的长度我们多选用 3mm,而非成人常用的 4mm。

　　患有颅面部发育不全的儿童, 如 Treacher Collins 综合征及小头畸形的儿童更容易伴有薄的骨

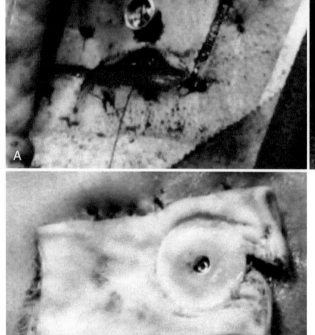

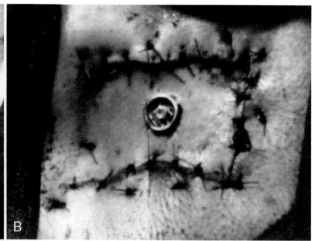

图 118.6 (A)把基座从骨膜和皮瓣中间穿过,将皮瓣周围的皮缘和骨膜在上方和下方的两个转角处固定在一起,为了闭合紧密,以同样的方式缝合其他部位的骨膜。(B)皮瓣缝合完成后不能有张力。(C)在外露的基座上安装愈合帽,并将三溴酚铋纱条剪成 Y 形切口垫在愈合帽的下方。三溴酚铋纱条可以起到保护皮瓣下方骨膜的作用。

皮质和中颅窝天盖低位。因此,应为这类患儿行术前 CT 以判断颅骨厚度及决定中颅窝与乳突相连的位置。也有人说使用戈尔斯特薄膜可以帮助重建植入体的周围骨组织[13]。

当儿童患者年龄太小而不能接受 BAHA 植入手术时可以先佩戴软带 BAHA,将声音处理器轻轻地固定在乳突外面。虽然很多双侧传导性聋的患儿因为佩戴软带 BAHA 后听力提高而喜欢长时间佩戴,但是我们不建议单侧听力损失的婴幼儿长时间佩戴软带装置。小耳畸形和无耳畸形的患儿植入 BAHA 时需结合耳郭重建治疗。特别的手术计划和较正常偏后一点的位置可能可以有效避免与再造的耳郭边缘接触,并且保证植入体表面颞顶部皮瓣的血供不受影响。有时候,骨融合的基座可以用于帮助固定义耳,但必须和经验丰富的假体修复师密切合作。对于

儿童患者还需要考虑植入一个"睡眠"固定装置。这个附加装置位于皮瓣的下面,带有一个覆盖螺钉,可以在骨融合失败或二次创伤所致的原始装置丢失时起到支撑作用。

术后护理

术后 1 周之内需放置折叠的三溴苯酚铋纱条(folded Xeroform),两周后如果伤口愈合满意,就可以摘除愈合帽。嘱患者使用肥皂和清水进行手术部位的清洁。待 3 个月骨融合完成后即可将声音处理器与基座连接(图 118.7)。如果过早连接的话可能会造成骨融和的失败。此后,患者需每半年回来随诊一次以确保基座连接的稳定。

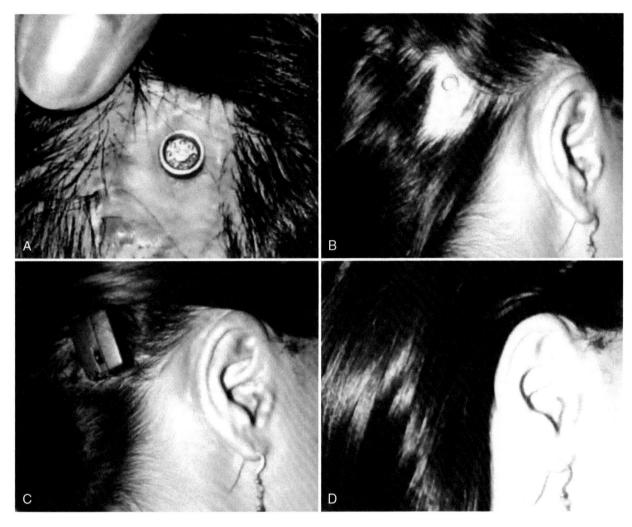

图 118.7　(A)一期手术后 3 个月的照片。可见皮瓣处没有毛囊的存在,这是防止经皮连接感染和炎症的关键。(B)术后 1 年的照片。(C)将声音处理器与基座连接后的效果。(D)BAHA 可以被特殊的发型很好地掩盖,不易发觉。

精要

- 应该在皮瓣的中心做标记,作为准备固定植入体的位置,不能太靠上。正如目前这一代植入装置的模板上标记孔所示。
- 要保证骨融合成功,需要在钻孔和固定时保持足量的冲水和合适的钻速。
- 去除毛囊、尽量修薄皮瓣、去除皮下组织有助于避免术后穿皮区的不良反应。
- 颞线位置乳突骨皮质最厚,是基座的最佳植入位点。
- 必须格外注意电钻须始终垂直于乳突骨皮质。
- 保留钻孔周围的骨膜非常重要,有助于保证皮瓣的供血。

隐患

- 如果皮瓣的基部被不小心切断了,应将皮瓣用湿纱布保护好,最后作为游离皮瓣缝合在植入区域。
- 皮瓣周围的软组织如果去除不充分,尤其是上方,会导致术后周围软组织突出并与声音处理器接触。
- 如果周围皮肤生长盖住了连接体,可以在门诊诊室切除多余皮肤,然后使用硝酸银灼烧、注射曲安西龙,并盖上愈合帽。
- 如果小耳畸形患者准备安装骨锚式助听器,植入手术不能损伤以后用于耳郭再造的皮肤血运。

- 将皮瓣缘与其深方的骨膜紧密缝合有助于降低皮肤缝线张力。
- 皮肤比较薄的儿童行第二期手术时,掀起皮瓣时要小心。因为深方六边形的螺钉可能会与皮区粘连,分离时导致皮瓣撕破。

(唐琦 杨华 译)

参考文献

1. Wazen JJ, Spitzer JB, Ghossaini SN, et al: Transcranial contralateral cochlear stimulation in unilateral deafness. Otolaryngol Head Neck Surg 129:248-254, 2003.
2. Niparko JK, Co KM, Lustig LR: Comparison of the bone anchored hearing aid implantable hearing device with contralateral routing of offside signal amplification in the rehabilitation of unilateral deafness. Otol Neurotol 24:73-78, 2003.
3. Tjellstrom A, Lindstrom J, Hallen O, et al: Osseointegrated titanium implants in the temporal bone. A clinical study on bone-anchored hearing aids. Am J Otol 2:304-410, 1981.
4. Eriksson E, Branemark PI: Osseointegration from the perspective of the plastic surgeon. Plast Reconstr Surg 93:626-637, 1994.
5. Branemark PI, Albrektsson T: Titanium implants permanently penetrating human skin. Scand J Plast Reconstr Surg 16:17-21, 1982.
6. Tjellstrom A, Hakansson B: The bone-anchored hearing aid. Design principles, indications, and long-term clinical results. Otolaryngol Clin North Am 28:53-72, 1995.
7. Lustig LR, Arts HA, Brackmann DE, et al: Hearing rehabilitation using the BAHA bone-anchored hearing aid: Results in 40 patients. Otol Neurotol 22:328-334, 2001.
8. Tjellstrom A, Hakansson B, Granstrom G: Bone-anchored hearing aids: Current status in adults and children. Otolaryngol Clin North Am 34:337-364, 2001.
9. Scholz M, Eufinger H, Anders A, et al: Intracerebral abscess after abutment change of a bone anchored hearing aid (BAHA). Otol Neurotol 24:896-899, 2003.
10. Tjellstrom A, Granstrom G: One-stage procedure to establish osseointegration: A zero to five years follow-up report. J Laryngol Otol 109:593-598, 1995.
11. Papsin BC, Sirimanna TK, Albert DM, et al: Surgical experience with bone-anchored hearing aids in children. Laryngoscope 107:801-806, 1997.
12. Seemann R, Liu R, Di Toppa J: Results of pediatric bone-anchored hearing aid implantation. J Otolaryngol 33:71-74, 2004.
13. Granstrom G, Tjellstrom A: Guided tissue generation in the temporal bone. Ann Otol Rhinol Laryngol 108:349-354, 1999.

第119章

外淋巴瘘

Barry E. Hirsch

外淋巴瘘定义为从内耳至中耳的交通，作为外淋巴和中耳空间的自然骨质或软组织屏障破坏的结果。它可能是通过圆窗或前庭窗、骨折、肿瘤侵蚀、耳囊的微裂缝或开窗手术后骨内膜的破坏。尽管定义明确，作为自然发生的外淋巴瘘的存在仍然是耳科一个有争议的话题。

当有经验丰富的耳鼻喉科专家在中耳手术时将患者症状和手术发现联系起来时外淋巴瘘的临床表现就明显了。当急性听觉或前庭功能障碍发生时，3种不同类型的耳科发现对外淋巴瘘进行鉴别诊断。一种外淋巴瘘认识于耳硬化手术的早期时代。极少时候，镫骨切除术后可发生突然的急速进展的听力损失和眩晕。为这些患者做中耳探查经常发现前庭窗的开放。前庭窗外淋巴瘘更常见于金属丝-明胶海绵假体使用后。同样，聚乙烯假体也发现侵蚀前庭窗膜造成外淋巴瘘。外淋巴瘘修复后，症状常常被控制。第二个描述的临床实例是中耳肿瘤或胆脂瘤侵蚀耳囊，造成外淋巴瘘，也诱发听力损失或眩晕症状。第三种临床情况是外淋巴瘘被确定发生于内耳和中耳的内爆或外爆损伤。Fee 于 1968 年提出了这个概念[1]。遭受显瘘的气压伤伴有听力损失或头晕的患者，发现有圆窗膜的撕裂或镫骨足板的破坏。

外淋巴瘘可以分类为自发的(特发的)或外伤后的。自发的外淋巴瘘，按照定义，没有引起漏的诱发事件或因素。其通常伴有内耳先天性异常[2]。不伴内耳异常的自发的外淋巴瘘的发生率显然很低。外伤后的外淋巴瘘包括那些发生于侵袭的肿瘤或胆脂瘤，继发于耳科手术后的医源性漏以及头部外伤、气压伤或声损伤后的结果。

鉴别诊断应包括外淋巴瘘、患者听力损失和眩晕，同时近期有耳科手术史、头部外伤史、气压伤史或中耳病变证据。对有关自发的外淋巴瘘大量存在的怀疑是因为大量的患者经过中耳探查后确诊的孤立报告。我们不相信自发的外淋巴瘘是持续的失平衡、耳鸣、耳胀满感和认知缺陷的原因。因此，大多数成人外淋巴瘘患者通常可以从来源上分类为外伤后的。相反，儿童和青少年更有可能为自发的外淋巴瘘。评估发现听力损失或眩晕的小儿患者显示有更高的先天性内耳和中耳异常的发生率。这组患者在探查性鼓膜切开术时收集的液体样品中存在 β_2 转铁蛋白的发生率显著较高[2]。颞骨先天性异常的症状在早年就会变得明显而不是在人生的第三个十年以后。

敏锐的医师必须高度怀疑并给予诊断外淋巴瘘。患者的听力损失、耳鸣和眩晕症状的发作和活动的直接的病史是关键。了解患者的耳科疾病和手术的既往史、可能存在的任何先天性畸形、以往的耳部或头部外伤史、气压伤史或复发的脑膜炎史也是必要的。

外伤是外淋巴瘘的主要原因。它可能是气压伤、头部外伤或穿通伤。后者经常伴有眩晕，通常需要手术修补。我们曾有少见形式的耳部外伤的临床经验。一例涉及金属项链，另一例为树枝进入中耳，分别于拔出后使镫骨半脱位。类似的报道描述了一位患者因为奇痒，使用漆刷穿透耳部，导致鼓膜穿孔、耳聋和严重的眩晕。当瘘管封闭后前庭症状通常减轻[3]。

很难鉴别梅尼埃病和外淋巴瘘的症候群（波动性听力损失、眩晕、耳鸣和耳胀满感）。外淋巴的流失可能导致相应的内淋巴增加从而引起继发性内淋巴积水。Fitzgerald 提出了一种诊断策略来指导手术治疗。同时进行外淋巴瘘修补术和内淋巴囊手术可能招致不必要的手术。头部或耳部外伤后瘘管试验阳性或梅尼埃病症候群立即发作，意味着病变为外淋巴瘘，手术应该只针对中耳[4]。

有其他罕见的外淋巴瘘的原因。来自于雷击的少见外伤。此情形下，鼓膜穿孔是熟知的并发症。如果发生耳漏，分泌物特别如果是水样的和清亮的，应该进行 β_2 转铁蛋白的化验。确定有混合性聋时，应该考虑做外淋巴瘘探查[5]。

外淋巴瘘的诊断有一个固有的困难，就是没有特异性测试诊断外淋巴瘘，包括术前评估和术中判断。目前诊断外淋巴瘘的"金标准"方法基于外科医生探查性鼓膜切开术时的主观观察解释。外科医生在圆窗或前庭窗龛寻找清亮液体的再聚集，特别是吸引器吸引后，或寻找耳囊的微裂缝。浆液性渗出液或注射的利多卡因也可在中耳窗龛处聚集，清亮液体可能被错误地确定解释为外淋巴。除非确定外淋巴的独特标记，探查时外淋巴瘘可能被过度诊断。

总之，基于我们中耳探查的经验，我们确认外淋巴瘘存在但发生率低。重要的需考虑外淋巴瘘和突发或急性进行性听力损失或失衡的鉴别诊断。然而，耳部探查的标准必须是确定的和可理解的。

病例选择

考虑到大多数成人所谓的外淋巴瘘病例可以分类为外伤后的，需要考虑诊断外淋巴瘘的关键特征是患者提供的病史。相反，儿童进行性听力损失不能推断为来源于遗传。医师必须提取和综合一份完整的耳科病史。诉有耳胀满感、听力损失或头晕、眩晕或失衡，提示需要进一步询问信息。现病史必须阐明症状发作、连同诱发因素或伴随的体力活动。最重要的要查明症状的持续时间和频率。病史为发作性听力损失伴有耳胀满感、耳鸣和持续几个小时的眩晕，更加提示为梅尼埃病而非外淋巴瘘。上呼吸道感染后突发听力损失可能是病毒感染引起，除非急性感染事件以前有剧烈的喷嚏或咳嗽。外淋巴瘘的听力损失是突然的、波动的或急速进行性的。前庭症状可以模糊如发作性的头晕或轻度失衡至不稳，眩晕伴有恶心呕吐或共济失调。

中耳或蛛网膜下腔的压力突变可引起突发听觉或前庭症状。鼓阶、中阶或前庭阶(耳蜗内瘘)的膜损伤，圆窗或前庭窗的损伤，可能是严重的气压伤、声损伤或极端的强体力活动的结果。在控制压力不良

的空中飞行导致的气压伤、游泳或潜水、因为封闭的压力导致的耳部外伤(掌击耳部)、剧烈的喷嚏、便秘时使劲屏气、阵痛和分娩、举重或爆炸伤以后，如果在一两天内有症状出现，要考虑患者有外淋巴瘘的风险。

询问患者是否有近期或既往耳科手术史。努力提取有关手术的确切的信息，是否有并发症发生。确定是否耳硬化、胆脂瘤或其他中耳和乳突肿瘤的手术尤其有帮助。镫骨切除术后发生发作性头晕或波动性进行性聋的鉴别诊断包括浆液性迷路炎、修复性肉芽肿(术后早期)或外淋巴瘘(见第117章)。

持续眩晕的患者应该进行眼震检查。可能会发现自发性前庭性(水平的)眼震。可通过裸眼检查,患者戴 Frenzel 眼镜以减少固视来进行检查,或者通过红外视频眼镜在监视器显示下进行检查。另外一种确定眼震的方法是检眼镜检查。检查眼底时注意有节奏的视网膜的运动。听力状态评估是必不可少的。对耳科手术后立刻进行音叉试验所得的结果进行解释可能是困难的,取决于对侧耳的听力状态。因为外耳道填塞或中耳积液,气骨导差完全闭合可能不明显。音叉试验偏向术耳证明耳蜗功能保留。偏向对侧耳提示对侧传导性聋 (双侧耳硬化症)或显著的同侧感音神经性聋。填塞物应该从外耳道内去除,应该仔细检查鼓膜,鼓膜的完整和中耳的积液应该被确认。

使用鼓气耳镜进行瘘管试验寻找气动诱发眼震(Hennebert 征) 或气动诱发眩晕 (Hennebert 症)。Gentle 鼓气耳镜正压或负压可能引出水平眼震。然而,在术后即刻出现的这种情形下,这些发现必须谨慎解读。眼震的存在与否不能确定瘘的存在与否。通过听力图确定存在的听力损失的类型和程度将提供有帮助的信息。鼓膜红斑伴轻度传导性聋可使用抗生素和激素药物治疗和密切观察。另一个可能是听力损失或失衡的表现是浆液性迷路炎的结果。对于新发作的头晕、听力或言语识别率的显著进行性变化,强烈提示外淋巴瘘或可能的修复性肉芽肿。尽管对于刚手术过的患耳,外科医生不愿意进行重新探查,病史和体检结果提示必须进行干预。张开的手掌击打耳部引起鼓膜间接损伤通常导致鼓膜破裂。类似的损伤可发生于显著的声损伤,例如爆炸伤。鼓膜钝伤也可导致听骨链的直接破坏。在所有 3 种类型的损伤中,压缩能量可通过听骨链传播,使镫骨足板半脱位进入前庭窗或圆窗爆发破裂。在这些情况下,

进行性听力损失或持续性失衡，强烈提示外伤性外淋巴瘘。患者经历这些类型的损伤需要全面检查耳部。确定鼓膜的完整性。进行气压瘘管试验寻找眼震。在这种情况下，充气加压出现眼震提示外淋巴瘘。位置试验(Hallpike 手法)对于位置诱发性眩晕患者也是有帮助的。前庭试验包括眼震电图(ENG)和瘘管试验眼震电图。瘘管试验眼震电图通过记录电极水平置于接近眼外眦处进行监测。运用 Siegle 耳镜或声导抗桥给予鼓膜正负气压来记录眼球运动。描图为外耳道压力随时间变化的眼震(图 119.1)。眼球运动也可通过红外视频眼镜来评价。可消除固视，直接观察眼球偏斜。

不幸的是，术前听觉和前庭试验的结果是多变的，对外淋巴瘘不是特异的。正压或瘘管试验眼震电图对诊断外淋巴瘘肯定有帮助，但尽管已经证明的肯定的术前检查结果仍有探查阴性的报道。相反地，在某些患者尽管术前检查结果正常，最后确诊为外淋巴瘘。

外淋巴 β_2 转铁蛋白的确定可以作为外淋巴瘘的诊断标记。获得中耳可疑液体足够的体液样品是困难的。液体的量不足以进行吸引和收集。吸收性明胶海绵曾用来作为吸收材料，其中蛋白可能被洗脱。然而，耳蜗植入或迷路切除时收集的已知外淋巴的 20 份样品的研究发现，只有 1 份 β_2 转铁蛋白试验阳性。对照样品无一证实有此蛋白[6]。这增加了在中耳探查过程中外淋巴渗漏真实存在的诊断难度。

从蛛网膜下腔至耳蜗导水管，期望通过鼓阶(外淋巴)和脑脊液的交通，可以提供一种检测是否存在明确瘘管的方法。在 28 例疑有外伤性、自发性、医源性或感染性外淋巴瘘患者，通过腰穿在脑脊液中注射入荧光素。几个小时以后，使用白色和蓝色的光，通过显微镜和内镜来检查前庭窗和圆窗龛。只有 2 例患者(7%)证明使用蓝光在圆窗膜后方有荧光。在镫骨切除术和半规管瘘的情况下，直接观察外淋巴显示没有染色。尽管没有椎管内注射荧光素引起神经系统并发症的报告，不推荐这种评估外淋巴瘘的方法[7]。

有证据表明，自发的外淋巴瘘可能伴有其他颞骨先天性异常[2]。畸形的患者,例如 Mondini 畸形,有较高的中耳畸形和外淋巴瘘的发病率。是否找到并修复外淋巴瘘可以阻止这些畸形的自然进程或外淋巴瘘仅仅代表一种附带现象尚不清楚。进行性听力损失和前庭症状的儿童和青少年患者，颞骨影像学检查是必要的。听力双侧改变意味着代谢性,结构性或神经性的病理改变。虽然 MRI 检查脱髓鞘病变更为有效,CT 在确定耳囊异常方面更好(图 119.2)。因为外淋巴瘘被认为伴有内耳或中耳先天畸形，进行性听力损失和颞骨 CT 扫描异常的患者可以作为外淋巴瘘探查的候选。

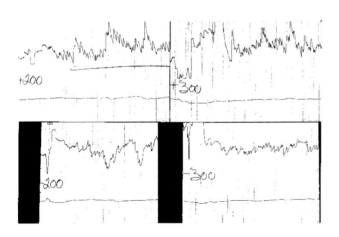

图 119.1 阳性瘘管试验的眼震电图。顶行显示正性气压 200mmH2O 和 300mmH2O 时引出向右眼震。底行表明负压同一耳引出方向向左的相反的眼震。注意压力越大眼震频率越快。

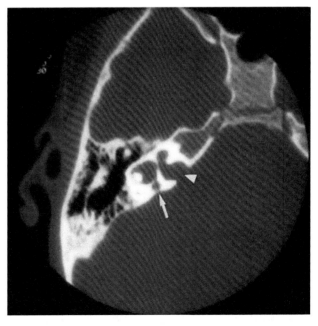

图 119.2 进行性和波动性感音神经性聋患者的骨窗 CT 扫描。可见耳囊畸形,包括球形的前庭导水管(箭头所示)和扩大的前庭和内听道(三角箭头所示)。

有关儿童突然的、进行性的或波动聋的原因医师有不同的意见。关于外淋巴瘘是不是可能的原因有争议。一个回顾性研究调查了突然的,进行性的或波动聋的儿童患者，在 3 个频率大于 20dB，共 160 耳进行了中耳外淋巴瘘手术后的听觉和前庭结果。通过目测液体渗漏或重新积聚，其中 103 耳证实存在外淋巴瘘,92%的患者通过手术修复漏口后听力证实稳定或提高。57 耳未发现外淋巴瘘,但前庭窗和圆窗用肌肉或结缔组织填塞,95%的患者听力稳定或提高。基于他们父母的观察，探查发现阳性瘘管的 70%的患儿,手术修复后眩晕和失衡症状改善[8]。

关于儿童先天性外淋巴瘘引起感音神经性聋的潜在损害,很难下有意义的结论。没有明确存在外淋巴瘘但仍手术治疗可以稳定听力水平的原因尚不清楚。一个貌似的解释是探查时渗漏是间歇性的或不明显的,因为术耳是朝上的,因此外淋巴流出需要对抗重力。合理的结论是手术修补(圆窗和前庭窗填塞组织)不会增加术后听力损失的显著的风险。

我们理解的听力损失和(或)前庭问题的病因,自本书第一版以后有了显著的扩展。Lloyd Minor 描述了前半规管裂的听觉和前庭体征和症状的特征[9]。许多症状,例如:噪声诱导头晕,听力损失,以及举重、打嗝、咳嗽、喷嚏或屏气引起的失衡,在外淋巴瘘和前半规管裂常见。同样,阳性瘘管试验(鼓气耳镜下见眼震)在这两种临床疾病中都可能发生。听力图可显示传导性聋,但声反射在前半规管裂应仍存在。前庭诱发电位通常在较低阈值被引出，可显示增大的振幅反应。CT 显示前半规管裂开是诊断的关键。通过使用多排 CT 扫描仪,可以平行和垂直前半规管进行颞骨图像的重建。我们显示了冠状位图像,通常足够用来确定裂开的半规管(图 119.3)[10]。

术前准备

怀疑外淋巴瘘的患者应该进行术前听力学检查确定以前的听力水平是否有改变或建立听力基线。如果确定单侧轻瘫或外淋巴瘘试验(气压鼓气耳镜)阳性,前庭试验可能是有帮助的。颞骨影像学在钝性或穿透性头部外伤后是有益的，但在气压伤或声损伤病例提供有限的附加信息。如果考虑假体移位,近期耳科手术后的影像学是有帮助的。

麻醉的选择取决于患者的年龄和怀疑的外淋巴瘘的原因。患者保持清醒对手术医师有两个好处。第

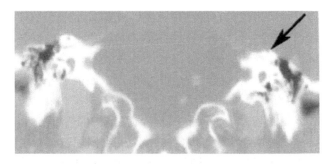

图 119.3　冠状位骨窗 CT 扫描显示左侧前半规管裂(箭头所示)。

一,患者可以遵守指令,例如进行 Valsalva 动作(关闭声门用力屏气)。可以认为,全麻患者通过麻醉师给予呼气末持续正压能获得类似的结果。维持呼气末持续正压引起颅内压增高。正如 Valsalva 动作、颅内压增高可能增加传播至内耳外淋巴液体空间的流体压力,更加容易发现潜在的外淋巴瘘。然而,全身麻醉下,内耳医源性损伤不容易察觉。保持患者清醒的第二个益处是，患者可以提供有关眩晕和头晕主观感觉的即时反馈。这对于近期耳科手术或局限的颞骨损伤的病例特别有用。足板上不当的操作导致半脱位或前庭窗浮动伴有球囊和椭圆囊的纤维性粘连对内耳功能是有害的。清醒的、尽管是镇静的患者,可以直接向外科医师表达失衡的感觉。

不论可疑的外淋巴瘘是什么原因,儿童在局麻下进行耳科探查手术时很困难的。青少年或青年在镇静作用下可能可以忍受这种手术。外科医师和患者一起,必须决定哪个麻醉方法对患者和医师来说是最佳的。儿童进行探查性鼓膜切开术通常需要全麻。

手术方法

患者仰卧位于手术台上患耳朝上。需要剃除耳后小部分头发以提供合适的移植或填塞的材料。如果镫骨足板的完整性有问题,外科医师在镫骨切除术时常规准备和覆盖手背,使用静脉移植物。足够的术前镇静或睡眠麻醉后，手术显微镜按置于术耳上方。检查外耳道和鼓膜后,局麻药物(2%利多卡因和 1:100 000 肾上腺素) 以 4 个象限的方式浸润外耳道(图 119.4)。探查中耳外淋巴瘘时局麻伴控制血管收缩是需要的。止血是强制性的,可以最小化血清渗漏入中耳后引起的混淆。发现某些浸润局麻药物可以弥散入中耳,看似清亮液体在前庭窗或圆窗龛积聚[11]。术者可能错误地将此叫作外淋巴瘘。尽管如此,局部

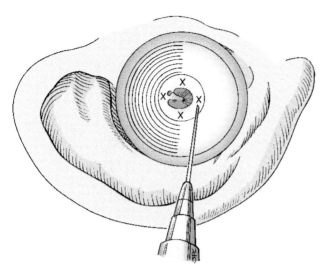

图 119.4　局麻溶液注射于外耳道 4 个象限。

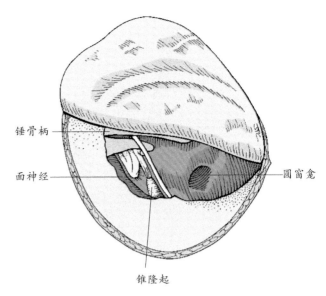

图 119.5　翻起鼓耳道皮瓣。外耳道后上壁的骨质使用刮匙去除,最大暴露前庭窗和圆窗龛。

注射是需要的,可以麻醉外耳道和减少出血。翻起鼓耳道皮瓣进入中耳(图 119.5)。经常需要去除外耳道后上壁的骨质,获得充分暴露前庭窗龛。取决于骨质和中耳的血供,可能发生出血进入中耳腔。控制出血的方法包括放置小块局麻药物和局部血管收缩溶液浸透的吸收性明胶海绵颗粒,小块的速即纱或双极电凝,后者很少使用。一旦完成完全暴露,处理取决于手术过程中的发现,在本章后面描述。检查中耳黏膜和听骨链的状态。

通常,改变显微镜或手术台的位置来观察圆窗龛,无须刮除骨性外耳道后壁。反复吸引下,检查圆窗和前庭窗龛,寻找清亮液体的重积聚。也可通过识别手术显微镜下变化的光反射来确定外淋巴瘘。增加颅内压对于确定外淋巴渗漏有帮助。如果未发现清亮液体,要求患者进行 Valsalva 动作。其他用于提高识别潜在的外淋巴瘘的方法包括加压同侧颈静脉,触动听骨链促进渗漏或将患者置于头低脚高位。

目前,外淋巴瘘的诊断基于发现清亮液体的重积聚或手术显微镜下光反射的改变。待确定液体的更加客观的实验室检查对于推断外淋巴瘘当然是有帮助的。有正在进行调查的使用 β_2 转铁蛋白作为一个外淋巴液的标记。吸收性明胶海绵或膨胀海绵颗粒置于各个龛上,吸收和收集分别标记的样品。Western blot 染色电泳可以确定 β 转铁蛋白亚型。这种测定的结果目前最少需要 3 小时。不幸的是,手术时不能现用这个信息来决定手术处理。另外,这种方法的真正的敏感性和特异性尚待确定[12]。

镫骨切除术后突然的或进行性的听力损失或前庭症状,对这些患者进行探查,需要具体处理。在常规的镫骨切除术中使用组织移植物或静脉移植物的外科医师,在重新探查既往经历耳硬化手术史的患耳前,应该准备获取一个新的移植物。对迅速进行性的听力损失和近期镫骨手术的患者,检查前庭窗龛有无修复性肉芽肿。如果有肉芽肿存在,去除假体,放置新的组织密封。如果没有肉芽肿,检查假体的位置。如果使用过组织封闭,确认其完整性和覆盖前庭。通过触动听骨链,证实假体位置是否合适。开始仔细检查寻找不完整的前庭窗覆盖物(图 119.6)。仔细检查前庭窗龛的清亮液体。如果有关组织密封完整性存在问题,去除假体,放置组织移植物。同样,如果使用过镫骨切除术活塞,确定假体有无从开窗位置移位。

遭受耳部钝性或穿透性外伤伴有持续头晕和听力损失的患者进行类似的处理。评估听骨链的完整性。砧镫关节可能累及,镫骨足板骨折,压缩或半脱位进入前庭。如果确定了是上述情况,将砧镫关节脱位。小心从前庭抬起足板的脱入部分。如果患者诉有极度的眩晕或呕吐,终止足板操作。可以获取的潜在的组织移植物包括手的静脉、颞肌筋膜或耳屏软骨膜。我们倾向结缔组织或颞肌筋膜。前庭窗边缘翻起黏膜后,移植物封闭前庭(图 119.7)。

自发的外淋巴瘘用相似方式处理。检查前庭窗和圆窗的清亮液体。如果发现清亮液体,翻起镫骨足板附近黏膜(图 119.8)。圆窗可能有悬垂,应该用刮

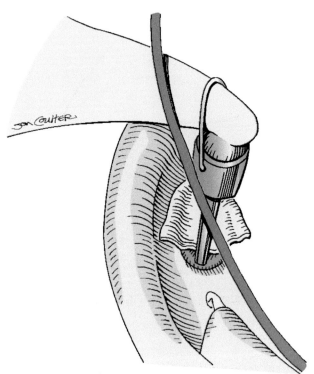

图 119.6 外淋巴瘘的一个原因是镫骨切除术后封闭前庭窗的组织移植物裂开。移植物没有完全覆盖前庭窗龛的后部。

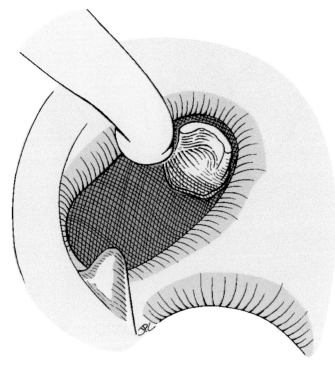

图 119.7 外伤后的镫骨足板前部仍然半脱位进入前庭。静脉移植物将放置并完全覆盖前庭窗龛。

匙或中耳微钻去除以获得更好的视野。如果在此处发现外淋巴瘘,黏膜也要翻起。封闭外淋巴瘘的首选材料是从耳后区域获取的纤维筋膜组织。耳屏软骨膜也可使用。尽量避免使用脂肪组织,因其有萎缩和吸收的固有特性。小块的纤维筋膜组织放置于前庭窗或圆窗以及镫骨两脚之间(图 119.9)。相似的是,黏膜剥离使周围骨质裸露以后,封闭圆窗龛。固定组织在位和促进瘢痕形成的方法包括在组织移植物的外侧放置胶原,速即纱或纤维蛋白胶。

　　另外一种封闭足板环形边缘的方法是使用轮廓状的移植物。筋膜或软骨膜切割成裤子形状或窄的 U 形,放置于镫骨前脚周围,分支沿着足板上下延伸。提供足板前缘和窗前瘘管的良好封闭(图 119.10)。

　　沿着前庭窗和圆窗龛,应该检查其他区域,包括足板前方的窗前瘘管区域和圆窗龛的前方区域,此处曾报道有微裂缝[13]。

　　面临的更加困难的决定之一是,如果没有发现外淋巴瘘该做什么。如果没有观察到清亮液体,当然可以认为不存在外淋巴瘘,填塞窗龛是没有依据的。有探查阴性的患者没有填塞而听力恢复至正常的单例报告。这个观点的支持者认为如果常规进行填塞,永远也不会知道这个治疗是否合理。另一方面,有人

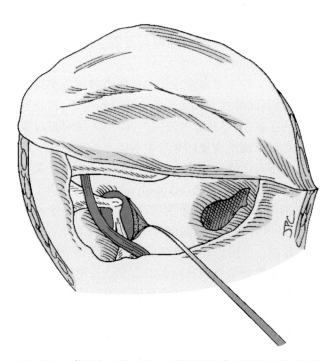

图 119.8 使用细小的钩针,翻起前庭窗龛周围的黏膜,促进纤维组织移植物的瘢痕形成。(From Bluestone CD, Stool SE: Atlas of Pediatric Otolaryngology. Philadelphia, WB Saunders, 1995, p 115.)

可能认为,外淋巴瘘可能是间歇性的,或手术时患耳朝上而难以确定。重力的影响和最小的内耳液体压力可能阻碍外淋巴渗漏。实际上,关于探查阴性的情况下采取什么方法权威人士仍然存在分歧。一些外科医师常规填塞;其他医师只有在确认外淋巴瘘后进行填塞。我们推荐探查时放置筋膜(填塞)。

足板半脱位的处理可能是困难的。近期损伤,在纤维粘连形成期限内,允许尝试从前庭抬起镫骨。在

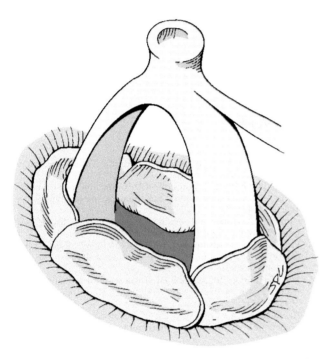

图 119.9　小块纤维筋膜组织放置于前庭窗龛周围,促进外淋巴瘘封闭。

手术操作中如果患者出现前庭症状加重,停止进一步努力。镫骨手术后重新探查的患耳采用相似的方法。如果强烈怀疑外淋巴瘘,但无任何明显发现,外科医师必须决定是否应该替换假体和重新填塞前庭窗,否则症状应该归因于浆液性迷路炎。如果手术是为了尚未解决的前庭问题伴有严重听力损失,更积极的干预是必要的。连同尝试减轻前庭症状,一起修补从中耳至外淋巴和脑脊液的交通途径,可以预防潜在的耳源性脑膜炎。这种方法特别适用于先天性耳囊畸形的年轻患者。

外淋巴瘘修补后的复发症状难以解释和处理。回顾患者的病史和体检发现是需要的。有报道当脂肪组织用于移植时,复发性外淋巴瘘的发生率较高,大概因为脂肪组织移植物的进行性萎缩。就是这个原因,我们提倡使用纤维筋膜组织,肌肉或软骨膜进行外淋巴瘘修补。

一旦中耳手术过程完成,鼓耳道皮瓣恢复到原来位置。皮瓣使用油膏,抗生素浸渍的吸收性明胶海绵或丝质袖套保护,小棉花球和油膏压迫。组织供区用 5-0 的快吸收缝线缝合,覆盖免缝胶布。

术后处理

患者通常可以当天出院除非发生严重的恶心或眩晕。如果需要,提供口服麻醉性镇痛药。很少需要组织供区的伤口护理。根据需要更换外耳道内棉球。应该预料有一些渗液。避免患耳接触水,弯腰举重和堵塞鼻孔打喷嚏。术后 7~10 天去除免缝胶布和填塞物。避免接触水维持 3 周以上。手术后 4~6 周进行听力测试评估和记录听觉功能状态。

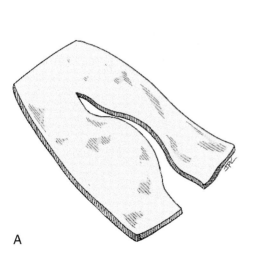
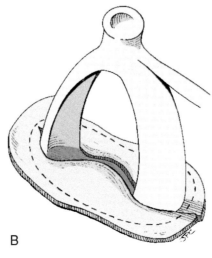

图 119.10　(A)筋膜移植物切割成裤子形状备用于足板区域。(B)移植物放置于镫骨脚周围。

并发症

中耳外淋巴瘘手术探查的手术并发症率是极少的,特别是明显术前听力损失的患者。仔细翻起鼓耳道皮瓣,避免撕裂鼓膜可能。仔细解剖鼓索神经,减少牵拉和干燥。理论上,填塞圆窗或前庭窗会引起传导性听力损失。然而,事实上,这种填塞没有导致明显的临床的或听觉测定的下降。

填塞圆窗和前庭窗可以有效地预防液体从内耳进出。如前所述,外淋巴瘘和梅尼埃病的症状,体征和诊断可能部分重叠。如果需要随后的干预中用氨基糖苷类抗生素(庆大霉素)或激素的鼓室内治疗通过中耳注射进入内耳可能被组织移植物有效地阻止。随后的治疗中,医师应该意识到患者的既往病史和详细的既往手术史。

精要

- 突然听力损失或头晕伴有近期气压伤,耳部物理性损伤或耳科手术史的患者需要怀疑外淋巴瘘。
- 突然的波动性聋和头晕,CT 证实中耳或内耳畸形的儿童患者应该进行中耳探查。
- 使用红外视频眼镜代替直接观察眼球运动,可能增加识别鼓气耳镜引出的眼震。
- 清醒患者进行 Valsalva 动作或全麻下麻醉师提供正压通气,增加识别外淋巴瘘。
- 因为瘘管可能是间歇性的或中耳探查时患耳朝上难以引出,前庭窗和圆窗都应该使用组织移植物填塞。

隐患

- 压力引起的眩晕和眼震的症状和体征在急性

内淋巴积水,镫骨假体位于前庭太深,外淋巴瘘和前半规管裂中相似。
- 中耳探查引起的并发症罕见,但应极其小心避免鼓膜撕裂或鼓索神经损伤。
- 来自于局麻和血管收缩的注射的过多液体可能渗透进入中耳,被误认为是外淋巴。
- 脂肪组织不应用于填塞外淋巴瘘,因为它更有可能萎缩,不能封闭外淋巴瘘区域。
- 确定外淋巴的实验室标记,例如 β_2 转铁蛋白或荧光素,可能是不可靠的,或者阴性结果误导判断。

(顾凤明 译)

参考文献

1. Fee GA: Traumatic perilymphatic fistulas. Arch Otolaryngol 88:477-480, 1968.
2. Weber PC, Perez BA, Bluestone CD: Congenital perilymphatic fistula and associated middle ear abnormalities. Laryngoscope 103:160-164, 1993.
3. Gunesh RP, Huber AM: Traumatic perilymphatic fistula. Ann Otol Rhinol Laryngol 112:221-222, 2003.
4. Fitzgerald DC: Perilymphatic fistula and Meniere's disease. Clinical series and literature review. Ann Otol Rhinol Laryngol 110:430-436, 2001.
5. Sun GH, Simons JP, Mandell DL: Bilateral perilymphatic fistulas from a lightning strike: A case report. Laryngoscope 116:1039-1042, 2006.
6. Buchman CA, Luxford WM, Hirsch BE, et al: Beta-2 transferrin assay in the identification of perilymph. Am J Otol 20:174-178, 1999.
7. Gehrking E, Wisst F, Remmert S, et al: Intraoperative assessment of perilymphatic fistulas with intrathecal administration of fluorescein. Laryngoscope 112:1614-1618, 2002.
8. Weber PC, Bluestone CD, Perez B: Outcome of hearing and vertigo after surgery for congenital perilymphatic fistula in children. Am J Otolaryngol 24:138-142, 2003.
9. Minor LB: Clinical manifestations of superior semicircular canal dehiscence. Laryngoscope 115:1717-1727, 2005.
10. Branstetter BF, Harrigal C, Escott EJ, et al: Superior semicircular canal dehiscence: Oblique reformatted CT images for diagnosis. Radiology 238:938-942, 2006.
11. Wilson DF, Hodgson RS: Lidocaine in the middle ear. Laryngoscope 100:1059-1061, 1990.
12. Bassiouny M, Hirsch BE, Kelly RH, et al: Beta 2 transferrin application in otology. Am J Otol 13:552-555, 1992.
13. Kamerer DB, Sando I, Hirsch BE, et al: Perilymph fistula resulting from microfissures. Am J Otol 8:489-494, 1987.

第 **120** 章

中耳炎的颅内并发症

William A. Wood，Yael Raz

急性或慢性中耳炎导致的并发症可分为颅外并发症（如：面神经麻痹，迷路炎，骨膜下脓肿）和颅内并发症。中耳炎的颅内并发症包括脑膜炎、硬脑膜外脓肿、硬脑膜下积脓、脑脓肿、侧窦血栓性静脉炎/乙状窦血栓、耳源性脑积水和 Gradenigo 综合征（图 120.1）。有时，对于有中耳炎病史但从未治疗过的患者，颅内并发症可作为首发症状出现。很多中耳炎并发症可同时出现。尽管使用了广谱抗生素，中耳炎并发症仍然可能有较高的发病率及病死率，因而手术治疗往往是必需的。

中耳炎可以通过直接扩散或血行播散的方式累及颅内结构。炎症可能通过以下多种途径直接扩散[1]：先天性发育异常（如 Mondini 畸形），颞骨骨折导致的创伤后骨质缺损，胆脂瘤腐蚀骨性屏障，乳突与颅内的交通性静脉，以及乳突与颅内之间的先天性或医源性骨裂[2]。脑膜炎是最常见的中耳炎颅内并发症，儿童的脑膜炎通常通过血行播散或局灶性脓肿扩散而来[3]。随着 B 型流感嗜血杆菌和肺炎球菌疫苗在儿童中的广泛应用，这两种病原菌导致的脑膜炎并发症发病率已经非常之低[1]。最近，一系列文献报道侧窦血栓性静脉炎/乙状窦血栓性静脉炎或脑脓肿的发生概率明显高于脑膜炎。在表 120.1 中，列出了过去 10 年的各种耳源性颅内并发症的发病率[4-17]。

患者刚开始可能有耳源性感染的典型症状，如：难闻的耳漏，耳痛，头痛，发热，眩晕和突发性听力损失。随着疾病进展，将出现一些迟发性症状，包括精神改变（如：精神错乱，反应迟钝或癫痫发作）和颅神经麻痹的症状。许多中耳炎颅内并发症的患者同时具备多种并发症，如脑膜炎合并脑脓肿，耳鼻喉科医生应当尽量诊断和治疗所有的并发症。患者还可能同时合并有颞骨内并发症，如骨膜下脓肿、迷路炎和面神经麻痹。

脑膜炎

指征和病例选择

脑膜炎患者可能有典型的症状，如头痛、畏光、峰形热、精神改变、恶心、呕吐。一项前瞻性研究显示，曾用作评估脑膜炎的典型体征如 Kernig 征、Brudzinski 征和颈强直，在疑诊为脑膜炎患者中，其诊断的敏感性仅为 5%~30%[18]，因此查体时体征阴性的患者临床上也要高度警惕。如果怀疑脑膜炎，有必要尽早进行腰穿，并在细菌培养结果出来之前尽快行经验性抗感染治疗。除脑脊液压力、细胞计数、革兰染色和细菌培养结果外，脑脊液和血清的葡萄糖比值低于 0.5 为异常，提示诊断脑膜炎的可能性明显增加[19]。当前的临床指南建议，对于疑诊细菌性脑膜炎的患者，如有以下情况，建议在腰穿前行头颅 CT 检查：免疫抑制状态，中枢神经系统病史（如卒中），新近出现的癫痫发作、视盘水肿、意识水平异常或局灶性神经功能缺损[20]。

平扫或增强的颞骨薄层 CT，如果同时扫描到脑部，则既可以评估有关的颅内并发症如脑脓肿，又可以发现颅中窝或颅后窝骨板的骨质缺损及其他结构异常。当诊断或疑诊为中耳炎时，耳鼻喉科医生应该行鼓膜切开术并留置鼓膜通气管，将抽出的中耳内液体行快速革兰染色，同时做细菌培养和药敏试验。

表 120.1　近期报道的儿童组、成人组及儿童成人混合组的中耳炎颅内并发症病例

参考文献及病例数	ICCOM 病例数	脑膜炎	硬脑膜外脓肿	硬脑膜下脓肿/积脓	脑脓肿	侧窦血栓性静脉炎或乙状窦血栓	耳源性脑积水	其他 *
儿童组								
Zanetti,[4] 2006,N=45	13	6	3	0	1	7	0	2
Migirov,[5] 2005,N=28(儿童 11 例)	11	5	3	0	0	1	0	2
Leskinen,[6] 2004,N=33	1	1	1	0	0	0	0	0
Luntz,[7] 2001,N=223(儿童 214 例)	19	7	4	1	1	6	0	5
Go,[8] 2000,N=118	8	1	4	6	0	0	0	0
Kaftan,[9] 2000,N=22(其中 3 例小于 18 岁)	3	3	0	0	0	0	0	0
Schwager,[10] 1997,N=124	11(其中 4 例有 1 种以上的并发症)	5	5	0	2	5	0	0
成人组								
Leskinen,[11] 2005,N=50	9	4(死亡 1 例)	0	0	4	1	0	0
Migirov,[5] 2005,N=28(成人 17 例)	17	8	2	2	5	2(侧窦 1 例,乙状窦 1 例)	0	0
儿童成人混合组,结果未按年龄区分								
Kafan,[9] 2000,N=22(其中 22 例大于 18 岁)	19	12	0	1	5	0	0	1(Gradenigo 综合征)
Barry,[12] 1999,N=79(患有耳源性脑膜炎)	79	79	4	2	4	2	2	8
Seven,[15] 2005,ICCOM 总数为 59	32,ICCOM 总数为 59	7	7	2	14	10	1	11
Penido,[14] 2005,N=33	33	21	1		26(死亡 3 例)	5	0	1
Matanda,[15] 2005,N=343(其中 215 例小于 20 岁)	24	12	0	0	9	2	1	0
Goldstein,[16] 2000,N=100 为中耳炎颞骨内并发症	16	2	7		1	5	7	2
患者								
Osma,[17] 2000,N=93, 其中 57 例 ICCOM(其中 58%的患者小于 20 岁)	57	41	4	0	10	1	0	

* 其他包括海绵窦血栓、窦周脓肿、岩尖化脓、脑膜膨出、颈内静脉血栓、脑炎、化脓前的脑炎、脑室炎。有些患者同时有 1 种以上的颅内并发症。

ICCOM (intracranial complication of otitis media),中耳炎颅内并发症。

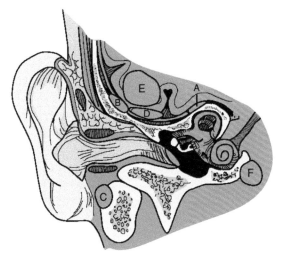

图 120.1　中耳炎颅内并发症包括脑膜炎（A）、硬脑膜外脓肿（B）、侧窦血栓（C）、硬脑膜下积脓（D）、脑脓肿（E）和岩尖炎（F）。（Adapted from Vazquez E, Castellote A, Piqueras J, et al: Imaging of complications of acute mastoiditis in children. Radiographics 23:359–372, 2003.）

根据中耳内液体和脑脊液的细菌培养结果调整抗生素。在患者可承受的情况下,应该行 MRI 检查,因为 MRI 评估颅内感染的范围和类型更加敏感[21]。

手术治疗

　　除鼓膜切开术和留置鼓膜通气管外,耳源性脑膜炎本身不需要额外的手术治疗。然而,当全身应用抗生素治疗效果欠佳时,如果患者神经系统情况稳定、能够耐受手术,需行乳突凿开术,从而可能发现慢性的、潜在的病因(图 120.2)。应当严密监测患者的听力。可能的后遗症为骨化性迷路炎,导致感音神经性听力损失,需早期行人工耳蜗植入术。

硬脑膜外脓肿

指征和病例选择

　　合并有胆脂瘤的乳突炎或慢性化脓性中耳炎患者,由于骨质腐蚀,有炎症侵入颅内的硬膜外腔、形成脓肿的风险。如果骨质腐蚀向上累及鼓室天盖,将在中颅窝形成脓肿。同样,如果骨质腐蚀向后发展,将在后颅窝形成脓肿,脓肿通常包围乙状窦。有作者提到与乙状窦邻近的脓肿归为窦周脓肿或窦周积

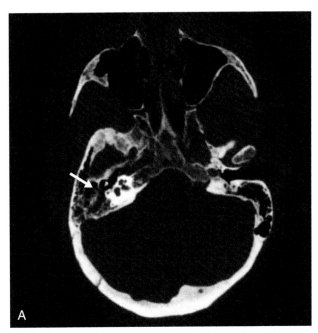

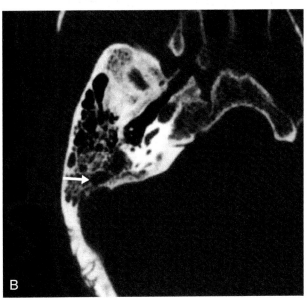

图 120.2　一例伴有脑膜炎的慢性乳突炎患者。(A)慢性乳突炎,箭头示鼓窦阻塞。(B)箭头示乙状窦表面的后颅窝骨板被腐蚀。患者行 CT 扫描时尚无临床症状。由于严重的心脏风险,该患者未接受手术干预,仅行临床观察。然而,6 个月后患者因耳痛、发热和精神状态改变就诊,检查提示为脑膜炎。由于抗生素治疗效果不佳,患者行乳突凿开术,术中发现鼓窦阻塞继发于胆固醇肉芽肿。

脓。最近一个关于硬脑膜外脓肿患者的大样本研究发现,20%的病例是继发于耳源性感染,而近 2/3 的病例继发于鼻窦感染[22]。

　　耳源性硬脑膜外脓肿的患者在患耳区域有典型的、不断加重的颞顶部头痛[23],伴或不伴精神状态改

变如嗜睡。然而,为评估乳突及中耳情况而行颞骨CT扫描时,可能发现"静止型"脓肿[24]。如果临床上或CT检查怀疑有颅内并发症,MRI检查可在了解并发症的部位和范围方面提供有用的信息。在行乳突凿开术时若发现腔隙性脓性渗出、肉芽组织或骨质腐蚀,有必要评估天盖及颅内腔周围的骨质是否完整,以除外硬脑膜外脓肿。硬脑膜外脓肿可与其他中耳炎颅内并发症(如侧窦、乙状窦的血栓性静脉炎或血栓)同时发生,因此耳科医生需要对这些严重的情况保持高度警惕。

手术治疗

继发于乳突炎的孤立性硬膜外脓肿通常可通过乳突根治术清除,术中需小心取出受累的骨板,暴露但不进入硬脑膜(图120.3)。脓性物和肉芽组织应送检行快速革兰染色、细菌培养和药敏试验,并应用抗生素溶液冲洗乳突。若术前并未确诊为脓肿,术后应行影像学检查以评估是否存在其他颅内并发症。

侧窦血栓

指征和病例选择

继发于中耳炎的硬脑膜窦感染,可由临近的硬脑膜外脓肿发展而来,或由乳突与硬脑膜窦之间的交通性静脉通道直接扩散而来(图120.4),并可能在窦内形成血栓。一旦硬脑膜窦壁感染,将可能形成血栓并在窦腔内不断增大。严重时,如果向周围引流不充分,可导致静脉大出血和脑梗死。

侧窦由横窦和乙状窦组成。继发于中耳炎的侧窦血栓性静脉炎和(或)血栓(lateral sinus thrombophlebitis and /or thrombosis,LST)患者除有乳突炎症状外,通常还会主诉头痛、发热和畏光。其他中耳炎并发症如硬脑膜外脓肿、硬脑下脓肿或耳源性脑积水往往会同时存在[25]。增强CT常常可以诊断侧窦内血栓,但MRI和MR静脉造影则是诊断和监测脑静脉血栓的"金标准"(图120.5)[26]。

最近许多病例研究显示,急性中耳炎和慢性中耳炎导致LST的概率几乎均等[27,28]。另外一些病例研

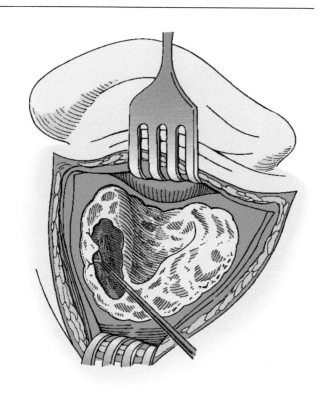

图120.3　通过充分暴露中颅窝,暴露和引流硬脑膜外脓肿。

究报道慢性耳病与侧窦血栓的关联性更大[29]。大多数研究涵盖的病例少于15例,从而提示对中耳炎进行有效的早期治疗,使得该并发症相对罕见。

手术治疗

一直以来,LST的治疗标准是,除静脉应用抗生素外,还应行乳突根治术探查侧窦。侧窦穿刺可能有助于明确是否有脓性分泌物(图120.6)。如果有脓,则需要考虑切开侧窦、清除血栓(图120.7)。应用止血纱布压迫管壁可控制侧窦的出血(图120.8)。术中须保证窦内壁完整。除非感染非常严重,否则开放横窦并清除血栓不是必需的[16]。目前尚不明确术后应用抗凝治疗是否有效[31]。对于不合并乳突炎的病例,保守治疗也是可行的,包括立即行鼓膜切开术、鼓膜置管、局部和静脉应用抗生素[32]。但需要严密监测患者,如果患者病情无改善,需行乳突根治术,探查侧窦。经过数周时间,形成血栓的侧窦可能会出现自通[33]。

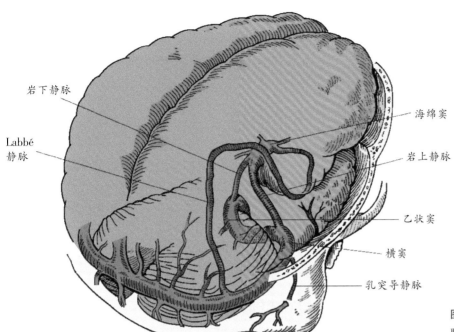

图 120.4　硬脑膜窦和颞骨的解剖学联系。

岩下静脉

Labbé静脉

海绵窦

岩上静脉

乙状窦

横窦

乳突导静脉

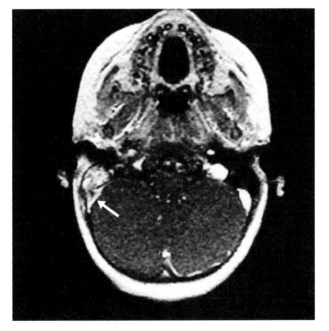

图 120.5　MR 静脉造影显示右侧乙状窦的充盈缺损,提示血栓形成(箭示)。该患者还同时有继发于乳突炎的硬膜外脓肿。

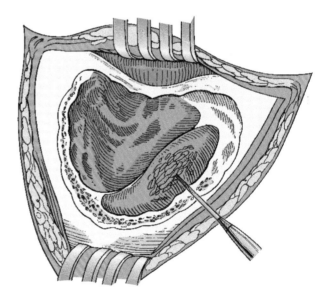

图 120.6　对形成血栓性静脉炎的硬脑膜窦进行触诊和抽吸。

硬脑膜下脓肿(积脓)

指征和病例选择

　　中耳炎曾经是导致硬脑膜下脓肿的主要原因之一[34];然而,在过去几十年里,其发生率逐渐降低。一项回顾性研究分析了自 20 世纪 70 年代以来 32 例硬脑膜下积脓的病例, 结果发现无一例是继发于中耳炎[35];另有一项类似的研究提示,开颅手术史是形成硬脑膜下脓肿最常见的危险因素,约有 2/3 的硬脑膜下脓肿病例曾行开颅手术。一项来自发展中国家的大样本研究分析了 699 例硬脑膜下脓肿患者,发

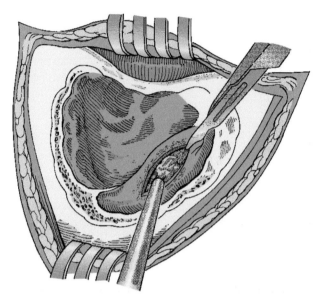

图 120.7   对形成血栓性静脉炎的硬脑膜窦进行切开和引流。

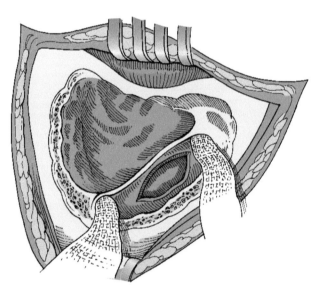

图 120.8   应用管腔外填塞控制硬脑膜窦出血。

现仅仅 9% 的脓肿是耳源性的[36]。

感染的乳突或中耳与硬脑膜之间的小交通静脉可形成血栓性静脉炎,感染到达硬脑膜后,则在硬脑膜和蛛网膜之间形成脓肿。硬脑膜下脓肿可能与硬脑膜外脓肿、脑膜炎或脑脓肿同时发生。大多数患者表现出发热和脑膜刺激征。尽管许多患者将会出现神经系统局灶损伤的体征如偏瘫,大样本研究显示近 40% 的患者早期并没有表现出局部神经受损。硬脑膜下积脓可迅速进展为昏迷和死亡,当颅内压升高较快时,可能并不出现视盘水肿[37]。尽管对怀疑中

耳炎颅内并发症的患者做影像学评估时往往需要行增强 CT 检查,最近有一篇影像学综述推荐使用弥散加权相 MRI 来帮助区分硬脑膜下脓肿和反应性硬脑膜下积液[38]。

手术治疗

硬脑膜下积脓须行急诊手术清除积脓,同时通过腰穿严密监测频繁升高的颅内压,并静脉给予抗生素治疗。硬脑膜下积脓可通过开颅手术引流,或在神经外科医生协助下行 CT 引导下穿刺引流。如果是由慢性中耳炎导致的硬脑膜下脓肿,建议施行乳突根治术。

脑脓肿

指征和病例选择

尽管有现代的抗生素和积极的外科治疗,脑脓肿仍然是一种凶险的、致死性的并发症。20 个世纪之交,英国作家奥斯卡·王尔德(Oscar Wilde)死于耳源性脑脓肿,他的父亲 William Wilde 爵士是耳科的奠基人之一,耳后的 Wilde 切口就是以他的名字命名[39]。近期关于脑脓肿的病例研究大多数都来自于发展中国家,因为在越富裕的地方卫生保健的渠道越多,该并发症的发生率越低。最近,来自土耳其大学中心的一项研究分析了 41 例脑脓肿病例,发现每年大约有 1 例病例出现,而且几乎所有的病例都有胆脂瘤病史[40]。另有一项类似的研究涵盖了 36 例印度患者,该研究报道尽管 1/3 的患者耳镜检查仅仅发现肉芽组织,但是所有的患者在手术中都发现有胆脂瘤[41]。意大利某中心 16 年内研究了 20 例脑脓肿患者,发现其中 12 例患者都是耳源性的,其结果发表在了德国的文献上[42]。

许多耳源性脑脓肿患者同时合并有其他的中耳炎颅内并发症,包括脑膜炎和硬脑膜外脓肿。脓肿通常由骨炎直接扩散形成。如果鼓室天盖有缺损,可能在颞叶形成脓肿(图 120.9);如果乙状窦表面骨质缺损,可能在小脑形成脓肿。上文所提到的病例研究中,印度的研究发现小脑脓肿发病率很高(17 例脑脓肿中有 9 例为小脑脓肿),而土耳其的研究报道 54% 的脑脓肿位于颞叶,44% 的位于小脑。脑脓肿患者一

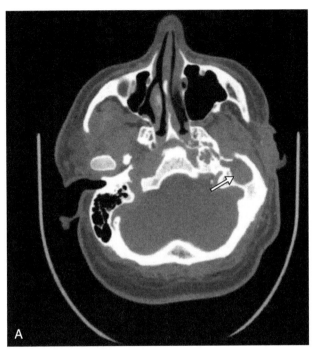

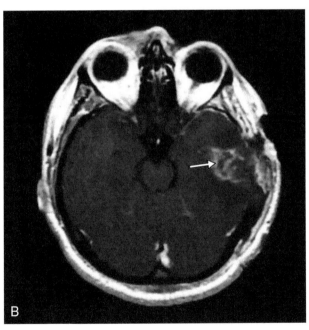

图 120.9　(A)一名外耳道狭窄的患者,CT 显示左侧的中耳胆脂瘤(箭头所示)。(B)MRI 上可见脑脓肿(箭头所示)。

般会有持续数日的头痛,同时伴有难闻的耳漏,还经常出现精神状态改变。由于颞骨 CT 可能使脑脓肿漏诊,因此影像学检查还应包括颅脑的增强 CT。

手术治疗

　　脑脓肿必须在脑疝之前紧急处理,脑疝发生后

则可能出现败血症和死亡。必须行乳突根治术清除所有可能导致脓肿的胆脂瘤,有些病例中脓肿可通过乳突实现引流。与神经外科医生进行多学科协作,患者通常在接受乳突根治术的同时行开颅手术。Sennaroglu 和 Sozeri[40]报道在乳突根治术中,应用聚维碘酮处理硬脑膜后,对脓肿进行穿刺冲洗,并留置引流管,之后不断冲洗直到 CT 显示脓腔闭合。根据穿刺抽出物的细菌培养结果调整抗生素。另有一篇文章,报道了在没有神经外科医生会诊的印度农村,有 8 例病例应用了类似的方法治疗[43]。德国的一篇文章报道了 8 例脑脓肿患者都实施了乳突根治术,其中 2 例由神经耳科医生仅仅通过乳突径路进行引流,另有 2 例则需要与神经外科联合才实现引流[44]。前面所提到的意大利的病例研究,20 例患者中有 17 例接受了神经外科的干预。

耳源性脑积水

指征和病例选择

　　通常认为,耳源性脑积水是由侧窦血栓引起的。这是一种罕见的并发症,多数病例都会出现特征性视盘水肿和同侧展神经麻痹,目前发病机制尚不明确,在对侧侧窦开放的情况下,仍然可能发生脑积水[45]。印度的一项病例分析报道了 3 例结核性脑积水[46]。以前认为上矢状窦也参与了发病,但是这一理论还具有争议性[47]。

　　患者有典型的颅内压升高的表现,如恶心、呕吐和复视。腰穿可能显示开放压力高达 480mmH$_2$O[48],但脑脊液的其他指标正常,因此当视盘水肿提示有脑干小脑扁桃体疝时,行腰穿时一定要非常小心,如:在手术室操作,患者依从性良好,保持侧卧位。MRI 和 MR 静脉造影可以良好地显示横窦血栓[49]。重要的是,德国的一项研究对 5 例儿童患者随访了 4 年,发现经过前期 1~4 周的抗生素治疗,除 1 名患儿外,其他患儿的急性中耳炎都已消退,但是都有复视出现[50]。

手术治疗

　　在德国的病例研究中[50],所有 5 名患者都在手术干预后才缓解,仅仅静脉应用抗生素治疗是不够的。

手术治疗包括乳突根治术、鼓膜切开术，有些患者可能需要行腰穿引流。如果存在侧窦血栓，可以通过穿刺抽吸，也可能需要切开引流。颅内压升高则需要甘露醇、乙酰唑胺或其他利尿剂治疗。

岩锥炎/Gradenigo 综合征

指征和病例选择

中耳乳突炎扩散可能感染气化的岩尖，从而出现相关的颅内并发症，其中包括硬脑膜外脓肿，展神经麻痹和三叉神经刺激征。Gradenigo 在 1904 年和 1907 年描述了典型的三联征，包括化脓性中耳炎、展神经麻痹和继发于三叉神经受累的面深部或球后疼痛，然而在他的病例研究中仅有 42%（57 例患者中有 24 例）的患者具备完整的三联征（图 120.10）[51]。岩锥炎可能累及第 V 和第 VI 对颅神经。正如 Gradenigo 所提到，展神经麻痹仅仅在少数岩锥炎患者中出现且症状多变，偶尔它可能是岩锥炎唯一的表现[52]。岩尖综合征可与其他颅内并发症同时出现，因此必须同时全面评估其他可能的病理状态如脑膜炎和侧窦血栓性静脉炎。

岩锥炎可能继发于急性中耳炎或作为慢性中耳疾病的并发症出现。气化的岩尖通常与乳突气房相通，有些作者报道甚至未气化或硬化型岩尖也可能发生感染[53]。解剖学研究也已证实在海绵窦与岩上窦或颈静脉球之间有小静脉形成通道[54]。展神经走行于 Dorello 管内的床岩韧带之下，岩尖感染时可受到刺激[55]。同样，三叉神经节（Gasser 神经节）或其分支也可受累，导致受累区域的疼痛。

CT 和 MRI 在诊断岩尖炎时都具有很重要的作用[56]。增强 CT 可以显示骨质的侵蚀、积液造成的局部浑浊以及可能的脓肿，但是不能通过与对侧岩尖对比来发现问题，因为解剖上两侧岩尖的气化不完全相等。MRI 则可以区分骨髓、脑脊液和化脓。

手术治疗

如果静脉给予抗生素治疗后岩尖炎并未缓解，或者影像学检查显示骨质坏死，就需要行手术处理。最近一项病例报道详述了两例未行手术即缓解的 Gradenigo 综合征患者，其中一例是一名 6 岁患儿，其岩尖炎继发于急性中耳炎；另一例是一名有慢性中耳疾病的 70 岁患者[57]。另有一篇病例报道中 3 例患者中仅有一例在应用抗生素后缓解，而另外两例则需要行手术治疗[58]。

岩尖是颞骨手术中最不易达到的部位[59]。乳突根治术和鼓膜造孔置管术可能足以对岩尖气房群进行引流[60]。岩尖手术径路包括迷路下径路、经外耳道耳蜗下径路、经蝶骨径路、经迷路径路或岩锥次全切除径路、中颅窝径路（在第 102 章中有相关讨论），具体的选择取决于患者的听力和颞骨解剖情况，以及术者所接受的培训[61,62]。

术后护理及并发症

在第 105 章谈到了乳突根治术的术后并发症及护理。对于颅内并发症患者，还应对脑脊液耳漏或鼻漏、脑水肿、癫痫发作和颅内积气等进行额外的监测。术后 24 小时内应在具备影像设备的重症监护室对患者进行监测。术后长时间卧床和可能的神经损伤使患者容易出现肺栓塞，因此预防肺栓塞是有必要的。建议请包括神经外科和感染科在内的医生会诊，成立多学科合作团队。所有中耳炎颅内并发症患者都需要通过经外周中心静脉植入导管（PICC）长期静脉应用抗生素。

耳科医生必须警惕中耳炎颅内并发症的进展，在疑诊颅内并发症时，还必须意识到多种并发症可能同时发生。对于任何耳漏的患者，必须考虑行颞骨影像学检查。对急性中耳炎进行早期有效的抗生素治疗可以使随后的并发症更不明显、更加轻微。应当急诊行颞骨影像学检查，当中耳炎合并有头痛、发热、精神状态改变、视觉改变或其他提示疾病累及范围可能超出中耳的症状或体征时，还应同时进行颅脑的影像学检查。如果增强 CT 发现模棱两可、不能明确的情况，还应行 MRI 检查，应当降低入院标准，入院进一步检查，直到颅内并发症确定可以排除。

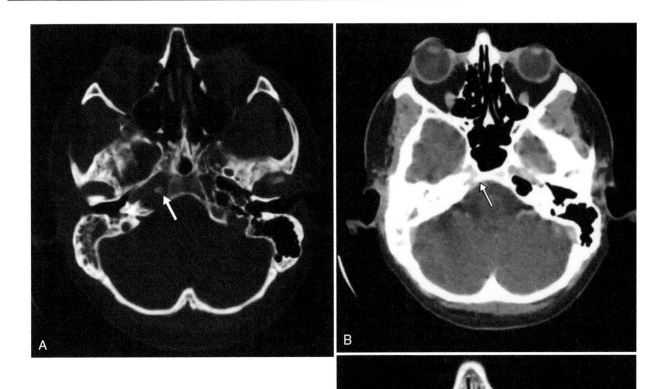

图 120.10　Gradenigo 综合征。(A)一名右侧耳痛、耳漏和展神经麻痹患者的螺旋 CT。右侧乳突和岩尖不透亮,岩尖内侧可见骨质受侵蚀(箭示)。(B)软组织窗显示该区域脑膜强化(箭头所示)。(C)钆增强的螺旋 MRI T1 加权相显示累及岩尖的脓肿(箭头所示)。

精要

- 患者通常同时有一种以上的颅内并发症。
- 在评估中耳炎颅内并发症的可能性时,MRI 比 CT 更能显示出颅内的细微结构。
- 对于脑膜炎患者要严密监测听力,当听力损失合并影像学证实的迷路骨化时,可考虑早期行人工耳蜗植入。

- 有些并发症(即,积脓)可迅速进展,有必要急诊行手术干预。

隐患

- 脑膜炎的典型体征 (Kernig 征,Brudzinski 征)并不敏感,在耳源性脑膜炎患者身上可能并不出现。

- 颞骨影像学检查可能使颅内脓肿漏诊,当疑诊颅内脓肿时应当尽快行专门的颅脑增强 CT 或 MRI 检查。
- 颅内并发症可能在中耳急性感染治疗后数周发生,因此如果有近期的急性中耳炎病史,即使耳镜检查正常,也应该考虑到颅内受累的可能性。
- 当患者有影像学证实的颅内压升高,腰穿可能导致脑疝,特别是耳源性脑积水的患者,腰穿一定要极为小心,最好在手术室内进行。

（邹琦娟 译　倪道凤 审）

参考文献

1. Harker LA, Shelton C: Complications of temporal bone infections. In Cummings CW, Flint PW, Haughey BH, et al (eds): Cummings' Otolaryngology Head and Neck Surgery, 4th ed. St Louis, Elsevier Mosby, 2005, pp 3013-3039.
2. Migirov L, Eyal A, Kronenberg J: Intracranial complications following mastoidectomy. Pediatr Neurosurg 40:226-229, 2004.
3. Harris JP, Kim DW, Darrow DH: Complications of otitis media. In Nadol JB, McKenna MJ (eds): Surgery of the Ear and Temporal Bone, 2nd ed. Philadelphia, Lippincott Williams & Wilkins, 2005, pp 219-240.
4. Zanetti D, Nassif N: Indications for surgery in acute mastoiditis and their complications in children. Int J Pediatr Otorhinolaryngol 70:1175-1182, 2006.
5. Migirov L, Duvdevani S, Kronenberg J: Otogenic intracranial complications: A review of 28 cases. Acta Otolaryngol 125:819-822, 2005.
6. Leskinen K, Jero J: Complications of acute otitis media in children in southern Finland. Int J Pediatr Otorhinolaryngol 68:317-324, 2004.
7. Luntz M, Brodskky A, Nusem J, et al: Acute mastoiditis—the antibiotic era: A multicenter study. Int J Pediatr Otorhinolaryngol 57:1-9, 2001.
8. Go C, Bernstein JM, de Jong AL, et al: Intracranial complications of acute mastoiditis. Int J Pediatr Otorhinolaryngol 52:143-148, 2000.
9. Kaftan H, Draf W: Otogene endokranielle Komplikationen—trotz aller Fortschritte weiterhin ein ernst zu nehmendes Problem. Laryngorhinootologie 79:609-615, 2000.
10. Schwager K, Carducci F: Endokranielle Komplikationen der akuten und chronischen Otitis media bei Kindern und Jugenlichen. Laryngorhinootologie 76:335-340, 1997.
11. Leskinen K, Jero J: Acute complications of otitis media in adults. Clin Otolaryngol 30:511-516, 2005.
12. Barry B, Delattre J, Vie F, et al: Otogenic intracranial infections in adults. Laryngoscope 109:483-487, 1999.
13. Seven H, Coskun BU, Calis AB, et al: Intracranial abscesses associated with chronic suppurative otitis media. Eur Arch Otorhinolaryngol 262:847-851, 2005.
14. Penido NDO, Borin A, Iha LCN, et al: Intracranial complications of otitis media: 15 years of experience in 33 patients. Otolaryngol Head Neck Surg 132:37-42, 2005.
15. Matanda RN, Muyunga KC, Sabue MJ, et al: Chronic suppurative otitis media and related complications at the University Clinic of Kinshasa. B-ENT 2:57-62, 2005.
16. Goldstein NA, Casselbrant ML, Bluestone CD, Kurs-Lasky M: Intratemporal complications of acute otitis media in infants and children. Otolaryngol Head Neck Surg 119:444-454, 1998.
17. Osma U, Cureoglu S, Hosoglu S: The complications of chronic otitis media: Report of 93 cases. J Laryngol Otol 114:97-100, 2000.
18. Thomas KE, Hasbun R, Jekel J, et al: The diagnostic accuracy of Kernig's sign, Brudzinski's sign, and nuchal rigidity in adults with suspected meningitis. Clin Infect Dis 35:46-52, 2002.
19. Tunkel AR: Approach to the patient with central nervous system infection. In Mandell GL, Bennett JE, and Dolin R (eds): Mandell's Principles and Practice of Infectious Diseases, 6th ed. Philadelphia, Churchill Livingstone, 2005.
20. Tunkel AR, Hartman BJ, Kaplan SL, et al: Practice guidelines for the management of bacterial meningitis. Clin Infect Dis 39:1267-1284, 2004.
21. Falcone S, Post MJ: Encephalitis, cerebritis, and brain abscess: Pathophysiology and imaging findings. Neuroimaging Clin N Am 10:333-353, 2000.
22. Nathoo N, Nadvi SS, van Dellen JR: Cranial extradural empyema in the era of computed tomography: A review of 82 cases. Neurosurgery 44:748-753, 1999.
23. Dobben GD, Raofi B, Mafee MF, et al: Otogenic intracranial inflammations: Role of magnetic resonance imaging. Top Magn Reson Imaging 11:76-86, 2000.
24. Bizakis JG, Velegrakis A, Papadakis CE, et al: The silent epidural abscess as a complication of acute otitis media in children. Int J Pediatr Otorhinolaryngol 45:163-166, 1998.
25. Syms MJ, Tsai PD, Holtel MR: Management of lateral sinus thrombosis. Laryngoscope 109:1616-1620, 1999.
26. Wasay M, Azeemudin M: Neuroimaging of cerebral venous thrombosis. J Neuroimaging 15:118-128, 2005.
27. Kaplan DM, Kraus M, Puterman M, et al: Otogenic lateral sinus thrombosis in children. Int J Pediatr Otorhinolaryngol 49:177-183, 1999.
28. Manolidis S, Kutz JW Jr: Diagnosis and management of lateral sinus thrombosis. Otol Neurotol 26:1045-1051, 2005.
29. Seven H, Ozbal AE, Turgut S: Management of otogenic lateral sinus thrombosis. Am J Otolaryngol 25:329-333, 2004.
30. Neely JG: Facial nerve and intracranial complications of otitis media. In Jackler RK, Brackmann DE (eds): Neurotology, 2nd ed. Mosby, Philadelphia, 2005.
31. Bradley DT, Hashisaki GT, Mason JC: Otogenic sigmoid sinus thrombosis: What is the role of anticoagulation? Laryngoscope 112:1726-1729, 2002.
32. Wong I, Kozak FK, Poskitt K, et al: Pediatric lateral sinus thrombosis: Retrospective case series and literature review. J Otolaryngol 34:79-85, 2005.
33. Agarwal A, Lowry P, Isaacson G: Natural history of sigmoid sinus thrombosis. Ann Otol Rhinol Laryngol 112:191-194, 2003.
34. Hlavin ML, Kaminski HF, Fenstermaker RA, White RJ: Intracranial suppuration: A modern decade of postoperative subdural empyema and epidural abscess. Neurosurgery 34:974-980, 1994.
35. Dill SR, Cobbs CG, McDonald CK: Subdural empyema: Analysis of 32 cases and review. Clin Infect Dis 20:372-386, 1995.
36. Nathoo N, Nadvi SS, van Dellen JR, Gouws E: Intracranial subdural empyemas in the era of computed tomography: A review of 699 cases. Neurosurgery 44:529-535, 1999.
37. Greenlee JE: Subdural empyema. Curr Treat Options Neurol 5:13-22, 2003.
38. Wong AM, Zimmerman RA, Simon EM, et al: Diffusion-weighted MR imaging of subdural empyemas in children. AJNR Am J Neuroradiol 25:1016-1021, 2004.
39. Mai R, Rutka J: The irony of being Oscar: The legendary life and death of Oscar Wilde. J Otolaryngol 29:239-243, 2000.
40. Sennaroglu L, Sozeri B: Otogenic brain abscess: Review of 41 cases. Otolaryngol Head Neck Surg 123:751-755, 2000.
41. Kurien M, Job A, Mathew J, Chandy M: Otogenic intracranial abscess: Concurrent craniotomy and mastoidectomy—changing trends in a developing country. Arch Otolaryngol Head Neck Surg 124:1353-1356, 1998.
42. Marchiori C, Tonon E, Boscolo P, et al: [Brain abscesses after extracranial infections of the head and neck area.] HNO 51:813-822, 2003.
43. Hippargekar PM, Shinde AD: Trans-mastoid needle aspiration for otogenic brain abscesses. J Laryngol Otol 117:422-423, 2003.
44. Kempf HG, Wiel J, Issing PR, Lenarz T: [Otogenic brain abscess.] Laryngorhinootologie 77:462-466, 1998.
45. Kuczkowski J, Dubaniewicz-Wybieralska M, Przewozny T, Narozny

W: Otitic hydrocephalus associated with lateral sinus thrombosis and acute mastoiditis in children. Int J Pediatr Otorhinolaryngol 70:1817-1823, 2006.

46. Grewal DS, Hathiram BT, Agarwal R, et al: Otitic hydrocephalus of tubercular origin: A rare cause. J Laryngol Otol 114:874-877, 2000.

47. Tomkinson A, Mills RGS, Cantrell PJ: The pathophysiology of otitic hydrocephalus. J Laryngol Otol 111:757-759, 1997.

48. Bari L, Choksi R, Roach ES: Otitic hydrocephalus revisited. Arch Neurol 62:824-825, 2005.

49. Unal FO, Sennaroglu L, Saatci I: Otitic hydrocephalus: Role of radiology for diagnosis. Int J Pediatr Otorhinolaryngol 69:897-901, 2005.

50. Koitschev A, Simon C, Lowenheim H, et al: Delayed otogenic hydrocephalus after acute otitis media in pediatric patients: The changing presentation of a serious otologic complication. Acta Otolaryngol 125:1230-1235, 2005.

51. Chole RA, Donald PJ: Petrous apicitis: Clinical considerations. Ann Otol Rhinol Laryngol 92:544-551, 1983.

52. Price T, Fayad G: Abducens nerve palsy as the sole presenting symptom of petrous apicitis. J Laryngol Otol 116:726-729, 2002.

53. Neely JG, Arts HA: Intratemporal and intracranial complications of otitis media. In Bailey BJ, Johnson JT (eds): Bailey's Otolaryngology Head and Neck Surgery, 4th ed. Lippincott Williams & Wilkins, Philadelphia, 2006, pp 2041-2056.

54. Gadre AK, Brodie HA, Fayad JN, O'Leary MJ: Venous channels of the petrous apex: Their presence and clinical importance. Otolaryngol Head Neck Surg 116:168-174, 1997.

55. Chole RA, Sudhoff HH: Chronic otitis media, mastoiditis, and petrositis. In Cummings' Otolaryngology Head and Neck Surgery, 4th ed. St Louis, Elsevier Mosby, 2005, pp 2988-3012.

56. Singh ML, Rejee R, Varghese AM: Gradenigo's syndrome: Findings on computed tomography and magnetic resonance imaging. J Postgrad Med 48:314-316, 2002.

57. Burston BJ, Pretorius PM, Ramsden JD: Gradenigo's syndrome: Successful conservative treatment in adult and paediatric patients. J Laryngol Otol 119:325-329, 2005.

58. Minotti AM, Kountakis SE: Management of abducens palsy in patients with petrositis. Ann Otol Rhinol Laryngol 108:897-902, 1999.

59. Chole RA: Petrous apicitis: Surgical anatomy. Ann Otol Rhinol Laryngol 94:251-257, 1985.

60. Goldstein NA, Casselbrant ML, Bluestone CD, Kurs-Lasky M: Intratemporal complications of acute otitis media in infants and children. Otolaryngol Head Neck Surg 119:444-454, 1998.

61. Brackmann DE, Giddings NA: Drainage procedures for petrous apex lesions, In Brackmann DE, Shelton C, Arriaga MA (eds): Otologic Surgery, 2nd ed. Saunders, Philadelphia, 2001, pp 466-477.

62. Brackmann DE, Toh EH: Surgical management of petrous apex cholesterol granulomas. Otol Neurotol 23:529-533, 2002.

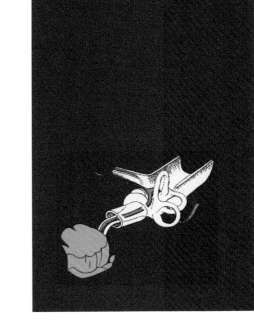

第 14 篇

面神经

第 **121** 章
面神经肿瘤

Barry E. Hirsch, Michele St. Martin

　　原发性面神经肿瘤相对少见。贝尔瘫是原发于面神经的最常见疾病。面瘫常因发生于后颅窝、颞骨、腮腺或颞下窝的其他病变发展而致。其次，外伤或具有侵蚀性的肿瘤，如胆脂瘤、原发性鳞状细胞癌、血管球瘤、听神经瘤、脑膜瘤、腮腺恶性肿瘤和颞骨转移肿瘤等，也可累及面神经。

　　最常见的原发性面神经肿瘤是神经瘤和血管瘤，其他少见的有神经纤维瘤、颗粒细胞瘤、脑膜瘤和原发性血管球瘤。累及面神经和三叉神经的恶性上皮样颅神经鞘肿瘤也有报道[1]，但大多数面神经恶性肿瘤因转移或周围病变侵蚀所致。腮腺癌，如腺样囊性癌和黏液表皮样癌，侵及面神经的部位据认为是在颅底处[2]。乳腺癌、肺癌和肾癌也可转移至面神经，最常见的部位是内耳道[3]。虽然原发性面神经肿瘤相对少见，但当出现缓慢进行性面瘫时，一定要想到 Sir Terence Cawthorne 的告诫——"并非所有的面瘫都是贝尔瘫"[4]。本章重点讲述面神经瘤和血管瘤。

　　面神经神经源性肿瘤这一术语包括神经鞘膜瘤、雪旺细胞瘤、神经髓鞘瘤，而本章用神经瘤来描述该肿瘤。神经瘤起源于在轴突周围形成髓鞘的神经膜细胞，该肿瘤常偏于神经一侧并对神经产生压迫。其组织病理学结构有两种类型。一种是细胞有规律的密集排列（Antoni A 型），另一种表现为间质疏松和空泡形成（Antoni B 型）（图 121.1），两种类型常混合存在。组织病理分型对预后并无指导意义。神经瘤与神经纤维瘤不同，神经纤维瘤起源于神经内结缔组织，常与神经纤维瘤病 I 型或 von Recklinghausen 病相关。

　　面神经瘤生长缓慢。肿瘤大体上表现为面神经弥漫性膨胀，波及神经走行的多个节段为其特征。自小脑脑桥角脑干发出处至颞骨外腮腺内面神经干，神经瘤可发生于面神经全程的任何部位。图 121.2 总结了两篇共回顾分析了 287 例面神经瘤的文献[5,6]，结果显示鼓室段最常受累，其次为膝状神经节/迷路段和垂直段。

　　据报道，高达 50% 的原发性神经瘤患者并不表

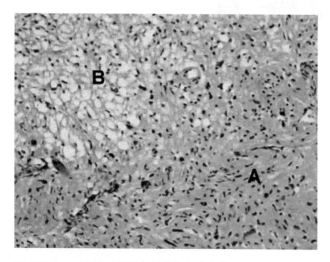

图121.1　面神经瘤组织病理学细胞分布类型。A,Antoni A 型（细胞为主,排列较规则）。B,Antoni B 型（间质疏松,细胞较少,黏液样变）。

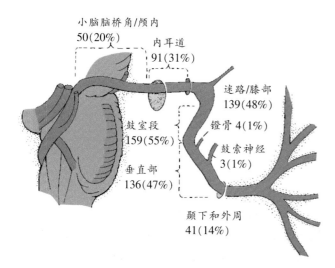

小脑脑桥角/颅内
50(20%)

内耳道
91(31%)

迷路/膝部
139(48%)

镫骨 4(1%)

鼓索神经
3(1%)

鼓室段
159(55%)

垂直部
136(47%)

颞下和外周
41(14%)

图121.2　287 例面神经瘤节段分布频率。这些肿瘤特征性地累及多个节段。

现有面神经功能障碍的症状和体征[7]。可能是因为内耳道、耳囊、中耳等结构易受膨胀生长的面神经肿瘤侵蚀。常见初发症状除面瘫外,还包括听力下降、耳鸣、眩晕和平衡障碍。

　　孤立发生于内耳门和小脑脑桥角处的面神经瘤是否存在仍存疑问。有关这类肿瘤的报道是对影像学结果进行分析,发现有可能在术前鉴别听神经瘤和面神经瘤的影像学表现。报道认为听神经瘤常位于内耳道中心,偏离内耳道轴线的肿瘤包块怀疑面神经瘤[7]。局限在内耳道或骨管内的面神经瘤在 CT片上可以不表现为骨性扩张。增强磁共振成像对显示孤立于内耳道的面神经肿瘤更敏感。

　　血管瘤被认为是由血管组成的脉管错构瘤。面神经血供由 3 个各自独立的来源形成血管弓。颅内段和内耳道段面神经由来自小脑前下动脉的内听动脉(迷路动脉)供血。膝状神经节区由脑膜中动脉的分支岩动脉供血,该动脉伴随岩浅大神经走行。第三支血供来自茎乳动脉,供给面神经垂直段和水平段。茎乳动脉来自耳后动脉或枕动脉。这些血管在膝状神经节区上形成一个有明显分界的血管丛。

　　根据血管径大小,面神经血管瘤分为毛细血管瘤和海绵状血管瘤。与神经瘤相似,这种组织学亚分类对预后没有指导意义。面神经血管瘤主要发生在膝状神经节和内耳道,很少发生于远端的水平段和垂直段。血管瘤常发生于神经一侧,引起周围骨小梁构造的重塑而形成骨刺和骨化中心。由于血管瘤发生于神经外,据认为血管瘤较雪旺细胞瘤易于自神经分离。然而,最近有报道认为发生于膝状神经节的血管瘤常侵入神经内,为完整切除肿瘤,需牺牲受累神经后行神经移植修复神经缺损[8]。

　　面神经血管瘤的初始症状取决于其发生部位。与面神经瘤相比,除孤立发生于内耳道的肿瘤外,面神经血管瘤表现为典型的面神经麻痹的体征。发生于内耳道的面神经血管瘤的临床表现与听神经瘤相似,常引起进行性感音神经性听力损失,言语识别率下降。与此不同,膝状神经节血管瘤主要导致病程长达数月至数年的缓慢进行性面瘫。面神经血管瘤也是非典型性半面痉挛的一个少见原因[9,10]。在肿瘤大小相同的情况下,据认为面神经血管瘤所致面瘫程度重于神经瘤。面神经血管瘤在大体上似一个红色海绵。之前难以发现的小肿瘤也可以引起严重症状。

　　影像学扫描对这些肿瘤的鉴别诊断起着重要作用。与面神经瘤相似,识别面神经血管瘤需要高分辨率骨窗 CT 和 MRI 沿面神经全程进行扫描。最近报道认为,在识别膝状神经节区血管瘤并与其他肿瘤鉴别上,钆增强 MRI 比 CT 更敏感[11]。CT 片可以表现为肿瘤周边有模糊的不规则骨性边缘,瘤体内可有骨刺样结构。这种蜂房样形状被命名为骨化血管瘤[12]。必须强调,病史和诊断性影像研究提供的关键信息对面神经新生物的假设诊断是必不可少的。

病例选择

　　需对头颈部进行全面检查。面部检查必须包括面神经的所有分支,注意观察总体的和细微的运动功能,查找联带运动、集团(大面积)运动、肌束震颤的征象。让患者做闭眼、保持大笑、做鬼脸等表情动作可进一步引出这些体征。这些方法可以诱发潜在的肌束震颤或证实继发的肌无力。基于麻痹程度和联带运动,House-Brackmann 分级系统定义了不同的面部功能等级(表 121.1)[13]。该系统的设计曾是用来描述手术、炎症或外伤后面部功能恢复状况,现已被采纳用于初次检查,将异常面部功能分为轻度无力到完全瘫痪等不同的等级进行描述。

分别对腮腺和颈部触诊,以发现颈部肿瘤或腺体疾病的迹象。检测第 V 颅神经的运动或感觉功能是否存在异常。耳镜检查结果通常正常,但也可发现中耳包块或息肉。当肿瘤妨碍听骨链活动时,音叉试验结果会异常 (骨导大于气导或 Rinne 试验阴性)。音叉试验也可以识别明显不对称的感音神经性听力损失。

放射学成像是确立假设诊断的关键。高分辨率 CT 和 MRI 都可显示面神经原发肿瘤。从脑干至腮腺,必须追踪面神经的全程进行仔细准确的扫描。CT 能够更好地显示骨性扩张或诸如骨化血管瘤那样的变化。有骨质重塑改变和存在骨化的蜂房样表现高度怀疑血管瘤(图 121.3)。此外,在 CT 片上更容易识别耳囊和中耳结构并确认其受累程度(图 121.4)。根据神经扩大的部位、周围骨质变化或增强表现可以做出面神经瘤的影像学诊断。MRI 显示这种增强现象更敏感。膝状神经节区肿瘤的扩张现象在 CT 和

MRI 上均可清楚显示,但弥漫性的面神经受累在钆增强 MRI 上显示更清楚(图 121.5)。

颅内或内耳道内的面神经瘤常被诊断为听神经瘤。然而,向外扩展到迷路段和膝状神经节区的肿瘤应引起影像学医生和耳鼻喉科医生的警惕,这有可能是面神经的原发肿瘤。鼓室段和乳突段扩大提示面神经瘤。应排除腮腺原发肿瘤或转移癌引起的继发性面神经受累。颞骨外部分原发性面神经瘤已有报道[14]。

面神经肿瘤的处理包括手术切除、减压、立体定向放射外科(SRS)疗法或随诊观察。去除面神经周围的骨小房,减小对肿瘤扩展的限制,从而可减缓面肌无力的进展。等待出现完全面瘫后再手术干预的不利之处在于:在观察等待期间,肿瘤远近两端会发生进行性不可逆的神经变性以及所支配的面肌萎缩。面瘫持续时间越短,恢复面部功能的手术越有可能获得理想的结果,面瘫持续时间越长,结果就越差。根据影像学分析做出假设组织病理学诊断的肿瘤,在接受治疗前制订治疗计划时应尽可能预测其自然发展进程。

必须考虑患者的听力状况。如果肿瘤侵入耳囊或者引起进行性蜗后听力损失,术后患者将可能丧失残余听力。对侧听力差,术中又有可能损伤蜗神经或耳囊,则不推荐行患侧肿瘤切除术;这种情况下,建议采用手术减压、立体定向放射外科疗法或者密切随访观察,除非肿瘤存在导致其他严重神经系统

表 121.1	House-Brackmann 面神经功能分级系统	
级别	描述	特征
I	正常	面部所有区域功能正常
II	轻度功能障碍	总体:仔细观察可察觉到轻微面肌无力,可有很轻微的联带运动
		静态:对称性和张力正常
		运动:额——中度以上的良好运动;眼——轻用力能完全闭合;口——轻微不对称
III	中度功能障碍	总体:两侧差别明显,但无损面容,可察觉到并不严重的联带运动、挛缩和(或)半面痉挛
		静态:对称性和张力正常
		运动:额——轻至中度的运动;眼——用力能完全闭合;口——最大用力时轻微无力
IV	中重度功能障碍	总体:明显无力和(或)毁容性不对称
		静态:对称性和张力正常
		运动:额——无;眼——不能完全闭合;口——最大用力仍不对称
V	重度功能障碍	总体:刚能察觉到的运动
		静态:不对称
		运动:额——无;眼——不能完全闭合;口——轻微的运动
VI	完全麻痹	无任何运动

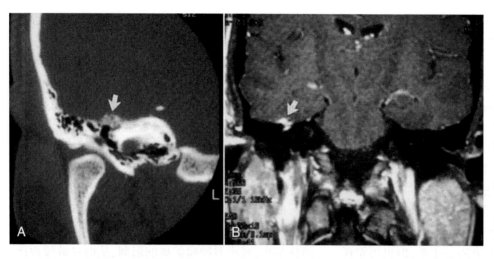

图 121.3 32 岁女性患者,表现有面肌无力和联带运动。(A)骨窗 CT 扫描显示膝状神经节肿瘤呈蜂窝样小梁形成(箭示)。(B)T1 加权增强磁共振成像显示膝状神经节区信号增强。

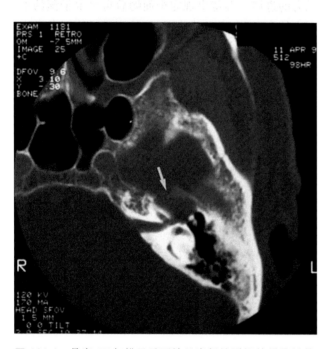

图 121.4 骨窗 CT 扫描显示面神经瘤侵蚀耳蜗并累及锤骨头(箭示)。

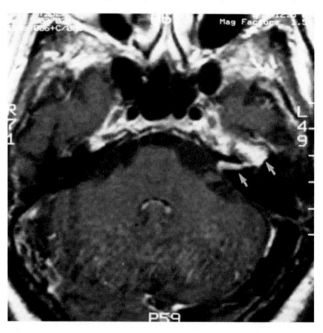

图 121.5 (与图 121.4 同一患者)T1 加权增强磁共振成像显示膝状神经节面神经瘤,内耳门到膝状神经节弥漫受累(箭头所示)。

后遗症的潜在危险。同样,如果肿瘤生长导致同侧严重的感音神经性听力损失,则行肿瘤切除手术,对侧佩戴助听器或行耳蜗植入。

面对处理面神经肿瘤的多种方法,需要医生经过仔细慎重的考虑后做出理想的选择。最易于做出选择的情况是患者出现持续数周至数月的缓慢进行性面瘫和联带运动、半面痉挛或抽搐的证据。同样,诊断为贝尔瘫的完全性面瘫的患者,其面部运动功能在 6 个月内无任何恢复迹象者,应考虑肿瘤的可能。

复发性贝尔瘫也应怀疑是否存在面神经肿瘤,当面神经功能未完全恢复,每次发作又导致面瘫进一步加重或永久性功能障碍时,应特别引起注意。这种患者常出现面部颤动、抽搐或肌束震颤,伴发联带运动、集团(大面积)运动,由于不能眨眼或闭眼,可以出现眼部症状。要记录这类患者的面神经功能分级。

理想的适合手术的面神经肿瘤患者(手术适应证)是缓慢进行性面瘫、面神经功能为 House-Brackmann 分级 III 级或更差、对侧听力正常者。如果患者没有无法承受手术风险的病情或全麻禁忌证，则适于肿瘤切除手术。肿瘤大小、部位、邻近结构受累情况决定着最佳手术入路方法的选择。

当患者面部功能正常或仅有轻微的面瘫、联带运动或肌束震颤时，向这种面神经肿瘤患者推荐治疗方法是较难做决定的情况之一。这种情况见于患者因其他病情，如感音神经性聋、顽固性疼痛、搏动性耳鸣或不典型前庭症状等行影像学扫描而发现面神经有问题时。如果根据部位和神经增粗扩大的特点做出面神经肿瘤的假设诊断，应与患者和家属就治疗方法的选择、风险和受益等情况进行充分的沟通商讨。肿瘤小时，完整切除肿瘤并保留面神经的可能性更大，这给患者提供了保留正常或近于正常面部功能的最好时机。位于迷路段、膝状神经节或水平段的小血管瘤常常可以切除并保留面神经。然而，肿瘤也有可能已经侵入神经内，术中需要将受侵神经切除后行神经移植术，对于这种可能性，患者和手术医生都应该做好准备。显然，这种情况会导致完全性面瘫，面对术前极轻的功能障碍，这种显著的变化需要进行心理调节。充满内耳道的较大血管瘤更有可能需要牺牲面神经并行神经修复。

因此，面部功能正常而推测患有面神经肿瘤的患者需要决定是尽快接受切除手术还是等到出现面瘫后再手术。必须向这样的患者强调，面瘫越重，神经修复术后效果越差。手术干预时机受肿瘤所处部位以及术者处理该部位肿瘤的手术技巧和经验的影响。要特别注意罕见的面神经瘤囊性化，囊性化使肿瘤体积快速增大，从而导致面肌无力恶化或使其他症状加重。最近一篇文献主张经乙状窦后入路行引流和造袋术处理这类囊性化面神经瘤[15]。

术者可能会在因其他适应证而进行的手术中偶然发现面神经原发肿瘤，这类有可能暴露面神经水平段或垂直段的耳科手术包括鼓室探查术、鼓室乳突切除术和耳蜗植入术等。在这种情况下，如果解剖允许，应完成既定手术；对于术前面部功能正常的患者，应在患者完全清醒后与其商讨术中发现的问题并进行病情评估，而不是术中就切除肿瘤。尽管这一原则有极个别例外情况，考虑到面神经麻痹的潜在风险，应让患者和家属理解肿瘤的病理性质，并参与到之后的处理过程中。

中等大小以上的原发性面神经肿瘤常伴有面肌无力。有时，在对术前面部功能正常的患者进行后颅窝肿瘤的手术中发现面神经肿瘤，特别是因内耳道扩大和小脑脑桥角占位曾认为是听神经瘤的病例，可能会在术中发现实际上是面神经瘤，或是可能性更小的面神经血管瘤。通常是在分离肿瘤的过程中清楚地辨认出肿瘤的组织来源。减压可以减缓面瘫的发生，但是，一旦肿瘤被部分切除，将可能导致面瘫。因为面瘫是听神经瘤手术的已知风险和并发症，术者应继续完成肿瘤切除手术。在这种情况下，术后要告知患者已将肿瘤切除并完成了功能重建。然而，如果在术中发现来源于面神经的早期小肿瘤，去除周围骨质的减压术可以减缓对肿瘤生长的约束。术后回顾分析影像资料可能会发现有助于今后更加怀疑原发性面神经肿瘤的证据。

显微外科手术切除后有可能造成面肌无力加重，这种令人不满意的结果致使人们探寻治疗面神经瘤的替代疗法。最近的文献报道讨论了立体定向放射外科(SRS)在治疗非听神经雪旺细胞瘤中的应用，其中包括面神经瘤。SRS已经确立为一种很好的治疗听神经瘤的方法，该方法可以达到极好的肿瘤控制率，而且颅神经功能缺损发生率低。有几篇文章讨论了应用伽马刀和直线加速器行放射外科治疗非听神经来源的神经瘤的治疗效果。Pollock和其同事们报道了应用该方法治疗的11例原发于三叉神经和颈静脉孔的雪旺细胞瘤患者[16]。肿瘤生长控制率在三叉神经雪旺细胞瘤患者达到100%，在颈静脉孔雪旺细胞瘤患者达到75%，两者的平均随访时间分别为21个月和10个月，没有患者出现治疗后颅神经功能缺损加重现象。Mabantahe和其助手们系列报道了18例接受直线加速器SRS治疗的非听神经来源的雪旺细胞瘤患者[17]。18例中有2例患有面神经瘤，其余病例患有三叉神经肿瘤或颈静脉孔肿瘤。作者报道肿瘤生长控制率为100%。有3例患者出现并发症，包括之前已存在的面肌无力进一步加重，新出现的听力损失和共济失调。然而，有5例患者的神经系统症状有所改善。2004年法国系列报道了9例接受伽马刀放射外科治疗的面神经瘤患者[18]。随访时间2~7年，期间没有患者出现面部功能障碍加重。此外，日本文献有2篇应用SRS治疗面神经瘤的个案报道[19,20]。

术前计划

对头颈部特别是面神经功能做全面检查。用House-Brackmann分级系统记录面肌无力或面瘫的程度。指导患者尝试完全闭眼和用力闭眼,如果患者表现有严重的贝尔现象并且不能充分保护角膜,应向患者介绍在上睑内植入金质重物的益处。将不同重量的金质重物临时贴在上睑上,确定能改善眼睑闭合而且又感到舒适的适宜重量的金质重物。如果存在睑外翻,应计划进行下睑收紧术。用手术显微镜检查耳部,记录外耳道、鼓膜和中耳情况。分析测听结果,确定双耳听力状况。确定存在传导性听力损失提示听骨链受累,可能需要行听骨链离断和重建手术,并且要探查中耳。如果对侧耳听力差,并且预期患侧耳听力将会受损,必须仔细、慎重地考虑处理肿瘤方法的选择。在这种情况下,随诊观察、放疗或者为肿瘤生长提供更大空间的减压术都是合理的替代方法。

镫骨肌反射试验有助于确定病损部位。面瘫患者的镫骨肌反射正常表明面神经受损部位在远端的垂直段或颞骨外段。前庭试验不能为修改治疗策略提供足够的信息。

术前面神经电生理试验有时是有帮助的。在面瘫患者,神经电图(ENoG)表现为反应下降。有时,面部功能正常或仅有极轻面瘫患者的神经电图资料有助于判断面神经受损情况。引出的神经电图振幅减小50%或更多是神经完整性受损的另一证据。当有客观证据确定面神经受累时,面部功能正常的患者和术者可能更愿意接受切除手术。然而,当完全性面瘫已经存在数周以上时,神经电图罕有帮助。在面部轻瘫或瘫痪的情况下,引自面部周围肌肉的肌电图可以为肌肉纤颤(失神经支配)和多相自主运动单元电位(神经再支配)提供证据,也为神经正在发生进行性损害和修复过程提供了确凿证据。

术前做出面神经肿瘤的假设诊断依靠影像资料。术者必须仔细阅片,确保搜集资料完整。常常需要根据增强CT和MRI确定病变的范围和大小、耳囊是否受侵蚀、侵犯面神经的那一段。面神经瘤易于累及多个部位,影像资料可以确定面神经迷路段是否扩大增宽、岩浅大神经是否受累、长入中耳的肿瘤是否已影响听骨链。MRI或CT扫描方案应扩展到颅底下方,追踪面神经经过腮腺的走行。

需要根据该信息确定最佳手术入路、手术团队成员构成、手术所需仪器设备和辅助仪器设备(如面神经监测仪)以及是否需要用其他自体组织修复神经和封闭伤口。后者包括颈部的耳大神经移植、腿外下部位的腓神经移植或腹部游离脂肪移植。

根据肿瘤的大小和部位以及耳聋的类型和程度选择适宜的手术入路。尽管不常见而且诊断困难,如果推测孤立发生于小脑脑桥角的肿瘤为面神经肿瘤,则采用乙状窦后颅骨切开术。面神经肿瘤更常见的发生部位是在内耳道外侧部分至面神经垂直段之间。发生在内耳道、迷路段和膝状神经节区的面神经肿瘤,如果要保存听力,需行中颅窝入路。局限在水平段或垂直段骨管内的肿瘤采用经乳突入路。以膝状神经节为中心的较大肿瘤需要采用中颅窝-经乳突联合入路,因为术中需要暴露面神经的远近断端进行神经修复。当患侧耳听力有损害时(言语接受阈大于50dB,识别率小于50%),采用经迷路入路或经耳蜗入路可以更直接暴露肿瘤,并且易于同期行面神经修复。

根据定义,面神经血管瘤是脉管性肿瘤,但其管径很少能达到在动脉造影下充分显影并进行栓塞术的程度。尽管如此,在预计行颅内手术的情况下,要进行血型鉴定和筛选。

一定要与患者和重要家庭成员就肿瘤的自然发展进程、手术切除的风险和益处等进行全面充分的商讨。患者应了解有可能发生暂时或永久性的面瘫,随后的护理取决于术中对肿瘤的处理情况。即使采用保护听力的手术入路,也可能导致单侧全聋。

手术技术

所有手术均在气管插管、吸入麻醉剂和静脉麻醉剂复合全麻下进行。术前有面部功能的患者,术中不用肌松药,以免影响面神经监测。在采用经乳突入路、经迷路入路、中颅窝入路或联合入路手术时,患者取仰卧位,头转向对侧。乙状窦后入路更接近中线,常需要在患者肩下和臀部下放置支撑圆枕,使患者身体向对侧旋转至半侧卧位,将Mayfield头托和固定钉固定在患者和手术床上(图121.6A和B)。术野包括上颈部,以便显露耳大神经。如果已知肿瘤范围广,有可能需要更长的神经移植,则同侧腿部也做好手术准备后包裹起来。计划行经迷路入路或中颅窝入路手术时,在腹部左下象限做脂肪移植准备。预期会切开硬脑膜时,围术期应用抗生素。

经乳突入路

在耳后沟后1cm做弧形切口,切开皮肤、皮下组织和覆盖乳突皮质的纤维骨膜层。将骨膜向前后分离显露骨性外耳道。放置牵开器,行乳突切开术。鼓窦和水平半规管是该入路手术初期的重要标志。轮廓化窦脑膜角,将覆盖乙状窦的骨质和外耳道后壁骨质磨薄,以便显露面神经垂直段。

辨认砧骨短突,它是确认面隐窝的有用标志,是术中必经步骤。不管肿瘤位于水平段还是垂直段,都要将中耳和乳突暴露到边界,此时应该可以清楚地看到肿瘤。在持续冲洗吸引下用金刚石圆钻将覆盖在面神经和肿瘤表面的骨质磨薄。显露面神经水平段常常需要去除砧骨(图 121.7),这一步骤可经面隐窝入路完成,除非巨大肿瘤已占据该空间。在巨大肿瘤占据面隐窝的情况下,将外耳复位到解剖位置,经外耳道掀起耳道鼓膜瓣,用刮匙去除外耳道后上壁骨质,显露砧镫关节,分离该关节去除砧骨(见第 117 章)。

该入路可以暴露自膝状神经节至茎乳孔的面神

经。如果需要进一步暴露面神经水平段近侧端,需要将锤骨头去除。去除薄如蛋壳的面神经管骨质。如果肿瘤向面神经垂直段远端扩展,则牺牲鼓索神经,扩大切开面隐窝。用 59S Beaver 刀片自面神经锐性剥离切除肿瘤,用精细的弯剪刀更容易进行这一剥离步骤。如果不能将肿瘤自神经分离,则锐性横断神经,将受累神经和肿瘤一并切除。对标本进行冰冻切片组织病理检查,检查切缘,确认肿瘤组织切除完整。在神经缺损处两断端间植入耳大神经修复面神经(见接下来的"耳大神经移植"部分)。小心地将移植物放置于面神经两断端间的骨管内,端端无张力接合。端端缝合很困难,而且也没有必要。用一小片筋膜或纤维蛋白胶覆盖在每一接合处以尽可能减小移植物的移动。如果锤骨头没有去除,可以将砧骨复位到解剖位置后用吸收性明胶海绵支撑。如果锤骨头缺失,需用将砧骨插入的方法重建听骨链。该手术在第 114 章中有详述。如果是经外耳道暴露或进行听骨链重建,则将鼓膜复位到解剖位置,用丝质套筒或吸收性明胶海绵支撑。常规方法关闭耳后切口,用无菌敷料包扎乳突和颈部。

耳大神经移植

耳大神经的多种特点使其成为面神经修复的理想供体。该神经距术野很近。虽然该神经接受耳郭和耳后区域的感觉,牺牲该神经仅遗留小范围的感觉缺失。该神经相对恒定的解剖位置可以提供一致的定位方法。

定位耳大神经有两种方法(图 121.8)。一种是将

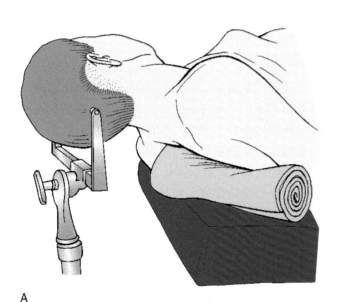

A

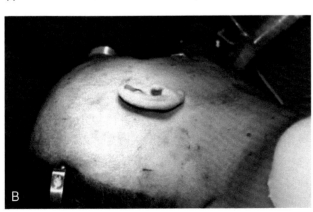

B

图 121.6　(A) 乙状窦后入路后颅窝手术头位。(B) 三钉 Mayfield 头托固定患者照片。

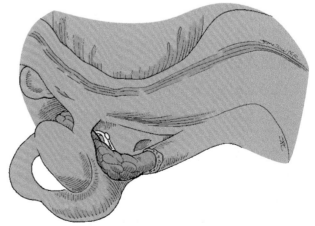

图 121.7　经面隐窝入路完整的乳突切除术,暴露鼓室上隐窝和面神经垂直段。去除砧骨以显露肿瘤。锤骨头完整保留。

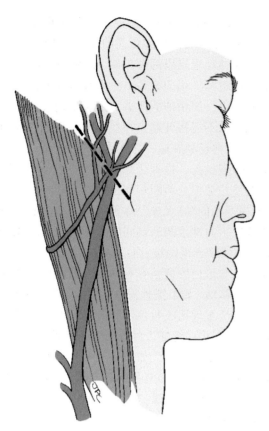

图 121.8　通过相关解剖标志辨认耳大神经的方法。耳大神经自胸锁乳突肌后缘上中 1/3 交界处穿出。也可以在乳突尖至下颌角连线的中点处找到耳大神经。

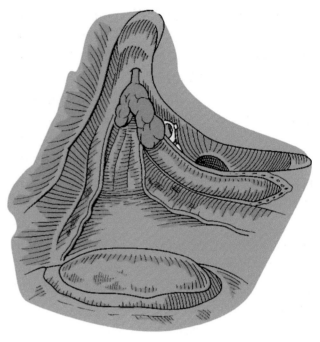

图 121.9　经迷路入路显露膝状神经节近侧面神经肿瘤。乙状窦表面保留一岛状骨片。内耳道硬脑膜保留完整。肿瘤自内耳道底向第二膝扩展。

胸锁乳突肌三等分,耳大神经定位于胸锁乳突肌后缘上中 1/3 交界处。另一种方法是定位于乳突尖至下颌角连线的中点处。在定位区沿皮纹做切口,切开皮下组织。可以将该切口与乳突切口相接合并,或者做一独立切口更好。耳大神经走行于胸锁乳突肌外表面,自该肌肉后缘穿出。沿神经逆行分离,将胸锁乳突肌向前牵拉,尽可能在近端靠近颈丛的发出处切断取材。

经迷路入路

在耳后距离耳后沟大约 3~4cm 做弧形切口。按前述方法行经皮质乳突切开术。与听神经瘤手术相似,去除乙状窦后方骨质,轮廓化乙状窦,以便于将后颅窝硬脑膜和乙状窦牵开。切除迷路暴露内耳道,去除内耳道和内耳门周围骨质,暴露扩展至迷路段远端的肿瘤(图 121.9)。水平段受累时可以将锤骨头和砧骨去除,使暴露范围达到肿瘤远端边缘。面神经减压范围要超过神经增粗区域。在切开内耳道和后颅窝硬脑膜前应完成所有钻磨步骤。

切开内耳道和后颅窝硬脑膜。面神经迷路段是经迷路手术中一个关键性解剖标志,然而当其被肿瘤包绕时可能并不明显。面神经在内耳道内位于前上象限,在小脑脑桥角位于第八颅神经的前庭神经和蜗神经之间。如果术前存在面部功能,可以用神经刺激器在近端追踪确认面神经。锐性分离切断前庭神经。神经外肿瘤自下方的面神经锐性剥离。由于有骨小梁形成,面神经血管瘤是一种有砂粒样质地的脉管瘤,常见于迷路段和膝状神经节区。如果不能自神经锐性剥离肿瘤,则必须牺牲面神经。切除肿瘤并行冰冻切片病理检查,以检查切缘是否干净。

神经修复方法取决于面神经切除长度。如果只切除了一小段神经,可以将保留神经的水平部分和垂直部分自面神经管游离后向后移位,这样可以缩短 1~2cm 神经缺损距离,对该长度神经缺损行端端吻合,完成一期神经修复(图 121.10)。近侧神经断端用吸收性明胶海绵支撑。在内耳门或小脑脑桥角附近用 9-0 或 10-0 尼龙线进行缝合操作可能会很困难。对位满意,缝合一针即可。由于近端面神经缺乏神经外膜,需有一针贯穿神经直径缝合以稳定吻合口[21]。如果切除的面神经较长,需要用条索状移植物修复。通常情况下,耳大神经可以提供足够的长度,而且其直径与面神经近似。如果移植神经两端的直

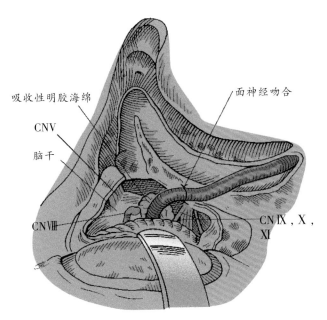

图 121.10 面神经水平段和垂直段游离移位完成一期面神经修复(CN Ⅶ,面神经)。脑干、三叉神经(CN Ⅴ)、耳蜗前庭神经(CN Ⅷ)、后组颅神经(CN Ⅸ,Ⅹ,Ⅺ)已显露。近端神经用吸收性明胶海绵支撑以便缝合。

吸收性明胶海绵
CNV
脑干
CNⅧ
面神经吻合
CN Ⅸ,Ⅹ,Ⅺ

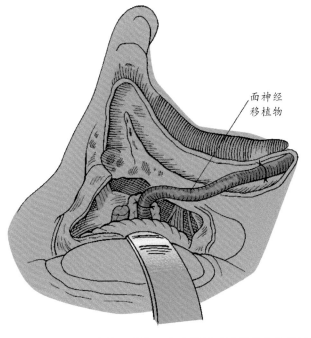

图 121.11 将耳大神经移植于自内耳门至远端垂直段的面神经缺损处。

面神经移植物

径有明显差别,近端较大,移植神经的远端与面神经的近侧断端缝合,以保证在该吻合口处移植神经的所有神经束会对应出现在远端神经断端处。远端吻合口用 8-0 尼龙线缝合,另有面神经骨管支撑(图121.11)。

于腹部左下象限取脂肪,伤口留置彭氏引流管后缝合。腹部脂肪浸泡在杆菌肽溶液中,术腔用杆菌肽溶液充分冲洗。围绕神经放置脂肪条支撑吻合口。术腔其余空间以腹部脂肪填充。分三层缝合伤口,乳突区无菌加压包扎。

中颅窝入路

有关中颅窝入路的手术技术在第 124 章有全面描述。患者仰卧在手术床上,头部充分转向对侧。在耳屏前上方沿皮纹做耳前切口,轻微弯曲向上至上颞线,暴露颞筋膜。向前后潜行分离皮瓣,置入自持牵开器。将蒂部与下方起点相连的颞肌瓣向下掀起至颧弓根水平。在颞部测量出 4cm×5cm 的骨窗行中颅窝颅骨切开,去除骨瓣。自颞骨抬起中颅窝硬脑膜。通常需要另外去除骨窗下缘骨质到与中颅窝底齐平的水平,达到中颅窝底水平时,由后向前抬起硬脑膜较为安全,避免损伤岩浅大神经。此时应该可以清楚显露累及膝状神经节的面神经血管瘤。另一重

要标志是弓状隆起,可惜这一结构并不恒定,而且可能会与中颅窝底的其他骨脊相混淆。朝向岩上窦方向在内耳道平面上向内侧钻磨是安全的,可以避免损伤耳囊。在持续冲洗和吸引下向下钻磨,直到显露内耳道顶盖。在去除骨质的步骤完成以前,保留下方骨膜和硬脑膜完整。向外划定内耳道界限,暴露其顶盖,直到辨认出面神经迷路段。向外扩展到膝状神经节的肿瘤需要继续剥离骨质。由于下方有听骨链,在去除鼓室盖时要小心。如果还需要达到鼓室上隐窝和水平段面神经,应该同时行经乳突入路。根据术前影像,术者应该对预期行联合入路手术有所准备。

达到充分的骨质暴露后,切开内耳道硬脑膜,暴露肿瘤和近端面神经(图 121.12)。如果有可能,将肿瘤自下方的面神经锐性剥离。通常,在切除血管瘤的过程中可以在面神经和肿瘤之间形成一个剥离平面。如果面神经瘤呈偏心性位于神经一侧,有时可以在切除肿瘤的同时保存下方神经的连续性。如果必须牺牲受肿瘤累及的神经,则需要用一个移植材料进行修复重建。对于短距离神经缺损的修复,耳大神经易于取材,而且有适宜的长度和直径。

如果面神经功能仅有极微的减弱,受累段神经减压是其一种治疗策略。将覆盖内耳道、迷路段和膝状神经节的骨质钻磨至蛋壳样厚度后小心去除。尽

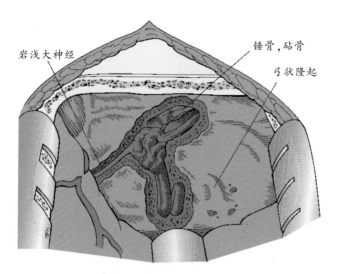

岩浅大神经

锤骨,砧骨

弓状隆起

图 121.12 中颅窝入路暴露位于膝状神经节的面神经肿瘤。迷路段和近侧水平段暴露。

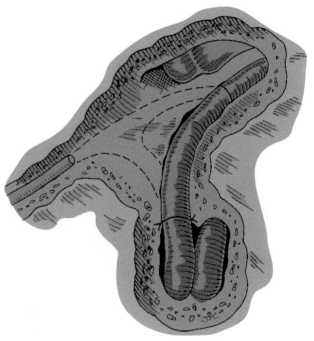

图 121.13 神经移植修复内耳道远端至水平段的面神经缺损。

管血管瘤可能会出血,但在面神经周围应避免应用双极电凝。

在经中颅窝入路,对面神经近侧端进行吻合在技术上是一种挑战。用9-0或10-0尼龙线固定在神经移植体的近端,然后一头缝线穿过近侧面神经断端,将两端吻合。将神经移植体的远端与远端面神经无张力相接。如果肿瘤位于内耳道底外侧和膝状神经节区,将耳大神经移植体放置在连接迷路段和水平段的面神经管的骨槽中。在此处通常不必缝合(图121.13)。用游离颞肌移植或一小块脂肪填塞内耳道,防止脑脊液漏。

关闭伤口时要特别注意鼓室盖,如果有缺损,将颅骨切开时取下的骨瓣矢状位(纵向)裂开,然后把一片骨片覆盖在鼓室上隐窝上。用4-0 Nurolon将硬脑膜缝在颅骨切开形成的骨窗边缘上。将颅骨切开时取下骨瓣的余下一片复位,用2-0可吸收线或微型板固定。颞肌转回到解剖位置,用2-0或3-0可吸收线缝合固定。分两层关闭皮肤切口,加压包扎。

中颅窝-经乳突联合入路

该入路适用于近端达膝状神经节,远端到锤骨头的水平段面神经肿瘤,也用于欲保存听力者。其他情况采用经迷路入路更直接有效。联合入路采用标准的耳后切口,上端延长绕过耳轮到耳前,继续向前上与发际平行向颞区延长上行,然后与颞上线平行弧形转向后方,形成一个问号形状(图121.14)。用缝线或大号自持牵开器将基底在后方的颞部皮瓣牵

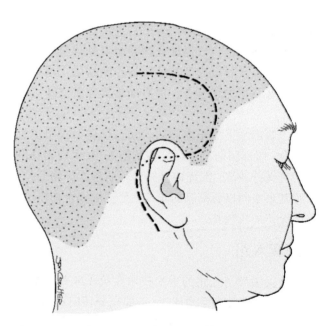

图 121.14 中颅窝-经乳突联合入路手术切口。

开。该联合入路可以额外提供如本章前面"经乳突入路"一节中所描述的到达面神经水平段和垂直段的通路。

神经供体的选择取决于神经切除的长度。通常情况下,耳大神经可以提供神经修复所需的长度。然

而，如果需要更长节段的神经，就要自腓神经取材（见下一部分，"腓胫神经移植"）。神经移植体断端周围的疏松结缔组织外膜层应予清除，保留薄的神经外膜用于缝合。

在该联合入路中，鼓室盖被去除，以暴露肿瘤和面神经走行。如前面章节所述，该区域用取自中颅窝颅骨切开时取下的骨瓣的骨片修复。注意不要压迫面神经移植体或妨碍听骨链重建。再者，用脂肪或肌肉妥善填塞内耳道，防止脑脊液自内耳道漏入中耳腔。如前面章节所述方法关闭伤口。

腓胫神经移植

腓胫神经是一支皮肤感觉神经，分布于足后外侧面和小腿背面（图 121.15）。位于外踝后 2cm，小隐静脉的深面。腓胫神经的直径较耳大神经粗，而且神经纤维总数较多。获取该神经有两种方法。第一种是在小腿后外侧面做多个阶梯状横切口，用静脉剥离器摸索着剥离神经（图 121.16A 和 B）。另一种方法是采用连续纵向切口剥离神经，该方法的术后并发症较前一种多，但能够更好地控制出血，最大限度地减小对神经的损伤。

乙状窦后入路

对孤立发生于后颅窝和内耳道的肿瘤在术前就能做出面神经瘤诊断的情况并不多见。该区域不断增大的肿瘤最常见的是听神经瘤。手术入路和技术在第 124 章有详述。手术暴露范围局限在后颅窝时，无法行一期神经吻合，需要经迷路入路将颞骨内面神经游离。在该区域行条索状神经移植在技术上同样是困难的，特别是当肿瘤扩展超出内耳道底时，可能不得不行经乳突和乙状窦后联合入路。

立体定向放射外科

分割外线束放射疗法已经成为放射治疗的常规方法。应用基架直线加速器、伽马刀发射的钴伽马射线、可移动直线加速器如射波刀（Cyberknife）发射的电子束等较新的技术可以进行单一或多点聚焦治疗（分割），而且可以提供毫米级的治疗发射精度。基于

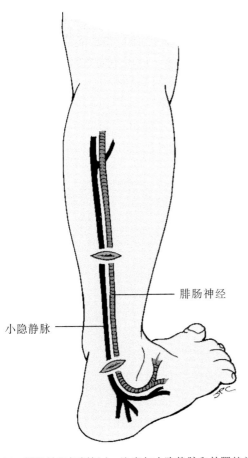

图 121.15　腓肠神经解剖标志。注意与小隐静脉和外踝的关系。

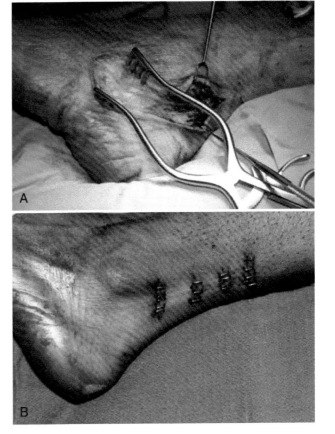

图 121.16　（A）腓胫神经移植体取材手术暴露方法。（B）阶梯法手术切口的关闭方法。

各种原因,我们更喜欢应用射波刀系统。它是一种可移动直线加速器,能够发射以兆瓦计的光子束(图121.17)。该系统无框架,可以避免因给患者安放头架引起的少数并发症,成为一种理想的分割治疗方法。更重要的是,该系统可以治疗扩展到颅底下面的肿瘤。而伽马刀系统的发射范围局限在头部和颅底。

进行CT和MRI扫描,将影像重叠融合显示出来。虽然是根据CT确定治疗方案,但要用CT和MRI扫描两者提供的信息划出肿瘤轮廓,以界定所关注的范围。从MRI得到的软组织信号可以界定肿瘤范围,同时用颞骨的骨性解剖结构来证实肿瘤位置,并辨认在足剂量放射线发射时需要保护的其他重要结构,这些被称为关键结构。在我们医院,界定肿瘤轮廓的过程由术者和放射肿瘤医生共同完成,然后再将制订的治疗方案与放射物理学家讨论。用18~21Gy剂量照射肿瘤,3次分割达到80%等剂量线。使用18Gy剂量时,分3次照射,隔日1次,每次分割治疗剂量6Gy。除非肿瘤紧邻关键结构,肿瘤边缘的剂量通常接近18~21Gy的处方剂量。减小治疗对关键结构的影响就要降低肿瘤边缘剂量。在足剂量时,最大肿瘤剂量是22.5~26.25Gy。用聚己内酯制成的罩紧贴患者的头、面和颈部起到固定作用。每次治疗大约30分钟,隔日1次。无须镇静、静脉输液或住院。

常规外线束放射治疗可以导致慢性并发症,如骨坏死、慢性外耳炎、皮肤溃烂、咽鼓管功能障碍和发生恶性肿瘤的潜在可能性。也可以发生急性颅神经功能障碍(耳聋、平衡障碍、眩晕、面瘫、声带无力、吞咽障碍),这些功能障碍可能只是暂时的。应用聚焦立体定向放射疗法可以将这些风险降到最低。

术后处理

除非病情有指征,经乳突入路或颞骨外手术后患者无须加强护理。相反,经迷路入路、枕下入路或中颅窝入路手术后患者应在重症监护室观察。监护神经系统症状和潜在并发症24小时。加压包扎保留3天。如果在腹部脂肪移植部位放置了引流管,在引流量很少时将其拔除。

接受腓神经移植的患者相对限制活动,弹性绷带保留约1周。术后早期不鼓励积极的离床活动,过早活动会使患者感到不舒适。理疗咨询和助行器最有助于早期康复。术后7~10天拆除缝线或缝合钉。

术后常出现面瘫,在恢复期要特别注意对角膜的保护。建议日间滴人工泪液,夜间涂软膏以保持眼部润滑。潮湿的房间有益于保持眼周的湿度。如果进行了神经移植手术,根据神经缺损部位和修复情况,面部功能恢复预期至少需要6个月。让患者努力闭眼,注意观察巩膜和角膜暴露程度(图121.18)。如果眼部症状令人厌烦,而且不能有效保护角膜,将一个金质重物临时贴在上睑上,确定是否能使眼睑闭合变得容易,减轻眼部刺激。试用不同重量的金质重物(0.6~1.6g),确定理想的号码(图121.19)。随后在住院期间

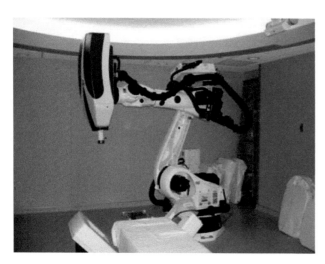

图121.17 由Accuray,Sunnyvale,CA制造的射波刀机器人立体定向放射外科手术系统。

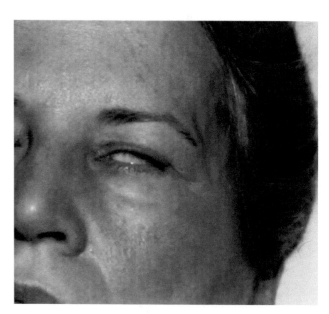

图121.18 左侧面瘫,眼闭合不全。有典型的贝尔现象,仅能看到下部角膜。

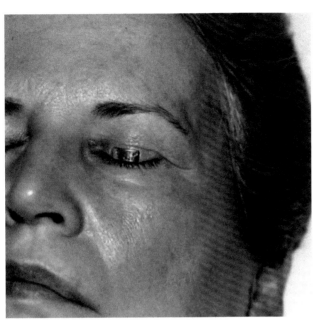

图 121.19　将一个金质重物（1.2g）贴在上睑上使眼完全闭合。

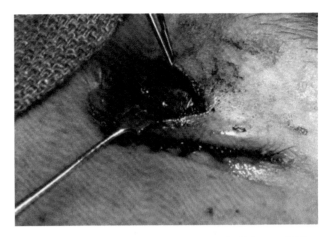

图 121.20　在眼轮匝肌深面、睑板浅面之间制成一口袋插入金质重物。

手术将该重物插入上睑。手术时局部以盐酸丁卡因（潘妥卡因）滴眼液滴眼，安放巩膜保护罩覆盖保护角膜。经静脉给予镇静剂，上睑行局部浸润麻醉。

在眼睑软骨上皮纹内做切口，切开皮肤和眼轮匝肌。用韦斯科特剪在眼轮匝肌深面、睑板浅面之间的平面分离，按照术前确定的金质重物的尺寸，形成一个与之相适应的口袋，将金质重物插入其中（图121.20）。多数患者能很好地耐受 1.2g 的金质重物。用 8-0 尼龙线将金质重物缝在睑板上。用 6-0Dexon 将眼轮匝肌对位缝合，皮肤切口用可快速吸收肠线连续缝合。用 1 片 1/8 英寸 Steri Strip 胶带覆盖伤口。

术前没有前庭症状的患者，如果术中切除了前庭神经或进入了耳囊，术后可以出现严重的恶心和眩晕。最初几天要给予支持治疗，在此期间中枢将逐渐对单侧前庭损害进行代偿。

患者病情稳定而且能够下床走动，根据是否进行了颅内入路手术，可以在术后 2~6 天内出院。用耳语或电话等粗测方法对听力进行初步评估，也可以用音叉。如果中耳未被肿瘤累及，但手术非常接近耳蜗神经、动脉或耳囊，住院期间要有患者的听力图。如果进行了听骨链重建，术后 4~6 周要有正规的听力图。术后 7~10 天拆除手术部位的缝线。

术后用理想的影像学方法监测肿瘤有几种选择方式。CT 扫描适用于需要对骨性解剖结构进行精细评估者，而 MRI 可以对软组织密度提供重要信息。

压脂技术可以降低脂肪组织信号，更容易将肿瘤与脂肪鉴别。术后 3 个月进行基线扫描，1 年后复查，此时与基线扫描相比，术后应该没有任何明显变化和缩小。根据是否完整切除肿瘤和术后 15 个月的扫描结果确定今后复查扫描时间。

术后要对听力状况进行评估，行纯音测听，确定是否遗留传导性聋、感音神经性聋或混合性聋。如果关闭伤口时没有闭塞中耳腔，可以选择性地修复显著的传导性聋。如果言语识别好，也可以给传导性聋或感音神经性聋患者佩戴助听器。

随时监测面部功能的恢复情况。神经再支配迹象最初表现为面部张力增加，重新出现清楚的鼻唇沟。如果切除肿瘤时面神经得以保留，面部功能可能会在 6 周内恢复。如果在内耳道/小脑脑桥角区进行了神经移植，面部功能恢复需要 12~15 个月。当功能恢复延迟近 1 年时，针电极肌电图记录可以显示多相电位，表明神经再支配正在发生，这会使术者和患者都放心，需要更多的时间观察进行中的神经功能恢复。

并发症

血管损伤

术中动脉或静脉出血容易发现和处理。术者应该了解乙状窦和颈静脉球的解剖变异。乙状窦可以在乳突内非常靠外或靠前，接近面神经。这种情况在任何经乳突手术中都应引起注意。另外，需要将面神经垂直段内侧面切开的入路可能会碰到颈静脉球，时刻注意对这一结构的识别会最大限度地减少意外损伤。乙状窦损伤常因局部用速即纱挤压和神经成形术所致。在前述任一手术入路中，都不易损伤到颈动脉，除非耳蜗已受到肿瘤广泛侵蚀，这种情况在术前影像上会很明显，需要用适宜而精确的手术技术来处理。在经迷路入路或乙状窦后入路手术中，要注意识别和保护小脑前下动脉，该血管损伤会导致耳聋、眩晕、面瘫、轻偏瘫，还有可能导致死亡。

脑脊液漏

脑脊液耳漏、脑脊液鼻漏或者皮肤瘘管等潜在并发症可以引起脑膜炎。脑膜炎是一种严重并发症，如果不能早期发现和治疗，最终可能会致死。术后要始终高度警惕脑脊液漏或脑膜炎。嘱患者不要用力，打喷嚏时不要闭口，汇报任何可疑的水样液体流出。脑脊液自伤口漏出，可以在皮肤裂开处间断贯穿缝合修复。局部应用火棉胶也是封闭切口的另一辅助方法。伤口需要重新加压包扎。如果伤口不能受到触压，并且存在脑脊液鼻漏，在腰部放置蛛网膜下腔引流 3~5 天。引流量维持在 6mL~10mL/h（约 150 mL~240mL/d）。几乎所有的脑脊液漏都适用该疗法。没能停止的脑脊液漏需要重新探查，可能需要闭塞咽鼓管。

听力损失和眩晕

听力损失的发生取决于肿瘤的部位和所采用的手术入路。完全性感音神经性听力损失（听觉缺失）是内耳道和小脑脑桥角肿瘤的已知风险，而不仅仅是一种并发症。同样，如果 CT 扫描显示耳囊侵蚀，听力损害的可能性更大。未能识别的听骨链受累、听骨链重建不成功、中耳腔持续积液等均可发生持续性传导性听力损失。

除非已有进行性前庭功能减退，否则，切除前庭神经或损伤迷路会导致严重的前庭性眩晕，需要支持治疗。假设已出现完全失神经支配，在接下来的 6 周，中枢性代偿会使平衡功能恢复。平衡功能恢复困难的患者介绍给接受过前庭康复培训的理疗师进行前庭康复训练。

面神经修复

必须严格遵循面神经修复的有关原则。吻合前，将神经或其他条索状移植体的两端用锋利的刀片切成锐利的新鲜创面。在小脑脑桥角，面神经的近端浸在脑脊液中，不可能变干。如果在切除肿瘤时同时切除了面神经，即刻用浸湿的吸收性明胶海绵将面神经近侧断端缠绕隔离，这样既可以保护神经，又可以避免神经吻合时在识别神经上发生混淆。应在无张力下吻合。在经迷路入路手术中，如果实施了神经改道移位，在将神经断端重新对位后，要用填充术腔的脂肪进一步支持稳固。当近侧断端没有硬脑膜延伸形成神经外膜或神经外膜缺失时，用单丝尼龙线（9-0 或 10-0）缝合近端神经。外周部位神经修复用 8-0 缝线行外膜对外膜缝合。

精要

- 半数原发性面神经肿瘤患者的面神经功能正常。
- CT 和钆增强 MRI 是诊断原发性面神经肿瘤的基本手段。
- 完全彻底切除肿瘤常需要切除神经并进行神经移植，术者要时刻做好这方面的准备。
- 术后用脂肪抑制 MRI 评估肿瘤的复发情况。
- 立体定向放射外科是控制面神经瘤的一种有效方法，可以用于老年患者、手术风险高的患者、面神经功能正常的患者、患耳为唯一有听力耳的患者。

隐患

- 患者术前面神经功能良好的原发性面神经肿瘤的处理是个难题，应考虑应用手术减压、立体定向放射外科手术或观察。
- 患侧为唯一有听力耳，如果肿瘤累及内耳道或耳蜗，应避免试图进行切除面神经肿瘤的手术。
- 切除面神经血管瘤可能会引起明显的出血，但要避免在面神经附近应用双极电凝。
- 术前诊断为听神经瘤，有可能在术中证实为原发于面神经的肿瘤，在这种情况下，术者应通知患者家属并继续进行肿瘤切除手术。
- 在中颅窝入路手术中未用脂肪或肌肉填塞内耳道可能会导致脑脊液鼻漏或耳漏。
- 肿瘤可能会累及很长一段神经却未能被 MRI 发现。

（李予鲁 译 倪道凤 审）

参考文献

1. Fisher BJ, Dennis KE: Malignant epithelioid cranial nerve sheath tumor: Case report of a radiation response. J Neurooncol 78:173-177, 2006.
2. Selesnick SH, Burt BM: Regional spread of nonneurogenic tumors to the skull base via the facial nerve. Otol Neurotol 24:326-333, 2003.
3. Suryanarayanan R, Dezso A, Ramsden RT, et al: Metastatic carcinoma mimicking a facial nerve schwannoma: The role of computerized tomography in diagnosis. J Laryngol Otol 119:1010-1012, 2005.
4. Cawthorne T: Bell's palsies. Ann Otol Rhinol Laryngol 72:774-779, 1963.
5. Lipkin AF, Coker NJ, Jenkins HA, et al: Intracranial and intratemporal facial neuroma. Otolaryngol Head Neck Surg 96:71-79, 1987.
6. O'Donoghue GM, Brackmann DE, House JW, et al: Neuromas of the facial nerve. Am J Otol 10:49-54, 1989.
7. Fagan PA, Misra SN, Doust B: Facial neuroma of the cerebellopontine angle and the internal auditory canal. Laryngoscope 103:442-446, 1993.
8. Isaacson B, Telian SA, McKeever PE, et al: Hemangiomas of the geniculate ganglion. Otol Neurotol 26:796-802, 2005.
9. Asaoka K, Sawamura Y, Tada M, et al: Hemifacial spasm caused by a hemangioma at the geniculate ganglion: Case report. Neurosurgery 41:1195-1197, 1997.
10. Friedman O, Neff BA, Willcox TO, et al: Temporal bone hemangiomas involving the facial nerve. Otol Neurotol 23:760-766, 2002.
11. Martin N, Sterkers O, Nahum H: Haemangioma of the petrous bone: MRI. Neuroradiology 34:420-422, 1992.
12. Fisch U, Ruttner J: Pathology of intratemporal vascular tumors. Laryngoscope 91:867-876, 1981.
13. House JW, Brackmann DE: Facial nerve grading system. Otolaryngol Head Neck Surg 93:146-147, 1985.
14. Prasad S, Myers EN, Kamerer DB, et al: Neurilemmoma (schwannoma) of the facial nerve presenting as a parotid mass. Otolaryngol Head Neck Surg 108:76-79, 1993.
15. Rodrigues SJ, Fagan PA, Biggs ND: Management of cystic facial neuromas: An alternative approach. Otol Neurotol 25:183-185, 2004.
16. Pollock BE, Kondziolka D, Flickinger JC, et al: Preservation of cranial nerve function after radiosurgery for nonacoustic schwannomas. Neurosurgery 33:597-601, 1993.
17. Mabanta SR, Buatti JM, Friedman WA, et al: Linear accelerator radiosurgery for nonacoustic schwannomas. Int J Radiat Oncol Biol Phys 43:545-548, 1999.
18. Mdarhri D, Touzani A, Tamura M, et al: [Gamma knife surgery for VII nerve schwannomas.] Neurochirurgie 50:407-413, 2004.
19. Hasegawa T, Kobayashi T, Kida Y, et al: [Two cases of facial neurinoma successfully treated with gamma knife radiosurgery.] No Shinkei Geka 27:171-175, 1999.
20. Isono N, Tamura Y, Kuroiwa T, et al: [Combined therapy with surgery and stereotactic radiosurgery for facial schwannoma: Case report.] No Shinkei Geka 30:735-739, 2002.
21. Brackmann DE, Hitselberger WE, Robinson JV: Facial nerve repair in cerebellopontine angle surgery. Ann Otol Rhinol Laryngol 87:772-777, 1978.

第 **122** 章

面神经减压

Yu-Lan Mary Ying, Elizabeth H. Toh

面瘫引起显著的功能和美容缺陷常常导致巨大的心理问题。急性面瘫潜在原因多种多样，见表122.1。本章重点为适用于手术减压的面瘫的处理，最常见的疾病包括贝尔面瘫，急性和慢性中耳炎伴面瘫，手术创伤引起的面瘫。颞骨外伤伴面瘫在第128章讨论。

任何病因的面瘫患者治疗的目标是最大的功能恢复和最小的美容缺陷。为了提高我们对神经损伤和恢复的理解，Sunderland 提出了一种至今仍广泛使用的神经损伤的组织病理生理学分类系统[1]。损伤仅引起神经内传导阻滞(神经失用，第一级损伤)，未破坏轴浆连续性，传导阻滞处远端的电刺激仍然可以诱发神经放电。总的神经结构仍然完整。第二级损伤涉及轴突破坏(轴突断裂)，未破坏周围的神经膜细胞和神经结缔组织完整性。第一级和第二级损伤通常可以完全恢复。第三级和第四级损伤分别涉及神经内膜和神经束膜的破坏。最严重损伤的特点是完全神经管中断(神经全断，第五级损伤)。在第二级至第五级损伤中，面神经远端发生瓦勒变性，结果使这些神经不能传播电刺激产生的诱发电位至损伤的远端。

恢复过程中，如果轴突通过完整的神经小管再生，运动功能可以完全恢复且无联动。然而，任何神经支持结构(神经内膜，神经束膜，神经外膜)的损伤将导致再生神经纤维的错向引起联动和不完全的运动恢复。由于解剖的不连续或不可逆的神经变性引起的完全面瘫，面神经需要修复或减压达到最佳功能和美容结果。尽管如此，在完全断裂的神经，即使有最佳的手术结果，仍有某些残余的无力和联动。

病例选择

电测试

电测试构成了面瘫患者手术决策的基本诊断方法。面瘫患者手术处理的基本前提：减压或修复受损的神经将比保守处理患者自然恢复的情况取得更好的长期的功能结果。某些电测试可用于评价面神经状态，估计神经损伤严重程度和预测自然恢复。因为大多数面神经损伤影响神经颞骨内部分，不容易进行评价，损伤评估基于测量变性的远端神经电位。损伤后瓦勒变性进展的程度和速度被用作神经损伤严重程度的相对指标。迅速的瓦勒变性和神经全断有关，然而神经变性越慢越可能显示为轴突断裂。两种面神经评估最可靠和客观的电测试是神经电图(electroneuronography，ENoG)和面肌电图(electromyography，EMG)。因为完全或接近完全恢复在不完全面瘫是可以预料到的，电测试只在评估完全面瘫患者有价值。

神经电图测量面神经损伤远端阈上电刺激所产生的面部肌动活动。放置于鼻唇沟的表面电极测量复合肌肉动作电位。比较正常和患侧的引出的复合肌肉动作电位的振幅。在完全面瘫发作的前3天内，远端面神经将继续正常刺激直到发生瓦勒变性。神经电图测试因此延后到急性面瘫发生后至少3天，继续每隔1天或2天直到第14天。相对于未受影响侧的神经电图反应的减少与面肌失神经支配的程度相关，依次反映麻痹侧的神经变性的程度。因为严重的神经变性和功能恢复不良相关，当神经电图测试显示患侧相对

表 122.1	面瘫的鉴别诊断

出生

创伤性阴道分娩

强直性肌营养不良

Mobius 综合征(双侧面瘫伴其他颅神经缺陷)

外伤性的

皮质损伤

颅底骨折

脑干损伤

中耳穿透伤

面部外伤

气压伤

神经性的

鳃盖综合征(面部运动区的皮质损伤)

Millard-Gubler 综合征(展神经麻痹伴有对侧偏瘫,因为损伤
位于脑桥基底部涉及皮质脊髓束)

感染性的

恶性外耳道炎

急性或慢性中耳炎

胆脂瘤

脑膜炎

腮腺炎

水痘

耳部带状疱疹(Ramsay Hunt 综合征)

脑炎

脊髓灰质炎(Ⅰ型)

流行性腮腺炎

单核细胞增多症

麻风病

人类免疫缺陷病毒和获得性免疫缺陷综合征

流行性感冒

柯萨基病毒

疟疾

梅毒

结核病

肉毒中毒

毛霉菌病

莱姆病

遗传性和代谢性的

糖尿病

甲状腺功能亢进症

妊娠

酒精性神经病

延髓脑桥麻痹

眼咽型肌营养不良

肿瘤性的

面神经瘤

面神经血管瘤

前庭鞘膜瘤

颈静脉球瘤

脑膜瘤

von Recklinghausen 病

胆固醇肉芽肿

癌(来源于胸,肾,肺,胃,喉,前列腺或甲状腺的侵犯或转移)

中毒性的

反应停(Miehlke 综合征:累及Ⅵ和Ⅶ颅神经伴有外耳闭锁)

破伤风

白喉

一氧化碳

铅中毒

医源性的

下颌神经阻滞麻醉

抗破伤风血清

狂犬病疫苗治疗

耳科,颅底和腮腺手术

栓塞

特发性的

贝尔面瘫

Melkersson-Rosenthal 综合征(复发性面瘫,沟裂舌,面唇水
肿)

遗传肥大性神经病 (Charcot-Marie-Tooth 病,Dejerine-Sottas
病)

颞动脉炎,结节性动脉周围炎和其他血管炎的自身免疫综合
征

Guillain-Barre 综合征(上行性麻痹)

多发性硬化

重症肌无力

结节病(Heerfordt 综合征,眼色素层腮腺炎)

Wegener 肉芽肿

嗜酸性肉芽肿

淀粉样变性

骨质增生(例如 Paget 病,骨硬化病)

川崎病(小儿急性发热黏膜皮肤淋巴结综合征)

血管性的

良性颅内压增高

颈内动脉颞骨内动脉瘤

Data modied from May M: Differential diagnosis by history, physical ndings and laboratory results. In May M (ed): The Facial Nerve.
New York, Thieme-Stratton, 1986.

于健侧功能下降大于 90%时建议手术减压。

肌电图通过插入面部肌肉组织内的针形电极测量面肌自发和随意电活动。其对于评估肌肉失神经支配和再支配的存在及程度有价值。如果考虑手术减压，肌电图测试是神经电图结果解释的一种必要的补充。再生神经纤维的传导阻滞的解除导致电位的非同步触发，因此在皮肤表面电极神经电图测试中可测量的复合动作电位消失。因为针形电极肌电图测试随意运动单位动作电位不需要同步电活动，在面神经功能恢复中可能被早期检测到，提示预后良好。此外，随意面肌收缩时的多相动作电位提示肌肉神经再支配，可能在临床恢复体征 6~12 周之前出现。损伤以后 2~3 周出现自发纤颤电位提示严重的肌肉失神经支配和预后不良。

贝尔面瘫

贝尔面瘫是目前急性面瘫最常见的原因，在病例中占大约 70%[2]。足够的证据支持贝尔面瘫是 I 型单纯疱疹病毒的一种炎症反应的结果，引起水肿和血管危害，导致功能损伤[3,4]。嵌压性神经病变认为发生在面神经的迷路段，此处面神经管直径最狭窄。

影响神经所有分支的单侧面瘫可在 24~48 小时过程中突然发生，可能在 3~7 天内发展成为完全瘫痪。患侧可能先有耳痛症状。除了面部功能障碍以外，很少出现鼓索神经性红斑，这些患者在临床检查中没有发现其他的典型的异常。听力和平衡不受影响。超过 2 周的面部功能的进展性下降，4 个月没有恢复，功能波动，同侧复发以及存在面部抽搐，医生要警惕潜在的肿瘤的可能性，及时早期面神经影像学检查。多达 15%的贝尔面瘫可能复发，但更通常在对侧发生。

应用单纯的药物治疗如全身类固醇激素合用或者不合用抗病毒疗法，65%~85%的患者面神经功能恢复良好。女性怀孕期间发生的完全性贝尔面瘫预后恢复显著较差[5]。这些患者的面部运动通常开始于大约瘫痪发生后 3 周。永久残留的无力或继发异常如联带运动或面部抽搐，发生率在 15%~35%。电测试提示严重神经变性的患者，手术减压可能改善面部功能恢复。多中心前瞻性临床试验，贝尔面瘫患者完全瘫痪发生的前 14 天内，神经电图测试 90%或以上变性，以及随意肌电图测试无运动单位电位，于内耳道孔，迷路段和膝状神经节行面神经手术减压，在瘫痪 7 个月以后，91%结果良好，相对于同样的神经

电图和肌电图参数只用类固醇激素治疗的 42%恢复良好[6]。本研究的结果提示迷路段面神经手术减压，对于电测试标准显示为不良恢复的这组贝尔面瘫患者可能有益。然而，对这些患者进行手术减压的益处仍存在某些争论[7]。

急性面瘫发生前 2 周内的所有患者应该进行全身类固醇激素治疗[泼尼松，1mg/(kg·d)，10 天加另外的 5 天锥形减量]。此外，可以处方 10 天 1 个疗程的抗病毒治疗(阿昔洛韦，800mg，1 天 5 次;泛昔洛韦，500mg，1 天 3 次;或者伐昔洛韦，1g，1 天 2 次)[8,9]。抗病毒治疗于症状发生 72 小时之内开始较好[10,11]。除了眼部保护以外，不完全瘫痪的患者无须额外的治疗。进展到完全瘫痪的患者，需要在临床功能完全丧失 3 天以后开始进行电测试。瘫痪发生前 2 周内，如果神经电图测试提示大于 90%以上变性，患者 50%的可能有残余的面部无力和联动。如果另外的肌电图测试未能发现任何神经再生的证据，这些患者可以选择手术减压。

耳部带状疱疹

耳部带状疱疹(Ramsay Hunt 综合征)是一种急性外周性面瘫伴有耳痛和耳郭及外耳道水痘样病变的综合征。区别于贝尔面瘫在于：特征性的病毒疱疹，更高的伴发耳蜗和前庭功能紊乱，预后较差的面部功能恢复。耳部带状疱疹的基本治疗是抗病毒药物如阿昔洛韦或泛昔洛韦和大剂量全身皮质类醇。不同于贝尔面瘫，没有文献支持对这些患者进行面神经手术减压。

手术创伤引起的急性面瘫

来自颞骨骨折、穿透性创伤和医源性损伤的面神经外伤是面瘫的第二个最常见的原因。在腮腺，颞骨和小脑脑桥角的手术过程中面神经有损伤的风险。腮腺或颞下颌关节手术的并发症可以导致影响从茎乳孔至面肌的面神经损伤。在脑桥小脑角，面神经破坏通常是听神经瘤切除的后果。肿瘤引起的坚韧的神经外膜鞘的缺失和解剖变形使此处神经特别容易损伤[12]。

颞骨内，面神经医源性损伤最常见于中耳和乳突手术中。由于手术操作引起的面神经意外损伤最多见于慢性中耳炎伴或不伴胆脂瘤的手术中，这种损伤发生率为 2%~4%。在慢性中耳炎情况下手术，面神经最容易损伤的 3 个部位:鼓室段，第二膝部和

乳突段。鼓室段面神经特别容易损伤,因为此处面神经管自然开裂达30%[13]。此外,此处常涉及肉芽组织或胆脂瘤,可引起面神经管侵蚀。如果面神经管是开裂或被侵蚀的,从神经鞘膜分离病变的黏膜或胆脂瘤可能损伤神经。面神经鼓室段也有被钻磨损伤的风险,特别是在开放式乳突切除术切除外耳道后壁过程中。在乳突钻磨过程中,当外耳道后壁磨低时,面隐窝开放时,或面后气房区域开放时,面神经垂直部分可能被损伤。颞骨手术中避免医源性损伤的关键是颞骨内面神经解剖的全面的知识[14]。

医源性面神经外伤的最佳预防是获得神经通过颞骨的过程的全面了解和清楚识别与神经密切相关的中耳和乳突内的标志。手术时发现的面神经损伤尽可能立刻处理。如果神经是完整的不是挫伤,面神经管损伤部位近端和远端1cm的手术减压通常足够。如果神经显著水肿或挫伤,神经外膜可能被切开。相比之下,如果神经横断大于50%,直接的神经缝合术或插入的移植术进行修补是必要的。在恢复室直接发现意外的面神经瘫痪,应该去除耳部敷料,观察患者2小时到术中利多卡因的影响消除后。如果面瘫持续存在必须考虑面神经手术损伤。也可通过术后立即进行针形电极肌电图测试存在自发运动单位动作电位来确定神经的完整性。探查和修复面神经的手术应在24~48小时内进行。迟发性面瘫可能也发生于乳突手术以后,通常是神经水肿和在面神经开裂部分轻微操作引起的继发性神经嵌压症的后果。应该去除乳突和外耳道填塞物,进行连续的神经电图测试发现任何显著的神经变性。手术损伤导致的所有面瘫患者应该进行大剂量的全身的皮质类固醇[泼尼松,1mg/(kg·d),共10天,附加的5天逐渐减量]治疗。

急性和慢性中耳炎伴发急性面瘫

急性化脓性中耳炎伴发面瘫典型见于具有中耳脓肿临床体征和症状的儿童或年轻人。面瘫通常在2~3天内进展迅速,伴有急性耳痛和耳漏发作。病理生理学可能与面神经鼓室段的面神经管自然骨裂的存在有关,使得炎性产物引起神经的炎症和水肿。

应该积极处理急性中耳炎伴发的面瘫。立刻进行鼓膜切开术,引流脓性分泌物和获得脓液进行培养和敏感性测试。植入通气管维持中耳通气。静脉内广谱抗生素开始经验性地使用,培养和敏感性测试结果出来后进行调整。局部使用抗生素滴耳液,中耳

每天进行吸引。皮质类固醇[泼尼松,1mg/(kg·d)]处方10天。颞骨CT发现合并乳突炎或者炎症颅内扩散,应该进行皮质乳突切开术。颅内并发症的患者应该神经外科会诊处理。急性中耳炎继发面瘫患者未经手术减压功能恢复预后良好[15]。

慢性中耳炎,面神经瘫痪最常伴于胆脂瘤或长期炎性肉芽组织累及面神经鼓室段和垂直段[16]。与急性中耳炎一样,面神经功能不良可能是由炎症、水肿和继发的神经嵌顿症引起的,也可能由扩大的胆脂瘤或脓肿引起的神经外或神经内的压迫。慢性中耳炎并发面瘫通常手术治疗。切除胆脂瘤,伴或不伴受影响的面神经段的手术减压,静脉内的抗生素和皮质类固醇治疗,通常获得良好的功能恢复。慢性化脓性中耳炎不伴胆脂瘤似乎较那些伴胆脂瘤患者有更好的功能结果[17]。这些患者的面功能恢复预后和干预时间有关[18]。

肿瘤相关急性面瘫

引起面瘫的最常见的新生物是腮腺的恶性肿瘤。面神经瘤、听神经瘤和原发性脑瘤是面瘫的较少见的原因。手术处理取决于肿瘤病理学,具体在本书另外的章节描述。

术前计划

电测试,包括神经电图和肌电图,用于确定没有临床功能时手术适应证。提供手术减压的一般指南包括完全面瘫发生后第3~14天的神经电图测定的受累侧较正常侧的10%或以下的肌肉功能,连同肌电图测试运动单元动作电位的消失。

如果计划手术需要进行使用骨算法的颞骨高分辨率轴位和冠位CT扫描。这对中耳炎和外伤引起的面瘫患者特别有价值。CT使外科医生能够确定术前病变位置。磁共振成像可显示所有贝尔面瘫病例迷路段面神经的扩大,但不是手术减压前的常规检查,除非临床怀疑潜在的肿瘤疾病。

面神经瘫痪的所有病例需要进行听力测试,发现任何伴随的听力损失;可有助于诊断,特别是耳蜗损伤,有助于决定手术方法。它也提供术后期监测恢复的基线。

确定面神经的哪一段需要探查,使用的方法主要基于面瘫的原因和损伤的预期部位。在贝尔面瘫,迷路段和膝状神经节区域通过中颅窝入路进行减

压。急性或慢性中耳炎引起的面瘫,探查乳突段和鼓室段,取决于疾病的位置和范围。为了适当地暴露涉及面神经的胆脂瘤需要开放式乳突切除术。继发于手术损伤的面瘫在手术损伤部位直接手术。

受累眼的润滑和保护在最初诊断时就需要开始,持续至获得足够的眼睛闭合。如果存在暴露性角膜炎需要获得眼科意见。

手术入路

手术方法的选择取决于面神经损伤的部位和受累耳的听力情况(图 122.1)。

经乳突入路

这种方法适用于面神经损伤局限于颞骨内面神经的鼓室段和乳突段。如同第 115 章描述的通过标准的耳后切口和软组织切开暴露乳突皮质骨。完全的乳突切除术直到进入乳突腔内侧。确定外侧半规管,继续切开前上骨质,暴露上鼓室砧骨体。应格外注意避免无意中钻磨听骨链和钻磨上鼓室时损伤天盖。

通过两个重要的手术标志确定面神经乳突段:上方外半规管和下方二腹肌嵴(图 122.2)。外半规管是面神经最重要的标志,它确定了面神经第二膝部的前后和内外位置。二腹肌嵴前方,下方的筋膜在茎乳孔处螺旋形成面神经鞘。这样,通过设想连接外半规管和二腹肌嵴前部的一条线可以预测面神经乳突段的行程。

一旦确定了面神经乳突段的行程,使用 1~3mm 的金刚石钻头开放面隐窝(图 122.3)。平行神经走行

进行钻磨并充分冲洗以减少对神经的热损伤。沿着砧骨窝的下缘保留狭窄的骨桥保护砧骨。切除面神经外侧面的骨质直到保留一层薄壳骨质。面隐窝下方和外侧暴露受鼓索神经限制。经常需要切除面神经的前方和稍内侧的多余的骨质,最大程度地暴露面隐窝。

此时,面神经的暴露足够进行乳突段,第二膝部和鼓室段远端的减压。使用 2~2.5mm 的金刚石钻头暴露茎乳孔的厚骨膜开始减压,保留这个位置的围绕面神经的厚纤维鞘的完整。面神经周围沿着后方和上方表面,在外半规管和茎乳孔之间,需要暴露达 180°(图 122.4)。

然后使用小的金刚石钻头减压面神经的第二膝部和鼓室段远端,从神经的后方表面至外侧和前外侧表面旋转金刚石钻头。这个操作,称为理发立柱

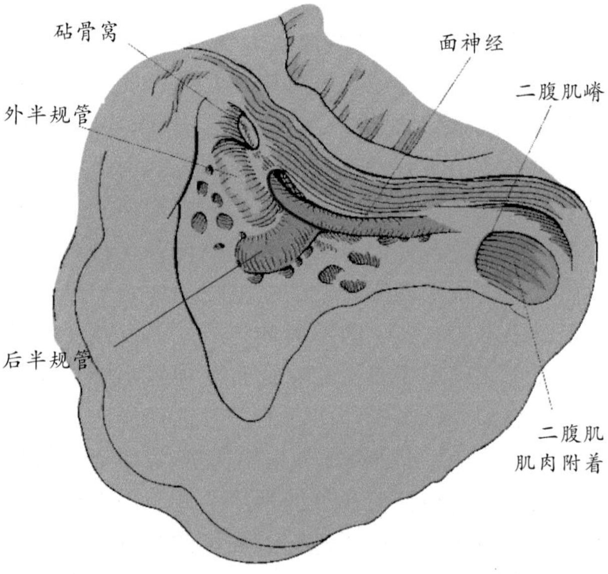

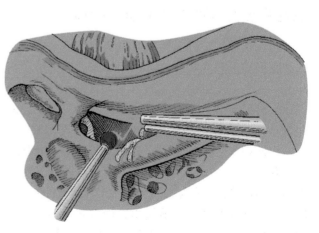

图 122.2 乳突段面神经的手术标志。

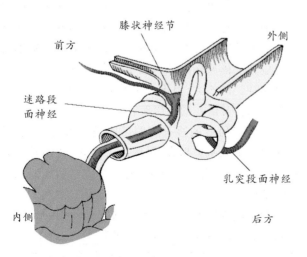

图 122.1 面神经解剖行程。

图 122.3 打开面神经隐窝。

法,防止外半规管开放(图 122.5)。

　　依据砧骨的位置,使用微钻和微型刮匙,在某些病例,可以保留砧骨完整,进行面神经鼓室段远端和第二膝部减压(图 122.6)。如果砧骨至面神经管的距离相对邻近,不能安全切开神经,需要取出砧骨有助于暴露,减压完成后重新放回。

　　通过经乳突径路方法暴露膝状神经节的能力取决于上鼓室颅中窝脑板的位置,需要取出砧骨,偶尔锤骨头。通过面隐窝分离砧镫关节,放置 90°钩针于砧骨体下方经上鼓室将砧骨向后旋转取出。鼓室段面神经位于前庭窗上方,在内移至膝状神经节之前,然后走行于下方匙突和上方齿突之间。使用微钻和微型刮匙,鼓室段近端减压到和超出匙突。锤骨头下方更加向前和内侧切开达到面神经和膝状神经节的连接处(图 122.7)。

　　在膝状神经节处面神经突然转向后方,内侧和

下方到达迷路段。前半规管的壶腹限制了经乳突径路迷路段面神经的进一步暴露。面神经迷路段的完全暴露需要中颅窝径路(如果听力存在)或经迷路径路(如果听力丧失)。

　　一旦鼓室段和乳突段的面神经管暴露,切除任何剩余的有影响的骨片。在损伤部位打开神经鞘,近端和远端一小段距离,评价神经束损伤的严重程度。如果神经束是完整的,减压步骤完成。如果超过 50%的神经束受损或神经完全横断,提示直接神经缝合术或神经移植术。

　　手术结束时将取出的砧骨放回原处,放置生理盐水浸湿的吸收性明胶海绵颗粒支撑。如果为了手术暴露必须切除锤骨头,砧骨可以雕刻,插入镫骨头和锤骨柄之间。耳后切口用可吸收线逐层缝合,术耳

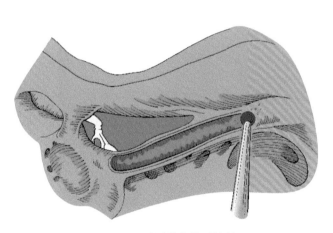

图 122.4　减压乳突段面神经。

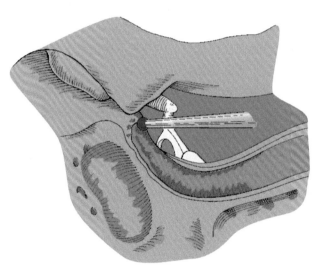

图 122.6　如果空间允许,保留砧骨原位,减压鼓室段面神经近端。

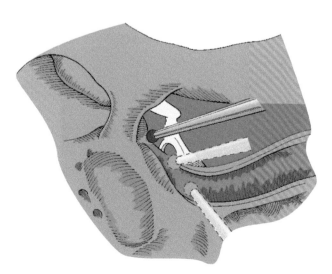

图 122.5　减压第二膝部和鼓室段面神经远端。

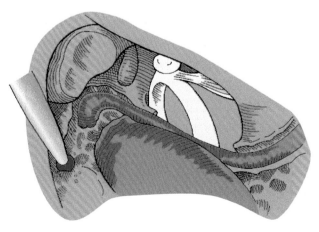

图 122.7　减压膝状神经节周围和迷路段面神经远端。

覆盖乳突敷料24小时。单独经乳突减压术术后无须住院。

经迷路入路

这种方法适用于无听力耳，膝状神经节近端面神经的减压。手术技术和用于经迷路切除听神经瘤的技术相同，在第124章详述。

中颅窝入路

中颅窝入路的主要优势是提供对膝状神经节和迷路段面神经的最佳暴露，保留术耳残余听力。这是一种适用于贝尔面瘫和颞骨骨折患者慎重选择的手术减压方法。它也可用于联合经乳突径路，如果需要全部颞骨内面神经减压。

患者仰卧转头术耳朝上。在手术开始时安置术中面神经监测。全麻诱导后不应用麻痹性药物。虽然面神经是瘫痪的，术中直接电刺激颞骨内面神经有时可确定传导阻滞的部位。因为听力保留的需要，也常规进行脑干听觉诱发反应监测。围术期药物治疗包括良好脑脊液渗透性的广谱抗生素(头孢曲松)，呋塞米20mg，甘露醇0.5mg/kg，和地塞米松10mg。冲洗液中使用杆菌肽(50 000U/L生理盐水溶液)。

耳前皱褶切口，始于颧骨下缘水平，向上延长至耳郭上方和后方，形成一个反向问号(图122.8)。翻起颞肌筋膜外侧的前方和后方皮瓣暴露颞肌。使用电刀沿着颞线切开肌肉形成基于前下的颞肌瓣。使用4mm切割钻头，以外耳道为中心，2/3位于前方，1/3位于后方，向下基于颧骨根部，进行4cm×5cm的颅骨切开术(图122.9)。使用硬脑膜起子将骨瓣从下方的硬脑膜小心抬起，移出，浸泡于杆菌肽溶液直到手术结束。使用双极电凝控制硬脑膜上的出血。然后使颅骨切开术的下缘低于中颅窝底。从后向前的方向，小心分离中颅窝底硬脑膜，暴露中颅窝底的结构(图122.10)。暴露的极限是前方为脑膜中动脉，内侧为岩上窦沟，后方为覆盖在前半规管顶部的弓状隆起。岩浅大神经部位的硬脑膜趋向紧密附着于神经。此时解剖需要极其小心，因为有损伤开裂的膝状神经节的可能。从后向前方向分离硬脑膜，最小损伤岩浅大神经和膝状神经节(图122.11)。一旦中颅窝底完成暴露，中颅窝自固定牵开器的舌页安置于岩上窦沟，压缩颞叶(图122.12)。

岩浅大神经是定位中颅窝底面神经的基本的解剖标志。定位前半规管顶部的弓状隆起，估计耳蜗，

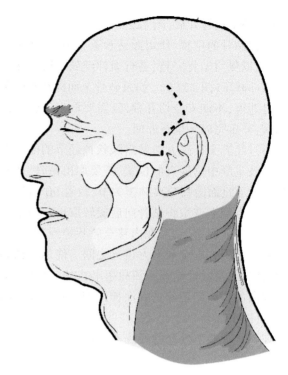

图122.8   中颅窝径路皮肤切口。

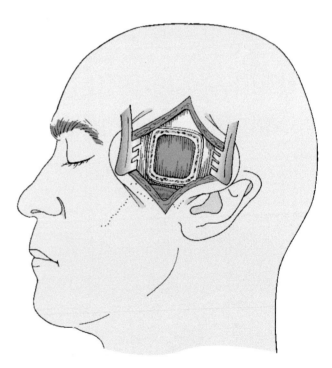

图122.9   中颅窝入路颞部颅骨切开术。

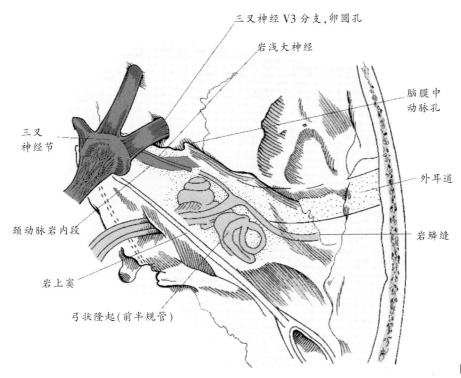

三叉神经 V3 分支,卵圆孔

岩浅大神经

脑膜中动脉孔

三叉神经节

外耳道

颈动脉岩内段

岩鳞缝

岩上窦

弓状隆起(前半规管)

图 122.10　中颅窝底的解剖。

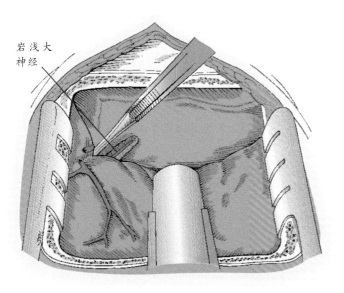

岩浅大神经

图 122.11　确认和保留岩浅大神经。

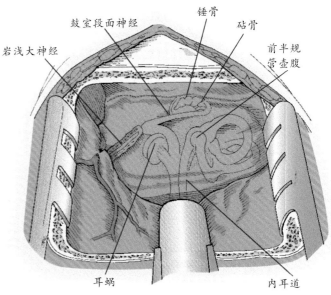

鼓室段面神经

锤骨

砧骨

岩浅大神经

前半规管壶腹

耳蜗

内耳道

图 122.12　暴露中颅窝底,安置中颅窝自固定牵开器。

面神经、内耳道和中耳听小骨的位置。内耳道的位置取决于岩浅大神经和弓状隆起夹角的角平分线（图122.13）。打开中耳顶部，确定锤骨头和匙突。使用1mm金刚石钻头，通过岩浅大神经向后和鼓室段面神经向前进入膝状神经节，暴露膝状神经节区域（图122.14）。

然后沿着神经从膝状神经节向后和向内至内耳道，小心切除迷路段面神经上方的骨质（图122.15）。迷路段面神经位于紧靠耳蜗底转上部外侧。迷路段面神经管的直径小于1mm，行于耳蜗底转上部和前半规管壶腹之间。耳蜗底转上部和前半规管壶腹之间的距离是5.5±1.0mm（图122.16）。使用1mm金刚石钻头开放迷路段上表面。为了预防意外耳蜗开窗，密切观察紧靠迷路段前方的耳蜗底转上部的蓝线。同样，观察迷路段后方区域的前半规管壶腹的蓝线。如果耳蜗被意外开窗，此处避免吸引，立刻用骨蜡填塞骨质缺损。切除鼓室天盖的骨质完成膝状神经节周围面神经骨减压。一旦面神经的骨质暴露完成，切开内耳道的硬脑膜和内耳道孔周围增厚的硬脑膜。切开面神经的骨膜和束膜达膝状神经节的远端（图122.17）。

关闭前，任何开放的乳突气房用骨蜡填塞，所产生的上鼓室缺损用颞肌筋膜覆盖。内耳道顶部用一小块腹部脂肪移植物密封。取自颞部颅骨切开术骨瓣的一块游离的骨质移植物，放置于筋膜之上，提供另外的结构支持和预防向中耳的脑膜脑膨出。放开和取出中颅窝牵开器，让颞叶扩张回复至中颅窝底。

剩余的颅骨切开术的骨瓣放回原处，重新紧覆颞肌进行加固。然后分两层缝合皮瓣，不用引流。术后3天术耳放置乳突敷料，患者住院4~5天。颅内手术常规方式进行术后监测患者，注意伤口或鼻部脑脊液漏。放置腰穿引流通常可以解决这个问题。

面神经修复

恢复面神经无张力的解剖连续性是面神经修复的主要目标。通常，修复受损的面神经越早，功能结果越好。对于手术或外伤神经横断的患者，主张立刻探查和直接修复。如果不能，为了最好的功能结果，延迟探查和修复应该在临床可行时（30天内）尽早实施[9]。最好标记面神经的断端，第二次手术时容易确

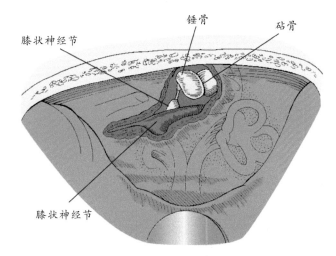

图122.14 打开鼓室盖，确定锤骨、砧骨和匙突。暴露膝状神经节。

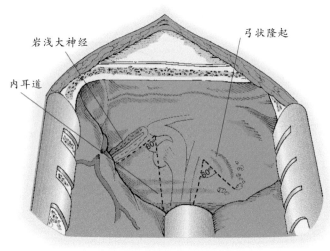

图122.13 使用岩浅大神经和弓状隆起的解剖关系确定内耳道的位置。确认膝状神经节周围和迷路段面神经。

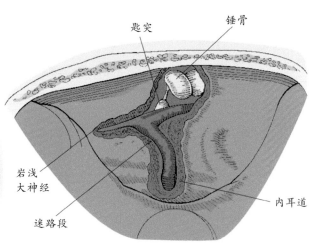

图122.15 暴露迷路段面神经。

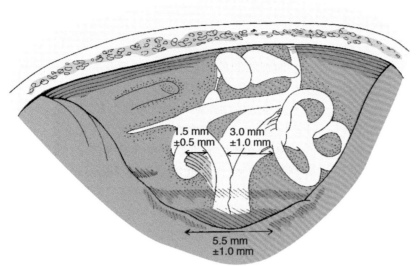

图 122.16　迷路段面神经、耳蜗底旋上部和前半规管壶腹之间的平均解剖测量。

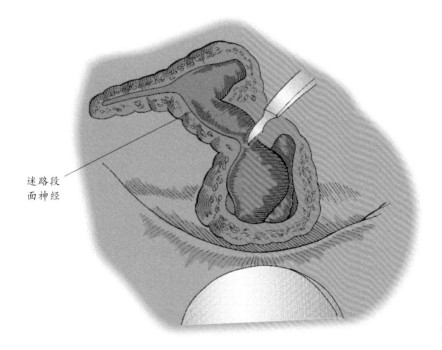

迷路段面神经

图 122.17　切开内耳道的硬脑膜和面神经的骨膜和束膜。

认神经末梢。

文献报道了 3 种吻合技术。神经外膜修复是最常见的吻合技术。它包含不可吸收缝线穿过吻合端每侧的神经外膜缝合,使断端重新接合。潜在的缺点是不能连接单个的神经纤维束。神经束膜修复包括缝合每个神经纤维束的单个神经束膜。神经外膜作为第二层缝合。这个技术的优点是单个的神经纤维束可获得更好地接触。神经纤维束和神经束间的神经修复包含单个神经纤维束的缝合。使用天然纤维,纤维蛋白原黏合或精细缝合 (10-0 或 11-0 尼龙线)来连接单个神经纤维束。至今,没有明确的研究证明

管状围起吻合处具有预防组织侵入或异常轴突生长的优势[9]。精确的手术连接仍是主要目标。重要的要记住,神经的工作部分是神经内表面而非神经末端。因此,需要修剪神经外膜,露出神经内表面,使吻合处有足够的轴突数量。

通常,面神经的部分或全部横断,此时如果面神经的近端和远端是可接近的,应该直接神经缝合术或神经移植术修复。

直接修复

任何可能时直接修复是理想的手术选择,因为

只有一个吻合口,使得重新连接的神经末端大小不一致最小化。为此,相比其他技术,某些外科医生更愿意选择神经松解后直接吻合。

神经远端颞骨内改变行程包括经迷路径路暴露,解剖膝状神经节和鼓索神经分支,面神经管内的面神经完全骨骼化,可以获得另外的1.5cm长度进行无张力吻合术。这种方法的缺点是神经远端的血供可能破坏,导致进一步的神经损伤。锐性修剪神经末端褪至正常表现的神经组织,创造新鲜神经末端。修剪任何多余的周围软组织以便正确识别神经鞘。在延迟修复中,损伤神经近端的纤维性瘢痕或创伤性神经瘤应该在修复前切除。神经在颞骨内通常无须缝合吻合。当从面神经管中暴露出来以后,使用1~2根9-0的单丝缝线来连接神经外膜层。在小脑脑桥角,缺乏有弹性的神经外膜层,需要单一的贯穿缝合,保证神经切缘末端在一起。缝线首先穿过远端,避免在近端产生张力和牵拉,后者可导致近端撕裂。缝合修复后,吻合口可以进一步使用纤维蛋白原加固。不必使用神经管道。

神经移植

电缆或插入式移植涉及在面神经近端和远端之间植入游离的神经移植物。这种方法提供了轴突向面肌生长的导管。当不能进行无张力直接吻合时采用。这种技术的缺点是需要两次吻合,降低了轴突的效用。

耳大神经是头颈中大多数的短片段面神经缺失最常用的神经供体,因为它和大多数术野非常接近,极好的大小匹配和有限的供区并发症。它的缺点是其长度相对较短(长至8cm),受限制的分支模式和被恶性疾病潜在的侵犯。耳大神经位于胸锁乳突肌后缘乳突尖和锁骨中间。

腓肠神经是面神经重建的第二常用神经供体。它提供极好的大小匹配,可供移植长度至40cm和广泛的树状分支模式。对于肿瘤手术后的近全面神经重建术以及跨面神经移植术是个理想的选择。腓肠神经的获取需要第二个手术部位。腓肠神经位于外侧踝和跟腱之间,隐静脉深部或后方。

获取耳大和腓肠神经的技术详见第121章。神经吻合的完成方式类似于直接吻合术。位于面神经管内的神经移植物可以不予缝合接近而仅仅使用吸收性明胶海绵支撑(图122.18)。

术后处理

面神经经乳突径路暴露的患者手术当日回家。颅骨开放术的患者需要住院密切观察几天。所有颅骨开放术病例围术期常规使用抗生素。指导患者关于眼睛保护,不断加强直至眼睛闭合恢复良好。在面神经修复或移植的患者需要神经缝合术的同时,推荐利用上眼睑黄金重量或眼睑弹簧使眼睛静态恢复,因为面功能的恢复至少需要6~12个月。对于受累眼正常贝尔现象缺乏和那些角膜反射减弱或缺乏的面瘫患者也推荐恢复手术。

并发症

经乳突径路面神经加压术的潜在并发症包括面神经的进步一步手术损伤,听力损失(传导性或感音神经性),眩晕,脑脊液漏和伤口感染。所有沿着面神经的钻磨应该由金刚石钻头操作,大量冲洗预防热损伤。内耳大多数的风险在于减压神经的乳突段和第二膝部时的外半规管。前半规管和外半规管的壶腹在经乳突径路暴露膝状神经节时存在风险。尽早识别内耳无意识地开窗,使用骨蜡进行密封窗口,这非常重要。对听骨链无意识地钻磨也可导致感音神经性听力损失。如果没有足够的空间去安全减压鼓室段而不接触砧骨,可使关节脱位去除砧骨,来预防这种损伤。小心避免损伤中颅窝硬脑膜,预防脑脊液漏。为了

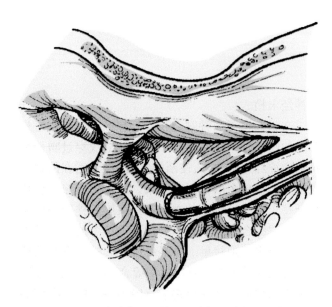

图122.18　在乳突段面神经管中插入神经移植物。

最小地损伤硬脑膜,重要的是使用适当大小的钻头,钻磨时注意钻头所有边缘,当位于邻近区域或硬脑膜已经暴露时换用金刚石钻头。如果硬脑膜损伤,需要使用筋膜、肌肉和骨片或这些组织的任何组合进行修复。修复硬脑膜和天盖缺损的技术见第127章。

中颅窝径路的潜在的术中和术后并发症包括:感音神经性听力损失,眩晕,颞叶水肿或挫伤,硬脑膜下血肿,脑脊液漏和脑膜炎。感音神经性听力损失和眩晕是在暴露迷路段面神经和内耳道时无意识地开放耳蜗和前庭迷路造成的。如果发生开放,立刻用骨蜡封闭此处。颞叶水肿或挫伤(或都有)和硬脑膜下血肿可能发生在颅骨切开术或颞叶压缩过程中直接损伤的结果。在手术开始时采取措施降低颅内压来避免这些并发症(例如,降低二氧化碳分压,静脉内给予甘露醇,呋塞米和地塞米松)。如果颞叶是绷紧的,在压缩颞叶前在硬脑膜上做一个小切口释放脑脊液。如果怀疑颞叶损伤,需要进行术后头部CT扫描来评估水肿的程度和神经外科医生会诊。

虽然功能结果似与神经移植物的长度无关,神经移植物植入内耳道孔的远端似乎更好。损伤后的修复时机也是决定恢复的关键因素。神经修复或移植后的最好的功能恢复仍是轻度至中度的面部无力伴有联动。面部运动临床不明显直到至少手术后6个月,神经缝合术后2年或以上可能继续改善。因此,如果口部和眼部括约肌控制欠佳令人厌烦,可行辅助的面部再动手术(见第88章)。

精要

- 不完全性面瘫预示良好的预后,应该保守治疗。
- 神经电图和肌电图测试应该用来确定患者面神经手术减压的潜在益处。
- 彻底了解颞骨解剖和面神经颞骨内行程对于预防神经医源性损伤是关键。
- 无张力吻合对于神经吻合术后的最佳功能结果是关键。
- 面神经修复后如果仍有显著的口部或眼部括约肌缺陷,需要考虑静态面部再动手术。

隐患

- 单一的神经电图结果可能低估再生神经的恢复程度,因此,不要单独用来确定手术减压的患者。
- 老年患者颞叶压缩耐受差,导致不可接受的高风险的颅内并发症。
- 鼓室段面神经远端减压过程中无意识地钻磨砧骨或镫骨将导致术后感音神经性听力损失。
- 使用金刚石钻头减压面神经管时如果没有足够的冲洗可能发生面神经热损伤。
- 从面神经管进行面神经移位,来获得神经长度从而直接吻合,面临进一步神经缺血和损伤的中度风险。

(顾凤明 译　倪道凤 审)

参考文献

1. Sunderland S: Nerves and nerve injuries. Baltimore, Williams & Wilkins, 1968.
2. Niparko JK: The acute facial palsies. In Jackler R, Brackman D (eds): Neurotology. St Louis, Mosby–Year Book, 1994.
3. Burgess RC, Michaels L, Bale JF Jr, et al: Polymerase chain reaction amplification of herpes simplex viral DNA from the geniculate ganglion of a patient with Bell's palsy. Ann Otol Rhinol Laryngol 103:775-779, 1994.
4. Murakami S, Mizobuchi M, Nakashiro Y, et al: Bell palsy and herpes simplex virus: Identification of viral DNA in endoneurial fluid and muscle. Ann Intern Med 124:27-30, 1996.
5. Gillman GS, Schaitkin BM, May M, et al: Bell's palsy in pregnancy: A study of recovery outcomes. Otolaryngol Head Neck Surg 126:26-30, 2002.
6. Gantz BJ, Rubinstein JT, Gidley P, et al: Surgical management of Bell's palsy. Laryngoscope 109:1177-1188, 1999.
7. Friedman RA: The surgical management of Bell's palsy: A review. Am J Otol 21:139-144, 2000.
8. Adour KK, Ruboyianes JM, Von Doersten PG, et al: Bell's palsy treatment with acyclovir and prednisone compared with prednisone alone: A double-blind, randomized, controlled trial. Ann Otol Rhinol Laryngol 105:371-378, 1996.
9. Axelsson S, Lindberg S, Stjernquist-Desatnik A: Outcome of treatment with valacyclovir and prednisone in patients with Bell's palsy. Ann Otol Rhinol Laryngol 112:197-201, 2003.
10. Alberton DL, Zed PJ: Bell's palsy: A review of treatment using antiviral agents. Ann Pharmacother 40:1838-1842, 2006.
11. Hato N, Matsumoto S, Kisaki H, et al: Efficacy of early treatment of Bell's palsy with oral acyclovir and prednisolone. Otol Neurotol 24:948-951, 2003.
12. Fucci MJ, Buchman CA, Slattery WH: Neurorrhaphy techniques for facial paralysis. Facial Plast Surg Clin North Am 5:223-240, 1997.
13. Di Martino E, Sellhaus B, Haensel J, et al: Fallopian canal dehiscences: A survey of clinical and anatomical findings. Eur Arch Otorhinolaryngol 262:120-126, 2005.
14. Weber PC: Iatrogenic complications from chronic ear surgery. Otolaryngol Clin North Am 38:711-722, 2005.
15. Redaelli de Zinis LO, Gamba P, Balzanelli C: Acute otitis media and facial nerve paralysis in adults. Otol Neurotol 24:113-117, 2003.
16. Harker LA, Pignatari SS: Facial nerve paralysis secondary to chronic otitis media without cholesteatoma. Am J Otol 13:372-374, 1992.
17. Makeham TP, Croxson GR, Coulson S: Infective causes of facial nerve paralysis. Otol Neurotol 28:100-103, 2007.
18. Quaranta N, Cassano M, Quaranta A: Facial paralysis associated with cholesteatoma: A review of 13 cases. Otol Neurotol 28:405-407, 2007.

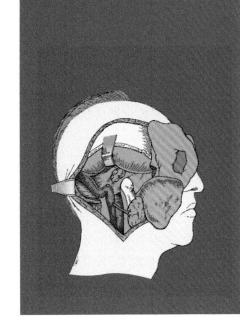

第15篇

颞骨

第**123**章

颞骨恶性肿瘤

Barry E. Hirsch,C.Y. Joseph Chang, Stephanie Moody Antonio

原发于颞骨的恶性肿瘤在日常耳科临床工作中很少见。外耳道是最常见的原发部位。本章重点介绍外耳道鳞状细胞癌,其发病率约为1/(百万·年)。颞骨原发恶性肿瘤也可起源于中耳、乳突,罕见于颈静脉孔区和岩尖。颞骨继发肿瘤常由耳甲腔、耳郭、腮腺等邻近结构病变侵犯而来。其他部位肿瘤也可发生颞骨的远处转移,常见于岩尖。颞骨各区域肿瘤都有其独特的肿瘤类型、临床表现和辅助检查所见。同一肿瘤常涉及重叠的解剖区域,不能孤立地考虑单一区域,充分理解颞骨及其周围结构至关重要。

基底细胞癌是耳郭和耳甲腔最常见肿瘤,其发病率是鳞状细胞癌的4倍。恶性黑色素瘤和Merkel细胞癌相对少见。耳郭和外耳道恶性黑色素瘤约占头颈部恶性黑色素瘤的10%[1]。原发于外耳道内侧和中耳的恶性肿瘤包括鳞状细胞癌、腺癌、腺样囊腺癌,少见的有Merkel细胞癌、淋巴瘤和恶性黑色素瘤。原发于中耳和乳突的横纹肌肉瘤是儿童最常见的颞骨恶性肿瘤。其他发生于中耳和乳突的肿瘤类型包括黑色素瘤、鳞状细胞癌、内淋巴囊肿瘤(乳头状腺癌)、腺癌和淋巴瘤。恶性神经鞘瘤和神经纤维瘤也可发生于中耳和颈静脉孔区。岩尖特殊肿瘤类型包括软骨肉瘤、神经内分泌癌、脑膜瘤和血管外皮细胞瘤。腺样囊性癌、黏液表皮样癌、肉瘤、浆细胞瘤、纤维肉瘤、多发性骨髓瘤和骨肉瘤等均有发生于颞骨的报道。乳腺、结肠和肾细胞癌的颞骨转移已有报道。

患者长期耳漏、耳痛或发现外耳道肿物需要考虑排除颞骨恶性肿瘤。耳道出血、听力损失、面神经麻痹、耳郭周围肿胀或包块、腮腺或上颈部淋巴结肿大和后组颅神经麻痹等可能提示颞骨的肿瘤侵犯。需要注意恶性外耳道炎的可能性,其与外耳道恶性肿瘤的临床表现非常相似。

耳郭和外耳道外侧的基底细胞癌和鳞状细胞癌与过度日晒有关。皮肤癌可能存在遗传倾向,已证明皮肤未暴露于阳光的部位同阳光暴露的部位一样会发生皮肤癌。颞骨恶性肿瘤患者常合并慢性中耳炎和胆脂瘤,也被认为是致病因素,慢性炎症导致鳞状化生,鳞状化生可以导致异常改变发生癌变[2-4]。人乳头状瘤病毒感染与中耳的鳞状细胞癌有关[5-7]。放射线暴露可诱发颞骨恶性肿瘤。这些恶性肿瘤患者预后较差。

颞骨相关解剖

根据外科手术切除范围的差异,耳郭和颞骨被分为多个解剖亚区。外耳道分为软骨部(外侧)和骨部(内侧)。外耳道软骨部阻止肿瘤扩散的屏障作用较差,该区域的肿瘤可侵透皮肤、软骨和软组织,向前侵犯腮腺或向后侵犯耳甲腔和耳后沟(图 123.1A, B[1-2])。外耳道皮肤癌可经过外耳道软骨部的 Santorini 裂缝直接侵犯腮腺周围组织(图 123.2)。与此相反,骨性外耳道能更好地抵御病变的直接侵袭,该区域肿瘤通常向内侧穿透鼓膜、侵犯中耳和乳突(图 123.1A, B[3])。Huschke 孔是骨性外耳道与腮腺区域软组织和颞下颌关节之间的潜在通道,该结构为前下鼓环的缺损,常于 5 岁前闭合,但仍可见于 7% 的成人(图 123.3[8])。

中耳和乳突腔抵御肿瘤扩散能力较差。肿瘤向前可通过咽鼓管周围组织侵犯颈内动脉、Meckel 腔和海绵窦(图 123.1A, B[5]);肿瘤向上可穿透鼓室天盖和乳突天盖侵犯中颅窝硬脑膜和颞叶(图 123.1A, B[4])。耳囊可有效阻止肿瘤向内扩散,但有几个薄弱区域:圆窗和前庭窗可被侵犯,肿瘤经此通道由前庭进入内听道和后颅窝(图 123.1A, B[6])。此外,肿瘤可沿面神经扩散,经岩尖至颅内,经茎乳孔至颞下窝(图 123.1A, B[7])。肿瘤向后可侵犯后颅窝骨板、硬脑膜和乙状窦(图 123.1A[8])。最后,颞骨气房系统可使肿瘤向多方向扩散。中耳和乳突肿瘤可沿气房进入岩尖和内听道,向下侵犯颈静脉球,并可侵犯颞下窝和后颅窝(图 123.1A, B[5,6,9])。

外耳道的淋巴向前引流至腮腺和腮腺周围淋巴结,向下引流至颈内静脉淋巴结,向后引流至乳突淋巴结。中耳和乳突的淋巴引流目前尚不清楚,但据信其作用不大,因为局限于中耳和乳突的恶性肿瘤淋巴结转移非常少见。

颞骨恶性肿瘤分期

目前尚无被普遍认可、系统实用的颞骨恶性肿瘤分期系统。以往没有实用的术前分期系统的主要原因为不能明确肿瘤的受累范围,因为肿瘤的内侧部分不可见,同时很难评估颅底和颅内的受累情况。CT 和 MRI 等多轴影像设备的发展帮助解决了这一问题,匹兹堡大学提出的根据影像学确定鳞状细胞癌肿瘤侵犯范围的分期系统逐渐被广泛接受[9-14]。

颞骨的癌症分期系统采用与其他解剖部位癌症分期相同的肿瘤-淋巴结-远处转移 (TNM) 分期模型。根据外耳道骨、软骨和软组织受累程度以及鼓室、乳突和岩骨受累情况将肿瘤范围定义为 T1~T4(表 123.1)。分类的 N、M 部分和分期系统与美国癌症联合委员会关于其他部位癌症分级采用一样的格式[15]。根据此分期标准,我们最近诊治的颞骨鳞状细胞癌患者的 2 年无瘤生存率,T1 和 T2 均为 100%,T3 为 56%,T4 为 17%,证明该分期系统能评估预后[9]。根据更广泛的患者随诊结果,我们修正了匹兹堡分期系统[16]。在修正的分期系统中,面神经功能障碍提示为 T4 期,比 T3 预后更差。我们观察发现,肿瘤为局限的 T1、T2 或 T3 期损害,不会发生面神经麻痹。面神经受累被分类为 T4 病变,面神经受累的解剖区域包括中耳内侧壁(面神经水平段)、乳突的广泛骨质破坏(面神经垂直段)或者茎乳孔受累。T4 患者有无面神经麻痹生存率相似。目前改良的分期系统应用较少[16,17],需要进一步研究颞骨癌症中面神经麻痹的重要性以支持该分期系统的标准化。

治疗

1883 年 Politzer 首次系统地讨论了颞骨恶性肿瘤的治疗[18]。20 世纪治疗方法不断改进。以前推荐的治疗方法为乳突根治术联合放射治疗,但治愈率很低。1954 年,Parsons 和 Lewis 介绍了整块切除肿瘤的颞骨次全切除术技术[19]。1965 年,Lederman 第一次报道了放射治疗的大宗病例,提出了序贯联合治疗的概念,当时放疗在颞骨恶性肿瘤治疗中的作用尚未被完全接受[20]。1984 年,Graham 和同事报道了颞骨全切除术,包括切除颈内动脉[21]。

历史上看,颞骨恶性肿瘤 5 年整体生存率很低。Conley 和 Novack 报道外科切除治愈率为 18%,但手术死亡率为 27%[22]。Lederman 报道手术联合放疗的 5 年治愈率为 33%,单独放疗的只有 11%[20]。Lewis 和 Page 提倡整块颞骨次全切除术,偶尔联合辅助放疗,治愈率达到 28%[23]。尽管外科医生和放射肿瘤专家

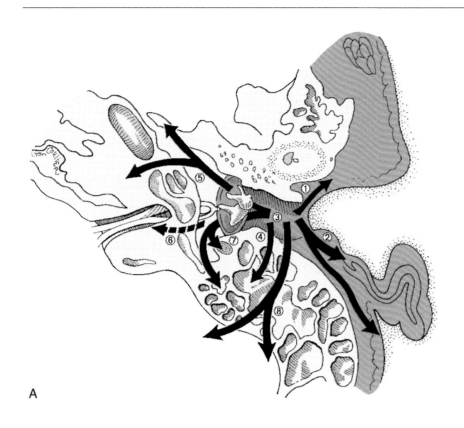

A

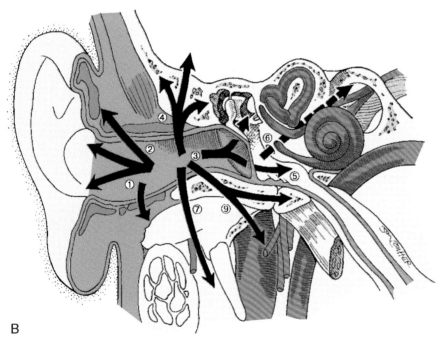

B

图 123.1　轴位 (A) 和冠状位 (B) 颞骨解剖示意图标识恶性肿瘤扩散的途径。①向前通过软骨耳道进入腮腺；②通过外耳进入耳后沟；③通过鼓膜进入中耳；④向后进入乳突；⑤向前经中鼓室进入颈内动脉和咽鼓管；⑥通过圆窗或耳囊进入内耳；⑦沿面神经进入颞下窝；⑧穿过乳突、后颅窝硬脑膜和乙状窦；⑨在颅底之下进入颈静脉窝、颈动脉和后组颅神经。

不断创新,并采用积极的治疗方法,颞骨恶性肿瘤的治愈率仍然很低。据报道,恶性肿瘤局限于外耳道的患者, 手术或手术联合放疗后无瘤生存率达 85%~100%[10,16,24,25];肿瘤扩展到中耳、乳突和软组织往往预后不佳, 即使采用扩大范围的外科手术切除联合放射治疗,生存率也很少超过 50%。

目前,何种治疗方式预后最佳尚无一致意见。颞骨恶性肿瘤的发病率相对较低,很难进行随机对照临床试验。因此,发表的研究多数是病例报告分析,而且采用的治疗方案也不一致。缺乏统一的分期系统以及外科专业术语欠规范也限制了对已发表资料的分析应用。

外科治疗

首选外科治疗是完整地切除肿瘤，与整块切除相反的分块切除是否影响生存率尚有争议。由颞骨内侧至外耳道的分块切除比整块切除的技术更易操控。一旦肿瘤扩散至中耳内侧壁并侵犯乳突气房，除非手术切缘阴性并联合放射治疗，否则预后非常差。阳性切缘意味极低的治愈机会。

制定治疗计划主要根据肿瘤范围。图123.4显示了颞骨外侧切除、颞骨次全切除和颞骨全切除的切除范围。局限于外耳道的肿瘤(T1、T2)可以选择颞骨外侧切除术联合保留面神经的浅层腮腺切除术。少数情况下，肿瘤很小、局限于外耳道外侧的软骨部、未侵犯骨质，可以选择袖状切除鼓膜外侧的外耳道皮肤。实际上袖状切除就肿瘤学观点而言是不够的。已侵犯中耳和乳突腔的肿瘤(T3)应该采用颞骨次全切除术。颞骨全切除术(或称为颞骨根治切除)适用

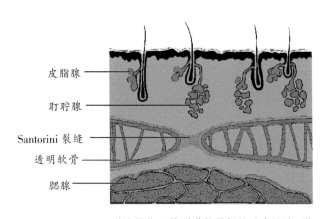

图123.2　Santorini裂缝是位于外耳道软骨部的垂直缝隙。肿瘤很容易经此途径扩散至腮腺周围软组织。

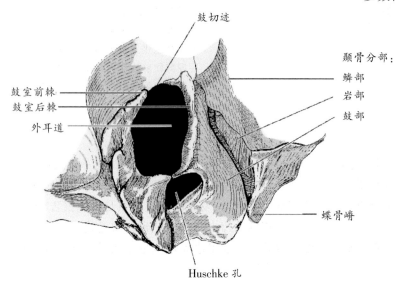

图123.3　Huschke孔。在发育过程中，自鼓环延续的2个突起(鼓室前棘和鼓室后棘)，分隔形成外耳道和Huschke孔。出生后第一年，这些突起相互靠近并融合。随着颞骨下部骨质的持续生长，该孔最终由骨质充填。少数情况下，该孔会保持开放。(*Adapted from Anson BJ, Donaldson JA: Surgical Anatomy of the Temporal Bone. The Middle Ear. Philadelphia, WB Saunders, 1967, p 122.*)

于肿瘤侵犯岩尖者。肿瘤扩散至颞下颌关节、颈部、硬脑膜或颞下窝(T4)时，这些结构需要一并切除。虽然有学者提出脑膜和脑组织受累不能手术切除，但Moffat等报道2例鳞状细胞癌侵犯脑组织的患者接受手术和放疗后存活[13]。

辅助治疗

单独放射治疗对于任何分期的颞骨恶性肿瘤均疗效欠佳。虽然对于阴性切缘的局限肿瘤和阳性切缘的较大肿瘤术后放疗的价值仍然存疑[26]，但普遍认为手术切除和术后放疗的联合治疗提供了更好的肿瘤控制率并提高了生存率[10,13,16]。除非肿瘤仅局限于外耳道伴随少许骨质破坏，我们常规建议进行术后放疗。一般给予原发灶、腮腺区域、颞下窝和同侧颈部50~60Gy的放疗剂量。

对化疗价值的认识正在变化。传统上认为化疗对于肿瘤初始治疗无效。一组病例报道术前放化疗联合颞骨切除术较单独手术或放疗存活率要高[27]。对于全身情况不能耐受手术或难以彻底切除病变的患者，可以进行姑息性放化疗治疗。

腮腺淋巴结的处理

颞骨切除术时常规联合进行腮腺切除术。此时可以探查引流外耳道前部的第一级淋巴结。最理想的是腮腺和颞骨肿瘤整块切除，然而对于T1和T2期肿瘤，腮腺浅叶切除就足够了；对于T3和T4期肿瘤以及需要切除面神经时，进行腮腺全切除。

颈淋巴结清扫术

多数情况下需进行舌骨上颈淋巴结清扫术。耳

表 123.1	颞骨恶性肿瘤：肿瘤分期系统
T1	肿瘤局限于外耳道；无骨质破坏或软组织受累
T2	肿瘤外耳道局限的骨质受累，或软组织受累<0.5cm
T3	肿瘤侵犯外耳道全层骨质，软组织受侵<0.5cm，或肿瘤位于中耳或乳突
T4	肿瘤侵犯耳蜗、岩尖、中耳内侧壁、颈内动脉、颈静脉孔或硬脑膜；或软组织受侵>0.5cm；或面神经麻痹

郭和外耳道的淋巴结引流转移并非可完全预见，但经常会引流至颈静脉上部淋巴结。如果需要，通过暴露颈部结构可以掌控大血管的安全。对于临床上 N0 的病例进行颈清扫可以协助确定是否需要进行术后放疗。选择性颈清扫是否提高生存率尚不清楚。淋巴结转移是预后不良的重要标志。Moffat 等报告 39 例颞骨鳞状细胞癌患者中 9 例（23%）颈部淋巴结阳性，所有这些患者因该疾病在 27 个月内死亡[13]。我们的经验是颞骨切除时通常进行颈清扫和腮腺切除，这样有良好的肿瘤局部/区域控制，但似乎不能改善生存率[16]。

患者选择

通常，局限肿瘤较侵犯中耳和乳突的肿瘤更易于治愈。颞骨恶性肿瘤治疗的主要困难在于很少的患者在病程早期得到确诊。因为慢性中耳炎或外耳道炎伴有耳部溢脓很常见，肿瘤引起的耳溢液常被认为继发于炎症性疾病。其他症状如听力损失和耳鸣并不是颞骨恶性肿瘤特异性表现。所以很多时候活检均被延误直至肿瘤侵出外耳道（图 123.5）。

尤其在病程的早期，颞骨起源的恶性肿瘤的症状和体征可能与慢性外耳道炎和中耳炎很难区分。然而，存在持续的、深在的、不缓解的耳痛可能是一个可鉴别的症状，因为一般的慢性耳部感染经过适当治疗，不适感常很快缓解。慢性颞骨岩部炎（Gradenigo 综合征）虽然没有肿物存在，但是也可出现深部的慢性疼痛和耳溢液。自发性出血也是单纯的耳部感染性疾病很少见的特征，除非是外耳道胆脂瘤有骨破坏伴新生血管形成。恶性外耳道炎与恶性肿瘤症状和体征非常相似，很难区分。恶性外耳道炎被误诊为恶性肿瘤的病例已有报道，因此强调对可疑病例早期活检的重要性[28]。总之，外耳道对局部和全身抗感染治疗效果不好的任何情况下需要怀疑患

有恶性肿瘤，尽早进行活检（直接进行切取活检）。分期的乳突切除术不可取，因其降低分期放疗的可靠性并影响获得安全的手术切缘。

根据疾病分期，颞骨恶性肿瘤的外科治疗是主要治疗手段。若合并高龄、冠心病、肺部疾病、糖尿病、外周血管疾病等全身因素，会增加并发症和死亡风险，但对于控制肿瘤，以外科手术为主的综合治疗是唯一合理的治疗机会，因此没有外科治疗的绝对禁忌证。积极的术前、围术期和术后护理可以最大限度地减少主要并发症。每一位患者和医生需要决定治疗计划并权衡利弊，例如，一位颞骨恶性肿瘤患者，因其他疾病预期生命短于 1 年，若是进行积极的治疗其获益会很小。

与治疗决定有关的第二点是肿瘤范围。肿瘤侵犯至某些区域如海绵窦和脑实质，此时肿瘤全切除几乎是不可能的[29]，即使积极进行辅助放化疗，也不大可能治愈。这类病例改善患者预后的可能性很小。颈内动脉受累也是一个问题，但并不是肿瘤全切除的绝对禁忌证。有些患者能够耐受切除颈内动脉，但需要术前的研究评估可行性，将在稍后的章节描述。

术前计划

病史、体格检查和影像学检查依然是评估肿瘤范围最重要的方法。评估肿瘤扩散是否超出外耳道解剖学限制的证据。肿瘤和伴随的炎症常会堵塞外耳道，限制了鼓膜和中耳的检查。然而，出现严重的传导性听力损失、单侧感音神经性聋、中耳炎、眩晕、味觉障碍或面瘫神经麻痹，可能提示中耳、咽鼓管和耳囊受累。出现 Horner 综合征、短暂缺血发作或晕厥可能提示颈内动脉受累。牙关紧闭、颞颌关节功能障碍和后组颅神经麻痹提示肿瘤扩散至颈静脉孔、颞下窝。出现癫痫、言语障碍和其他认知缺陷应该检查肿瘤颅内侵犯。仔细检查患者颈部、腮腺、软腭和耳后区有无肿块。听力图明确听力损失的类型和程度。听力情况很重要，因为只有在颞骨外侧切除时，听力才有可能保留。不过，手术切除的程度是由肿瘤的范围决定，而不是由残余的听力决定。

根据体格检查和影像学检查全面明确肿瘤的程度，螺旋 CT 显示颞骨的骨性解剖结构，MRI 显示软组织和颅内结构。最初确定肿瘤的放射学研究是伴或不伴对比增强的高分辨率 CT。它能准确界定颞骨肿瘤的范围，并预测肿瘤是否侵出外耳道。CT 尤其

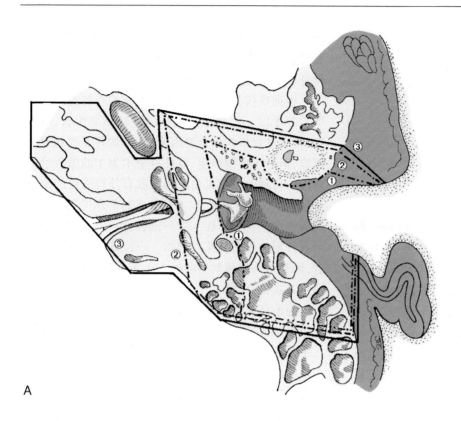

A

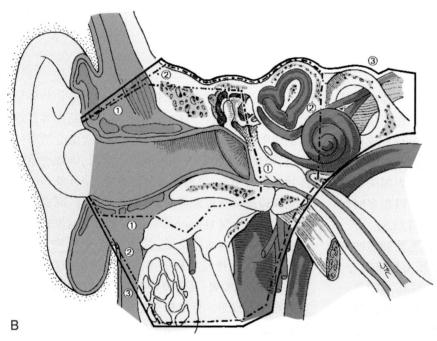

B

图 123.4　轴位 (A) 和冠状位 (B) 图例显示: ①颞骨的外侧切除; ②颞骨的次全切除; ③颞骨的全切除。插图中颈动脉予以保留。

适用于发现骨质异常,可见到肿瘤侵犯外耳道骨质、中耳、乳突、迷路、咽鼓管、颈动脉管、乙状窦、颞下窝和颅腔 (图 123.6)。钆增强 MRI 在某些方面优于 CT,尤其是显示软组织细节。核磁能更准确地区分中耳、乳突的渗出与癌变, 虽然任何一种方法做这种区分可能都是困难的。MRI 比 CT 能更好地确定肿瘤和正常组织之间的界限。因此,核磁可非常敏感地发现肿瘤侵犯脑膜、颞下窝软组织 (图 123.7) 和颞下颌区 (图 123.8)。通常,MRI 和 CT 都需要,以充分显示病变情况。

一旦肿瘤范围确定,其他情况需要进一步明确。肿瘤侵犯颈内动脉区域需要通过血管造影帮助明确是否已侵犯到血管。靠近颈内动脉进行切除肿瘤操作时,损伤血管风险很大,手术前通过氙/CT 下球囊闭

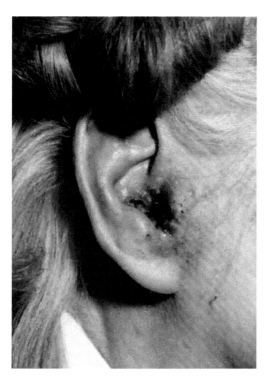

图 123.5　患者右侧外耳道病变,药物治疗效果欠佳。该病例需要早期活检。

侧。在少数患者,同侧的静脉回流占统治地位,若牺牲该侧的颈内静脉或乙状窦会导致静脉性脑梗死。因此,如果预期术中可能牺牲乙状窦或颈内静脉,术前需充分评估对侧静脉的开放程度是否能够代偿。

出现转移癌,尤其是颈部转移,治疗前需仔细评估。虽然颞骨恶性肿瘤极少转移至颈部,但仍需详细的体格检查和 CT 或 MRI 增强扫描以发现是否有淋巴结受累。肿瘤侵犯腮腺浅叶淋巴结更常见,所以通常手术会保留面神经、切除腮腺浅叶。如果病理为鳞状细胞癌,进行胸片和肝功能检查可以除外转移。全身转移高发的恶性肿瘤如恶性黑色素瘤,需要 CT 扫描胸部、腹部、盆腔和全身骨骼。近来介绍 PET/CT 扫描识别转移更准确。

术前肿瘤的分期决定治疗计划和参与人员。手术需要颅内切除时需要神经外科医师参与。同样,肿瘤切除后需要转移局部或远处组织关闭伤口时,需要重建外科医师参与。

颞骨恶性肿瘤的外科治疗通常需要长时间耐受麻醉,承受大出血、流体动力学变化、颅内操作和术后应激,包括水和电解质异常、肺和心脏问题、凝血功能异常和误吸的可能。术前使患者的身体达到最佳状态。在手术前需要确诊和治疗冠心病、慢阻肺、糖尿病、出血疾病和营养不良等重要疾病,以尽量减少可能的术后并发症。

塞实验确定患者对颈内动脉永久闭塞的耐受程度[30]。血管造影的静脉相显示大脑的静脉解剖,特别是 Labbé 静脉的位置、乙状窦和颈内静脉回流的优势

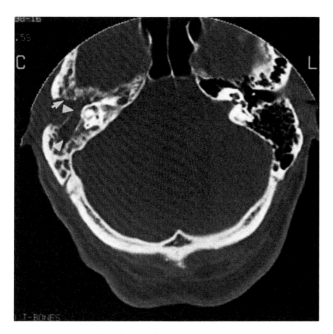

图 123.6　CT 扫描颞骨鳞状细胞癌的广泛破坏,经右侧外耳道骨质侵犯至前面的软组织(箭头)、中耳和乳突(楔形符号)。(Courtesy of M. Arriaga, M.D.)

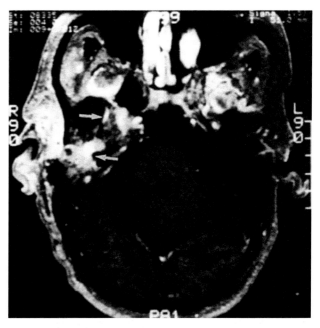

图 123.7　图 123.2 颞骨恶性肿瘤患者的核磁扫描。T1 加权增强扫描显示中耳和颞下窝强化 (箭头)。(Courtesy of M. Arriaga, M.D.)

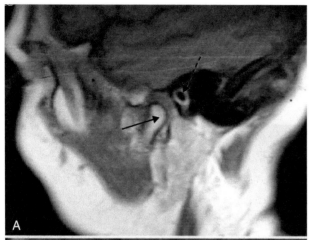

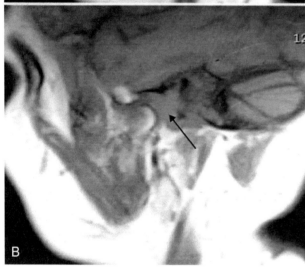

图 123.8　颞下颌关节(TMJ)MRI 的矢状位 T1 加权相。(A)外耳道(虚线箭头)和髁状突之间有正常的软组织界面(实线箭头)。(B)外耳道肿瘤穿透骨管进入关节窝(箭头)。

外科技术

　　外科手术入路的选择取决于颞骨肿瘤的位置和范围：颞骨外侧切除适用于局限在外耳道的肿瘤(T1,T2)；颞骨次全切适用于已侵入中耳和乳突腔的肿瘤(T3)，内侧切除的范围包括耳囊；颞骨扩大切除术适于肿瘤扩散者，尤指显示侵犯至颞下窝、颈静脉球或硬脑膜的肿瘤；肿瘤侵犯岩尖则需颞骨全切除。

　　一般经口气管内插管麻醉，使用吸入麻醉、静脉麻醉和安眠药。需要运动神经监测时，避免使用肌松药。短效药物如琥珀酰胆碱常用于诱导麻醉及插管时。患者仰卧位头偏向对侧。穿弹力袜以预防深静脉血栓。若需要识别和保护Ⅶ、Ⅸ、Ⅹ和Ⅺ颅神经则需

进行神经监测。颞骨次全切或全切时可通过体感诱发电位和对侧听性脑干反应记录分别监测颅脑和脑干的牵拉或损伤。备皮区域不仅包括手术部位，也包括提供移植材料的区域，如腹部切取脂肪、颈部或腿部切取移植神经或胸、腹、背部提供带蒂或游离皮瓣。围术期使用可进入脑脊液的第三代头孢菌素，如头孢曲松。预计需回缩颞叶或小脑，在进行颅内部分操作前 30 分钟可静脉给予呋塞米(速尿)10mg 和甘露醇 0.25~0.5g/kg 以减压蛛网膜下腔。

颞骨外侧切除术

　　颞骨外侧切除术切除的解剖结构是外耳道。切除范围为：内侧至中耳腔，前至颞颌关节囊，上至颧弓根，后至乳突腔，下至颞下窝，根据肿瘤的范围向外切除可包括耳甲腔和部分耳郭，有时需切除整个耳郭。颞骨外侧切除适于肿瘤局限于外耳道、向内没有穿透鼓膜。肿瘤向前或向下侵犯颞颌关节或颞下窝，手术切除范围可扩展至该区域。肿瘤侵犯中耳或乳突腔需要更广泛的颞骨切除。

　　切除的外侧边界需视肿瘤位置而定。一般说来，如果肿瘤位于外耳道内，仅需包括耳甲腔。切口部位注射加有 1:100 000 肾上腺的 2% 利多卡因以止血。仅涉及外耳道的肿瘤沿外耳道口做环形切口，肿瘤未侵犯外耳道前外侧时耳屏随皮瓣一起保留，否则耳屏随外侧环形皮肤边缘一并切除(图 123.9)。若耳甲、耳屏和对耳轮的皮下层被肿瘤侵及，需要切除更多的耳郭中央部分(图 123.10)。若耳郭的重要部分受累，需切除全耳郭。

　　行距离耳后沟 3cm 的耳后切口，向上延伸至颞区，向下越过乳突尖至上颈部。如果预期进行颈清扫，颈部切口还应下延。耳后皮肤切口可稍向前移。向内分离经纤维骨膜层到达乳突骨皮质。如果出现脑脊液漏，这有利于三层紧密闭合切口。在骨膜下平面分离软组织瓣直至耳甲切口后方。为避免无意中进入外耳道，止血钳从耳甲切口向后放置到耳后伤切口。一旦建立此解剖平面，耳甲环形切口与耳后切口相连，这样使耳甲、外耳道和肿瘤与包括残余耳郭的皮瓣分离(图 123.11)。若怀疑外侧的皮肤切缘不够，可从耳郭的耳甲腔切取新月形皮肤进行冰冻切片分析。缝合、关闭外耳道的外侧部分以防止肿瘤播散。继续分离皮瓣，向上至颞深筋膜浅层、向下至胸锁乳突肌筋膜，向前至腮腺筋膜(图 123.12)并确认咬肌。将蒂在前方的皮瓣前翻以暴露整个腮腺 (图

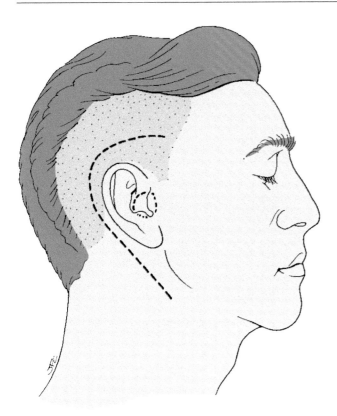

图 123.9　颞骨切除的耳后和耳道切口。此图显示切除的标本包括耳屏。

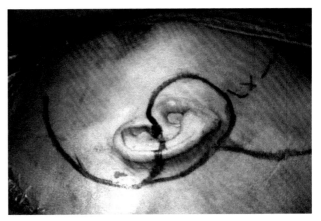

图 123.10　肿瘤侵犯耳屏和耳甲腔的皮肤切口。

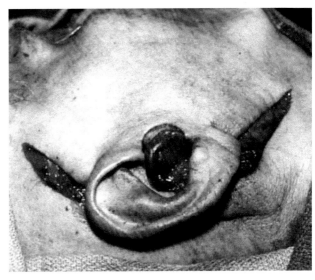

图 123.11　包含耳郭的蒂在前方的皮瓣，与外耳道的中心分离。外耳道已缝合防止肿瘤播散。

123.13）。用缝线和橡皮筋固定皮瓣。

使用大号切割钻切除全部乳突，向后暴露窦脑膜角，向上暴露乳突天盖，向前暴露骨性外耳道，向下暴露二腹肌嵴。注意不要磨薄骨性外耳道以防暴露肿瘤。识别水平半规管用以定位，磨除颧弓根骨质以显露鼓室上隐窝和鼓室天盖骨板。钻磨这个区域应朝向前下方，朝向关节窝后部。磨除方向向前增加了穿透中颅窝硬脑膜的风险。磨除的前界为颞颌关节囊。

以水平半规管和二腹肌嵴为标志，使用大金刚钻确定自第二膝部至茎乳孔的面神经垂直段。一旦确定面神经，先使用小切割钻开放面隐窝，然后改用金刚钻（图 123.14）。通过面隐窝探查中耳有无穿透鼓膜的肿瘤。分离砧镫关节，移除砧骨。切断鼓膜张肌腱。牺牲鼓索神经，向下扩大面隐窝，以显露下鼓室后部。使用切割钻磨除鼓环下部至外耳道前壁（图123.15）。注意不要过度磨薄骨性外耳道以免暴露肿瘤。向鼓膜前方的内侧方向、在鼓膜以下朝向内侧磨除，以免不经意进入外耳道前壁。完成这些后，继续向前内侧解剖面隐窝，同时保持下鼓室可见。磨除的前界为颞骨、颞下窝和颞下颌关节囊之间的骨膜。在

这个区域，外科医生操作必须始终指向咽鼓管开口的位置，以免损伤颈内动脉。

一旦完成这些骨性切除后，仅外耳道骨部的前内侧部分与咽鼓管外侧相连。茎乳孔出口处确认面神经远端后行腮腺浅叶切除术。抬起腮腺尾部和体部后，从外周追踪面神经的主要分支以分离腮腺外侧部或浅叶（该技术在第 62 章有详细描述）。在茎乳孔解剖面神经比较困难，因为此处面神经被致密的袖状纤维组织包绕。在该区域细致的解剖和分离神经常可导致面神经麻痹或瘫痪，多为暂时性。最好保留面神经周围的袖套样组织，减少解剖刺激以保护面神经功能。切除腮腺浅叶后可直视下将除面神经外的颞骨部分和外耳道、腮腺标本一起移除。

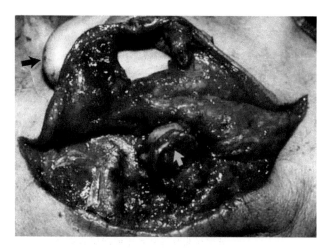

图 123.12　包含耳郭的蒂在前方的皮瓣翻向前方（黑色箭头），外耳道(白色箭头)和周围软组织留在后方。

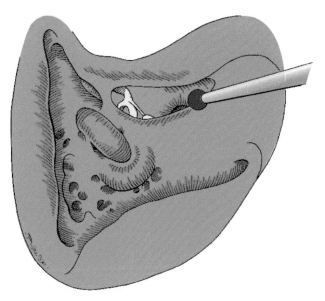

图 123.14　开放面隐窝以暴露鼓索神经和砧镫关节。

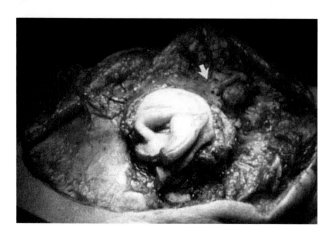

图 123.13　大部分耳郭连同肿瘤标本一起切除（见图 123.10）。皮瓣固定在前方以暴露腮腺(箭头)。切口上部向前额部延长以备实施颞下窝入路。

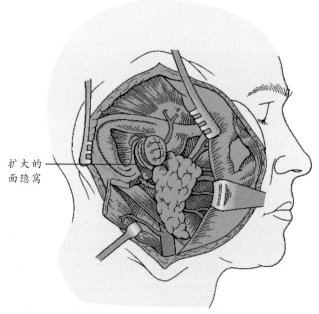

图 123.15　术区示意图:向下扩大面隐窝,向前解剖内侧至鼓环。暴露茎乳孔,但是不将神经与周围的 fascia 和纤维组织分离。

将骨凿沿扩大的面隐窝插入到咽鼓管口外侧的骨质,轻敲几下骨凿,完成截骨,外耳道即可与颞颌关节囊分离(图 123.16)。颈内动脉刚好位于咽鼓管内侧,操作过程中必须注意避免骨凿损伤颈内动脉。此时标本仅与腮腺相连,将腮腺浅叶和标本一并切除,面神经得以保留。

若是切除操作后的术腔深大,可转移部分颞肌瓣填塞术腔,并用 2-0 可吸收线缝合固定（图 123.17)。复位皮瓣至原位。在上、下方各放置负压引流,避免抽吸损伤面神经(图 123.18)。小到中等缺损采用全厚皮瓣移植封闭伤口,用碘仿纱条填塞支撑,丝线固定填塞物(该技术在本章随后的"重建"章节有描述)。较大的皮肤和乳突腔缺损可采用游离或带蒂的肌皮瓣封闭术腔。若未进行显微血管吻合,伤口

需加压包扎。

颞骨次全切除术

肿瘤向内扩展至鼓膜,侵犯中耳、下鼓室、耳囊、面神经或乳突者,需行颞骨次全切除术。过去提倡围绕肿瘤的整块切除技术,现在证实:整块切除外耳道和周围软组织结构,然后分块切除中耳内侧的肿瘤

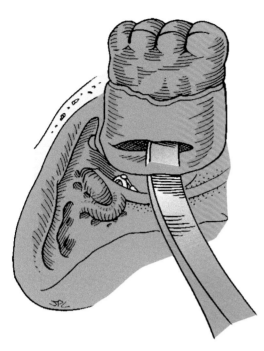

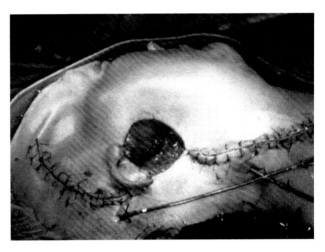

图 123.18　关闭切口,放置术腔引流。中央的腔隙缺损采用皮肤移植修复。

图 123.16　将小骨凿置入鼓环前方,凿断外耳道前方附着的骨质。

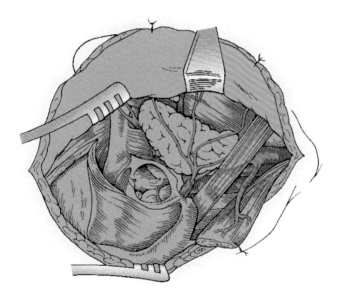

图 123.17　行腮腺浅叶切除术,移除腮腺和外侧的颞骨标本。后部一半的颞肌转移至乳突腔。

和结构可更好地控制手术,可能并不会对治愈率造成负面影响[24]。具体方法是:广泛的硬膜外和骨膜下颞骨切除,边界上至中颅窝硬脑膜,后至后颅窝硬脑膜和乙状窦,前至颈内动脉,下至颅底和颈静脉球,内侧至岩尖。肿瘤扩散超出上述边界提示预后欠佳,但在某些病例仍可进行扩大切除,随后进行讨论。

颞骨外侧切除的方法之前已经描述,术中通过

面隐窝探查中耳和乳突腔有无肿瘤。若是发现肿瘤,需要进行扩大切除。若术前面神经功能正常,术中能清楚地看到肿瘤,根据肿瘤的范围决定是否牺牲切除神经。如果保留面神经,需要分块切除肿瘤。如果肿瘤未累及面神经,切除过程中游离并保护面神经。去除乙状窦和后颅窝硬脑膜表面的骨质。天盖和后颅窝骨板首先用切割钻磨薄,然后抬起硬脑膜后分块切除骨片。这部分骨质送病理切片。注意勿损伤岩上窦。切除迷路暴露颈内动脉和颈静脉球。若肿瘤未侵及颈静脉球,此区不需要进一步切除。

若保留面神经,可沿迷路段、膝状神经节、水平段和垂直段向下至茎乳孔轮廓化面神经。利用剥离子去除神经前侧、外侧和后侧的蛋壳样薄骨片。切开内听道硬脑膜,以便在听神经孔移位面神经。从膝状神经节切断岩浅大神经,将面神经轻柔的分离出骨管并向后移位(图 123.19)。若牺牲面神经,无须分离和移位面神经,但仍需开放内听道。横断面神经和前庭耳蜗神经,冰冻切片检查这些神经的近端末端以确保切缘内侧无肿瘤残留。残余的鼓环向下磨至颅底骨膜,该层骨膜保护颞下窝血管和神经结构,若无肿瘤侵犯无须切除。沿着骨膜向前上方继续磨除骨质,直至显露颞颌关节囊。向内侧继续磨除骨质至颈内动脉垂直段。注意使用金刚石钻磨除骨质时保持覆盖动脉骨膜的完整。

若肿瘤未侵犯前鼓室,无需切除下颌骨髁状突,此区有无肿瘤可通过术中咽鼓管口处黏膜边缘的冰冻切片检查确认。使用金刚钻磨除颈静脉球上方、颈内动脉垂直段外侧和后方骨质,使动脉与耳囊分离。

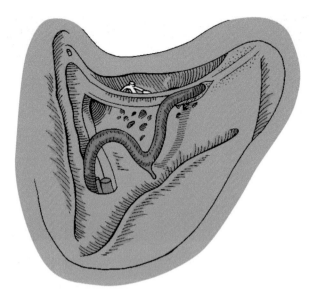

图 123.19 如果保留面神经，切断岩浅大神经以游离面神经，并向后移位。切断前庭神经以显露面神经。完整保留耳蜗神经。

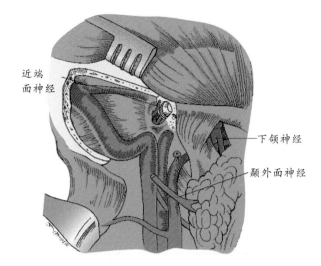

近端
面神经

下颌神经

颞外面神经

图 123.20 颞骨次全切除，其内侧切缘越过内听道和耳蜗。暴露颈内动脉垂直段和弯曲段。磨除颈静脉球和颈内动脉间的鞘装突起。颞外面神经完整保留。

切除包括耳蜗在内的残余耳囊（图 123.20 和图 123.21）。颈静脉球和颈内动脉间的分隔也需磨除，仅保留岩尖结构。

解剖颈静脉孔区

若肿瘤已侵犯颈静脉球，肿瘤全切需切除乙状窦。若仅乙状窦或颈静脉球外侧受累，切除并不会额外增加致死率。切除肿瘤包括颈静脉孔内侧壁或神经部时，会导致后组颅神经损伤和广泛脑膜缺损。

对于肿瘤仅侵犯乙状窦和颈静脉球外侧壁者可通过类似 Fisch A 型的颞下窝入路达到肿瘤全切。解剖分离颈部颈内静脉和Ⅸ、Ⅹ、Ⅺ、Ⅻ颅神经后完成颞骨次全切除。横断或移位面神经。逐层分离二腹肌后腹和颈内静脉之间的软组织以暴露颅底至颈静脉球处。在颈部用 2-0 丝线双重结扎并分离颈内静脉。在岩上窦汇入处下方结扎乙状窦，在乙状窦两侧切开硬脑膜，通过弯动脉瘤针穿过切开的硬脑膜，引入 2-0 丝线结扎乙状窦（参见第 125 章，图 125-10 和图 125-11）。脑膜缺损主要通过填塞肌肉并用 4-0 尼龙线缝合固定修补。也可通过在乙状窦近端的腔外填塞氧化纤维素压闭乙状窦。

使用金刚钻暴露乙状窦后硬膜至颈静脉孔。鞘状突起在颞骨次全切除时已切除。该区域肿瘤将颈静脉球压实，未进入血管腔。切除乙状窦外侧壁和颈静脉球时需控制岩下窦出血。在颈静脉球外侧面做

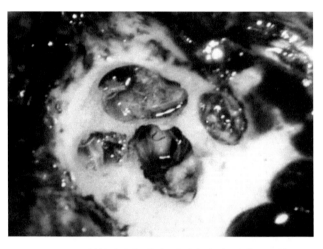

图 123.21 颞骨次全切除术，术中解剖内听道和蜗轴。

一个大切口，切开颈静脉球，内侧壁用氧化纤维素快速填塞以止血。一旦充分止血，将乙状窦外侧壁从上方结扎处至颈静脉孔处连同颈内静脉一起切除。检查管腔内侧壁有无肿瘤残余，必要时可重复填塞岩下窦（图 123.22）。

若肿瘤侵及颈静脉球内侧壁，必须扩大切除到神经部。如果决定处理，要去除颈静脉球内侧壁和神经部的结构包括Ⅸ、Ⅹ和Ⅺ颅神经。这些颅神经的近端和远端均需行冰冻切片以确定切缘是否足够，必要时进一步切除。近端的切缘阳性需要切除神经至后颅窝，可通过乙状窦后入路或通过切除颈静脉球暴露完成该操作。颈静脉孔前内侧的骨质可磨除至

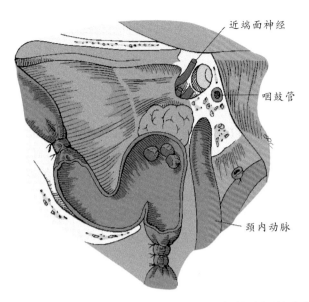

图 123.22　肿瘤侵犯下鼓室和鞘状突起时需解剖颈静脉孔。切除乙状窦下端和颈静脉球外侧部。氧化纤维素填塞岩下窦的开口。面神经已于近迷路段切除。耳蜗已部分切除。咽鼓管显露。

前侧的颈内动脉和前内侧的舌下神经管。岩下窦可能需要再次填塞。任何硬膜缺损需用筋膜或骨膜修补。

　　若术前后组颅神经有功能，术中需要切除后组颅神经，需行气管切开术以预防肺炎和误吸，并放置鼻饲胃管。术中也可同时行甲状软骨成形术 I 型或杓状软骨内收术将声带内移（参见第 41 章）。

切除脑膜

　　若颞骨次全切除术后检查脑膜显示肿瘤残留，请神经外科医生合作切除脑膜。肿瘤侵犯中颅窝脑膜，切口需在外侧以避免损伤 Labbé 静脉。向上牵拉颞叶以暴露下方受累的硬膜，切除时留有足够的安全边缘。可用筋膜或颅骨骨膜关闭脑膜缺损。术前应检查脑实质是否受累。切除受累的脑组织在技术上可能是可行的，但肿瘤治愈的可能性非常低。

　　处理后颅窝硬膜受侵的方法与上面类似。通过乙状窦前的脑膜切口常可获得足够的暴露。牵拉小脑，切除受累的硬膜并留适当的边界。若是乙状窦内壁受侵，使用电钻向后扩大颅骨切除，在乙状窦后做脑膜切口。乙状窦的外侧壁已切除，岩下窦处止血已完成。牵拉小脑，切除受累脑膜并留有安全边界，脑膜缺损用筋膜或颅骨骨膜片修补。

切除颞下窝病变

　　当肿瘤侵及前鼓室时需要额外向前暴露，以移位颈内动脉和切除咽鼓管周围软组织。切口上部向前上方额颞发线方向扩大以暴露颞肌。在颞深筋膜浅层翻起皮瓣直至显露面神经的额支区域，此区域解剖应在表浅的颞部脂肪垫深面的筋膜进行，以避免损伤面神经额支。向前解剖至眶外侧缘，向下至颧弓。使用电刀沿眶壁外侧缘和颧弓上缘切开骨膜。在骨膜平面下分离颧弓外侧、内侧和下方的软组织，使之与咬肌分离。在由颧骨前部、上颌骨外侧组成的颧弓隆起处行 V 形截骨术。后方的颧弓根截骨术完成后，移去颧弓并保留。从下面的骨质上分离颞肌，保留肌蒂于下颌骨的冠状突（图 123.23）。

　　解剖面神经分支后进行腮腺全切除。如果颞骨切除中需要牺牲面神经，识别、标记并横断外周分支。分离颞浅动脉，切除覆盖在下颌骨髁状突的软组织。使用摆锯在冠状凹水平横断下颌骨髁状突。可能需切断面神经的额支以提供进入下颌骨的通路。

　　向下翻转颞肌，从骨膜下平面开始向前分离，将颞下窝的内容物与颅底分离。首先可见翼突外侧板。

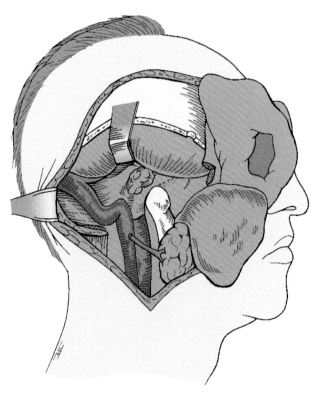

图 123.23　颞下窝入路切除侵犯咽鼓管和岩尖的肿瘤。移除颧弓，向下游离颞肌。下颌骨髁状突和腮腺保持完整。

卵圆孔位于此结构后约 1cm 处,稍偏内侧,棘孔位于卵圆孔后方 0.5cm 处(图 123.24)。使用双极电凝凝固脑膜中动脉并切断。此时在颅底可见颈内动脉垂直段,在卵圆孔处自后向前分离,掀起连接的颅底骨膜。

若颞下窝发现肿瘤可同时予以切除,因为该区域重要结构均已确认。在下颌骨截骨的区域切断翼外肌。逐层切开,注意不要无意地损伤颌内动脉。此区任何血管结构均可分离并进行结扎或钳夹止血。翼腭窝静脉丛是主要的出血来源,必须用双极电凝和填塞氧化纤维素止血。

颞骨切开术可提供到达中颅窝底的通路。抬高中颅窝硬脑膜以暴露后方的内听道、内侧的岩上窦、前方的卵圆孔和 V3。使用切割钻或咬骨钳去除中颅窝底,向后至 V3,内侧至咽鼓管。如果肿瘤侵犯咽鼓管、扩散至岩尖,需进行颞骨全切除。

颞骨全切除术

颞骨整块切除、并有清楚边界是概念上控制肿瘤所要求的操作。颞骨包含重要结构,需要小心谨慎操作以避免造成血管和神经系统的灾难性后果。如果牺牲颈内动脉,与样本一并切除,必须控制其近心端和远心端。同样,受累脑组织、硬脑膜和颅神经也必需解剖分离出来。虽然不接触肿瘤的手术方法依然是我们渴望的技术,但它经常不能实现安全到达颞骨岩部。

完成颞骨次全切除后,颈内动脉颅底或颈部的近心端均已得到控制。通过切除中颅窝骨质以控制位于中颅窝底的颈内动脉远心端。暴露颈内动脉至三叉神经,以便必要时放置动脉夹控制血管远端。磨除颈内动脉膝部外侧骨质,将颈内动脉从骨管游离。在颈动脉孔处有厚纤维环组织包绕颈内动脉。移位此部分颈内动脉时,更安全的方法是首先分离周围的纤维组织,而不是沿着颈内动脉分离以防撕裂。游离颈内动脉过程中可完整保留纤维环。一旦暴露充分,磨除包括耳蜗在内的残余耳囊。向前磨除岩尖,完成颞骨全切除(图 123.25)。咽鼓管位于颈内动脉管膝部下外侧,并向前内侧走行。可向前切除咽鼓管至卵圆孔水平。若在此区域前方发现肿瘤,行鼻咽切除,为达到全切除可能需要切除海绵窦,这超出了本章的范围。咽鼓管的断端需缝合以预防脑脊液鼻漏。

功能重建

颞骨切除术后软组织重建的目标包括改善面容畸形、预防脑脊液漏和促进愈合。在多数病例,最好通过带血管的皮瓣达到此目的。为预防颞骨外侧切除后鼻咽与中耳腔相交通,去除黏膜后,使用听骨、骨粉、止血纱布或肌肉填塞封闭咽鼓管管腔。

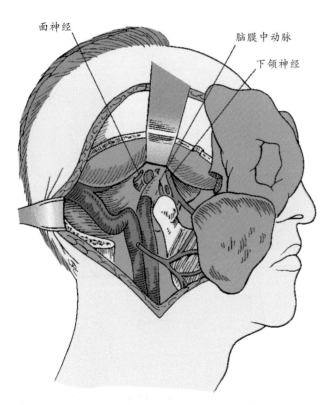

图 123.24 暴露岩尖和颞下窝。腮腺已全切。脑膜中动脉已分离。暴露三叉神经(V3)。

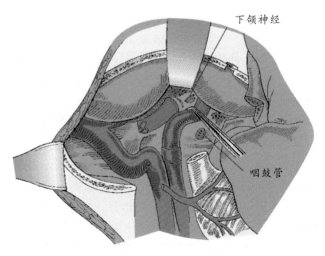

图 123.25 颞骨全切除。下颌骨髁状突已切除。移位保留的颈内动脉,以提供进入岩尖的安全通路。切除耳囊后,遗留大的硬膜缺损。下颌神经已分离,咽鼓管已缝扎。颞下窝已向下解剖至鼻咽筋膜。

颞骨外侧切除后造成的缺损与乳突根治后相似，通常术后脑脊液漏风险很小，所以利用全厚皮片的皮肤移植就能达到足够的组织覆盖，形成一个乳突腔。然而，因为大多数患者需要手术后放疗或曾经接受放射治疗，我们认为有血供的皮瓣能促进充分愈合以达到最佳的效果。将颞肌后半部与前半部分离，使蒂在下方，将后半部肌肉旋转填塞至乳突腔。

颞骨次全切除后的外科缺损，通过耳囊向内侧扩展，很可能发生脑脊液漏。若颞下窝未进行切除，遗留的缺损并不比颞骨外侧切除造成的缺损明显增大。通常蒂在后方的颞肌瓣足以覆盖术腔。其他选择包括下方的斜方肌或胸大肌岛状肌皮瓣。若这些皮瓣不能向上移动以充分覆盖颞骨缺损，可采用游离皮瓣与颞浅动脉或面动脉系统进行血管吻合。最常用的游离皮瓣是腹直肌瓣，也可采用肩胛或背阔肌游离肌瓣。颞颌关节不需常规修复。

若面神经已被切除，但近端的残端足够长，可进行神经移植重建修复。我们最常使用腓肠神经(参见121 章)，如果需要的长度少于 6cm 可使用耳大神经，否则必须移植腓肠神经以获得更长的移植供体与面神经的近端和远端相吻合(图 123.26)。若面神经在远端分叉处切断，面神经的上下分支均需重建。若在脑干处切除面神经，其近端的残端长度不足以进行移植吻合，可行舌下神经-面神经(Ⅻ~Ⅶ)吻合术。

如果存在脑脊液漏的可能性，伤口至少关闭 3层，两层 2-0 Vicryl 或 Dexon 缝合深层组织，然后用 4-0 Surgilon 连续缝合皮肤。如果耳甲缺损用皮肤移植封闭，皮肤移植前必须将这个区域与其他伤口分离，先用 2-0 和 3-0 可吸收线完全封闭耳郭皮瓣与下方肌肉瓣的空隙。

全厚皮肤移植物 (0.015 英寸) 固定在耳郭的180°缺损处。用 3-0 丝线缝合绑定以长期保持软垫支撑。使用馅饼皮技术，类似于口腔伤口的移植。皮肤移植最重要的方面是，在腔隙缺损轮廓内剩余的皮肤修剪到合适大小，然后固定到伤口边缘(图123.27)。移植物通常用碘仿纱条填塞，上放软垫打结包扎固定(图 123.28)。

闭合伤口后，放置乳突敷料，患者拔管后转运至恢复区。除非达到密闭的封闭脑膜，引流管重力引流即可。当脑脊液渗透的可能性很小时，采用负压吸引。

术后管理

多数颞骨外侧切除患者术后的护理，除了需要监测皮瓣情况外，与常规乳突根治术类似。抬高头位至 30°，视耐受情况早期进食和活动。术后第 1 天去除乳突区包扎敷料，术后第 5 天去除所有皮片移植的支撑物。残留的耳郭血供较差，特别是较大的、基底在前方的皮瓣，常表现为逐渐加重的静脉性充血，可危及耳郭和伤口愈合。如果耳郭的情况危险，我们使用医用级别的水蛭帮助静脉减压和液体流动 (图123.29)。

若脑膜缺损较大或术中需要长时间牵拉脑组织，患者第一个 24 小时内需进行护理监护病情，包

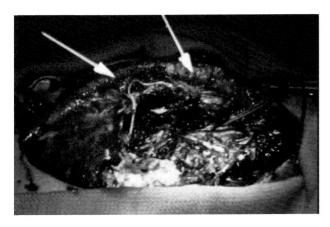

图 123.26　右侧颞骨全切除，包括下颌骨的髁状突。面神经采用长的腓肠神经移植修复(箭头示残余神经的上下端)。

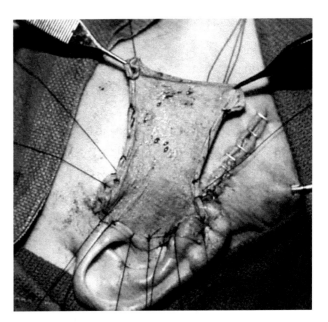

图 123.27　3-0 丝线缝合固定全厚移植皮片至缺损皮肤的后缘。

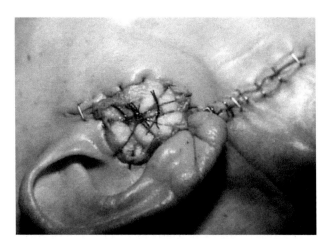

图 123.28　皮肤移植物按缺损形状置入术腔,用碘仿纱布固定,在填塞物上用 3-0 丝线结扎固定。

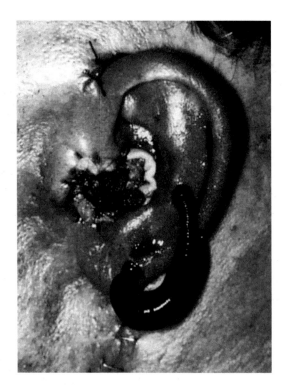

图 123.29　重度静脉充血危及耳郭存活。处理的办法包括穿刺切开或如图示的医用水蛭放血。

括频繁的神经系统评估和监测重要的体征。需要的护理级别类似于经迷路听神经瘤切除术后,患者可置于 ICU。需要监测患者的出入量、血常规和电解质。乳突包扎敷料保留 3~5 天,在术后第 2 天打开包扎查看伤口后再行加压包扎。监测患者是否有脑脊液鼻漏或脑脊液自伤口溢出,任何可疑的液体送检 β_2-转铁蛋白。指导患者 3 周内不要过分用力或行 Valsalva 动作。我们不常规术中放置腰椎引流,偶尔也做,如预计脑膜缺损较大或行颈清扫术后、颈部伤口和蛛网膜下腔可能交通者。患者若无明显的颅内并发症,可转至外科病房护理。

若颞下窝和下颌骨髁状突均被切除,鼓励患者尽快活动下颌,以促进维持固有咬合关系,减少纤维性关节强制的风险。口腔外科同事建议重视患者这方面的康复。

若进行了游离皮瓣移植,通过临床表现和多普勒超声检查血管吻合口,密切监测患者和伤口的情况。注意不要环绕捆绑患者颈部,这可能潜在压迫皮瓣的血管蒂。早期发现皮瓣缺血的迹象,立刻采取措施干预,包括重新吻合血管,以挽救皮瓣。

面瘫患者或术后出现面瘫,需要日间滴用眼药水,夜间涂抹软膏以避免暴露性角膜炎和角膜溃疡。使用塑料眼罩(湿化盒)保护眼睛。如果面神经功能预期在 4~6 周内恢复,如发生在面神经移位后,患者一般不需要进一步治疗。若面神经功能障碍预期恢复时间过久或可能为永久功能障碍,可在上眼睑植入黄金物体。若存在睑外翻问题可行外侧眼睑软骨去除。这些治疗在术后早期进行(参见第 121 章)。若

面神经功能不能恢复,随后可行舌下神经–面神经(XII~VII)吻合。

患者新发生的医源性后组颅神经麻痹或瘫痪,误吸和肺部感染风险很高。患者需要置于二级病房,频繁的进行经气管造口吸痰。患者通过鼻饲管提供营养,同时与言语病理学家配合进行吞咽康复训练。康复包括临床评估和改良的吞钡试验评估,并为每位患者专门制订各种吞咽练习。一旦患者的声门功能可以充分处理分泌物,取出气管切开套管,以促进吞咽功能恢复。当患者能够经口摄入足够营养时即可取出胃管。如果不能达到良好的吞咽功能,需胃造口置管。

除非患者出现颅内并发症迹象,如出血、脓肿、脑水肿或颅腔积气,不必立即行术后扫描。一般术后 3 个月进行扫描,包括 MRI 或 CT,或 MRI 和 CT,以帮助监测疾病有无复发。此后 2 年内每 6 个月重复这些检查,此后每年复查。

在带血供的肌瓣上进行全厚皮片移植,这种修复方法导致的容貌畸形最小(图 123.30)。如果已切除整个耳郭,修复的选择包括义耳或多阶段的外科手术。如果先天存在耳郭重建问题,我们优先选择假体。无论采用术前同侧耳或对侧耳颠倒的模型,制作

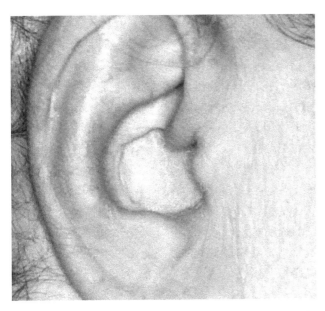

图 123.30 耳道口处的全厚皮片移植物愈合良好。缩小了缺损的大小,提供可接受的美容外观。

的人造假体在功能和美观上均可接受(图 123.31)。

大约术后 6 周开始放射治疗,此时伤口已完全愈合。最常见的是局部复发,颅底、脑膜或颞下窝,所以这些部位应着重治疗。颈部也应放疗,尤其是 Ⅱ 和 Ⅲ 区,虽然这复发的风险远小于局部复发的风险。

并发症

颞骨恶性肿瘤外科治疗的目标是达到肿瘤全部切除和最小的死亡率。避免并发症对患者术后成功的快速康复非常关键。大范围的颞骨切除可能与主要的颅内并发症有关。广泛的脑组织牵拉可能导致后组颅神经麻痹引起误吸,小脑或颞叶水肿和功能障碍,脑梗死。Labbé 静脉非常脆弱,压迫此静脉可能导致颞叶静脉性梗死。解剖颈内动脉过程可能导致动脉栓塞、出血损伤和卒中。脑膜缺损必须仔细修补,因为此处的脑脊液漏很难控制,是引起脑膜炎的主要风险。

血管

主要动脉受损可能导致灾难性的后果,采取所有预防措施以阻止这种损伤。大多数中等大小的血管如颌内动脉分支,即使在不经意损伤后也可以充分控制。然而,颈内动脉需要更复杂的处理。术前需通过 CT 和 MRI,必要时血管造影以明确术中需要解剖颈内动脉的可能性。如果决定移位颈内动脉或可能需要切除,术前需行氙/CT 下的球囊闭塞实验。获得的数据可评估当颈内动脉暂时闭塞 15 分钟时大脑同侧区域的血流情况。根据在突然中断颈内动脉时大部分大脑的缺血情况,将患者分入 3 个风险组之一:高风险、中风险和低风险。大约 80% 的患者为低风险组,这些患者可能耐受永久的颈内动脉闭塞;大约 10% 的患者为高风险组。这些患者不能耐受持续的动脉闭塞,所以应该避免涉及颈内动脉操作的手术,除非预先进行大脑中动脉旁路分流;其余 10% 患者为中等风险组,这些患者如果牺牲颈内动脉,需要颈内动脉血管再形成,采用辅助方法,如诱导性高血压、巴比妥至昏迷状态和低体温,使大脑缺血降到最低[30]。

手术中,在处理颈内动脉之前需要在颈部或颅底控制血管近端,在岩部颈内动脉水平部控制血管远端。在这种情况下,即使颈内动脉发生意外损伤,可达到快速控制形势,可以迅速和可控的方式处理损伤。若是颈内动脉发生破损,可行原位修补、补片修补、大隐静脉进行旁路分流或牺牲颈内动脉不进行重建。

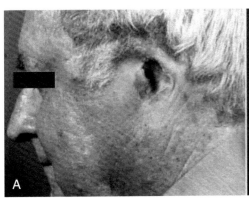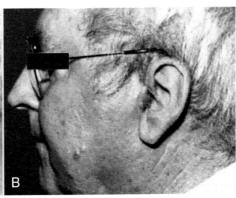

图 123.31 (A)全耳切除,仅残留耳屏。(B)耳郭假体提供很好的外观和功能。

颞骨切除术后也可能发生静脉并发症，特别是处理或切除乙状窦后。Labbé 静脉是颞叶静脉回流的重要途径，损伤此静脉可导致明显的颞叶梗死，如果在优势侧可导致失语症和癫痫。处理这些并发症最好的策略是预防。当填塞或结扎乙状窦或横窦时，选择在远离 Labbé 静脉汇入横窦处的前方非常重要。一旦发生梗死，治疗包括言语和语言康复、神经系统的支持和抗癫痫的药物治疗，如苯妥英（狄兰汀）和苯巴比妥。

脑脊液漏

脑脊液漏的主要问题是增加发生脑膜炎的风险。因为脑膜炎可能威胁生命，预防和控制脑脊液漏非常重要。当硬脑膜关闭不充分时，脑脊液通过软组织与外界环境相通，发生脑脊液漏。脑脊液漏常见部位是咽鼓管、切口和残余外耳道。

预防是最有效的处理方法。所有的脑膜关闭尽可能做到密封。放置肌肉瓣或自体脂肪移植以封闭任何潜在的无效腔。脑脊液漏的最后屏障是皮肤切口和咽鼓管，需做到密封或填塞。伤口不要放置引流。术后保持患者头位抬高，教育患者避免使劲或行 Valsalva 动作。持续加压包扎 5 天。

尽管采取预防措施，仍可能发生脑脊液漏，适当的处置可以避免严重的后果。关键因素是早期诊断。教育患者及时汇报鼻部流出或鼻咽部滴下的任何清亮液体。通常诊断是明确的，无须进一步检查。β_2-转铁蛋白检测可确诊脑脊液漏[31]。无论如何，如果医生临床上怀疑已发生脑脊液漏，即使检测结果不支持也必须积极采取措施。

如果脑脊液通过切口漏出，裂开的区域采用水平褥式缝合重新加固。局部应用火棉胶液也有益。尽管采取持续加压包扎和头部抬高，多数脑脊液漏持续时间超过 24 小时，可放置腰椎引流脑脊液以控制病情。腰穿引流允许引流大约 150mL/d 或 50mL/h。必需注意不要过度引流脑脊液，因为可能出现严重的头痛、负压导致空气和其他有菌液体从伤口进入蛛网膜下腔。脑脊液漏是否预防性的应用抗生素是有争议的。脑脊液漏向清洁的外科伤口，作者认为预防性应用抗生素不会降低脑膜炎的发生率，实际上可能会增加患者机体耐药的风险，反而发生细菌性脑膜炎。

腰穿引流 3~5 天后仍存在脑脊液漏，提示需要手术修补漏口。通常，难以控制的脑脊液漏多通过咽鼓管途径。经原切口进入，经乳突到达咽鼓管并彻底的封堵处理。可进一步去除黏膜，然后填塞骨粉、止血纱布或肌肉。偶尔可见脑脊液漏来源于修补的硬脑膜。在这些病例可用筋膜补片或肌肉在脑膜缺损处加固缝合以封闭脑膜。伤口需多层封闭，如以前描述的密闭方式，乳突加压包扎 5 天。继续腰穿引流 3 天，如果没有进一步的脑脊液漏，拔除引流。

在颞骨切除伴脑膜切除时合并进行颈部广泛操作，会发生一个非常困难的问题。因为颈部术后需要暂时的引流，很容易发生脑脊液漏至颈部。当有气管造口时，这成为一个潜在的严重问题。需要努力确保气管造口的伤口与颈部解剖的伤口不能交通。否则，脑脊液很容易通过皮下从颈部进入气管，并从气管造口的伤口流出。同样，气管分泌物定居的细菌可以逆行感染颈部和脑脊液所在区域，产生非常严重的感染。

感染

颞骨切除后的伤口感染并不常见。与头颈部其他地方的适当治疗没有区别。更担心的并发症是脑膜炎或其他颅内感染如脑脓肿。如果没有脑脊液漏发生时，颞骨切除后发生脑膜炎和需要颅内手术的风险较低，因此迅速、有效的治疗脑脊液漏是关键。脑膜炎的症状包括发热、严重头痛、背痛和神志改变。可存在或不存在局灶性的神经功能障碍。通过腰椎穿刺可做出诊断。获得培养标本后，静脉给予第三代头孢菌素。需行 CT 增强扫描以除外颅内脓肿。根据临床表现和实验室数据，很难区分无菌性脑膜炎和细菌性脑膜炎，所以持续应用抗生素至 2 日内获得细菌培养结果。如果培养是阴性的，临床怀疑细菌性脑膜炎的可能性并不高，停用抗生素，给予类固醇[地塞米松（地卡特隆），每 6 小时静脉应用 4mg]，几周内逐渐减量。如果培养阳性或者患者的临床情况提示细菌性脑膜炎，应用培养结果特定敏感的抗生素持续 10~14 天。

吸入性肺炎是颞骨切除后可能的并发症，尤其是术前功能正常的后组颅神经在术中牺牲或损伤后。在这些病例，通常在手术时一期行伴或不伴声带内移的甲状软骨成形术 I 型和气管切开术。患者通过鼻饲管进食，直至没有误吸和吞咽功能恢复。在患者进行吞咽康复时，应提供积极的肺灌洗和气道保护。吸入性肺炎使用培养结果特异性的抗生素治疗，并进一步行肺部灌洗。

颅内出血和颅高压

虽然神经外科的操作已经变得相对安全，涉及颅内操作的颞骨切除后仍有急性颅内并发症的风险。急性颅内出血是快速进展和潜在致命的并发症之一，如果不迅速治疗可导致不可逆脑损伤、不可控脑水肿或脑干疝出，甚至死亡。必须预防这些并发症，避免紧急处理。所有患者需要通过病史和体格检查发现出血性疾病。如果发现此类疾病术前需要充分治疗，术中关闭切口前所有出血点必须仔细止血，术后患者需要保持血压正常和避免剧烈活动。

急性颅内出血的症状多是因颅内压增高所致，表现为神志改变或意识丧失。局灶的神经功能缺陷包括固定或扩大的瞳孔，也可出现系统性体征如心动过缓和高血压，但是缺乏这些改变也不能除外颅内出血。出血位置可以是硬膜外、硬膜下或脑实质内。大多数硬膜外血肿是由于脑膜血管或硬脑膜窦出血引起，硬膜下出血是由于硬膜出血或不可控的颅内血管出血所致，脑实质内出血在颅内肿瘤切除后很少见。

一旦怀疑颅内出血，可行无对比增强 CT 扫描以明确诊断。可以给予甘露醇对症处理，0.25~0.5g/kg 静脉滴注，气管插管后辅助呼吸。如果患者重要生命体征不稳定或提示出现脑干疝，患者无须 CT 扫描直接带入手术室。此时绝不能行腰穿，担心诱发通过枕骨大孔疝。脑室造口能快速解除增高的颅内压。部分颅骨切除或再次颅骨切开，清除血凝块，寻找出血点并止血。

术后患者送 ICU 监护，维持脑室造口压力在 15mmHg 以下，患者可恢复。

伤口

除了脑脊液漏是一个潜在的问题之外，颞骨切除术后伤口并发症的处理与头颈部其他部位类似。用于消除手术缺损的皮瓣的完整性对于保持蛛网膜下腔与外界环境的隔离至关重要。并发症包括局部缺血和皮瓣与伤口分离。

带蒂皮瓣一般很少出现缺血，但是如果皮瓣拉伸过远或由于明显的压紧颈部周围而发生血管蒂受压，则偶尔会出现缺血。术中损伤血管蒂也可能发生，但很少见。如果带蒂的皮瓣不能存活需立即更换皮瓣，另外的带蒂皮瓣或游离皮瓣均可。游离皮瓣比带蒂皮瓣更易出现缺血并发症，术后需通过临床评估和多普勒超声仔细监测以发现任何血管危象。如果出现血管危象患者需送回手术室重新吻合血管。

皮瓣分离导致伤口裂开最常发生在带蒂皮瓣的远端。原因常与放置的皮瓣张力过大或皮瓣远端部分的局部坏死有关。如果伤口存在完整的移植床肉芽生长，未合并脑脊液漏，更换敷料的保守伤口处理方式使伤口二期愈合。若出现脑脊液漏需要立即处理伤口。如果皮瓣的尖端坏死，但是剩余的皮瓣足够长，可以重修皮瓣通过向前移动新的远端以覆盖整个伤口。若长度不够，采用第二个带蒂皮瓣或游离皮瓣以关闭残余的伤口或代替整个旧的皮瓣。

总结

颞骨恶性肿瘤的有效治疗非常有挑战性，现代治疗包括手术切除所有可见病灶、放射治疗处理切缘的综合治疗。根据肿瘤的范围选择外科手术方式，包括颞骨外侧切除、颞骨次全切、扩大颞骨次全切（颞下窝、颈静脉孔或硬脑膜）、颞骨全切术（包括切除岩尖）。术中切除面神经，可神经移植进行一期重建。术后放疗范围应包含切缘、残留腮腺、颞下窝和同侧颈部。

精要

慢性耳漏患者，特别是合并严重的疼痛、肿块或溃疡、或面瘫、或对药物治疗不敏感者，必须考虑到肿瘤的可能。

CT 和 MRI 检查评估骨质和软组织的解剖情况和病变范围。

颞骨恶性肿瘤的治疗包括彻底切除肿瘤，常为颞骨外侧切除或颞骨次全切，多数患者需要术后放射治疗。

T1 和 T2 期肿瘤的治愈率为 80%~100%，但疾病的晚期治愈率仍然有限，死亡率在 50% 或更高。

面神经功能受损时，需要细致的护理眼部。

隐患

绝对不要采用乳突根治术进行分期手术或活检。

不能保证足够的安全切缘可能最终导致治

疗失败。

不可牵拉局部组织以关闭大缺损,部分患者采用游离皮瓣更合适。

封闭咽鼓管失败可能导致鼻咽反流和感染或当硬脑膜未完全封闭时导致脑脊液鼻漏。

静脉回流不良可能损害残留耳郭血管的完整性。

(夏寅 严旭坤 译)

参考文献

1. Devaney KO, Boschman CR, Willard SC, et al: Tumours of the external ear and temporal bone. Lancet Oncol 6:411-420, 2005.
2. Kenyon GS, Marks PV, Scholtz CL, et al: Squamous cell carcinoma of the middle ear. A 25-year retrospective study. Ann Otol Rhinol Laryngol 94:273-277, 1985.
3. Lim V, Danner C, Colvin GB, et al: Primary basal cell carcinoma of the middle ear presenting as recurrent cholesteatoma. Am J Otol 20:657-659, 1999.
4. Takahashi K, Yamamoto Y, Sato K, et al: Middle ear carcinoma originating from a primary acquired cholesteatoma: A case report. Otol Neurotol 26:105-108, 2005.
5. Jin YT, Tsai ST, Li C, et al: Prevalence of human papillomavirus in middle ear carcinoma associated with chronic otitis media. Am J Pathol 150:1327-1333, 1997.
6. Lim LH, Goh YH, Chan YM, et al: Malignancy of the temporal bone and external auditory canal. Otolaryngol Head Neck Surg 122:882-886, 2000.
7. Lustig LR, Jackler RK, Lanser MJ: Radiation-induced tumors of the temporal bone. Am J Otol 18:230-235, 1997.
8. Donaldson JA: Surgical Anatomy of the Temporal Bone, 4th ed. Philadelphia, Lippincott Williams & Wilkins, 1992.
9. Arriaga M, Curtin H, Takahashi H, et al: Staging proposal for external auditory meatus carcinoma based on preoperative clinical examination and computed tomography findings. Ann Otol Rhinol Laryngol 99:714-721, 1990.
10. Austin JR, Stewart KL, Fawzi N: Squamous cell carcinoma of the external auditory canal. Therapeutic prognosis based on a proposed staging system. Arch Otolaryngol Head Neck Surg 120:1228-1232, 1994.
11. Gillespie MB, Francis HW, Chee N, et al: Squamous cell carcinoma of the temporal bone: A radiographic-pathologic correlation. Arch Otolaryngol Head Neck Surg 127:803-807, 2001.
12. Leonetti JP, Smith PG, Kletzker GR, et al: Invasion patterns of advanced temporal bone malignancies. Am J Otol 17:438-442, 1996.
13. Moffat DA, Wagstaff SA, Hardy DG: The outcome of radical surgery and postoperative radiotherapy for squamous carcinoma of the temporal bone. Laryngoscope 115:341-347, 2005.
14. Zhang B, Tu G, Xu G, et al: Squamous cell carcinoma of temporal bone: Reported on 33 patients. Head Neck 21:461-466, 1999.
15. American Joint Committee on Cancer Staging: Manual for Staging of Cancer, 3rd ed. Philadelphia, JB Lippincott, 1988.
16. Moody SA, Hirsch BE, Myers EN: Squamous cell carcinoma of the external auditory canal: An evaluation of a staging system. Am J Otol 21:582-588, 2000.
17. Nyrop M, Grontved A: Cancer of the external auditory canal. Arch Otolaryngol Head Neck Surg 128:834-837, 2002.
18. Politzer A: A Textbook of Diseases of the Ear. London, Baillier Tindadl & Cox, 1883.
19. Parsons H, Lewis JS: Subtotal resection of the temporal bone for cancer of the ear. Cancer 7:995-1001, 1954.
20. Lederman M: Malignant tumours of the ear. J Laryngol Otol 79:85-119, 1965.
21. Graham MD, Sataloff RT, Kemink JL, et al: Total en bloc resection of the temporal bone and carotid artery for malignant tumors of the ear and temporal bone. Laryngoscope 94:528-533, 1984.
22. Conley JJ, Novack AJ: The surgical treatment of malignant tumors of the ear and temporal bone. Part I. Arch Otolaryngol 71:635-652, 1960.
23. Lewis JS, Page R: Radical surgery for malignant tumors of the ear. Arch Otolaryngol 83:114-119, 1966.
24. Kinney SE: Squamous cell carcinoma of the external auditory canal. Am J Otol 10:111-116, 1989.
25. Spector JG: Management of temporal bone carcinomas: A therapeutic analysis of two groups of patients and long-term followup. Otolaryngol Head Neck Surg 104:58-66, 1991.
26. Prasad S, Janecka IP: Efficacy of surgical treatments for squamous cell carcinoma of the temporal bone: A literature review. Otolaryngol Head Neck Surg 110:270-280, 1994.
27. Nakagawa T, Kumamoto Y, Natori Y, et al: Squamous cell carcinoma of the external auditory canal and middle ear: An operation combined with preoperative chemoradiotherapy and a free surgical margin. Otol Neurotol 27:242-248, discussion 249, 2006.
28. Grandis JR, Hirsch BE, Yu VL: Simultaneous presentation of malignant external otitis and temporal bone cancer. Arch Otolaryngol Head Neck Surg 119:687-689, 1993.
29. de Vries EJ, Sekhar LN, Horton JA, et al: A new method to predict safe resection of the internal carotid artery. Laryngoscope 100:85-88, 1990.
30. Ariyan S, Sasaki CT, Spencer D: Radical en bloc resection of the temporal bone. Am J Surg 142:443-447, 1981.
31. Skedros DG, Cass SP, Hirsch BE, et al: Beta-2 transferrin assay in clinical management of cerebral spinal fluid and perilymphatic fluid leaks. J Otolaryngol 22:341-344, 1993.

第 124 章

听神经瘤

Barry E. Hirsch, Michele St. Martin, Amin B. Kassam

听神经瘤是最常见的起源于后颅窝的良性肿瘤。术语"听神经瘤"是一个误称,因为典型的肿瘤起源于前庭神经的雪旺细胞而不是第八颅神经的听神经,因此确切的命名应该是"前庭神经雪旺细胞瘤"。一般认为这些肿瘤的起源靠近 Scarpa 神经节,此处雪旺细胞密度最高。肿瘤的起源平均分布在前庭上神经和前庭下神经。良性肿瘤、生长缓慢,平均 1 年增大 1~2mm,然而也观察到更快或更慢生长者。肿瘤质地可以柔软、坚韧或混合性,也可含有囊性成分。

历史

19 世纪末首次描述听神经瘤的外科治疗。早期成功的手术通过枕骨下开颅,使用手指分离、去除肿瘤[1]。由于很多患者术前已处于垂死状态,手术死亡率极高。听神经瘤外科的两位先驱是 Harvey Cushing 和 Walter Dandy。20 世纪前 30 年,Cushing 概括了听神经瘤治疗理论:建议双侧枕下开颅入路,提倡副损伤无伤害肿瘤切除和仔细止血。他也提出必要时可切除部分小脑。止血技术包括使用骨蜡、银夹和电凝[2,3]。遗憾的是他仅切除肿瘤的中心,因此很多患者随后死于肿瘤的再生长。

肿瘤全切除的概念由 Dandy 提出:提倡单侧枕下入路,轻柔操作,全部切除肿瘤囊壁[4]。1911 年 F.H.Quix 首次开展了经迷路开颅术[5]。神经外科协会反对这种方法,直到 20 世纪 60 年代早期,William House 联合他的神经外科同事 William Hitselberger 使经迷路入路方法变得完美。他们使用显微镜和耳科电钻,在保留面神经的同时直接暴露肿瘤,开创了

听神经瘤外科的新时代[6]。

在过去的几个世纪听神经瘤的诊断方法显著改进:X 线断层摄影已经可以识别扩大的内听道;脊髓造影术需要注射造影剂至蛛网膜下腔,通过患者的体位调整造影剂可流至内听道;增强 CT 扫描减少了脊髓造影术的大量并发症,减少了射线暴露量,提高了影像诊断的敏感性;20 世纪 80 年代中期以来,核磁共振成像(MRI)成为诊断听神经瘤的现代化手段,MRI 可以很容易地识别小至 1~2mm 的肿瘤。

听力检测经历了类似的、不断进步的发展历程:一系列的特殊检查包括 Bekesy 测听、双耳交替响度平衡试验、短增量敏感指数和音调衰减试验等应用于区分耳蜗性或蜗后性听力损失,在历史上有重要意义;听反射延迟或言语分辨率降低在更高水平上提示蜗后病变;听性脑干反应(ABR)是目前诊断听神经瘤最特异和敏感的客观听力检查,以往文献报道 96% 的听神经瘤存在 ABR 异常,近来文献显示肿瘤小于 1cm 的听神经瘤患者中 31% 的 ABR 检测可能是正常的(假阴性)[7]。现在更敏感的 MRI 检查能发现局限于内听道的小肿瘤。

临床表现

局限于内听道的小听神经瘤典型的表现为单侧听力损失、耳鸣和偶发的前庭功能障碍,少数患者会表现为突聋突发性听力损失,复发的急性眩晕发作不大可能是听神经瘤的表现,然而可能出现平衡不稳和运动不耐受。患者可能描述单侧言语识别率下降困难,当使用患耳打电话时尤为明显,患者主诉这些问题时需行 MRI 检查。面神经功能障碍是很少出

现的症状，较大的肿瘤可能会出现缓慢进展的面肌无力。患者主诉头痛提示需要 MRI 检查，可能意外发现无症状的听神经瘤。

巨大的肿瘤不仅损害听力和面神经功能(麻痹、联动)，而且可能会影响其他颅神经，引起感觉减退、痛觉消失、感觉迟钝、吞咽障碍、误吸和声音嘶哑。压迫脑干和小脑会出现同侧凝视时粗大跳动的眼震、对侧凝视时细微跳动的眼震(Brun 眼震)和宽基步态的运动失调。

患者选择和咨询

自 20 世纪 80 年代中期以来 MRI 成为确诊听神经瘤的主要手段，通过内听道的 0.6mm 薄层增强 CT 扫描也可发现小至 3~5mm 的肿瘤，但不如 MRI 敏感。

后颅窝肿瘤怀疑为听神经瘤时，其处理取决于多种因素。目前有 3 种治疗选择：手术、放疗和观察。第一种选择(手术切除)有 3 个主要的手术入路：颅中窝、经迷路和乙状窦后入路。一般可以全切肿瘤，虽然很罕见的情况下可能计划行次全切。第二种治疗形式(放疗)，射线投递的方法包括 γ 刀外科的钴放射和线性加速器的光子束射线。立体定向放射治疗传统上由神经外科医生完成，但现在神经耳科学家也积极参与到治疗中[8]。第三种选择是不立即干预，但通过系列的 MRI 检查观察和监控肿瘤的生长。

肿瘤治疗的目标包括全切除肿瘤(手术)或放疗的病例阻止防止肿瘤生长(放疗)，与此同时使并发症和死亡率降到最低[9]。保留面神经功能和听功能是次要目标。听神经瘤切除的手术死亡率一般小于 1%，但总的并发症发生率为 22%[9]。手术切除后大约 1.5% 复发[9]。Kaylie 和 McMenomy 的结论：鉴于放疗比手术后肿瘤生长率更高、相似的术后颅神经功能相似和射线导致的恶变风险，显微外科手术是听神经瘤治疗首选[9]。然而，作者承认放疗后患者的生活质量更好，更快恢复工作。

很多医生认为观察常适用于老年或小肿瘤患者。选择观察的患者必须告知听神经瘤的自然病程，特别是听力下降或突发性聋的风险。

近来丹麦的研究发现小于 1.5cm 的肿瘤观察 3~4 年后，89% 的患者会有肿瘤增大和(或)进一步的听力下降[10]。然而，一项针对 903 例最初采用观察治疗的患者进行的 meta 分析发现，最终仅 20% 的患者需

要干预[11]。同时报道 50% 的听力分级 A 或 B 级的患者，如果观察治疗会丧失实用听力[12]。患者必须意识到如果在更大的年龄必须手术干预时，会增加潜在的手术风险[13]。

在拥有大量患者和经验丰富的外科团队的中心可取得显微手术最好的结果[13]。此外，根据学习曲线的规律，在外科医生职业生涯后期可看到更好的结果[14]。外科切除的优势是能够达到完全切除肿瘤，且复发率很低。然而，次全切除的病例复发率高达 20%[11]。对 1972~1999 年接受显微外科手术的 5005 例患者的 meta 分析表明，87% 有良好的面神经结局 (H~B 分级 1~2 级)，36% 保留有实用听力[11]。潜在并发症包括：脑脊液漏、听力损失、面肌无力、头痛、脑膜炎、脑血管意外和死亡。最好的病例方案术前有实用听力的患者大约 50% 可保留听力[13,15]。Harsha 报道不同的手术入路听力保留率各异：通过颅中窝入路 53% 的患者可保留实用听力，然而乙状窦后入路这个比例降至 30%[15]，因此患者应意识到听力损失的风险。患者需要知道后续的听觉重建供选方案包括单耳信号对传助听器(CROS)、双耳信号对传助听器(BiCROS)和 Baha 听力辅助装置。

面神经结局与肿瘤大小有关，肿瘤大于 1.5 cm 增加了术后面肌无力的风险。当手术经验丰富的中心进行时面神经的结局会更好。在至少 100 个系列的患者中，良好的面神经功能保留率，颅中窝入路为 93%，乙状窦后 97%，经迷路入路为 78%[15]。然而，需要注意患者自我报告的面神经功能常比外科医生评估的要差[16]。

患者有良好的术前听力但是肿瘤位于内听道外侧时，值得特别注意。当肿瘤向外侧扩展至内听道底时，特别是前庭下神经来源的肿瘤，横嵴可能妨碍通过颅中窝入路全部切除肿瘤(图 124.1)。此外，在这类患者通过乙状窦后入路保留听力时也很难达到全切肿瘤。因此，这样的患者可以选择经迷路入路，虽然牺牲听力，但可换来更大程度的肿瘤全切和更低的面肌无力可能性[13]。

放疗外科治疗的优势在于可门诊治疗和最短的康复时间，并且提供极好的肿瘤控制率、颅神经功能障碍发生率低[17,18]。许多报道指出与显微外科手术相比，立体定向放射外科手术(SRS)后可看到听力、面神经结果得到改善[19-21]。一系列在匹兹堡大学采用伽马刀放疗的患者(中位剂量为 13Gy)剂，其肿瘤控制率为 97.1%，面肌无力发生率为 1.1%，三叉神经功能

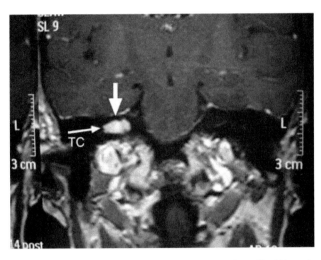

图 124.1 T1 加权增强 MRI 影像显示右侧内听道听神经瘤位于内听道底的外侧(箭头),横嵴(TC)的上下方。

障碍为 2.6%,听力水平保留率为 71%[22]。然而,立体定向放射外科手术后的高频听力损失显示与耳蜗的最大放疗剂量有关,治疗前有可测量的瞬态诱发耳声发射(TEOAE)的患者,75% 术后 TEOAE 结果会变差[23]。佛罗里达大学 1994 年后 108 例采用直线加速器的立体定向放射外科手术治疗的听神经瘤患者的结果:放疗控制率为 93%,面神经麻痹发生率为 5%,三叉神经功能障碍为 2%[24]。针对 1969~2000 年采用 γ-刀放射治疗的 1475 例患者的 meta 分析表明:8%的肿瘤有增大,8% 有三叉神经或面神经功能障碍,4.6% 的患者最终需要显微外科手术[25]。放疗后也可能发生脑水肿,需要放置脑室-腹腔分流[26]。必须告知患者曾有文献报道 8 例可能恶性变以及将来的手术切除可能更困难[13,24,27]。有些中心也提供常规的听神经瘤分期放疗[28]。关于我们使用射波刀 SRS 的原则和细节将在第 125 章介绍。

近来的调查研究关注听神经瘤治疗后的生活质量。一些研究提示 SRS 与显微外科手术相比,提供了更好的治疗后生活质量[20,29]。Myrseth 和同事报告伽马刀与显微外科手术治疗的患者相比,具有更好的面神经功能以及更好的格拉斯格效果评定表和 SF-36 评分。梅奥医学中心进行的一项前瞻性试验显示,接受显微外科手术的患者术后健康状况问卷中的几个子量表得分下降,而这种下降在伽马刀放射治疗的患者中并未出现[20]。此外,眩晕残障量表的分数在伽马刀治疗组的分数也更好[20]。

了解听神经瘤的典型生长特征有助于医生决定为患者提供何种治疗。总体而言,我们认为外科切除

更适合于年轻(年龄小于 65 岁)、健康的听神经瘤患者。必须考虑评估患者的寿命,其他方面健康、有生存至 90 岁家族史的患者可以考虑手术干预。65~70 岁的患者需根据健康状况、神经系统检查、肿瘤大小、肿瘤位置及生长速度、两侧听力情况和家族史等因素进行评估。我们肯定 γ-刀伽马、电子或质子光束放射治疗也是阻止肿瘤生长的有效的可供选择的方法。面对记录到的生长的肿瘤,我们建议年龄超过 70 岁的患者或者肿瘤超出内听道且全身情况不稳定的患者行放射治疗。对于以前切除肿瘤复发的患者我们提供光子束或伽马放射治疗的选择。我们也建议巨大肿瘤如果全切除可能潜在产生不良手术并发症,而行次全切除的患者进行放射治疗。对于年老的或健康状况较差的患者,一个小的肿瘤除单侧听力损失以外没有相关的神经系统症状时,可以随访观察肿瘤生长的迹象。每 6 个月重复 MRI 检查以比较肿瘤的大小。若肿瘤生长变得明显建议放射治疗,如果没有生长,6 个月再次重复 MRI 扫描。间隔增加至每年 1 次,如果肿瘤的大小没有变化增加至每三年 1 次。

对于每一个双侧听神经瘤患者[神经纤维瘤病 2 型(NF-2)]必须个体化定制治疗方案。NF2 患者可能合并其他相关的颅内肿瘤或脊髓肿瘤,必须仔细查体和影像学检查以确定肿瘤的情况和患者的健康状况是否可行颅内手术。必须准确地测定肿瘤的大小和听力情况。治疗选择包括外科手术切除、手术减压以允许肿瘤生长、放射治疗和观察。直到最近,我们认为放射治疗是处理双侧肿瘤的合理选择。但是伽马放疗后较差的听力结果,不能证明这种方法在听力未受损时是首选的、排他的治疗选择。此外,NF-2 肿瘤放疗的远期结果目前尚不清楚。鉴于这些肿瘤常出现在年轻人,可能需要随访的周期达到 50 年。若放疗后仍出现肿瘤生长,因为放疗导致外科切除在技术上可能更加困难,此时出现神经系统并发症可能性要增加。我们有经验对于双侧听神经瘤患者在切除肿瘤后植入听性脑干植入装置。该装置意识到有听觉的耳朵有助于患者听到声音,但不能提供很好的言语识别,达不到人工耳蜗移植的水平。总之,医生必须谨慎地决定哪些患者适合进行放射治疗。

除了前述例外,大多数听神经瘤患者考虑外科手术切除肿瘤。必须评估各种因素以制订治疗方案。患者的听力状态是决定手术入路的主要因素,关于

什么是实用听力仍存在很大争议。患者的听力阈值在言语接受阈（SRT）好于 50dB 和言语识别率（DISC）(单词识别)好于 50%，可以考虑保留听力的手术。但是当试图保留听力时必须考虑肿瘤的大小和位置。有争论认为任何听力均应保留以提供声源定位。因此，听力水平在言语接受阈 70dB 和言语识别率 30% 可以考虑保留有适合听力辅助装置的实用听力。对侧耳的听力也必须考虑，如果未受累耳的听功能正常，则对患者来说保留较差的听力在心理声学上无很大必要。如果患者的肿瘤进入小脑脑桥角（CPA)超过 2cm，不管术前听力状况如何不大可能保留听力。然而，如果术前听力良好，肿瘤未扩展至内听道底的外侧，通过乙状窦后入路尝试保留听力是合适的。

经迷路入路切除肿瘤用于大多数听力水平在言语接受阈低于 50dB 和言语识别率小于 50% 的患者。这个入路也可用于听力良好的患者，如果肿瘤扩展超越内听道横嵴，患者愿意牺牲听力以换取更完整切除肿瘤。报道经迷路入路术后脑脊液漏发生率为 9%，根据肿瘤的大小,73% 的面神经功能为 House-Brackmann 分级 I ~ II 级。在高水平的医疗中心这个比例可增至 78%[15]。经迷路入路也可用于听力较差、预期进行听觉脑干植入的 NF2 患者。

乙状窦后入路常用于有实用听力、且肿瘤扩展进入小脑脑桥角超过 0.5cm 的患者。当肿瘤非常大、压迫脑干并移位至对侧时，我们也推荐乙状窦后入路切除肿瘤。该入路的缺点是内听道底暴露欠佳。据报道经乙状窦后入路全部的听力保留率为 30%，所有中心的面神经功能 H~B 分级 I ~ II 级的为 92%，术后脑脊液漏发生率为 11%。值得注意的是该入路术后头痛的发生率为 21%。

中颅窝入路适用于切除包含在内听道内的肿瘤或者在内听道口进入小脑脑桥角不超过 0.5cm 者。此外,对于年龄大于 60 岁必须注意观察,这些患者的脑膜通常菲薄且容易撕破。这可能伴随恼人的静脉出血,导致中颅窝的解剖充满挑战和严密关闭脑膜困难。该入路总的听力保留率为 53%,面神经功能 H~B 分级 I ~ II 级为 89%[15]。听力的保留率与肿瘤大小有关,各中心存在差异,在小肿瘤可通过近场第八神经监测得以改善[30]。肿瘤进入小脑脑桥角超过 10mm 者,当采用颅中窝入路时术后听力损失和面肌无力的比例更高 [31]。其术后脑脊液漏发生率为 6%,术后头痛发生率为 8%。

术前准备

获取完整的病史，关于症状包括听力状态和耳鸣。询问患者有无步行困难、平衡失调和眩晕。询问是否有头痛、面肌抽搐、感觉减退、发音或吞咽困难的病史。

查体着重于小脑功能和后颅窝颅神经。观察眼球的运动寻找有无凝视诱发的眼震；检查面部和角膜的感觉以评估三叉神经的感觉分布；观察面部运动寻找有无面肌无力；通过检查口咽触觉和声带活动以评估后组颅神经功能；观察患者的串联步态寻找有无其他小脑功能障碍的证据，包括辨距不良和轮替动作困难。

获得完整的听力图包括气导和骨导的纯音阈值和言语测听。逐渐加重的言语识别率持续降低进一步支持为蜗后病变。尽管知道患者后颅窝肿瘤提示为听神经瘤也常需检查 ABR，尤其当听功能存在时。观察有无峰间潜伏期改变或波形变化的证据，此外如果能容易地识别到好的 ABR 波形，进行保留听力的手术时 ABR 检测为术中听力监测提供了有价值的基线(图 124.2)。

一旦考虑诊断为听神经瘤，需要进行前庭功能检查。热刺激的结果可提供肿瘤导致前庭功能损失程度的信息：前庭反应明显低下告知外科医生和患者术后眩晕和头昏反应会很轻微；热刺激反应减低的结果认为预示前庭上神经的功能，这个信息对计划颅中窝入路时可能有帮助；残留的热刺激反应正常提示未累及前庭上神经,肿瘤起源于前庭下神经；但是热刺激时前庭反应低下并不能诊断肿瘤起源于前庭上神经；已经显示热刺激反应低下的患者可以证明 60% 的肿瘤来源于前庭下神经(图 124.3)[32]。总之，对怀疑听神经瘤的患者进行诊断或制订计划治疗时,我们并不常规进行前庭功能检查。

影像学检查对后颅窝肿瘤的诊断和治疗非常重要。听神经瘤的初步诊断通过有无增强信号特征确定肿瘤的位置和形状。肿瘤大小与保留术前听力的可能性成反比,越大的肿瘤越不太可能保留耳蜗神经和功能。当肿瘤超过 2cm 时保留听力很少成功。面神经也存在同样的问题,切除大的肿瘤很可能发生术后面神经轻瘫或麻痹,而且据报道囊性肿瘤面神经的预后较实性肿瘤更差[33]。

MRI 扫描可以显示肿瘤与周围脑组织的关系。

脑干受压可阻塞第四脑室引流从而导致脑积水。扫描也可明确肿瘤是否侵犯第 V 神经或后组颅神经。切除较大的肿瘤时，由于涉及三叉神经可能出现术后角膜和面部感觉减退。同理肿瘤向下扩展低至后

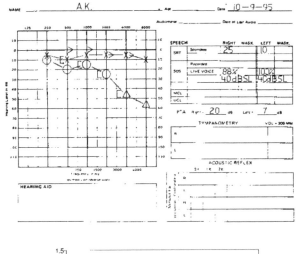

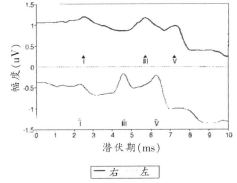

图 124.2 (A)24 岁主诉右耳听力下降患者的听力图。检查提示高频感音神经性聋伴言语识别率降低。(B)同一患者的听性脑干反应显示右侧 I~Ⅲ 和 I~V 间期的潜伏期改变，与蜗后病变一致。

颅窝可影响Ⅸ、Ⅹ和Ⅺ颅神经(图 124.4)。医生和患者都必须对术后可能出现的吞咽和发音功能障碍做好准备。

MRI 扫描还可明确肿瘤的外侧边界。患者听力良好、肿瘤局限于内听道、向内听道底延伸者，适合经中颅窝入路(图 124.5)。患者听力良好、肿瘤超出内听道、进入小脑脑桥角 (cerebellopontile angle, CPA)超过 0.5cm 者，若想保留听力，需选择乙状窦后入路，然而，肿瘤如果扩展并充满内听道底，在显微镜直视下无法切除。由于耳囊位置的限制，使内听道后壁的外侧无法完全磨除以暴露内听道底。MRI 提示内听道底内有肿瘤时手术过程需仔细检查该区域。

MRI 扫描可以确定颈静脉球的位置，在 T1 和 T2 加权影像上可看到血流信号。不过更准确地评估颞骨的骨质和血管解剖需要通过 CT 扫描获得。当计划进行保留听力的手术或 MRI 上怀疑颈静脉球成为手术解剖障碍时，我们常进行 CT 骨窗薄层扫描。非增强的骨窗 CT 扫描研究可显示与内听道相关的颞骨气化情况(图 124.6)。术前了解到岩骨气化良好，当通过颅中窝及及或乙状窦后入路钻磨内听道周围时可提供额外的标志。

整理以上显示的资料，帮助决定最适合的手术入路，并为预测能否成功保留听力提供信息。负面预测的因素包括肿瘤大小超过 2cm，内听道增宽、肿瘤向外侧扩展至内听道底和 ABR 检查的波形较差[34,35]。

知情同意

2005 年发表了关于听神经瘤治疗知情同意的讨论[13]。作者强调了平衡、无偏倚的讨论治疗选择的重

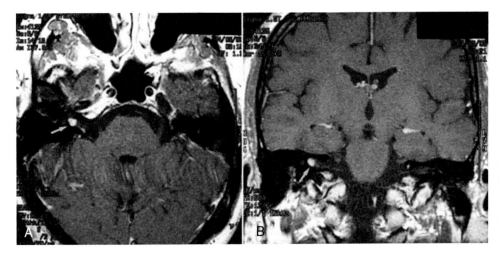

图 124.3 MRI T1 加权增强轴位(A)和冠状位(B)扫描。标注右侧前庭下神经的神经鞘瘤(箭头)位于内听道底的后下方。

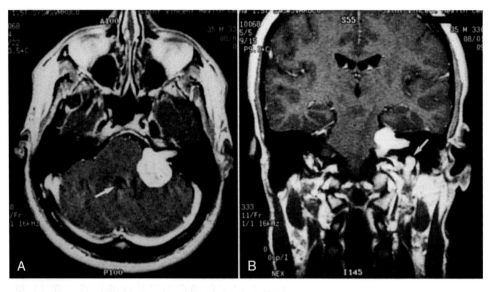

图 124.4 左侧听神经瘤 T1 加权增强 MRI 扫描。(A)轴位影像显示 3cm 的肿瘤伴压迫脑干。第四脑室未闭(箭头)。(B)冠状位影像显示肿瘤的下界。注意与颈静脉窝的关系(箭头)。

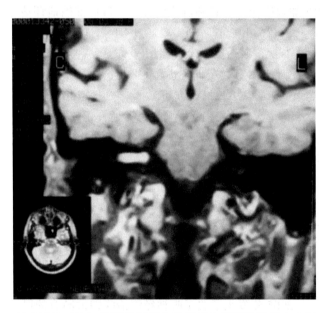

图 124.5 T1 加权增强 MRI 扫描显示右侧听神经瘤向内听道底扩展,充满内听道。横嵴显示不清楚。

要性,对于一个同时有放射治疗和外科手术治疗经验的多学科团队更容易做到这点。决定的过程对每一位患者必须是个体化的。制订治疗计划时必须考虑很多因素,包括医生的意见和患者的打算。这些因素包括患者的实际年龄、生理年龄和健康状况;肿瘤的特性,比如大小、位置和生长速度;家族史或有无多发的颅内肿瘤(NF2);同侧和对侧的听力状况、ABR 波形的形态和他们的前庭系统功能状态。外科医生应该意识到,让患者通过医生、患者教育手册、互联网搜索、与其他患者的交流和公开发表

的资料等提供的信息做出治疗选择[36]。患者对外科手术或放射治疗偏好的自身主观倾向影响他们的思维过程。有些患者希望不惜任何代价的逃避手术;另一些人则对肿瘤存在于颅内的现实很苦恼,宁愿外科手术切除。综合的、可理解的知情同意的重要性不能过分强调。最重要的是与患者和家属讨论肿瘤的位置,与周围血管、硬脑膜和神经结构的关系。向患者介绍观察、手术切除或放疗的治疗选择,解释各种治疗的风险、好处和结果。虽然医生可能影响患者的想法,但治疗最终的决定依旧取决于患者。

外科技术

麻醉

患者在全身气管内麻醉下进行听神经瘤切除。避免使用长效肌松剂以便进行面神经监测。在手术开始的诱导麻醉和插管阶段和完成肿瘤切除并确定面神经最终的阈值后,可使用短效肌松剂。采用吸入剂、麻醉药品和巴比妥类药物进行麻醉维持。手术全程进行神经生理监测。包括放置电极监测第 V、VI、VII、VIII 和 X 颅神经。即使已经没有听力或经迷路入路将牺牲听力,也应监测对侧耳,因为它可以提供对侧脑干情况的反馈。体感电位也应评估,反映低位脑干和周围神经系统的完整性(图 124.7)。插入导尿管,穿持续加压的抗血栓弹力袜。腹部脐下区域备皮,以备切取脂肪组织移植之用。

纤维骨膜表面、蒂在前方的皮瓣。切制第二个更靠内侧的蒂在前方的瓣，由切开的颞肌筋膜、肌肉和乳突的纤维骨膜构成，刚好位于皮肤切口后缘的前方(图124.9)。从此瓣上界切取、收集深达颞肌筋膜的小块颞肌。

两把自动牵开器互呈 90°放置。使用大号切割钻

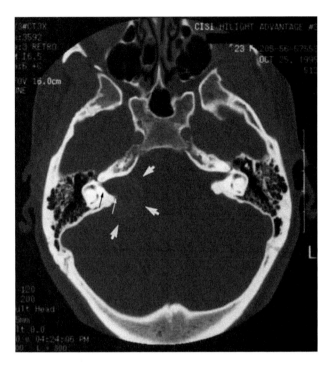

图 124.6　右侧听神经瘤的骨算法 CT 扫描。可见内听道增宽。在听神经孔的后唇、进入后半规管前大约可磨除 7mm 的骨质(小箭头)。大箭头显示肿瘤的轮廓边界。

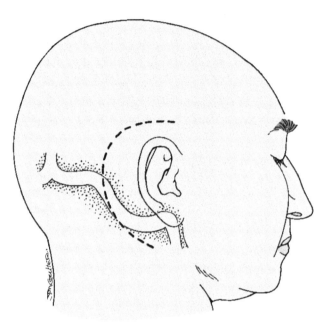

图 124.8　经迷路入路切口。横窦和乙状窦已标注。

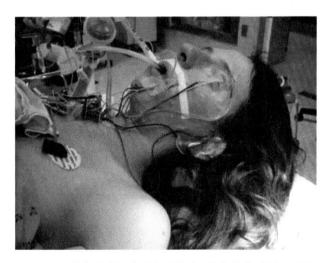

图 124.7　在将患者转动到合适的手术体位之前，插入电极以监测颅神经和体感电位。

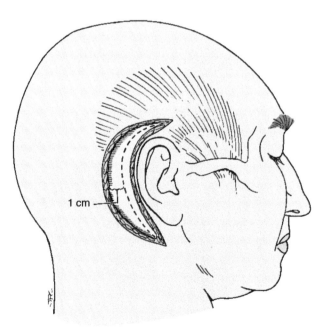

图 124.9　在颞线上更深的切口切开颞肌，于皮瓣后部的前方1cm 处，在乳突骨皮质表面弧形切开纤维骨膜层。

经迷路入路

行耳后 C 形切口，起始耳郭根部上方 2cm。切口向后、向下延伸，距耳后沟后方 4cm，继续向下、向前延伸至乳突尖(图 124.8)。上部皮肤切口延伸至颞肌筋膜的深度，切制深达颞肌筋膜和乳突皮质上方的

和吸引冲水装置进行经皮质的乳突切开术。一旦识别鼓窦，进行扩大骨切除以暴露中颅窝硬脑膜、窦脑膜角、乙状窦和乳突尖。磨薄骨性外耳道后壁以充分暴露鼓窦、砧骨窝、鼓室上隐窝和面隐窝周围气房。乙状窦和乙状窦后颅窝硬脑膜上覆盖的骨质必须去除，这个步骤先用切割钻、然后使用金刚钻。保留乙状窦上的骨岛(Bill 岛)，最大限度减少牵拉导致的窦壁直接损伤(图 124.10)。

　　为了避免脑脊液鼻漏，需通过扩大的面隐窝入路闭塞咽鼓管。将砧骨与镫骨分离并移除，磨除后拱柱以增加中耳的暴露。小片的止血纱布和肌肉通过扩大的面隐窝直接塞入咽鼓管(图 124.11)。若空间允许，在去除砧骨长突后，将砧骨短突和砧骨体也塞入咽鼓管。

　　接下来开始迷路切除术。通过水平半规管继续切除，水平半规管可作为面神经水平段和第二膝的最初标志。可在面神经水平段远端、第二膝部和垂直段的表面保留薄层骨壳，透过骨质可看见粉红色的神经。迷路切除术需要进入前庭和耳囊内侧壁，需要去除中后颅窝硬脑膜、窦脑膜角和颈静脉球的所有骨质。这些操作最初使用切割钻，随后使用金刚钻完成。一旦骨质磨至合适的厚度，可用 Lempert、Penfield、鸭嘴、Freer 或 Cottle 剥离子等器械移除骨壳(图 124.12)。

至少 180°轮廓化内听道后半周，移除内听道上方和下方的骨质非常重要。在暴露内听道下方和颈静脉球顶时可打开耳蜗导水管，脑脊液由此溢出(图 124.13)。小心磨制内听道上方和中颅窝硬脑膜下方骨槽。使用小金刚钻进一步钻磨内听道外侧面，磨除内听道外侧至内听道底，磨除内听道上方的骨质以显露肿瘤的上面和外侧面。最后磨除面神经迷路段的骨质，在此处识别分隔面神经和前庭上神经的 Bill 隔。

　　颈静脉球顶部可以向上延伸至内听道水平，这会限制对内听道和小脑脑桥角肿瘤部的暴露。需要削薄上方的骨质以减压该区域，颈静脉球很薄，所以钻磨这个区域时需小心操作。一旦移除骨质，可用 neuropatty 进一步下压颈静脉球。在 neuropatty 下放置氧化纤维素以压缩和填塞该区域。将颈静脉球从术野下移，此时可完成下骨槽的磨制。

　　双极电凝烧灼乙状窦前硬膜进行表面止血。从外向内切开内听道硬膜和骨膜进入内听道。在乙状窦前方锐利切开后颅窝硬膜，继续朝内耳门方向切开硬膜，识别内耳门后缘。继续向内听道上下方分离，提供宽敞的空间进入后颅窝(图 124.14)。开放内听道硬脑膜，使用 MCElveen 刀的圆形尖端分离，利用器械锋利的部分切开硬膜。从前庭上神经的侧面插入，与面神经锐性分离。此时可见肿瘤位于内听道底外侧，同样与面神经锐性分离。

　　局限于内听道的小肿瘤和听神经孔区域，可从

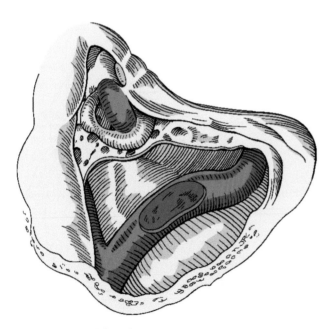

图 124.10　经乳突入路需要暴露中颅窝和后颅窝脑膜，在乙状窦表面保留岛状骨片。开放鼓窦，确认砧骨。削薄骨性外耳道后壁，面神经垂直段上方保留骨质。向下轮廓化二腹肌嵴。

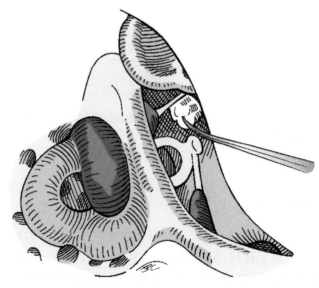

图 124.11　从砧骨窝移除砧骨，磨除后拱柱扩大面隐窝。使用弯针将止血纱布和肌肉填塞咽鼓管。

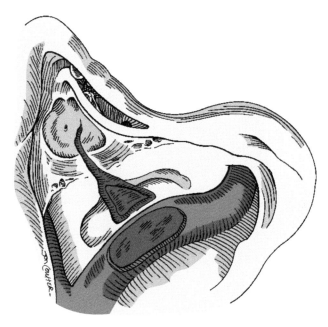

图 124.12 迷路切除术已完成,开放前庭。中颅窝天盖和后颅窝更内侧的骨质已去除。确认内淋巴管和内淋巴囊。在固定的角度可能存在弓下动脉。

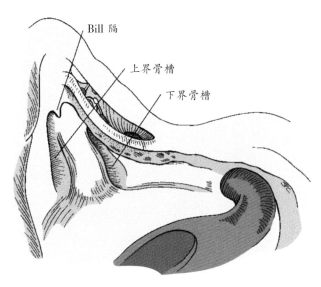

图 124.13 轮廓化内听道,磨制上下骨槽。识别 Bill 隔。必须去除听神经孔后唇的骨质。耳蜗导水管位于颈静脉球的上方。

外至内的方向切除。除非耳蜗神经受累,最好不要触动,以避免对供血面神经的神经周围血管造成任何潜在的损伤。此操作时进行面神经监测和刺激很有价值,使用神经刺激器的最小电流输出以确定电流阈值。

当手术切除较大的肿瘤时,样本需要分块切除。初始可在蛛网膜下腔平面解剖肿瘤,显著的表面血管可用双极烧灼凝固。当肿瘤大部分在在小脑脑桥角时,进入肿瘤包囊内进行锐性切除(图 124.15)。若肿瘤结实坚固,可用杯状咬钳使之变软软化。然后用

剪刀剪开或 Takahashi 钳将肿瘤分小块切除移除肿瘤。双极电凝不仅用于辅助止血,也可缩小肿瘤便于切除。在电凝之前必须先确认面神经的位置,面神经常位于肿瘤前方或内侧的表面,但在一些病例也可位于下方或上方,极少情况面神经位于后上方。可用超声吸切器更快速地完成肿瘤中心部分的切除。分块切除肿瘤的中心部分后,留下肿瘤的囊壁和表面黏附的面神经。在脑干处确认面神经和耳蜗前庭神经复合体,有助于残余肿瘤的切除。注意识别和保护小脑前下动脉(AICA),此血管常位于第七和第八神经之间。向后、向下移动肿瘤囊壁。面神经刺激器用于定位面神经或面神经根进入脑干的区域。切断第八神经的听近端残端,面神经有助于切除肿瘤 (图

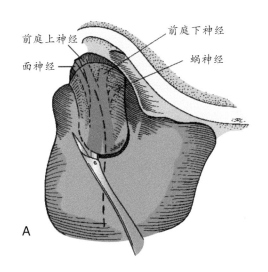

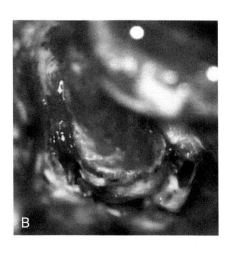

图 124.14 (A)显示内听道和后颅窝硬膜的切口。(B)环状解剖内听道,磨制上下骨槽。切开后颅窝硬膜。

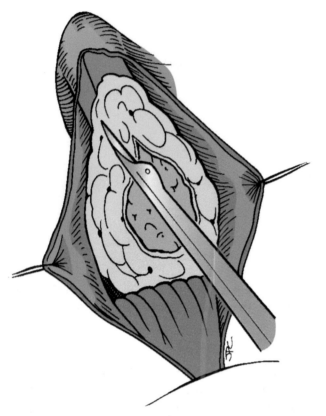

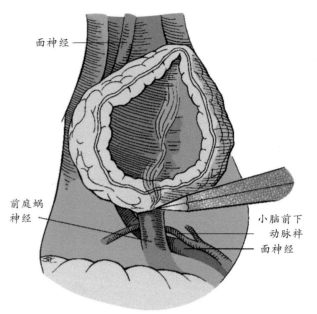

图 124.16 肿瘤减容后,可向后向下移动囊壁,以识别近端的面神经和前庭耳蜗神经束。小脑前下动脉袢常在此二神经之间。双极电凝烧灼肿瘤的近侧端,并切断前庭蜗神经。

图 124.15 双极电凝进行肿瘤囊壁的止血。锐性切开肿瘤表面。然后除去肿瘤的核心。面神经常位于肿瘤的前上极。

124.16)。继续从内至外的方向进行分离,剩余的肿瘤囊壁与面神经锐性分离。利用盐水溶液冲洗伤口、脑膜和后颅窝。使用双极电凝彻底止血。

很少发生为了完全切除听神经瘤而切断面神经的情况。然而,如果发生这种情况需努力一期修复神经。因为神经被扩大的肿瘤拉伸,一期复位是可行的。由于缺少神经外膜,很难使用超过 8-0 的尼龙线吻合面神经的断端。可用一小滴纤维蛋白胶进一步固定吻合。在修复的神经末端周围放置小块明胶海绵有助于黏合神经。如果一期吻合神经长度不够,可使用腓肠或耳大神经进行移植修复。

后颅窝脑膜切口可使用 4-0 脑膜线 (丝线 nurolon)间断或连续缝合修复。这个密封的区域适合使用的针是爱惜康 TF-4[11]。由于内听道的脑膜缺损,不可能完全封闭,类似于晒衣绳,缝线拉紧脑膜缺损,为下一步用脂肪组织封闭伤口提供网格状支撑(图 124.17)。将从腹部采集的脂肪浸入杆菌肽溶液。将小块脂肪和手术早期获得的颞肌通过面隐窝置入填塞中耳,入口用肌肉完全堵塞。利用一小片氧化纤维素固定肌肉。将腹部脂肪剪成条状,塞进脑膜缺损

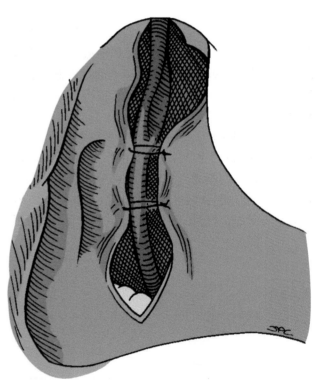

图 124.17 内听道口和后颅窝硬膜的残余边缘拉拢以支撑脂肪移植物。注意内听道口处带状变薄的面神经。

(图 124.18),残余的乳突腔也用腹部脂肪塞满,在脂肪周围使用纤维蛋白胶。分 3 层关闭切口:乳突骨皮

质缺损用钛板覆盖,并用自攻螺钉固定至颞骨;间断缝合纤维骨膜和颞肌筋膜瓣;皮瓣的皮下层也用相同的缝线缝合;用 4-0 的 Nurolon 缝线连续锁边缝合关闭皮肤,也可使用皮肤缝合器。伤口上涂布抗生素软膏、放置 Telfa 垫,无菌加压包扎。

中颅窝入路

患者呈仰卧位,放置 Mayfield 头架,转头使患耳朝上。耳周自耳屏至颞线上区域备皮,放置面神经监测电极。为了监测 ABR,将附着于泡沫橡胶塞的声源置入外耳道,骨蜡固定耳机。这些物品用透明薄膜包裹覆盖,该区域消毒后铺巾。自脑组织释放液体可使颞叶更易收缩。收缩和软化脑部的技术包括通过脊柱引流脑脊液、静脉滴注甘露醇和呋塞米轻度脱水、通过过度换气以降低患者的 CO_2 分压。腰椎引流虽然并不常规应用,可在全身诱导麻醉后将患者置于侧位,进行穿刺置管。一旦导管固定,将患者恢复仰卧位。切开皮肤时即可给予甘露醇和呋塞米。

皮肤切口的设计取决于医生的喜好,也取决于手术目的。图 124.19 显示了 3 种常用于颅中窝进路的耳前皮肤切口。我们更喜欢的切口为 B 线描绘的垂直延伸在上部有个轻微曲线的切口。事先标记切口,局部注射含有 1:100 000 肾上腺素的 1% 利多卡因溶液,在最初分离皮瓣时帮助止血。一旦切开皮肤和皮下组织、分离皮瓣,将会暴露颧骨根部上方的颞肌筋膜和肌肉区域。切开颞肌,形成蒂在下方的肌瓣。在乳突上沿线状的颞肌切开颞肌,继续垂直向上

至上颞线。上部保留一袖状筋膜和骨膜瓣用于手术结束时缝合复位。将颞肌沿切口向下朝骨膜剥离子游离颞肌向下颧弓根方向分离,使用骨膜剥离子向下游离颞肌至颧骨根部。可用双极电凝和骨蜡止血。颞肌也用 2-0 代克松或丝线牵拉至下方。外耳道、颧弓根和关节窝是重要标志。

接下来进行颞骨鳞部开颅手术。颅骨切开骨瓣的位置大约 1/3 位于外耳道之后,2/3 位于外耳道之前。骨瓣尺寸:垂直长度约 5cm,前后宽度约 4cm。颅骨开窗下界为颧弓根,尽可能靠下。使用中号切割钻确定骨瓣的边界,头切除并分离骨瓣(图 124.20)。另一种去除骨瓣的方法:在切除骨瓣的转角处钻 4 个孔,利用铣刀进行精细切割,做两个垂直的和上方的水平骨切口连接钻孔;由于解剖限制很难使用铣刀切割下方的水平切口,可使用球形切割钻。小心地将下方的硬脑膜与骨瓣内侧面分离后,使用骨撬抬起骨瓣。颅骨切开处下方的硬脑膜是隆起的,使用双极电凝安全止血。一旦去除骨瓣,颅骨切口的下界使用骨钳或切割钻磨低至中颅窝底水平(图 124.21)。使用骨钳或钻头磨平骨窗和骨瓣的粗糙边缘。从中颅窝底抬起硬脑膜,耐心剥离,缓慢抬起颞叶。此前应用的渗透性药物已经使脑部充分软化。

熟知中颅窝底表面解剖对进行这一手术入路非常关键。最外侧脑膜附着处为颞鳞缝。前方,脑膜中动脉自棘孔穿出。岩浅大、小神经平行的走形于蝶岩

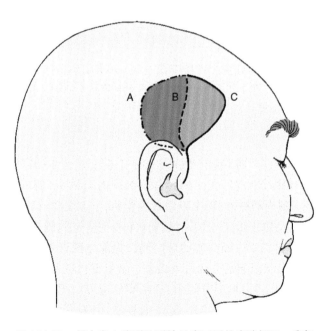

图 124.19 颅中窝入路到达听神经瘤可用的皮肤切口。我们倾向于 B 切口。

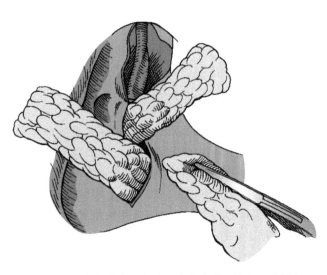

图 124.18 条状脂肪的末端通过脑膜裂口填塞至后颅窝。

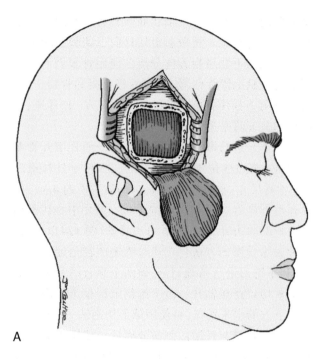

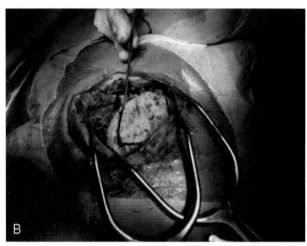

图 124.20 (A)用中号切割钻做一个 5cm×4cm 颅骨开窗。其位置为 2/3 位于外耳道前方，1/3 位于外耳道后方。(B)右耳的照片显示翻起前骨瓣的轮廓。颞肌翻向前下。

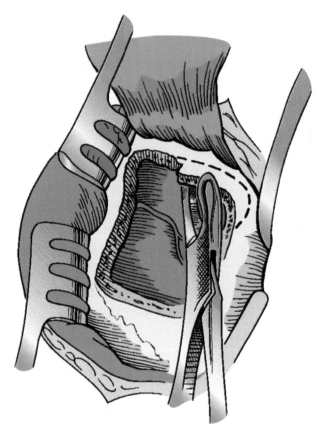

图 124.21 扩大颅骨开窗处的下缘，去除锋利突出的边缘。用咬骨钳或磨钻磨光边缘。

凹。岩浅大神经(GSPN)从后向前走行，离开膝状神经节穿过面神经孔。GSPN 深面为颈内动脉岩部水平段。颈内动脉外侧，上方为鼓膜张肌，下方是咽鼓管。颈内动脉走形于三叉神经(V3)下颌支的下内侧。弓状隆起位于中颅窝底的后内侧，为前半规管骨性凸起。弓状隆起后方为乳突天盖。岩上窦自后外、向前内倾斜走行，形成分隔中、后颅窝的边界。图 124.22 显示了听小骨、膝状神经节、面神经、内听道、前庭迷路和耳蜗的解剖关系。

在手术显微镜下，使用 Lempert 剥离子和小吸引

器，由外向内、由后向前的方向从中颅窝底掀起脑膜。靠外侧，脑膜抬高 10mm，可见到颞鳞缝。此处脑膜可能牢固附着于缝隙，有时可看到小的静脉穿支行经此处，可电凝或骨蜡止血。继续向内、向前分离，中颅窝底的下一个标志为脑膜中动脉。通常会遇到动脉周围的静脉丛出血，可用双极电凝或小块止血纱布止血。将脑膜中动脉从周围分离。虽然并不是常规，如果需要扩大暴露可烧灼动脉后使用显微剪刀剪断，分离足够长的动脉以便在颅底端和脑膜端都固定上结扎带。若止血欠佳可用血管夹夹闭止血。

从后向前分离脑膜以免逆行抬高岩浅大神经，损伤膝状神经节。中颅窝底的弓状隆起是另一个关键标志。向内掀起中颅窝硬膜直至可触及岩骨嵴的边缘，注意不要撕裂岩上窦。沿着岩骨嵴分离硬脑膜，一旦将中颅窝硬脑膜分离至岩上静脉沟水平，重新置入牵开器并固定。两种方法牵拉脑膜和颞叶：第一种方法是将 Greenberg 牵开器固定于 Mayfield 头架；第二种方法是使用 House-Urban 或 Fisch 中颅窝牵开器。此时放置脑压板抬高颞叶。

定位内听道的重要标志是弓状隆起和向后引导至膝状神经节的岩浅大神经(图124.23)。岩浅大神经和弓状隆起的连线形成约120°夹角,此夹角的平分线与岩浅大神经和弓状隆起均形成60°角。这条线与外耳道平行,位于内听道走行的上方。若是解剖不确定,此时可蓝线化弓状隆起以确认前半规管。另一种确认内听道的方法是逆向解剖岩浅大神经,这样可确认膝状神经节,反过来确认面神经迷路段。需要小心谨慎解剖迷路段,因为耳蜗的底转紧贴于此结构前外侧。

一旦确定了重要的解剖标志,从内听道推测位置的最内侧开始钻磨。此区提供较宽的安全区域,允许外科医生安全快速地工作。若是弓状隆起不明显,向后钻磨确认乳突天盖和气房,然后再向前寻找致密的耳囊骨质以确认前半规管。另一种确认解剖结构的方法:磨开鼓室天盖以识别听小骨、面神经水平段和膝状神经节,追踪神经向下直到内听道。至少需要显露内听道内侧周围至少180°,尤其是内侧。由内向外解剖内听道,必须逐步缩小内听道周围的解剖范围,以免不慎进入耳蜗底转上部和前半规管壶腹部(图124.24)。

完成暴露内听道后,进入内听道。于内听道的后侧、远离面神经切开脑膜最安全,向前翻折脑膜(图124.25)。远离面神经小心地锐性分离肿瘤很重要。如果肿瘤起源于前庭下神经,可锐性分离并、切断前庭上神经束,这样也便于识别和分离面神经。我们更倾向于由内向外的方向切除肿瘤,避免牵拉和损伤面神经的迷路段和耳蜗神经。切断前庭神经的近端,从外侧小心切除肿瘤。然而,如果肿瘤遮盖小脑脑桥角,可能需要由外向内压迫切除(图124.26)。若需保留听力,小心不要烧灼沿蜗神经走行的血管。

尽管内听道上方有脑膜和骨膜瓣覆盖,不能做到水密缝合,仍需采集腹部脂肪,浸入杆菌肽溶液,小片置入内听道顶。确保中颅窝硬脑膜止血。任何脑膜的撕裂或缺损要首先闭合或修补(图124.27)。通过先前钻孔,利用两个脑膜钉缝合,重新复位脑膜至颅骨切开的边缘。此时重新将骨瓣放置到脑膜上,并

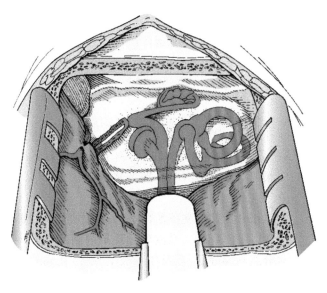

图124.22　图示中颅窝底的解剖。脑膜中动脉已切断。岩浅大神经向后追踪至膝状神经节。面神经在耳蜗底转和前半规管壶腹端之间走行。听小骨也显示。

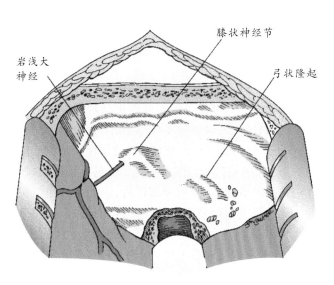

岩浅大神经

膝状神经节

弓状隆起

图124.23　标注了岩浅大神经出面神经裂孔和弓状隆起。向内侧开始分离,识别内听道的近端和听神经孔的上唇。

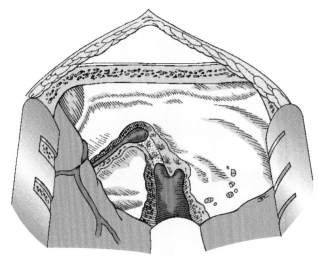

图124.24　继续横向钻磨整个内听道,暴露包含面神经迷路段的近端喇叭管。也可通过逆行解剖岩浅大神经至膝状神经节来确认内听道。

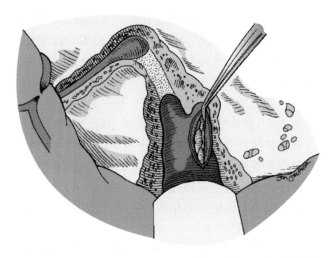

图 124.25 沿着内听道后壁切开前庭上神经上方覆盖的硬脑膜。通过脑膜切口显露肿瘤。

用小型钛板固定。小心拉拢并用可吸收线缝合颞肌瓣。将 Jackson-Pratt 引流放置于皮下，连接密闭系统，伤口引流过夜。使用 2-0 Dexon 或 Vicryl 缝线缝合皮下。使用 4-0 尼龙线或外科钉完成皮肤缝合。

乙状窦后入路

患者置于仰卧位，经口气管内麻醉。建立合适的动、静脉通路。放置面神经和 ABR 监测电极。将声源和耳模固定在双耳的外耳道。患者重摆体位，使用卷起的毯子或枕头垫入，抬高同侧肩、背和臀部，有助于到达枕下区域。在手术室操作台上放置凝胶垫，以防下垂的臀部和外侧的胸部压力性坏死。颈部屈曲、头部转向对侧耳，完成充分的暴露。Mayfield 头架的

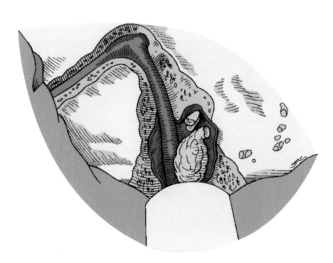

图 124.26 将肿瘤与面神经锐性分离。在这种情况下，从远侧切断前庭上神经，自外向内分离肿瘤。

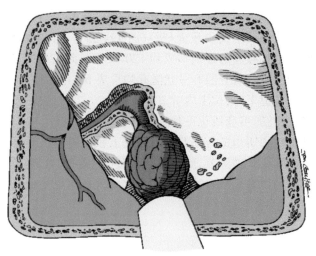

图 124.27 用脂肪填塞至内听道顶上方的脑膜缺损处。移除牵开器，将封闭中颅窝硬脑膜缺损从外侧固定至颅骨缺损的边缘。

三点颅骨固定器固定头部。耳后备皮，在乙状窦后枕下区域、乳突内侧 2cm 或发迹内侧 1cm 标记斜形曲线的皮肤切口(图 124.28)。患者常规方式准备和消毒铺单。

切口切开皮肤至枕下肌肉。沿切口分离并抬起枕下肌肉以暴露枕骨。暴露外侧枕下内侧和乳突外侧。常会遇到导静脉，需要用双极电凝、结扎或骨蜡压迫处理。

利用高速电钻进行枕下开颅，暴露小脑半球硬膜，暴露范围为横窦下和乙状窦后。伤口彻底止血。乳突已经开放的所有气房利用骨蜡封闭。打开后颅窝硬脑膜，达到最大的暴露和方便闭合，这依赖于横窦、乙状窦的解剖和后颅窝的暴露。切口可能是半月形或十字形，通常采用如图 124.29 所示的硬脑膜切口。

从下方进入后颅窝，向内上抬起小脑半球。该技术有助于进入蛛网膜下腔和开放小脑延髓池，一旦引流出脑脊液，可以进一步移动小脑。开放后颅窝脑膜，在手术显微镜下操作该区域。使用橡胶垫或脑棉保护小脑。需要打开包围小脑延髓池的蛛网膜，这样可使脑脊液流出，减少后颅窝压力，以免小脑疝出切口。辨认IX至XI的后组颅神经。进一步向下向内分离，以暴露舌下神经。若是暴露困难，可将自动 GreenBerg 牵开器放置于此。识别小脑半球和绒球小叶，并向上内侧方向牵拉。该技术进一步移位小脑以暴露肿瘤(图 124.30)。确认第七和第八颅神经的根

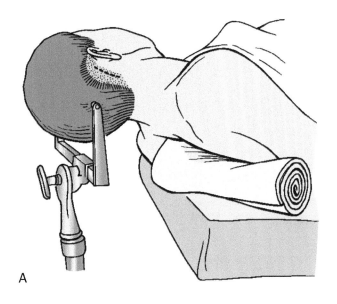

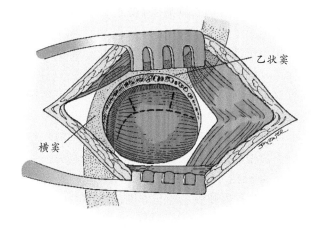

图 124.29 乙状窦后开颅的界限为：横窦下缘和乙状窦前缘。脑膜的曲线和星形切口如图所示。

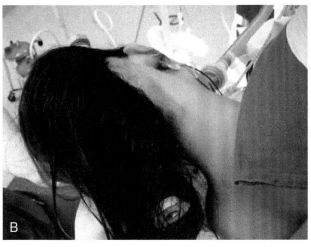

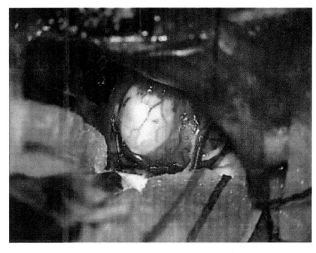

图 124.28 （A）患者仰卧于手术台上，将同侧肩膀转向对侧。Mayfield 固定针固定头位。皮肤标记切口线。（B）右侧乙状窦后入路的患者体位。(A, Redrawn from Sekhar LN, Janecka IP [eds]: Surgery of Cranial Base Tumors. New York, Raven Press, 1993.)

图 124.30 右侧乙状窦后入路至听神经瘤。Greenberg 牵开器轻柔牵拉表面覆盖脑棉的小脑，以暴露肿瘤。

部，首先用电刺激确认第七神经的位置和完整性。面神经刺激器以检查神经完整性，脑干的起源位于第九颅神经根区。一旦确认近端面神经的位置和完整性，可将 Teflon 棉片放于神经上以保护和进一步识别。若已确认第八颅神经的耳蜗支，如果要保留听力，直接将神经监测电极放置于根部。若未确认神经，可将电极置于外侧隐窝附近、第九颅神经上方，此处靠近耳蜗核。若肿瘤过大不能直视脑干，肿瘤必须减容。

完成肿瘤切除是一个系统的模式，结合确认面神经、控制表面和实质的出血和切除肿瘤。在蛛网膜下腔平面进行分离。在切除肿瘤前要确定面神经的

位置，使用面神经刺激器探测肿瘤表面确保面神经没有移位至肿瘤的后表面。一旦确认无误，双极电凝位于肿瘤表面的血管。锐性切开包膜进入肿瘤实质。切开肿瘤囊壁，使用杯状钳取代表部分进行冰冻病理确认，这也能保证病理实验室获得样本。使用超声吸引装置逐步去除肿瘤中心，保持肿瘤外膜完整，大部分肿瘤采用这种方法切除。不能稳定地获得该装置抽吸的部分用于组织学分析，强调需要送冰冻切片。减压肿瘤中心使囊壁变薄，以便将肿瘤囊壁与正常结构进一步分离，包括脑干、小脑幕和三叉神经。再次刺激肿瘤表面寻找面神经的位置，当确认神经没有位于解剖区域时再次双极电凝包膜，控制表面

血管或出血。此时切除囊壁,逐渐缩小 CPA 残留肿瘤的大小。

　　如果听性脑干诱发电位发生变化,需要缩短此过程并放松牵拉。若虽然取消牵拉,ABR 仍不正常,则可放置浸有罂粟碱的片吸收性明胶海绵以抑制血管收缩。

　　面神经通常走行于肿瘤前上方。继续切除肿瘤至剩下囊壁的前上部。肿瘤切除时注意避免损伤小脑前下动脉或小脑后下动脉。利用脑棉或卷起的 Teflon 纱布卷将肿瘤囊壁与周围的小脑、脑干、颅神经、血管或小脑幕等隔开。根据肿瘤的大小和位置,有时需将肿瘤与第五颅神经进行分离。岩静脉(Dandy 静脉)位于后颅窝的上外侧、小脑幕下,过度牵拉此静脉会导致撕裂,造成难以控制的出血。识别该静脉并用双极电凝和显微剪刀分离该静脉非常重要。如果岩静脉妨碍暴露肿瘤或发生出血,可以安全的切断。

　　进一步游离肿瘤囊壁的下部。解剖方向在脑干和肿瘤囊壁之间,时刻注意面神经的位置。一旦确定解剖平面,置入 Teflon 棉片将肿瘤和周围正常结构隔开。

　　在大多数情况下内听道会存在肿瘤。可通过增强 T1 加权 MRI 或 CT 扫描确定肿瘤的外侧界。当达到充分减容或肿瘤较小时,可找到内耳门,通过右侧角度的钩针触及后唇边缘进行确认。双极电凝岩骨后部表面,切制矩形瓣:使用 15 号刀片切开后方脑膜瓣,以内侧(后侧)为基底沿着岩骨至天盖水平。通常使用 Rosen 剥离子分离(图 124.31)。如果尝试保留听力,注意保护内淋巴囊。在肿瘤上下放置吸收性明胶海绵,以防过多的骨粉进入术野。

　　使用切割钻磨除内听道和内耳门的后部,以半周的方式轮廓化内听道的上方和下方,向外侧磨除约 7mm。磨除的范围由肿瘤的外侧界决定,CT 骨窗扫描可明确肿瘤外侧界与后半规管和前庭的关系。虽然不能显示骨质细节,MRI 可以清晰的确定肿瘤是否侵犯内听道底。首先使用切割钻,然后改用小金刚钻磨制内听道上下方的骨槽。需要 180°~270° 磨除、暴露内听道后部。

　　利用窄剥离子触探残余内听道的边缘。将硬脑膜与上下方骨质做初步分离。此时外科医师确定磨除的内听道骨质是否充分。从下方切开内听道后面的硬膜,暴露下方的肿瘤(图 124.32)。将肿瘤与内听道上下方内衬的硬膜分离。

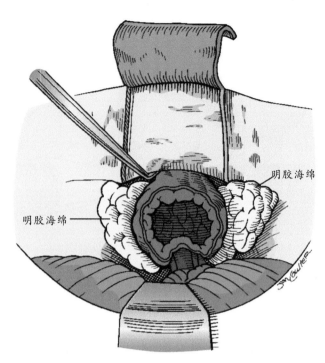

图 124.31　肿瘤已部分切除。右侧角度的钩针触探听神经孔后方的骨管。切开并抬起基底在内侧(后侧)的脑膜瓣。肿瘤上下缘放置可吸收明胶海绵以准备磨骨。

　　如果肿瘤未侵及内听道底,确认肿瘤的外侧界。面神经监测和刺激对于这部分的操作至关重要。一旦确认面神经,开始从内听道切除肿瘤。面神经常位于内听道的前上象限,首先利用面神经刺激电极确认面神经的位置。在内听道底的远端通常是游离的神经。利用挖匙将肿瘤与面神经小心分离,完成切除,此处分离的方向为由外至内。在保留听力的手术中,当转入内侧时,必须非常小心避免牵拉蜗神经。当肿瘤从内侧转出,可能仍然附着于外侧的前庭神经。需要锐性切断分离前庭神经,使肿瘤与面神经分离。面神经可被沿着前方管壁压为扁平,尤其是在内耳门前唇处。

　　很难直接观察到占据内听道底处肿瘤的外侧界。在保留听力的手术中,完整保留内听道后骨壁最后 2~3mm 的骨质,使用弯的挖匙刮除残余的肿瘤(图 124.33)。当肿瘤的外侧圆钝并完整时,可以良好地分离和切除。小心分离前庭神经外侧纤维以免损伤下面的迷路段面神经。偶尔使用带角度的内镜帮助观察,确定是否达到完全切除。

　　去除内听道内的大部分肿瘤。在这部分操作中经常使用 Kartush 刺激电极,使用神经刺激器确认面神经位于前上方。面神经常变得扁平,仔细解剖将肿

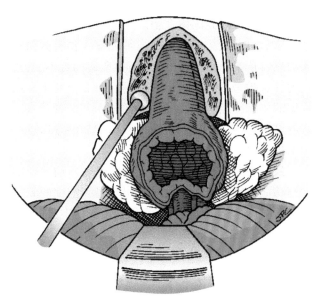

图 124.32　通过磨钻上下方的骨槽,轮廓化内听道。远离面神经,在下方切开内听道的硬膜(虚线)。

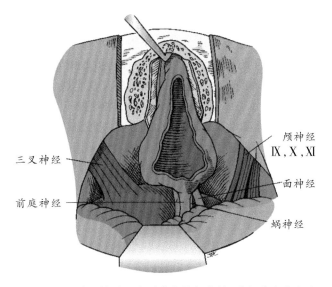

图 124.33　除了扩展至内听道底的部分外,进行肿瘤中央减容。使内听道近端的内听道底变薄。使用弯的挖匙将肿瘤的最外侧转向内侧。

瘤从神经移除。同样的技术可用于耳蜗神经,该神经位于内听道的前下部。如需保留听力,内听道的解剖主要关注面神经和耳蜗神经。若出现 ABR 的 V 波潜伏期或波幅改变,则需终止此区域的操作,如果放置了牵开器需放松牵拉。同样,如果监测设备显示自发神经放电,提示刺激和损伤,最好停止面神经周围的解剖,转向其他区域的解剖。

　　一旦面神经得到确认,进一步减容并切除小脑脑桥角区的肿瘤。超声吸引器可快速去除肿瘤,在切除过程中需要持续保护面神经,并将 Teflon 棉片放置于重要结构(脑干、颅神经和重要的血管)上进行保护。可应用包括剪刀、圆刀和锋利的面神经刺激器/分离器等各种器械锐性切除肿瘤。

　　残留的肿瘤位于岩骨的前面,可从内、外侧两个方向进行仔细分离。移除神经近端上的保护性棉片,在锐性切除肿瘤时保持面神经在视野内。最困难的区域在岩骨的前壁、内耳门前唇的中央处,此处面神经常已被压扁、变薄。必须小心切除肿瘤,通常小块一点、一点的方式切除。如果全切肿瘤会明显损害神经的完整性,我们接受在面神经上残留显微镜下少量肿瘤。此时内听道口处残余肿瘤及和小脑脑桥角区肿瘤已经完成切除,前庭神经近端已于脑干处切断。如果能在前庭神经和耳蜗神经之间获得解剖平面,可尝试保留听力。注意避免损伤内听动脉(图124.34)。

　　一旦完成肿瘤切除,彻底止血。告知麻醉师不再需要监测,允许使用肌松剂,这有利于全麻更平稳的清醒。此时用杆菌肽溶液冲洗伤口。为预防术后脑脊液鼻漏,检查内听道的骨缘是否有开放的气房。利用骨蜡封闭开放的气房。如果颞骨气化很好,将肌肉轻柔的置入内听道,并用片状的止血纱布支撑。取除所

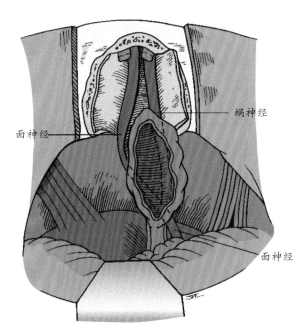

图 124.34　肿瘤的蒂部仍残留在前庭神经上。面神经走形于肿瘤的内上方。蜗神经完整的位于肿瘤下方。保留听力需要仔细地将肿瘤与近端的蜗神经分离。

有的脑棉和橡胶片。

后颅窝硬膜边缘复位,使用 4-0 Nurolon 缝合。如果脑膜干燥,可能需要使用同种移植的硬膜、心包膜或筋膜辅助关闭脑膜。将硬脑膜与枕下肌肉隔离可能减少术后长期头痛。将可吸收明胶海绵薄片 Duragen 压扁放置于硬膜上。可将钛网板置于枕骨和乳突的骨质缺损处进行颅骨成形术。采用 Dexon 连续缝合,多层关闭伤口。采用持续无菌加压包扎。麻醉复苏,根据麻醉深度和患者的神经状态,可在手术室或随后在恢复室拔管。

病理学

听神经瘤组织病理学表现各异。细胞结构有两种主要模式:第一种称为 Antoni A 型,其特征是致密有组织的栅栏样神经细胞;另一种分型是 Antoni B 型,表现为疏松排列的囊状间质(图 124.35)。目前尚不清楚形态学的类型是否与肿瘤的生物学行为有直接关系。

术后管理

不论哪种入路,术后均应持续无菌加压包扎伤口 2 日。患者术后送往 ICU 监护,每小时记录重要的体征和神经系统的检查。仔细监测血压和尿量,发现有无颅内压增高、糖尿病尿崩症或抗利尿激素的异常分泌。术后持续使用弹力袜,直至可走动,将肺栓塞的风险降至最低。根据患者的意识状态,经口进食

逐渐从流质过度到固体食物。

术后可能发生即刻或迟发性面瘫,伴有露白现象的患者角膜暴露风险很大。若是眼睑闭合不全,角膜的综合护理可避免干燥和溃疡。每 2 小时 1 次或根据需要,局部滴入人工泪液。晚间可将眼膏放入下方的结膜穹隆。可应用透明的眼罩或加湿盒以进一步保护角膜。

鼓励患者尽早下床活动。根据患者术前残留的前庭功能程度,患者术后可能出现轻到重度的眩晕和平衡障碍。术后前几日常有朝向对侧的明显眼震。患者术前已丧失前庭功能者较少出现术后平衡障碍。避免长期应用前庭抑制剂,如美克洛嗪(meclizine)。根据需要可应用抑制恶心的药物进行支持治疗。

术后仔细观察患者有无脑脊液漏,可直接通过切口或通过咽鼓管经鼻部漏出。澄清水样鼻漏是脑脊液漏的证据,若是对液体成分存在疑问,可送样进行 β_2-转铁蛋白分析。脑脊液漏的处理在后面的并发症章节描述。术后第二天去除包扎敷料。经迷路入路术后伤口隆起和搏动者需要继续加压包扎几天,此种情况在使用小型钛板覆盖乳突颅骨切开处小型钢板和脂肪移植颅骨固定技术应用后已经很少见。伤口护理使用过氧化氢每日清洁 2 次,并使用抗生素软膏。每日检查腹部伤口,当伤口引流很少时,一般在术后 1~3 日内,去除 Penrose 或 Jackson-Pratt 引流。根据患者脑膜关闭的完整性、营养状态和活动能力,术后 4~6 日出院。术后常规进行 MRI 检查。患者出现精神状态改变或局灶性神经功能缺损要紧急行

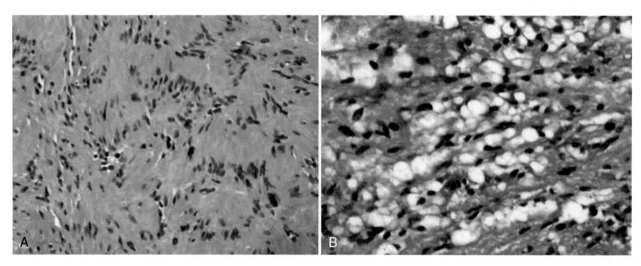

图 124.35　听神经瘤细胞结构的组织学分型。(A) Antoni A 型。(B) Antoni B 型。

影像学检查以确定是否有出血、血肿或血管损伤的证据。术后 10~14 天拆除缝线或外科钉。术后 6 个月进行 MRI 扫描复查，提供基线扫描，可与后续影像做比较。下一次扫描在术后 1 年或 18 个月进行。第一次扫描常可见脑膜强化，在后续的扫描会稳定存在或减轻。第三次扫描在第 3 年进行。如果正常，第 5 年做最后一次扫描（表 124.1）。

并发症

不管哪种手术入路，听神经瘤切除都可能出现并发症，可能出现在术中或术后。手术过程中可能出现的问题与其他颅内手术相似。需要以无创的方式处理皮瓣和硬脑膜。必须避免过度的回缩和干燥。尤其是颅中窝入路，在抬高颞叶时可能发生脑膜撕裂，一旦发现撕裂需要当时修补。

出血可能是动脉或静脉的。经迷路入路或乙状窦后入路时，最常见的静脉出血来源于乙状窦或横窦。经颅中窝入路或经迷路入路时，岩上窦也可能出现撕裂。小的缺损可用双极电凝闭合，大的缺损需要覆盖止血纱并压紧。岩上窦可能需要结扎或夹闭并分离以彻底止血。后颅窝的动脉出血是严重的并发症，必须控制。小血管出血用双极电凝可能止血。小脑前下动脉或后下动脉的损伤可能导致严重的神经系统后遗症。如果需要，将这些血管小心地与肿瘤分离，并用脑棉隔离。可用来止血的其他方法包括局部微纤维胶原蛋白止血（Avitene）、双极电凝和止血夹止血。

压迫收缩脑干可能出现 ABR 和体感电位的改变，更严重的后果导致血流动力学不稳定，表现为高血压或低血压伴心动过缓。

后颅窝的较大肿瘤可能接近 V、IX、X 和 XI 颅神经。必须精细的外科操作以免损伤这些神经。声带麻痹虽然术中后遗症可能并不明显，在拔管时可能影响喉功能和保护功能。

表 124.1	术后 MRI 复查时间表
术后时间	间隔
3 个月	3 个月
15 个月	1 年
51 个月	3 年
111 个月	5 年

另一个少见、但是严重的术中并发症是空气栓塞，继发于大静脉窦开放，使空气被吸入血管。心前多普勒听诊器的听觉输出改变是一个早期指标，患者的血流动力学状态随后改变。处理包括关闭开放的血管和将患者转向左侧头低位。如果放置了 Swan-Ganz 导管，空气可从右心房吸出。将大片的止血纱布填塞入窦内并神经盘压紧。

术后并发症

面瘫

面瘫实际上并不是手术并发症，只是可接受的手术风险。颅中窝入路术后早期很可能出现面瘫，也与肿瘤的大小、粘连程度有关。如果存在轻度面瘫（小于 H~B 分级 III 级），此时无须综合的眼部护理。然而，合并眼睑关闭不全、严重的贝尔麻痹、瞬目减少时，可使用人工泪液、眼药膏、透明的保湿眼罩等。手术结束时，面神经结构完整、且有较低的刺激阈值时，提示面神经恢复的预后较好。然而，如果需要大刺激强度诱发反应，此时功能的恢复可能数月都不明显。此时我们建议上睑内植入金片。老年患者随着皮肤松弛加重，可能发生睑外翻。拉紧下睑并去除外眼睑软骨可能是必要的。很少情况下必须切断面神经以完成肿瘤全切除，此时可一期行面神经端端吻合或神经移植达到最好的功能结局。神经移植的患者大约 46% 可恢复至 H~B 分级 III 级，另外 25% 可恢复至 IV 级[37]。

听力损失

与面神经损伤类似，尽管试图保留听力，听力下降是肿瘤切除后常发生的另一个风险。即使手术结束时 ABR 波形良好，仍可能发生听力完全丧失。听力损失的风险随肿瘤大小增加，特别是在小脑脑桥角肿瘤超大于 15mm 的肿瘤[38]。报道提示术前听力较差、V 波潜伏期延长和前庭下神经来源的肿瘤也增加听力损失的风险[39]。肿瘤与蜗神经明显粘连的患者术后听力损失更常见[40]。此外，乙状窦后入路术后最初保留听力的患者，手术耳听力进一步下降的概率高于对侧耳[41]。这个结果与 House 耳研所的报道相矛盾，他们发现手术并不影响术耳术后听力损失的进展[24]。

脑脊液漏

若发生脑脊液漏，常可见于伤口或清亮水样鼻漏。则伤口可见清亮溢液，很少见到脑脊液耳漏，因为鼓膜和外耳道没有被侵犯。若鼓膜完整者则出现鼻腔溢液。皮瓣下触诊到聚集的脑脊液时可采用局部加压包扎处理，压迫伤口，床头保持抬高。如果清亮的液体从切口漏出，采用增强的单层间断缝合封闭皮肤。液态火棉胶是有效的皮肤封闭剂，如果有持续缓慢的渗漏，可涂在伤口上。如果这样不能充分控制渗漏，此时放置腰穿引流，导管连接 Buretrol 装置，可准确监测脑脊液引流。通过调整 Buretrol 装置的高度，引流速度保持在 6~10 ml/h。腰穿引流持续放置3~4 天。如果脑脊液漏或鼻漏持续存在但是缓解，需要再延续 2 天。然而，如果经过 5 天的腰穿引流，仍然有活动的漏液，需要重新探查伤口。利用骨蜡、肌肉或脂肪仔细地封闭所有暴露的气房，可使脑脊液漏的风险降至最低；一些外科医生利用内镜检查看不见的、暴露的气房[42]。如果患者的岩尖气房直接开放至咽鼓管，采用经耳/经鼻联合径路封闭咽鼓管全长[43]。

脑膜炎

患者出现新发的头痛伴发热、呕吐和精神状态的改变需要立即评估是否为脑膜炎。细菌性脑膜炎发生率约为 2.5%，虽然无菌性脑膜炎可能高达 20%[13]。脊椎穿刺脑脊液检查出现白细胞计数升高伴左移、蛋白增加、葡萄糖水平减低。革兰染色可鉴定微生物，指导选择抗生素。可应用万古霉素和一种氨基糖苷类抗生素或一种第三代头孢菌素，如头孢他啶或头孢曲松。如果革兰染色阴性，并且培养显示无细菌生长，可停止使用抗生素，推测诊断为无菌性脑膜炎。然而，如果培养阳性，继续使用抗生素 7~10 天。

颅内出血

迟发性术后出血常发生在最初的 3~5 天。可以是大脑或小脑出血或硬膜下血肿。患者出现的症状包括精神状态改变、昏睡、嗜睡、肢体无力或失语。急诊 CT 扫描识别颅内病变的性质，平扫检查足以显示出血或血肿。此外，扫描可见明显的脑水肿，根据扫描结果进行相应的处理。

癫痫

经迷路入路或经乙状窦后入路切除听神经瘤后很少发生癫痫，其发生与中颅窝牵拉导致幕慕上脑组织损伤有关。过度牵拉和损伤左侧颞叶可导致接受性或表达性失语。外科医生必须知道颅中窝入路牵拉颞叶的限度。紧急处理包括静脉应用地西泮和负荷剂量的苯妥英钠。术后继续口服苯妥英钠 4~6月。

三叉神经功能障碍

较大听神经瘤可向上延伸穿过小脑幕，向前至岩尖。损伤三叉神经常影响 V1 和 V2（感觉分支）可能导致面部感觉减退和痛觉缺失。这种缺损合并面神经麻痹，是一个潜在灾难性的联合损伤。角膜感觉减退伴睑裂闭合不全加重角膜损伤的可能性。尽管采取综合的预防性眼部护理，仍有必要进行内、外侧睑缘缝合以使角膜可能发生的营养障碍和糜烂改变降至最低。同样，鼻翼外侧会出现局部缺血坏死。患者可能用手伤及无知觉的鼻孔，损伤鼻翼边缘部位。

后组颅神经损伤

肿瘤向下扩展可靠近后组颅神经Ⅸ、Ⅹ和Ⅺ，在手术过程中可能伤及这些神经的复杂精细的纤维束。虽然这些颅神经的结构完整，术后仍可能出现咽喉功能障碍。患者可出现吞咽困难、言语障碍、误吸和呼吸音。如果持续误吸，需要鼻胃管喂食。可吸收明胶海绵注入受累的声带暂时解决问题的方法仍存争议。如果外科医生认为已经发生术中损伤，同期行可逆的甲状软骨成形术Ⅰ型可以持久的缓解症状（参见第 38 章）。

头痛

任何手术术后切口疼痛都很常见。中颅窝入路患者由于暂时的颞肌功能障碍可出现咀嚼痛。枕下入路后常出现后颈部疼痛。采用热敷、肠外或口服麻醉药，最后非甾体类抗炎药物治疗，通常可减轻症状。无论哪种入路，术后 5~7 天可能发生头痛和颈部僵硬。腰穿和脑脊液分析可除外细菌性或无菌性脑膜炎。黄色脑脊液伴少量白细胞继发于红细胞破坏，很可能是脑膜刺激的原因。如果常规的镇痛药无效，通常给予类固醇激素。长期的术后头痛多与乙状窦后入路有关，症状可持续 1 年以上。治疗包括非甾体类抗炎药、神经阻滞，很少需要伤口探查和神经根切断术。

精要

鉴于目前听神经瘤治疗方法不一,必须与患者进行广泛的讨论,选择手术切除、立体定向放射治疗,监测肿瘤是否随着时间进一步增长。

超过 70 岁的小肿瘤患者可考虑通过系列的 MRI 扫描观察肿瘤。

预期选择经迷路入路切除听神经瘤,CT 影像可为识别颈静脉球高位提供有价值的信息。

努力在切开脑膜前完成所有的骨质磨除。

短暂放置 Teflon 棉片,它较脑棉更少粘连,在分离过程中可隔离保护重要结构。

隐患

暴露不充分会明显妨碍安全地全切肿瘤。

分离肿瘤过程中,面神经监测设备提示神经自发放电(刺激)可预防不可逆的损伤。此时操作应转向另一个区域。

中颅窝手术时过度操作和牵拉颞叶可导致脑损伤、癫痫和言语障碍,特别是在左侧。

靠近面神经使用双极电凝可导致面神经永久性损伤。

在内听道底过度牵拉和分离肿瘤可损伤蜗神经和面神经导致听力损伤或面肌无力。

（夏寅　严旭坤　译）

参考文献

1. Ballance C: Some points in surgery of the brain and its membranes. London, Macmillan, 1907, p. 276.
2. Cushing H: Further concerning acoustic neuromas. Laryngoscope 31:209-228, 1921.
3. Cushing H, Bovie WT: Electrosurgery as an aid to the removal of intracranial tumors. Surg Gynecol Obstet 47:751-784, 1928.
4. Dandy WE: An operation for the total extirpation of tumors in the cerebellopontine angle: A preliminary report. Johns Hopkins Medical Bulletin 33:344-345, 1922.
5. Quix FH: Ein fall von translabyrinthine operiertem tumor acusticus. Verh Dtsch Otol Ges 21:245-252, 1912.
6. House WF: History of the development of the translabyrinthine approach. In Silverstein H, Norell H (eds): Neurological Surgery of the Ear. Birmingham, Aesculapius, 1977, pp 235-238.
7. Gordon ML, Cohen NL: Efficacy of auditory brainstem response as a screening test for small acoustic neuromas. Am J Otol 16:136-139, 1995.
8. Wackym PA, Runge-Samuelson CL, Poetker DM, et al: Gamma knife radiosurgery for acoustic neuromas performed by a neurotologist: Early experiences and outcomes. Otol Neurotol 25:752-761, 2004.
9. Wootten CT, Kaylie DM, Warren FM, et al: Management of brain herniation and cerebrospinal fluid leak in revision chronic ear surgery. Laryngoscope 115:1256-1261, 2005.
10. Charabi S, Balle V, Charabi B, et al: Surgical outcome in malignant parotid tumours. Acta Otolaryngol Suppl 543:251-253, 2000.
11. Yamakami I, Uchino Y, Kobayashi E, et al: Conservative management, gamma-knife radiosurgery, and microsurgery for acoustic neurinomas: A systematic review of outcome and risk of three therapeutic options. Neurol Res 25:682-690, 2003.
12. Massick DD, Welling DB, Dodson EE, et al: Tumor growth and audiometric change in vestibular schwannomas managed conservatively. Laryngoscope 110:1843-1849, 2000.
13. Wackym PA: Stereotactic radiosurgery, microsurgery, and expectant management of acoustic neuroma: Basis for informed consent. Otolaryngol Clin North Am 38:653-670, 2005.
14. Wiet RJ, Mamikoglu B, Odom L, et al: Long-term results of the first 500 cases of acoustic neuroma surgery. Otolaryngol Head Neck Surg 124:645-651, 2001.
15. Harsha WJ, Backous DD: Counseling patients on surgical options for treating acoustic neuroma. Otolaryngol Clin North Am 38:643-652, 2005.
16. Martin HC, Sethi J, Lang D, et al: Patient-assessed outcomes after excision of acoustic neuroma: Postoperative symptoms and quality of life. J Neurosurg 94:211-216, 2001.
17. Chung WY, Liu KD, Shiau CY, et al: Gamma knife surgery for vestibular schwannoma: 10-year experience of 195 cases. J Neurosurg 102(Suppl):87-96, 2005.
18. Lunsford LD, Niranjan A, Flickinger JC, et al: Radiosurgery of vestibular schwannomas: Summary of experience in 829 cases. J Neurosurg 102(Suppl):195-199, 2005.
19. Karpinos M, Teh BS, Zeck O, et al: Treatment of acoustic neuroma: stereotactic radiosurgery vs. microsurgery. Int J Radiat Oncol Biol Phys 54:1410-1421, 2002.
20. Pollock BE, Driscoll CL, Foote RL, et al: Patient outcomes after vestibular schwannoma management: A prospective comparison of microsurgical resection and stereotactic radiosurgery. Neurosurgery 59:77-85; discussion 77-85, 2006.
21. Regis J, Pellet W, Delsanti C, et al: Functional outcome after gamma knife surgery or microsurgery for vestibular schwannomas. J Neurosurg 97:1091-1100, 2002.
22. Flickinger JC, Kondziolka D, Niranjan A, et al: Results of acoustic neuroma radiosurgery: An analysis of 5 years' experience using current methods. J Neurosurg 94:1-6, 2001.
23. Ottaviani F, Neglia CB, Ventrella L, et al: Hearing loss and changes in transient evoked otoacoustic emissions after gamma knife radiosurgery for acoustic neurinomas. Arch Otolaryngol Head Neck Surg 128:1308-1312, 2002.
24. Friedman RA: The surgical management of Bell's palsy: A review. Am J Otol 21:139-144, 2000.
25. Yamakawa K, Shitara N, Genka S, et al: Clinical course and surgical prognosis of 33 cases of intracranial epidermoid tumors. Neurosurgery 24:568-573, 1989.
26. Hayhurst C, Dhir J, Dias PS: Stereotactic radiosurgery and vestibular schwannoma: Hydrocephalus associated with the development of a secondary arachnoid cyst: A report of two cases and review of the literature. Br J Neurosurg 19:178-181, 2005.
27. Battista RA, Wiet RJ: Stereotactic radiosurgery for acoustic neuromas: A survey of the American Neurotology Society. Am J Otol 21:371-381, 2000.
28. Andrews DW, Suarez O, Goldman HW, et al: Stereotactic radiosurgery and fractionated stereotactic radiotherapy for the treatment of acoustic schwannomas: Comparative observations of 125 patients treated at one institution. Int J Radiat Oncol Biol Phys 50:1265-1278, 2001.
29. Myrseth E, Moller P, Pedersen PH, et al: Vestibular schwannomas: Clinical results and quality of life after microsurgery or gamma knife radiosurgery. Neurosurgery 56:927-935; discussion 927-935, 2005.
30. Meyer TA, Canty PA, Wilkinson EP, et al: Small acoustic neuromas: Surgical outcomes versus observation or radiation. Otol Neurotol 27:380-392, 2006.
31. Satar B, Jackler RK, Oghalai J, et al: Risk-benefit analysis of using the middle fossa approach for acoustic neuromas with >10 mm cerebellopontine angle component. Laryngoscope 112(8 Pt 1): 1500-1506, 2002.
32. Linthicum FHJ: Electronystagmography findings in patients with acoustic tumors. Semin Hearing 4:47-53, 1983.

33. Fundova P, Charabi S, Tos M, et al: Cystic vestibular schwannoma: Surgical outcome. J Laryngol Otol 114:935-939, 2000.

34. Cohen NL, Lewis WS, Ransohoff J: Hearing preservation in cerebellopontine angle tumor surgery: The NYU experience 1974-1991. Am J Otol 14:423-433, 1993.

35. MacDonald CB, Hirsch BE, Kamerer DB, et al: Acoustic neuroma surgery: Predictive criteria for hearing preservation. Otolaryngol Head Neck Surg 104:128, 1991.

36. Kondziolka D, Lunsford LD, Flickinger JC: Comparison of management options for patients with acoustic neuromas. Neurosurg Focus 14:e1, 2003.

37. Falcioni M, Taibah A, Russo A, et al: Facial nerve grafting. Otol Neurotol 24:486-489, 2003.

38. Yates PD, Jackler RK, Satar B, et al: Is it worthwhile to attempt hearing preservation in larger acoustic neuromas? Otol Neurotol 24:460-464, 2003.

39. Brackmann DE, Owens RM, Friedman RA, et al: Prognostic factors for hearing preservation in vestibular schwannoma surgery. Am J Otol 21:417-424, 2000.

40. Moriyama T, Fukushima T, Asaoka K, et al: Hearing preservation in acoustic neuroma surgery: Importance of adhesion between the cochlear nerve and the tumor. J Neurosurg 97:337-340, 2002.

41. Chee GH, Nedzelski JM, Rowed D: Acoustic neuroma surgery: The results of long-term hearing preservation. Otol Neurotol 24:672-676, 2003.

42. Sanna M, Taibah A, Russo A, et al: Perioperative complications in acoustic neuroma (vestibular schwannoma) surgery. Otol Neurotol 25:379-386, 2004.

43. Selesnick SH, Liu JC, Jen A, et al: Management options for cerebrospinal fluid leak after vestibular schwannoma surgery and introduction of an innovative treatment. Otol Neurotol 25:580-586, 2004.

第 125 章

血管球瘤

Barry E. Hirsch

副神经节瘤或者血管球瘤是来源于神经嵴细胞和化学感受器细胞的神经内分泌肿瘤。1950年，Mulligan 将其命名为化学感受器瘤[1]。根据组织学染色中对铬盐的吸收特性分为嗜铬和非嗜铬肿瘤。副神经节细胞的聚集常发生在肾上腺髓质。其他副神经节组织常发生在主动脉弓、动脉分叉和颞骨的鳃节化学感受器系统。Guild 描述了位于颞骨内的其他血管球瘤的发病部位，平均 2.82 个部位，其中一半位于颈静脉球，1/4 位于耳蜗鼓岬[2]。通常，描述副神经节感受器新生肿瘤的词为血管球瘤。颞骨内血管球瘤是指来源于副神经节体或者形成于颈静脉球顶部和在耳蜗鼓岬表面沿 Jacobson 神经（第九脑神经）的新生物。这些肿瘤非常罕见的发生于面神经[3]。颞骨内副神经节瘤可以分为两类：发生于中耳（鼓岬）和发生于颈静脉球。它们分别命名为鼓室球瘤和颈静脉球瘤。因为肿瘤扩张生长，可能很难分辨出病变的确切起源。所以，将侵犯中耳和颈静脉球的大的肿瘤命名为颈静脉鼓室球瘤。

尽管大多数肿瘤为散发的，家族性发病的患者约占血管球瘤患者的 20%。很多肿瘤发病时为多发和同时双侧发病，在连续几代都有基因突变的家族早年即可典型发病。关于家族性副神经节瘤的遗传模式研究发现了 4 个基因位点，分别命名为 *PGL1*, *PGL3*, *PGL3* 和 *PGL4*。前两个位点位于 11 号染色体的 11q23.1 和 11q13.1 带上。这两个区域都与常染色体显性遗传和母本印记有关。从母亲继承的基因将比从父亲获得基因通过基因传递到下一代的概率更低。基因突变导致产生的蛋白是细胞氧敏感系统的关键组成部分，这可能导致副神经节细胞的主体细胞增殖。*PGL3* 和 *PGL4* 位于 1 号染色体。Heth 曾经写过一篇非常好的关于颈静脉球瘤基础科学的综述[4]。

血管球瘤是一种生长缓慢、有侵袭性、血运丰富的肿瘤，与后组颅神经关系密切。尽管肿瘤可以造成局部破坏，但是很少考虑这种肿瘤是恶性的。可能很难决定一个血管球瘤是否是恶性。有丝分裂相增加、细胞巢中心坏死、血管侵袭等一些恶性的组织学特征提示肿瘤为恶性。恶性肿瘤的行为学特征是有组织学证实的局部淋巴结转移或远处器官转移。

已经证实这种肿瘤可以转移到椎骨、肋骨、脾脏和肺。175 例颞骨血管球瘤的序列研究，发现 5.1% 为恶性。不推荐用传统的体外照射的放疗方法为首选治疗，因为活性肿瘤细胞可以在放疗后存在。恶性颞骨血管球瘤的 5 年生存率为 71.2%[5]。

两种分类系统提供了本病的术语和分期。Fisch 基于肿瘤的大小和侵犯范围建立了分类系统（表 125.1）[6,7]。从局限于中耳间隙（A 型）到颅内侵犯的巨大肿瘤（D 型），共有 4 个分级标准（A, B, C, D）。Glasscock 和 Jackson 分类系统将肿瘤分为鼓室球瘤和颈静脉球瘤（表 125.2）[8]。从局限于原发灶到侵犯颞骨的区域部位，每一类又分为 4 种类型。尽管后一种分类方法试图明确肿瘤的解剖起源，这两种分类系统都明确了肿瘤大小、岩尖或颈内动脉、和颅内侵犯相关问题。这为设计手术入路和制订手术方案提供了至关重要的信息。

病例选择

颈静脉球瘤患者经常有搏动性耳鸣、听力下降、耳胀满感的病史症状，一些不常见的症状包括颅神经功能障碍，如面瘫、吞咽困难或者声嘶。应该询问

表 125.1	血管球瘤分类：FISCH
类别	描述
A	肿瘤局限于中耳间隙（鼓岬）
B	肿瘤局限于中耳、下鼓室、乳突
C_1	肿瘤侵犯颈静脉球、颈内动脉管口，但是没有侵犯颈内动脉
C_2	肿瘤位于迷路下和颞骨尖；侵犯颈内动脉垂直段
C_3	肿瘤位于迷路下和颞骨尖；侵犯颈内动脉水平段
C_4	肿瘤位于迷路下和颞骨尖；肿瘤生长至破裂孔和海绵窦
D_1	颅内肿瘤<2cm
D_2	颅内肿瘤>2cm；e，硬膜外；i，硬膜内
Di_3	颅内侵犯，不能切除

Data from Fisch U: Infratemporal fossa approach for glomus tumors of the temporal bone. Ann Otol Rhinol Laryngol 91: 474479, 1982; and Fisch U, Mattox D: Classi cation of glomus tem poral tumors. In Fisch U, Mattox D (eds): Microsurgery of the Skull Base. Stuttgart and New York, Georg Thieme, 1988, pp149–153.

表 125.2	血管球瘤分类：GLASSCOCK-JACKSON
分类	描述
鼓室血管球瘤	
I	肿瘤很小，仅局限于鼓岬
II	肿瘤充满中耳间隙
III	肿瘤充满中耳间隙并突入乳突
IV	肿瘤充满中耳、突入乳突或穿破鼓膜突入外耳道；可能突入颈内动脉前方
颈静脉球瘤	
I	肿瘤侵犯颈静脉球，中耳和乳突
II	肿瘤在颈内动脉下方扩展，可能有颅内侵犯
III	肿瘤侵犯岩尖，可能有颅内侵犯
IV	肿瘤超出岩尖部，侵犯斜坡或颞下窝；可能有颅内侵犯

Data from Jackson CG, Glasscock ME, Harris PF: Glomus tumors: Diagnosis, classi cation, and management of large lesions. Arch Otolaryngol 108:401–410, 1982.

患者相关症状包括心动过速、心悸、头痛、面色苍白、过度出汗、恶心、血压控制问题，这些症状都与肿瘤的儿茶酚胺过度分泌有关。全面的耳科学和头颈外科学查体是必要的。检查鼓膜和中耳间隙是否有肿瘤。当肿瘤位于中耳，可以看到鼓膜内侧的红色肿物，在高倍显微镜下可以看到搏动（图 125.1）。应该评价患者 Ⅶ、Ⅷ、Ⅸ、Ⅹ、Ⅺ、Ⅻ 颅神经功能。触诊双侧颈部的颈静脉球二腹肌区和颈动脉分叉处寻找肿物。听力学检查确定是否存在传导性、混合性或感音神经性听力损失。

根据病史和体格检查一旦考虑诊断血管球瘤，就需要确定肿瘤的类型和范围。结合搏动性耳鸣的病史或中耳血管性肿物的体征，影像学检查可以提示很有价值的血管球瘤的特征。在 CT 上，这些特征包括病变的位置，颈静脉球和颈内动脉周围的骨质破坏，给药后明显增强。巨大的鼓室球瘤可以向下进入下鼓室，破坏颈静脉球的骨小梁。有时候很难明确的定位肿瘤的原发部位。颈静脉孔区生长的、骨质破坏、增强的肿瘤的鉴别诊断包括神经纤维瘤、神经鞘瘤、淋巴瘤、脑膜瘤和远处转移的病变。由于肿瘤血管丰富的特征，应避免活检。只有将肿瘤的侵犯范围（中耳、颈静脉球、颈内动脉、斜坡、颅内或脑膜内侵犯）弄清楚后才能决定最佳治疗方案。尽管血管球瘤

很少为恶性，然而，因为它们进展、侵袭性生长和侵犯大血管和后组颅神经的倾向，所以，通常需要治疗。只有稳定的、肿瘤较小的老年患者才需要影像学随诊以发现生长的证据。

副神经节瘤也可以与其他的内分泌肿瘤伴发，具有家族性症状。这种肿瘤包括甲状腺癌、甲状腺髓样癌，多发性内分泌瘤病（MEN）Ⅰ 型，包含垂体腺瘤、甲状旁腺瘤和胰腺瘤。

颞骨血管球瘤的治疗包括用影像扫描观察其生长、显微外科切除和放疗。完全外科切除降低再发的概率，但是可能承受明显的致残率。放疗不能清除肿瘤，但是可以阻止肿瘤的生长。手术治疗的支持者们认为放疗适合于减轻未彻底切除肿瘤患者的症状和虚弱或者年龄大的患者。然而，也有很有力的证据证明放疗对于颅底血管球瘤有确切疗效。血管球瘤通常选用分次 X 线放射治疗。Hinerman 和他的同事们总结了他们 53 例患者、55 例颞骨肿瘤（46 例颈静脉球瘤和 9 例鼓室球瘤）的经验。患者在一个连续的疗程中接受了兆伏级放射治疗。几乎一半的患者随访 15 年，局部肿瘤控制率在以前没有治疗过的患者为 93%，以前曾经治疗过的患者为 92%[9]。立体放疗的长期疗效尚需观察，但是一些早期研究表明如果治疗区域太小可能不足以控制肿瘤[10]。42 例患者接受

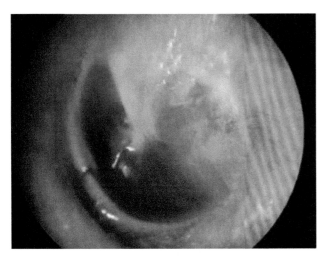

图 125.1　左侧鼓膜，一个搏动性、有边界的血管性肿瘤充满中耳下部。

了 γ 刀治疗，19 例首选放疗，23 例为复发后治疗。平均随访 44 个月(6~149 个月)。尽管随访时间相对很短，但是获得了肿瘤的控制，31%体积缩小，67%没有变化，只有 1 例放疗后失败肿瘤仍生长[11]。

我们建议健康的年轻患者(小于 65 岁)考虑手术切除。大的血管球瘤经常侵犯第 9 和 10 颅神经，切除过程中将有可能造成损伤。对于没有症状的患者，必须评估他们能否耐受咽喉部功能障碍的后果。如果预计将牺牲掉第 9 和 10 颅神经功能，肺功能储备差的患者就不适合手术治疗。相反，有声嘶和吞咽困难的患者则可以更容易忍受牺牲掉第 9 和 10 颅神经。这些患者通过代偿机制减小了吞咽和呼吸的问题。

对于相对稳定期的大颈静脉球瘤的治疗方案则比较困难。特别是，大的肿瘤患者的手术切除将可能导致新的术后颅神经损伤，产生明显的残疾。患者、家属及内科医生、外科医生、患者照料人员都应该考虑患者气管切开、经鼻胃管置入或经皮胃肠营养，伴随着误吸、肺炎、营养不良和肩部舌部无力等并发症的可能。尽管在相对年轻的患者放疗并非没有远期或近期的危险，上述并发症将对患者未来的生活质量产生重大影响。长期随访完全切除的 C 型和 D 型肿瘤的患者，发现完全康复需要 1~2 年的时间。在 Briner 和他的同事们的研究中，97%的患者最终重新获得改进的功能，认为他们可以忍受术后的功能缺陷，进行正常的社会生活[12]。

65 岁和 65 岁以上患者的最佳治疗方案应该个体化。具有较差的肺功能或其他的慢性不稳定疾病的老年患者不适合手术。放疗是一个减轻症状的有效的方法，因此认为是一个合理的替代方案。

术前计划

这些肿瘤的主体细胞颗粒中含有儿茶酚胺合成的前体。患者若有间断或不稳定的高血压或者高代谢的表现或症状，应该做肿瘤分泌性评价。与肾上腺不同，血管球瘤缺乏苯乙醇胺 N-甲基转移酶，这种酶将去甲肾上腺素转变为肾上腺素。这就是为什么去甲肾上腺素是最常见的分泌的化学递质。24 小时尿可以用来检查 3-甲基肾上腺素，香草扁桃酸，肾上腺素和去甲肾上腺素。因为分泌性血管球瘤的发生率很低(1%~3%)，这些血管活性多肽的上升水平也提示嗜铬细胞瘤的诊断。腹部 CT 检查用来除外腹膜后肾上腺或肾上腺外肿瘤。MRI 也可以应用，但是可能容易被运动伪影所困扰。当发现血清或尿中的儿茶酚胺前体和代谢物时，需要做进一步的诊断评价。其他的影像检查技术用来检查潜在的远处转移的局部位置。[123]I MIBG(间碘苯甲胍)闪烁扫描法，[123]I MIBG(间碘苯甲胍)可以被副神经节瘤、嗜铬细胞瘤和成神经细胞瘤的活性肾上腺组织摄取。对于监测出儿茶酚胺水平的患者，麻醉会诊和药理阻滞剂应该有保障，α 和 β 肾上腺素阻滞剂如酚妥拉明和普萘洛尔可能都需要。

需要手术的病例必须要有明确肿瘤边界的描述。这要求影像技术能够明确肿瘤与重要解剖结构的关系。目前，通常用增强 CT 或 MR 扫描做出诊断。骨窗、薄扫(1.5mm)CT 影像明确肿瘤与颈内动脉、乙状窦、颈静脉球、垂体神经部、中耳、面神经、听囊、和后颅窝(图 125.2)。MRI 提高了颞骨和侧颅底血管球瘤的评价能力。增强 MRI 通过"盐和胡椒"血管征辨认肿瘤，这个征象对于描述颅底肿瘤很敏感。除了显示肿瘤，MRI 显示了周围软组织和主要血管的关系。

MRI 软组织分辨和信息有助于将肿瘤从周围软组织、脑实质、颞骨内黏膜变化中区别开来 (图 125.3)。MRA 相对新的技术也可以显示肿瘤与颈内动脉、乙状窦和颈静脉球的关系(图 125.4)。MRA 能够显示肿瘤的临近组织或主要血管的变化，以及主要的血供。MR 静脉造影术显示横窦、乙状窦和岩下窦、颈静脉球和颈内静脉。这对于明确这些静脉结构是否通畅或有血栓存在非常有帮助。尽管有时阅片

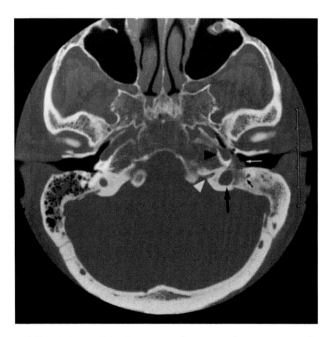

图 125.2 CT 扫描骨窗显示左侧中耳和下鼓室肿物(白箭头)侵蚀和破坏颈内动脉(黑三角箭头)、颈内静脉(大黑箭头)和面神经内侧(小黑箭头)骨质。神经部(白三角箭头)没有被侵犯。

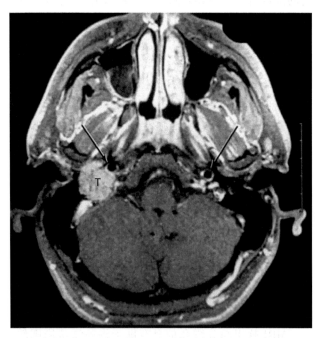

图 125.3 T1 加权 MRI 扫描增强显示血管球瘤(T)占位右侧颈静脉球窝并向侧颅底侵犯。注意颈内静脉(箭头所示)。

困难,这些静脉的血流特征的信息对于明确肿瘤的侵犯范围和阻塞程度非常有用。

在 MRA 的技术和阅片变得持续可靠和明确之前,脑血管造影术一直是必要的。当 CT 扫描发现大的肿瘤或者怀疑或确认颈内动脉被包绕时,应该行血管造影术。血管造影术可以提供治疗方案需要的至关重要的信息。高血管性可以显示肿瘤的位置和侵犯。脑血管造影术也可以发现其他发生在头颈部的副神经节瘤(图 125.5)。如果患者有多发的副神经节瘤,意味着其他家族成员很可能有类似的肿瘤。

筛查这些个体的有效的办法是颞骨(颅底)和颈部的增强 CT 扫描,直到颈动脉分叉的位置。必须知道患者是否存在多发副神经节瘤,或颈动脉体瘤位于一侧还是双侧,以防发生双侧后组颅神经损伤导致灾难性并发症。血管造影可以显示病变的血供。颈静脉血管球瘤的主要血供来自咽升动脉。当发现主要的滋养动脉时,应进行选择性造影和聚乙烯乙醇或明胶栓塞。巨大肿瘤(颈静脉血管球瘤)通常在术前 1~2 天进行栓塞(图 125.6)。

根据 CT 扫描,可以发现肿瘤侵犯包绕颈内动脉,就可以预测术中颈内动脉损伤、修复或切除可能。在这种情况下,行血管造影时,球囊试验也可以用来检查对侧脑部血供和 Willis 环的补偿。一侧颈内动脉球囊实验(BTO)有助于了解患者是否能够耐受颈内动脉闭塞或牺牲掉。BTO 过程中,氙血流监测提供了脑部血流客观定量的测量。这个信息帮助外科医生明确患者是否能够耐受牺牲颈内动脉。BTO 显示不能耐受或者发现血供不够,则意味着如果颈内动脉损伤或牺牲,需要颈内动脉修复或建立旁路。如果遇到颅内肿瘤或者血管修复,则需要颅底外科团队其他成员(神经外科医生,血管外科医生)上台完成。

最后,血管造影的静脉相也可以显示乙状窦通畅还是闭塞,显示其他静脉旁路,显示对侧乙状窦和颈内静脉的状态(图 125.7)。如果没有静脉阻塞,可以显示静脉引流区。弄清同侧下吻合静脉和横窦的关系。尽管肿瘤不经常会波及如此远的静脉引流系统,这些信息要弄清。

巨大颈静脉血管球瘤很可能侵犯颈内动脉和后组颅神经。如果术前颅神经功能正常,完全切除则可预计到要损伤或牺牲掉这些功能,应该考虑次全切除。应该根据影像检查中神经部(颈静脉球内侧)是否累及决定治疗方案。这个区域的脑膜内肿瘤侵犯需要切除全部颈静脉球和神经部。这个入路术前根据患者是否倾向于保留正常的发声、呼吸和吞咽功能做出计划。如果颈内动脉被累及,类似的做出次全切除的策略。

肿瘤与中耳或乳突不相连无须围术期全身应用抗生素。如果预计可能脑脊液漏,则给与预防性应用抗生素。巨大肿瘤(颈静脉血管球瘤)应该备血。自体血回输要提前准备。

对于术前告知内容的解释和理解怎么强调都不过分。同患者和家属讨论肿瘤的位置和它与周围血管、脑膜和神经结构的关系非常重要。讲解观察、手术切除、放射治疗的治疗方法。解释各种方法的风险、收益和结果。术前讨论必须让患者明白失去后组颅神经功能的可能性。可能需要进一步手术治疗肿瘤切除带来的并发症。这包括金片压低眼睑保护眼睛,气管切开,声带内移,胃造瘘导管或者脑脊液腰部引流。术前告知内容应记入患者的病历。

立体放射外科

分次 X 线放射治疗是传统的放射治疗方式。新的技术,基于框架的直线加速器、通过 γ 刀的钴 γ 放疗、从机器人定位的小直线加速器发射的光子束称为射波刀用于单一或多个病灶的治疗,精确到亚毫米。由于各种原因,作者更认可射波刀。与传统的龙门式固定加速器相比,它由机器人辅助小束直线加

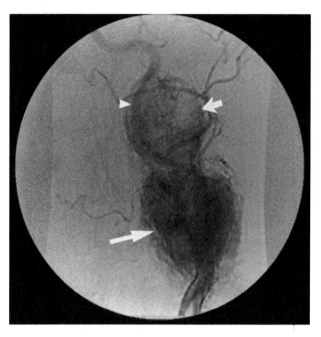

图 125.5 左侧颈总动脉造影,患者有对侧颈静脉血管球瘤显示颈动脉体(大箭头示)和迷走神经血管球瘤(小箭头示)。颈内动脉向前内侧移位(三角箭头示)。

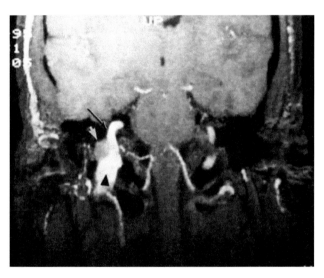

图 125.4 MRA 显示肿瘤(白箭头示)位于右侧颅底,压迫颈内动脉(黑箭头示)垂直段。颈内动脉和颈内静脉重叠(黑三角箭头示)。

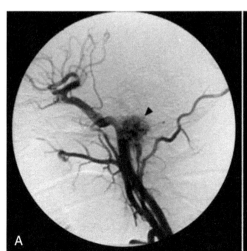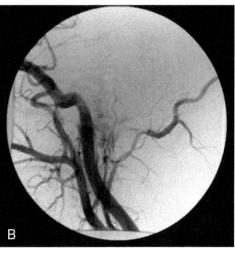

图 125.6 (A)栓塞前造影显示右侧颈静脉血管球瘤高血管影特征(三角箭头示)。(B)栓塞后确认主要滋养血管被栓塞,肿瘤高血管影明显消失。

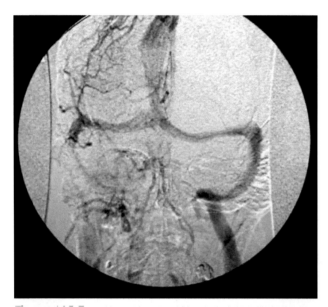

图 125.7 颈内动脉血管造影静脉相显示右侧乙状窦和颈内静脉流量明显衰减,而对侧畅通。

速器从 6 个自由度传送 6 兆伏光子束（图 125.8A）。这是一个无框架定位和传递系统，避免了患者头部放置头架的痛苦，是其成为一个理想的分次放疗方法。更重要的是,这个系统可以治疗向颅底扩展的肿瘤，例如向下生长局限在颈内静脉的颈静脉球瘤或者颈部高位的迷走神经血管球瘤。γ 刀系统的放射区局限在颅底。

各种影像学资料如 CT,PET 和 MRI 融合，重叠显示。用影像融合的信息显示肿瘤轮廓,勾画感兴趣区域的边界，尽管治疗方案的制订基于 CT 信息。MRI 扫描的软组织信号可以将肿瘤轮廓显示。颞骨的骨性解剖结构也用来确认肿瘤的位置和辨认免受全部放疗剂量的损伤其他重要结构。这些称为重要结构,放疗过程中应予以保护。在我们研究所,勾画肿瘤由外科医生和放射肿瘤医生共同完成。放疗计划由放疗技师制订,最后由放疗肿瘤医生审核。在三次放疗中，应用 18 或 21Gy 的 80% 的等剂量射线放疗。肿瘤边缘放疗剂量通常要接近 18 或 21Gy,除非与重要结构紧密相邻。减小对重要结构的放疗会减低肿瘤边缘的放疗剂量。最大放疗剂量是 22.5 或 26.25Gy 的 100% 剂量(见图 125.8B)。发明了一种热塑料成形的面具(聚己内酯)模仿和固定患者的头部和颈部，保证了更具损伤性的 γ 刀放疗的准确的角度。3 次治疗中每一次大约 30 分钟,隔日 1 次,无须镇静、静脉输液和住院(见图 125.8C)。

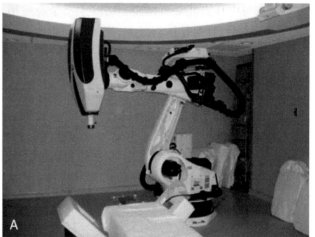

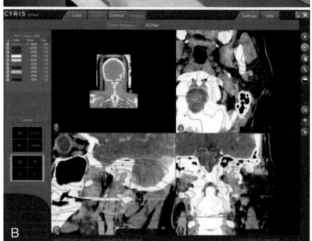

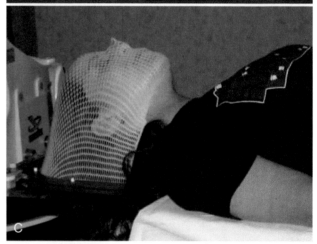

图 125.8 (A)射波刀机器人放射外科系统,Accuracy,Sunnyvale,California 制造。(B)勾画左侧颈静脉球路侵犯上颈部的治疗方案。(C)在射波刀治疗台上的用聚己内酯面具固定侧患者的体位。

放疗可能导致远期的并发症,如骨坏死、慢性外耳炎、皮肤障碍、咽鼓管功能障碍和潜在的导致恶性肿瘤。可以发生急性的脑神经功能障碍(听力下降、眩晕或平衡失调、面瘫、声带麻痹、吞咽困难),可能是暂时的。

外科技术

除非病变很小,并明确的局限于中耳鼓岬,所有的手术都应在插管全身麻醉进行, 应用静吸复合气管插管麻醉技术。避免肌松,以便进行术中Ⅶ、Ⅸ、Ⅹ、Ⅺ或Ⅻ颅神经的监护。

鼓室血管球瘤

鼓室血管球瘤的手术进路取决于肿瘤的大小。小的肿瘤局限于中下鼓室,没有侵犯颈静脉球,可通过耳道入路切除。大的病变则行耳后进路以提供更大的暴露。当鼓环下方不能通过外耳道看清时也需要耳后进路。这通常是由于外耳道前壁隆起的悬骨导致的。

在手术显微镜下, 在外耳道皮肤的4个象限进行局部浸润麻醉。在耳后沟用同样的麻醉剂进行局部麻醉。在耳道外侧12点到6点做切口,与距离鼓环5mm的垂直切口相连。基底在外侧的外耳道皮瓣在耳道内翻起。这个皮瓣也是带血供条带。耳后切口位于乳突皮质骨的深方。Henle嵴是外耳道后壁倾斜的良好的标志。耳后和耳内皮瓣切口连接,用自持式撑开器将耳郭撑向前方。

完成基底在耳道内侧前1/3的鼓膜外耳道皮瓣, 切口在右耳自12点延长至4点, 在左耳从12点延长至8点。切口应该保持距离鼓环5mm的位置。掀开鼓膜外耳道皮瓣,保证鼓索神经完整,解剖肿瘤边缘,分离孤立病变的供血血管(图125.9)。切除侵犯下鼓室的肿瘤需要扩大暴露,用显微耳科磨钻去除下方的鼓骨环(图125.10)。当肿瘤的下界看不清楚,鼓骨可以去除直到与下鼓室壁水平。如果肿瘤侵犯下鼓室的小梁气房,这些气房可以用金刚砂耳钻去除。用显微双极电凝方便在切除肿瘤时止血(图125.11)。经常会发现滋养血管的蒂部,应予电凝。

肿瘤的供血血管从鼓室丛中分离并电凝。如果不能做到这一步,就用双极将肿瘤电凝去除,随后止血。蘸有1:1000肾上腺素的小棉球对于从中耳切除肿瘤过程中压迫止血部位很有用。氧化纤维素是能暂时性止血的另外一种有效的方法。肿瘤切除并完成止血后,鼓膜外耳道皮瓣复位至其解剖位置。根据

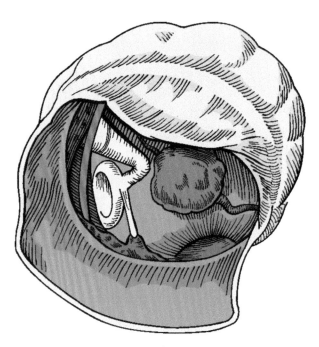

图 125.9　经鼓室进路切除局限在中耳的血管球瘤。

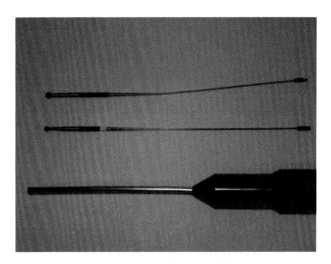

图 125.10　可以到达狭窄或小的区域的显微耳钻。手柄适合于切割和金刚砂钻头。

下鼓室的暴露, 可能需要放置颞肌瓣或在下鼓室放置明胶海绵支撑皮瓣的下方。用一个用棉球或明胶支撑的丝套进行耳道包扎。

颈静脉鼓室血管球瘤

颈静脉鼓室血管球瘤包括中耳、颈静脉球和下鼓室气房,通常太大而不能通过耳道进路切除。肿瘤可能破坏颈内动脉周围的骨质 (Fisch C₁ 型,Glasscock-Jackson 鼓室型Ⅳ型或颈静脉球型Ⅰ型)。切除

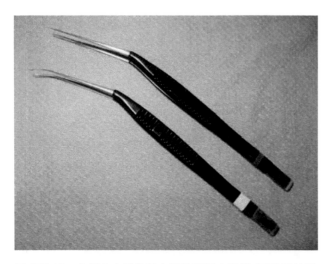

图 125.11 方便在中耳进行电凝的双极电凝镊,可以通过耳镜使用。

大的颈静脉鼓室血管球瘤通常无须暴露颞下窝和上颈部。早期的经颈乳突进路类似于乳突根治术（见第 115 章）。在耳后沟后方 1cm 处做切口。切开并从后向前分离皮肤、皮下组织和乳突皮质表面的纤维骨膜瓣。从 Henle 嵴和外耳道后方开始切除骨质,用切割钻和冲洗吸引器完成经颈乳突根治术。需要辨认的解剖标志为鼓窦、乳突天盖、外半规管、砧骨窝和砧骨短脚。轮廓化乙状窦为乙状窦和面神经垂直段之间提供足够的空间。肿瘤可能侵犯迷路下和面神经后的气房。沿砧骨体和短脚做的假想线先用切割钻再用金钢砂钻暴露面隐窝。向鼓骨环的方向扩大面隐窝,增加中鼓室后方和下鼓室的暴露。应用扩大的面隐窝进路时需要牺牲鼓索神经。

再回到外耳道,鼓膜外耳道皮瓣从 12 点到 5 点位置(右耳)。掀起鼓膜,暴露肿瘤的中耳部分。这时,手术医生必须明确肿瘤是否能通过目前的暴露切除。如果肿瘤扩大侵犯鼓骨和下鼓室,则需扩大至下鼓室面隐窝进路(图 125.12)[13]。可能需要轮廓化面神经垂直段形成面神经骨桥以方便切除肿瘤。解剖和明确肿瘤的边界。应用双极或显微双极镊止血和收缩肿物。用杯状钳切除肿瘤。蘸有肾上腺素的棉球压迫暂时控制出血。如果暴露依然不够,可以去除外耳道后壁。如果肿瘤扩大超出预期,参照颈静脉球瘤处理[见颈静脉球瘤(Fisch 分型 C_1 型和 C_2 型)本章后续部分]。

不论外耳道壁保留还是去除,鼓膜和听骨链重建是需要保证的。当为了方便清除镫骨周围的肿瘤去除砧骨时,需要行砧骨植入。当锤骨缺失,需要用部分听骨链假体或砧骨体或锤骨头完成镫骨加高手术(见第 114 章)。

如果外耳道后壁完整,外耳道后部皮瓣(血供皮瓣或者 Koerner 瓣)复位至外耳道后壁,复位耳郭至它的解剖位置。外耳道放置一塞子。理想的填塞是一丝套,玫瑰花蕾状塞子,吸收性明胶海绵,连续纱条或者油纱。作者的团队更认可用浸泡抗生素的棉球支撑的丝套。

如果外耳道后壁被去除,则内部需放置一个玫瑰花蕾状塞子(见第 113 章)。(可能需用吸收性明胶海绵固定鼓膜和皮瓣。)耳郭复位至它的解剖位置,将外耳道后壁皮瓣放入乳突腔。浸泡抗生素的棉球支撑的丝套塞子通过外耳道填入乳突腔。对于两种入路,耳后切口用 4-0 尼龙线缝合。消毒敷料乳突包扎。

颈静脉球瘤(Fisch C_1 型和 C_2 型)

皮肤切口

术前肿瘤范围的判断决定手术入路。颈静脉球瘤有限的侵犯颈内动脉(Fisch C_1 型和 C_2 型)可能保留外耳道后壁。耳后切口乳突根治的切口位于耳后 3mm,延长经过乳突尖的下界,经过上颈部的皮纹向舌骨大角(图 125.13)。第二个、更深的切口位于第一切口前方 1cm,切透乳突皮质表面的肌骨膜瓣,形成阶梯状的组织瓣,方便最后一步时关闭伤口。肌骨膜瓣层向外耳道的方向向前分离。颈部切口经过皮下组织和颈阔肌,保护耳大神经,这根神经要保留至最大长度。

颈部解剖

上颈部解剖分离辨认第 X、XI 和 XII 颅神经和大血管。颈部解剖可以从胸锁乳突肌(SCM)分离腮腺尾部。在 SCM 的前缘辨认副神经。应用电刀,SCM 从乳突附着处松解并牵向后方。第 11 颅神经沿着颈内静脉向上,辨认第 10 和第 12 颅神经,颈总、颈内和颈外动脉。腮腺的尾部掀向前上方以辨认二腹肌后腹。将二腹肌后腹在二腹肌沟处切断,牵向前方,以暴露颈静脉窝下方的内容和茎乳孔(图 125.14)。分离颈内静脉、颈总动脉、颈内动脉和颅神经并用彩色条带标记。经常遇到咽升动脉和枕动脉,需要结扎。后组颅神经、颈内静脉、颈内动脉进一步向上解剖至肿瘤下极。

经颞骨解剖

完成经颈乳突根治术。相关解剖标志为前半规管、砧骨、乳突天盖、窦脑膜角和乙状窦。对外耳道后壁的处理取决于肿瘤的范围。肿瘤广泛侵犯颈内动脉（Fisch C$_3$ 型和 C$_4$ 型）到达破裂孔，破坏耳蜗（听力丧失），或者面神经周围气房往往需要开放式乳突根治术，并行面神经移位。肿瘤侵犯范围局限可能通过扩大的面隐窝入路切除。与小的颈静脉鼓室球瘤类似，扩大的面隐窝入路从面神经、鼓索神经上方开始。以面神经垂直段作为内侧界，将鼓骨向上-下-前方向磨除。扩大面隐窝的外侧界为鼓骨环。面后迷路下气房和骨质去除直至茎乳孔。面神经轮廓化，面神经管桥表面仅余蛋壳厚的骨质覆盖（见图 125.12）。

显露乳突内的二腹肌嵴。继续向前暴露茎乳孔。将二腹肌嵴的外下方磨得像鸡蛋壳一样薄，以便于用咬骨钳去除乳突尖。有必要暴露乙状窦前后方的后颅窝脑膜。保留乙状窦近端靠近窦脑膜角的一些骨质（Donaldson 线上方）。将乙状窦小心地从覆盖的骨质上分离。这种暴露为乙状窦腔外填塞或结扎提供了可能。继续沿颈静脉球磨除骨质。这个区域的骨质必须全部去除。现在，可以进行肿瘤切除了。

这个入路能暴露但是不能控制颞下颈内动脉（图 125.15）。术前的影像资料决定安全切除全部肿瘤是否需要控制近端和远端岩骨段颈内动脉。如果肿瘤没有侵犯包绕颈动脉的骨质，完壁式、扩大的面神经隐窝入路可以提供足够的暴露。

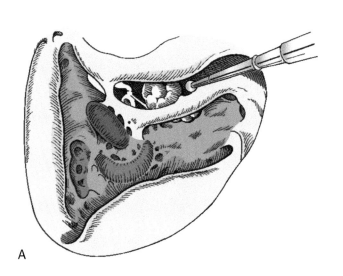

A

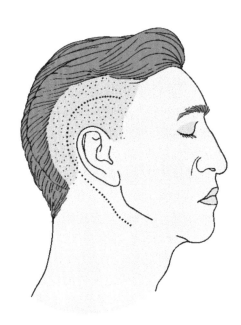

图 125.13　当颈动脉、颈内静脉、后组颅神经必须暴露时的巨大血管球瘤的皮肤切口。

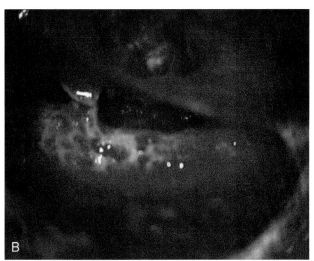

B

图 125.12　通过扩大的面隐窝进路处理中耳和下鼓室的血管球瘤。开放面后迷路下气房提供肿瘤后界的暴露。

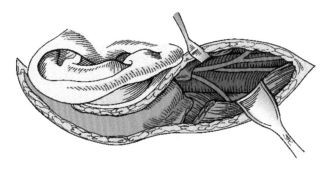

图 125.14　耳后切口延伸至颈部。颈动脉、颈内静脉和后组颅神经显露。胸锁乳突肌和二腹肌被牵开。

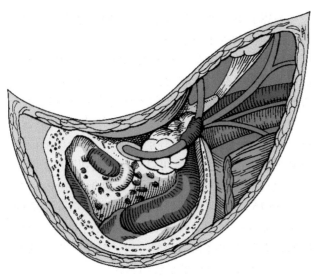

图 125.15　经乳突肿瘤切除术，分离乙状窦、扩大面隐窝的面神经垂直段，二腹肌嵴，颈部血管和后组颅神经。

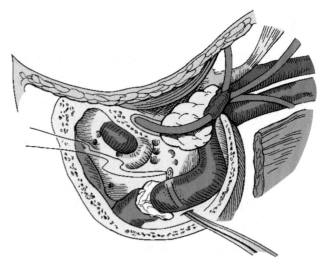

图 125.16 经扩大的面隐窝入路暴露下鼓室的肿瘤。垂直段面神经在原位。分离乙状窦近端，腔外填塞或者结扎。

肿瘤的分离和切除

乙状窦、颈内静脉、髁静脉或岩下窦可能会发生静脉出血。前两个在开始切肿瘤时控制出血。乙状窦可以腔外填塞或结扎。腔外填塞是将氧化纤维素填至近端保留的覆盖乙状窦的骨质下方。如果这个操作不可行，可以在乙状窦的前方和后方的脑膜做一个小的开孔，将乙状窦结扎。用动脉瘤针在乙状窦的深面从后向前穿过，将这个针盲穿过但是紧贴乙状窦的内侧面，避免损伤颅内结构(小脑)。将一个长的2-0 <u>丝线</u>穿过动脉瘤针眼至丝线的中间位置，后退出动脉瘤针(译者注：这时针眼两边的丝线分别穿过乙状窦的深面)。结扎线在中间剪断，形成两个独立的结扎 (图 125.16)。取一小块肌肉放在乙状窦表面，完成第一个结扎。第二个结扎类似，因此完成双结扎和阻塞乙状窦。

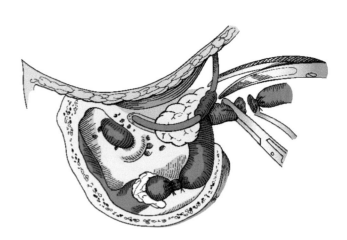

图 125.17　乙状窦近端被控制。远端乙状窦也可以用外科填塞封闭。颈内静脉已经剪断。近侧端分离进入颈静脉窝。颈内静脉前面的解剖沿颈动脉进行，这部分没有显示(见图 125.16)。

在颈部的颈内动脉同时行双结扎。在颈部的颈内静脉残余的近端沿颈静脉球和颈静脉窝的方向向上分离(图 125.17)。注意保护副神经。通常需要将颈内静脉残端在副神经内侧穿过以方便上方的解剖。当颈内静脉向颈静脉球方向解剖时，颞骨外远端的颈内动脉应在视野直视下。茎突以及附着的肌肉需要切除以获得进入颅底的空间。

打开结扎处远端的乙状窦探查腔内容。除非有颅内侵犯，乙状窦内侧壁通常不被侵犯。下方的乙状窦向颈静脉球的方向沿长轴切开。将肿瘤沿从后向前的方向分离，将乙状窦上、外、下壁从内侧壁切开。用双极电凝止血和缩小肿瘤。将颈静脉球的外侧和上壁向肿瘤的上极方向切除。肿瘤经常占据颈静脉球。然而，一旦肿瘤从这个区域切除，将会立即出现岩下窦和髁静脉的多个空隙出血。颈静脉球窝的内侧壁用氧化纤维素填塞。这一步在面神经垂直段和茎乳区深面进行。注意不要损伤或压迫面神经的内侧面。肿瘤经常位于下鼓室和中耳。肿瘤切除涉及面神经内侧和外侧的区域。

术中的几个发现将使开放式手术成为必需。第一是需要暴露侵犯颈内动脉的肿瘤。另外，面后和迷路下区域有限，需要移位面神经以充分暴露肿瘤。如果需要,依然可以进行鼓膜修补和听骨链重建。

除非颈静脉球内侧壁或乙状窦切除,不会发生脑脊液漏。然而,切除骨质和肿瘤造成的死腔需要用腹部脂肪填塞。外耳道封闭与前面所述相同。在颈部皮瓣深方放置 Hemovac 引流。耳后切口分 3 层缝合,大约为肌骨膜瓣、皮下组织和皮肤。

巨大颈静脉球瘤(Fisch C₂型或者更大)

在耳郭上 3cm 行耳后大 C 形切口。如果预计需要颞下窝进路以获得到达颈内动脉远端的空间,切口需要向前上至翼点开始。切口向后下延伸,在外耳轮后 3~4cm,继续向下越过乳突尖下界,通过上颈部皱褶向舌骨大角的方向,以分离大血管和后组颅神经。这样形成了一个基底在前方的皮瓣,包括耳郭。上方的切口和解剖在颞肌筋膜下方进行。

将外耳道在骨与软骨交界处横断。将外耳道近侧的皮肤与软骨分离,并去除软骨。用穿过外耳道口上方和下方的线将外耳道口水平的皮肤向外翻转。这些结构的末端通过外耳道翻向外侧。这将方便外耳道口的皮肤外翻,将这些皮肤用 4-0 Dexon 间断缝合,切口类似一直线。深部的纤维骨膜瓣作为第二层封闭外耳道。这个 2.5cm×2.5cm 的组织瓣基底在外耳道后方的皮下组织。将其向前翻转缝合在耳屏稍深部的皮下组织。

颈部解剖

颈部的入路和解剖与前面描述的小一些的颈静脉球瘤类似。分离大的血管和颅神经并用血管环带标记。在进行颞下窝解剖时,用湿的手术巾覆盖颈部伤口。

颞下窝解剖

术前应该明确肿瘤侵犯颈内动脉或斜坡的范围。肿瘤扩大侵犯颈内动脉水平段和岩尖部需要解剖颞下窝。这种暴露为处理远端的颈内动脉提供足够的空间。切口的上支线额头方向延伸至翼点上方。上方的皮瓣在颞肌筋膜表面掀起直至颧弓水平以下。在颈深筋膜内侧小心不要损伤面神经的颞支。应用电刀可以方便的去除颞肌在颧弓的附着。同样的,将咬肌在颧弓下方的附着从周围组织分离开以后切开。应用往复锯和骨咬钳去除颧弓。切除颞肌起源处的骨膜,解剖颞窝的肌肉。

继续在骨膜下解剖进入颞下窝(图 125.19)。经常发生过静脉出血,用双极电凝和氧化纤维素止血。将下颌骨髁突上下方向牵拉扩大暴露。然而,如果要满足暴露和控制颈内动脉的需要,应该切除下颌骨髁突改善颈内动脉垂直段的暴露。翼肌在颈部和髁突的附着也用电刀切断。髁突可用往复锯切除。在颞下窝向卵圆孔(三叉神经 V3)和棘孔(脑膜中动脉)方向解剖。通过切除颞骨前下部颅骨获得对颈内动

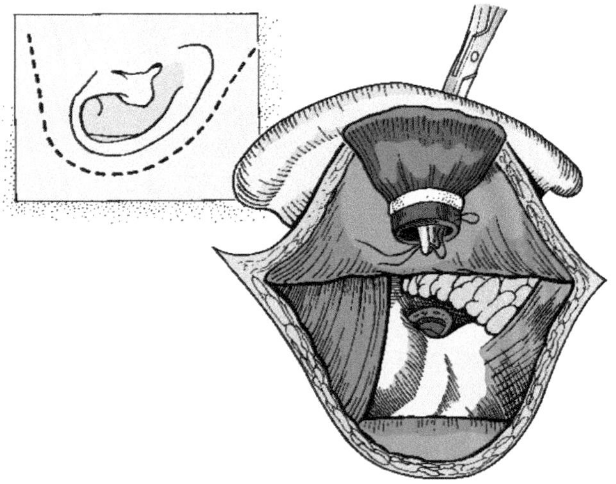

图 125.18　外耳道被横断,制作基底在外耳道后方的纤维骨膜瓣。利用水平缝线将外耳道皮肤穿过远端外耳道向外侧翻转。(Redrawn from Gantz BJ, Fisch U: Modi ed transotic approach to the cerebellopontine angle. Arch Otolaryngol 109:253, 1983. Copyright 1983, American Medical Association.)

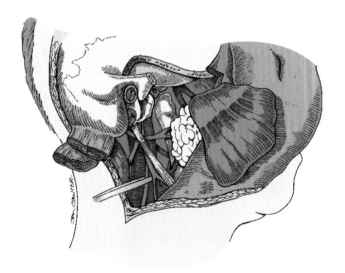

图 125.19　切除颧弓可以使颞肌移位,暴露颞下窝。软组织解剖,分离颞骨外段面神经,大血管和后组颅神经。未暴露颞骨内的肿瘤。

脉的控制。颅骨切除通过钻孔进行脑膜下分离,再去除骨瓣。可以用电钻或咬骨钳切除颞下窝的骨质增加岩尖和颈内动脉的暴露。用这种脑膜外的颅中窝骨质切除暴露岩部颈内动脉的水平段。这种入路便于暴露岩部动脉的相关标志:V3、岩浅大神经和脑膜中动脉。

经颞骨解剖

　　完成彻底乳突根治术。入路和操作与前面描述的小颈静脉球瘤切除术类似(Fisch C₂ 型和更大的肿瘤)。必须暴露乙状窦前方和后方的脑膜,以备开放脑膜,可能切除脑膜和切除肿瘤。大多数肿瘤需要彻底暴露中耳,连同外耳道深部上皮去除外耳道后壁和鼓膜。由于脑脊液漏的存在和需要封闭咽鼓管以避免脑脊液鼻漏,中耳重建术并不可行。如果耳蜗能够得以保留,通过面隐窝入路分离砧镫关节。切除镫骨以外的听骨链。切除外耳道后壁至面神经水平段和垂直段平面。同样,前壁必须切除到腮腺和颞颌关节窝水平。此时,会看见突入中耳的肿瘤。面神经垂直段影响侵犯到颈静脉球和颈内动脉的巨大肿瘤的暴露。通常用面神经移位的方法获得暴露。用切割钻和磨钻将面神经从膝状神经节到茎乳孔暴露。良好的解剖将有助于面神经从它的第二膝获得更好的移位(图 125.20)。

　　在茎乳孔进行精确的面神经解剖和分离很困难。在乳突内远离茎乳孔的方向切断残余的二腹肌

的肌腱和纤维方便面神经的移位。在骨下从后到前的方向同茎乳孔内容一起将二腹肌掀起。这样,面神经就从面神经管内分离。将面神经周围的纤维组织向前缝到腮腺的筋膜上以牵拉面神经水平段和垂直段。完成鼓骨和残余乳突尖的彻底去除。辨认茎突,从茎突尖分离切断茎突舌肌和茎突舌骨肌的肌腱(图 125.21)。

肿瘤的分离与切除

　　切除肿瘤。分离乙状窦近端,在上颈部结扎颈内静脉(图 125.22)。按前面描述的切除侵犯小一些的颈静脉球瘤的方法切除肿瘤。在颈静脉球上方,侵入中耳的肿瘤从听囊表面切除。如果肿瘤侵犯中耳,进一步磨除听囊以便切除肿瘤。

　　在颈内动脉外膜层面小心地分离残余肿瘤,完成肿瘤的硬膜外分离和切除。必须分开位于颅底的颈内动脉周围的纤维软骨环,才能到达颈内动脉外膜层面(图 125.23)。

　　如果肿瘤侵入颅内,则开放后颅窝脑膜。乙状窦的内侧壁和颈静脉球通常需要切除。小心保护神经部的内容。肿瘤明显的颅内侵犯和颈静脉球累及将难以保护这些神经。从小脑桥脑角切除肿瘤 (图 125.24)。肿瘤颅内部分因为颅底的解剖阻断了血管供应。如果大块的颅内肿瘤因为暴露受限残留,应实

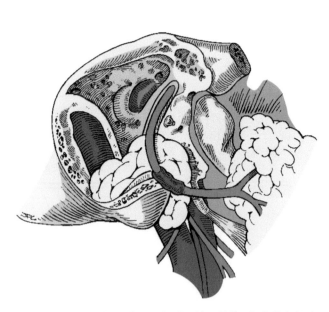

图 125.20　去除外耳道后壁直到面神经骨管,完成乳突根治术。解剖二腹肌嵴,准备去除乳突尖和移位面神经。在中耳和乳突的肿瘤显露出来。

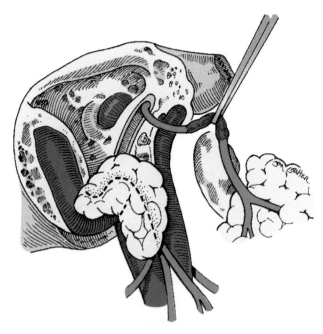

图 125.21　面神经向前移位,暴露乳突、中耳和颈静脉球区域内的肿瘤。分离附着在茎突上的肌腱。牵拉下颌骨,可以分离颈内动脉。

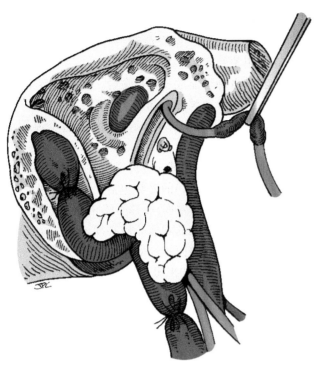

图 125.22　结扎乙状窦远端和颈内静脉。小心地将肿瘤从颈内动脉分离。切开乙状窦外侧壁。

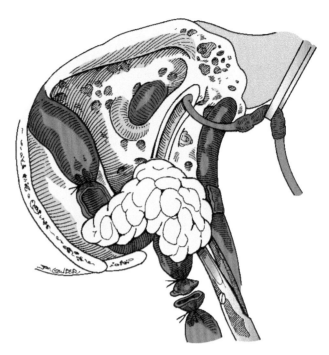

图 125.23　乙状窦和颈内静脉已经离断。肿瘤的下极在颈内动脉外膜平面分离。

施乙状窦后颅骨切除术。基于术前的影像资料信息，可以增加这个暴露。如果残留巨大肿瘤，可能需要二期手术。当肿瘤被切除和止血，就可以关闭伤口。注意封闭咽鼓管以防术后脑脊液鼻漏。将砧骨体、小肌肉块和氧化纤维素填塞咽鼓管。大块的脑膜缺损需要用颞肌筋膜修复，尽管在这个区域做到滴水不漏非常困难。其他可用的筋膜组织包括帽状腱膜、颅骨膜和阔筋膜。乙状窦结扎处的脑膜小的裂口亦需要封闭。小块肌肉支撑在这些缺损上，8 字缝合在脑膜上。从腹壁上取脂肪。用杆菌肽溶液充分冲洗术腔，将脂肪填入颞骨缺损区域。

巨大肿瘤患者需要切除后颅窝脑膜和修补使患者发生脑脊液漏的风险很大。可能需要额外的组织将伤口封闭得滴水不漏。可以将颞肌掀起和向后下移位来封闭伤口。通常需要切除颧弓根部来使颞肌充分旋转。颞肌的边缘可能到达胸锁乳突肌、半棘肌和头夹肌（图 125.25）。巨大肿瘤需要经耳囊入路切除，产生了一份相当大的死腔，用腹部脂肪可能不足以封闭术腔。在一些患者，可能需要用游离的腹直肌瓣填塞缺损。胸锁乳突肌和二腹肌近侧的后腹大约与覆盖在乳突皮质的纤维骨膜组织缝合。一个小的 Hemovac 引流通过一个颈后方的穿刺口放置入颈部

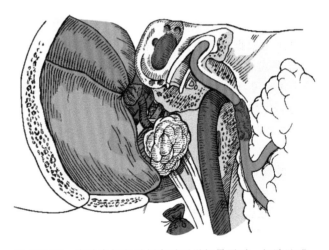

图 125.24　当肿瘤侵犯后颅窝需要增加暴露时，切除脑膜。这个地方的肿瘤需要牺牲后组颅神经。需要脑膜修补。(Redrawn from Sekhar LN, Janecka IP [eds]: Surgery of Cranial Base Tumors. New York, Raven Press, 1993.)

解剖术腔的下方，重力引流过夜。皮瓣复位至解剖位置，分 3 层缝合。连续锁边缝合皮肤。也可以应用皮钉。消毒乳突加压包扎和颈部包扎。

术后护理

术后护理监护和管理的水平和强度取决于手

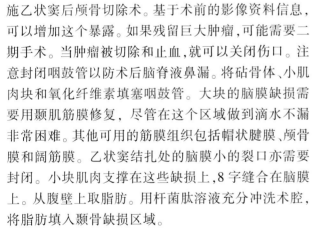

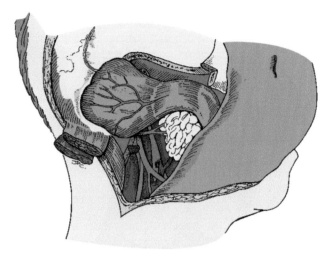

图 125.25 颞肌向后下旋转提供血管组织瓣，便于伤口封闭。

术的范围和神经血管结构的受损程度。通过耳内切口的小病损需要基础术后护理。重要指标常规监护。外耳道填塞根据需要更换。患者准备第二天早上出院。

通过耳后切口联合耳道进路肿瘤切除的患者处理方法类似。乳突包扎与术后第二天早上去除，教育患者根据需要更换耳道棉球。耳后切口应用过氧化物或酒精清洁，局部1天2次应用抗生素油膏。术后7~10日复诊。通过耳道去除填塞，观察鼓膜是否完整。联合进路的患者拆线并去除耳道外填塞。教会患者局部滴耳1天2次，1周后去除耳道内填塞。

肿瘤侵犯广泛并切除脑膜的患者经常需要外耳道封闭成一盲袋。如果放置 Hemovac 颈部引流，术后第二天去除。加压包扎保留3天。仔细评估患者的后组颅神经功能。如果没有吞咽困难和误吸，鼓励经口进食。如果存在面瘫，白天用湿房镜、人工泪液、夜间用油膏剂保护角膜。术后第二天，鼓励患者下床活动。颅神经损伤并发症的处理在后续章节详细叙述。术后7~10天拆线。为了评价肿瘤切除状态，术后3月进行基线扫描。MRI 抑脂技术有助于区分术区的不同组织密度。任何怀疑的区域应在6个月内复查CT。其他患者应在1年后复查影像检查。如果这次复查肿瘤为阴性，1年后再次扫描复查。

并发症

根据肿瘤的部位和肿瘤侵犯范围，血管球瘤术后的并发症各种各样。血管球瘤的术后并发症可以分别是与伤口、出血、脑脊液漏、神经疾病和颅神经功能缺损相关的问题。

青肿或血肿可能危及伤口愈合。颈静脉球瘤需要一个大的皮瓣和颈部解剖。获得像完整的脑膜一样水密封的封闭可能非常困难。因为这个原因，Hemovac 引流术后第二天就拔除。它依靠肿瘤引流而不是负压。加压包扎减小青肿或血肿的机会。脑脊液漏(假性脑膜脑膨出)的姿势包括加压包扎和头部抬高。如果脑脊液漏发展，腰部引流3~5天。

损伤颅神经导致的功能障碍必须记录。面神经移位常常导致暂时的面神经瘫痪。很难预测何时面神经功能能够恢复。如果患者不能完全闭眼，有必要保护角膜。全天应用人工泪液。夜间，将眼药膏放在眼睑下穹隆。干净的湿房镜非常舒适，减少角膜干燥，增加白天的角膜保护。在眼轮匝肌和睑板间隙放置重力金片可以使角膜获得长期的有效的保护（见第21章）。对于下睑松弛或睑外翻的患者，推荐行眼睑重建术。

当清理鼓室或鼓室颈静脉球血管球瘤时，可能发生与鼓膜和听骨链相关的并发症。当耳内切口，掀起鼓膜外耳道皮瓣时，显微双极电凝不小心触及鼓膜时可能导致局部缺血和坏死。需要贴补或者正规的鼓膜修补术（见第113章）。听骨链重建术后持续存在传导性听力损失需要修正性手术或者助听器。由于封闭中耳间隙和外耳道导致的严重的传导性听力下降难以处理。除非制作一个非常深的组织通道形成一个外耳道，能够装进耳模，否则助听器不能有效。

术前无症状患者损伤或者牺牲第9和第10颅神经，将导致吞咽困难、误吸或声嘶。尽管患者在全麻状态下，当颈部打开时行术中声带内移术(甲状成形术Ⅰ型)是合理的(见第41章)。如果第10颅神经解剖上是完整的，当患者苏醒后再行手术评估。

损伤副神经导致肩部下垂和功能障碍，一旦患者不需要卧床，就需要进行术后物理康复治疗。

肿瘤向下方侵犯颈部将危及舌下神经，除非是巨大的迷走神经血管球瘤或颈动脉体瘤，这不常见。舌部运动不灵可能导致中度构音障碍和吞咽困难。然而，如果第9、第10颅神经和舌下神经将使患者吞咽困难和误吸的风险很大。因此，术后有临床症状的患者应该检查声带的活动。杓状软骨内转增加了声门后联合的关闭，这将减小误吸的潜在风险。对于不可控制的误吸和肺部清理，仍然需要气管切开。环咽肌切开术松弛食管上部括约肌,方便吞咽。

当脑膜被切除和修补,修补得滴水不漏也许非常困难。仔细地封闭咽鼓管、用脂肪填塞乳突腔,分 3 层封闭伤口即肌肉和纤维骨膜、皮下组织、皮肤,可以避免脑脊液漏。由于血管球瘤毗邻后组颅神经、颈内动脉、颈内静脉和静脉窦、脑膜、大脑和脑脊液,侧颅底手术可以发生严重并发症。颈动脉相关死亡率由于脑血管的并发症导致。大宗颞骨血管球瘤的手术显示,脑脊液漏的发生率为 11.6%,误吸性肺炎的发生率为 5.3%[5]。当应用有血管化的局部、区域和游离组织瓣进行脑膜封闭或修补后,术后脑脊液漏的发生率降到 4.5%[14]。

如果在加压包扎的情况下,脑脊液依然从皮肤或鼻腔漏出,进行腰穿引流。引流量保持在 6~10mL/h,持续 3~5 天。尽管很少需要,持续的脑脊液漏可能需要再次手术探查。

持续的误吸妨碍经口进食的恢复。术后短期内,通过鼻胃管进行营养支持。尽管吞咽治疗可以提高声门区的(吞咽)能力,可能都需要胃造瘘或空肠造瘘营养管。

术中颈内动脉的处理根据球囊实验和氙血流动力学的结果。对侧的灌注不足要求保护同侧的颈动脉。撕裂伤需要修补或者大隐静脉替代。尽管检查提示对侧血管提供的灌注足够,结扎颈动脉可能导致进行性血栓形成和可能的栓塞。对于颈动脉修补的患者,术后应该行多普勒超声检查、MRA、经股血管造影,明确颈内动脉的状态。对于局部神经缺血的患者应该进行血栓切除术或肝素化治疗。

精要

- 动脉造影和静脉血流检查对于术前明确肿瘤的血供、主要血管的近端情况、同侧颈内静脉阻塞情况、对侧静脉引流系统的潜力和肿瘤栓塞的可能性有帮助。
- 随诊复发肿瘤,放疗作为基本程序治疗或作为次全切除治疗方案的一部分,立体放射治疗可能很好的控制肿瘤。
- 当切除中耳内肿瘤时,用蘸有 1:1000 的肾上腺素小棉球暂时压迫可以很好地止血。
- 翻转血管化的颞肌筋膜/肌肉瓣是一个封闭颅骨和脑膜缺损,减少脑脊液漏风险的有效的重

建方法。
- 切除巨大血管球瘤所带来的新发的神经功能障碍(CN Ⅶ~Ⅻ)需要与患者及家属充分讨论,并将治疗方案选择、风险和收益等内容记录在案。

隐患

- 不能正确认识切除巨大颈静脉球瘤后组颅神经损伤的潜在损害可能导致术后严重致残和改变生活质量。
- 术中严重的和难以控制的高血压可能发生在没有意识到的术前没有症状和表现的血管活性-分泌性肿瘤。
- 对患者副神经节瘤家族史评估不充分可能导致多发肿瘤生长,治疗困难,影响头颈部颅神经和大血管。
- 当对侧中枢静脉流量不够,切除颈静脉球瘤时牺牲同侧的乙状窦和颈内静脉可能导致颅内高压。
- 如果没有发现面神经垂直段被肿瘤从后方推入中耳和下鼓室,将发生不可预料的面神经损伤。

(冯国栋 译)

参考文献

1. Mulligan RM: Chemodectomy in the dog. Am J Pathol 26:680-681, 1950.
2. Guild SR: The glomus jugulare, a nonchromaffin paraganglion, in man. Ann Otol Rhinol Laryngol 62:1045-1071, 1953.
3. Bartels LJ, Pennington J, Kamerer DB, et al: Primary fallopian canal glomus tumors. Otolaryngol Head Neck Surg 102:101-105, 1990.
4. Heth J: The basic science of glomus jugulare tumors. Neurosurg Focus 17:E2, 2004.
5. Manolidis S, Shohet JA, Jackson CG, et al: Malignant glomus tumors. Laryngoscope 109:30-34, 1999.
6. Fisch U: Infratemporal fossa approach for glomus tumors of the temporal bone. Ann Otol Rhinol Laryngol 91(5 Pt 1):474-479, 1982.
7. Fisch U, Rouleau M: Facial nerve reconstruction. J Otolaryngol 9:487-492, 1980.
8. Jackson CG, Glasscock ME 3rd, Harris PF: Glomus tumors. Diagnosis, classification, and management of large lesions. Arch Otolaryngol 108:401-410, 1982.
9. Hinerman RW, Mendenhall WM, Amdur RJ, et al: Definitive radiotherapy in the management of chemodectomas arising in the temporal bone, carotid body, and glomus vagale. Head Neck 23:363-371, 2001.
10. Feigenberg SJ, Mendenhall WM, Hinerman RW, et al: Radiosurgery for paraganglioma of the temporal bone. Head Neck 24:384-389, 2002.

11. Pollock BE: Stereotactic radiosurgery in patients with glomus jugulare tumors. Neurosurg Focus 17:E10, 2004.
12. Briner HR, Linder TE, Pauw B, et al: Long-term results of surgery for temporal bone paragangliomas. Laryngoscope 109:577-583, 1999.
13. Jackson CG: The infratympanic extended facial recess approach for anteriorly extensive middle ear disease: A conservation technique. Laryngoscope 103(4 Pt 1):451-454, 1993.
14. Jackson CG, McGrew BM, Forest JA, et al: Lateral skull base surgery for glomus tumors: Long-term control. Otol Neurotol 22:377-382, 2001.

第 126 章

颞骨胆固醇肉芽肿和先天性表皮样瘤

Barry E. Hirsch，Alec Vaezi

岩尖的膨胀性破坏可能是由先天性表皮样瘤或胆固醇肉芽肿所致。颞骨胆固醇肉芽肿和先天性表皮样瘤的流行病学、发病率和治疗均不同。在 CT 和 MRI 出现之前，鉴别这两种疾病是很困难的，特别是当病变或肿物发生在岩尖的前内侧时。

发生在此处的病变对于耳神经外科团队评价和有效的处理疾病都是挑战。由于该区域深在和孤立，岩尖的病变可以很多年没有变化。一旦病变侵犯周围重要结构如：脑膜和脑，颈动脉，眼眶，第 4~11 颅神经和听囊，就会出现相应的症状和体征。岩尖的病变经常无意间发现或因一些症状行影像学检查时发现，这些症状包括：头晕目眩，眶后、耳部、头顶或枕部疼痛，耳鸣，视力模糊，或复视。根据不同的病因和影像学发现制订不同的治疗方案和手术入路。

相关解剖

岩尖是一个位于颞骨前内侧的一个楔形的结构。岩尖位于听囊的下、内、前、上方。其上表面形成中颅窝的底。在这个平面上，有岩浅大神经和岩浅小神经通过，是脑膜中动脉经棘孔出来的地方。在岩骨尖端有压迹容纳三叉神经的半月神经节。岩尖与蝶骨靠岩蝶韧带连接。这个区域成为 Meckel 间隙，第五颅神经由此通过。第 6 颅神经在内侧并通过 Dorello 管。颈内动脉水平段位于 V3 的后内侧，其骨管常缺如。岩骨的前下面包含颈内动脉的膝部和水平段。咽鼓管的开口在朝向鼻咽部的前下内侧方向。颈静脉球和颈内静脉经过颈静脉孔在岩骨的下方。第 9、10、11 颅神经也通过颈静脉孔的神经部出颅。颈内动脉孔在岩骨下颈静脉孔的前方。颞骨的后内侧面是后颅窝。在此面上有包含耳蜗神经、前庭神经、面神经和中间神经的内听道，包含内淋巴管和囊的天盖和弓下动脉孔。颞骨的后面包括乳突腔和紧邻乙状窦和后颅窝（图 126.1）。

在概念和功能上，岩骨可以经过内听道的冠状位方向分为前部和后部[1]。位于后部的病变可以经乳突和经迷路进路到达。位于中耳的先天性胆脂瘤可以通过外耳道到达。位于前部包括岩尖的病变需要更复杂的手术入路。

岩尖的手术入路

岩尖手术入路的把握需要对颞骨和周围颅底重要结构和后中前颅窝、颞下窝解剖的理解。解剖位置限制了岩尖的入路。听囊、面神经和颈内动脉的存在限制了直接和彻底地暴露这个中心区域。

在抗生素使用之前，岩尖的化脓性疾病通常是中耳炎的后遗症，有很高的致死率和致残率。历史上，各种经颞骨入路被描述为通过听囊周围气房间隙到达岩尖这一相对孤立的区域。这些入路主要用来处理中耳并发症导致的岩尖炎（图 126.2）。经颞骨入路包括：

1. 中颅窝脑膜下迷路上间隙；
2. 上半规管下方弓下间隙；
3. 颧弓根气房；
4. 在耳蜗和颈内动脉膝之间的间隙；
5. 面后迷路下间隙；
6. 耳蜗下间隙。

前 4 种入路对于岩尖的脓肿和化脓性炎症的引流常有效，但是可能不足以对于这个深在的区域提供永久的通气引流。后两种入路可以提供更可靠

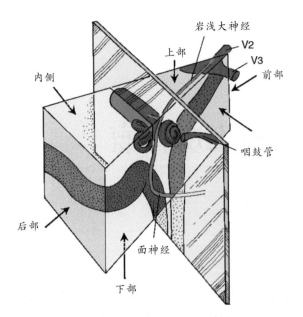

图 126.1　颞骨岩部。通过内听道的冠状面将其分为前部和后部。岩浅大神经沿岩骨上表面走行。半月神经节和三叉神经下颌支位于岩尖部。

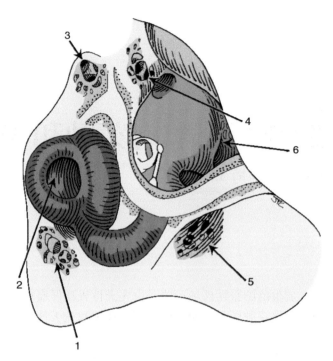

图 126.2　岩尖部引流通路。1.中颅窝脑膜下迷路上间隙；2.上半规管下弓下间隙；3.颧弓根气房；4.在颈内动脉膝部和耳蜗间的小的三角形间隙；5.面后迷路下间隙；6.耳蜗下气房间隙。

和宽大的岩尖开放。由 Farrior 描述，Brackmann 和其同事改良的耳蜗下入路适合岩尖胆固醇肉芽肿的引流[2,3]。

先进的内镜技术的发展可以通过鼻腔、鼻咽、蝶窦和颅底到达岩尖的入路。经鼻腔入路在颈内动脉的内侧岩骨的前方进入。传统的外侧入路经过颞骨的上方和下方，需要小心颈内动脉和听囊。对于岩尖病变处理的选择必须考虑其适应证和局限。

岩尖的病变

随着高分辨 CT 和 MRI 的广泛应用，现在岩尖的病变可以在长大和造成损害之前发现。大部分岩尖病变在侵犯周围神经血管结构之前生长缓慢或保持静止，它可侵犯颅神经、脑、眶或颈内动脉，或侵犯入中耳。患有岩尖病变的患者通常以听力丧失、眩晕、耳鸣和头痛（40%~60%）为主诉。颅神经功能异常导致的症状体征如面部抽动，减弱或复视较少见（5%~15%），但是一旦出现上述症状，应怀疑岩部病变。病变侵犯中耳可以导致传导性听力下降，但是鼓膜穿孔耳和耳漏少见（5%）[4,5]。也可能发生面部麻木、一时性黑矇、眩晕、暂时性脑缺血、共济失调、辨距不良、运动不协调等症状。

岩尖的病变可以分为 3 类：囊性、实性和影像学异常。一项岩部病变的回顾性研究显示囊性病变是最常见的岩尖病变[4,5]。这种病变包括胆固醇肉芽肿（60%），胆脂瘤（10%）和黏液囊肿（3%）。次之是实性肿瘤，这类肿瘤包括软骨肉瘤（6%），软骨瘤（3%），海绵窦血管瘤（3%）和转移癌（2%）。更加少见的一类是影像学异常，如：分泌物潴留，气化不对称（3%）。位于岩尖的病变很少见，约占突然听力丧失、前庭症状或耳鸣患者的 5%[6]。

胆固醇肉芽肿

胆固醇肉芽肿是描述针对胆固醇结晶的囊性或者实性异物反应的综合性名词，胆固醇结晶是由于血液降解副产物导致产生。胆固醇肉芽肿的同义词包括胆固醇囊肿、巧克力囊肿、暗褐色囊肿或蓝顶囊肿。胆固醇肉芽肿在 1869 年被 Politzer 首先描述为特发性血鼓室[7]。1929 年，Shambaugh 将这个词引入英文文献[8]。直到 1982 年，House 和 Brackmann 描述他们的发现之前，发生在岩尖的胆固醇肉芽肿一直没有被报道。随后在 1985 年认识到这是一个明显的临床实体[9,10]。尽管这些囊肿代表了岩尖最常见的病变，它们仍然是个罕见病，发病率少于 0.6/百万年[11]。

胆固醇肉芽肿可能发生在多个部位，包括腹膜腔、胸膜和鼻窦。发生在颞骨的胆固醇肉芽肿可以分为两种：发生在鼓室乳突部的胆固醇肉芽肿和岩尖的胆固醇肉芽肿，分别具有不同的临床和病例表现。鼓室乳突部的胆固醇肉芽肿典型症状是无痛的，进行性的慢性中耳炎，合并颞骨的气化不良，很少有骨质破坏。胆固醇肉芽肿也经常发生于颞骨气化良好的患者中耳腔以外的部位，这些患者患有急慢性乳突炎症合并鼓窦入口阻塞。这些病变经常发生于一个或几个朝向乳突尖或皮质的气房。相反，岩尖胆固醇肉芽肿的患者经常干耳，颞骨气化良好，听囊深方或眶后疼痛，如同第 V，VI，有时 VII 颅神经病变。这些病变破坏或侵犯骨质。

胆固醇肉芽肿的发病机制还不清楚或者存在争议。推测诱发因素为在气化和引流较差的区域感染或者出血。血液的厌氧环境被破坏后，导致胆固醇结晶形成，随后导致无菌性异物反应。肉芽阻塞引流，导致异物反应增生和囊肿变大。因此，保持囊腔良好的通气对于防止囊肿引流后复发是非常必要的。奇怪的是，岩尖胆固醇肉芽肿常常发生于气化良好的颞骨。通过 CT 观察，过度的气化可能与缺乏有效的骨髓-气房分隔有关。血运丰富的骨髓可能提供连续的出血来源，导致囊肿形成[12]。形成囊肿的血运来源可能优先来源于位于气化良好的岩尖的新形成的血管[13]。

胆固醇肉芽肿内容物具有典型的大体和组织学特征。典型的囊肿内容物包括黄-棕色、黏性的胶水样液体，合并肉眼可见的闪亮的胆固醇结晶。那些棕色点状物被认为是含铁血黄素的代谢产物。绿-黄颜色是它的脂质内容的表现，脂质内容的反光特性形成胆固醇结晶。该囊肿的病理学特征为被异物反应巨细胞和包括圆形细胞、巨噬细胞和新生血管的纤维组织包绕的胆固醇结晶（图 126.3）。胆固醇肉芽肿不包括鳞状上皮或角蛋白碎屑。同先天性不类似，岩尖胆固醇肉芽肿进展缓慢，缓慢生长的囊性肿瘤侵袭骨质，一旦病变侵及硬脑膜和大脑，海绵窦，颈内动脉，眶，颅神经或听囊，将最终出现临床症状。

先天性表皮样瘤

颞骨先天性表皮样瘤可以原发于中耳，膝状神经节区，乳突，鳞部，岩尖，颈静脉孔或后颅窝。先天性表皮样瘤也被称作先天性胆脂瘤，角化病，原发性角质瘤，包涵囊肿和假性黏液囊肿，尤其是它们局限于中耳时[14]。先天性胆脂瘤或表皮样瘤的病理表现为鳞状上皮相关性囊肿，里面充满了角蛋白碎屑。除

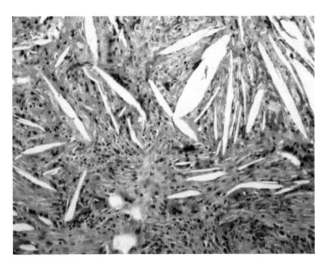

图 126.3 胆固醇肉芽肿的组织学表现。注意巨大的胆固醇结晶被异物反应以及巨细胞、巨噬细胞和纤维结缔组织包绕。

了外周包膜中度血管化的结缔组织，没有其他多余的真皮特征。1854 年 Von Remak 的理论认为这些肿瘤可能最初由静止的先天性鳞状细胞发展而来[15]。

根据 Schuknecht 的观点，先天性表皮样瘤发生于颞骨的 5 个部位：①岩尖；②中耳；③乳突；④小脑桥脑角（CPA）；⑤外耳道（EAC）[14]。

岩尖先天性表皮样瘤被认为是在胚胎早期头曲时期的位于破裂孔的封闭的上皮发展而来。与胆固醇肉芽肿相似，症状与肿瘤空间占位有关。当肿瘤已逐渐压迫咽鼓管、三叉神经或者内听道和其内容或者牵拉脑膜时，就会出现临床症状。先天性岩尖表皮样瘤可以侵犯中耳间隙。在这些肿瘤侵犯颅神经、大脑、眶、颈内动脉或扩展入中耳导致进一步听力下降或耳漏之前，这些肿瘤一直没有症状。听力下降是最常见的首发症状[16]。面神经的症状和表现包括面神经轻度瘫痪，面肌联动，抽搐和瘫痪是岩尖先天性表皮样瘤的第二个最常见的表现[17]。

认为中耳胆脂瘤是先天性发生的观点存在争议。认为咽鼓管功能不良，鼓膜被负压牵引，中耳感染和上皮自鼓膜造孔处移入是将上皮封闭入中耳间隙的因素。然而，Michael 清楚地显示在 54% 的妊娠 10 周胚胎中耳前上黏膜有表皮样形成[18]。在正常的颞骨发育，在妊娠 33 周时上皮样结构将经历退化。导致先天性胆脂瘤的原因被认为是上皮样结构没有退化，而是继续生长。

在鼓膜上或鼓膜内侧白色肿物的鉴别诊断还应包括岩尖先天性胆脂瘤侵及中耳，鼓环或鼓室盾板

骨瘤,鼓室硬化症,或者鼓膜上包涵囊肿。先天性表皮样瘤被认为是出生时即存在,并且继续生长。中耳先天性胆脂瘤通常在四岁时被发现,但是该病诊断的年龄跨度可以从婴儿到二十多岁[19]。先天性中耳胆脂瘤常常在例行体检或在给单耳或双耳听力下降或耳漏儿童检查时诊断。如果及早发现,会看见典型的上皮珍珠瘤位于中耳间隙的前上象限(图 126.4)。穿破囊壁的病变进展向外侧破坏鼓膜,导致细菌定植和耳漏。在中耳内的扩散导致疾病侵犯中耳、乳突和颞骨,导致慢性中耳炎和乳突炎。一旦反复的耳漏形成并侵犯中耳,将几乎不可能再区分中耳先天性或继发性胆脂瘤。先天性中耳表皮样瘤或胆脂瘤可能侵犯入岩尖,但是远没有该部位原发性胆脂瘤的侵犯范围广。另外,先天性中耳表皮样瘤通常因为传导性听力损失和耳漏而被较早发现。

先天性乳突胆脂瘤也被认为是胚胎时期发生的。患者没有反复中耳炎,咽鼓管功能不良和上鼓室凹陷。通常,乳突的表皮样瘤伴发听骨链受损或鼓膜穿孔导致的听力下降。随着逐步侵入中耳,乳突的表皮样瘤可能很难与中耳胆脂瘤区分。

颅内表皮样囊肿最常见于 CPA。先天性表皮样瘤总计占 CPA 肿瘤的 6%~7%。曾经认为位于 CPA 的肿瘤来源于多能胚胎细胞或听囊细胞移植。经常 30~40 岁发病,男性多见[20]。由于与颅神经紧密毗邻,CPA 先天性表皮样瘤经常伴发听力下降,耳鸣,或者眩晕症状。也可能发生面肌联动和进行性功能减弱的面神经症状。肿瘤诱发的脑膜渗出刺激三叉神经,

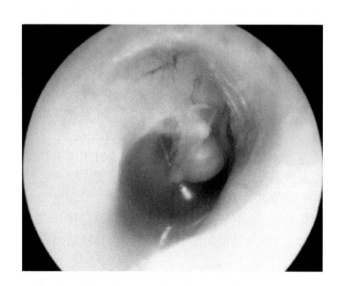

图 126.4　先天性胆脂瘤位于右侧完整鼓膜内侧的前上象限。

导致头痛。随着肿瘤生长,会出现小脑受压的症状,姿势不稳,共济失调,和构音障碍。病变向前上和下方扩展将影响第 5 颅神经和第 12 颅神经,增加颅内压力,因此导致头痛、恶心、呕吐和感觉减退[21]。由于它们导致中枢神经系统症状体征的特性,后颅窝先天性(原发性)表皮样瘤更容易被神经外科医生发现。

放射影像学

目前,放射影像学将颞骨病变的诊断和治疗带入了一个新的时期。MRI 可以精确地描述这些病变的软组织特性,发现其颅内侵犯、包绕颈动脉和乙状窦。CT 可以不但显示病变破坏和再生的特殊形态,还可以显示肿瘤与听囊、中耳、颈动脉、后颅窝和中颅窝之间的解剖关系。若不考虑现代医学包含的成本,在这个领域可以获得帮助医生形成正确的诊断和规划手术路径的全部影像学资料。岩尖病变的鉴别诊断可以通过观察 MRI 和 CT 的特性获得(表 126.1)。

由于 MRI 不同的刺激和捕获技术(T1 或 T2 加权)获得的数据可以明确颞骨病变的特性。未增强(没有对比增强)的 T1 加权像上的亮或者高信号提示存在高蛋白液体、血液、或者脂肪。常规自回旋 T2 加权序列上的亮或者高信号提示液体。由于胆固醇肉芽肿有顺磁性的高铁血红蛋白分解产物和分泌液体组成,它在 T1 和 T2 加权像上都是亮的(图 126.5)。静脉给与对比增强剂如钆剂并不能提供更多的信息。尽管因为新生血管的存在,胆固醇肉芽肿会轻度增强,由于在 T1 加权未增强像已存在亮的信号,所以这些增强信号通常并不明显。除了用于诊断,MRI 还可以用于随访外科引流后胆固醇肉芽肿是否复发。当术区出现不透明的物质,MRI 可以有效的区分是液体残留还是胆固醇肉芽肿内容物聚集,因为只有胆固醇肉芽肿复发才在 T1 加权像上显示亮信号。同样的表皮样囊肿在 MRI 图像上也有特征性表现。表皮样瘤通常为与脑组织等密度的影像,在 T1 加权像上为高信号。然而,与胆固醇肉芽肿类似,表皮样瘤在 T2 加权像是亮信号。同样与胆固醇肉芽肿类似,表皮样瘤不能被钆剂增强,但是相对于囊内,可见囊壁被轻度强化[22]。然而,如果囊肿被感染或有肉芽炎症,可以出现明显的对比强化。蛛网膜囊肿可能很难与表皮样瘤区分,两者都充满液体,都是低 T1,高 T2 信号。在这个病例,液态衰减反转恢复

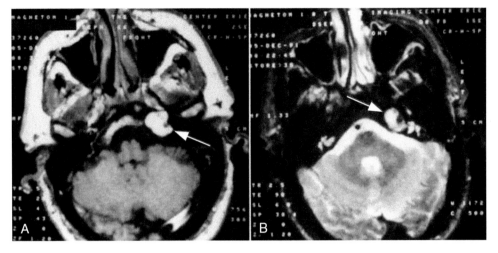

图 126.5　岩尖胆固醇肉芽肿，术前影像。(A)T1 加权 MRI 显示，左侧岩尖与脂肪同等信号的亮信号病变（箭头示）。(B)T2 加权 MRI 显示，左侧岩尖与脑脊液和外淋巴同等信号的亮信号病变（箭头示）。

表 126.1	胆固醇肉芽肿与表皮样瘤的影像学特征表现				
	MRI			CT	
病变	T1 加权	对比增强	T2 加权	骨质破坏边缘	对比增强
胆固醇肉芽肿	高信号	不增强	高信号	光滑	有时边缘增强
先天性表皮样瘤	高信号	不增强	高信号	光滑	不增强

注：CT，计算机断层成像；MRI，磁共振成像。

序列(FLAIR)可以帮助区分这两种病变，因为表皮样囊肿在 FLAIR 序列里信号是亮的，而蛛网膜囊肿不是。软骨肉瘤；乳腺癌、肾癌和前列腺癌的远处转移；黏液囊肿是其他岩尖部 T2 加权像上为亮信号的病变，并可以通过 CT 和 MRI 与表皮样囊肿进行鉴别诊断(见表 126.1)。

新的 MRI 脉冲序列被开发出来用于进一步鉴别岩尖部病变。FLAIR 序列除了游离液体如脑脊液被抑制外，与 T2 加权像相同。蛋白性液体，如大多数气房里的病变，保持亮信号。大多数肿瘤，包括表皮样瘤，在 FLAIR 序列上是亮的，就像在 T2 加权像上一样。弥漫成像是评价水分子布朗运动的方法。限制水的弥漫，就像表皮样瘤的蜡样变性一样，就会形成高信号亮度(图 126.6)。

对于岩尖病变，CT 扫描提供其他重要信息。胆脂瘤和胆固醇肉芽肿都是边缘整齐的肿块。在软组织窗，它们都呈现与周围脑组织等密度或者中等信号影。如果囊肿没有感染或肉芽组织侵犯，MRI 静脉增强不能明显增强或者提供更多的信息。然而，由骨窗运算获得的数据非常有用。颞骨气化良好提示病变可能是胆固醇肉芽肿。先天性胆脂瘤被认为抑制

颞骨正常的通气和发育，进一步影响颞骨气化。胆脂瘤的边缘硬化，被侵蚀，呈扇贝形。偶尔可见囊肿钙化。病变的位置和范围可以清晰地显示。可以辨认病变或肿瘤与听囊、听小骨、面神经、内听道、颈内动脉、颈静脉球和后颅窝的关系(图 126.7)。骨窗 CT 联合 MRI 和 MR 血管造影可以提供手术入路计划。

术前评估

对于先天性胆脂瘤或胆固醇肉芽肿的患者，应该基于最初的表现、症状和影像学发现给予预测诊断。应该询问患者耳科病史和以前的手术治疗。应该明确他们是否存在耳漏、听力下降、耳鸣、前庭症状、面部瘫痪或抽搐、复视、一时性黑蒙或一过性脑缺血发作。还应询问疼痛的部位和程度。

完成彻底的神经耳科学和头颈部体格检查。评估鼓膜和中耳腔的状态。检查面部和角膜的感觉以确定三叉神经是否受累。检查眼外肌运动的全部范围，仔细评价面神经功能，是否存在自发性收缩、运动减弱或联动。

完整的评价听功能，包括气导、骨导和言语测

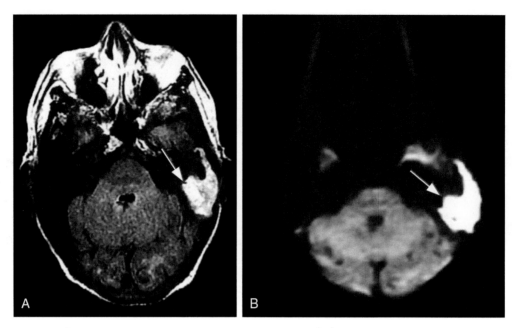

图126.6 左侧岩部表皮样瘤的 MRI 表现。(A)液态衰减反转恢复序列显示岩部和颞骨外侧亮信号(箭头示)。这可以排除蛛网膜下腔囊肿。(B)弥漫加权成像显示相同区域亮信号,可以判断极可能是表皮样瘤(箭头示)。

听。同时评价受累耳和未受累耳非常重要。手术可能需要封闭外耳道,这意味着丧失最大气导听力。在极少数情况下,需要牺牲耳蜗的功能以完整切除侵犯至此的胆脂瘤和先天性表皮样囊肿。因此,对侧耳应有正常的听力或者适合应用助听器康复。

放射学检查对于胆固醇肉芽肿和先天性表皮样瘤的诊断和治疗计划至关重要。这两种病变侵犯颞骨的病理进程相似,CT 和 MRI 对于形成诊断和治疗计划都非常必要。基于软组织和肿瘤或囊肿的液性内容产生的特征性信号,MR 可以明确鉴别诊断。在 CT 骨窗上可以区分肿瘤或囊肿,明确颞骨的气化间隙。气化良好的颞骨比硬化的颞骨更容易进行表皮样瘤的清理和胆固醇肉芽肿引流和通气。应该明确位于岩尖的病变与蝶窦的关系。向前朝向巨大的蝶窦扩展的肿物可以允许医生考虑经鼻-蝶窦入路进行处理。当病变引流可能位于听囊下方时,明确颈静脉球、面神经和听囊的关系至关重要。过于高位和向外侧的颈静脉球阻碍经面后迷路下间隙通往岩尖。在这种情况下,应仔细观察轴位和冠状位图像以确定颞骨的气化和解剖是否允许经耳道耳蜗下进路。

如果希望应用术中导航技术进行手术,医生将得到带基线标记的 CT 扫描影像。由于颅底包含一些骨性标志,可以用已知的解剖部位进行标注,前部入路的术中定位已是相当准确。然而,尽管术中精确度已达到小于 2mm[23],由于精确注册的技术问题,另外,进行耳蜗下或迷路下进路时在一个小的手术窗口操作,2mm 的误差可能就是灾难,所以术中导航并没有在侧颅底区域得到广泛应用。

岩尖的巨大肿瘤接近或包绕颈内动脉需要进一步评估。MR 血管造影对于术前评估血管的解剖关系非常有用。如果可能同侧的动脉术中需要牵拉、暂时阻断或者切除,必须明确通过 Willis 环从对侧来的血流是否足够。同侧颈内动脉球囊阻断试验可以提供可靠的数据以预测对于颈内动脉的操作或者牺牲掉颈内动脉的承受程度。然而,如果牺牲颈内动脉,仍然有 15% 的旁路供血正常的患者会发生卒中[24]。

基于体格检查和影像学发现的术前推测的诊断对于医生做出手术进路计划和最佳治疗方案非常重要。特殊的手术进路取决于推测的病变诊断;肿瘤或囊肿的位置;听力、平衡和面神经功能的状态;发生 CSF 的概率;颈内动脉和颅中窝、颅后窝脑膜的完整性。根据病变的性质、位置、病变的侵犯范围、CSF 的发生概率、患者的听力状态和面神经受累情况,医生可以判断整块切除或者彻底清理是否可能。认真的术前规划可以更加彻底切除复发性肿瘤,从而减少挽救性手术。

肿瘤接近面神经,解剖、引流、切除肿瘤或囊肿将使面神经处于危险境地时,术中面神经监护就是

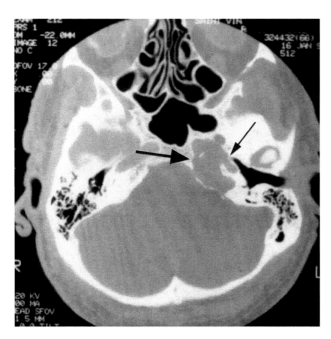

图 126.7　CT 骨窗扫描像显示一个左侧岩尖病变,边缘光滑,与脑组织密度相等(大箭头示),与胆固醇肉芽肿一致。注意与颈内动脉的关系(小箭头示)。

必须要使用的。由于大多数手术需要全身麻醉,避免使用肌松药。全身麻醉由吸入剂、麻醉剂和镇静剂维持。如果颈内动脉需要术中处理,需要检查血型和交叉配血以备输血。跟患者和家属交代手术的目的、风险和可以替代的方案。

手术方案

胆固醇肉芽肿

对于胆固醇肉芽肿和表皮样瘤的治疗不同。与真性囊肿不同,胆固醇肉芽肿的囊壁缺乏上皮覆盖。因此,无须彻底清除囊肿以防止复发或肉芽扩展。只要保持足够的引流和通气,囊肿将不会复发。也就是说,并不是所有的胆固醇肉芽肿都需要手术。由于胆固醇肉芽肿临床进展缓慢,小的、没有症状的、或者症状可以忍受但是难以切除的囊肿治疗方案可以是规律的临床随访和序列放射学影像检查观察。一些已经发表的包括长期随访观察的患者,临床症状和囊肿的大小常常保持稳定[11,25]。

岩尖胆固醇肉芽肿的特殊外科处理取决于患者手术时的听力学状态和肿瘤与周围神经血管的解剖关系。当患者没有可用听力,良好的手术暴露变得比保护残留的耳蜗前庭功能更加重要(表 126.2)。因此,当感音神经性听力损失听阈大于 70dB 并且言语识别率低于 30%,胆固醇肉芽肿的引流经迷路进路或者经耳蜗−迷路联合进路。经迷路进路提供了比单独面后迷路下进路更大的暴露。通过颞骨在颈内动脉上或者下方解剖,增加岩尖的通气。如果需要增加暴露,就需要牺牲耳蜗。

如何处理有可用听力患者,有两种理念。一部分医生认为彻底清除囊壁可以最好地防止囊内容物再聚集。手术入路包括联合中、后颅窝或颞下窝入路的技术以到达病变。复发率低,当囊肿全部被切除,无需支架支撑[25]。缺点是可能穿过脑膜,由此导致后续并发症,包括脑脊液漏和脑膜炎。然而,大多数作者,包括我们自己,更加倾向于在囊腔内放置一永久性支撑架将囊腔内容物持续引流至中耳腔或气化的乳突。这种引流可以经鼻腔放置蝶窦和鼻咽部。经颞骨入路的选择是经乳突迷路下或者经耳道耳蜗下。从 20 世纪 90 年代,经耳道耳蜗下进路取代了经迷路下进路,因为甚至在颈静脉球高位的情况下,经耳蜗下进路都可以完成引流[26]。两种进路的成功率和完成率相似。总之,应用微创技术可望 80% 的患者实现症状缓解[27]。永久支架支撑引流的长期效果缺点是高达 15%~60% 的复发率,常常伴随支架的阻塞[28]。老的文献报道经筛窦、蝶窦入路引流的复发率高达 60%。最近,Brackmann 和 Toh 的回顾性研究报道经颞骨引流的结果令人鼓舞,放置支架支撑的患者,仅有 3% 的复发率[27]。

经中颅窝进路或经中颅窝锁孔入路可能提供足够的暴露,但是我们并不推荐使用,因为这对于通过支架支撑保持囊腔与乳突腔和咽鼓管的通气和引流非常困难[29]。然而,如果一旦引流成功,复发率与经迷路下进路相似[27]。经中颅窝进路联合支架支撑是一个有价值的选择。

经蝶窦引流对于胆固醇肉芽肿与蝶窦后壁紧密毗邻的患者来说是一个可以替代的选择。这种技术最早被 Montgomery 于 1977 年描述,手术通过对侧外筛窦切除进路完成[30]。外科解剖学知识和应用现代手术器械如鼻窦内镜可以经鼻内镜直接通过蝶窦到达岩尖。然而,通过该入路不能维持一个开放的瘘管引流可能导致囊性病变复发。术中导航联合内镜手术可能提高对囊肿的引流;在避免损伤鼻窦壁外侧重要结构的同时获得更彻底的引流[31]。

微创神经内镜技术的发展为不久的将来切除岩

表 126.2	胆固醇肉芽肿和表皮样瘤的治疗策略		
胆固醇肉芽肿			
听力好		听力差	没有症状/症状可以忍受但是难以到达
彻底切除	引流		
没有支架支撑	有支架支撑	有或没有支架支撑	
颅中窝+颅后窝	耳蜗下	经迷路	观察
颅中窝+经岩尖	迷路下	经听囊	序列磁共振或 CT 检查
	颅中窝		
	经蝶窦		
表皮样瘤			
保留听力		牺牲听力	
开放式乳突根治		经迷路	
耳前进路颞骨下+颞下窝入路		经耳蜗	
颅中窝+枕部		经听囊	

尖斜坡区肿瘤提供了有效的选择。扩大的内镜入路提供了切除岩尖肿瘤的良好入路，已经被应用于岩骨前部的胆固醇肉芽肿或其他疾病的引流。目前，由于缺乏足够的随访病例，还很难预测这种入路对于岩尖的肿瘤是否合适。这个手术包括双侧蝶窦开放术和上颌窦后壁开窗，并且磨除包绕颈内动脉的岩骨。向外侧移位颈内动脉可以获得进入岩尖部的更大的通道。完成肉芽造口进入蝶窦。Kassam 和他的同事通过扩大经鼻内镜进路切除岩尖斜坡区肿瘤的经验提示可以用这种方法切除胆脂瘤和胆固醇肉芽肿[32]。新的经鼻内镜进路是否可以提供永久的引流和降低复发率还有待观察。

岩尖表皮样瘤

相比于胆固醇肉芽肿，表皮样瘤必须彻底清除；如果肿瘤残留，则会再长。然而，肿瘤经常非常紧密的与周围的神经血管和脑膜毗邻。肿瘤囊腔小的裂口会导致炎症反应，使肿瘤与周围结构粘连。彻底清除肿瘤需要承担相当的风险，因为表皮样瘤经常包绕重要结构。耳鼻咽喉科首诊的患者中，大部分（85%）患者颅神经受累。听力下降、前庭功能缺陷和面部运动减弱是最常见的症状，其次是第 V 和第 VI 颅神经功能障碍。除了影响神经，肿瘤经常影响主要血管（80%），包括 50% 的患者累及颈内动脉[33]。

尽管肿瘤与神经血管结构关系紧密，彻底地切除肿瘤非常重要。如果医生为了保护颅神经的功能而遗留肿瘤表皮在这些区域，将很可能复发。最终，颅神经功能缺失将不能避免因为挽救性手术将可能导致更多的病变和功能牺牲。总之，表皮样瘤切除术的目的就是安全而且彻底地切除肿瘤，这些可以通过充分的术前规划和完美的手术暴露实现。

为了岩尖部的暴露，我们推荐经迷路进路。如果医生需要颈内动脉的良好暴露，可能需要转换为经耳蜗进路。Fisch 描述的经听囊进路需要封闭外耳道，清除鼓膜和听骨链，将面神经向前移位[34]。在 House 和他的同事们最初描述的经耳蜗进路里，面神经需要向后移位[35]。这些进路的缺点是牺牲了耳蜗和听神经的功能，有脑脊液漏的风险，面神经移位导致的面瘫，可能导致高达 75% 的患者面瘫[36]。为了避免这些并发症，一些医生主张用经颅中窝进路。

如果耳蜗完整而且功能正常，如果开放式乳突根治径路可以足够开放和可以达到彻底清除病变，我们倾向用这种方法来治疗先天性表皮样瘤。这需要颞骨气化良好并且鼓室盖较高。不幸的是，先天性表皮样瘤的患者经常发生于气化很差，硬化的颞骨，因此很难在保护耳蜗完整的前提下彻底清除病变。需要通过牺牲耳蜗和听力增加暴露。

有时，造一个大的口对于表皮样瘤来说并不足以治疗该病和让患者安全。当彻底清理导致脑脊液漏，当脑膜或颈内动脉暴露在开放的腔里有干裂的风险，或者当表皮样瘤腔的造瘘口变成一个很窄、迂曲的间隙，导致术后检查和清理非常困难，彻底切除肿瘤就非常必要。在这种情况下,全部肿瘤和他的覆盖表皮就要全部清掉,伤口予以填塞封闭。

手术技术

鼓室外耳道入路处理先天性中耳胆脂瘤

这条入路适用于典型的位于中耳前上象限的孤立的先天性中耳胆脂瘤。患者仰卧位躺在手术床上,头偏向对侧。在显微镜下,在耳道的 4 个象限注射含 1:100 000 肾上腺素的 2% 的利多卡因 (塞洛卡因)。对于儿童,麻醉液浓度稀释一半。给与足够的局麻药和血管收缩剂后,掀起鼓膜外耳道皮瓣,皮瓣基底在下方。从外侧向鼓环的方向,从 3 点到 9 点做切口。掀起鼓膜外耳道皮瓣从后上象限进入鼓室。将鼓膜包括松弛部仔细的从盾板和锤骨短突掀起。用非常锐利的镰状刀和弯钩切开锤骨柄后方的薄层黏骨膜。将鼓膜向下方鼓膜脐的方向牵拉以暴露上皮肿瘤(图 126.8)。鼓膜向下方解剖的程度取决于肿物的位置和大小。用吸引器、左弯小勾和弯凿小心地将肿瘤从附着的骨质和听骨链游离,切除(图 126.9)。特别小心要完整地切除上皮珍珠瘤,而避免将角蛋白在中耳和乳突内溢出。一旦肿瘤被切除,就要检查听骨链的完整性和活动度,仔细检查鼓膜是否有撕裂或穿孔。若有缺陷,用一小片湿的明胶或者结缔组织瓣放置在内侧用内置法修补。复位鼓膜至解剖学位置。用丝套放置在鼓膜表面,用蘸有油膏的棉球支

撑。用蘸有抗生素滴耳液的吸收性明胶海绵填塞外耳道。

更大一些的原发性胆脂瘤占据上鼓室可能要求通过乳突皮质切除获得更多暴露。继续向前磨除颧弓根的骨质以暴露砧骨体和锤骨头。位于这个部位的肿瘤常常会导致传导性听力损失。为了进入上鼓室前部,可能需要取出砧骨和锤骨头。如果有任何上鼓室的病变不能完全清理,需要去除外耳道后壁。听骨链重建已在第 114 章综述。当囊肿的表皮样上皮破裂进入中耳或者外耳道,原发性中耳胆脂瘤就很难与慢性中耳炎继发胆脂瘤鉴别。外科处理方案取决于中耳乳突内胆脂瘤基质的范围和位置。这些问题在第 115 章综述。

经耳道耳蜗下进路

由于对岩尖病变开放有限,这条引流进路更加适合于胆固醇肉芽肿,而不是表皮样瘤。这条进路适用于当颈静脉球高位阻碍面后迷路下进路足够暴露时。这个手术的优点是使硅胶引流管阻塞的问题可以通过下方鼓膜造口术得以解决[3]。

全麻生效后,将头部转向对侧。面神经监护贯穿手术全程。显微镜下,在外耳道的 4 个象限注射含 1:100 000 肾上腺素的 2% 的利多卡因,与耳后切口一样。彻底止血后,从骨性外耳道中部 12 点和 6 点向外侧做外耳道皮瓣。切口在耳甲腔软骨处停止,两个切口垂直相连,形成以长的耳甲腔皮瓣。行耳后

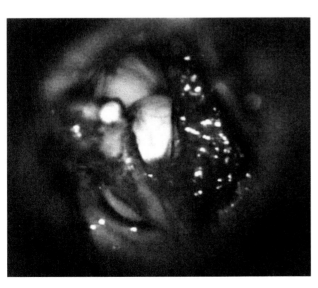

图 126.8　蒂在下方的鼓膜外耳道皮瓣被掀到鼓膜脐部,暴露封闭的角蛋白珍珠瘤。

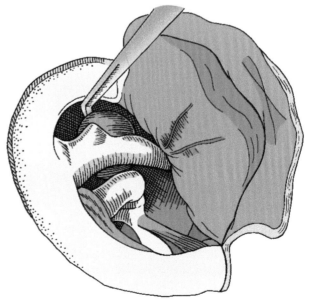

图 126.9　右弯小勾和凿用来清除角蛋白珍珠瘤。

切口,掀起外耳道后壁皮瓣至耳内切口的水平。气管切开带子穿过耳道,将耳郭翻向前方。

在 10 点处做鼓膜外耳道切口(右耳),从鼓环向外侧倾斜。外下方的鼓膜外耳道皮瓣在外耳道壁的突出的地方切开(图 126.10)。掀起外耳道皮瓣至鼓环水平。自后方进入中耳,将鼓环掀起形成基底在上方,蒂在鼓膜脐部的皮瓣。耳道前方、后方、下方的骨质向下鼓室扩大。当磨除外耳道后壁的骨质时,应注意避免损伤面神经垂直段。如果将鼓索神经作为解剖的后界,将会避免损伤面神经(图 126.11)。磨除下方的鼓环以暴露下鼓室气房。继续向下磨除以暴露颈内动脉膝段和颈静脉球。后上的解剖界限为圆窗。继续解剖由前方的颈内动脉,后方的颈静脉球和上方的耳蜗低转组成的三角形区域。在尸体上测量的数据,这个操作窗的平均尺寸为 9.4mm×7.3mm。有时,大血管之间的间隙很小,小于 5mm,因此,限制了该条入路仅仅应用于活检和引流,而不是切除胆脂瘤[26]。先用切割钻,再用钻石磨钻向内侧和稍上方解剖(图 126.12)。这将完成耳蜗下方,颈内动脉前下方的解剖。

胆固醇肉芽肿外侧的气房常常显示为黑色。一旦进入囊肿,即可见到典型的稠的黄褐色液体和胆固醇结晶。保持颈内动脉和颈静脉球在视野里,扩大通往囊肿的瘘管,用杯状钳清理囊壁外下方的表皮。清理囊腔内的液性内容,在颈内动脉,颈静脉球和耳蜗基底转的范围内将开口尽量扩大。用杆菌肽-盐溶液冲洗囊腔。如果囊肿为多囊或者手术径路暴露有限,内镜可能有所帮助。鼻窦内镜(2.7mm)或者耳内

镜(1.9mm)可以看到囊腔病变的隐藏部位。联合吸引和冲洗,内镜可以方便地清理和有效地引流分离的胆固醇肉芽肿和清理局限在岩尖下方的胆脂瘤[37]。

这个区域用硅树脂或硅橡胶管支撑和引流。如果没有,可以将硅橡胶片(0.02 英寸)切成长方形,卷成一个圆柱体(图 126.13)修剪硅橡胶管的下方和外侧以使它完全置于中耳和下鼓室。将蘸有抗生素的明胶海绵放置在新形成的下鼓室和新的骨性外耳道的内侧底壁。鼓膜外耳道皮瓣复位至其解剖位置。将一小片筋膜放置在鼓膜外耳道皮瓣内侧,向外侧外耳道方向扩展,以覆盖可能的鼓膜缺损。带有抗生素的明胶海绵沿外耳道皮瓣放置在鼓膜外侧。确认后

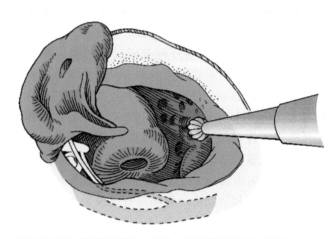

图 126.11　掀起基底在上方的皮瓣暴露鼓岬和下鼓室,应用切割钻去除外侧耳道壁的突起和下方鼓环以进一步暴露下鼓室。注意避免损伤面神经垂直段。

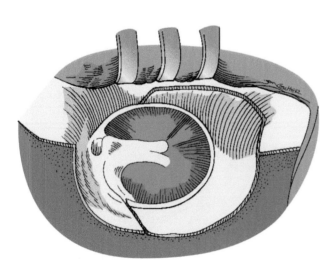

图 126.10　基底在上方的鼓膜外耳道皮瓣被切开,突起的前上方骨质将被去除。

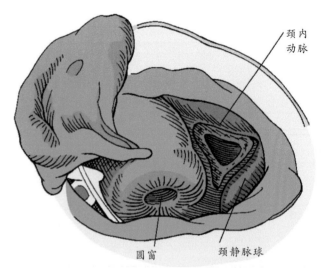

颈内动脉

圆窗　　颈静脉球

图 126.12　用钻石磨钻去除下鼓室的气房。解剖的界限:前方为颈内动脉,后下方为颈内静脉,上方为耳蜗基底转。

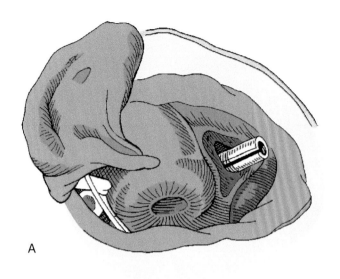
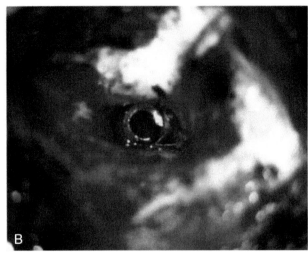

图 126.13　(A)一个卷曲的硅橡胶片放置在囊腔到下鼓室之间造瘘管的开口。(B)硅橡胶片在位。

耳甲腔皮瓣平整地铺放在外耳道后壁后,将耳郭恢复其解剖位置。外侧的软骨外耳道用玫瑰花蕾形填塞,用吸收性明胶海绵或 Merocel 海绵。耳后切口用 4-0 再吸收线缝合皮下组织,5-0 快速吸收线皮内缝合,用 Steri-Strip 无菌条覆盖伤口,给与无菌乳突包扎。

经耳道耳蜗下入路需要保留乙状窦,在耳蜗下磨除骨质,有导致并发症的可能。改良的方法是只暴露颈内动脉,在耳蜗的前方开窗,因此认为可以减少损伤颈静脉球和圆窗的风险。增加安全的代价是减小操作空间,由传统的耳蜗下进路的 7.3mm×9.4mm 开窗变为平均 4.7mm×3.2mm[38]。

面后迷路下进路

患者仰卧位,头偏向对侧。耳后 1cm 的头发剃掉,常规准备耳部。带有 1:100 000 肾上腺素的 2% 利多卡因在耳后沟后 2cm 的皮肤浸润。在皮肤行曲线形切口。自乳突皮质掀起纤维骨膜组织瓣,置入自保持乳突牵开器。完成彻底的经皮质乳突根治。减压乙状窦,乙状窦后方 1cm 的骨质要予以去除。暴露、雕刻外半规管。鼓窦入口要开放得尽可能大,使上鼓室和中耳腔的通气尽可能好。如果鼓窦入口与中耳上鼓室的通气不够充分,可以通过开放面隐窝进一步增加中耳的通气引流。用磨砂钻轮廓化后半规管,辨认面神经垂直段,保留神经表面的薄骨片以保护神经。去除多余的骨质以暴露乳突尖和二腹肌嵴。

用切割钻,磨除面神经垂直段后方的气房。向前内侧方向解剖,乙状窦与颈静脉球延续处必须明确。

必须没有颈静脉球高位,才能通过此路径获得足够的通道。这种解剖变化可以在术前骨窗 CT 得以确认。在颈静脉球高位的患者,手术入路应该转换为耳蜗下进路[26]。向后压乙状窦可以增加获得岩尖囊肿的进路必需的暴露和角度。一旦囊肿开放,将其内容物清理。用杯状钳彻底去除囊肿后外侧壁的表皮。通过发现以下标志确定将引流口开放至最大:前面是面神经,上方是后半规管壶腹部末端,后方是后颅窝脑膜,下方是颈静脉球。

用杆菌肽溶液冲洗囊腔,将一硅橡胶管或将硅胶片卷成圆柱,修剪成合适的长度以放置在乳突根治术腔的下方(图 126.14)。耳后切口用 4-0 可吸收线缝合,行无菌乳突包扎。

经迷路进路

经迷路进路岩尖部引流与切除听神经瘤一致。(第 124 章)当听力严重受损或丧失时,可以采用这一进路。乙状窦后 1cm 的骨质要去除,磨薄中颅窝鼓室盖。完成完全迷路切除。将内听道仔细轮廓化,注意不要进入内听道的脑膜,后颅窝或者中颅窝。

移除砧骨,磨除砧骨窝以尽可能增加乳突和上鼓室沟通的间隙。如果解剖允许,在内听道的上方磨一沟,如果有耳道上气房,可以通过这些气房获得到达岩尖的通路。必须注意避免面神经迷路段的损伤。

用磨砂钻去除内听道下方的骨质(图 126.15)注意颈静脉球的位置。当在颈静脉球上或内听道下方操作时,应该非常小心。耳蜗导水管在这个区域进入

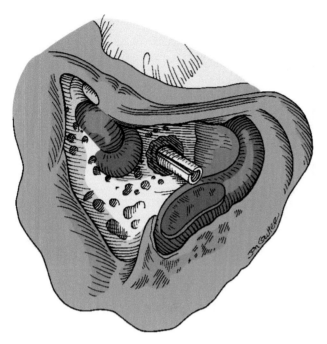

图 126.14 面后迷路下进路。完成经皮质乳突根治,辨认鼓窦、后半规管,面神经,二腹肌嵴和颈静脉球。乳突和囊腔之间的硅橡胶管提供通气和引流。

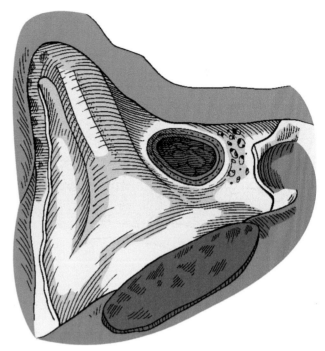

图 126.15 经迷路进路岩尖。内听道轮廓化形成以围绕听神经孔的自下至上方向的沟槽,注意避免损伤耳蜗导水管和颈静脉球。可以看到面神经迷路段。

前庭,进入耳蜗导水管将会导致伤口的脑脊液漏,这种情况缝合非常困难,可能需要用脂肪或肌肉填塞。如果不能与囊腔形成密不漏水的封闭和缝合,就不能进行胆固醇肉芽肿的引流,而是将腹部脂肪填塞入囊腔,用肌肉填塞入上鼓室。

　　岩尖的内听道下暴露应将囊肿引流和通气充分。更大一些的暴露可能更多地去除囊肿的表皮。如果形成开放较大的瘘管,导管或硅橡胶片引流就不是必需的了。用杆菌肽溶液充分冲洗。分两层缝合皮肤,无菌乳突包扎。

经耳蜗进路

　　经耳蜗进路适用于岩尖斜坡区巨大肿瘤伴听力丧失。它是经迷路进路的改良术式,后者将外耳道封闭成一囊袋。行开放式乳突根治,去除乙状窦的顶,暴露中颅窝和后颅窝的脑膜。辨认内听道,将面神经从茎乳孔减压至内听道。从面神经管中游离面神经,并将其向后移位。这需要辨认和牺牲岩浅大神经(GSPN)。从膝状神经节游离后,成功松解迷路段、鼓室段和垂直段面神经,并将其向后移向后颅窝脑膜的方向。用胶水固定面神经。磨除耳蜗和面神经管,暴露颈内动脉垂直段。前方的暴露需要磨除外耳道

前壁,并将下颌关节向前移位。这样,颈内动脉垂直段就暴露出来了。最后,用肌肉、速即纱和腹部脂肪封闭咽鼓管,用颞肌瓣覆盖术腔。

　　尽管这条入路非常安全,暴露很好,但是经常导致颅神经彻底瘫痪。例如,分析66例病例资料,面神经移位的患者全部面瘫,只有5%的患者在1年后恢复正常的面神经功能。大多数患者(60%)恢复到面神经H-BⅢ级。其他术后并发症包括第Ⅳ(6%)和第Ⅵ(9%)颅神经功能受限。

鼓室乳突彻底清理

　　岩尖表皮样瘤或胆固醇肉芽肿可以囊袋突入或引流直接进入中耳腔。这条入路必须行开放式乳突根治术。能否进行听骨链重建取决于病变的位置,术前听力状态和所行术式。

　　患者仰卧位,头偏向对侧。剃除耳郭上方和后方的头发,患耳常规准备、消毒、铺巾。若行开放式乳突根治术,在耳道内行长的Koerner瓣。行耳后切口,继续解剖进入外耳道。掀起外耳道后皮瓣,用气管切开带子穿入外耳道进行牵拉。将耳郭牵向前方。行经皮质乳突根治术。因为这条入路直接指向前上鼓室区,所以避免形成大的乳突腔。因此,除非颞骨气化良好

而且黏膜存在病变,不需要大范围去除乳突尖和窦脑膜角的骨质。

辨认鼓窦入口,外半规管和砧骨。然后将注意力转向外耳道。掀起鼓膜外耳道皮瓣,辨认和分离砧镫关节。去除砧骨,如果没有胆脂瘤侵犯,则保留备用。去除外耳道后壁,去除前后桥墩。磨低面神经嵴至外耳道水平。用锤骨剪刀剪断锤骨颈,去除锤骨头。继续向前磨除颧弓根。辨认膝状神经节,沿岩浅大神经继续解剖。如果需要向下扩大暴露,可见将锤骨和鼓膜张肌腱一起去除。尽管也可用于胆固醇肉芽肿囊肿的引流,鼓室乳突进路主要用来处理该区域的胆脂瘤(图 126.16)。

岩尖表皮样瘤的侵蚀和扩张性生长的特性容易导致干音神经性耳听力损失。如果术前耳蜗的功能已经下降(言语识别阈 > 70dB,言语分辨率 < 30%),可以通过继续切除耳蜗获得更大的暴露。这个步骤开放的下界是咽鼓管和颈内动脉膝部。通过或平行耳蜗的平面继续磨除骨质。避免损伤耳蜗轴的近端和内听道的外侧端以防止脑脊液漏。岩尖胆脂瘤的内容需要用钝头的器械清理,如吸引器、杯状钳、刮匙和光滑的剥离子。上皮基质常常被完整保留(图

126.17)。用杆菌肽溶液充分冲洗囊腔。

尽管当移除或清除表皮样瘤或胆脂瘤时应用轻柔的外科技术,由于脑膜变薄,还是可能发生脑脊液耳漏。另外一种情况,当颈内动脉被明显暴露,经上鼓室岩尖清理进路可能需要转换为术腔填塞,因为在术后囊腔里动脉外膜会干燥,需要软组织覆盖和保护。常规用颞肌或腹部脂肪填塞术腔。如果由于脑脊液漏,颈内动脉大的暴露,脑膜过分暴露,必须进行术腔填塞时,必须努力彻底清除肉芽肿的壁和表皮样基质内衬。外耳道用两层技术封闭(见第 125 章)。腹部脂肪块用来封闭脑脊液漏和填塞术腔非常有用。将颞肌的后部分离,向下旋转,将其缝在胸锁乳突肌和它后部皮肤的皮下组织上。

如果耳蜗功能没有牺牲,可以进行听骨链重建。这些技术在第 114 章综述。当进行彻底清理步骤时,表皮样瘤的囊腔用连续的浸有抗生素油膏的纱条填塞。填塞纱条通过外耳道放置入上皮囊肿腔的深部。在上皮间隙和乳突腔继续填塞,将 Koerner 瓣向后固定。关闭耳后切口,4-0 可吸收线缝合皮下组织,5-0 快速吸收线缝合皮肤,用 Steri-Strips 消毒小条支撑。

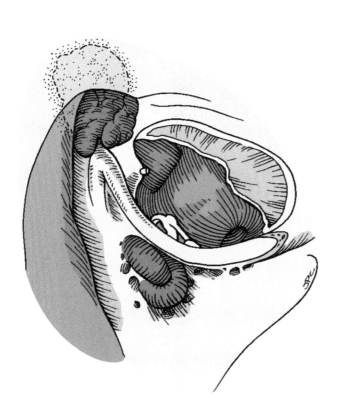

图 126.16　鼓室乳突彻底清理。开放式乳突根治用来暴露前上鼓室和岩尖胆脂瘤。沿岩浅大神经解剖,通过开放颧弓根气房开放岩尖。

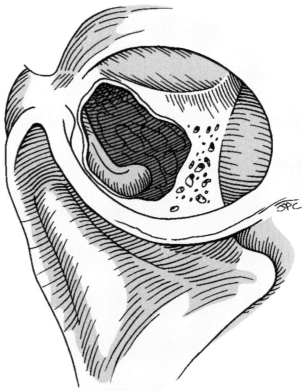

图 126.17　经耳蜗进路到岩尖。表皮样瘤的内容物被切除,遗留基质囊壁衬里完整。

无菌包扎乳突。

耳前颞骨下颞下窝进路

这条入路适用于需要彻底切除岩尖部胆固醇肉芽肿或表皮样瘤时。如果术前耳蜗功能存在,应保留其听功能。患者仰卧位,头偏向对侧耳。限制颈侧面转动,同侧肩部放置一卷轴以提供额外的转动。头皮的外侧面备皮形成带状。用 Mayfield 头部固定器的钉三点固定患者头部。用曲线画出耳前切口朝向额部发迹(图 126.18)。含 1:100 000 的肾上腺素的 1% 利多卡因溶液在计划的切口注射。切开皮肤,在颞肌筋膜水平解剖。向前后游离皮瓣。前方,一定要保护面神经的额支和颞支,需要切开这个区域颞肌深部筋膜,这个区域正好在颞部脂肪垫的上方。在深层颞肌筋膜水平下方继续向前下解剖,保护前部皮瓣内的额支不要被切断,尽管它仍然会被牵拉(图126.19)。触到颧弓和其根部,切断颧弓上方和下方的附着骨膜,游离颧弓和其根部。用 Freer 或 Adson 剥离子,分离颧弓内侧的肌肉附着,使其游离。

沿颞肌附着的边界将其切开,保留沿颞线上方纤维附着,以便随后的固定和伤口关闭。将颞肌的后方、上方和前方切开,从颞窝掀起。基底在下面的颞肌被很好地解剖进入颞下窝。

颧弓连同关节窝的外侧和颞骨颧突的一部分整体切除。这样可以将蒂在下方的颞肌瓣进一步牵拉,更好地暴露颞下窝(图 126.20)。

如果必须到达颈内动脉的垂直段和膝部,切除下颌关节髁突。掀起下颌关节髁突的周围软组织。经常遇到静脉丛出血,但是可以用双极电凝控制。将髁突颈与周围骨膜游离,用往复锯或者矢状摆锯切除骨质。如果不需要暴露颈内动脉近侧端,从关节窝内切除颞颌关节囊和半月板,将髁突牵向下方。

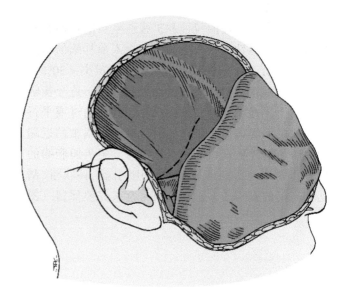

图 126.19　掀起前部皮瓣。通过切开颞部脂肪垫上方的表面和深层颞肌筋膜保护面神经额支。

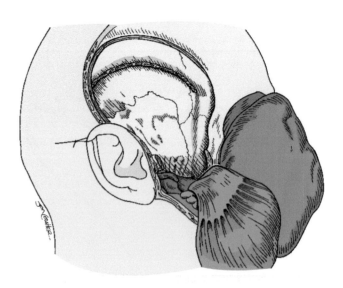

图 126.20　颧弓和关节窝被切除。颞肌被向下牵拉,蒂在其起点。

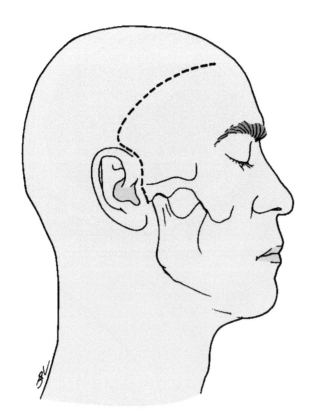

图 126.18　耳前颞骨下窝入路切口。

继续颞骨下切除术,以颞下窝为中心切开颅骨,颅骨切开的下缘越低越好(图 126.21)。此处颅底的结构包括颞骨鳞部下部,岩部的一部分,蝶骨的后部,用切割钻去除这些骨质。将中颅窝脑膜向内侧掀起,沿前后方向分离到达岩上窦位置。用 Greenberg 牵开器将颞叶轻轻掀起向上牵拉。辨认脑膜中动脉用双极电凝止血。辨认三叉神经的下颌神经。沿中颅窝底,辨认岩浅大神经,作为膝状神经节的标志。膝状神经节也可以作为耳蜗的上部标志。然后切断岩浅大神经,避免面神经牵拉伤。在这个区域进一步磨除骨质,先用切割钻,再用磨砂钻,开始暴露颈内动脉。

颈内动脉水平段必须解剖出来,以供辨认,牵拉或可能暂时的钳夹。用电钻或咬骨钳去除面神经管裂孔与棘孔之间的骨质,去除颈内动脉顶壁的骨质。

解剖颈内动脉的外侧暴露鼓膜张肌和咽鼓管。横断咽鼓管,如果颈内动脉向前外移位,将其软骨部缝扎。

继续在岩尖的中间部分磨除骨质。在这一步,扩张性生长的肿瘤和囊肿即将暴露(图 126.22)。进入该区域,清理其内容物。一旦只剩下空腔,就应小心翼翼的清理上皮基质或囊肿壁。当从动脉壁上清除囊肿上皮时必须非常小心,因为颈内动脉壁和外膜上可能存在撕裂。从脑膜上清理囊壁时也应非常小心。必须确认脑膜完整,以防止术后脑脊液漏。当全部囊壁被清除,用杆菌肽溶液充分冲洗术腔。剩余的术腔缺损用腹部脂肪填充。外侧颅骨瓣复位至其解剖位置,用微型夹板固定或者用 2-0 Vicryl 线缝合,用 2-0 Vicryl 线将颞肌牵拉至填塞位置。将颧弓复位用微型夹板固定或者缝合固定。将皮肤分 3 层缝合,无菌加压包扎。

扩大内镜经鼻进路

从写该书第一版开始,匹茨堡大学医学中心的外科医生们开发和熟练经鼻内镜技术,利用该技术可以直接到达垂体,前颅底,颞下窝和后颅窝。这些外科技术使得无论蝶窦发育如何都可以适合从前方获得到达岩尖的入路[32]。蝶骨切除在颈内动脉内侧进行。岩尖是进入和引流胆固醇肉芽肿的地方。

术后处理

术后即刻护理的强度取决于手术的范围,颅神经、颈内动脉、脑膜和听囊是否受影响或受损。胆固

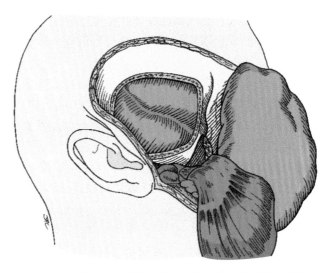

图 126.21 完成额骨颞骨切除,提供到中部(颞骨下)和颞下窝的进路。

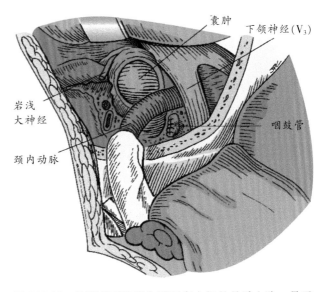

图 126.22 将颞骨下脑膜和颞下窝之间的骨质去除,暴露 V₃,切断岩浅大神经,可以减压颈内动脉。这种暴露可以完成引流不成功的岩尖胆固醇肉芽肿或听功能完好的孤立的表皮样瘤。

醇肉芽肿经耳蜗下或迷路下引流的患者可以在当天或第二天出院,取决于患者对手术的忍受程度和对全麻的反应。术后 7~10 天取出耳道填塞,去除耳后 Steri-Strips 无菌小条。如果覆盖鼓膜外耳道皮瓣的耳道深部充满明胶海绵,应用抗生素滴耳剂 1 天 2 次。每 2~3 周复查一次,用吸引器吸出残留的吸收性明胶海绵,确认外耳道下壁愈合。几周后,可以评价中耳。外耳道下壁和下鼓室愈合需要 4~6 周。在此期间,监测患者中耳以解决术后浆液性渗出。若考虑患

者中耳通过咽鼓管通气功能减弱，可以在鼓膜前上象限鼓膜切开放置通气管。完全愈合后行听力学检查，评估术后听力。

如果用脂肪和颞肌填塞术腔，伤口保持加压包扎。术区不常规放置引流。然而，如果取腹部脂肪，腹部伤口需要放置 Penrose 引流。一旦引流减少即可去除引流。对于可以通过造口术完全达到完全清理病变的先天性表皮样瘤的患者，术后第二天去除乳突包扎。在外耳道口放置一个棉球，以防血液血清渗出，并经常更换。术后 7~10 天，去除耳后 Steri-Strips 无菌小条和耳内连续填塞的纱条。取出填塞，直到遇到明显的阻力或者少许出血。常规给与抗生素滴耳剂，剩余的填塞在随后的几周内取出。尽管可以给与口服止痛药缓解疼痛，不用口服抗生素。

患者所需的扩大解剖或切除存在脑脊液漏、损伤颅神经、听囊、颈内动脉、脑膜和脑的风险。要密切观察患者与这些神经血管相关的症状或表现。当发生脑脊液漏或行颞骨下入路手术后，要经常监测患者的神经状态。评估患者的中枢神经表现和脑膜炎证据。这要求经岩部或颞骨下颞下窝入路全部切除胆固醇肉芽肿或表皮样瘤的患者常规要住院观察几天。要观察患者伤口是否存在感染、皮下血肿、脑脊液聚积、耳漏或者鼻漏。关于颅底进路的细节在第 102 章总结。

存在或者进行性面神经瘫痪需要支持治疗。特别注意保护角膜，眼轮匝肌功能减弱合并症状性兔眼的患者，应白天应用人工泪液，晚上应用眼药膏。如果常规的单独滴眼不足以缓解眼干和溢泪，可以应用透明湿房镜。如果面瘫存在一段比较长的时间，可以在上眼睑内放置金片以协助关闭眼裂和保护角膜（见第 121 章）。眼溢泪导致持续红斑需要眼科就诊。

如果术前前庭功能存在，有意或者无意地进入听囊会经常导致眩晕。应该采取对症处理，如吩噻嗪类药物和氟哌利多。康复运动有助于前庭中枢功能恢复。咨询理疗科开始康复治疗计划。生理上，年轻患者容易适应一侧中枢前庭功能丧失。在我们研究所，持续表现为不能代偿的平衡障碍患者将被推荐到前庭康复物理治疗师那里进行门诊治疗。他们治疗方案的主要内容是应对策略和前庭康复训练。

如果进行听力保护，大约术后 1 月要进行术后听力学检查。除非手术在巨大的乳突腔内造口，非常有必要行放射学检查监测复发。因为肿瘤和囊性病变的骨性破坏的边界光滑，CT 可以有效地评价术腔

的变化。不管手术采取的是引流方式还是切除后填塞，术后 3 月的 CT 扫描可以提供将来对照的基线资料。MRI 确实对术后随访非常重要（图 126.23）。尽管 CT 扫描显示病变稳定，如果怀疑病变复发，MRI 可以鉴别组织变化。如果术腔用脂肪填塞，脂肪抑制 MRI 技术可以用来准确地评估骨性术腔的内容。序贯扫描是在基线扫描 1 年之后。如果发现岩尖包含空气，说明已建立足够的通气引流。如果术腔已填塞，患者没有新的临床表现和症状，3 年以后再行 CT 检查。

并发症

胆固醇肉芽肿和巨大表皮样瘤的术后问题和并发症取决于手术入路和手术的成功程度。除了病变持续存在或复发，并发症可以总结为颅神经受损，中枢神经系统后遗症，血管损伤和出血，伤口相关问题。

术前存在的传导性听力损失可能无改善或者加重，取决于对听骨链和鼓膜的手术处理。手术的首要目的是有效地清除或彻底清理病变。这可能需要行彻底乳突根治术，可能因此加重传导性听力损失。在

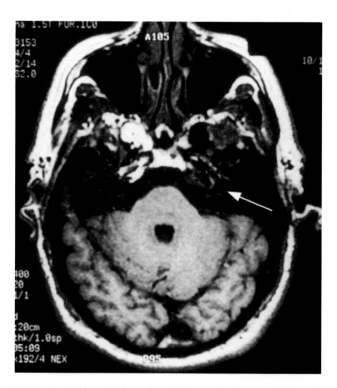

图 126.23　图 121.5 胆固醇肉芽肿患者的术后 MRI 检查。这张没有增强的 T1 加权像显示岩尖区没有信号（箭头示），提示良好的通气和囊肿消退。

这种情况下,相比起并发症的危险,传导性听力损失是一个可以接受的结果。然而,如果重建了听骨链,传导性听力损失仍然存在,可以通过修正手术或助听器提供后续的听力康复。

尽管耳蜗功能正常,有时候手术要求牺牲掉听囊以彻底清除囊肿和肿瘤。这将不是一个并发症,而是一个预料之内的结果。然而,如果没有预料到,对听囊或听骨链的无意损害可能导致感音神经性听力损失。有意或者无意地进入内耳常规会导致眼震、呕吐和姿势不稳的前庭表现和恶心、眩晕和平衡障碍的前庭症状。

在颞骨下颞下窝入路,牺牲咽鼓管会导致出现中耳渗液。传导性听力下降用通气管治疗。在置管前最好等待4~6周,以让任何潜在的脑膜缺损完全愈合。

切除岩尖扩展向海绵窦的巨大肿瘤可能有损伤第3、4、5、6颅神经的风险。岩尖受累的患者有时术前面部感觉迟钝。注意将对三叉神经的损伤降到最低。同样的,第6颅神经紧密相邻Meckel腔要求进行颅内操作时将其辨认并避免过度操作。该神经受累,导致外直肌瘫痪。如果神经在手术过程中受牵拉,可望在几个月内恢复功能。牺牲第6颅神经或者瘫痪不能恢复需要咨询眼科医生行眼肌矫形手术。

损伤第7颅神经可能导致功能障碍或面肌瘫痪。如果确定解剖面神经周围组织但保留面神经解剖完整,就像前面描述的一样,进行支持护理的"术后治疗"。牺牲面神经后,如果在术中不能进行一期修复或移植修复,可以通过舌下神经-面神经吻合进行面神经功能重建。

后组颅神经也可以受岩尖巨大表皮样囊肿或胆固醇肉芽肿的影响。然而,直接损伤很少见。术中损伤这些神经会导致吞咽困难,呼吸困难,声嘶和营养不良。暂时的功能障碍可以通过向声带注射明胶和经鼻胃管营养支持。永久性损伤迷走神经,会导致声嘶,吞咽障碍和呼吸困难,可以通过Ⅰ型甲状软骨成形术和环咽肌切开术治疗。

迷路下或耳蜗下进路引流要求紧邻颈静脉球周围解剖,术中脑膜外静脉出血非常麻烦,但是通常能被速即纱、骨蜡或双极电凝控制。解剖岩尖要注意颈内动脉。术前球囊阻断试验可以提示患者对于术中暂时阻断血流以修补颈内动脉损伤的忍受程度。最好是通过小心的操作和对血管的保护避免对颈内动脉的潜在的损伤。如果后颅窝脑膜被打开,同样注意颅内的血管。修复这些小的血管从技术上讲非常困难,可能需要血管夹或者双极电凝。这可能导致小脑、中脑和脑干部位非常严重的中枢神经系统功能缺陷。

在脑膜外进行的切除或者引流手术仍然可以出现脑脊液耳漏和鼻漏。听囊周围的脑脊液渗漏入封闭的中耳腔可能表现为脑脊液鼻漏。开放式乳突根治术(彻底乳突根治术)中未进行鼓膜修补可以使直接沿耳部切口流出。由于存在脑膜炎的风险,要求修复瘘口。一旦开放术腔的瘘口形成,腰穿脑脊液引流对于控制脑脊液漏很少有效。手术干预,用软组织填塞合并伤口加压对于有效地控制脑脊液漏常常是必要的。

伤口感染是耳部手术非常少见的并发症。软组织感染和蜂窝织炎用全身抗生素治疗。脑膜外间隙的脓肿形成需要引流,微生物培养,合适的肠外抗生素治疗。胆固醇肉芽肿引流手术提供了一条潜在的逆向感染囊腔的通道。如果扩大的手术入路使腔壁变薄,暴露颈内动脉,可能会导致颈内动脉出血。在多孔的骨质里,细菌和真菌感染可能产生,并随后发展为颞骨骨髓炎[18]。

在颞骨下颞下窝入路或经颞骨入路直接在岩尖的手术可能会发生过度牵拉或者直接损伤颞叶的情况。损伤左侧颞叶可能导致运动性和感觉性失语。尽管非常少见,水肿和梗死可能导致暂时或永久偏瘫和感觉迟钝。

精要

- 对于确定侵犯岩尖的病变,CT和MRI都非常必要。
- 当影像显示相关结构的解剖时,应该考虑经鼻腔/经岩骨入路到达岩尖的病变。
- 当鼓膜保持完整或重建时,牺牲咽鼓管会导致中耳渗液。扩大切除术后应考虑延迟中耳通气引流以避免脑脊液耳漏的风险。
- 暂时或永久的面神经损伤需要早期眼部护理以保护眼部不受干燥或进一步损伤。
- 在鼓膜放置通气管可能避免放置在岩尖和下鼓室之间的硅橡胶引流管过早阻塞。

隐患

- 低估暴露对完全切除的必要性或者没有建立

起岩尖病变的最佳引流将导致病变持续或复发。

- 岩尖术后脑脊液耳漏或鼻漏腰部引流可能无效，手术干预可能是必要的。
- 表皮样囊肿的上皮基质的次全切除可能只是姑息治疗，将成为后续治疗第一步。（译者注：应该彻底切除表皮样瘤的上皮基质）。
- 行岩尖引流手术，形成乳突根治腔未覆盖，暴露的颈内动脉可能会导致干燥和破裂。
- 颅中窝进路对于岩尖胆固醇肉芽肿可能并不能提供足够的引流到中耳。全部的囊肿和它的上皮衬壁需要去除。

（冯国栋 译）

参考文献

1. Chole RA: Petrous apicitis: Surgical anatomy. Ann Otol Rhinol Laryngol 94:251-257, 1985.
2. Farrior JB: Anterior hypotympanic approach for glomus tumor of the infratemporal fossa. Laryngoscope 94:1016-1021, 1984.
3. Giddings NA, Brackmann DE, Kwartler JA: Transcanal infracochlear approach to the petrous apex. Otolaryngol Head Neck Surg 104:29-36, 1991.
4. Muckle RP, De la Cruz A, Lo WM: Petrous apex lesions. Am J Otol 19:219-225, 1998.
5. Terao T, Onoue H, Hashimoto T, et al: Cholesterol granuloma in the petrous apex: Case report and review. Acta Neurochir (Wien) 143:947-952, 2001.
6. Schick B, Brors D, Koch O, et al: Magnetic resonance imaging in patients with sudden hearing loss, tinnitus and vertigo. Otol Neurotol 22:808-812, 2001.
7. Politzer A: Uber bewegliche Exudate in der Trommelfellhohle [The membrane in health and disease]. Vienna, Wien Med Presse (Wm Wood), 1869.
8. Shambaugh GE: The blue drum membrane. Arch Otolaryngol 10:238-240, 1929.
9. House JL, Brackmann DE: Cholesterol granuloma of the cerebellopontine angle. Arch Otolaryngol 108:504-506, 1982.
10. Graham MD, Kemink JL, Latack JT, Kartush JM: The giant cholesterol cyst of the petrous apex: A distinct clinical entity. Laryngoscope 95:1401-1406, 1985.
11. Mosnier I, Cyna-Gorse F, Grayeli AB, et al: Management of cholesterol granulomas of the petrous apex based on clinical and radiologic evaluation. Otol Neurotol 23:522-528, 2002.
12. Jackler RK, Cho M: A new theory to explain the genesis of petrous apex cholesterol granuloma. Otol Neurotol 24:96-106, discussion 106, 2003.
13. Gadre AK, Brodie HA, Fayad JN, O'Leary MJ: Venous channels of the petrous apex: Their presence and clinical importance. Otolaryngol Head Neck Surg 116:168-174, 1997.
14. Schuknecht H: Pathology of the Ear. Philadelphia, Lea & Febiger, 1993.
15. Von Remak R: Beitrag zur Entwicklungsgeschichte der krebshaften Geschwulste. Dtsch Klin 6(170B):174, 1854.
16. Pyle GM, Wiet RJ: Petrous apex cholesteatoma: Exteriorization vs. subtotal petrosectomy with obliteration. Skull Base Surg 1:97-105, 1991.
17. Glasscock ME 3rd, Woods CI 3rd, Poe DS, et al: Petrous apex cholesteatoma. Otolaryngol Clin North Am 22:981-1002, 1989.
18. Michaels L: An epidermoid formation in the developing middle ear: Possible source of cholesteatoma. J Otolaryngol 15:169-174, 1986.
19. McGill TJ, Merchant S, Healy GB, Friedman EM: Congenital cholesteatoma of the middle ear in children: A clinical and histopathological report. Laryngoscope 101:606-613, 1991.
20. Nager G: Epidermoids (Congenital Cholesteatomas). Baltimore, Williams & Wilkins, 1992.
21. Yamakawa K, Shitara N, Genka S, et al: Clinical course and surgical prognosis of 33 cases of intracranial epidermoid tumors. Neurosurgery 24:568-573, 1989.
22. Pisaneschi MJ, Langer B: Congenital cholesteatoma and cholesterol granuloma of the temporal bone: Role of magnetic resonance imaging. Top Magn Reson Imaging 11:87-97, 2000.
23. Van Havenbergh T, Koekelkoren E, De Ridder D, et al: Image guided surgery for petrous apex lesions. Acta Neurochir (Wien) 145:737-742, discussion 742, 2003.
24. de Vries EJ, Sekhar LN, Horton JA et al: A new method to predict safe resection of the internal carotid artery. Laryngoscope 100:85-88, 1990.
25. Eisenberg MB, Haddad G, Al-Mefty O: Petrous apex cholesterol granulomas: Evolution and management. J Neurosurg 86:822-829, 1997.
26. Haberkamp TJ: Surgical anatomy of the transtemporal approaches to the petrous apex. Am J Otol 18:501-506, 1997.
27. Brackmann DE, Toh EH: Surgical management of petrous apex cholesterol granulomas. Otol Neurotol 23:529-533, 2002.
28. Thedinger BA, Nadol JB Jr, Montgomery WW, et al: Radiographic diagnosis, surgical treatment, and long-term follow-up of cholesterol granulomas of the petrous apex. Laryngoscope 99:896-907, 1989.
29. Cristante L, Puchner MA: A keyhole middle fossa approach to large cholesterol granulomas of the petrous apex. Surg Neurol 53:64-70, discussion 70-71, 2000.
30. Montgomery WW: Cystic lesions of the petrous apex: Transsphenoid approach. Ann Otol Rhinol Laryngol 86:429-435, 1977.
31. DiNardo LJ, Pippin GW, Sismanis A: Image-guided endoscopic transsphenoidal drainage of select petrous apex cholesterol granulomas. Otol Neurotol 24:939-941, 2003.
32. Kassam AB, Gardner P, Snyderman C, et al: Expanded endonasal approach: Fully endoscopic, completely transnasal approach to the middle third of the clivus, petrous bone, middle cranial fossa, and infratemporal fossa. Neurosurg Focus 19(1):E6, 2005.
33. Kaylie DM, Warren FM 3rd, Haynes DS, Jackson CG: Neurotologic management of intracranial epidermoid tumors. Laryngoscope 115:1082-1086, 2005.
34. Fisch U: Infratemporal fossa approach to tumours of the temporal bone and base of the skull. J Laryngol Otol 92:949-967, 1978.
35. House WF, De La Cruz A, Hitselberger WE: Surgery of the skull base: Transcochlear approach to the petrous apex and clivus. Otolaryngology 86:770-779, 1978.
36. Selesnick SH, Abraham MT, Carew JF: Rerouting of the intratemporal facial nerve: An analysis of the literature. Am J Otol 17:793-805, discussion 806-809, 1996.
37. Mattox DE: Endoscopy-assisted surgery of the petrous apex. Otolaryngol Head Neck Surg 130:229-241, 2004.
38. Gerek M, Satar B, Yazar F, et al: Transcanal anterior approach for cystic lesions of the petrous apex. Otol Neurotol 25:973-976, 2004.
39. Sanna M, Zazzoni A, Saleh E, et al: The system of the modified transcochlear approach: A lateral avenue to the central skull base. Am J Otol 19:88-98, 1998.

第 127 章

脑脊液耳漏和脑膨出

Elizabeth H. Toh

很多先天性或后天性病因可以引起颞骨脑脊液漏(表127.1)。脑脊液从颞骨漏出提示从充满液体的蛛网膜下腔到气化的颞骨之间有瘘管，继而脑脊液从乳突腔、鼓膜或外耳道的缺损部位流出，形成耳漏。脑脊液鼻漏表现为脑脊液自咽鼓管流出,可伴有或不伴有耳漏。脑膨出则为脑组织自颅腔向乳突腔或中耳膨出，表面覆盖或不覆盖硬脑膜。真正的脑膨出包括脱垂的脑组织，而脑膜脑膨出包括脑组织和脑膜。脑脊液耳漏和脑膨出的定义都提示了硬膜下和外界的通道,因此,都可能有中枢神经系统的并发症和感染。

Gacek 证明异常的蛛网膜肉芽可以出现在颞骨上，也可以在颅底的其他区域[1]。不像传统的蛛网膜肉芽，这些异常的肉芽组织没有脑脊液吸收功能。尽管乳突手术中不经常遇到中颅窝或后颅窝的肉芽组织，在颞骨病理研究中，中颅窝表面上述结构的发现率高达22%。其最常见的部位是前颅窝筛板外侧。有时见于后颅窝乙状窦和骨迷路之间。有假说认为，脑脊液压力的间断上升能造成这些异常蛛网膜肉芽的逐渐增大，和其下方骨组织的腐蚀改变，最终从天盖或后颅窝脑板膨出。有人认为这是成人自发性脑脊液漏的最大的单一的原因。成人自发脑脊液漏的典型表现是单侧浆液性中耳炎，没有前驱的上呼吸道感染，对减充血剂和抗生素治疗不敏感。鼓膜切开和置管往往导致持续水样液体流出，且对传统的滴耳剂治疗无反应。这是临床高度怀疑本病的一个指征。

外淋巴瘘是另外一个中耳和蛛网膜下腔相交通的潜在来源。这类缺损很少引起中耳腔内液体的明显积聚，因此没有其他原因引起的脑脊液耳漏或鼻漏的典型表现。典型的外淋巴瘘发生于耳囊，从镫骨底板的缺损处漏出。多可在儿童时期诊断,典型表现是反复发作的脑膜炎合并患耳的听力下降。外淋巴瘘将在第119章详细讨论。

颅底的自发性脑膜脑膨出早在21世纪早期就有报道。颞骨脑膜脑膨出的最常见部位是中颅窝底，可以波及后颅窝，但比较少见。缺损往往是多部位的。颅底骨质的先天性缺损易于发展到硬脑膜和蛛网膜的疝出，若脱垂到上鼓室和中耳可能导致传导性听力损失或表现为中耳内肿物(图127.1)。鼻腔、鼻咽部、鼻窦的细菌逆向感染可能导致脑膜炎的发生。因此,这类问题最常发生在儿童时期。

头部的钝伤或颞骨手术可能造成颞骨的创伤。继发于颞骨骨折的脑脊液耳漏将在第128章讨论。这类病例诊断比较直接，大部分患者保守治疗有效。高达90%的颞骨骨折患者经过卧床休息，头位抬高等能自动痊愈。其余的绝大多数患者经过间断或持续腰部引流可控制病情，只剩下少数患者需要手术干预[2]。颞骨手术造成的硬脑膜的医源性创伤最终会导致硬脑膜的薄弱、脑膜脑膨出、脑膨出和脑脊液漏。单纯的硬脑膜暴露，没有创伤，不会造成脑组织的疝出或脑脊液漏。如果医源性创伤时发现有脑脊液漏,需立即在术中进行修补。

与中耳炎相关的脑脊液耳漏和脑膨出多见于既往有耳部手术病史的患者，可以有或无胆脂瘤。胆脂瘤可侵入耳囊、中颅窝或后颅窝脑板。但是，单纯的长时间的肉芽型慢性中耳乳突炎也可以导致骨质缺损。胆脂瘤和慢性炎症的侵蚀过程最常影响水平半规管，但也可以向上影响乳突和中耳天盖。

原发性肿瘤或肿瘤转移至颞骨或相邻区域可以造成骨质缺损，也可引起继发脑脊液漏。儿童最常见

表 127.1	脑脊液耳漏病因	
先天性	获得性	自发性
脑膜脑膨出 　继发于先天性 　颅底缺损	创伤后(颞骨骨折,手术)	蛛网膜肉芽
外淋巴瘘	慢性中耳炎 肿瘤形成 放疗后	

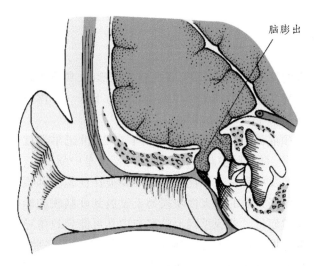

图 127.1　脑组织从中颅窝疝入上鼓室。

的肿瘤是横纹肌肉瘤。成人最常见的是上皮来源的肿瘤和副神经节瘤。

病例选择

耳源性脑脊液漏可以有几种表现。如果鼓膜有破坏,可以有清亮的耳漏。如果鼓膜完整,患者会主诉鼻子流出清亮液体,多在弯腰低头或用力时出现。如果流出液很少或间断出现,脑脊液可能直接流到咽部或食管,不引起患者注意。第二个临床表现是鼓膜完整,中耳积液造成听力下降和耳胀满感。即使没有前驱的上呼吸道感染,也易诊断为浆液性中耳炎,常会鼓膜切开引流。之后,患者会有持续清亮的耳漏,即使使用抗生素、抗组胺药和减充血剂。后一种是成人自发性脑脊液漏的表现。高度怀疑对于及时的诊断很关键。双侧自发性脑脊液漏的比例可高达22%[3]。

脑膜炎(单发或多次发作)可以是脑脊液漏的首发表现。这一点更多见于儿童,在其听力下降和耳胀满感没被发现的时候。脑膜炎经常导致深度感音神经性听力损失,也常见于儿童。任何患脑膜炎的患者都应仔细考虑耳源性因素的潜在可能性。

主诉听力下降的患者有时可能在中耳发现占位,合并或不合并听力下降(图 127.2)。常用颞骨高分辨率 CT 辨别其软组织占位的来源、中颅窝、后颅窝脑板的缺损部位。任何有中耳乳突手术史的患者出现耳漏、中耳积液或鼻漏时,应怀疑既往手术后硬脑膜缺损的可能。既往颞骨的创伤史提醒检查者其脑膨出或脑膜脑膨出的可能性。

术前准备

一旦怀疑脑脊液耳漏、鼻漏或脑膨出,需尽快证实是否有硬脑膜缺损和明确缺损的部位。医生需努力寻找鼻漏的证据。这一点往往需要患者向前弯腰、把头放在膝盖之间几分钟后证实。也可以让患者卧位,头向下仰并转向可能方向诱发。能观察到脑脊液漏时,一般不容置疑。脑脊液是清亮的,不是云絮状或血性的。创伤的患者诊断有困难,因为有血液污染。这样的患者,如果敷料或床单上在血迹或血清外部有脑脊液的环形痕迹(月晕症),提醒医生可能有这种问题。

用一张试纸检查液体中糖的含量是不可靠的。需要大量液体重复检测,得出一致的结论。因此不再作为脑脊液诊断的方法。如果引流液的来源或性状有问题,我们建议用免疫电泳检测液体中的 β_2 转铁蛋白。这个检查方法只需要很少量的脑脊液,而且可以以液体或介质携带(吸收性明胶海绵和膨胀海绵)的方式给实验室标本。β_2 转铁蛋白只存在于脑脊液和外淋巴中,血清或血液中都没有。其检测的敏感性和特异性分别可达 100%或 95%,而且不受血液或其他体液污染的影响[4]。

颞骨高分辨率 CT 的骨窗是诊断和定位脑脊液漏的金标准,冠状位扫描一般能定位岩部骨质缺损的位置和数量,CT 也能帮助识别中耳和乳突腔的软组织、耳囊的骨质破坏或内耳的结构异常 (图 127.3)。颅脑 MRI 起补充作用,在 CT 发现天盖大面积缺损时,明确中耳和乳突腔软组织的性质和来源(图 127.4)。核素脑池成像或 CT 脑室成像都对脑脊液漏没有诊断意义[5]。

手术前需做听力图明确听力损失的有无和程度,

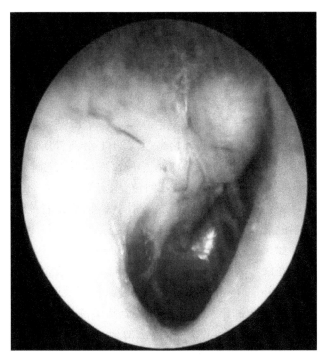

图 127.2　耳镜下所见中耳肿物。

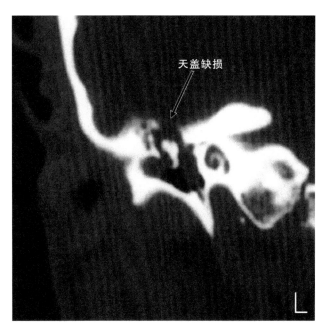

图 127.3　高分辨率颞骨冠状位 CT 显示鼓室天盖缺损，中耳和上鼓室内软组织(箭头示)。

术耳有残余听力时,应采取保护听力的进路手术。

手术方法

　　根据骨质缺损的大小、数量、位置和患侧听力的表现确定手术进路。后颅窝缺损、中颅窝后部和外部缺损几乎都可以用经乳突进路修补(图 127.5)。涉及鼓室天盖和岩尖的内侧和前方缺损，需要中颅窝进路修补。大的或多发的天盖缺损总是需要经乳突和中颅窝联合进路。有中耳炎和耳囊骨质破坏的患者，如果确定是广泛的胆脂瘤，需要行开放式乳突切除术，以便充分暴露，利于去除病变和手术修补。

　　每个术式和进路都在第 115 章和第 124 章详细描述。经乳突进路的明显好处是不需要压缩颞叶，就可在颅外看到缺损。但是，直径大于 2cm 的骨质缺损用联合中颅窝进路修补更可靠。这种情况下，耳后切口需向上和前延伸，以下方看到的缺损为中心，做局限的颅骨切除。同样，对于既往做过开放性乳突切除、有残余听力的患者，天盖的骨质缺损和脑膨出也需要用上述中颅窝进路修补[6]。

　　如果脑脊液耳漏量较大，手术时需要做腰部引流。术中，可以夹闭引流管便于寻找瘘口。必要时，由麻醉师做 Valsalva 动作也有帮助。

　　如果有脑组织疝出，目前一致认为这些组织是

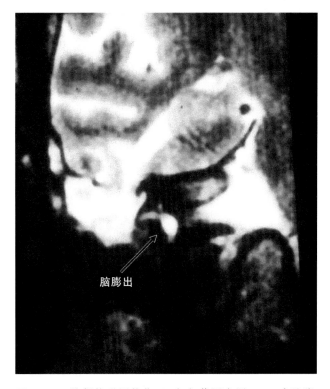

图 127.4　脑部核磁冠状位,T2 加权像证实图 127.3 中脑膨出(箭头示)。

无功能的,可以切除。这种功能的缺失被认为是组织绞窄、缺血及造成的水肿导致。通常认为，从大的骨质缺损脱出的广基脑膨出是有活性的，可以回纳到

颅腔。用双极电凝去除没有活力的脑组织,直到能清楚暴露骨质缺损的边缘。

这些年来,提出了很多修补缺损的方法,最可靠的方法是用多层游离移植物修补的方法。有大量的各种各样的材料用来修补硬脑膜,包括生物材料和合成材料。如果有自体的颞肌筋膜、颅骨骨膜、阔筋膜的话,因为其易处理、无毒、不贵、生物特性好,应作为首选。如果因为既往手术,没有颞肌筋膜,可用阔筋膜。但是取阔筋膜需要额外手术、手术时间和供体部位健康。因为局部组织收缩、过多瘢痕形成、脑膜炎、出血,合成材料不再常规使用。溶剂保存、伽马消毒的Tutoplast猪心包膜也被广泛用作硬脑膜替代物,并取得了很好的临床效果[7,8]。单纯用纤维蛋白胶作主要的封闭物没有任何辅助作用。用自体脂肪联合羟基磷灰石水泥颅骨成形可以预防前庭瘤手术后脑脊液漏和修补自发性脑脊液漏的天盖小缺损[9]。

经乳突进路修补,用两层颞肌筋膜,分别放在骨缺损两侧。将中颅窝和后颅窝骨质缺损周围的软组织去除后,用鸭嘴形剥离子或曲棍球形剥离子分离颅内硬脑膜,直到骨缺损周边1cm左右。这时,将干的颞肌筋膜放在骨缺损处,在天盖和硬脑膜之间覆盖在颅内表面(图127.6)。脑内容物回位,使用颞肌移植物固定。再用从乳突、乙状窦或颞骨鳞部取的网状骨组织或耳甲腔软骨关闭骨缺损。后者给前者提

供了支撑。如果是小的骨质缺损,可以把修补的骨或软骨塑形到刚好填入缺损中(图127.7)。能紧密嵌入小缺损中的骨质不需要其他材料保持其位置。第二层颞肌筋膜放在骨质缺损的乳突侧(图127.8),并用颞肌或腹部脂肪固定在位。

有前颅窝、内侧或多发缺损时,一般首选中颅窝进路手术。在硬脑膜外抬高颞叶,小心分离骨质缺损周围的软组织(图127.9),在中颅窝底放置大片干的颞肌筋膜(图127.10),颞叶回位,固定筋膜。大的缺损需要在筋膜上加用骨头或软骨。另外,应试着关闭缺损的硬脑膜。如果缺损很小,缝合即可能封闭缺损。如果缺损较大,可以用6-0的Nurolon线缝一块颞肌在缺损表面(图127.11)。也可以在硬脑膜内做上述修补。在颞叶外面打开硬脑膜,抬高颞叶,观察疝出内容物和附近脑组织。没有感染的区域,大的广基的脑膨出可以用这个办法回纳。修补物放在硬脑膜上,回位的脑组织固定之。罕见病例,缺损大,脑脊液引流量多,用血管丰富的组织,如带蒂的颞

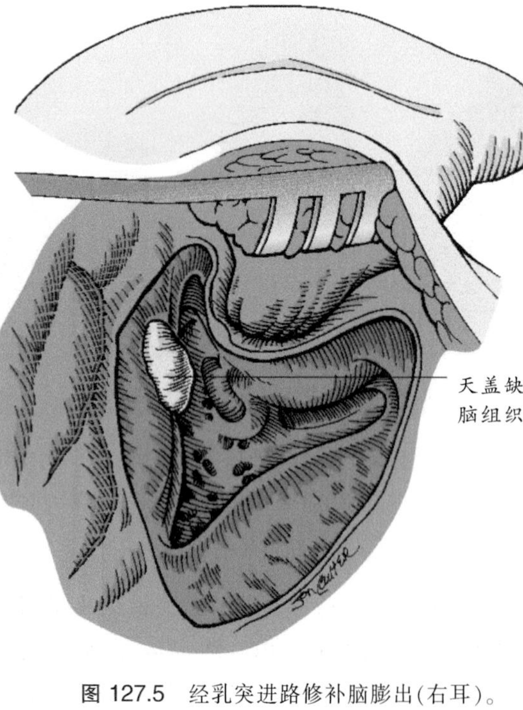

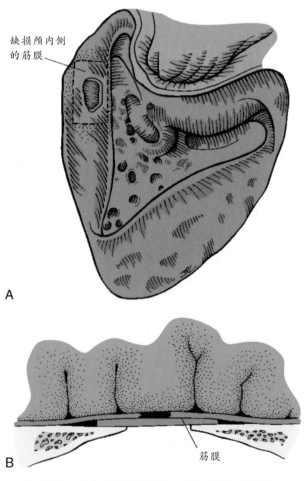

缺损颅内侧的筋膜

A

B

筋膜

图 127.5　经乳突进路修补脑膨出(右耳)。

天盖缺损伴脑组织疝出

图 127.6　颅内用筋膜作为第一层修补硬脑膜缺损。

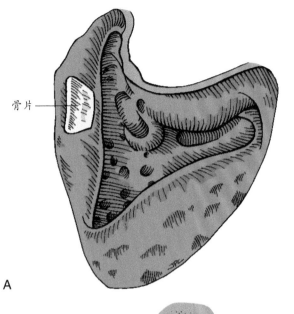

骨片

A

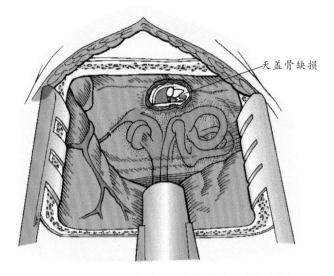

天盖骨缺损

图 127.9　中颅窝进路,疝出组织切除后显露骨质缺损。

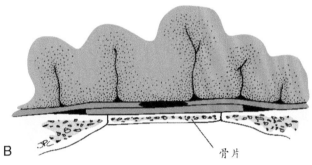

B

骨片

图 127.7　修整后的骨片放在缺损处。

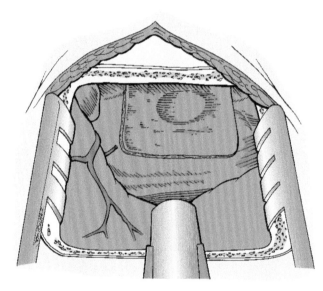

图 127.10　用大块晾干的筋膜覆盖在骨缺损处。

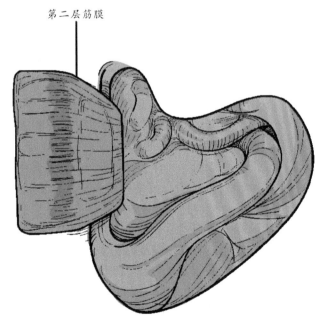

第二层筋膜

图 127.8　在骨片外侧放置第二层筋膜。

肌瓣或颅骨膜瓣在颅内旋转,并在缺损内侧固定在硬脑膜上。

中耳疾病导致的耳囊或天盖的缺损一般用标准的鼓室乳突进路。如果患耳没有实用听力,咽鼓管、乳突和中耳都应封闭,关闭外耳道。锤骨、砧骨、鼓膜和外耳道内的皮肤都应去除。用骨和颞肌小心封闭咽鼓管(图 127.12)。外耳道分层缝合,内侧用可吸收 Dexon 线缝合,外侧用尼龙线缝合(图 127.13)。用颞肌和腹部脂肪填充骨质缺损(图 127.14)。

修补缺损后,缝合伤口前,直到去恢复室和整个住院期间,保持头部抬高 45°。因为有颅内感染的潜

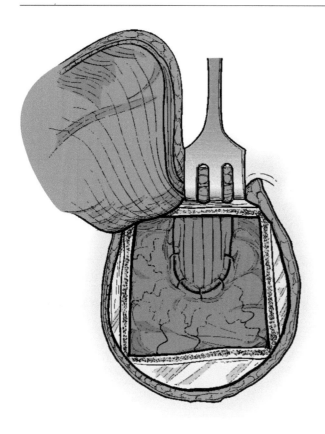

图 127.11 将颞肌缝在硬脑膜上修补硬脑膜缺损。

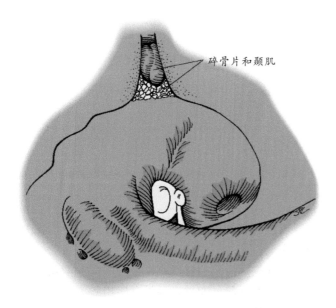

图 127.12 用碎骨片和颞肌填塞咽鼓管。

碎骨片和颞肌

在危险，围术期需要经静脉给予抗生素。我们一般使用广谱三代头孢类抗生素。如果术中有化脓性渗出物，细菌培养对选择抗生素有帮助。

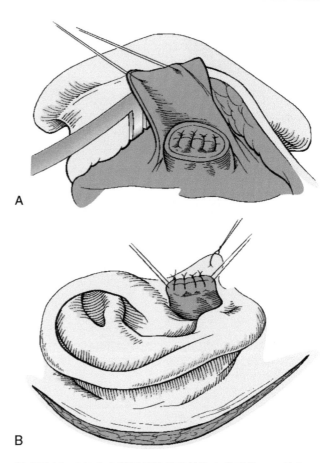

图 127.13 (A)在内侧用纤维筋膜瓣缝合外耳道。(B)外翻缝合,完成外耳道封闭。

术后处理

术后住院期间,头部抬高 45°,建议患者在家中保持此姿势 7~10 天。行颅骨切开术修补脑脊液漏的患者应住院至少 3~4 天。经乳突进路手术的患者可在 1~2 天出院回家。患者出院前都需使用抗生素,出院口服类似药物到 1 周。如果术前行腰椎穿刺,需持续到术后 24~72 小时, 具体根据脑脊液漏的程度和缺损的大小而定。然后夹闭蛛网膜下腔引流 24 小时,确认没有脑脊液漏后,可以拔除。

持续脑脊液漏是术后最常见的并发症。因为术后中耳内有出血,观察鼓膜难以在术后早期确认脑脊液漏停止。但是,术后 3~4 周,中耳应已气化,清晰可见。需要经常询问患者是否有鼻部或咽后壁流出液,后者可能提示仍有脑脊液耳漏。术后 2 周限制患者举重、用力和锻炼。

尽管颞叶切除或回位可能造成颞叶语言障碍和

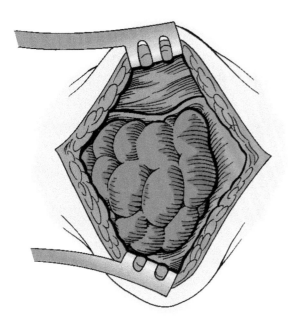

图 127.14　用腹壁脂肪填塞乳突。

癫痫,我们的患者没有出现切除脑组织的相关问题。术后没有神经功能缺损,头痛也不明显。脑膜炎和脑脓肿是潜在并发症,但一般见于术前,而不是术后。

精要

- 绝大多数创伤性脑脊液漏经单纯保守治疗能痊愈。
- 耳科手术时暴露硬脑膜但不损伤不会引起脑脊液漏。
- 因为多发天盖缺损常见于自发性脑脊液漏,中颅窝进路便于术中彻底检查。
- 用自体组织多层修补能获得最好的结果。
- 无听力耳,填塞中耳、乳突、外耳道能最有效地修补脑脊液漏和大的脑膨出。

隐患

- 术前没有看到多发缺损易导致不完全修补和持续术后脑脊液漏。
- 骨质缺损周围没有环形抬高硬脑膜会造成修补组织放置不当,影响修补。
- 单纯缝合硬脑膜不足以修补脑脊液漏。
- 固定物如纤维蛋白原胶等,不能提高修复成功率。
- 大的天盖缺损,单靠颞叶的重量,不用骨或软骨支撑,不足以支撑软组织修复物。

(韩红蕾 译)

参考文献

1. Gacek RR: Arachnoid granulation cerebrospinal fluid otorrhea. Ann Otol Rhinol Laryngol 99:854-862, 1990.
2. Savva A, Taylor MJ, Beatty CW: Management of cerebrospinal fluid leaks involving the temporal bone: Report on 92 patients. Laryngoscope 113:50-56, 2003.
3. Lundy LB, Graham MD, Kartush JM, et al: Temporal bone encephalocele and cerebrospinal fluid leaks. Am J Otol 17:461-469, 1996.
4. Skedros DG, Cass SP, Hirsch BE, et al: Beta-2 transferrin assay in clinical management of cerebral spinal fluid and perilymphatic fluid leaks. J Otolaryngol 22:341-344, 1993.
5. Stone JA, Castillo M, Neelon B, et al: Evaluation of CSF leaks: High-resolution CT compared with contrast-enhanced CT and radionuclide cisternography. AJNR Am J Neuroradiol 20:706-712, 1999.
6. McMurphy AB, Oghalai JS: Repair of iatrogenic temporal lobe encephalocele after canal wall down mastoidectomy in the presence of active cholesteatoma. Otol Neurotol 26:587-594, 2005.
7. Caroli E, Rocchi G, Salvati M, et al: Duraplasty: Our current experience. Surg Neurol 61:55-59; discussion 59, 2004.
8. Filippi R, Schwarz M, Voth D, et al: Bovine pericardium for duraplasty: Clinical results in 32 patients. Neurosurg Rev 24(2-3):103-107, 2001.
9. Kveton JF, Goravalingappa R: Elimination of temporal bone cerebrospinal fluid otorrhea using hydroxyapatite cement. Laryngoscope 110(10 Pt 1):1655-1659, 2000.
10. Jackson CG, Pappas DG Jr, Manolidis S, et al: Brain herniation into the middle ear and mastoid: Concepts in diagnosis and surgical management. Am J Otol 18(2):198-205; discussion 205-196, 1997.

第128章

颞骨外伤

Elizabeth H. Toh

颞骨外伤引起的损伤程度由轻至重,可导致暂时或永久性损害。明确的骨折常常引发更加严重的神经功能障碍,然而,即使没有发生骨折,听觉和前庭系统仍可能因为震荡导致明显的后遗症。有时候即便影像学检查没有发现骨折线也可发生面神经功能障碍。由于头部撞击或异物穿透外耳道可能引起鼓膜、听骨链、内耳和罕见的面神经损伤。中耳的损伤修复一般采用同样的技术,本书第114章已经介绍,在此不再赘述。本章内容主要界定为颞骨外伤后遗症的处理。

病例选择

传统分类法依据骨折线与岩锥长轴的关系将颞骨骨折分为纵行、横行和混合型3类(图128.1和图128.2)。然而对预测颞骨外伤后的并发症,这种传统分类法的价值有限。随着高分辨CT的问世,很多学者提出一种以耳囊是否受累为依据的分型。耳囊完整或耳囊骨折可以更好地界定和判断外伤的临床预后[1,2]。表128.1列举了颞骨外伤最常见的后遗症。面瘫和罕见持续性的脑脊液漏是伤后早期治疗中临床首要考虑的状况,涉及决定合适的手术干预时机。听力下降和眩晕一般无须早期干预;很多患者会自愈。其次,如:面神经感觉减退和展神经麻痹也常常自行恢复。外耳道破裂和鼓膜穿孔首先考虑保守治疗,保持干耳,使用滴耳剂。经过6~8周保守治疗后鼓膜穿孔仍未愈,为了干耳和提高听力,可选择性进行鼓膜修补术。颞骨外伤患者有罹患迟发性脑膜炎和继发胆脂瘤发生的风险,这一点一定要谨记在心。

面瘫

外伤性面神经麻痹可以于伤后即刻出现或表现为迟发性,可能为不全面瘫或是完全性面瘫。尽管普遍认为迟发性面神经麻痹往往预后好,应保守治疗,观察等待。但是对于外伤后即刻面瘫的处理存在很多争议,主要焦点围绕于何时手术探查,手术效果是否最佳[3-5]。大多数外伤性面瘫并未采取手术减压,通常对于预测功能恢复不良的病例才决定外科治疗。我们认为外伤后即刻出现完全性面瘫时应积极手术探查,因为面瘫很可能因神经断裂或骨片压迫引起。及时的手术减压可以促进面神经功能早日恢复,同时神经错误再生程度较轻。

颞骨外伤所致面神经麻痹的手术探查原则:

1.颞骨骨折后即刻出现面瘫患者,伤后14天内面神经电图检查患侧神经变性进行性加重,变性程度≥90%。

2.颞骨高分辨CT显示面神经骨管明显断裂。

目前对颞骨骨折所致不全面瘫的手术决定仍存在争议。面神经损伤后保存有部分功能时仍可选择保守治疗,期间所有面瘫患者都应特别注意护眼。如果没有其他医学禁忌,通常采用系统减量的激素治疗(泼尼松按1mg/kg或同等剂量给药,逐渐减量1周)有助于减轻外伤后神经水肿,促进神经功能的早日恢复。同时还要特别注意患者是否存在颞骨外段的面神经单支或多个分支损伤。

脑脊液漏

颞骨骨折导致的脑脊液漏临床可表现为脑脊液耳漏、脑脊液鼻漏或脑脊液耳鼻漏。大部分因颅底骨

1222

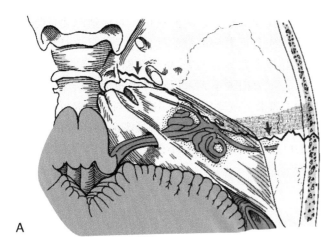

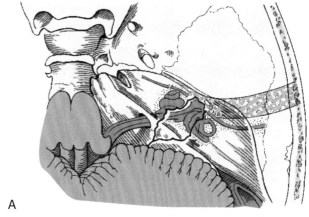

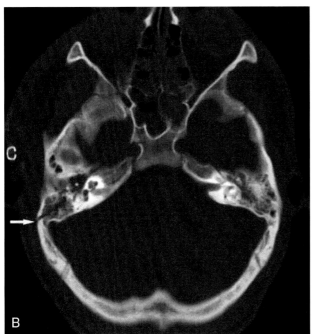

图 128.1　(A)颞骨纵行骨折(箭头),耳囊和内听道完整。(B) CT 显示纵行骨折(箭头示骨折线)。

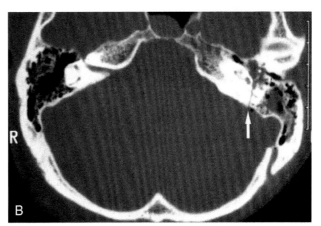

图 128.2　(A)颞骨横行骨折(箭头)致耳囊和内听道神经受累。(B)CT 扫描显示横行骨折线(箭头所示)。

表 128.1	颞骨外伤症状和体征
症状/体征	治疗
听力下降	无须立即治疗。
眩晕	前庭康复抑制训练。
	面神经麻痹应早期确定面瘫程度。
	外伤后即刻面瘫预后不良者可手术探查。
脑脊液漏,通常自愈	至少观察7天再考虑修补手术。

折的脑脊液漏经过保守治疗 1 周内多自愈。保守治疗包括:严格卧床休息,抬头,使用通便润肠药物等通常足以控制脑脊液漏。如果伤后经卧床休息、抬头等观察治疗 3 天症状仍然没有改善,要进行腰穿并留置引流管 3~4 天。手术探查的指征为腰穿后依然持续脑脊液漏或者 HRCT 提示严重骨折时。颞骨外伤性脑脊液漏脑膜炎的发生率不足 10%。对于一些持续脑脊液漏超过 1 周同时伴有其他感染者,以及腰穿引流患者都是脑膜炎的高危人群,建议预防性应用抗生素治疗。但是一味盲目系统抗感染治疗有可能掩盖脑膜炎的早期症状和体征。血常规白细胞计数有助于早期发现脑膜炎,只要临床上怀疑有感染的时候应做诊断性腰穿。

术前评估

层间厚 1~1.5 mm 的精细 HRCT 骨算法是评价

颞骨外伤最好的影像学检查。应做高分辨轴位和冠状位 CT 或重建成像。常规头部 CT 扫描帮助除外颅内血肿,但是难以评估面神经管和听骨链的情况。当观察面神经管时,应注意查找骨折的位置,因为骨折的发生可能会比通常认为的更多更广泛[6]。同样 CT 检查可以确定耳囊和听骨链的状态。颞骨纵行骨折或耳囊完整时面神经损伤最常发生在膝状神经节或其远端。相反,横行骨折或耳囊破裂时面神经损伤常见于膝状神经节近端(图 128.3)。如果预计需要手术治疗时,还要留意乳突气化的程度和中颅窝脑膜板的位置,这些因素的重要性随之会在本章讨论。核磁共振成像作为一种补充性检查,有助于评价颅内血肿的情况。

　　面神经功能定位检查,包括 Schirmer 泪液分泌试验都难以准确定位神经受损的位置,临床实用价值不大。听力学检查是临床全面评估中不可或缺的一部分,应尽早完成。通过听力学检查不仅仅明确听力减退的性质,而且如果外伤后出现感音神经性听力损失,还可确定残余听力是否具有实用性。听力水平并非手术探查的必要条件,但是考虑手术时常常会影响手术径路的选择。传导性听力损失通常得以自愈;即便传导性听力损失以后亦可通过手术改善听力。尽管有时候感音神经性听力损失经过一段时间以后可能轻度提高,但是通常都难以恢复。前庭功能检查不能为早期颞骨骨折提供有价值的诊断评价。绝大多数的前庭症状无论如何亦能缓解,我们之后会将描述。

　　当决定手术探查面神经时,不必犹豫,再一味等待恐怕适得其反。一旦患者神经系统方面的情况稳定,颞骨 HRCT 对面神经骨管骨折定位清晰,为临床诊断和手术治疗提供了可靠信息。凝血形成、瘢痕和纤维组织增生都将影响术后神经功能恢复。显然,因为一些患者初诊后经过几周甚至几个月都不再复诊[7],积极的手术探查并非都能实现。如果没有达到之前详尽介绍的手术探查标准,患者的术后疗效也绝不会满意。当手术修补持续性脑脊液漏时,因脑膜炎风险显著提高,术后应保守治疗继续观察 7~10 天。

手术技术

　　手术路径的选择基于伤侧耳的受伤部位和听力情况。可以采用标准的经乳突径路暴露膝状神经节或以下部位的面神经。多种手术路径都能处理发生

在膝状神经节水平以上的损伤,具体情况要依据患者伤侧残余听力和颞骨的气化程度而定。对于严重的感音神经性听力损失,可经迷路切除暴露面神经。相反,听力损失不大可以选择中颅窝径路保留残余听力。如果上鼓室气化好,中颅窝脑板位置可能相对较高,经乳突上鼓室径路也可显露面神经迷路段(图 128.4)。但是这种路径并不能充分暴露内听道段的面神经。

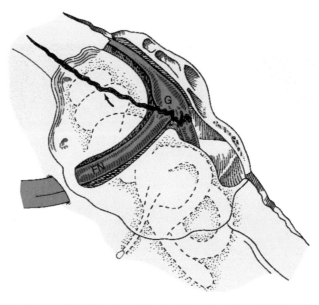

图 128.3　颞骨横行骨折线的上面观 (箭头示)膝状神经节(G)近端的面神经(FN)受累。

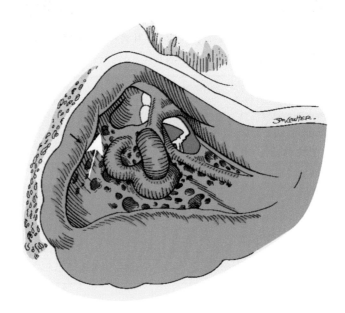

图 128.4　因中颅窝天盖位置高,经乳突径路适于探查上鼓室(大箭头所示)面神经(小箭头,中颅窝水平)。

手术尽管可同期修复鼓膜穿孔和重建听骨链，但是因为中耳黏膜水肿、出血和受伤组织脆弱，更多建议延迟修复。除非严重骨质缺损形成脑疝，需要修复脑膨出。

经乳突径路暴露膝状神经节水平或以下的面神经损伤

充分切开轮廓化乳突腔(见第 115 章)，开放鼓窦，辨认外侧半规管。继续向前上扩大上鼓室直至砧骨显露。依据砧骨短脚确认面隐窝层面，开放面隐窝，轮廓化乳突面神经垂直段，也能通过乳突尖二腹肌嵴面神经出茎乳孔处判断面神经垂直段位置。在大量盐水冲洗下，应用 2~3mm 金刚砂钻小心地轮廓化面神经骨管。绝大多数病例的乳突皮质表面即可看到骨折线，循此骨折线向深处就能找到损伤部位。如果需要行面神经水平段减压，可同时开放面隐窝和上鼓室，去除面神经水平段骨管的菲薄骨片 (图 128.5)。必要时，移除砧骨以便更好地暴露鼓室段面神经。通过面隐窝使用小的尖锐钩针分离砧镫关节，从上鼓室钩出砧骨，小心切勿造成镫骨脱位。听力损失轻微或正常者，应保留砧骨窝处拱柱以支撑砧骨短脚，有利于砧骨的复位。

因牵拉或压缩所致的面神经损伤应做损伤部位近端和远端的面神经管减压，直至显示正常的面神经。对于是否切开神经鞘膜存在争议。应去除撞击后神经表面遗留的骨碎片，并要确定神经鞘膜内轴束的完整性。外伤可导致神经部分或者完全离断，通常

认为面神经直径 50%或以上保留完整时，有利于神经功能的保存。完全的神经离断采取端端吻合修复。如果不能完成或保持无张力的吻合，应考虑行面神经改道或者神经插补移植。例如，消除面神经第二膝便是一种缩短膝状神经节两端距离的有效方式 (图 128.6A)；还可以在膝状神经节处分离岩浅大神经，重新改道神经远端，以电缆式神经移植体直接进行面神经内听道段与垂直段的吻合(图 128.6B)。耳大神经因其解剖位置和合适的直径是常见的插补神经移植供体(图 128.7)。为了达到最佳的端端接和，一定要仔细修整神经外膜并锐性切断神经束。无论是面神经迷路段，鼓室段和乳突段的原位或者插补修复，面神经管都为神经吻合提供了非常好的支撑作

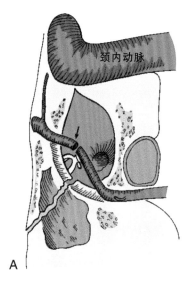

A

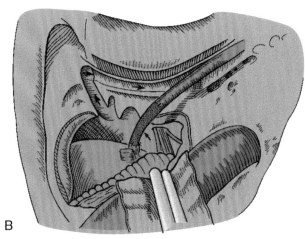

B

图 128.6 (A)通过消除面神经第二膝来增加长度并避免插入移植物的重建技术(箭头，移位的面神经)。(B)采用插补和"短路"技术的吻合术(大箭头示面神经的正常路经；小箭头示面神经的短路径)。

图 128.5 暴露并行面神经水平段减压(箭头示)(砧骨已移除)。

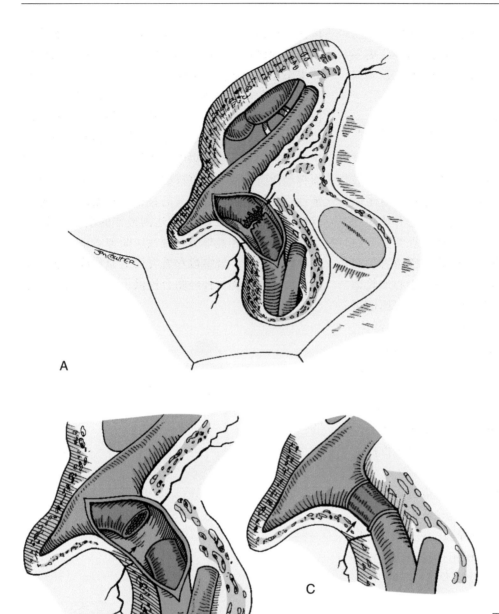

A

B

C

图 128.7 经中颅窝径路利用插补移植修复内听道段面神经缺损。(箭头示神经新鲜切缘,然后修复)。

用,一般无须缝合神经。用 1~2 根 8-0 单丝线缝合神经外膜做内听道或以上水平的神经修复。按照标准乳突根治术分层缝合关闭伤口,术耳加压包扎。

无实用听力经乳突联合迷路径路暴露膝状神经节以上水平面神经损伤

在完成以上手术步骤的基础上进行迷路全部切除,沿内听道口至底部完成内听道轮廓化(见第 124 章)。当磨除半规管时,应小心沿后半规管壶腹向前正是面神经第二膝之下方。内听道外侧端的上界是前庭上神经,正位于前半规管壶腹的前方。从外侧对内听道进行轮廓化,辨认 Bill 嵴(垂直嵴),垂直嵴把内听道上方分为前后两区,前上方是面神经区,后上方为前庭上神经。利用小磨光钻继续向前追溯面神经至膝状神经节,这样颞骨内面神经管全程暴露(图 128.8)。如果必须改道面神经达到无张力吻合,可在膝状神经节处切断岩浅大神经,然后轻柔地将面神经从面神经管中分离。移植方法与之前介绍的类似,但是因重力和脑脊液搏动牵拉的原因影响,在内听道内行被切断神经吻合相对更加困难。可以采用胶原或硅胶管为缝线吻合提供支托和加强对位的力量。术腔关闭方式类似于经迷路听神经瘤切除术，同时需要用颞肌封闭咽鼓管，中耳腔以及腹部脂肪填塞乳突腔，分层缝合伤口。术耳加压包扎 3~4 天以减少术后脑脊液漏的风险。

经乳突上鼓室径路探查具有实用听力的膝状神经节以上水平的面神经损伤

完成乳突根治术后，移除砧骨（方法同上一节经乳突暴露膝状神经节或以下水平面神经损伤介绍），然后定位膝状神经节，向后向内侧追寻至上半规管壶腹端（图 128.9），并将前半规管轮廓化，充分显露面神经迷路段，行迷路段面神经减压。实际上，一般此时会出现脑脊液漏。术前需仔细阅读 HRCT 务必明确神经损伤位于面神经内听道段以上层面，才能选择经乳突上鼓室径路。当怀疑暴露困难，或预计需行内听道段或近端面神经移植时，应考虑经中颅窝径路。

听力正常经中颅窝径路显露膝状神经节以上层面的面神经损伤

按照第 124 章所述从硬膜外显露颞骨的上表面，减压手术显露范围以膝状神经节向前发出岩浅大神经为标志。循此神经向近心端辨认迷路和内听道，再由面神经迷路段到耳蜗底转。磨除鼓室天盖的骨质暴露面神经的鼓室段，小心操作避免直接磨伤锤骨头和砧骨。必要时可以联合乳突中颅窝径路探查面神经的更远端（128.10）。首先应该完成乳突开放，以便在膝状神经节上方的中颅窝天盖开窗，使得经中颅窝开颅手术识别面神经和内听道更加方便简易。当需要保存术耳听力时，可以采用联合径路全程显示颞骨内从脑池段到茎乳孔段的面神经。中颅窝开颅术腔关闭方式同肿瘤切除术（见第 124 章）。按照标准分层缝合方法关闭乳突切开术腔。

颞骨外伤性脑脊液漏修补

以修复颞骨创伤后脑脊液漏为唯一目的的手术技术受以下因素影响：①漏的位置；②患耳听力；③通过天盖形成的脑疝。因乳突部天盖骨折导致的持续性脑脊液漏，可采用经乳突和微小中颅窝联合径路用筋膜或冻干硬膜制成的"三明治"移植物安置于漏孔的颅内和颅外侧（见第 127 章），并用骨粉沿骨折线加固。如果遇到巨大的骨缺损，需要自体骨质，成形骨栓，或微板支撑颞叶（图 128.11）。

当骨折处出现明显的颞叶脑疝时，经乳突清除

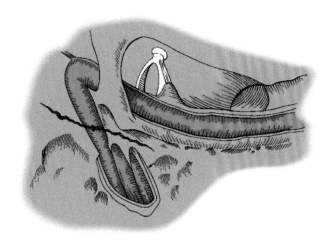

图 128.8　经乳突迷路暴露全程面神经（箭头示内听道）。

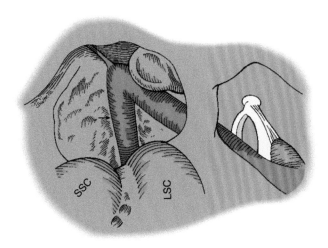

图 128.9　经乳突上鼓室径路显露面神经迷路段（箭头所示）。SCC，前半规管；LSC，外侧半规管。

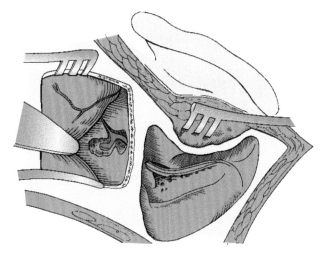

图 128.10　联合中颅窝乳突径路保存听力显露面神经。

失活的脑组织，并通过硬膜外微小中颅窝径路回纳成活的脑组织和硬膜，选择颞肌筋膜或冻干脑膜修复由此引发的脑膜缺损。采用开颅术的自体骨片加固骨质缺损，避免脑组织进一步脱垂至乳突或中耳腔。

对于外伤致聋的患者，按标准双层法技术封闭外耳道囊袋；切除乳突和中耳。完成乳突根治手术，切除外耳道皮肤、鼓膜、锤骨和砧骨，仅保留完整的镫骨。以肌肉封闭咽鼓管口，腹部脂肪填塞中耳腔和乳突腔。

术后处理

颞骨外伤患者的术后治疗与慢性中耳炎乳突手术无异。除了经迷路开颅术外，其他患者一般在术后24 小时拆除乳突包扎敷料，检查伤口有无血肿、经皮脑脊液漏、或者伤口感染。必要时重新包扎乳突。如果脑膜破损，围术期 48 小时内使用广谱先锋霉素族抗生素或万古霉素（青霉素过敏者）。除了伤口防水处理以外，头部抬高 30°并使用润肠药物等都有助于减少术后脑脊液漏的发生。如果没有医学禁忌，可以给予中等剂量的糖皮质激素治疗并于 5~7 天内逐渐减量。与听神经瘤切除手术相似，这些使用激素的患者因术后激素明显减量常常会抱怨头痛和颈部疼痛。究其原因很可能是由于脑脊液中红细胞降解引起的炎症抑制反应所致。持续予以眼部护理，治疗时

间依据患者年龄、皮肤松弛程度和预计面神经功能恢复的时间而异。年轻患者的角膜保护后除了润滑剂和创建保湿环境外无需其他任何治疗；而一些严重睑外翻的患者还要行外侧睑缘缝合术，眼睑植入金片甚至需眼部整形手术治疗。

鼓励患者早期活动，除了普遍益处还可以获得早期前庭代偿。年老和多发外伤患者早期参加正规的前庭康复训练和物理治疗有助于机能恢复。那些明显患有持续听觉前庭症状的患者，早期的康复正是更加查明听觉和前庭功能障碍的最佳时期。

确定面神经完整或行神经移植后，部分神经功能恢复应属意料之中。神经修复或移植后疗效因不同程度的联带运动导致神经功能恢复受限。通常膝状神经节远端受损在伤后 6 个月内将表现出来，而伤及膝状神经节近端康复则至少需要 1 年或以上。如果 1 年的时候神经的功能未能恢复至预期，手术医生应该重新阅读当初的 CT 片，或者甚至反复研究病例。颞骨骨折后面瘫可能在应该自行缓解期后很长一段时间仍然存在。这些病例中受累神经的近端因瘢痕和神经变性常常影响一期修复，建议行面神经与舌下神经吻合或重建神经–肌蒂连接。

头部外伤后罕见颈内动脉假性动脉瘤，血管外伤致动脉内膜撕裂，血液自此破口流出包裹形成血肿，引起血管壁与外膜层剥离（图 128.12）。假性动脉瘤可能自愈，但是对持续剥离的颈动脉瘤一般需要

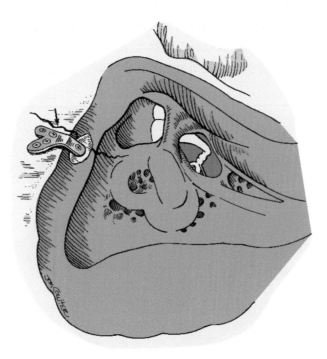

图 128.11 利用微板（箭头示）骨性移植修复中颅窝缺损。

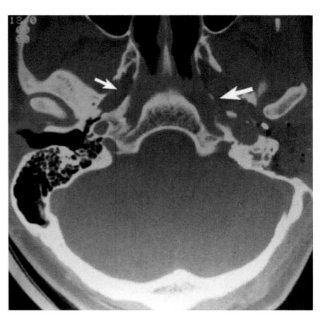

图 128.12 高分辨率 CT 显示外伤后颈内动脉假性动脉瘤（粗箭头示）。细箭头示正常颈动脉。

手术治疗。行球囊栓塞和氙流量实验以确定对侧血流，由放射介入科医生在血管造影下将气囊导管插入损伤处近、远端闭塞瘤腔。如果对侧血流实验不能通过者必须行颈内动脉旁路移植术。

精要

- 颞骨骨折手术指征主要包括伤后即刻出现完全性面瘫预后不良，和持续性脑脊液漏。
- 近来出现的螺旋 CT 可以重建颞骨高清冠状位影像，应避免这些患者为获得实际冠状位 X 线片时而导致的颈部过度拉伸。
- 手术路径的选择要依据伤侧的听力状况和损伤部位。
- 当面神经电图检查显示神经活性<10%，需要加做面肌电图，确定肌电活动消失或出现纤颤电位，有助于决定是否行面神经减压术[8]。
- 经乳突入路是到达膝状神经节水平以下的面神经损伤的最佳径路；而对于膝状神经节以上层面的面神经损伤，如果听力正常，多经中颅窝径路，听力丧失者则选择迷路径路。

隐患

- 张力下神经修复会损害吻合处微循环，导致瘢痕形成，损害轴索渗透，预后往往较差。
- 如果没有发现面神经多处损伤部位，即便已行

面神经减压术，面瘫仍然持续无改善。
- 当经乳突径路暴露膝状神经节周围面神经时，也许会因为电钻触动听骨链或是损伤外侧半规管和后半规管壶腹而加重感音神经性听力损失。
- 对于持续 7 天以上的脑脊液漏，延误修复将增加罹患脑膜炎的风险。
- 当外耳道遭到严重创伤，耳道瘢痕性狭窄会造成狭窄深处形成胆脂瘤。

(李原 译)

参考文献

1. Ishman SL, Friedland DL: Temporal bone fractures: Traditional classification and clinical relevance. Laryngoscope 114:1173-1741, 2004.
2. Dahiya R, Keller JD, Litofsky SN, et al: Temporal bone fractures: Otic capsule sparing versus otic capsule violating clinical and radiographic considerations. J Trauma 47:1079-1083, 1999.
3. Brodie HA, Thompson TC: Management of complications from 820 temporal bone fractures. Am J Otol 18:188-197, 1997.
4. Nosan DK, Benecke JE, Murr AH: Current perspective on temporal bone trauma. Otolaryngol Head Neck Surg 117:67-71, 1997.
5. McKennan KY, Chole RA: Facial paralysis in temporal bone trauma. Am J Otol 13:167-172, 1992.
6. Lambert PR, Brackmann DE: Facial paralysis in longitudinal temporal bone fractures: A review of 26 cases. Laryngoscope 94:1022-1026, 1984.
7. Quaranta A, Campobasso G, Piazza F, et al: Facial nerve paralysis in temporal bone fractures: Outcomes after late decompression surgery. Acta Otolaryngol 121:652-655, 2001.
8. Darrouzet V, Duclos JY, Liguoro D, et al: Management of facial paralysis resulting from temporal bone fractures: Our experience in 115 cases. Otolaryngol head Neck Surg 125:77-84, 2001.

第 129 章

人工耳蜗植入

Yu-Lan Mary Ying, Elizabeth H.Toh

人工耳蜗是一种植入式的电子假体。它能将机械声能转换成电信号直接刺激听神经产生听觉。对于不能从传统助听器获益的重度或极重度耳聋患者，人工耳蜗植入术已经成为公认的重建听觉的最佳治疗方案。人工耳蜗植入装置分别于 1985 年和 1990 年获得美国食品药品管理局(FDA)批准应用于成人和儿童患者。自此，美国已有超过 8 万的人工耳蜗用户。

本章首先简要回顾一下有关人工耳蜗植入的内耳应用解剖。耳蜗为一蜗牛壳状骨管，耳蜗管内含盘旋状的蜗轴和膜迷路。位于蜗轴与骨螺旋板相连处的螺旋神经节细胞是双极感觉神经元（具有初级传入神经和传出神经），其周围突分布于螺旋器的毛细胞，可接受神经递质的刺激而兴奋，其中枢突组成蜗神经，可将毛细胞的信号传向听觉中枢。残余一定数量的螺旋神经节细胞（理论上估计至少需要 10 000 个)对于保障人工耳蜗植入的成功至关重要。螺旋神经节细胞在蜗管中呈螺旋状分布，螺旋神经元细胞密度最大处位于底转较高处和中转较低部位。其临床意义在于人工耳蜗植入的电极阵列应该靠近螺旋神经元细胞最密集处能更有效地刺激神经细胞。

人工耳蜗系统由外部装置和植入耳蜗内的电子元件组成。体外装置包括麦克风拾音，耳背或体配式言语处理器和耳后的传输线圈。体内植入部分包括接收刺激器，通过引导线与耳蜗内的多通道电极阵列连接。由麦克风拾音转化为电信号，经过言语处理器过滤、分析，输出数字信号发送至感应线圈。通过射频电磁耦合将编码信号传输到体内的接收刺激器。通过导线将转换的电信号传送到植入鼓阶的刺激电极，电流辐射到鼓阶淋巴液,播散经耳蜗蜗轴神经孔刺激听神经。

目前在美国通过 FDA 批准应用于成人和儿童患者的人工耳蜗植入产品有 3 种，分别是科利耳 Nucleus Freedom 系统、美国和美高分辨仿生耳系统和 Med-EL 公司 SonataT1100 及 PulsarCI100 系统。3 家产品都是利用耳蜗组织张力学说设计的具有 16~24 个电极阵列的多通道人工耳蜗系统。传入的言语信号被过滤成若干频带，每一频带对应电极阵列中相应的电极对。Nucleus Freedom 以及和美仿生耳系统使用的是紧抱蜗轴式的预弯电极，理论上这种设计使极阵相对靠近蜗轴内的螺旋神经节细胞，可以提高音质、言语识别率和功率。相反,Med-EL 公司 SonataT1100 及 PulsarCI100 系统使用尖端逐渐变细的长直电极,达到耳蜗内深植入，全频覆盖。通过标准听力学测试得分显示 3 家公司人工耳蜗产品总的听觉效果相似。但多数情况下,建议让患者选择植入装置。

病例选择

成人和儿童人工耳蜗植入的标准随着人工耳蜗电极设计的改进，无创手术植入技术以及言语处理策略的逐步升级而不断发展。目前电极装置普遍使用紧抱蜗轴的预弯电极阵列或者尖端逐渐变细的纤细电极阵列以最大限度减少对耳蜗结构的损伤，保护耳蜗残余的螺旋神经元细胞。由于微创植入技术，植入耳残余听力得以保护，人工耳蜗植入的候选标准已经扩大到更多具有残余听力的患者。

成人

当前成人人工耳蜗植入候选标准见表 129.1。对于那些获得言语语言技能之后丧失听力(语后聋)和耳聋持续时间较短的患者，普遍认为人工耳蜗植入术后效果更令人满意。实际上，耳聋持续时间是预测听觉表现唯一可靠的因素[1]。其他影响变量，包括植入时的年龄、听力丧失发病年龄、耳聋年龄、助听器使用与否、植入侧别和术前听力学测试分数，不一定会影响植入的效果。对使用视觉和口语交流的语前聋成人经过康复训练可以在某种程度上获益于人工耳蜗植入[2]。健康成人没有植入年龄的限制。

儿童

针对儿童的筛查程序远比成人更为复杂。与成人耳蜗植入不同的是，语前聋和语后聋儿童都可作为人工耳蜗植入的候选者。研究发现早期听觉经验对中枢和外周听觉神经通路的发育至关重要。人类 2~5 岁是早期语言技能发展的关键时期，在此期间的听觉输入最为重要。因此，先天性聋儿以及深度语后聋儿童应该尽早通过人工耳蜗植入建立早期听觉习惯。早期植入人工耳蜗可以显著促进儿童正常言语语言技能的发展。

在美国，随着新生儿听力筛查项目立法以后，越来越多的新生聋儿在出生后数月内便被筛选出来。目前，FDA 指南批准人工耳蜗植入的最小年龄为 12 月龄。然而，因脑膜炎致聋的婴幼儿却不受上述植入年龄的限制，他们应及时植入人工耳蜗以避免因耳蜗骨化影响电极植入。儿童组耳蜗植入候选标准见表 129.2。良好的改善听力的动机，家庭合理的期望值和支持也是儿童人工耳蜗植入的重要影响因素。

术前评估

术前应仔细询问病史，并做详细的体格检查以

表 129.1	大于 18 岁成年人人工耳蜗植入候选标准
• 双侧重度至极重度聋：听力较好的耳侧 3 个频率(500, 1000,2000)Hz 的裸耳纯音测听阈大于 70 dB。
• 双耳 CNC 句子识别得分少于 20 %。
• 助听器获益少，最佳助听时噪声下句子测试(HINT)识别得分少于 50 %。
• 无医学禁忌证。

表 129.2	儿童人工耳蜗植入手术候选标准
12~24 月龄儿童：
• 双侧极重度聋
• 听觉能力无发展,助听器获益很少
• 无医学禁忌证
• 特殊教育计划强调听觉培养
25 月龄~18 岁：
• 双耳重度至极重度聋
• 听觉能力无发展,助听器获益少(开放项句子识别得分小于 30%正确率)
• 无医学禁忌证
• 特殊教育计划强调听觉培养

充分了解患者是否存在外科手术禁忌，能否胜任术后的康复训练。耳聋病因极少成为手术禁忌。极重度聋伴耳蜗神经未发育是一种罕见的先天性畸形，由于缺乏耳蜗神经分布因而无法接受人工耳蜗植入。因为脑膜炎导致的耳蜗骨化或纤维化仍然可以进行人工耳蜗植入手术,但是手术会更复杂困难,需要调整手术方式,并且术耳鼓膜应完整,感染已经得到完全控制。

术前应完成双侧裸耳和双耳最好助听下的听力学测评。其包括:纯音听阈,词、句的识别测试。助听情况下的言语识别率是决定手术与否最基本的听力学指标。儿童的听力学检查除了常规的行为测听以外,还需要进行脑干诱发反应测试和耳声发射检查。儿童植入前应经过合适助听并进行集中听觉言语康复训练 6 个月这样一个完整的评估过程。一般认为对于儿童人工耳蜗植入者的评估要远比成人更具挑战性。整体综合评价最好由一个包括言语和听力学专家在内的专业团队共同完成。最终决定孩子是否手术不仅仅基于生理的需求，还要考虑患儿的社会和教育背景。

术前必要的影像学检查包括:高分辨率,薄层冠状位和轴位颞骨 CT 扫描。通过 CT 影像可反映耳蜗的发育状况及通畅度,是否存在内耳畸形,测量内听道直径和中耳乳突的发育情况及面神经走行。先天性内耳畸形和耳蜗骨化并非人工耳蜗植入的禁忌证。术前应做充分准备,预测术中可能出现的问题,改良手术方案,提前准备非标准的特殊电极等。最近，一些人工耳蜗植入中心倡导术前进行内听道和膜迷路的磁共振成像(MRI)检查。Parry 等通过术后

回顾性分析发现在诊断患者内耳软组织异常情况时核磁共振成像比颞骨高分辨率 CT 更具敏感性和特异性[3]。高分辨 MRI T2 加权像可以显示耳蜗蜗管内的液体信号，更能早期清晰判断耳蜗骨化和纤维化。内听道矢状位三维重建还可以了解内听道段面神经，耳蜗神经和前庭上、下神经的发育情况，明确耳蜗神经的存在。

对儿童植入患者应进行综合的社会心理评估，做出针对性的调整，预判受益。必须强调的是人工耳蜗植入的成人和儿童及其家庭都应有合理的期望值。

在选择手术侧别之前，我们要考虑几方面的问题。一般而言，通常会考虑耳聋时间较短，长期佩戴助听器的一侧，或是影像学表现解剖正常（如：乳突气化好，面神经走行正常，内耳发育正常和耳蜗结构通畅）的侧别。就在最近，Friedland 及同事通过常规的听力学测试研究证实在听力较差的一侧植入人工耳蜗并没有影响术后的听觉表现[1]。然而，耳聋的持续时间仍然是决定术后言语识别率最重要最可靠的影响因素。作者总结得出结论：成年语后聋个人的听觉经验而不是特定的侧别，可以准确预测人工耳蜗植入的术后效果。如果双耳同样适合人工耳蜗植入，一般只需选择优势手的一侧手术以方便使用装置。

目前全球已经超过 80 000 万人接受了人工耳蜗植入术，其中近 3500 人是双耳植入患者[4]。基于双耳感音神经性听力损失者使用双耳听觉放大较单侧的更有优势的经验，我们同样期待双耳植入的听觉表现。已经报道的关于双侧人工耳蜗植入的优势诸多，包括：显著减少头影效应，能提高噪声下的言语识别率，双耳听觉整合以及声源的定位等。双耳可以同时或先后两次手术植入。

人工耳蜗植入儿童比正常儿童更容易罹患肺炎链球菌性脑膜炎。目前推荐儿童术前常规注射肺炎链球菌疫苗[5]。指南推荐疫苗注射量因患儿年龄而异，具体见表 129.3。

手术方法

手术在全身麻醉下进行，患者采用仰卧位。常规行持续的面神经监测，术中麻醉时应避免使用长效肌松剂。麻醉诱导时注射单剂量广谱抗生素，如头孢唑啉 2g，预防感染。

按照生产厂家提供的手术模板画线定位耳后言语处理器，体内接收刺激器和手术切口。接收刺激器

表 129.3	人工耳蜗候选者脑膜炎预防指南

- 已经完成肺炎球菌联合疫苗（疫苗沛儿）注射的儿童应接种单剂量肺炎球菌多糖疫苗（纽莫法 23）。如果患儿刚刚接种肺炎球菌联合疫苗，至少应该等待 2 个月以后再注射肺炎球菌多糖疫苗。
- 从未接种过疫苗沛儿和纽莫法 23 的 24~59 个月龄大的儿童应首先注射加倍剂量的肺炎球菌联合疫苗（疫苗沛儿），至少 2 个月或更长时间后接种单剂量肺炎球菌多糖疫苗（纽莫法 23）。
- 5 岁及以上人工耳蜗植入患者应接种单剂量肺炎球菌多糖疫苗。

来源：http//www.cdc.gov/vaccines/vpd-vac/mening/cochlear/dis-cochlear-hcp.htm

放置于言语处理器之后上，应避免两者间的重叠。可根据需要用 18 号针头将美兰标记内置的接收刺激器位置。图 129.1 介绍了一些切口设计皮瓣，其中大多从常规乳突手术耳后切口延伸而来，以更好地暴露容纳接收刺激器的骨床。出于美观考虑，患者也可选择微小切口，手术切口设计于耳郭后上方，距耳后沟 0.5 cm，长度小于 3 cm（图 129.2）[6]。用 1% 利多卡因及 1/100 000 肾上腺素溶液局部浸润麻醉，分皮肤及皮下组织两层切开至颞肌筋膜和骨膜层（图 129.3）。向前翻转皮瓣暴露外耳道，向后分离骨膜以利于安放接收刺激器。切开颞肌筋膜，颞肌和骨膜，作蒂在前下的肌骨膜瓣，后上方的皮瓣要足够长才能完全覆盖自接收刺激器发出的电极极阵。向前充分剥离肌骨膜瓣直至显露外耳道道上棘，乳突皮质及乳突后方邻近脑板位置的骨质（图 129.4）。

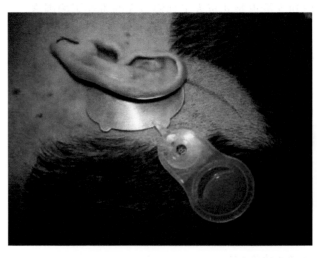

图 129.1　植入模板定位并标记切口（Nucleus 装置）。

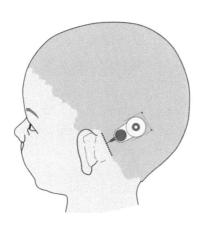

图 129.2　人工耳蜗植入微小切口。(From O'Donoghue GM, Nikolopoulos TP: Minimal access surgery for pediatric cochlear implantation. Oto Neurotol 23:891–894, 2002. Reprinted with permission from Lippincott Williams & Wilkins, Optometry and Vision Science.)

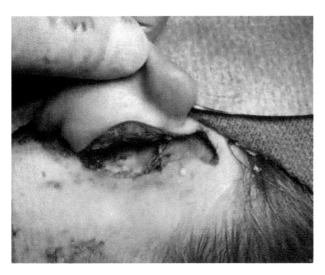

图 129.3　切开皮肤,分离皮瓣。

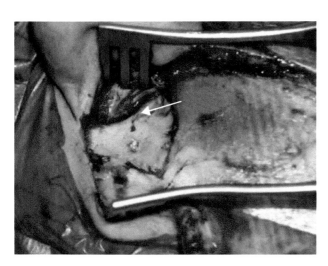

图 129.4　分离肌骨膜瓣。

在持续冲水吸引下用切割钻和金刚砂钻建立一个合适的乳突开放腔隙,不必将乳突腔碟形化。建议在乳突上方和后方留下突出的骨缘以便容纳多余的电极导线。一旦鼓窦开放,确认水平半规管后,继续磨除鼓窦前上方骨质直至显露砧骨短脚。以砧骨短脚确定面隐窝的层面,接着以 1~3mm 金刚砂钻开放面隐窝,面隐窝由鼓索神经、面神经垂直段和砧骨短脚围成,开放面隐窝时应注意连续大量冲洗以免钻杆高速旋转摩擦骨壁产生的高热引起面神经灼伤(图 129.5)。为了看清圆窗龛,有时候需要磨除面隐窝面神经表面前内侧的骨质。如果面隐窝狭窄,可能会牺牲鼓索神经来争取足够的空间暴露耳蜗。这时,在切除鼓索神经时应特别注意不要损伤其内侧的外耳道造成鼓膜穿孔。圆窗膜可能被圆窗龛悬突遮盖,所以常常要用 1~1.5 mm(请按规定选择符号)的金刚砂钻磨除悬突的龛缘以显示圆窗膜。耳蜗开窗之前使用杆菌肽溶液彻底冲洗乳突腔(50 000 单位杆菌肽溶于 1000mL 生理盐水制成)清除骨粉。注意冲洗前用吸收性明胶海绵或棉球封闭上鼓室和面隐窝以免骨粉进入中耳腔。

安置接收/刺激器骨床的位置已被亚甲蓝标记于骨面上,用切割钻和金刚砂钻按照装置模板建立适合安放接收/刺激器的骨床,用骨床探测板检查电极组出口位置,磨出连接骨床和开放乳突腔的一条通道,它可为电极组提供保护。儿童患者的颅骨较薄,可能磨骨深度需要暴露脑膜,建议留置中心骨岛,岛状井底能随着其下的硬脑膜下沉弥补骨床深度的不足。术中有多种方式固定接收/刺激器,包括:用不可吸收线,或以钻孔螺丝钉,或者高泰克斯涤纶细带和

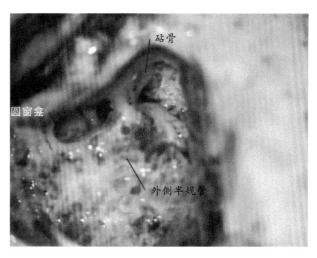

图 129.5　为进入圆窗而打开的面隐窝。

微孔板固定。我们通常在骨床的两侧钻孔,用4-0丝线通过线孔固定耳蜗装置(图129.6)。

接着,以1mm金刚砂钻头在圆窗膜前下方行耳蜗造孔术(图129.7)。在此部位开窗则将进入鼓阶,也可以直接切开圆窗膜将电极阵列植入耳蜗鼓阶内。

将接收/刺激器的基座安置于预先磨好的骨床内,注意接收线圈位于颞肌肌囊内(图129.8)。当人工耳蜗装置妥善固定后,将电极组植入耳蜗鼓阶之中(图129.9)。不同的产品厂商提供各种器械帮助植入电极。插入电极组时不要过度用力以免电极在耳蜗内扭曲;动作轻柔尽量减轻植入电极时对耳蜗的损伤,保护残余的螺旋神经元。为了防止电极组移动,植入后用一小片筋膜或者颞肌封闭耳蜗造孔,将

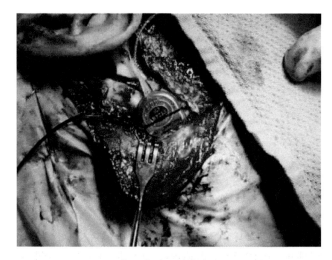

图129.8 装置安放于骨槽内和颞肌下方。

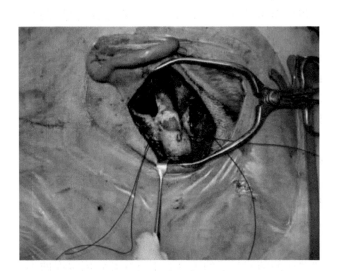

图129.6 为植入内接收器和电极在骨性隐窝和通道造孔。丝线打结以便把内接收器固定在隐窝内。

蜗外球电极置于前上方颞肌骨膜下。一旦植入体就位,只能使用双极电凝手术设备尽可能降低烧灼时电流量传导至耳蜗和损伤装置的风险。在关闭伤口之前或者缝合时开始用遥测装置进行术中阻抗和神经反应测试确定装置是否正常工作。缝合前,可做一个头部后前位或改良Stenver位X线检查,确定电极是否放置合适(图129.10)。随后逐层缝合切口,不必放置引流。应特别注意肌骨膜瓣要完全覆盖乳突腔和电极组。术耳大面积乳突加压包扎24小时。

术后处理

患者术后当日出院,口服七天抗生素(抗菌药物应覆盖抗链球菌谱)。保持压力包扎1天后拆除乳突

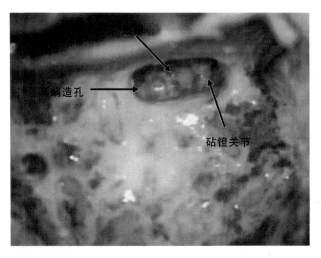

耳蜗造孔

砧镫关节

图129.7 在圆窗膜前下方行耳蜗开窗术。

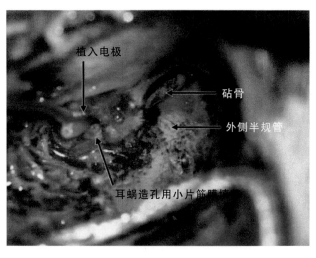

植入电极

砧骨

外侧半规管

耳蜗造孔用小片筋膜填

图129.9 通过面隐窝电极植入耳蜗鼓阶。

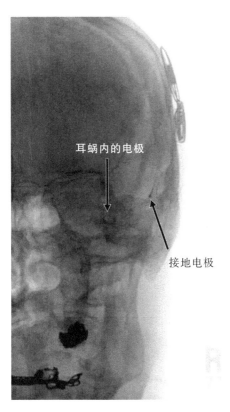

图 129.10 头颅后前位 X 线片显示电极植入耳蜗位置良好。

包扎敷料检查伤口。1 周后第一次术后复查,开机应于手术后 4 周进行,然后开始个体化的调机和康复训练。术后最初数年内需要到手术医生和听力师处定期复诊,在随访时,应采用心理物理和遥测方法进行闭合式及开放式的客观言语识别能力评估。

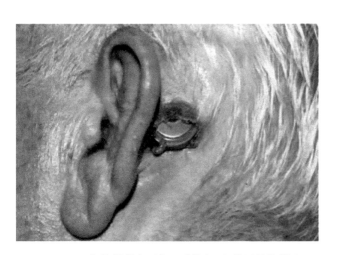

图 129.11 接收刺激表面伤口感染坏死,装置早期脱出。

并发症

人工耳蜗植入术的风险类似于慢性中耳炎根治手术,如:感染,面瘫,味觉障碍,眩晕,脑脊液漏,脑膜炎,全麻意外和出血等。

伤口感染导致切口不愈合是人工耳蜗植入手术最常见的并发症。为了防止皮瓣坏死引起装置脱出,建议切口与植入体之间至少相隔 1 cm,植入体和线圈表面的皮瓣厚度要有 6~7 mm[7]。一旦出现手术区域蜂窝织炎应静脉给予广谱抗生素。如果皮瓣坏死致植入体显露,可以采取局部翻转皮瓣方法覆盖装置(图 129.11)。

面瘫是耳蜗植入手术的严重并发症,尽管术中面神经监测会在一定程度上降低面瘫发生的风险,但是关键还在于术者应娴熟地掌握颞骨解剖知识,术中仔细操作,开放面隐窝时使用大量盐水冲洗降低对神经的灼热伤。

如果患者的颞骨鳞部较薄,磨骨床时可能出现脑脊液漏。一般可用颞肌筋膜覆盖或修复小的脑膜撕裂。耳蜗植入后用结缔组织严密封闭耳蜗造孔可防止外淋巴液漏。根据术前影像学检查可以预测先天性内耳畸形患者术后脑脊液漏的发生情况,在耳蜗造孔前应暂时封闭咽鼓管口,或选择性进行腰穿引流。如果以上措施不能控制术后严重的脑脊液漏,可封闭中耳腔和咽鼓管。

2002 年关于全世界儿童和成年人耳蜗植入术后发生脑膜炎的报道引起了 FDA 和疾病预防控制中心的关注,FDA 出台了一项针对所有人工耳蜗植入者术前疫苗使用的指南。指南强调耳蜗造孔封闭的重要性——即能阻止细菌进入内耳和颅内[8,9]。

术前通过颞骨 CT 可以判断耳蜗骨化程度,手术方法是在耳蜗底转造孔部分植入电极[10],同时在耳蜗第二转造孔,植入双股电极组,尽最大限度植入电极数目[11]。第一个耳蜗造孔位于圆窗膜正前方,在卵圆窗前方约 2 mm 处做第二个耳蜗开窗[12]。Gantz 和其同事描述了耳蜗骨化时开放耳蜗第二转的手术径路[13]。

精要

• 人工耳蜗植入术时乳突皮质切开的下界与外耳道口下缘一致即可。

- 如果乳突腔狭窄,联合经乳突和外耳道径路有助于暴露耳蜗。注意应保持外耳道后壁的完整性。
- 开放面隐窝时磨除面神经前内侧的骨质有助于显露圆窗龛。
- 电极组植入耳蜗鼓阶时要注意精确的电极定向,电极环应朝向蜗轴。
- 肌骨膜瓣要完全覆盖乳突腔和电极。

隐患

- 当向前扩大面隐窝牺牲鼓索神经时,可能会导致鼓膜破裂和外耳道破损。
- 开放面隐窝时如果没有连续冲洗可能发生面神经的灼热伤。
- 手术视野偏移,对圆窗膜观察角度不当可致电极组错误植入下鼓室气房。
- 在耳蜗开窗处或耳蜗内使用吸引器会引起蜗内残余螺旋神经元细胞的损伤,影响术后听觉效果。
- 先天性内耳畸形会增加术后罹患脑脊液漏和脑膜炎的风险。

(李原　译)

参考文献

1. Friedland DR, Venick HS, Niparko JK: Choice of ear for cochlear implantation: The effect of history and residual hearing on predicted postoperative performance. Oto Neurotol 24:582-589, 2003.
2. Waltzman SB, Cohen NL: Implantation of patients with prelingual long-term deafness. Ann Otol Rhino Laryngol 108:84-87, 1999.
3. Parry DA, Booth T, Roland PS: Advantages of magnetic resonance imaging over computed tomography in preoperative evaluation of pediatric cochlear implant candidates. Oto Neurotol 26:976-982, 2005.
4. Lustig LR, Wackym PA: Bilateral cochlear implantation. Oper Tech Otolaryngol 16:125-130, 2005.
5. Reefhuis J, Honein MA, Whitney CG, et al: Risk of bacterial meningitis in children with cochlear implants. N Engl J Med 349:435-445, 2003.
6. O'Donoghue GM, Nikolopoulos TP: Minimal access surgery for pediatric cochlear implantation. Oto Neurotol 23:891-894, 2002.
7. Luxford WM, Mills D: Cochlear implantation in adults. In Jackler RK, Brackmann DE (eds): Neurotology, 2nd ed. New York, Mosby, 2004, pp 1309-1314.
8. Cohen NL, Roland JT Jr, Marrinan M: Meningitis in cochlear implant recipients: The North American experience. Otol Neurotol 25:275-281, 2004.
9. O'Donoghue G, Balkany T, Cohen N, et al: Meningitis and cochlear implantation. Oto Neurotol 23:823-824, 2002.
10. Miyamoto RT, Kirk KI: Cochlear implantation. In Bailey BJ, Johnson JT (eds): Head & Neck Surgery—Otolaryngology, 4th ed. Philadelphia, Lippincott Williams & Wilkins, 2006, pp 2265-2277.
11. Millar DA, Hillman TA, Shelton C: Implantation of the ossified cochlea: Management with the split electrode array. Laryngoscope 115:2155-2160, 2005.
12. Lenarz T, Lesinski-Schiedat A, Weber BP, et al: The nucleus double array cochlear implant: A new concept for the obliterated cochlea. Oto Neurotol 22:24-32, 2001.
13. Gantz BJ, McCabe BF, Tyler RS: Use of multichannel cochlear implants in obstructed and obliterated cochleas. Otolaryngol Head Neck Surg 98:72-81, 1988.

第 130 章

第VII颅神经显微血管减压术

Johnathan A. Engh, Amin B. Kassam,
Michael Horowitz, Jefferey Balzer, John Y. K. Lee

面肌痉挛(hemifacial spasm,HFS)是一种相对少见的疾病,年发病率接近 1/10 000[1]。主要表现为半侧面部肌肉的不自主抽搐。痉挛虽为无痛性的,但却常导致严重的社交障碍。另外,该病还影响患者正常的阅读、驾驶及工作。药物治疗一般不能减轻症状,作为一种缓解 HFS 症状的治疗方法,肉毒杆菌毒素(美国爱力根公司的肉毒素)注射越来越受欢迎,但疗效短暂。由于这些保守治疗方法自身的局限性,围绕 HFS治疗的外科干预措施于半个世纪前应运而生。

血管压迫第VII颅神经导致 HFS 的假说开启了外科治疗的大门。Campbell 和 Keedy 在 1947 年第一次提出此理论,Laine 和 Nayrac 在 1948 年也对该理论进行了阐述[2,3]。这些阐述主要是基于 Dandy 的假说:血管压迫三叉神经背根继发三叉神经痛[4]。1962 年,Gardner 和 Sava 公开了他们应用第VII颅神经减压术治疗 HFS 的初步经验[5,6]。然而,尽管有相关的早期报道,数十年后 Jannetta 才推广并普及第VII颅神经微血管减压(Microvascular Decompression,MVD)治疗HFS 确切疗效的经验[7,8]。目前,第VII颅神经微血管减压术成为治疗 HFS 有效而持久的方法。

病例选择

HFS 目前的诊断主要单纯依靠临床,因此在行开颅手术及微血管减压术前必须获得详尽的病史和体格检查。典型的 HFS 表现为偏侧面部肌肉的间断性抽搐,抽搐通常始于眼轮匝肌。随之,痉挛扩散至其他面部肌肉。非典型的 HFS,抽搐始于口轮匝肌进而向上蔓延。该病通常为一个不间断的过程,通过一段时间累及至一侧面部的全部重要肌肉,包括额部肌肉、颈阔肌及镫骨肌。镫骨肌受损可使同侧耳部产生异常声响。严重的痉挛可导致与面部肌肉瘫痪有关的面部痉挛性收缩(强直性痉挛)。HFS 患者最关注的是外观上的改变影响了正常社交活动。另外,HFS 通常发展成为一种功能残疾,尤其是强直性痉挛时反复的眼睑闭合会造成视力的损害,影响正常的患者工作和业余活动,如驾驶及阅读。

HFS 的发病女性多于男性,左侧多于右侧。疲劳和紧张性的活动可加重痉挛的发作[8]。尽管痉挛为不自主性的,但讲话和大笑等自主性动作都可诱发痉挛发作,而且痉挛可在睡眠中持续存在。迄今,没有发现和 HFS 发生率增高的医学相关因素。尽管有少数家族性的病例报道,目前仍无证据表明该病和遗传有关,亦没有发现有毒物质的暴露能增加该病发病率。

HFS 的鉴别诊断包括:发生于面神经损伤或Bell 麻痹后的麻痹后偏侧联带运动,这种症状通常有面部运动诱发,休息时很少出现。其他需与 HFS 相鉴别的疾病有:眼睑痉挛、(面部或身体局部的)抽搐或者习惯性抽搐、面肌纤维颤搐、梅杰综合征(下颌肌张力障碍合并眼睑痉挛)、局灶性皮质癫痫发作。典型的眼睑痉挛和面肌纤维颤搐通常两侧同时出现,而双侧发病的 HFS 极为少见。HFS 与其他相似疾病的鉴别如表 130.1。

术前评估

尽管术前影像学检查不能做出或支持 HFS 的诊

表 130.1	面肌痉挛与相似疾病的鉴别特征			
疾病	痉挛位置	痉挛方式	痉挛偏侧性	疼痛
面肌痉挛	始于眼轮匝肌,扩展至其他面部肌肉	间歇性,无规律性,可在睡眠中出现	单侧的	通常不伴疼痛
眼睑痉挛	口轮匝肌,可能扩展至面部其他肌肉	对称性,严重性	双侧的	通常不伴疼痛,但可能会有畏光和(或)视物疼痛
麻痹后偏侧联带运动(PPHS)	面神经支配的任何部位	通常与运动相关	通常为单侧	不确定
面肌纤维颤搐	所有面部肌肉	疲劳可以加重抽搐,间断性发作	不确定	通常不伴疼痛
抽搐病或习惯性抽搐	常在面神经支配区外的肌肉发作	简单重复	多位双侧的	通常不伴疼痛
局灶性皮质癫痫发作	面神经支配的任何部位	阵挛性、大幅度运动	单侧,除非大的癫痫发作	无

断,但影像检查发现颅内占位如小脑脑桥角区肿瘤、后循环动脉瘤或动静脉畸形可能会合并 HFS,这种病变的发生率约 1%~2%。因此,MRI 或增强 MRI 是患者术前评估中不可或缺的一部分,可以用来排除肿瘤性病变的存在。一旦发现肿瘤性病变,为获得治愈将肿瘤和压迫血管同时处理。然而,不能过分依赖 CT 或 MRI 用来确定责任血管。任何大小的一根血管(动脉或静脉)都可以是引起压迫症状的责任血管。即使 MRI 显示在第 Ⅶ 颅神经根出脑干区有大血管,也不能表明这个血管就是造成压迫的主要或唯一责任血管。因此,在大多数病例中,术前的影像学检查主要是为了排除其他原因导致的血管压迫,而不用以指导手术。

一旦患者诊断为 HFS 且有充分的影像学结果,患者应该由神经病学家或神经生理学家进行神经电生理测试。基本的电生理测试包括脑干听觉诱发电位 (brain stem auditory evoked responses,BAER)、面部肌电图(electromyography,EMG)和侧方扩散反应(lateral spread sesponse,LSR)(见下文)。在行手术前应该注意各种电生理异常,尤其那些进行外科治疗之前接受过肉毒素注射的患者由于他们的基础电位通常是异常的,相关电生理监测显得尤为重要。

HFS 患者有一个特征性的电生理异常被称为侧方扩散反应(LSR)。了解这种异常肌电反应对于诊断和手术治疗 HFS 至关重要[9]。LSR 可通过经皮刺激面神经的一个分支诱发,同时能记录面神支配的不同面部肌肉刺激诱发的 EMG。当 HFS 患者面神经的一个分支受到电刺激时(如:颞支),不仅该神经支配的

肌肉(如:眼轮匝肌)表现诱发 EMG 反应,其他不受该神经支配的面部肌肉(如:颏肌)亦表现为诱发的 EMG 反应。这种复杂的 EMG 反应通常在手术室诱发,主要由一个三相 EMG 电位和一系列后电位组成,后电位潜伏期持续约 10~12ms。肌电异常反应在第 Ⅶ 颅神经充分减压后就会消失(图 130.1)。

大多数偏侧 HFS 的患者年龄在 40~60 岁之间,均能耐受全身麻醉。然而,所有的患者在手术前都需要进行正规的围术期风险评估。术前实验室检查包括电解质、全血细胞计数、凝血因子。心电图和胸片可以帮助排除一些潜在的心血管疾病。多数情况下不需要备血。有重大心脏问题或其他内科疾病的患者在开颅行 MVD 前都需要进行内科干预。

手术入路

患者体位和术前准备

第 Ⅶ 颅神经 MVD 的标准手术方法为乙状窦后入路或乳突后入路。麻醉成功后,取患者同侧的额颞部和对侧的乳突部进行三点式固定。这种方法最大程度的暴露患侧的乳突区。当放置固定架的时候,保持手术侧的颅钉在耳垂线以前是非常关键的。如果颅钉固定的过于靠后,自动牵开器的放置难度就会增加,因为牵开器的手柄将会碰到头部的头架。另外,颅钉固定时应尽量避开颞骨岩部,因为颅骨在此区域非常薄弱,固定于此可导致硬膜外血肿。通常 60 磅(1 磅=0.4536kg)的压力足以使头架固定牢固。

通过对术侧面神经颞支的阈上刺激获得术中运动诱发电位,眼轮匝肌(A)记录的直接运动诱发电位潜伏期为
8.1ms,波幅795μv。减压术前,通过额肌(B)记录运动诱发电位的间接 LSR,潜伏期为 12.5ms,波幅67μv。

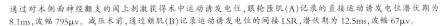

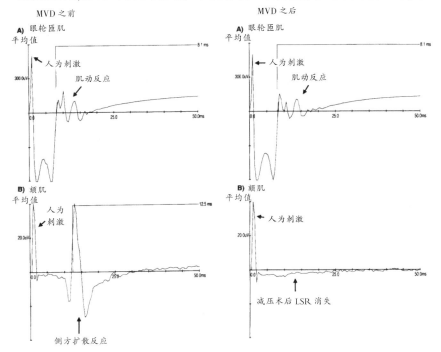

图 130.1　HFS 行 MVD 术中所见的侧方扩散现象如图。

固定完成以后,患者处于手术侧朝上的侧卧位,所有受力点都有支撑物,包括腋窝处。患者通过臀部和腋下的胶带被安全的固定在手术台上。另外,患侧的肩膀需小心地向尾侧牵拉以免损伤臂丛神经,颈部稍曲并从侧面抬高,使下颌和胸骨间保持两指的宽度。这种方法可以最大程度的减少颈部血管静脉栓塞的形成。患者的体位如图 130.2 所示。

静脉窦暴露的时候,前胸壁的多普勒探测仪可以监测空气栓塞的出现。腰穿脑脊液引流不需常规

进行,如果患者特别年轻(后颅凹特别饱满)或者手术是一个重建术 (小脑和硬脑膜粘连得特别紧密),可以考虑脑脊液引流。此外,腰大池引流对于手术过程经验不丰富的医生很有价值, 此法可尽早显露桥小脑角区以减少因脑脊液波动而增加的显微外科操作难度。

术中监测

术中进行 BAER 监测,即通过刺激面神经上颌支诱发的口轮匝肌和额肌群 EMG。另外,需记录Ⅸ和Ⅹ颅神经的自发 EMG 以监测潜在的损伤。麻醉师仅能使用短效的肌松药来诱导麻醉,从而能在手术之前行 EMG 监测和评价 LSR 的存在。在皮肤切开之前,外科大夫必须确保有一个详细的电生理记录以证实 LSR 的存在。

手术暴露

耳后备皮区域约 3cm×5cm,乳突部、二腹肌沟及枕骨隆突都需从体表识别。外耳道和枕骨隆突的连线接近横窦的位置,二腹肌沟下为乙状窦位置,二者的连接点即为横窦和乙状窦连接处。平行于发际线的内测约 0.5cm 处做一个 3~5cm 长的纵切口,并进行常规的术前皮肤消毒。在手术区域操作的同时,静脉应用 12.5~25g 甘露醇以促进小脑回缩。一旦切开

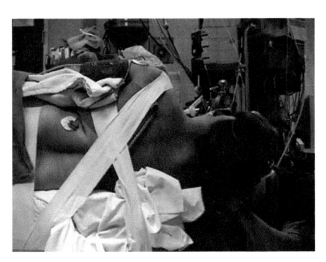

图 130.2　如图所示合适的侧方卧位应用于第Ⅶ颅神经减压术。该图片及后续图片均行左侧手术。

皮肤，应用单极电凝进行深部分离并应用双极处理枕动脉。在完成外侧分解之前需从中间处理前层的骨膜，因为外侧骨膜比内侧骨膜和颅骨的附着更为松弛，内侧的肌肉也更厚。如果术者首先向耳部处理肌肉和骨膜，牵开器将没有足够的软组织抵抗来牵开内侧组织暴露手术区域，必将使颅内容物暴露更为困难。一旦暴露困难，通过以下两种方案解决：①通过上下扩大切口；②用拉钩和弹性牵开器代替自动牵开器。

一旦肌肉和骨膜被分离，下面的骨性解剖可以清楚地辨认。乳突导静脉是横窦和乙状窦连接点的标志，开颅过程中常会碰到，需用骨腊充分填充以止血。二腹肌沟需要显露清楚，在其内侧缘钻孔使硬脑膜暴露充分以便更好地显露脑干。

骨膜分离以后，其下的骨组织可以通过颅骨切开术去除。通过充分去除足够的骨组织以暴露横窦和乙状窦结合点的下缘，并使乙状窦内侧缘达到二腹肌沟的水平。这种 4cm×3cm 的卵圆形开口可以充分暴露下外侧的小脑延髓池，而不过分牵拉小脑半球。为暴露乙状窦边缘必须去除部分后部乳突气房，并且为避免术后脑脊液漏所有的乳突气房都需要用骨蜡封闭[10]。

切开硬膜之前，格林伯格脑牵开器要和三点固定头架联合起来，并准备好脑压板以控制无法预见的颅内出血。在多数情况下牵开系统是不用的。弧型切开硬膜，并用 4-0 缝线悬吊，悬吊的硬膜需与下降的乙状窦平行，以防止硬膜阻碍侧方术野的显露，并保留内侧的硬膜进行严密缝合。一块 3cm×0.5cm 的带乳胶条的棉片沿着小脑半球放入以辅助手术操作(图130.3)。

显露神经

手术操作需要在物镜直径为 325mm 的显微镜下进行。沿着小脑边缘向后组颅神经的小脑延髓池进行侧向分离，并用棉片轻柔牵拉小脑组织。生理盐水蘸湿的棉片放在合适(大小为 0.5cm×3.0cm)的乳胶条上，乳胶条可减少对小脑的损伤并有利于调整棉片的位置。带橡皮条的棉片和 Teflon 垫棉如图130.4 示。手术过程中不提倡使用牵开器，而提倡应用脑压板(型号为 3~4F)进行牵拉。一般选用 60°的脑压板放置在覆有棉片的小脑外侧壁，通过对小脑外侧缘钝性牵拉，暴露覆盖在第 XI 颅神经上的硬脑膜。通过间断调整患者体位和显微镜的位置动态分离此处硬膜。分离小脑外侧缘时若没有正确的调整患者体位和(或)显微镜的位置可能导致小脑损伤，相应的损伤可继发外侧小脑梗死和脑疝。

切开硬脑膜后，暴露第 XI 颅神经。若有必要，可将覆盖的颅骨磨掉便于显露脑池。小脑绒球和神经之间的蛛网膜需用显微剪松解。与此同时，脑压板持续牵引，以便脑脊液缓慢流出和小脑充分回缩。该操作显著增加了后颅窝的操作空间，有利于进行后组颅神经的初步探查。不需要过度的释放脑脊液，向上可暴露第 VII、VIII 颅神经，而向下可探查到小脑扁桃体接近枕骨大孔处的终端。

待脑脊液释放和小脑回缩后，覆盖在后组颅神经表面的蛛网膜用蛛网膜剪和显微剪(图 130.5)进行锐性解剖分离，暴露和轻牵突出于钩椎孔的脉络丛和小脑绒球。此时牵拉可导致 BAER 的变化，如 BAER 变化显著 (如幅度减少大于 50%或者潜伏期延长大于 1ms)，术者应停止操作直至所有反应回复

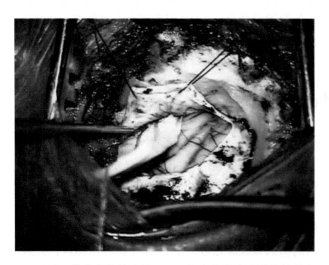

图 130.3 带乳胶条棉片放置于一侧小脑半球引导进行手术探查。

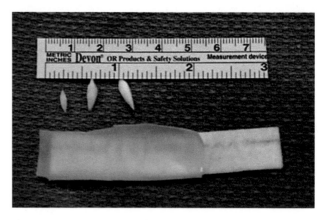

图 130.4 用于 MVD 中的棉片和垫棉。上方为 Teflon 垫棉，下方为带乳胶条的棉片。

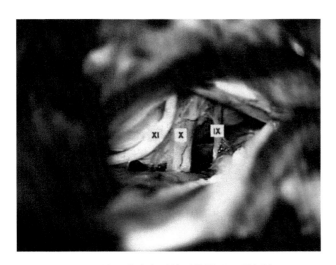

图 130.5　蛛网膜分离后暴露第Ⅸ、Ⅹ、Ⅺ颅神经。

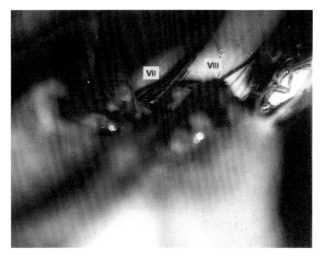

图 130.6　暴露面神经进入脑干前,位于听神经深部。一根小动脉压于面神经入脑干区。

至正常水平。附着于第Ⅷ颅神经周围的蛛网膜应充分游离以减少向内侧牵拉小脑半球时造成的传导牵拉力。手术过程中应时刻关注牵开器和棉片的位置,因为经常看到其向后组颅神经方向移位造成潜在的不可逆损伤。因此,在手术过程中锐性分离蛛网膜能防止颅神经损伤,尤其是对第Ⅷ颅神经周围粘连的蛛网膜分离能减少对听神经及听神经核的损伤。在分离的关键步骤中,任何潜在的损伤均应立即告知术者。

面神经必须进行全程显露,尤其在最常见的血管压迫位置–颅神经根进/出脑干区。为能清晰暴露颅神经进/出脑干区,必须将小脑绒球和脉络丛从后组颅神经基底部完全分离。通过向内旋转显微镜和向术者方向旋转患者可探查脑干。术中应关注第Ⅸ和第Ⅹ颅神经近脑干处,在该区域面神经与第Ⅷ神经相伴行,位于第Ⅷ神经深处(图 130.6)。通常在第Ⅸ和第Ⅹ颅神经间隙或第Ⅷ和第Ⅸ颅神经间隙进行操作更易于显露面神经根脑干起始处。

显微血管减压术

面神经最常见的压迫血管为小脑前下动脉和小脑后下动脉[8,11,12]。由于近端小脑后下动脉起始于椎动脉而止于压迫位置,术者经常首先将椎动脉与脑干之间减压,其次再将小脑后下动脉从面神经根进/出脑干区减压。椎动脉通常位于第Ⅺ颅神经内侧,将椎动脉推离脑干,并在血管和延髓之间放置大块Teflon 垫棉以便于能够将血管团完全推移至外侧。该操作将小脑后下动脉和椎动脉穿支从脑干和第Ⅷ组颅神经根进/出脑干区推开。对小脑后下动脉远端的

早期处理减少了随后减压过程中对神经组织的牵拉。一旦椎动脉被推离后,减压重点转向面神经根进/出脑干区。对压迫该位置的动脉应使用 Teflon 垫棉减压。减压后,LSR 的形态、波幅开始改变甚至突然消失。如果 LSR 没有完全消失,应寻找其他来源的动脉压迫。有些动脉很细小,可能不会引起 HFS,然而将这些血管减压可使侧方反应完全消失。如果LSR 仍然存在,应寻找与面神经根进/出脑干区接触的静脉。通常这些静脉采用锐性分离和使用小块Teflon 垫棉能够充分减压,必要时需使用显微刀、剪刀、钩子进行分离。任何时候在面神经区与脑干区域都不能使用双极电凝,即使很小的能量可能导致第Ⅶ和第Ⅷ颅神经的永久功能障碍。分离静脉时的出血通过 Teflon 垫棉填塞进行止血。当发现静脉并减

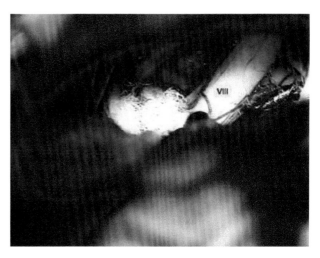

图 130.7　应用 Teflon 棉对面神经进行充分减压。

压后,通常需要等待几分钟,侧方反应可完全消失或降低至可忽略的水平。延迟改变的原因尚不清楚,有一点足以相信即术者在寻找另外责任血管前应等待数分钟直至 LSR 消失。耐心可减少不必要的分离,因为这种分离可使颅神经和脑干发生医源性损伤的风险增高。

手术过程中,应与神经电生理监测团队保持密切交流。任何脑干听觉诱发电位波幅的改变应立即采取措施,因为第Ⅷ组颅神经非常脆弱,容易因不正当的操作而造成不可逆的损伤。如果波幅减少大于50%或者潜伏期延长大于 1.0ms,外科操作应该立即停止,直到 BAER 恢复至基线位置。在不利条件下,术者应等待直至潜伏期延长低于 0.5ms 和波幅增加至少 50%基线水平方可进行下一步操作。在放置过Teflon 垫棉后,有时脑干听觉诱发电位会发生改变,必要时需要取出。BAER 的突然消失表示第Ⅷ颅神经的血管损伤,可能是血管痉挛或血供不足。小穿支的损伤也能引起如此改变,尤其是小脑前下动脉的分支或迷路动脉。双极电流传导的疏忽也可导致不可逆的损伤。作者观察应用罂粟碱覆盖第Ⅷ颅神经,脑干听觉诱发电位记录可明显改善,说明局部微循环改善可提高神经功能。

神经电生理监测团队在面神经 MVD 成功实施中发挥重要作用。精确的术中监测减少不必要的医源性损伤。另外,监测面神经 LSR 有助于术者判断责任血管,同时 LSR 的消失增加术者治愈患者的信心。有些情况下,对那些看起来是明确责任血管的大血管减压,LSR 反而没有变化。而对那些小的动脉或静脉进行减压能导致异常电干扰和刺激的消失。所以,神经电生理的应用对初学者和经验丰富的显微外科医师都至关重要。

关颅

减压操作结束后,数个压力为 40mmHg 的瓦氏动作维持 10s 以便于观察止血是否彻底。在瓦氏动作进行前,确保患者处于药理学麻醉状态。用温生理盐水冲洗术野,然后关闭硬脑膜。硬脑膜的关闭要严密。如果硬脑膜对合困难,可使用切口处的一小块肌肉封闭缺损。大的缺损使用人工硬脑膜进行修补。再次行几个瓦氏动作确保硬脑膜严密缝合。关闭硬脑膜时,如硬脑膜静脉窦损伤,损伤区域应使用止血材料进行填塞(如 Avitene)止血。这种损伤不能使用缝合和血管夹,否则会加重损伤。

硬脑膜关闭后,再次用骨蜡严密封闭骨缘乳突

气房。在硬脑膜上覆盖吸收性明胶海绵填补无效腔。同时在硬脑膜涂抹纤维蛋白胶可作为防止脑脊液漏的附加屏障。应用钛网(如 KLS Martin,Jacksonville,FL)修补颅骨缺损。在进行颅骨缺损修复时,应小心防止螺钉滑脱穿入硬脑膜下腔。作者发现该技巧可防止颈部肌肉与硬脑膜粘连,因为这种粘连可能会导致术后慢性头痛。肌肉使用 2-0 可吸收缝线进行间断缝合,筋膜用同样的方式缝合。皮下组织和皮肤分别使用 3-0 可吸收缝线和 4-0 尼龙线连续缝合。切口用无菌敷料胶带固定。

术后处理

与其他后颅窝硬脑膜下手术一样,术后心脏和呼吸监测是必不可少的。在麻醉恢复室经过术后神经检查和数小时的监测,患者转至神经监护病房进行夜间监测。术后应避免血压升高,因为血压升高增加了迟发出血的风险。作者使用静脉用短效降压药物(如拉贝洛尔或肼屈嗪)控制 24 小时收缩压不超过 160mmHg,静脉用昂丹司琼治疗术后恶心,必要时也可增加使用其他药物。严重头痛的患者应立即行普通 CT 检查排除术后血肿。患者持续头痛通过治疗不能减轻且 CT 结果阴性需行腰椎穿刺。大约 15%~20%的患者得益于腰穿治疗术后良性颅内压增高。颅内压升高的原因不清楚,可能是由于蛛网膜下腔中的血液和骨屑影响脑脊液的吸收造成的。

大多数患者在术后第一天从神经监护病房转至普通病房,患者即可进食和下床活动。大多数患者在 3 天内离开医院。出院后,患者在术后 10~14 天之间复诊进行伤口检查、神经检查和听力检查,术后不需要常规行影像学检查。大多数患者出院时 HFS 已经消失。另外如果减压充分,术后仍然残存的痉挛可延迟治愈[13-15]。有经验的术者治愈率通常达到 80%~90%。

并发症包括脑脊液漏,伤口感染和颅神经损伤。术后脑脊液漏表现为鼻漏、耳漏和切口漏。术后可通过腰大池置管引流脑脊液减轻早期的脑脊液漏。如果该治疗失败,应在手术室进行切口清创。伤口感染不常见,但需要手术清创和缝合,同时配合应用抗生素。颅神经损伤通常期待能够得到处理,但有两种情况例外:①显著眼轮匝肌乏力的患者需要遮盖来保护角膜;②显著声带麻痹患者需要进行声带注射。

第Ⅶ颅神经 MVD 仍然是治疗 HFS 的金标准。从长期治疗效果看其他治疗方法无法与之媲美。因

为该手术的并发症一旦出现较严重，所以手术需要谨慎对待。认真筛选患者、精细的操作技术、可靠的神经电生理监测是手术成功的三大关键要素，有经验的术者可获得良好的临床效果。

精要

- 术前决定是否对 HFS 进行血管减压取决于临床表现，而不是 MRI。
- 术前患者正确的体位是充分暴露第Ⅶ、Ⅷ组神经复合体和减少脑组织牵拉的关键。
- 打开硬脑膜之前和关闭硬脑膜后应用骨蜡封闭乳突气房可防止术后脑脊液漏。
- 打开硬脑膜后，沿小脑半球向面神经进/出脑干区进行分离是一个动态过程，需不断调整显微镜和患者的位置，耐心并锐性分离蛛网膜确保脑脊液充分流出以减少脑组织牵拉伤。
- 从下部进入小脑延髓池，随后向上分离是暴露面神经(走行表浅)最安全的方法，可减少对面神经的损伤。小脑回缩后可进行随后的分离操作。

隐患

- 在切开硬脑膜和关闭硬脑膜时静脉窦的撕裂可导致大量出血，这种情况下的止血很困难。
- 过度牵拉小脑半球可导致术后小脑梗死，少数情况下，影响脑干。
- 第Ⅷ组颅神经对操作极其敏感，通过对第Ⅷ颅神经过度操作而不是广泛的蛛网膜分离试图充分减压面神经可导致耳聋。
- 在面神经进/出脑干区试图直接电凝来自脑干区动脉或静脉可导致不可逆的神经损伤。
- 在固定颅骨修补钛网时，双手不平稳可导致螺钉穿入硬脑膜下腔，引起大量出血，必要时重新闭合伤口。

（于炎冰　刘江　译）

参考文献

1. Auger RG, Whisnant JP: Hemifacial spasm in Rochester and Olmsted County, Minnesota, 1960 to 1984. Arch Neurol 47:1233-1234, 1990.
2. Campbell E, Keedy C: Hemifacial spasm: A note on the etiology in two cases. J Neurosurg 4:342-247, 1947.
3. Laine E, Nayrac P: Hemispasme facial gueri par intervention sur la fossa posterieure. Rev Neurol 80:38-40, 1948.
4. Dandy WE: Concerning the cause of trigeminal neuralgia. Am J Surg 24:447-455, 1934.
5. Gardner WJ: Concerning the mechanism of trigeminal neuralgia and hemifacial spasm. J Neurosurg 19:947-958, 1962.
6. Gardner WJ, Sava GA: Hemifacial spasm—a reversible pathophysiologic state. J Neurosurg 19:240-247, 1962.
7. Jannetta PJ, Abbasy M, Maroon JC, et al: Etiology and definitive microsurgical treatment of hemifacial spasm: Operative techniques and results in 47 patients. J Neurosurg 47:321-328, 1977.
8. Barker FG, Jannetta PJ, Bissonette DJ, et al: Microvascular decompression for hemifacial spasm. J Neurosurg 82:201-210, 1995.
9. Moller AR, Jannetta PJ: Monitoring facial EMG responses during microvascular decompression operations for hemifacial spasm. J Neurosurg 66:681-685, 1987.
10. McLaughlin MR, Jannetta PJ, Clyde BL, et al: Microvascular decompression of cranial nerves: Lessons learned after 4400 operations. J Neurosurg 90:1-8, 1999.
11. Fukushima T: Microvascular decompression for hemifacial spasm: Results in 2870 cases. In Carter LP, Spetzler RF (eds): Neurovascular Surgery. New York, McGraw-Hill, 1995, pp 1133-1145.
12. Huang CI, Chen IH, Lee LS: Microvascular decompression for hemifacial spasm: Analyses of operative findings and results in 310 patients. Neurosurgery 30:53-56, 1991.
13. Ishikawa M, Nakanishi T, Takamiya Y, Namiki J: Delayed resolution of residual hemifacial spasm after microvascular decompression operations. Neurosurgery 49: 847-854, 2001.
14. Gotu Y, Matsushima T, Natori Y, et al: Delayed effects of the microvascular decompression on hemifacial spasm: A retrospective study of 131 consecutive operated cases. Neurologic Res 24:296-300, 2002.
15. Shin JC, Chung UH, Kim YC, Park CI: Prospective study of microvascular decompression in hemifacial spasm. Neurosurgery 40:730-735, 1997.

第131章

眩晕的手术治疗

William A. Wood，Elizabeth H. Toh

中枢性和周围性前庭系统疾病都可以导致眩晕，大多数患者采用药物和前庭康复训练等保守治疗。对于眩晕患者来说，治疗中最关键的是正确的诊断和病因分析。患有周围前庭疾病、药物治疗效果差的患者可能适合手术。手术治疗包括针对病因的手术和切除周围前庭器官的手术。本章介绍后半规管栓塞术、内淋巴囊减压术或分流术、迷路切除术、前庭神经切断术、前半规管裂修复术等手术技巧。外淋巴瘘修补术在第119章介绍。

病例选择

在考虑手术之前，必须明确几点。首先，有明确的单侧周围前庭疾病的诊断。通常需要经过详细的询问病史、体格检查、前庭检查之后确定诊断。后者能帮助确定病变侧别、除外中枢性前庭疾病。因为中枢性前庭疾病会影响切除术后的前庭代偿，因此，双侧前庭疾病和中枢性前庭功能障碍是切除手术的禁忌证，如迷路切除术和前庭神经切断术。

其次，针对眩晕，有循序渐进的综合治疗。其包括试验性药物治疗和前庭康复治疗，后者用于不能代偿的周围性前庭疾病。如果保守治疗无效或患者因病不能自理，可以考虑手术。

最后，需要考虑患者的年龄、其他疾病、全身情况。一般情况下，老年患者的中枢前庭代偿较差，与术前相比，术后患者长期平衡不稳，更加不能自理。

最常见的适合手术的周围前庭疾病包括良性阵发性位置性眩晕(BPPV)、梅尼埃病、不能代偿的周围前庭疾病、外淋巴瘘、前半规管裂综合征等。

良性阵发性位置性眩晕(BPPV)

目前的管结石理论认为，BPPV的病理生理可能源于后半规管漂浮的耳石。在BPPV患者的半规管手术中的观察支持这一理论[1]。位置改变可以引起半规管中耳石的移动，后者产生内淋巴流的改变，使壶腹嵴变形，引起眩晕。BPPV往往是特发性的，但也可能在头部外伤和前庭神经炎后出现。患者多主诉头位变化时突然出现短时间眩晕，特别在上床、翻身或起床时多见。

BPPV的另一个理论认为，脱落的耳石黏附在壶腹嵴的胶质帽上(壶腹嵴顶耳石症)。还有理论认为，损伤的耳石缺乏抑制性输入信号[2]。而且，持续或非典型BPPV患者的核磁发现半规管骨折或充盈缺损，而对照组患者没有出现[3,4]。

耳石复位是BPPV治疗的主要方法。目前，一个包括505例患者、9项随机对照研究的荟萃分析证实，耳石复位非常有效，同时指出约1/3的患者在3周内病情可自行缓解[5]。最新研究表明，在一项长达7年的超过3000例患者的临床治疗中，接受手术的患者不到1%[6]。

对于少数难治性和复发性BPPV，建议行后半规管栓塞术(PSCO)。在绝大多数报道中，后半规管栓塞术能明显缓解症状，成功率高达90%以上。其术后的常见后遗症是不稳，可持续数周甚至1年以上。偶有感音神经性听力损失，有些作者认为这与患者同时患有的其他疾病有关，如梅尼埃病和既往的耳科手术。现在已经不再用分离和切断支配后半规管的单孔神经的方法治疗BPPV。术前需给患者行增强的内听道核磁扫描排除耳蜗后病变，因为蜗后病变也可以引起 BPPV 症状[7]。

梅尼埃病

　　梅尼埃病是特发性、症状性内淋巴积水的传统术语。一些权威专家将这些传统的症候群称之为梅尼埃综合征，包括波动性听力下降、眩晕、耳胀满感和(或)耳鸣，并把其中特发性的一类称为梅尼埃病。因为这类症候群也可能由感染造成，如梅毒[8]。对患者和医生来说，耳部方面的症状一般会对定位提供直接的线索，但医生必须从中总结出直接、详尽的病史来鉴别诊断。该病的自然病程变化很大，很多研究发现，经过长期的随访，有些梅尼埃病逐渐加重，有些则趋于稳定。有些纵向研究则发现大约 1/3 或者更多的患者逐渐加重为双侧发病，并且随着疾病加重，这种情况逐渐增加。

　　大多数梅尼埃病的患者尽管听力逐渐下降，但是单用药物即能控制前庭症状。其治疗包括控制盐和咖啡因的摄入，利尿治疗。其他能用来控制梅尼埃病的药物包括血管扩张剂、组胺和糖皮质激素。如果 6 个月的保守治疗不能控制眩晕发作，治疗可选择手术、鼓室内激素或庆大霉素注射和使用美尼特治疗仪。鼓室内注射的适应证和技术在第 107 章中介绍。所有这些有创治疗的目标是控制眩晕，其他症状往往不能同时解决，如耳鸣和耳胀满感的缓解、听力的稳定或恢复。眩晕手术包括内淋巴囊手术、迷路切除术和前庭神经切断术。

　　到目前为止，内淋巴囊手术治疗梅尼埃病是存在争议的。该手术理论上能调节内淋巴囊功能，可控制 60% 患者的眩晕。内淋巴囊手术对听力的影响是最小的。只有单耳听力的梅尼埃病患者一般是单纯的减压术的适应证，因为与减压加分流手术相比，前者的听力损伤的可能性更小。众所周知，曾有研究表明乳突切除和内淋巴囊分流手术与单纯的乳突切除术相比，没有明显益处[9]。随后，对同一组数据的统计分析则得出与原文作者不同的观点，认为分流术优于对照组，引起很大争议[10]。之后，Thomsen 及其同事进行了一个随机对照研究，再次证实分流术没有明显的优势[11]。

　　前庭神经切断术切除前庭终器的神经支配，听力损伤的风险较小。对梅尼埃病的眩晕发作的控制率可高达 90%。这个手术有 3 个手术进路：迷路后进路，颅中窝进路和经迷路进路。对有听力耳，推荐用迷路后进路。对于迷路后进路手术后，内听道远端仍有前庭神经支配，造成持续眩晕的有听力的患者，推荐用颅中窝进路。

　　迷路切除术包括手术切除 5 个前庭终器的所有感觉上皮，完全切断中枢神经系统的信号输入，这样，和从功能异常的前庭器官输入错误的信号相比，能获得更好的前庭代偿[12]。该手术仅适用于单侧梅尼埃病，患耳无实用听力的患者。尽管这个手术会牺牲患耳的残余听力，但是对眩晕的控制率可高达 90% 以上。对于较罕见的迷路切除术后的仍有症状的患者，可行经迷路进路前庭神经切除术。

无代偿的周围前庭疾病手术

　　单侧无代偿的周围前庭疾病可在单侧的外周前庭器官的损伤后引起长期、持续的平衡不稳、头晕，绝大多数病例由创伤、梅尼埃病、前庭神经炎引起。即使有前庭康复治疗，这类患者仍长期忍受眩晕之苦。有些患者出现复发性或继发性良性阵发性位置性眩晕，可以通过复位有效治疗[13]。对于持续有症状出现，且常规的药物治疗和前庭康复训练治疗无效的患者，可考虑行患耳的前庭切除，包括用鼓室内庆大霉素行化学切除、前庭神经切除和迷路切除(同梅尼埃病)。

前半规管裂综合征(SDS)手术

　　1998 年，Minor 描述了一种因声音 (Tullio 塔里奥现象) 或压力诱发眩晕 (Hennebert 安纳贝尔征)，CT 提示前半规管骨质缺损的新的综合征[14]。Valsalva 动作、喷嚏和其他增加颅内压的动作可诱发眩晕。充气耳镜可在上半规管平面诱发眼球向上运动。查体时，如果能诱发上述眼球运动，强烈推荐行颞骨的高分辨率 CT。其他辅助检查包括前庭肌源性诱发电位，即强声刺激患耳，可在同侧胸锁乳突肌记录到主动的肌肉收缩。听力测试，这类患者多有传导性听力损失，镫骨肌反射正常，原因是这个患者缺损的前半规管起了第三窗的作用，导致了内耳的传导性耳聋。

　　SDS 的诊断需要颞骨高分辨率 CT 冠状位的骨窗证实(图 131.1)，其他附加的检查，比如按照 Stenver 和 Pöschl 的观点，分别对颞骨行水平位和矢状位的重建，对于 SDS 的诊断没有优势[15]。最近的一项回顾性研究评估了影像学在 SDS 诊断中的意义，400 多例颞骨的 CT 扫描中，SSC 骨质缺损的发现率仅 9%，提示这个临床综合征的少见和 CT 检查在 SDS

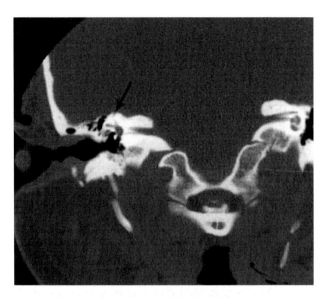

图131.1　颞骨冠状位 CT 显示前半规管裂(箭头示)。

中的高敏感性和低特异性[16]。

　　修复前半规管缺损能缓解严重和不能自理的噪声性和压力性眩晕。经中颅窝进路可辨认 SSC,可用类似于 BPPV 堵塞后半规管的技术,或用筋膜、骨质和纤维凝胶的复合物修补。Minor 报道了 20 例的修补效果,其中 9 例用堵塞的方法,8 例症状缓解。另外 11 例用覆盖的方法,9 例症状缓解[17]。

术前准备

　　根据完善的医学评估,患者的前庭症状可被确认为中枢性或外周性前庭疾病,对于外周性前庭疾病,如果合理的保守治疗无效,患者仍因持续的前庭症状不能自理,需要讨论是否选择手术或化学迷路切除。每种治疗的风险、并发症、替代治疗和预期效果都应和患者充分讨论。

　　头部和内听道的钆增强 MRI 可作为诊断的部分要素,以排除蜗后和颅内肿物。如果临床怀疑 SCD,应行颞骨 CT,如前文所述。前庭功能检查用来确定病变的侧别、诊断双侧明显的前庭功能下降或中枢性前庭功能障碍。双侧或中枢性前庭功能障碍可以显著破坏术后的前庭代偿,因此在行前庭切除前需充分考虑这一问题。任何前庭切除术后,原有平衡不稳的老年患者的生活质量和活动能力都会受到严重的影响。

　　术前听力测试对于选择每个患者的手术方式和进路至关重要。纯音测听的平均听阈在 50dB 以上和

言语识别率 50% 以上为有实用听力。在前庭手术中,这些数据用来做常规参考但不是绝对标准。患耳用传统助听器不能改善听力作为听力差的标志。术前还需检测对侧耳的听力。如果手术是针对唯一听力耳,则建议行保守手术。

手术方式

后半规管填塞术

　　患者体位和术前准备与乳突手术相同。面神经监测不作为常规使用。全身麻醉诱导开始时,可以静脉使用广谱抗生素。常规耳后进路,切除乳突骨质,暴露鼓窦和外半规管,将盐水浸湿的吸收性明胶海绵放置在鼓窦入口以减少出血,并防止骨屑进入中耳。后半规管位于水平半规管后方,并与之垂直。用小号金刚钻轮廓化后半规管,并磨出蓝线。在后半规管中部开出 1mm×3mm 的卵圆形骨窗,用小金刚钻小心磨薄,避免损伤膜迷路。后半规管腔用骨蜡[18]、骨胶(骨粉和纤维凝胶的混合物)[19]或软组织填塞(图 131.2)。填塞材料需在暴露膜迷路之前准备好。骨粉和骨蜡用鸭嘴形剥离子背面放到后半规管骨窗处。不要用吸引器吸开放的管腔,这样容易损伤膜迷路,引起神经性听力损失。半规管堵塞后,用筋膜、骨胶和(或)自体血覆盖缺损。手术部位分层缝合,如第

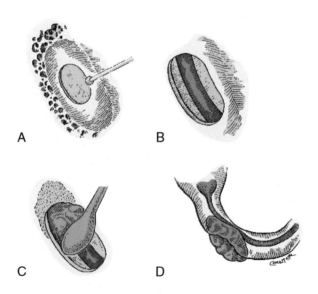

图131.2　后半规管(PSC)修补术。(A)用小号金刚钻轮廓化后半规管中部。(B)后半规管开窗,注意勿损伤膜迷路。(C)用鸭嘴剥离子将骨蜡、骨糊或软组织置于后半规管开窗处。(D)后半规管内膜迷路被压迫堵塞。

115 章所述。

大部分文献报道认为机械阻塞是后半规管阻塞术的主要方法,二氧化碳激光切除膜迷路也可以用作后半规管填塞的辅助方法[20]。任何手术方法都要阻止内淋巴在堵塞的膜性后半规管中流动,从而缓解 BPPV 的症状。

内淋巴囊减压或分流术

患者体位和准备同乳突手术,常规使用面神经监护,术前不常规使用抗生素。取耳后切口,在常规的耳后切口的后方 1~2cm,因为如果内淋巴囊减压术不能缓解症状,患者仍有持续眩晕,可从该切口行迷路后神经切断术。先行完全的乳突切除术,开放鼓窦,暴露水平半规管(LSC),轮廓化乙状窦直到颈静脉球近端(图 131.3)。在鼓窦入口放置盐水浸湿的吸

收性明胶海绵块减少出血,并避免骨屑进入中耳。

内淋巴囊位于后颅窝脑板深部,后半规管和乙状窦之间,Donaldson 线下方 (Donaldson 线是从 LSC平面往后延伸的假想线)。在开放面神经外侧和后颅窝脑板内侧之间的面后气房前,以 LSC 为标志,识别并轮廓化面神经垂直段和 PSC,后颅窝脑板上方的迷路后气房深部是后半规管和后颅窝硬脑膜相接处,去除这些气房,暴露前庭导水管开口(图 131.4)。开放面后气房,暴露后半规管壶腹端和后颅窝脑板相接处深部的内淋巴囊。

当乙状窦前缘到 PSC 之间的骨质被磨薄到蛋壳般厚度时,用 Freer 剥离子或大号金刚钻去除硬脑膜表面的剩余骨质(图 131.5),内淋巴囊是扇状增厚的硬脑膜,从后半规管深部向后外延伸到乙状窦 (图131.6)。按压后半规管内侧的硬脑膜,确认内淋巴囊

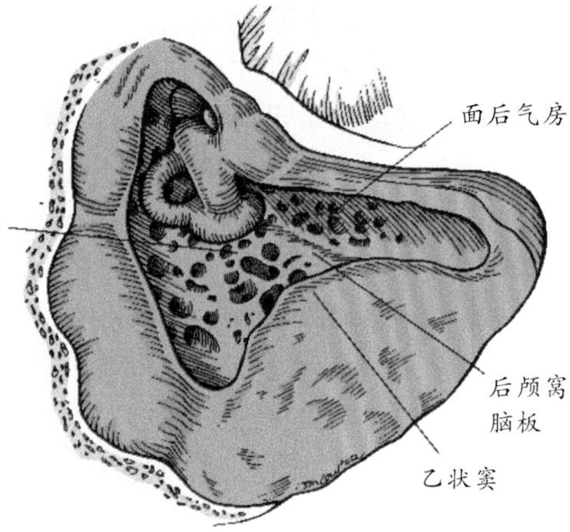

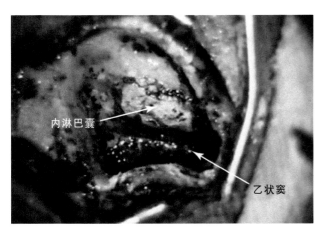

图 131.3 完成的乳突切除术后术腔,已轮廓化后半规管、迷路后气房、面后气房、乙状窦、颈静脉球、后颅窝脑板。

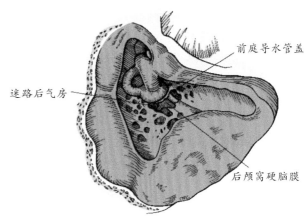

图 131.4 开放迷路后气房,暴露后半规管和前庭水管开口附近的后颅窝硬脑膜相交接处。

图 131.5 广泛暴露后颅窝硬脑膜,可见内淋巴囊,是自后半规管到乙状窦的扇形的硬脑膜增厚区。

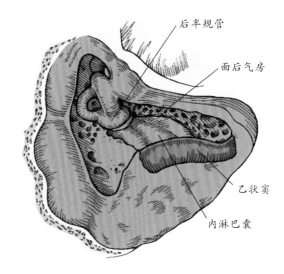

图 131.6 后半规管和乙状窦之间的内淋巴囊。

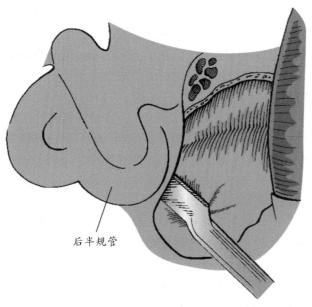

图 131.7　触诊后半规管内侧硬脑膜,确定内淋巴管及其开口。

后半规管

及其水管开口(图 131.7)。

到这一步,内淋巴囊已经充分减压,如果不施行分流,可分层关闭切口。如果要开放内淋巴囊,需用Beaver5940 号刀从乙状窦到前庭水管开口呈放射状小心切开其外壁(图 131.8),用鼓环剥离子钝性分离内淋巴囊外壁和内壁(图 131.9)。囊内放入 0.005 英寸厚的硅胶片以便引流(图 131.10)。常规逐层关闭

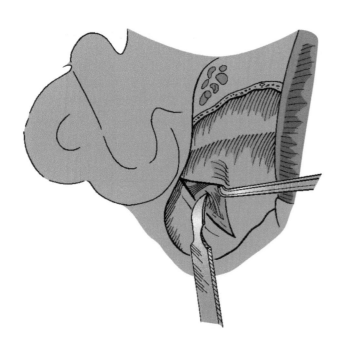

图 131.8　切开内淋巴囊外型。

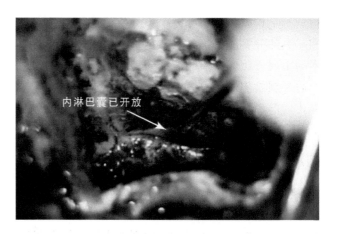

内淋巴囊已开放

图 131.9　钝性分离内淋巴囊的内外壁。

切口,敷料包扎 24 小时。

迷路切除术

对于因单侧周围前庭疾病不能自理或平衡不稳、患侧无听力的患者,可选择前庭切除术,既可以选择用鼓室内庆大霉素注射行化学切除,也可以用经典的经乳突进路手术切除。完整切除前庭迷路的神经感觉上皮,能有效控制绝大部分患者的眩晕。但中到重度术后平衡不稳可能需要一个疗程的前庭康复,以促进中枢代偿。

经乳突迷路切除术也需耳后切口,常规的完整的乳突切除,术中面神经监测。术前不常规使用抗生素。开放鼓窦,辨认 LSC,向前进入上鼓室,暴露砧骨体。小心去除迷路周围气房,暴露 3 个半规管。注意辨认面神经水平段和垂直段,但不必轮廓化面神经。

依次沿半规管走行方向开放 3 个半规管,用3mm 切割钻操作,充分冲洗,在 LSC 上方沿走行全程开窗,从壶腹端开始,逐渐向后朝 PSC 方向（图

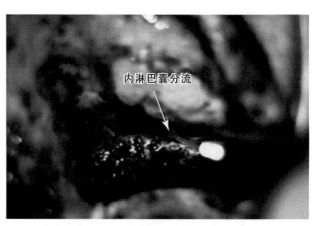

内淋巴囊分流

图 131.10　内淋巴囊中插入硅胶引流。

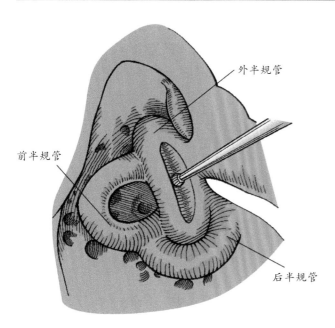

图 131.11　去除外半规管上壁，保留其下壁，保护面神经。

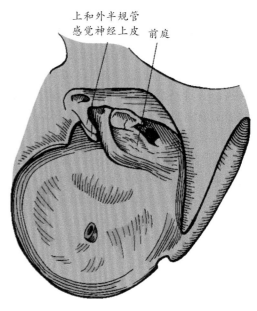

图 131.13　暴露前半规管和外半规管的感觉神经上皮，开放前庭，向下暴露后半规管壶腹。

131.11）。LSC 下壁保护面神经第二膝，需要保留其完整性。用同样的钻头在 PSC 开窗，在面神经下向下方和前方解剖，直到暴露 PSC 壶腹，PSC 下壁需保留完整，因为其下方是高位的颈静脉球。沿 PSC 向上到总脚，依次到 SSC。SSC 与 LSC 和 PSC 垂直，但在更深的层面上，需要在朝着壶腹方向自后向前小心解剖（图 131.12）。磨除这部分骨质时，注意小心，不要损伤乳突天盖和中颅窝硬脑膜。

　　在前方暴露前半规管和外半规管壶腹的神经感觉上皮，开放前庭（图 131.13），保持前半规管和外半规管内壁完整，以免暴露内听道和面神经，引起脑脊液漏和面瘫。

　　暴露 5 个部位的神经感觉上皮（3 个半规管壶腹、椭圆囊、球囊），并用小圆刀或显微刮匙去除这些上皮，注意勿损伤下方的骨性筛区（图 131.14），检查有无脑脊液漏。如果没有脑脊液漏，逐层关闭术腔，同乳突手术。如果有脑脊液漏，用游离的腹部脂肪填塞乳突腔。乳突区覆盖敷料 24 小时。

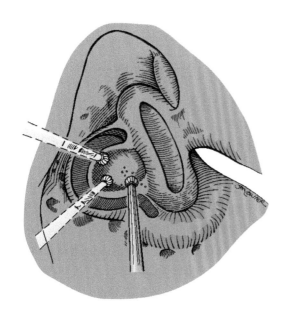

图 131.12　从后向前，朝上半规管壶腹方向开放总脚和前半规管。

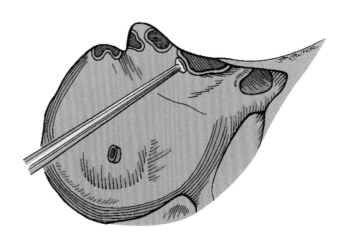

图 131.14　暴露 5 个区域的神经感觉上皮，并用圆刀或纤维刮匙将其全部去除。

经迷路进路前庭神经切断术

本术式用于迷路切除后仍有前庭症状、不能自理的患者，其目的是切除迷路切除术后内听道过多的 Scarpa 神经节。与单纯的迷路切除术相比，该术式增加了面神经损伤和脑脊液漏的风险。

术前准备和手术进路与经乳突迷路切除术相同。术中常规使用面神经监护，全麻诱导时使用广谱抗生素。如前面所述，行迷路切除术。用中号金刚钻轮廓化内听道的外半部分，并用大量水冲洗。内听道上限以 SSC 壶腹为标记，后者由前庭上神经支配。暴露内听道外侧的硬脑膜，辨认面神经，并在面神经出内听道进入迷路段的前上部给予电刺激。在内听道底，可见垂直的嵴(Bill 嵴)从面神经前方、前庭上神经后方将两者分隔，横嵴则分隔前庭上神经和前庭下神经。

切开内听道后方硬脑膜，形成上下两个硬脑膜瓣，暴露内听道内容物(图 131.15)。自外向内钝性分离面神经和前庭上神经，切除 3~5mm 前庭上神经。同样，自内向外钝性分离前庭下神经和耳蜗神经，切除小段前庭下神经(图 131.16)。注意辨认和分离单孔神经，以最大限度减小对蜗神经的牵拉损伤。

神经切除后，硬脑膜瓣复位。气化好、鼓窦入口大的颞骨，需要去除砧骨，用颞肌填塞咽鼓管和中耳，腹部脂肪填塞乳突腔。用可吸收和不可吸收的材料分多层密闭术腔，加压包扎 3 天。术后第 4 天，如果没有脑脊液漏，患者可出院回家。

后颅窝进路前庭神经切断术

经乳突(迷路后/乙状窦前)或经乳突后/乙状窦

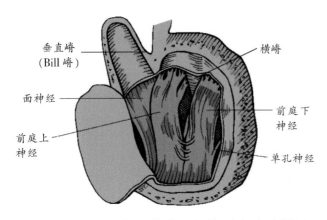

图 131.15　暴露内听道底的横嵴和 Bill 嵴。切开内听道硬脑膜，辨认面神经、前庭上神经、前庭下神经和单孔神经。

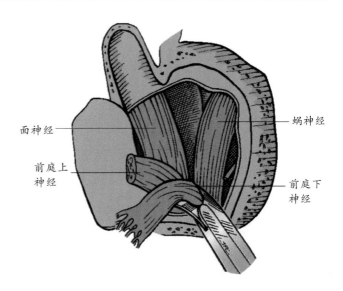

图 131.16　切除一段前庭神经。

后颅骨切开术(乙状窦后进路)进路都可以在后颅窝暴露前庭神经，保护患耳听力。

后颅窝进路切除前庭神经应用很广泛，因为该进路更直接地暴露了桥小脑角，和内耳门与脑干之间的耳蜗前庭神经和面神经。利用这个进路，面神经在耳蜗前庭神经前方，更容易识别，不易被误伤。

这些进路的主要缺点是所暴露的前庭神经是在耳蜗前庭神经中，还没有从蜗神经中分离出来。因此，定位和分离前庭神经需要基于医生对耳蜗前庭神经的解剖知识。小血管的出现可以区分耳蜗和前庭神经纤维，两种神经纤维的微小颜色差异也可以定位前庭神经和耳蜗神经之间的平面。尽管可能遗漏一些前庭神经纤维，但对眩晕的高控制率提示遗留部分前庭神经可能没有明显的临床意义。

迷路后进路前庭神经切断术

患者仰卧位，头转向医生对侧。患耳准备和铺巾同神经-耳科手术。术中常规使用面神经监护和脑干听觉诱发电位监测。全麻诱导前常规使用单剂量抗生素。耳后沟约 3cm 行大 C 形切口，并向上延伸到颞肌筋膜，向下到乳突骨膜。在皮下组织层面掀开皮肤和皮下组织，切开颞肌及其筋膜以及骨膜，切口位置与皮肤切口相错开以便于术后伤口闭合得更好，防止和治疗脑脊液漏。做蒂在前方的肌肉骨膜瓣，暴露乳突皮质，牵开器固定。

做完整的乳突切除、暴露鼓窦、水平半规管。用大号金刚钻磨除中颅窝硬脑膜表面、乙状窦和后颅窝硬脑膜表面的骨质。暴露前庭迷路，轮廓化后半规

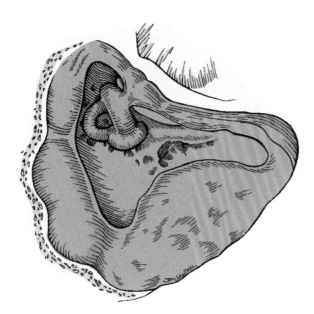

图 131.17　已完成乳突切除的术腔,半规管和后颅窝脑膜已轮廓化。

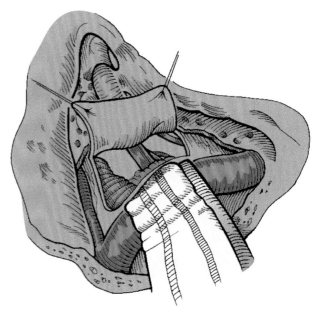

图 131.19　做蒂在前方的 U 形硬脑膜瓣,暴露后颅窝内容物。

管 (图 131.17)。吸收性明胶海绵填塞鼓窦入口,用 Freer 剥离子或相似的钝剥离子去除乙状窦和后半规管之间的后颅窝残留骨质(图 131.18),保护内淋巴囊和内淋巴管。骨质去除完全后,乳突腔用大量杆菌肽溶液(杆菌肽 50 000 单位/升盐水)充分冲洗。

切开乙状窦前方硬脑膜,做蒂在前的 C 形或 U 形硬脑膜瓣(图 131.19)。小脑表面放置一条 1/2cm×3cm 的神经手术棉垫(图 131.20)。打开蛛网膜,引流小脑脑桥池中的脑脊液。小脑下移,在视野中心暴露第 Ⅶ、Ⅷ颅神经,前内为第 Ⅴ 颅神经,下外为第 Ⅸ、

X、XI颅神经(图 131.21)。

高倍镜下,检查颅神经Ⅶ、Ⅷ的走行,电刺激确认面神经(图 131.22)。与位听神经紧密相连的任何小血管都需要轻柔地分离,确定颅神经Ⅷ的蜗神经和前庭神经之间的手术层面。最近的尸体解剖发现平均约75%的病例中,医生能在内耳门或其附近用圆头剥离子找到前庭耳蜗神经之间的层面[21]。其前

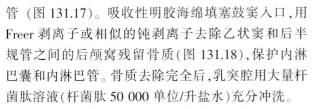

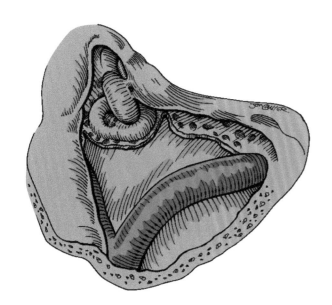

图 131.18　显露覆盖后颅窝和乙状窦的硬脑膜。

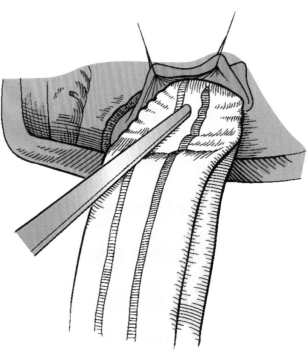

图 131.20　在硬脑膜前缘和小脑表面之间放一条 0.5cm×3cm 的神经外科手术垫。

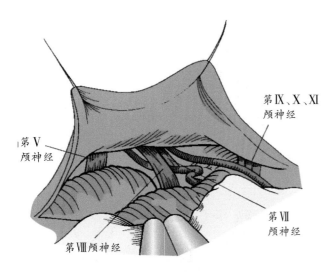

图 131.21　迷路后进路暴露后颅窝。

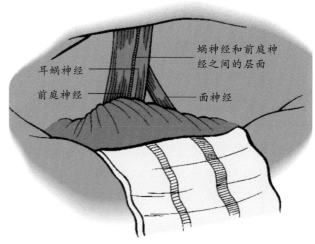

图 131.23　蜗神经和前庭神经之间的层面,常见小血管或在神经背侧有纵行的神经压痕。

庭分支颜色明显较灰,而耳蜗分支明显偏白。而且,通常有一根小血管位于这个层面上(图 131.23)。前庭耳蜗神经从内听道外侧向内耳门和脑干旋转约90°,其中右耳沿逆时针方向,左耳沿顺时针方向[22]。在脑干附近,其前庭支通常更向上(贴近小脑幕),在内耳门附近,总是在上方或背侧。

如果能看到明显的分隔层面,用 1 号 Roton 剥离子沿该层面分离蜗神经和前庭神经（图 131.24）,从位听神经上背侧、前庭神经分支发出的部位用弯曲的显微剪刀剪断前庭神经(图 131.25)。中间神经一般贴附在前庭神经和耳蜗神经相接部位的位听神

经腹侧,颜色较白,在第 7 和第 8 颅神经之间走行至脑干,可据此识别。电刺激中间神经可兴奋面神经,但是其刺激阈值比直接刺激面神经要高。将前庭神经分离至中间神经水平以便切除,切除 5~10mm 的神经段(图 131.26)。

如果分隔层面不清晰,前庭神经可能从上面转到更偏蜗神经背侧的位置(图 131.27),这种情况下,用弯曲的显微剪刀从神经的上背侧缘开始切断神经,用 3 号 Roton 剥离子向脑干方向分离神经,其他纤维用显微剪刀在腹侧分离,直到能从颜色改变中辨认出蜗神经和中间神经或神经周围组织平面出现。

神经切断后,移开神经手术垫,充分止血。用 4-0

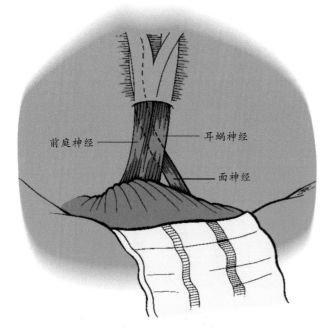

图 131.22　前庭神经、耳蜗神经和面神经解剖关系。

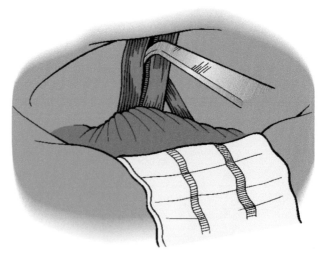

图 131.24　分离蜗神经和前庭神经。

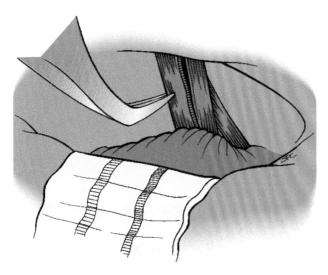

图 131.25　从第 8 颅神经上背面分离前庭神经。

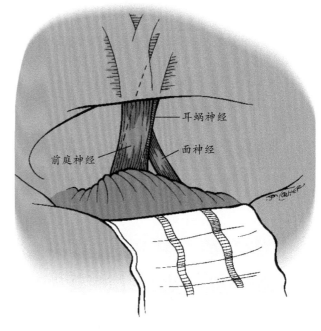

图 131.27　如果前庭神经和蜗神经之间没有明显的平面,则前庭神经常在蜗神经背侧。

的 Surgilon 间断缝合硬脑膜,鼓窦入口填塞颞肌,乳突腔填塞腹部脂肪以防脑脊液漏。分层缝合组织,皮肤切口用 4-0 的尼龙线缝合。加压包扎 72 小时。

乙状窦后进路前庭神经切断术

　　患者仰卧位,用 Mayfield 头架固定其头部,对侧肩下垫软垫,头部向对侧旋转 45°,并略向下斜。手术床转向对侧,便于暴露后颅窝(图 131.28)。

　　术中常规使用面神经监护和脑干听觉诱发电位监测,手术期间需 24 小时使用抗生素,手术时使用地塞米松(地卡特龙 10mg)。麻醉师需保持患者 PCO_2 低于 30mmHg,手术开始时静脉给予甘露醇 0.3~0.5g/kg,降低颅压。

　　乳突尖后 4cm 斜行皮肤切口,并向前上弯曲,切

口长约 5cm(图 131.29)。一般用刀切开表皮,电刀分离真皮和皮下组织,皮下组织先向后侧和腹侧牵开,皮下组织和乙状窦后颅骨表面的深层肌肉用钝性分离和电凝向前掀开,分离乳突导静脉,用骨蜡封闭其骨孔,向下分离到颅骨向枕骨大孔边缘拐弯的部位。向前松解二腹肌后腹止点,向上暴露颞肌下缘,牵开器固定,止血。

　　通过检查乳突和乳突后颅骨表面解剖估计乙状

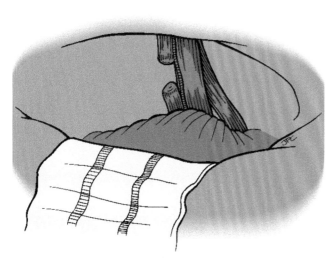

图 131.26　前庭神经切断后。

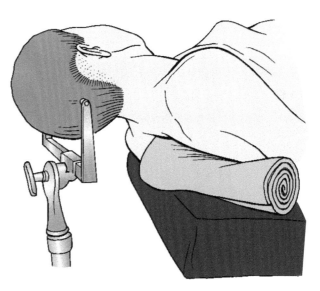

图 131.28　乙状窦后前庭神经切断术的体位。

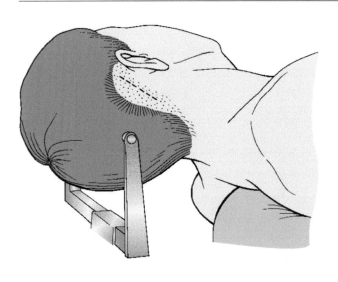

图 131.29 乙状窦后前庭神经切除术的皮肤切口。

窦和横窦走行(图 131.30),用高速切割钻磨出乙状窦后缘和横窦下缘的轮廓,用高速钻和咬骨钳在乙状窦后切除颅骨约 2.5cm×2.5cm(图 131.31),切开硬脑膜前,充分止血,用骨蜡封闭所有乳突气房。切开硬脑膜,做蒂在前方的 U 形瓣(图 131.32),双极电凝止血,4-0 的 Surgilon 向前牵拉硬脑膜瓣。

暴露后颅窝内容物,辨认并切断前庭神经,同迷路后进路手术。用 4-0Surgilon 缝合硬脑膜,小块腹部脂肪置于颅骨切开部位的硬脑膜,固定颅骨瓣,重建颅骨,分 3 层缝合,最深层用 2-0 的 Vicryl 将肌肉骨膜瓣缝合在颅骨上。皮下组织也用 2-0Vicryl 缝合。皮肤用 4-0 的尼龙线缝合,敷料包扎 24 小时。

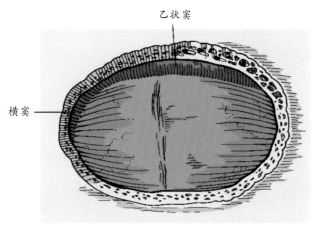

图 131.31 乙状窦后颅骨切除以乙状窦和横窦为界。

中颅窝进路前庭神经切断术

如果患者有听力,但是在迷路后前庭神经切断术后仍有持续眩晕,可以考虑中颅窝进路神经切断,该进路能将第 8 颅神经中的前庭成分分离到更远端,以保持患耳听力。该进路手术很少作为前庭神经切断术的首选。这个进路的优点是能很好地暴露前庭神经,其上、下和单孔神经都被从耳蜗前庭神经干中分开,因此增加了完整切断神经的可能性。该进路对技术要求更高,需要更长时间牵开颞叶,其面神经损伤和感音神经性听力损失的风险比后颅窝进路更大。

患者取仰卧位,头转向对侧,患耳朝上,术中常规使用面神经监护和脑干听觉诱发电位监测。全麻诱导时使用广谱抗生素。用利尿剂和激素减少脑脊液压力。耳前皮纹切口,从颧弓下缘开始向上延伸到

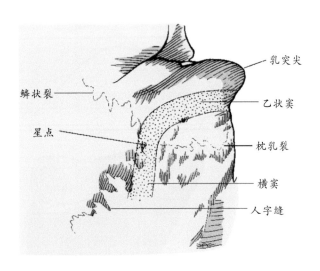

图 131.30 乳突区和乙状窦后颅脑的表面解剖,和横窦和乙状窦的可能走行。

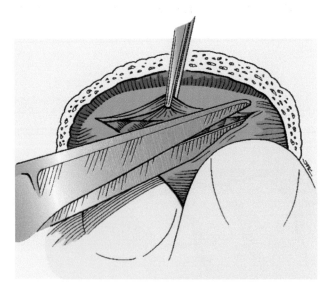

图 131.32 轻压小脑表面,做蒂在前方的硬脑膜瓣。

耳后,形成一个反向的问号(图 131.33)。向前和向后做皮瓣,暴露颞肌。沿颞线用 Bovie 电刀做蒂在前下的颞肌瓣。用 4mm 切割钻切开 5cm×5cm 颅骨瓣,该瓣以外耳道为中心,2/3 在外耳道前,1/3 在外耳道后,下方以颧弓根为基底(图 131.34)。用硬脑膜剥离子小心自硬脑膜翻开颅骨瓣,泡在杆菌肽溶液中,直

到手术结束。双极电凝止血。切口下缘位于中颅窝底水平。从中颅窝底自后向前小心打开硬脑膜,暴露中颅窝底的解剖(图 131.35)。暴露的界限为前方到脑膜中动脉,内侧到岩上窦沟,后面到外半规管穹窿表面的弓状隆起,岩浅大神经(GSPN)表面的硬脑膜粘连较紧,因此,该部位需非常小心以免损伤膝状神经节。自后向前打开硬脑膜,最低程度损伤岩浅大神经和膝状神经节。中颅窝底暴露完全后,用牵开器固定在岩上窦沟牵拉颞叶。

检查中颅窝底,辨认解剖标志,包括岩浅大神经、膝状神经节和覆盖外半规管穿隆的弓状隆起。内听道的位置通过把岩浅大神经和弓状隆起形成的夹角分成两半来确定(图 131.36),先在内侧轮廓化内

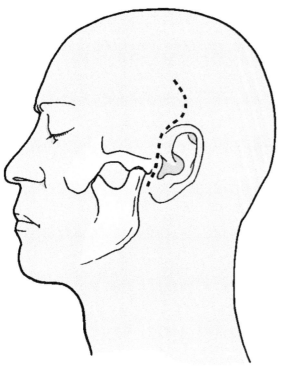

图 131.33　中颅窝开放的皮肤切口。

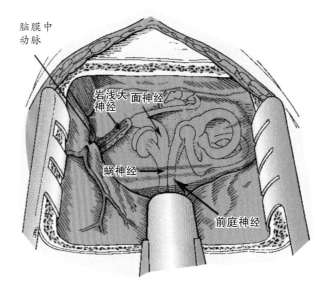

图 131.35　中颅窝底的解剖。

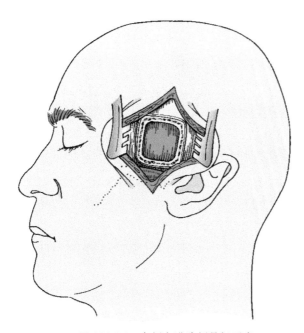

图 131.34　中颅窝进路颅骨切开术。

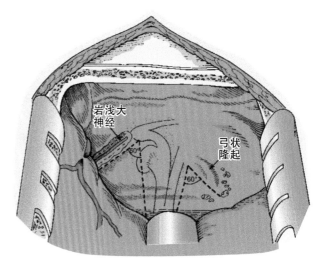

图 131.36　定位内听道。

听道的顶,确定位置后,用小号金刚钻向外轮廓化内听道到底部。内听道底部因毗邻耳蜗基底转和 SSC 壶腹,骨的暴露受限制,只能暴露内听道顶 1/4 圆周(图131.37)。Bill 嵴在内听道外侧端、分隔面神经和前庭上神经,使前者位于其前方,后者位于其后方。

内听道硬脑膜暴露后,沿内听道后半部切开硬脑膜(图131.38)。辨认内听道内容物,用电刺激确定面神经走行,分离前庭面神经吻合支(131.39),从外侧分离前庭上神经并拉向内侧,暴露前庭下神经(图131.40),分离前庭下神经和单孔神经(图131.41)。最后,用显微剪刀剪除包含 Scarpa 神经节的一段神经。小心勿损伤内听道远端血管,以免产生重度感音神经性耳聋和面瘫。

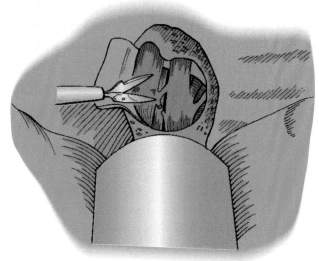

图 131.39　分开前庭面神经吻合支。

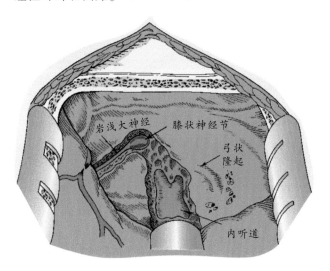

图 131.37　暴露内听道。

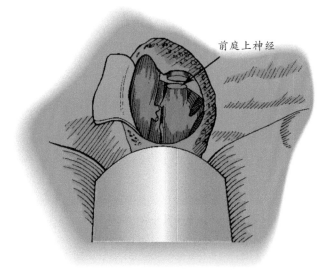

图 131.40　分离前庭上神经远端。

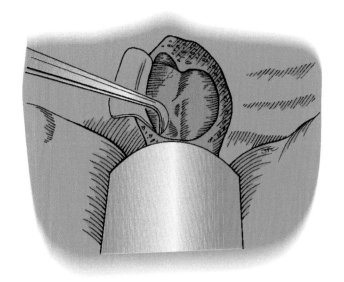

图 131.38　切开内听道硬脑膜。

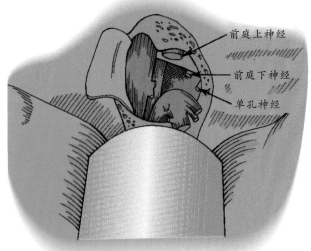

图 131.41　远端分离前庭下神经和单孔神经。

神经切断术完成后,硬脑膜瓣复位,用游离脂肪或肌肉覆盖内听道顶,颞叶回复到中颅窝底,颅骨瓣放回原位,分层缝合。术野敷料覆盖 24~72 小时,患者在医院观察 3~4 天,围术期抗生素使用 24 小时。

前半规管裂修复术

症状性前半规管裂修复术采用中颅窝进路,如前文所述中颅窝进路前庭神经切断术。中颅窝底暴露后,放入牵开器,辨认弓状隆起。绝大多数时候,弓状隆起对应前半规管,检查并确认破损的前半规管。

我们的前半规管修复都采用填塞法和覆盖法。用颅骨切开的骨粉和骨蜡做成骨糊,塞入破损部位堵塞膜迷路,将中颅窝颅骨切开的骨头塑形成裂层骨片放在中颅窝底。任何天盖的缺损或者用骨蜡或者用筋膜覆盖。移开牵开器,颞叶回复到中颅窝,颅骨瓣复位,颞肌和皮肤分层紧密缝合,乳突区敷料包扎 24~72 小时。患者在医院观察 3~4 天。围术期使用抗生素 24 小时。

术后处理

绝大部分治疗眩晕的手术会在术后产生不同程度的平衡不稳。如果症状是中到重度,需早期给予前庭康复和物理治疗。支持治疗包括止吐药、止痛药、静脉补液。非切除性手术,如内淋巴囊手术和 PSCO 可能产生轻度术后平衡不稳,需要在医院观察一夜。

所有颅内手术的患者需要接受静脉用广谱抗生素 24 小时,术后需密切监护有无潜在并发症包括脑脊液漏、脑膜炎和颅内出血。

并发症

眩晕手术的并发症包括脑脊液漏、脑膜炎、面神经损伤和进一步听力下降。脑脊液漏和面神经损伤的治疗将在其他章节讨论。可能出现的风险和并发症需要在签署知情同意书时与患者讲明。

后半规管填塞术

如果在轮廓化 PSC 时损伤前庭,可能出现感音神经性听力损失,这一点总是出现在后半规管开窗位置太靠近壶腹时,若开窗在壶腹和总脚之间,则不容易出现。避免在开窗部位或周围吸引,以免损伤膜迷路。一过性感音神经性听力损失可能由浆液性迷路炎导

致。缩小后半规管开窗和围术期使用糖皮质激素能减少术后感音神经性听力损失、头晕、眩晕。

内淋巴囊手术

该手术风险包括听力下降、面神经损伤、后半规管误开窗、乙状窦损伤出血、硬脑膜损伤脑脊液漏等。如果误在后半规管开窗,不要用吸引器吸膜迷路,立即用骨蜡填塞缺损。轮廓化后半规管和开放面后气房时,易损伤面神经乳突段。内淋巴囊手术造成的听力下降可以传导性的或感音神经性的。传导性听力下降源于中耳术后积血,如果中耳残留的骨粉造成听骨链的关节强直可能发生迟发的传导性听力下降,这个问题可以通过在鼓窦入口放置吸收性明胶海绵预防。去除骨质时可能损伤后颅窝硬脑膜。另外,如果内淋巴囊暴露不清,容易误切开后颅窝硬脑膜,造成脑脊液漏。如果硬脑膜损伤小,将小块肌肉置于损伤处,4-0 可吸收线缝合。大的硬脑膜损伤需要用自体组织修复,中耳和乳突分别用肌肉和脂肪填塞以预防脑脊液漏。术中如有脑脊液漏,需要使用抗生素。

迷路切除术

迷路切除术中可能发生面神经损伤和脑脊液漏,了解正常面神经的颞骨内行程对避免医源性损伤非常关键。LSC 开窗时,应保护 LSC 下壁以保护面神经第二膝,PSC 壶腹深及面神经并位于其下方,该区域需要小心磨除,才能在不损伤面神经的情况下暴露壶腹神经上皮,保护 SSC 腹侧壁和 LSC 壶腹能避免损伤面神经迷路段。

如果内听道外部在前庭水平被不小心开放或者后颅窝或中颅窝硬脑膜损伤,会发生脑脊液漏。保护前庭内侧壁能避免脑脊液漏。另外,内耳的神经感觉上皮必须小心去除,不然会损伤其下方传递前庭神经轴突的骨性筛板,引起脑脊液漏。如果发生脑脊液漏,剩下的迷路和乳突应该用游离腹部脂肪填塞。术中使用静脉用抗生素,并持续 24 小时。

经迷路前庭神经切断术

经迷路前庭神经切断术的并发症包括面神经损伤和脑脊液漏。其面神经损伤的风险比迷路切除术大,因为增加了损伤面神经内听道段和迷路段近端的风险。面神经可能在暴露面神经管近端和分离内听道内神经时损伤。

小脑前下动脉可能深入内听道,并在分离内听

道内容物时损伤。如果遇到内听道出血,需找出出血点。内听道出血不能用电凝止血,因为电流可能会损伤面神经或小脑前下动脉。这种情况可以用速即纱(Surgicel)止血。

迷路后和乙状窦后前庭神经切断术

这两种进路的可能并发症包括硬脑膜窦出血,小脑水肿,面神经损伤,蜗神经损伤,颅内血管损伤,术后疼痛和脑脊液漏。

电钻磨到硬脑膜窦时,小心轻柔地操作能最好地避免损伤这些窦。只有当硬脑膜从骨质上分离后才能使用骨凿。如果骨凿超过了分离好的硬脑膜区域,骨凿尖很容易损伤硬脑膜窦。乙状窦或乳突导静脉裂伤通常可以用速即纱覆盖、加压处理。大的损伤可能需要用 4-0 的丝线缝合,可以用肌肉块,也可以不用。

面神经损伤少见,但可能发生,因为面神经离第 8 对颅神经很近。最好的避免面神经损伤的方法是前庭神经切断前认清面神经。建议电刺激面神经,明确其位置和走行。有时面神经黏在第 8 颅神经的腹侧,需要在切断前庭神经之前分离出来。手术结束时,需要电刺激面神经确定其功能完整性。如果神经对电刺激没有反应,需要查看其解剖完整性。神经切断的话需要先修复。

最好的避免耳蜗神经损伤的方法是小心谨慎地手术操作。必须保持其动脉血供。靠近第Ⅷ颅神经的部位慎重使用双极电凝。

头痛是术后最直接的反应,可能由无菌性蛛网膜炎、颅内压升高、脑膜炎等引起。为了减少无菌性蛛网膜炎和颅内压升高等的发生,需要谨慎止血。围术期使用地塞米松减轻术后早期头痛。乙状窦后颅骨切除术应该用骨瓣重建和保护,避免慢性头痛的发生。如果出现头痛且持续发生,可能需要二期重建颅骨,感觉神经麻醉阻滞或感觉神经切断。

中颅窝前庭神经切断术

中颅窝进路的并发症包括感音神经性耳聋,眩晕,面神经瘫痪,颅内出血,脑脊液漏。充分了解中颅窝底的颞骨解剖对避免医源性的面神经、耳蜗、和前庭迷路的创伤很有帮助。

中颅窝进路前庭神经切断术比其他进路更容易发生面瘫。暴露内听道并在其内解剖时,面神经处于危险状态。内听道的硬脑膜应该在其后方、前庭上方打开。前庭面神经吻合处需要锐性分离,避免牵拉损伤面神经。

颅骨切除术中或牵拉中颅窝硬脑膜时的直接损伤可能造成颞叶水肿,挫伤,硬膜下血肿,这些并发症可以通过手术开始时按步骤降低颅内压 (即降低 PCO_2,静脉用甘露醇和地塞米松)避免。如果颞叶太紧,可在颞叶回位时,在硬脑膜上做小切口释放脑脊液。如果怀疑有颞叶损伤,术后可行 CT 扫描明确颞叶水肿的程度和请神经外科会诊。

前半规管裂修补术

该术式风险与中颅窝前庭神经切断术的风险类似。因为医生有意识地堵塞 SSC,和 PSC 填塞术一样,也有 SNHL 的风险[23]。

精要

- 手术仅适用于有周围前庭疾病引起不能自理的前庭症状,药物治疗和前庭康复无效的患者。
- 双侧外周前庭疾病或中枢前庭疾病的患者禁忌行前庭切除。
- 鼓室内注射庆大霉素行前庭化学切除已经成为致残性单侧周围前庭疾病的首选,因为其风险明显低于手术切除。
- 乙状窦后和乳突后进路前庭神经切断术是患耳有助听听力的患者的首选。
- PSCO 时,后半规管应该在壶腹和总脚之间的中部开窗,以最大限度地减小损伤前庭和引起感音神经性听力损失的风险。

隐患

- 双侧外周前庭疾病的患者如行前庭切除会造成致残性振动幻视。
- 在开窗后或缺损的半规管周围用吸引器吸引会造成膜迷路损伤和术后感音神经性听力损失。
- 后半规管壶腹的感觉神经上皮切除不完全是引起迷路切除术后持续眩晕的最常见原因。
- 后颅窝进路前庭神经切断术中,小脑脑桥池内耳蜗神经和前庭神经之间没有明显的分隔会增加损伤耳蜗神经的风险。
- 中颅窝进路需要颞叶移位暴露中颅窝底,老年患者难以耐受。

(韩红蕾　译)

参考文献

1. Welling DB, Parnes LS, O'Brien B, et al: Particulate matter in the posterior semicircular canal. Laryngoscope 107:90-94, 1997.
2. Gacek RR: Pathology of benign paroxysmal positional vertigo revisited. Ann Otol Rhinol Laryngol 112:574-582, 2003.
3. Schratzenstaller B, Wagner-Manslau C, Alexiou C, et al: High-resolution three-dimensional magnetic resonance imaging of the vestibular labyrinth in patients with atypical and intractable benign positional vertigo. ORL J Otorhinolaryngol Relat Spec 63:165-177, 2001.
4. Schratzenstaller B, Wagner-Manslau C, Strasser G, et al: Intractable and atypical benign paroxysmal vertigo. Pathological results of high-resolution three-dimensional MR-tomography of the vestibular organ. HNO 53:1063-1066, 1068-1070, 1072-1063, 2005.
5. White J, Savvides P, Cherian N, et al: Canalith repositioning for benign paroxysmal positional vertigo. Otol Neurotol 26:704-710, 2005.
6. Shaia WT, Zappia JJ, Bojrab DI, et al: Success of posterior semicircular canal occlusion and application of the dizziness handicap inventory. Otolaryngol Head Neck Surg 134:424-430, 2006.
7. Dunniway HM, Welling DB: Intracranial tumors mimicking benign paroxysmal positional vertigo. Otolaryngol Head Neck Surg 118:429-436, 1998.
8. Minor LB, Schessel DA, Carey JP: Ménière's disease. Curr Opin Neurol 17:8-16, 2004.
9. Thomsen J, Bretlau P, Tos M, et al: Placebo effect in surgery for Ménière's disease. A double-blind, placebo-controlled study on endolymphatic sac shunt surgery. Arch Otolaryngol 107:271-277, 1981.
10. Welling DB, Nagaraja HN: Endolymphatic mastoid shunt: A reevaluation of efficacy. Otolaryngol Head Neck Surg 122:340-345, 2000.
11. Thomsen J, Bonding P, Becker B, et al: The non-specific effect of endolymphatic sac surgery in treatment of Ménière's disease: A prospective, randomized controlled study comparing "classic" endolymphatic sac surgery with the insertion of a ventilating tube in the tympanic membrane. Acta Otolaryngol 118:769-773, 1998.
12. Stockwell CM, Graham MD: Vestibular compensation following labyrinthectomy and vestibular neurectomy. Second International Symposium on Ménière's Disease. Kugler & Ghedini Publications, 1989.
13. Goebel JA, Gianoli G: Vestibular neuritis. In Jackler RK, Brackman DE (eds): Neurotology, 2nd ed. Philadelphia, Mosby, 2005, pp 484-488.
14. Minor LB, Solomon D, Zinreich JS, et al: Sound- and/or pressure-induced vertigo due to bone dehiscence of the superior semicircular canal. Arch Otolaryngol Head Neck Surg 124:249-258, 1998.
15. Branstetter BF 4th, Harrigal C, Escott EJ, et al: Superior semicircular canal dehiscence: Oblique reformatted CT images for diagnosis. Radiology 238:938-942, 2006.
16. Williamson RA, Vrabec JT, Coker NJ, et al: Coronal computed tomography prevalence of superior semicircular canal dehiscence. Otolaryngol Head Neck Surg 129:481-489, 2003.
17. Minor LB: Clinical manifestations of superior semicircular canal dehiscence. Laryngoscope 115:1717-1727, 2005.
18. Hirsch BE: Surgical treatment of vestibular disorders. Neurol Clin 23:875-891, viii, 2005.
19. Parnes LS: Posterior semicircular canal occlusion for benign paroxysmal positional vertigo. In Brackmann D, Shelton C, Arriaga M (eds): Otologic Surgery. Philadelphia: WB Saunders, 2001, pp 448-454.
20. Kartush JM, Sargent EW: Posterior semicircular canal occlusion for benign paroxysmal positional vertigo—CO_2 laser-assisted technique: Preliminary results. Laryngoscope 105(3 Pt 1):268-274, 1995.
21. Megerian CA, Hanekamp JS, Cosenza MJ, et al: Selective retrosigmoid vestibular neurectomy without internal auditory canal drill-out: an anatomic study. Otol Neurotol 23:218-223, 2002.
22. Ozdogmus O, Sezen O, Kubilay U, et al: Connections between the facial, vestibular and cochlear nerve bundles within the internal auditory canal. J Anat 205:65-75, 2004.
23. Hillman TA, Kertesz TR, Hadley K, et al: Reversible peripheral vestibulopathy: The treatment of superior canal dehiscence. Otolaryngol Head Neck Surg 134:431-436, 2006.

索　引

区域皮瓣　187

区域阻滞麻醉　963

去氧饱和　523

全喉及下咽部分切除术　415

全甲状腺切除术　486

全上颌骨切除术　71

全舌切除术　196

全舌切除术的方法　197

全下咽切除术　416

颧骨　806

颧骨骨折　813

颧骨上颌骨复合体骨折　837

确定病变　1070